H.-M. Straßburg, W. Dacheneder, W. Kreß
Entwicklungsstörungen bei Kindern

„Das Wahrzeichen der Intelligenz ist das Fühlhorn der Schnecke mit dem tastenden Gesicht … das Fühlhorn wird vor dem Hindernis sogleich in die schützende Hut des Körpers zurückgezogen, es wird mit dem Ganzen wieder eins und wagt als Selbständiges erst zaghaft sich wieder hervor. Wenn die Gefahr noch da ist, verschwindet es aufs neue und der Abstand bis zur Wiederholung des Versuchs vergrößert sich. Das geistige Leben ist in den Anfängen unendlich zart…" (M. Horkheimer, T.W. Adorno, Dialektik der Aufklärung 1944)

Hans-Michael Straßburg,
Winfried Dacheneder, Wolfram Kreß

Entwicklungsstörungen bei Kindern

Praxisleitfaden für die interdisziplinäre Betreuung

4., neu bearbeitete Auflage

Mit 124 Abbildungen und
41 Tabellen

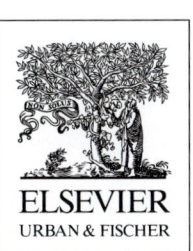

URBAN & FISCHER

München · Jena

Zuschriften und Kritik an:
Elsevier GmbH, Urban & Fischer Verlag, Lektorat Medizin, Karlstr. 45, 80333 München
E-Mail: medizin@elsevier.com

Verfasser:
Prof. Dr. med. Hans-Michael Straßburg, Universitätskinderklinik und Sozialpädiatrisches Zentrum „Frühdiagnosezentrum" Würzburg, Josef-Schneider-Straße 2, 97080 Würzburg

Dipl.-Psych. Winfried Dacheneder, Zentrum für Körperbehinderte, Berner Straße 10, 97084 Würzburg

Dr. rer. nat. Wolfram Kreß, Institut für Humangenetik der Universität Würzburg, Am Hubland, 97074 Würzburg

Wichtiger Hinweis für den Benutzer
Die Erkenntnisse in der Medizin unterliegen laufendem Wandel durch Forschung und klinische Erfahrungen. Die Autoren dieses Werkes haben große Sorgfalt darauf verwendet, dass die in diesem Werk gemachten therapeutischen Angaben (insbesondere hinsichtlich Indikation, Dosierung und unerwünschten Wirkungen) dem derzeitigen Wissensstand entsprechen. Das entbindet den Nutzer dieses Werkes aber nicht von der Verpflichtung, anhand der Beipackzettel zu verschreibender Präparate zu überprüfen, ob die dort gemachten Angaben von denen in diesem Buch abweichen und seine Verordnung in eigener Verantwortung zu treffen.

Wie allgemein üblich wurden Warenzeichen bzw. Namen (z. B. bei Pharmapräparaten) nicht besonders gekennzeichnet.

Bibliografische Information der Deutschen Nationalbibliothek
Die Deutsche Nationalbibliothek verzeichnet diese Publikation in der Deutschen Nationalbibliografie; detaillierte bibliografische Daten sind im Internet über http://dnb.d-nb.de abrufbar.

Alle Rechte vorbehalten
4. Auflage 2008
© Elsevier GmbH, München
Der Urban & Fischer Verlag ist ein Imprint der Elsevier GmbH.

09   10   11   5   4   3   2

Das Werk einschließlich aller seiner Teile ist urheberrechtlich geschützt. Jede Verwertung außerhalb der engen Grenzen des Urheberrechtsgesetzes ist ohne Zustimmung des Verlages unzulässig und strafbar. Das gilt insbesondere für Vervielfältigungen, Übersetzungen, Mikroverfilmungen und die Einspeicherung und Verarbeitung in elektronischen Systemen.
Um den Textfluss nicht zu stören, wurde bei Patienten und Berufsbezeichnungen die grammatikalisch maskuline Form gewählt. Selbstverständlich sind in diesen Fällen immer Frauen und Männer gemeint.

Planung und Lektorat: Elke Klein, München
Redaktion: Dr. med. Günter Wangerin, München
Herstellung: Dietmar Radünz, München
Satz: abavo GmbH, Buchloe/TNQ, Chennai, Indien
Druck und Bindung: Uniprint International BV, *the book factory*
Umschlaggestaltung: Spieszdesign Büro für Gestaltung, Neu-Ulm, unter Verwendung eines Bildes von Lisa Weygold, 4 Jahre
ISBN: 978-3-437-22222-1

Aktuelle Informationen finden Sie im Internet unter **www.elsevier.de** und **www.elsevier.com**

Geleitwort

Die Akzeptanz behinderten Lebens stellt nicht nur eine aus christlich-humanistischen Wertmaßstäben resultierende gesellschaftliche Verpflichtung dar, sie ist vielmehr zugleich ein Katalysator für den Erhalt und die Entfaltung sozialer Tugenden wie Hilfsbereitschaft, Fürsorge, Mitleid, des Engagements für den vom Schicksal benachteiligten Nächsten. Behindertes Leben ist deshalb nicht nur – grundgesetzlich garantiert – als dem „normalen" ebenbürtig anzuerkennen, ihm kommt vielmehr eine wichtige Funktion für die Prägung eines menschlichen Antlitzes unserer Gesellschaft zu. Zahlreiche Berufsgruppen, so Mediziner, medizinische Hilfsberufe, Psychologen, Sonderpädagogen, Sozialarbeiter, um nur einige zu nennen, engagieren sich in dem gemeinsamen Bestreben, entwicklungsgestörten und behinderten Mitmenschen durch Führung und umfassende Förderung ein ihren jeweiligen Fähigkeiten entsprechendes, weitestmöglichst selbstbestimmtes Leben und gesellschaftliche Integration zu gewährleisten. Im Idealfall resultiert aus diesem Zusammenwirken ein umfassendes, differenziertes, aber harmonisches Konzept zur individuellen Diagnostik, Förderung und Führung. Mangelt es aber an dem nötigen fachlichen Verständnis füreinander, mag es anstatt zu integrierender Kooperation zu Konkurrenz, ja Konfrontation unterschiedlicher Sichtweisen kommen.

Es ist das Anliegen der Autoren, das gegenseitige fachliche Verständnis in der täglichen Zusammenarbeit zu fördern. In dem, in erneuter Auflage, vorliegenden Buch werden deshalb in medizinischen und psychologischen Grundlagen für die Erkennung und Betreuung von Kindern mit Entwicklungsstörungen in auch für nichtärztliche Berufsgruppen – und für Eltern – verständlicher Form dargestellt.

Die Notwendigkeit einer weiteren Neuauflage schon nach relativ kurzer Zeit macht deutlich, dass die Autoren eine „Marktlücke" erkannt haben und mit der Qualität ihrer Darstellung dem tatsächlichen Bedarf gerecht geworden sind. Gegenüber den vorangegangenen Auflagen wurden einige wesentliche Aktualisierungen und Ergänzungen vorgenommen. Das Buch fördert das Verständnis von Ärzten, Psychologen und nichtärztlichen Berufsgruppen in dem gemeinsamen Bemühen um die bestmögliche Betreuung entwicklungsgestörter und behinderter Kinder. Ich wünsche dieser Auflage deshalb wieder eine weite Verbreitung.

Würzburg, im Oktober 2007
Prof. Dr. med. Helmut Bartels
Ehemaliger Direktor der
Universitäts-Kinderklinik Würzburg

Vorwort zur 4. Auflage

Die Entwicklung der körperlichen und geistigen Eigenschaften des Menschen ist eines der faszinierendsten Phänomene des Lebens überhaupt. Bei vielen Kindern werden zu unterschiedlichen Gelegenheiten Auffälligkeiten ihrer Entwicklung festgestellt, die seit Menschengedenken entweder zu einem beruhigenden „das wird sich schon geben" oder aber zu unter Umständen massiven Aktionen zur „Normalisierung des Kindes" Anlass geben. Mit zunehmendem Wissen über die komplizierten Zusammenhänge wollen Eltern von verschiedenen Fachleuten, insbesondere den Kinder- und Jugendärzten, heute möglichst frühzeitig präzise Auskunft darüber, ob ihr Kind normal entwickelt sei bzw. was man zur Verbesserung seiner Entwicklung unternehmen könne. Auf jeden Fall soll verhindert werden, „dass das Kind einmal behindert ist". Um dies zu erreichen, werden sehr unterschiedliche Erklärungen geäußert und Konzepte eingesetzt, die viel mit der Einstellung zum Kind und den Strukturen unserer Gesellschaft zu tun haben. Dabei spielen die Medien, insbesondere auch das Internet, mit ihrem teils aufklärenden, oftmals aber auch verunsicherndem Einfluss eine wesentliche Rolle, was nicht selten zu einem Widerspruch zwischen Fantasie und Realität führt.

Eine Vielzahl verschiedener Berufsgruppen beschäftigen sich mit entwicklungsauffälligen Kindern, z.B. Kinder- und Jugendärzte, Erzieherinnen im Kindergarten, Pädagogen, Mitarbeiter von Frühförderstellen, Therapeuten in Institutionen und Praxen, Sonderpädagogen, Psychologen, Mitarbeiter in Ämtern usw. Alle haben ihre spezifischen Erfahrungen und Betrachtungsweisen zur kindlichen Entwicklung und ihren Störungen, verlieren aber immer mehr die Möglichkeit, den Kenntnisstand anderer Berufsgruppen aufzunehmen und zu integrieren.

Das vorliegende Buch versucht, Grundlagen für die Erkennung und Betreuung von Kindern mit Entwicklungsstörungen möglichst verständlich zusammenzustellen, wobei medizinische und psychologische Betrachtungsweisen im Vordergrund stehen, während Aspekte der Heil- und Sonderpädagogik nur gestreift werden können.

Die Erfahrungen der Autoren beruhen auf langjähriger Tätigkeit in Universitäts-Kinderkliniken im Bereich der Neuropädiatrie, in Sozialpädiatrischen Zentren, in der Leitung eines Sonderpädagogischen Zentrums für körperbehinderte Kinder und Jugendliche sowie der Tätigkeit in der praktischen humangenetischen Beratung und im molekulargenetischen Labor.

Uns geht es um eine Darstellung der Komplexität bei der Beurteilung von Entwicklungsauffälligkeiten, bei dem schwierigen Weg, ursächliche Faktoren festzustellen und der Problematik, frühzeitig fundierte Aussagen über die Prognose abzugeben. Wir möchten aber auch versuchen, die heute bestehenden Möglichkeiten der Diagnostik, Therapie und Betreuung in allen wesentlichen Bereichen differenziert darzustellen. Im Vordergrund steht dabei nicht die umfassende Beschreibung einzelner Krankheitsbilder oder die Vorstellung eindrucksvoller klinischer Befunde, auch nicht die wissenschaftliche Diskussion von Einzelaspekten. Vielmehr wird versucht, die nahezu unübersehbare Flut von Informationen zu bündeln und wesentliche Aspekte für den täglichen Umgang mit den betroffenen Kindern und ihren Eltern herauszuarbeiten.

Wir haben dieses Buch mit großem Respekt vor den vielen Eltern und Familien geschrieben, die Kinder mit Entwicklungsstörungen und Behinderungen betreuen und in Anerkennung für viele engagierte Therapeuten, Pädagogen, Psychologen, Ärzte und Wissenschaftler, die „im Stillen" arbeiten, vor allem aber in Achtung vor den betroffenen Menschen und ihren Entwicklungsstörungen und Behinderungen. Viele Erkenntnisse der immer wichtiger werdenden molekularen Medizin stammen aus Untersuchungen von Tier-„Modellen" (z.B. Maus, Drosophilafliege, Hefe). Auf diese Weise sind wir auch mit den Wurzeln unserer Existenz verbunden und müssen voll

Bescheidenheit erkennen, dass wir nur ein kleiner Teil der gesamten Schöpfung sind. Der englische Philosoph Jeremy Bentham (1780) hat es visionär formuliert: „Es wird so weit kommen, dass der Mantel der Menschlichkeit alles umfängt was lebt."

Das Buch ist für alle gedacht, die sich intensiver und umfassend mit der Situation von Kindern mit Entwicklungsstörungen, insbesondere solchen mit mentalen Entwicklungsstörungen und Mehrfachbehinderungen, auseinandersetzen, vor allem für Ärzte in der Weiterbildung, alle Mitarbeiter Sozialpädiatrischer Zentren und interdisziplinärer Frühförderstellen, von Spezialeinrichtungen für verschiedene Behindertengruppen, aber auch für interessierte Laien.

Es ist unser Anliegen, das Verständnis für die gemeinsame Arbeit im Hinblick auf das Ziel zu erweitern, alle Kinder mit Entwicklungsstörungen in unserer Gesellschaft annehmen zu können und ihnen ein würdiges, möglichst „normales" Leben entsprechend ihren realen Lebensperspektiven zu ermöglichen.

In der Literaturauswahl werden überwiegend in den vergangenen Jahren erschienene Monographien berücksichtigt, aber auch so genannte klassische Beiträge älteren Datums oder wichtige Einzelaufsätze, meistens in deutscher Sprache.

Wir sind sehr dankbar, dass wir zehn Jahre nach der Erstausgabe nun die 4. Auflage des Buches vorlegen können. Auch in den vergangenen Jahren haben sich in vielen Bereichen, insbesondere der klinischen Beurteilung, der Molekulargenetik, der Psychologie und der Gesetzgebung erhebliche Weiterentwicklungen und Änderungen ergeben, die wir versucht haben aufzunehmen. Darüber hinaus konnten wir an vielen Stellen Ergänzungen aufgrund Kritik und Anregungen in den früheren Auflagen vornehmen.

Viele Menschen haben uns geholfen, dieses Buch zusammenzustellen und kontinuierlich zu verbessern. Unser besonderer Dank gilt den Mitarbeitern des Sozialpädiatrischen Zentrums „Frühdiagnosezentrum" Würzburg, insbesondere Herrn Dr. Martin Häußler, Frau PD Dr. Petra Zeitler, Frau Barbara Berger, Frau Almut Ringler, Frau Ulrike Mittelstaedt, Frau Annette Walter, Frau Sonja Brückner-Oßwald, Frau Christine Versbach und Frau Franziska Liebhardt, aber auch Herrn Professor K. Darge, Herrn Dr. H. Ottensmeier, Professor K.H. Reiners und Professor M. Warmuth-Metz aus dem Universitätsklinikum Würzburg sowie Professor T. Grimm aus der Abteilung für klinische Humangenetik des Humangenetischen Institutes Würzburg.

Den Herren Professoren Dr. M. Brandis, Freiburg, und Ch. P. Speer, Würzburg, danken wir für die Überlassung der klinischen Abbildungen aus den Fotoarchiven der Universitäts-Kinderkliniken Freiburg und Würzburg. Für fotografische Hilfen danken wir E. Hesse, Herrn O. Schmitt und Herrn M. Emmert.

Ganz besonders möchten wir auch bei dieser Auflage Frau Inge Dufey danken, die erneut einen wesentlichen Teil des Manuskriptes geschrieben und verbessert hat.

Würzburg, im Februar 2008
Hans-Michael Straßburg
Winfried Dacheneder
Wolfram Kreß

Inhaltsverzeichnis

1	**Einführung**	1
1.1	Geschichtlicher Überblick	3
1.2	Grundbegriffe der normalen Entwicklung	5
1.3	Soziale Einflüsse auf die kindliche Entwicklung	11
1.4	Grundlagen zur Beurteilung von Entwicklungsstörungen	12
1.5	Prävention und Betreuungsmöglichkeiten	18
1.6	Folgeprobleme und Bewältigung von Behinderungen	28
1.7	Epidemiologie von chronischen Krankheiten und Behinderungen	34
1.8	Aktuelle Aufgaben und Konzepte	36
2	**Biologische Grundlagen der Entwicklung**	39
2.1	Grundzüge der intrauterinen Gesamtentwicklung	40
2.2	Entwicklung des Nervensystems	42
2.3	Grundfunktionen der Nervenzelle	43
2.4	Rezeptoren und Neurotransmitter	44
2.5	Anatomische Grundlagen der Hirnfunktionen	45
2.6	Das motorische System	47
2.7	Vorstellungen über die Großhirn-Funktionen	49
2.8	Plastizität und Prägung	50
2.9	Praktische Konsequenzen für die Hirnfunktionen	51
2.10	Die Geburt	52
3	**Beurteilung der normalen Entwicklung**	55
3.1	Grundlagen der Entwicklungsbeurteilung	56
3.2	Das 1. Lebensjahr	56
3.3	Grenzsteine und Variationen der frühkindlichen Entwicklung	59
3.4	Elternfragebogen	61
3.5	Die entwicklungsneurologische Untersuchung des Säuglings	63
3.6	Entwicklung im 2. und 3. Lebensjahr	68
3.7	Entwicklung im 4.–6. Lebensjahr	69
3.8	Schulkindalter	70
3.9	Jugendalter	72
4	**Apparative Zusatzuntersuchungen bei Kindern mit Entwicklungsauffälligkeiten**	75
4.1	Ultraschalldiagnostik	76
4.2	Elektroenzephalographie (EEG)	79
4.3	Zerebrale Magnet-Resonanz-Tomographie (MRT) = Kernspintomographie	82
4.4	Neurophysiologische Methoden	84
4.5	Weitere Methoden	86
5	**Entwicklungsauffälligkeiten im 1. Lebensjahr**	89
5.1	Das „neurologische Durchgangssyndrom" beim Säugling	90
5.2	Die Prognose des neurologisch auffälligen Säuglings	92
6	**Störungen von Wachstum und Reifung**	95
6.1	Störungen des Wachstums	96
6.2	Kleinwuchs	96
6.3	Mangelernährung (Dystrophie)	98
6.4	Großwuchs	98
6.5	Adipositas	99
6.6	Störungen der Geschlechtsentwicklung	101

7	**Überwiegend motorische Entwicklungsstörungen**	103	9.2	Hörstörungen und damit verbundene Erkrankungen	167
7.1	Die infantile Zerebralparese	104	9.3	Zähne und Gebiss bei Kindern mit Entwicklungsstörungen	169
7.2	Meningomyelozele – Spina-bifida-Syndrom	108	9.4	Der gastroösophageale Reflux	170
7.3	Krankheiten mit Muskelhypotonien	111	9.5	Enuresis (Einnässen)	172
			9.6	Obstipation (Stuhlverstopfung) und Enkopresis (Einkoten)	174
8	**Ursachen und Formen mentaler Entwicklungsstörungen**	115	9.7	Schlafstörungen	174
8.1	Definition und Einteilung	117	9.8	Hüftgelenkserkrankungen	175
8.2	Nummerische Chromosomenanomalien	117	9.9	Andere Organbeteiligungen	176
8.3	Strukturelle Chromosomenanomalien	119	9.10	Kindesmisshandlung	180
8.4	Neurokutane Syndrome = Phakomatosen	121	9.11	Sexualverhalten bei Kindern und Jugendlichen mit Intelligenzminderung	182
8.5	Andere genetisch bedingte Syndrome	123	9.12	Linkshändigkeit	184
8.6	Genetisch bedingte Stoffwechselstörungen mit Entwicklungsstörungen	126	9.13	Aufmerksamkeits-Defizit-Hyperaktivitäts-Syndrom (ADHS)	184
8.7	Hirnfehlanlagen	130	9.14	Andere psychiatrische Erkrankungen	187
8.8	Teratogene Hirnschäden	134			
8.9	Intrauterine Infektionen	135	**10**	**Zytogenetische und molekulargenetische Methoden in der Differenzialdiagnose von Entwicklungsstörungen**	189
8.10	Perinatale Hirnschäden	136	10.1	Einleitung	190
8.11	Das extrem unreife Frühgeborene	142	10.2	Definitionen	190
8.12	Nach der Geburt erworbene (postnatale) Hirnschäden	144	10.3	Nummerische und strukturelle Chromosomenanomalien	195
8.13	Hormonstörungen	148	10.4	Komplexe syndromale Krankheitsbilder	198
8.14	Epilepsien	149			
8.15	Autismus-Spektrum-Störung (= pervasive oder tief greifende Entwicklungsstörung)	156	10.5	Molekulargenetische Diagnostik von monogenen Entwicklungsstörungen	201
8.16	Umschriebene Entwicklungsstörungen (= Teilleistungsstörungen)	158	10.6	Humangenetische Beratung	207
8.17	Hochbegabung	161	10.7	Ethische Überlegungen und Aussichten	209
9	**Häufige Erkrankungen und Probleme im Zusammenhang mit Entwicklungsstörungen**	163	**11**	**Grundsätzliche Therapiemaßnahmen bei Entwicklungsstörungen**	213
9.1	Sehstörungen und damit verbundene Erkrankungen	165			

12	**Psychologische Beurteilung und Grundsätze der Betreuung**	217	**15**	**Ergotherapie**	351
			15.1	Aufgaben der Ergotherapie	352
			15.2	Das Konzept von J. Ayres	352
12.1	Geschichte der psychologischen Entwicklungsdiagnostik	218	15.3	Das Konzept von F. Affolter	354
			15.4	Das Frostig-Konzept	355
12.2	Psychologische Konzepte	220	15.5	Weitere Aufgaben und spezielle Krankheitsbilder	356
12.3	Anamnese und Verhaltensbeobachtung in der psychologischen Diagnostik	228			
12.4	Psychologische Tests	235	**16**	**Heilpädagogische Beurteilung und Betreuung**	359
12.5	Diagnosemitteilung	299	16.1	Grundlagen und Aufgaben der Heilpädagogik	360
12.6	Psychologische Befunde bei Entwicklungsstörungen	302	16.2	Die Montessori-Heilpädagogik	361
12.7	Psychologische Betreuung in Institutionen	315	16.3	Konduktive Erziehung nach Petö	362
12.8	Psychologische Therapie	318	16.4	Weitere Möglichkeiten von Heil- und Sonderpädagogik	363
13	**Physiotherapie**	325	**17**	**Alternative Therapiemethoden**	365
13.1	Aufgaben der Physiotherapie	326			
13.2	Beurteilung der Motorik	326	17.1	Bedeutung wissenschaftlich nicht nachvollziehbarer Behandlung	366
13.3	Die Förderung der selbstständigen Bewegung	327			
13.4	Das Bobath-Konzept	328	17.2	Physikalische Therapiemethoden	366
13.5	Das Vojta-Konzept	330	17.3	Globale Behandlungskonzepte	367
13.6	Weitere Therapiemethoden	333	17.4	Weitere Behandlungsmethoden	370
13.7	Konservative Maßnahmen bei Fußfehlstellungen	335	**18**	**Rechts- und Sozialberatung**	373
13.8	Weitere Hilfsmittel	337	18.1	Rechtsstellung des Kindes	374
13.9	Orthopädische Operationen	338	18.2	Struktur des Krankenversicherungs- und Versorgungssystems	374
14	**Logopädie**	341	18.3	Pflegeversicherung	376
14.1	Bedeutung der Sprachentwicklung	342	18.4	Betreuungsmöglichkeiten für Kinder mit Entwicklungsstörungen	378
14.2	Logopädische Nomenklatur	343	18.5	Erziehungshilfen	379
14.3	Logopädische Diagnostik	343	18.6	Weitere Aufgaben der Sozialberatung	380
14.4	Einteilung der Sprach- und Sprechstörungen	345			
14.5	Störung der Mundmotorik und orofaziale Therapie	346	**19**	**Ethische und rechtliche Probleme**	383
14.6	Logopädische Therapie	347	19.1	Grenzen ärztlichen Handelns	384
			19.2	Aufklärungspflicht	385
14.7	Spezielle Indikationen für die logopädische Behandlung	348	19.3	Gutachterliche Probleme	385

19.4	Zukünftige Konzepte zur Prävention und Akzeptanz von Behinderungen	386
	Anhang	389
	Adressen	390
	Abbildungsnachweis	393
	Literatur	395
	Register	403

KAPITEL 1

H.-M. Straßburg

Einführung

1.1	**Geschichtlicher Überblick**	3
1.1.1	Das Schicksal behinderter Kinder bis zur Neuzeit	3
1.1.2	Betreuungskonzepte für behinderte Kinder seit dem 19. Jahrhundert	3
1.1.3	Sozialdarwinismus	4
1.1.4	Vernichtung „lebensunwerten Lebens"	4
1.1.5	Moderner Utilitarismus	5
1.2	**Grundbegriffe der normalen Entwicklung**	5
1.2.1	Definitionen von Entwicklung	5
1.2.2	Grundbegriffe der körperlichen Entwicklung	6
1.2.3	Geistig-seelische Entwicklung	7
1.2.4	Prinzipien der Entwicklungsmessung	9
1.2.5	Entwicklungsbeeinflussende Faktoren	9
1.2.6	Die Sonderrolle des Säuglings	10
1.3	**Soziale Einflüsse auf die kindliche Entwicklung**	11
1.3.1	Positive Entwicklung des deutschen Gesundheitssystems	11
1.3.2	Negative Entwicklungen der Gesellschaft	11
1.3.3	Soziale Faktoren als Erklärung für Entwicklungsstörungen	12
1.4	**Grundlagen zur Beurteilung von Entwicklungsstörungen**	12
1.4.1	Definition von Gesundheit und Krankheit	12
1.4.2	Definition von Behinderung	13
1.4.3	Entwicklungsauffälligkeit, Entwicklungsstörung, Intelligenzminderung und Behinderung	13
1.4.4	Entwicklungs- und Verhaltensauffälligkeiten im sozialen Zusammenhang	15
1.4.5	Die Erkennung von Entwicklungsstörungen	16
1.4.6	Begriffsbestimmungen in der Diagnostik	17
1.4.7	Diagnoseklassifikationen in der Pädiatrie	18
1.5	**Prävention und Betreuungsmöglichkeiten**	18
1.5.1	Grundlagen der Prävention	18
1.5.2	Schwangerschaftsbetreuung und vorgeburtliche Diagnostik	19
1.5.3	Prävention in der Kinderheilkunde	20
1.5.4	Betreuungskonzepte für Kinder mit Entwicklungsstörungen	21
1.5.5	Sozialpädiatrische Zentren	22
1.5.6	Beispiel: Erfahrungen im Sozialpädiatrischen Zentrum „Frühdiagnose-Zentrum" Würzburg	24
1.5.7	Probleme der Zuständigkeiten bei Entwicklungsstörungen	26
1.5.8	Verschiedene Konzepte in der Frühtherapie	27

1.6	**Folgeprobleme und Bewältigung von Behinderungen**	28
1.6.1	Bedeutung der Mehrfachbehinderung	28
1.6.2	Probleme der Einstufung geistiger Entwicklungsstörungen	29
1.6.3	Vermittlung von Diagnose und Prognose	30
1.6.4	Anmerkungen zur Nomenklatur	31
1.6.5	Verarbeitungsmöglichkeiten	31
1.6.6	Situation der Familie	33
1.7	**Epidemiologie von chronischen Krankheiten und Behinderungen**	34
1.8	**Aktuelle Aufgaben und Konzepte**	36

1.1 Geschichtlicher Überblick

1.1.1 Das Schicksal behinderter Kinder bis zur Neuzeit

Seit Menschengedenken besteht bei allen Eltern der Wunsch, dass ihr Kind „normal" sei und keine wesentlichen äußeren Auffälligkeiten zeige. Von „Fachleuten" wollen sie frühzeitig wissen, ob und wann es „laufen" könne, wann es sprechen werde und ob es eine normale Schule besuchen könne. In der Antike und bei vielen Naturvölkern noch bis zur Neuzeit war es üblich, Kinder mit deutlichen äußeren Anomalien meist direkt nach der Geburt z. B. durch Aussetzen in der freien Natur zu töten. Plato, Aristoteles und Seneca haben sich für die Tötung schwerkranker und fehlgebildeter Kinder ausgesprochen *(Infantizid)*. Im Gegensatz dazu wurden Menschen, die durch äußere Einwirkung, z. B. durch Kriegsverletzungen Behinderte wurden, in den meisten Kulturen mit mehr Respekt behandelt und unterstützt. Es gab aber auch immer Beispiele für Annahme und Integration entwicklungsauffälliger und behinderter Menschen, denen man z. T. auch besondere Fähigkeiten nachsagte; so wurden einige Menschen mit epileptischen Anfällen besonders verehrt und ihre Aussagen oder Verhaltensweisen eventuell als Orakelspruch gedeutet. Schon immer hat es viele vordergründige Erklärungen für Entwicklungsstörungen bei Kindern gegeben, die heute praktisch ausnahmslos nicht mehr akzeptiert werden können, z. B. der „böse Blick", widrige Lebensumstände, Zahnen u. v. m. Schon Hippokrates stellte sich mit seinen ethischen Prinzipien, die in seinem Eid zusammengefasst wurden, grundsätzlich gegen die bewusste Tötung Ungeborener, Behinderter und chronisch Kranker.

Dennoch bestand unverändert die Vorstellung, dass Kinder mit Fehlbildungen „verhext" seien, dass sie eine Strafe Gottes für die Sünden der Eltern darstellten, was häufig durch die Kirche mit dem Exorzismus „behandelt" wurde. Selbst M. Luther behauptete in seinen Tischreden, dass der Teufel „Wechselbälge und Kielkröpfe" anstelle der wahren Kinder unterschiebe oder dass dies durch Zauberei geschehe, und riet dazu, ein derartiges Kind zu ertränken. Noch bis vor wenigen Jahrzehnten wurden in vielen Regionen Kinder mit schwerwiegenden Entwicklungsstörungen vor der Öffentlichkeit versteckt, sie galten als nicht bildbar, Ausdruck der Erbsünde oder als vom bösen Geist befallen. Andererseits wurden einige Kinder mit Fehlbildungen in Klöstern aufgenommen und haben dort z. T. große Kulturleistungen vollbracht (z. B. als Äbte des Klosters Reichenau).

Erst mit Beginn der Aufklärung wurde zunehmend auf die Förderung von Menschen mit Entwicklungsstörungen hingewiesen.

1.1.2 Betreuungskonzepte für behinderte Kinder seit dem 19. Jahrhundert

Schon der große Pädagoge A. Comenius (1592–1670) hat gefordert, auch den „Schwachsinnigen Unterweisung zu geben". Die Begründung der Heilpädagogik wird in Frankreich mit dem Taubstummenarzt J. M. Itard (1775–1838) in Verbindung gebracht, der sich u. a. intensiv um die Erziehung des so genannten Wolfskindes von Ayveron bemühte (▶ Kap. 12.1). Ein wichtiger Schüler von ihm war der Pädagoge E. Seguin (1812–1880), der Schwachsinn u. a. als Willensschwäche erklärte und mit unterschiedlichen Materialangeboten und Versuchen der körperlichen Ertüchtigung die Trägheit der Kinder überwinden wollte.

1836 errichtete der Arzt J. Guggenbühl eine bald berühmt werdende Anstalt zur Erziehung von schwachsinnigen Kindern bei Interlaken, die aber wegen zu großer Versprechungen einige Jahre später wieder schließen musste. Ab Mitte des 19. Jahrhunderts kam es zur Gründung von Anstalten durch Geistliche, Ärzte und Lehrer, so u. a. zur ersten „Nachhilfsschule" 1859 durch den Pädagogen Haupt in Halle an der Saale. 1832 wurde in München erstmals eine Anstalt zur Erziehung und Bildung „krüppelhafter" Kinder durch J. N. von Kurz gegründet. Erkenntnisse über die medizinischen Ursachen von Entwicklungsstörungen und Behinderungen bei Kindern sind u. a. verbunden mit den Namen L. Down und W. J. Little in England sowie S. Freud in Wien, der sich ausführlich mit den Zerebralparesen im Kindesalter beschäftigte.

1906 wurden in Deutschland ca. 100 000 „Krüppelkinder" unter 15 Jahren gezählt, 1910 gab es ca. 400 Hilfsschulen für 25 000 geistig unterentwickelte Kinder.

1.1.3 Sozialdarwinismus

J. Bentham und J. S. Mill entwickelten Anfang des 19. Jahrhunderts eine *utilitaristische Ethik* nach dem Grundsatz, dass alle Handlungen einzig nach dem Nützlichkeitsprinzip beurteilt werden sollen. Sie seien moralisch richtig, wenn sie die Tendenz haben, Glück (happiness) zu bewirken. Dies gelte für den Einzelnen ebenso wie für den Staat. Ziel sei es, dass für möglichst viele Mitglieder der Gemeinschaft möglichst viel Glück entstehe. Ungünstige Umstände, die die Empfindung von Glück herabsetzen, sind hiernach Krankheiten oder körperliche Unzulänglichkeiten.

Seit C. Darwin's Buch über den „Ursprung der Arten durch natürliche Auslese" kam es zur Ausbildung der Vorstellung des „Kampfes ums Dasein" und des „Survival of the fittest". F. Galton, J. A. de Gobineau und E. Haeckel entwickelten und verbreiteten die Gedanken von „Rassenhygiene und Eugenik", was zunehmend als *Sozialdarwinismus* bezeichnet wurde. Hiernach bestand die Vorstellung, dass der Mensch in seiner Entwicklung verschiedene Tierstadien zu durchlaufen habe, um die höchste Stufe, den Homo sapiens, zu erreichen.

Seit Ende des 19. Jahrhunderts wurden die Vorstellungen des Utilitarismus und Sozialdarwinismus konkret auf die Situation entwicklungsgestörter und behinderter Menschen übertragen, indem immer mehr in Kategorien der ökonomischen Nützlichkeit gedacht wurde. So schrieb 1899 A. Ploetz: „Stellt es sich trotz aller Vorsorge heraus, dass das Neugeborene ein schwächliches oder missgestaltetes Kind ist, so wird ihm von dem Ärztekollegium, das über den Bürgerbrief der Gesellschaft entscheidet, ein sanfter Tod bereitet, sagen wir durch eine kleine Dosis Morphium… Dieses Ausmerzen der Neugeborenen würde, bei Zwillingen so gut wie immer und prinzipiell bei allen Kindern vollzogen werden, die nach der sechsten Geburt und nach dem 45. Jahr der Mutter bzw. dem 50. Jahr des Vaters überhaupt noch – entgegen einem gesetzlichen Verbot – geboren werden."

1.1.4 Vernichtung „lebensunwerten Lebens"

1920 wurde von dem Juristen K. Binding und dem Psychiater A. Hoche das „Memorandum zugunsten der Vernichtung des lebensunwerten Lebens – ihr Maß und ihre Form" veröffentlicht. Zunehmend wurden Menschen mit Entwicklungsstörungen und Behinderungen als „Ballastexistenzen, Parasiten und Minderwertige, die nie gelebt haben, und folglich auch nicht sterben können", oder als „leere Menschenhülsen" bezeichnet. „Wo kein Leiden ist, gibt es auch kein Mitleiden!"

Am 14.7.1933 traten in Deutschland die Erbgesundheitsgesetze in Kraft. Demnach bestand für erblich erklärte Krankheiten, z. B. psychiatrische Erkrankungen, Epilepsien und geistige Entwicklungsstörungen eine Meldepflicht. Dies führte in den darauf folgenden Jahren zur Sterilisation von ca. 400 000 Menschen zur Vermeidung „wertlosen Lebens". Ab 1934 wurden zunehmend sozialpädiatrische Einrichtungen, z. B. an großen Kinderkliniken und Gesundheitsämtern, die oft von engagierten jüdischen Ärzten gegründet worden waren, aufgelöst. Im Oktober 1939 wurde von Hitler der so genannte „Gnadentoderlass als Euthanasieermächtigung" unterzeichnet und zynischerweise auf den 1. September 1939 rückdatiert. Dies war der Beginn einer systematischen Ermordung von mindestens 70 000 behinderten Menschen durch Vergasen oder Giftinjektionen, z. B. in Grafeneck, Hadamar und Pirna. Die Zahl der Menschen, die durch Nahrungsentzug oder unterlassene Behandlung zu Tode kamen, ist nicht bekannt.

Die Rolle der deutschen Pädiatrie bei der Tötung behinderter Kinder ist noch nicht abschließend historisch aufgearbeitet, wie u. a. die Diskussion um den hoch angesehenen Jenaer Professor J. Ibrahim zeigt, der nachweislich schwer behinderte Kinder in eine Tötungsanstalt überwiesen hat.

Im August 1941 nannte Bischof Graf Galen aus Münster, der als Vertreter des Widerstandes gegen den Nationalsozialismus nicht unumstritten ist, in Predigten und Flugblättern die Tötung von Kranken öffentlich Mord. Dies führte zur Einstellung der Tötung von kranken Kindern in Deutschland, obwohl der Mord an Millionen Menschen in den großen Vernichtungslagern fortgesetzt wurde. T. Adorno sagte: „Pädagogik heute bedeutet, dass es Hadamar nie mehr geben darf."

Statistische Zusammenstellungen der 70er- und 80er-Jahre zeigen, dass in Deutschland wesentlich weniger Menschen über 40 Jahre mit primärer Behinderung leben als in vergleichbaren anderen Ländern, z. B. in Skandinavien.

Die Inhumanität einer unzureichenden Versorgung chronisch kranker, behinderter und alter Menschen hat sich auch nach dem Dritten Reich immer wieder gezeigt, z. B. in den totalitären Regimen des Ostblocks und den Ländern, die unter Krieg, Armut und Gewalt leiden.

1.1.5 Moderner Utilitarismus

Die Vorstellung des Nützlichkeitsprinzips wird gerade auch in den so genannten zivilisierten Ländern des ausgehenden 20. Jahrhunderts wieder verstärkt propagiert, u. a. mit Konzepten zur konsequenten Prävention von chronischen Krankheiten und Behinderungen. Dies geschieht z. T. durch Aufstellen von Kosten-Nutzen-Analysen und unter relativ geringer Berücksichtigung der Interessen von Minderheiten. Der australische Philosoph P. Singer vertritt seit 1979 einen konsequenten Utilitarismus. Seiner Ansicht nach besteht kein Unterschied zwischen der Abtreibung eines Ungeborenen und dem aktiven Töten eines Neugeborenen, da letzteres noch kein „vollständiger Mensch" sei. Dies werde das Kind erst durch die Investition von Sorge und Liebe und durch seine aktive Rolle in der Gesellschaft. Weiterhin besteht seiner Auffassung nach kein Unterschied zwischen passiver Sterbehilfe und aktivem Töten. So sollten Neugeborene mit schweren Fehlbildungen aktiv getötet werden, um Leiden zu ersparen – dies besonders dann, wenn die Eltern nicht wünschen, dass das Kind weiterlebe. Beispiele hierfür sind seiner Ansicht nach Kinder mit Down-Syndrom, Meningomyelozele und Hämophilie. Die Diskussion dieser Thesen führte in den vergangenen Jahren zu erheblichen Irritationen, die u. a. von verschiedenen Behindertenverbänden artikuliert wurden. Darüber hinaus ergeben sich aufgrund mangelnder Auseinandersetzung und unzureichender Informationen schwerwiegende Probleme in der Einstellung der Öffentlichkeit zur Vermeidung von schweren Krankheiten und Behinderungen z. B. durch die genetische Beratung. Manche Kreise, u. a. Politiker des Europäischen Parlamentes, stehen den utilitaristischen Vorstellungen positiv gegenüber, während andere Gruppen alle diesbezüglichen Gedanken kategorisch ablehnen. Heftige Diskussionen haben u. a. auch die Euthanasie-Gesetze in mehreren europäischen Ländern, Forschungsprojekte, z. B. mit embryonalen Stammzellen und die jüngst bei einer schwerbehinderten Amerikanerin durchgeführten Operationen zur Vermeidung einer Pubertät (Ashley's treatment) ausgelöst [7, 58, 59].

1.2 Grundbegriffe der normalen Entwicklung

1.2.1 Definitionen von Entwicklung

> Als Entwicklung bezeichnet man alle Veränderungen, die innerhalb eines bestimmten Zeitraumes zu struktureller und funktioneller Differenzierung führen. Formen, Ordnungen oder Zustände gehen mit innerer Notwendigkeit auseinander hervor. Die Abfolge der kindlichen Entwicklung führt zur Vervollkommnung, d. h. zur stetigen Annäherung an ein der Entwicklung innewohnendes Ziel. Entwicklung beinhaltet somit Reifung, deren Richtung bestimmt ist, aber auch Entfaltung von Fähigkeiten, die durch Anlagen vorgegeben sind und von Umwelteinflüssen modifiziert werden. Entwicklung vollzieht sich im Wachstum als quantitative Veränderung körperlicher und seelischer Merkmale. Die Entwicklung beginnt beim Menschen mit der Vereinigung von Ei- und Samenzelle, erstreckt sich über das gesamte Leben und endet für das Individuum mit dem Tod.
> Somit ist Entwicklung die Reifung eines in den Grundzügen vorherbestimmten, aber offenen Systems.

Zu keinem Zeitpunkt ist das Kind ein Teil der Mutter, sondern es hat immer ein Eigenleben. Aus der Zygote entwickeln sich alle späteren körperlichen und seelischen Eigenschaften des Menschen. Die Abfolge einzelner Entwicklungsschritte ist verschieden und ihre Geschwindigkeit ist uneinheitlich, auch die Richtung mitunter wechselnd, dennoch ist das Leben des Menschen von Beginn bis zu seinem Tod eine unteilbare Ganzheit.

Entwicklungstheorien versuchen, jeweils bestimmte Aspekte in den Vordergrund zu stellen. Fasst man Entwicklung als Wachstum auf, sind vor allem quantitative Zuwachsraten bedeutsam. Sieht man mehr die qualitativen Veränderungen, vollzieht sich Entwicklung oft in Schüben, Phasen oder Stufen und führt spiralenförmig zu reiferen Formen, oder sie ist bestimmt von einer Überlagerung tieferer Schichten durch höhere.

Nach der Definition von M. v. Pfaundler versteht man unter Entwicklung Wachstum mit morphologischer und funktioneller Differenzierung. Wachstum bedeutet Zunahme von Größe und Leistungsfähigkeit, z. B. durch *Hyperplasie* (Zellvermehrung) und *Hypertrophie* (Zellvergrößerung). Als *morphologische Differenzierung* bezeichnet man die sichtbare Spezialisierung von Zellen und Geweben mit dem Ziel einer *funktionellen Differenzierung*, d. h. der Erfüllung verschiedener Anforderungen. *Reifung* führt, bezogen auf bestimmte Fähigkeiten, zu funktioneller Verbesserung und optimaler Verfügbarkeit.

1.2.2 Grundbegriffe der körperlichen Entwicklung

Aufgrund des genetisch festgelegten Bauplans und in Abhängigkeit von exogenen Faktoren entwickeln sich die Strukturen und Funktionen des Menschen.

Wichtige Grundlage für die Beurteilung des körperlichen Wachstums sind die Arbeiten von J. M. Tanner, in denen auf die Bedeutung der *Wachstumsdiagramme* hingewiesen und die *Pubertätsstadien* definiert werden.

Bei Kindern und Jugendlichen werden folgende postnatale Entwicklungs- und Altersstufen unterschieden:

> **Neugeborenenperiode:** 1.–4. Lebenswoche
> **Säuglingsalter:** 1. Lebensjahr (1. Trimenon = die ersten drei Lebensmonate)
> **Kleinkindalter:** 2.–6. Lebensjahr
> **Schulalter:** 7. Lebensjahr bis zum Eintritt der Pubertät
> **Pubertät:** Zeitspanne vom Auftreten der ersten sekundären Geschlechtsmerkmale bis zum Eintritt der körperlichen Geschlechtsreife
> **Adoleszenz:** Zeitspanne vom Eintritt der Geschlechtsreife bis zum Abschluss des Körperwachstums (beim Mädchen 16.–18. Lebensjahr, beim Jungen 18.–20. Lebensjahr)

Das Geburtsgewicht eines gesunden reifen Neugeborenen beträgt im Mittel 3400 g (**3.–97. Perzentile = 2500–4600 g**).

Das Geburtsgewicht wird
- bis zum 5. Lebensmonat etwa verdoppelt,
- bis zum Ende des 1. Lebensjahrs verdreifacht (etwa 10 kg),
- bis zum 6. Lebensjahr versechsfacht (etwa 20 kg),
- bis zum 12. Lebensjahr verzwölffacht (etwa 40 kg).

Im Säuglingsalter ist das **Körpergewicht,** jenseits des Säuglingsalters die **Körperlänge** einer der wichtigsten Parameter für normales Gedeihen und Gesundheit (➤ Abb. 1.1). Eine Verminderung weist auf chronische Erkrankungen hin.

Das **Schädelwachstum** wird vor allem durch das Gehirnwachstum bestimmt. Der maximale fronto-okzipitale (d. h. um Stirn und Hinterhaupt gemessene) Kopfumfang stellt für die Beurteilung von Störungen der Gehirnentwicklung besonders in den ersten Lebensjahren eine äußerst wichtige Messgröße dar.

Der Kopfumfang beträgt
- bei einem gesunden männlichen Neugeborenen im Durchschnitt 35 cm,
- bei einem einjährigen Knaben etwa 47 cm,
- bei einem fünfjährigen Knaben etwa 52 cm,
- bei einem sechzehnjährigen Adoleszenten etwa 56 cm.

Beim Mädchen liegen die Werte etwa 1–2 cm niedriger.

Für die Beurteilung der körperlichen Entwicklung des Kindes sind standardisierte *Diagramme für Körpergewicht, Körperlänge und Kopfumfang* in Abhängigkeit vom Lebensalter unerlässlich (➤ Abb. 1.1 und ➤ Abb. 1.2). Die 50. Perzentile bedeutet dabei den Scheitelpunkt der so genannten Gaussschen

Verteilungskurve, die 3. und 97. Perzentile die Begrenzung von zwei Standardabweichungen nach oben und unten. Werte außerhalb dieses Bereiches sind primär nicht pathologisch; von besonderer Bedeutung bei der Erkennung von Krankheiten ist vor allem die Entwicklung in andere Perzentilenbereiche bzw. das Verlassen der „Perzentilenschneise" (> Abb. 1.2). Zunehmend wichtiger für die Beurteilung des Körperwachstums, insbesondere zur Definition von Über- und Untergewicht ist die Berechnung des so genannten **Body Mass Index (BMI)** = Körpergewicht in kg : Körpergröße in m² (> Abb. 1.3).

Während des Wachstums kommt es zu erheblichen Veränderungen der **Körperproportionen**, insbesondere im Verhältnis von Kopf und Beinen (> Abb. 1.4).

Das **biologische Alter** eines Kindes kann u. a. durch die Bestimmung der **Knochenreifung** und die Anlage der Zähne festgestellt werden. Ersteres kann am besten mithilfe einer Röntgenaufnahme der linken Hand und einer Auswertung nach dem Standardwerk von Greulich und Pyle stattfinden [7, 34, 38, 39, 41, 43, 70, 71].

1.2.3 Geistig-seelische Entwicklung

Während für Körperparameter wie Länge, Gewicht, Kopfumfang usw. in Abhängigkeit von Alter, Geschlecht und ethnologischer Zugehörigkeit Normdaten bestehen, innerhalb derer sich 97% aller Kinder entwickeln, ist die Frage nach der **Normalität der psychomentalen, psychosozialen und emotionalen, der sprachlichen, aber auch der motorischen Entwicklung** wesentlich komplexer. Demnach kann man Normalität nur in einem hierarchisch-deterministischen, überwiegend genetisch gesteuerten Entwicklungsmodell festlegen. Die Erfahrung zeigt, dass die Sequenzen vor allem der psychomentalen Entwicklung des Kindes ausgesprochen variabel sind; *„es ist normal, verschieden zu sein"*. Das ganze Leben ist ein Entwicklungsprozess, nur Anfang und Ende sind festgelegt. Diese Erkenntnis begründet auch Zweifel an der *Fiktion der Vorhersehbarkeit* der kindlichen Entwicklung.

Das Kind ist ein *soziales Wesen*; je jünger es ist, umso mehr braucht es Hilfe zur Ernährung und zur Pflege.

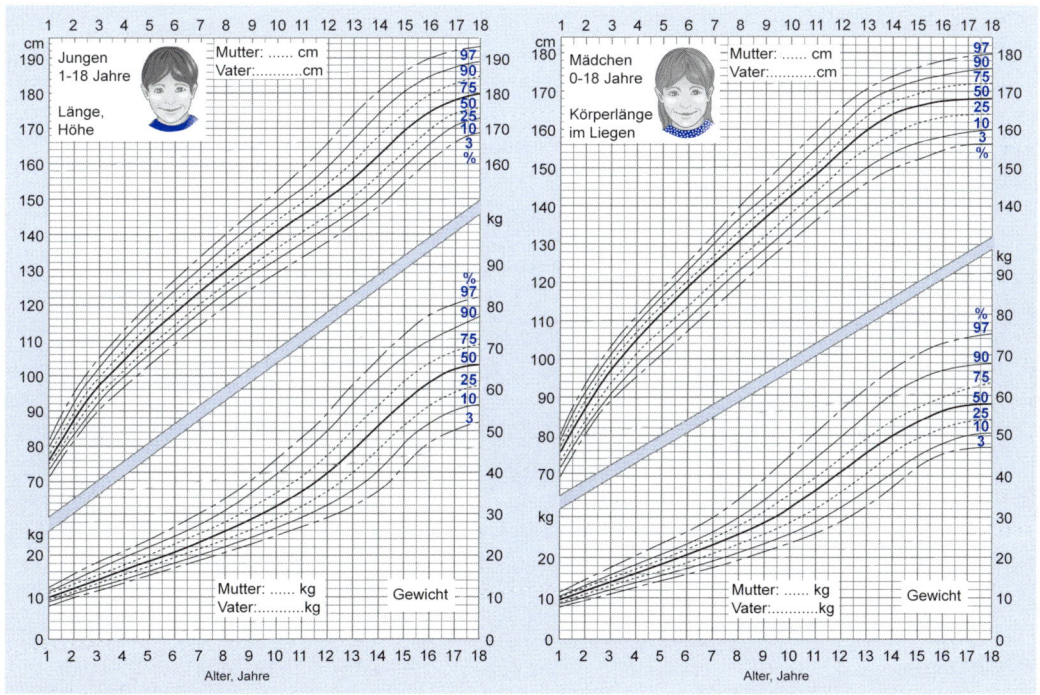

Abb. 1.1 Normales Längen- und Gewichtswachstum bei Jungen und Mädchen.

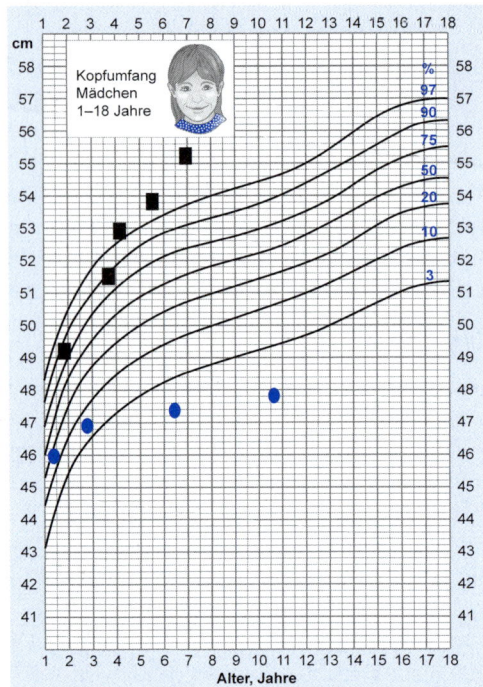

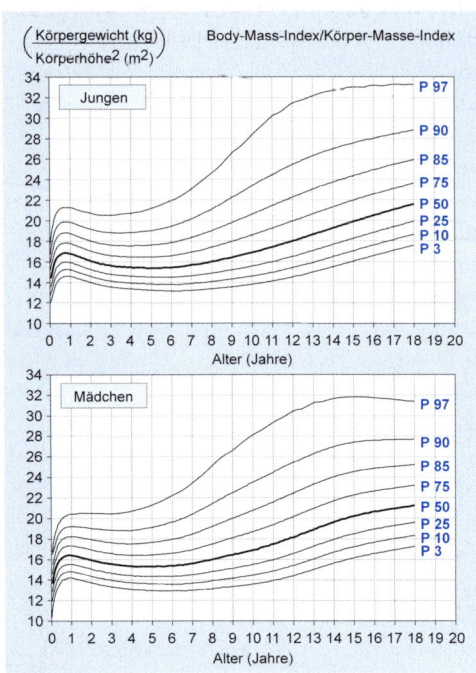

Abb. 1.2 Perzentilen für den Kopfumfang bei Mädchen zwischen dem 1. und dem 18. Lebensjahr. Die schwarzen Quadrate entsprechen einem Kind mit einem shuntpflichtigen Hydrozephalus und progredienter Makrozephalie, die blauen Kreise einer Patientin mit Rett-Syndrom und zunehmendem Mikrozephalus.

Abb. 1.3 Perzentilenkurven des Body-Mass-Index für Jungen und Mädchen zwischen 0 und 18 Jahren nach Kromeyer-Hauschild. Oberhalb P 97 spricht man von Adipositas, zwischen P 90 und P 97 von Übergewicht.

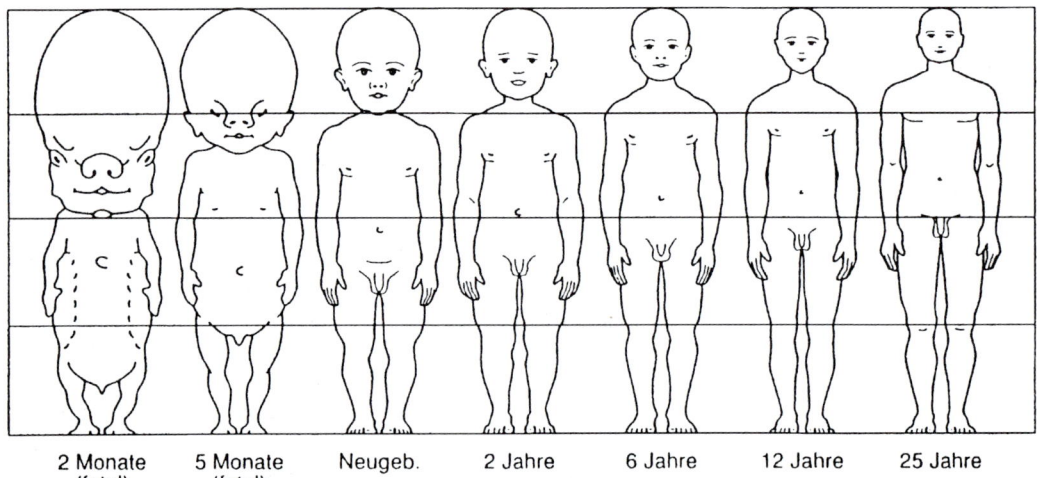

Abb. 1.4 Veränderung der menschlichen Körperproportionen in Abhängigkeit vom Lebensalter.

Sicher ist, dass die vorgeburtliche Zeit sowohl als positiv formbare Periode, aber auch als anhaltend verletzliche Phase von Bedeutung ist. Ähnliches gilt auch für die Säuglingszeit. Hier haben verschiedene Studien eindrucksvoll gezeigt, dass sich Kinder trotz erheblicher psycho-sozio-emotionaler Belastungen zu stabilen Persönlichkeiten entwickeln können, wofür vor allem eine gute Bindung zwischen dem Kind und seinen direkten Kontaktpersonen im 1. Lebensjahr eine Grundvoraussetzung bildet (> Kap. 1.2.6).

Wie eng die Wechselbeziehung zwischen den genetischen Vorgaben und dem Umwelteinfluss ist, lässt sich an der *Zwillingsforschung* belegen. Einmalige psychosoziale und psychoemotionale Belastungen sind für die Entwickung des Kindes offensichtlich weniger bedeutsam als das Grundklima, in dem es aufwächst und das im positiven Fall das „Urvertrauen" vermittelt.

Mit zunehmendem Alter erfolgt eine Ablösung des Kindes von seinen Eltern, es macht sich selbstständig und ist in wesentlich höherem Maße für seine eigene weitere Entwicklung verantwortlich. Offensichtlich besteht aber während des gesamten Lebens eine Tendenz, dass der Mensch versucht, sich wieder zum „*Kindähnlichen*" hin zu entwickeln. Kindsein bedeutet ja Hoffnung und Heiterkeit, aber auch neues Fühlen, Sorgen und Auseinandersetzen, es begründet den Optimismus als Lebensprinzip.

In konsequenter Weiterentwicklung spricht man mittlerweile auch von der „pädiatrischen Geriatrie", die sich mit älteren Erwachsenen beschäftigt, die als Kinder besondere Erkrankungen oder Behinderungen hatten.

1.2.4 Prinzipien der Entwicklungsmessung

Die Beurteilung der kindlichen Entwicklung ist besonders in den ersten Lebensjahren nach wie vor schwierig und umstritten, da die eingesetzten Methoden wesentlich vom Ausbildungsstand und der Betrachtungsweise verschiedener Berufsgruppen abhängig sind.

Im Rahmen von **Längsschnittuntersuchungen** können bei *einem* Individuum über einen längeren Zeitraum Fortschritte, aber auch ein Stillstand oder sogar vorübergehende Rückschritte in bestimmten Entwicklungsbereichen festgestellt werden.

Querschnittuntersuchungen erlauben den Vergleich der Entwicklung bei *verschiedenen* Kindern im selben Alter.

Problematisch ist wegen der großen Variabilität der kindlichen Entwicklung die Orientierung an standardisierten **„Meilensteinen" der Entwicklung**: Durch die Bestimmung so genannter **„Grenzsteine"**, d. h. die Angabe eines Alters, bis zu dem definierte Fähigkeiten spätestens nachweisbar sein sollten, wird evtl. die frühzeitige Erkennung von Auffälligkeiten verpasst. Wesentlich ist in jedem Fall die genaue Beobachtung und Dokumentation der **Qualität** verschiedener Entwicklungsbereiche.

1.2.5 Entwicklungsbeeinflussende Faktoren

Verschiedene ungünstige Faktoren aus der Vorgeschichte eines Kindes, z. B. familiäre Krankheiten, negative Einflüsse während der Schwangerschaft, der Geburt und der Neugeborenenperiode sowie bestimmte ärztliche Untersuchungsbefunde werden als **Risikofaktoren** bezeichnet. Hierunter werden Einflussgrößen verstanden, die mit großer Wahrscheinlichkeit durch ihre Folgen die Entwicklung eines Kindes beeinträchtigen können.

Zu den Problemen bei der Feststellung von Risikofaktoren gehören die Fragen:
- Was ist Normalität?
- Was ist ein ursächlicher Faktor?
- Was liegt innerhalb des hinzunehmenden Grundrisikos?
- Erhöht die Summierung von Risiken die Sicherheit der Vorhersage?

Weder das Ausmaß eines solchen Faktors noch eine Summierung erlauben eine sichere Aussage über die weitere Entwicklung des Kindes. Hiermit wird lediglich festgestellt, dass vor allem im 1. Lebensjahr eine besonders genaue Entwicklungsbeurteilung notwendig ist. Nach epidemiologischen Erhebungen gelten bis 20% (!) aller Kinder in Deutschland als „Risikokinder". In der > Tabelle 1.1 sind anamnestische Risikofaktoren der Mutter sowie Risikobefunde beim Säugling zusammengestellt.

Tab. 1.1 Risikofaktoren für die kindliche Entwicklung.

a) Mütterliche Risikofaktoren
- Zustand nach länger dauernder Sterilität bzw. Sterilitätsbehandlung
- Frühere Fehlgeburten
- Frühere Frühgeburten
- Blutungen in der Frühschwangerschaft
- Behandlungsbedürftige Frühgeburtsbestrebungen
- Gestose
- Schwere Erkrankungen, Schock, Trauma und Narkose während der Schwangerschaft
- Infektionen in der Schwangerschaft
- Medikamente, Drogen und Toxine (vor allem Rauchen und Alkohol)
- Abnorme Ernährung (z. B. strikte Vegetarier wie Veganer)
- Schlechte sozio-ökonomische Situation (Arbeitslosigkeit, unzureichende Wohnung und/oder Ernährung)
- Schlechte psychosoziale Situation (alleinstehende Mutter, psychische Belastungen)

b) Kindliche Risikofaktoren
- Frühgeburt vor der 34. Schwangerschaftswoche
- Geburtsgewicht unter 2000 g
- Übertragung, Geburt nach der 42. Schwangerschaftswoche
- Mehrlingsgeburt
- Hinweise für pränatale Sauerstoffmangelzustände, z. B. grünes Fruchtwasser, abnorme CTG[1]-Befunde, abnorme fetale Dopplersonographie
- Apgar-Wert nach mehr als 5 Minuten < 7 (➤ Kap. 2.10)
- Nabelschnurarterien-pH-Wert < 7,1
- Postnatale Komplikationen, z. B. Atemnotsyndrom, maschinelle Beatmung, Pneumothorax, Sepsis, Operation, Austauschtransfusion
- Zerebrale Krampfanfälle in der Neugeborenenperiode

[1] CTG = Cardiotokogramm = Messung von kindlicher Herzaktion und Wehentätigkeit während der Geburt.

Tab. 1.2 Kriterien für einen „normalen Säugling"

Schwangerschaftsdauer > 38 Wochen, < 42 Wochen
Unauffälliger Schwangerschaftsverlauf
Normales CTG (➤ Tab. 1.1)
Normale Geburt
Normale Austreibungsphase (< 30 min)
Nabelschnurarterien-pH > 7,20
Apgar 5 Minuten ≥ 8
Apgar 10 Minuten ≥ 9
Gewicht > 2600 g
Bilirubin < 12 mg%
Kopfumfang im 2s-Bereich
Fontanellengröße ca. 1,5 cm diagonal
Alle Reifezeichen vorhanden
Kein Hinweis für Aspiration
Kein Kephalhämatom[1]
U_1 normal[2]
U_2 normal[2]
Normaler Klinikaufenthalt
Normales Trinken (Lebenstag × 25 ml/kg KG)
Gewichtsverlust < 10% in der ersten Woche

[1] Kephalhämatom = während der Geburt entstandener Bluterguss am Kopf zwischen Knochenhaut und Schädelknochen.
[2] U_1, U_2 = erste Früherkennungsuntersuchungen des Neugeborenen.

H. F. Prechtl hat neben den Risikofaktoren den Begriff der geburtshilflich-neonatologischen Optimalität bzw. der reduzierten **Optimalität** eingeführt. Die Feststellung optimaler Bedingungen ist einfacher als die Feststellung von „Normalität", auch können so eher einzelne Faktoren addiert werden. Die Methode ist jedoch relativ umständlich und hat sich im Wesentlichen nur im Rahmen wissenschaftlicher Studien bewährt [37, 38, 46, 47, 73, 78].

1.2.6 Die Sonderrolle des Säuglings

Aufgrund von pathologisch-anatomischen und tierexperimentellen Studien wurde seit der Mitte des 19. Jahrhunderts der Säugling als „Reflexwesen" und das Neugeborene als „Rückenmarkswesen" angesehen (R. Virchow, R. Magnus). Tatsächlich zeigt der Mensch im Vergleich mit anderen Lebewesen eine sehr langsame Ausreifung seiner Funktionen, die im Wesentlichen vom zentralen Nervensystem geprägt werden. Er wird deshalb auch als „physiologische Frühgeburt" und das erste Lebensjahr als „sozialer Uterus" bezeichnet. Seit Ende des 19. Jahrhunderts konnten jedoch in einer Vielzahl von Studien beim jungen Säugling Verhaltensweisen beobachtet werden, die auf die differenzierte Ausbildung der Großhirnfunktionen hinwiesen, was durch die Beobachtungen des intrauterinen Verhaltens des Fetus durch H. F. Prechtl bestätigt wurde. Das Neugeborene ist für seine Bedürfnisse perfekt ausgestattet, fühlend, aufmerksam, mit wachen Sinnen und Erinnerungsvermögen begabt. Deshalb ist es auch von Anfang an auf menschliche Kontakte angewiesen.

Seit dem Altertum gibt es Beispiele dafür, dass durch das Fehlen menschlicher Zuwendung vor allem im Säuglingsalter schwere Entwicklungsstörungen entstehen können (z. B. bei den Kindern von Kaiser Friedrich II. von Hohenstaufen oder den so genannten Wolfskindern, die ohne sprachlichen Kontakt aufwuchsen). Die Sozialpädiater Th. Hellbrügge und J. Pechstein und der Psychotherapeut J. Bowlby haben mit ihren Arbeiten über Störungen der kindlichen Entwicklung durch einen Entzug der mütterlichen Zuwendung in den ersten Lebensmonaten (**Deprivation**) wesentlich die Beurteilung der Säuglingsentwicklung und die Förderungsmöglichkeiten in Deutschland beeinflusst. Aktuell finden in Deutschland heftige Diskussionen über den Ausbau der Krippenbetreuung statt, was zunehmend auch von den meisten Kinder- und Jugendärzten befürwortet wird, um den Müttern eine echte Wahlmöglichkeit zu bieten und eine Verbesserung für die Kinder in sozial schwachen Familien zu erreichen. In dem Wissen um die überragende Bedeutung einer (oder sehr weniger) konstanten Bezugsperson für das Kind in den ersten 3 Lebensjahren muss deshalb mit Nachdruck sowohl eine moralische und finanzielle Unterstützung der Mütter, die ihr Kind zu Hause betreuen wollen als auch eine qualitativ hochwertige, ständig fachlich kontrollierte Betreuung in Krippen für das 2. und 3. Lebensjahr gefordert werden. Wenn irgend möglich, sollte im 1. Lebensjahr das Kind konstant von einer Bezugsperson, d. h. am besten der Mutter betreut werden.

Dank moderner Erkenntnisse der Embryologie, Neurophysiologie, Biochemie und Genetik sowie durch die differenzierten psychologischen Säuglingsbeobachtungen kann heute Entwicklung als komplexes Zusammenwirken von genetischer Bestimmung, Organreifung, vielfältigen exogenen Einflüssen und selbstständiger Aktivierung der eigenen Funktionen verstanden werden, die durch verschiedene Krankheiten und Beziehungsstörungen zur Umwelt negativ beeinflusst werden kann [21, 38, 39, 59, 72, 174, 232].

1.3 Soziale Einflüsse auf die kindliche Entwicklung

1.3.1 Positive Entwicklung des deutschen Gesundheitssystems

Die derzeitige Gesundheitsversorgung in Deutschland ist auch im internationalen Vergleich auf einem sehr hohen Stand. Die Säuglingssterblichkeit gilt allgemein als einer der wichtigsten Anhaltspunkte für die Qualität des Gesundheitssystems in einer Gesellschaft. 1900 betrug die Säuglingssterblichkeit 25% (!), d. h. jedes vierte lebend geborene Kind starb innerhalb des ersten Lebensjahres. Ende der 70er-Jahre lag die Säuglingssterblichkeit in Deutschland überwiegend noch über 10‰. Seit 1998 beträgt sie unter 5‰ und nimmt damit einen Spitzenplatz im internationalen Vergleich ein. Wesentliche Gründe hierfür sind die verbesserte Schwangerenvorsorge, die hohe Qualität der Geburtshilfe, die Vorsorgeuntersuchungen im Säuglingsalter, die hohe Durchimpfungsrate sowie das umfassende Krankenversicherungssystem. Die wichtigsten Voraussetzungen für einen hohen Gesundheitsstandard der Kinder sind aber zweifellos
- die verbesserte Ernährung,
- das gesündere Wohnen,
- die verbesserte, vor allem sinnvollere Hygiene,
- sowie ausreichende soziale und ökonomische Absicherungen.

Auch in vielen Entwicklungs- und Schwellenländern konnten durch medizinische Maßnahmen innerhalb der letzten Jahre bei Millionen von Kindern schwere Behinderungen und Tod erspart werden, dennoch liegt die Säuglingssterblichkeit in vielen armen Ländern Afrikas, Asiens und Südamerikas noch über 10%.

1.3.2 Negative Entwicklungen der Gesellschaft

Die Zahl der Kinder pro Familie ist in den hoch zivilisierten Ländern, aber auch in vielen Ländern mit Sozialproblemen, deutlich zurückgegangen; 50% aller Kinder in Deutschland sind Erstgeborene. Die Mütter sind bei der ersten Geburt bereits relativ alt; wird bei einem Kind eine Störung der Entwicklung festgestellt, besteht meist kein weiterer Kinderwunsch mehr. Ca.

50% der akademisch ausgebildeten Frauen haben keine Kinder. Die Bindungen in den Familien sind wesentlich lockerer als früher, es kommt viel häufiger zu Scheidungen, ca. 25% aller Kinder wachsen nur mit einem Elternteil auf. Arbeitslosigkeit oder aber Berufsstress, Zeitmangel u. Ä. sind Gründe für die „kühle Gesellschaft". Immer wieder wird von der „Ego- und Erlebnisgesellschaft" gesprochen, in der Leiden gleich welcher Art keinen Platz mehr hat.

Eltern haben, u. a. bedingt durch ihre familiäre Herkunft, die Ausbildung und die Medien, bereits vor der Zeugung ihres Kindes die Phantasie vom „perfekten Kind". Zu häufig wird eine heile Welt, die für jeden machbar und erreichbar ist, vorgegaukelt. Schwangerschaft, Geburt und frühkindliche Entwicklung finden nicht mehr im Rahmen der Großfamilie statt, sondern in isolierten Kleinfamilien, denen Erfahrung und Sicherheit, oft auch religiöse Bindung fehlen. Außerdem wird zunehmend die mangelnde Kompetenz junger Menschen, Eltern zu sein, beklagt. Entwicklungsstörungen, Behinderungen und Unheilbarkeit sind nach den Kriterien der modernen Machbarkeitsideologie ein Ärgernis.

1.3.3 Soziale Faktoren als Erklärung für Entwicklungsstörungen

Neben organischen Ursachen von Störungen der Entwicklung spielen zweifelsohne soziale, sozioökonomische und psychosoziale Bedingungen eine wesentliche Rolle. Nicht immer werden soziale Variable bei der Beurteilung von Entwicklungsstörungen ausreichend berücksichtigt.

Ungünstige psychosoziale Parameter bei Entwicklungsstörungen nach dem 1. Lebensjahr sind:
- Beziehungsstörungen der Eltern nach der Geburt,
- Depressivität und Resignation der Mutter,
- eine „vernachlässigende Expansivität" des Vaters,
- eine relativ kurze Zeit des Zusammenlebens der Eltern vor der Geburt des Kindes,
- ein höheres Alter der Eltern (> 35 Jahre),
- niedriger Bildungsstand der Mutter,
- Armut der Eltern.

Günstig wird die kindliche Entwicklung durch folgende Faktoren beeinflusst:
- eine stabile Partnerschaft,
- ausreichende soziale und ökonomische Ressourcen,
- eine Orientierung der Eltern an festgelegten Normen,
- eine konsequente Erziehungshaltung.

Die Förderung der körperlichen Beziehungen (z. B. mit Streicheln, Schmusen etc.) ab dem Säuglingsalter gilt als wichtige Grundlage für die Entwicklung eines Geborgenheitsgefühls. Mangel an Zuwendung führt zu den vielfältigen Symptomen der **Deprivation,** für die Erklärung von Entwicklungsstörungen als Folge einer unzureichenden Betreuung des Kindes sind aber viele andere biologische und psychosoziale Einflüsse, z. B. die primäre Vulnerabilität, die Ressourcen und die Resilienz des Kindes von Bedeutung.

Die Problematik der geringen Vorhersagemöglichkeit bei der Beurteilung von Risikofaktoren kann an einem drastischen Beispiel erläutert werden:

Zwei Ärzte unterhalten sich. Der eine fragt: „Ich hätte gerne Ihre Meinung über eine Schwangerschaftsunterbrechung gehört. Der Vater ist Alkoholiker und hat Syphilis, die Mutter hat aktive Tuberkulose. Von den vier Geschwistern ist das erste blind, das zweite tot, das dritte taubstumm und das vierte hat ebenfalls Tuberkulose. Was würden Sie empfehlen?" „Ich würde nicht zögern, eine Unterbrechung vorzuschlagen." „Dann wäre Beethoven nicht geboren worden." [34, 37, 40, 46, 66]

1.4 Grundlagen zur Beurteilung von Entwicklungsstörungen

1.4.1 Definition von Gesundheit und Krankheit

Nach der Definition der WHO ist Gesundheit ein Zustand völligen körperlichen, geistigen und sozialen Wohlbefindens und nicht nur das Freisein von Krankheit oder Gebrechen. Die Kernaussage lautet: **„Gesundheit bedeutet Wohlbefinden, und dieses ist kein medizinischer Begriff, sondern Ausdruck einer individuell-subjektiven Befindlichkeitsqualität." Krankheit ist demnach das Nichtvorhandensein von Gesundheit.**
Nach der Versicherungsordnung werden Krankheit und Behandlungsbedürftigkeit gleichgesetzt.

Zur Definition von Krankheit gehört auch die Feststellung ihrer Ursachen (**Ätiologie**) und ihrer Entstehung (**Pathogenese**). Gleiche Ursachen führen in der Regel zu gleichen Symptomen – aber nicht jede Lebenserschwernis, jede Normabweichung ist eine Krankheit.

1.4.2 Definition von Behinderung

Eine Behinderung ist eine besondere, eingeschränkte Art von Gesundheit. Das bedeutet, dass ein behinderter Mensch nicht fortwährend krank ist, sehr wohl aber einen unverzichtbaren Anspruch auf die Wiederherstellung eines normalen Zustandes (Rehabilitation) hat. **Behinderung ist somit primär kein medizinischer Begriff, sondern die Beschreibung einer Normabweichung.**

Die WHO unterscheidet dabei zwischen
impairment = den primären organischen oder funktionellen Schädigungen
disability = der sich daraus ergebenden funktionellen Beeinträchtigung der Person und
handicap = der sozialen Benachteiligung, wodurch die Ausübung eines für das Alter, das Geschlecht sowie die sozialen und kulturellen Bedingungen des Menschen normalen Lebens beeinträchtigt oder verhindert wird.

Die Herkunft des Wortes „handicap" weist sehr deutlich auf das schicksalhafte Los der Betroffenen in Abhängigkeit von den gesellschaftlichen Strukturen hin: Im frühen 18. Jahrhundert war es Müttern aus sozial schwachen Kreisen möglich, ihr Kind anonym, z. B. durch eine Drehtür, in einem Waisenhaus abzugeben. Hier konnte das Kind eher eine ausreichende Ernährung und eine Ausbildung erlangen. Mit zunehmender Überfüllung der Waisenhäuser wurde ein Selektionsverfahren notwendig, nach welchem die Kinder aufgenommen wurden. Hierzu mussten die Mütter in London z. B. mit ihrer Hand ein Los aus einer Kappe nehmen („hand in the cap", s. ➤ Abb. 1.5), das dann über die Aufnahme und damit über das weitere Schicksal des Kindes entschied.

Demnach kann man auch sagen, dass impairment überwiegend die somatische Ebene, disability mehr die persönliche und handicap vor allem die soziale Ebene der Behinderung bezeichnet.

In den letzten Jahren wurde neben der Beschreibung von Einschränkungen zunehmend Wert auf die Feststellung der individuellen Aktivitäten und der Teilhabe am täglichen Leben (**Partizipation**) sowie auf die vorhandenen **Ressourcen** (= Hilfsquellen) gelegt. Deshalb hat die WHO die bisherige Klassifikation von Entwicklungsstörungen ICIDH (= International Classification of Impairment, Disability and Handicap) in die ICF (= International Classification of Functioning, Disability and Health) bzw. die entsprechende Klassifikation für Kinder und Jugendliche, die 2006 publizierte ICFCY umgewandelt.

Aufgrund der Besonderheiten der kindlichen Entwicklung ist die Definition einer Behinderung in den ersten 3 Lebensjahren besonders schwierig, zumal eine endgültige Aussage über die Entwicklungsprognose in dieser Zeit nur sehr bedingt möglich ist [16, 29, 50, 66].

1.4.3 Entwicklungsauffälligkeit, Entwicklungsstörung, Intelligenzminderung und Behinderung

Als übergeordneter Begriff, der keine Aussage zur späteren Prognose macht, wird die Bezeichnung **Entwicklungsauffälligkeit** verwendet, wobei zwischen einer vorübergehenden, z. B. durch eine Krise bedingten Symptomatik (= perturbation) und einer irreversiblen Störung (= disturbance) unterschieden werden kann.

Von einer **Entwicklungsgefährdung** kann gesprochen werden, wenn deutliche Hinweise auf eine bleibende Abweichung bestehen.

Eine **Entwicklungsverzögerung** bzw. **Retardierung** liegt dann vor, wenn die Entwicklung von der einer Normalgruppe abweicht, potenziell aber wieder aufgeholt werden kann.

Jede bleibende Beeinträchtigung der Entwicklung kann als Entwicklungsstörung (= developmental disorder) bezeichnet werden, dabei sollte

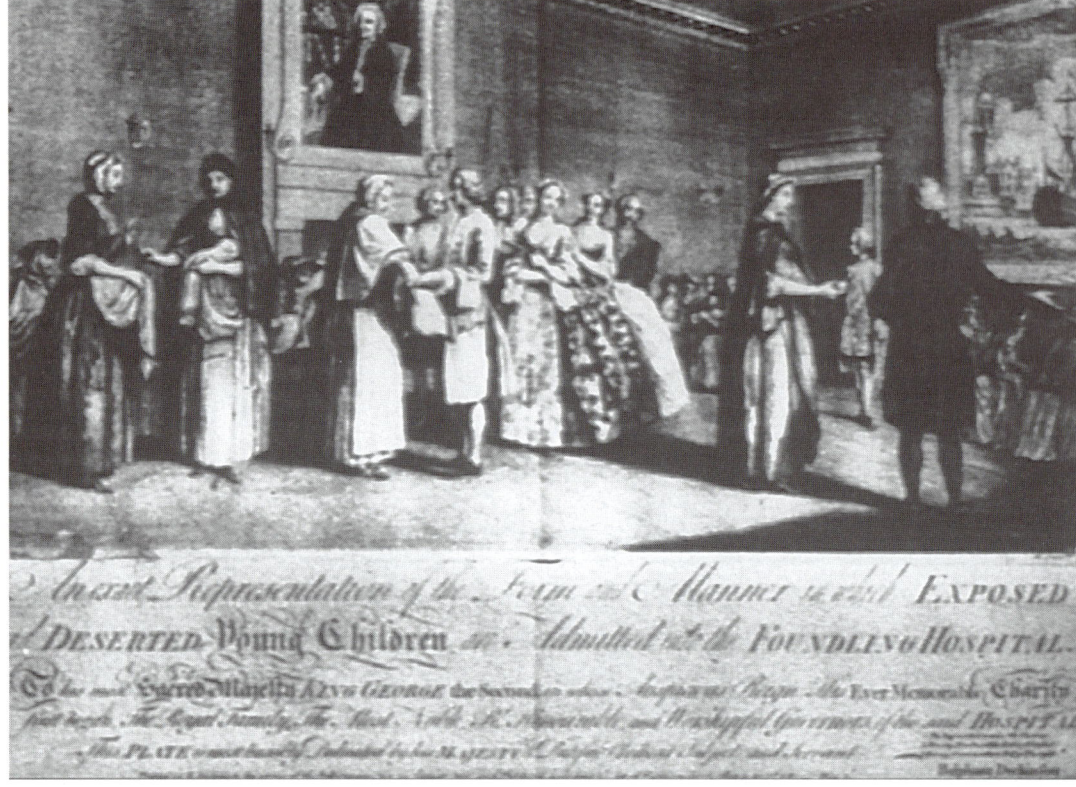

Abb. 1.5 Mütter beim Losverfahren zur Aufnahme ihrer Kinder in das Waisenhaus Coram's Field in London. Kupferstich von ca. 1750 aus dem Wolfson-Center, London.

jedoch der Bereich der Störung genauer festgelegt werden, z. B. motorisch, sprachlich, mental-kognitiv oder sozial. Sind mehrere Bereiche, wenn auch in unterschiedlicher Form betroffen, spricht man von einer allgemeinen oder **globalen Entwicklungsstörung.**

In der Klassifikation der Krankheiten und Störungen des Kindes- und Jugendalters (ICD-10) der WHO werden **umschriebene Entwicklungsstörungen** von einer Beschreibung des **allgemeinen Intelligenzniveaus** unterschieden.

Unter ersterem Begriff werden Störungen zusammengefasst,
- die ausnahmslos im Kleinkindalter beginnen,
- die Funktionen betreffen, welche eng mit der biologischen Reifung des ZNS verknüpft sind und
- die einen stetigen Verlauf ohne Remissionen oder Rezidive zeigen.

Im Einzelnen werden hierunter
- Entwicklungsstörungen des Sprechens und der Sprache,
- umschriebene Entwicklungsstörungen schulischer Fähigkeiten,
- umschriebene Entwicklungsstörungen der motorischen Funktionen und
- kombinierte umschriebene Entwicklungsstörungen verstanden.

Eine **Intelligenzminderung** wird als ein Zustand von insgesamt verzögerter oder unvollständiger Entwicklung der geistigen Fähigkeiten definiert. Besonders beeinträchtigt sind dabei Fertigkeiten, die sich in der Entwicklungsperiode manifestieren und die zum Intelligenzniveau beitragen wie Auffassungsgabe, Sprache, motorische und soziale Fähigkeiten. Eine Intelligenzminderung kann isoliert vorkommen, ist aber häufig mit anderen körperlichen oder psychischen Störungen z. B. der Kontaktfähigkeit, der Konzentration, der Aufmerksamkeit, des Gedächtnisses und der emotional-affektiven Reagibilität kombiniert. Der Begriff „mentale Retardierung" ist ungenau, aber besonders im angloamerikanischen Schrifttum weit verbreitet.

Eine Entwicklungsstörung führt dann zu einer **Behinderung**, wenn der/die Betroffene im täglichen Leben Beeinträchtigungen erfährt und/oder durch die Umwelt sozial benachteiligt wird. So lange dies noch nicht der Fall ist, spricht man von einer **drohenden Behinderung**.

Dieser nicht sehr glückliche Begriff einer „drohenden Behinderung" kann z. B. in den ersten Lebensjahren bei einem Kind verwendet werden, dessen Entwicklung voraussichtlich permanent gestört bleiben wird, das aber aufgrund seines Entwicklungsstandes noch nicht gegenüber anderen Kindern seines Alters wesentlich benachteiligt ist.

Im Gegensatz dazu steht der Begriff der **manifesten Behinderung** (➤ Kap. 1.4.2), wobei hier auch aus sozialrechtlichen Gründen eine genauere Definition, z. B. **Körperbehinderung, geistige Behinderung, Sehbehinderung, Blindheit, Taubheit** usw. notwendig ist. Dennoch muss immer bewusst sein, dass praktisch jede Behinderung als **Mehrfachbehinderung** anzusehen ist, da sich Beeinträchtigungen in den Entwicklungsmöglichkeiten eines Bereiches sehr häufig auch in anderen Bereichen bemerkbar machen. Auch eine monokausale Erklärung für ein Behinderungsbild, d.h. die Zuordnung zu einer einzelnen Ursache, ist nur selten möglich. Art, Schwere und Dauer einer beeinträchtigten Entwicklung können im Säuglings- und Kleinkindalter oft nicht festgelegt werden.

1.4.4 Entwicklungs- und Verhaltensauffälligkeiten im sozialen Zusammenhang

R. Largo hat sich intensiv mit Modellen zur Erklärung von Entwicklungsauffälligkeiten auseinandergesetzt. Grundlage seiner Erfahrungen ist die kontrollierte Langzeitstudie über Wachstum und Entwicklung, die so genannte Züricher-Längsschnittstudie. Demnach wird der Verdacht auf eine Entwicklungsauffälligkeit wesentlich durch die Erwartungen der Eltern und anderer Bezugspersonen mitbestimmt.
- Was ist für die Eltern eine normale Entwicklung?
- Welche Erwartungen haben sie an ihr Kind?
- Was stört die Eltern am Verhalten ihres Kindes?

Nach den Vorstellungen von Largo orientieren sich die Normvorstellungen der Gesellschaft oft weniger an der biologischen Vielfalt, sondern sind Ausdruck existenzieller Ängste und sozialen Prestigedenkens, was besonders auch bei dem Bestreben nach akademischen Leistungen zum Ausdruck kommt. Seiner Ansicht nach sind die Erwartungen der Eltern, die durch eigene Kindheitserfahrungen, berufliche Stellung und soziales Milieu geprägt sind, ebenso vielfältig wie die Entwicklung eines Kindes. Angst vor zukünftig möglichen Auswirkungen von Entwicklungsstörungen und deren Wertung durch die Gesellschaft führt häufig zu Verhaltensauffälligkeiten. Die meisten Verhaltens- und viele Entwicklungsstörungen können auf eine unzureichende Übereinstimmung zwischen den Fähigkeiten und Bedürfnissen des Kindes und den Anforderungen und Erwartungen seiner Umwelt zurückgeführt werden. Jedes Kind hat seine ihm eigenen Schwachstellen, oftmals aber auch individuelle Fähigkeiten, die bei den üblichen Entwicklungsbeurteilungen nur unzureichend berücksichtigt werden. So ist es für das schulische Fortkommen ein großer Unterschied, ob das Kind unmusikalisch und ein schlechter Zeichner ist oder ob es Probleme beim Lesen und Rechnen hat.

Nicht nur Defizite des Kindes, auch überdurchschnittliche Begabung kann Ursache von Verhaltensstörungen sein (➤ Kap. 9.13). Ebenso kann eine langsame Entwicklung mehr Sicherheit vermitteln und eine hastige, zu schnelle Entwicklung mit vielen anderen Problemen verbunden sein. ➤ Abb. 1.6 versucht die verschiedenen Aspekte zusammenzufassen.

Leider fehlen in Deutschland valide Feldstudien und kontrollierte Langzeitstudien an größeren Kollektiven, um genauere Aussagen über die Bedeutung von Entwicklungsauffälligkeiten wie einer muskulären Hypotonie und vermehrtem Schreien im Säuglingsalter, Einnässen, einer expressiven Sprachstörung, Schlafstörungen, Schreib-Lese-Schwäche usw. zu treffen [25, 46, 50, 63, 66, 78].

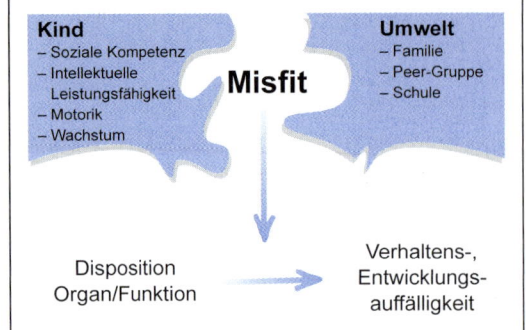

Abb. 1.6 Pathogenese von Verhaltens- bzw. Entwicklungsauffälligkeiten (nach R. Largo) (Peers = Gleichaltrige; Misfit = mangelnde Übereinstimmung).

1.4.5 Die Erkennung von Entwicklungsstörungen

Bei jedem Verdacht auf eine Entwicklungsstörung hat der Arzt die Möglichkeit und die Pflicht, weitere Diagnostik zur Erkennung von Ursache und Ausmaß zu veranlassen. Aufgrund der Komplexität und der unterschiedlichen Betrachtungsweise bei jeder Form von Entwicklungsauffälligkeit ist die Erstellung einer Diagnose in diesem Bereich jedoch praktisch nie eine abgeschlossene Handlung, sondern ein Kontinuum, das hauptsächlich dazu dienen soll, die bestmögliche Betreuung für das Kind und seine Familie zu ermöglichen. Nicht selten besteht nämlich die Gefahr, dass durch das Überstülpen einer Diagnose weitere Verhaltensweisen in ungerechtfertigter Form festgelegt werden. Auch verstehen verschiedene Berufsgruppen unter einer Diagnose etwas sehr Unterschiedliches: So gilt aus medizinischer Sicht der Begriff der „geistigen Behinderung" eher als Symptom, während er im pädagogisch-psychologischen Bereich als Diagnose benutzt wird. Demzufolge wird der Mediziner den Begriff eher als eine Aufforderung ansehen, nach erklärenden genetischen, organischen oder Stoffwechsel-bedingten Ursachen zu suchen, während der Psychologe mehr den Entwicklungsstand im Vergleich mit gleichaltrigen Kindern sieht, der Pädagoge eine verstehende Beschreibung des Ist-Zustandes vornimmt und der Therapeut Kriterien hervorhebt, die bestimmte Behandlungen erforderlich machen.

Die Erstellung einer medizinischen Diagnose ist notwendig, wenn hierdurch eine kausale Therapie ermöglicht wird, z. B. bei Stoffwechselerkrankungen, bei der Erkennung von Epilepsien, Tumoren usw. Auch bei genetischen Erkrankungen ist eine Diagnosestellung, u. U. auch mit Untersuchungen bei verschiedenen Familienmitgliedern für die Beratung der gesamten Familie unerlässlich. Schließlich ermöglichen Diagnosen bessere Vergleichbarkeit und sind wesentlich für eine Weiterentwicklung medizinisch-therapeutischer Erkenntnisse. Andererseits wird sowohl von Eltern als auch von mehr pädagogisch orientierten Betreuern die z. T. aufwendige Suche nach einer genauen Diagnose abgelehnt bzw. zurückhaltend betrachtet, da sich hieraus für das Kind oftmals keine wesentlichen Konsequenzen ergeben würden.

Neben der alleinigen Beurteilung der Entwicklung nach bestimmten Meilensteinen ist vor allem die Qualität der einzelnen Entwicklungsschritte von wesentlicher Bedeutung. Auch ein Kind mit einer spastischen Diparese beispielsweise kann zur gleichen Zeit wie ein gesundes Kind das freie Gehen erreichen, es bestehen jedoch eindeutige Unterschiede in der Bewegungsqualität.

Es gibt eine Vielzahl von Faktoren, die den Entwicklungsverlauf gerade auch beim mehrfach behinderten Kind beeinflussen können, z. B.

- der Verlauf der primären Grunderkrankung („natural history"),
- die Reifung des zentralen Nervensystems,
- das frühzeitige Erreichen der maximalen Entwicklungsmöglichkeiten,
- komplizierende Krankheiten, z. B. eine Epilepsie,
- zunehmende Deformitäten, z. B. Kontrakturen oder eine Skoliose,
- Ernährungsstörungen,
- die psychosozialen Umstände,
- Erfahrung in der Auseinandersetzung mit der Umwelt (Lernen),
- Medikamentengabe,
- Therapie- und Fördermaßnahmen und
- sekundäre psychische Veränderungen.

M. Häußler hat eine ausführliche Analyse der Gründe für die Entstehung von Fehldiagnosen bei mehrfach behinderten Kindern vorgenommen. Er konnte dabei folgende Punkte feststellen:

- die Überbewertung von Risikofaktoren,
- die falsche Interpretation von Befunden,
- die Nichtbeachtung charakteristischer Befunde,

- die Unkenntnis von charakteristischen Befunden,
- das Aufkommen „neuer" Krankheiten,
- Krankheiten, die spezifische diagnostische Methoden erfordern,
- zu frühzeitige Spezialuntersuchungen, z. B. Biopsien
- und fehlende Verlaufskontrollen.

Die Analyse, warum eine falsche Diagnose gestellt wurde, kann auch nachträglich oft noch sehr lehrreich sein und sollte dazu dienen, immer wieder den eigenen Standpunkt zu überprüfen. Falsche oder nicht gestellte Diagnosen können gerade bei mehrfach behinderten Kindern eine Reihe von Folgen haben:
- versäumte genetische Beratung,
- falsche genetische Beratung,
- unnötige Untersuchungen,
- versäumte gezielte ärztliche Behandlung,
- forensische und versicherungsrechtliche Probleme
- Verunsicherung der Eltern,
- falsche Einschätzung der Prognose durch Ärzte, Therapeuten und Pädagogen [25, 37, 50, 62].

1.4.6 Begriffsbestimmungen in der Diagnostik

Noch vor wenigen Jahren sprach man bei einer Verdreifachung des 21. Chromosoms von einer *„mongoloiden Idiotie"*. Im medizinischen Sprachgebrauch von Entwicklungsstörungen im Kindesalter wimmelt es nur so von oft unbewusst abschätzigen Beschreibungen und Benennungen. Andererseits ist es sehr wichtig, Auffälligkeiten objektiv nachvollziehbar zu beschreiben und Diagnosen zu benennen. Deshalb bieten sich bestimmte sprachliche Normierungen zum besseren gegenseitigen Verständnis an. So erscheint es angebracht, bei angeborenen Anomalien nicht mehr von Missbildungen, sondern von **Fehlbildungen** zu sprechen. Bei genauerer Differenzierung unterscheidet man
Norm – Variation – Extremvariante – Anomalie – Fehlbildung – Letalform.

Beispielsweise gibt es bestimmte Normangaben für den Kopfumfang eines Kindes – auch ein Kopfumfang auf der 97. oder 3. Perzentile ist noch im Bereich des Normalen. Anormal ist es hingegen, wenn der Kopfumfang nicht oder übermäßig stark wächst, evtl. auch innerhalb der Normwert-Perzentilen. Eine Fehlbildung des Schädels kann z. B. durch vorzeitigen Nahtverschluss der Schädelknochen oder durch mangelndes Gehirnwachstum entstehen, ohne dass dies am Wert des Kopfumfangs festgestellt werden könnte. Von einer Letalform spricht man z. B. bei einem Anenzephalus (= dem Fehlen von Schädelknochen und Großhirn).

Fehlbildungen können in sehr unterschiedlicher Form vorliegen; man unterscheidet zwischen **isolierten** und **multiplen Fehlbildungen.**
Isolierte Fehlbildungen können z. B.
- **singulär** bei einer Dysmelie (= Extremitätenfehlbildung) oder Lippenspalte,
- **komplex** bei einem hypoplastischen (= unterentwickelten) Linksherz oder
- **polytop** bei einer Meningomyelozele mit Chiari-II-Malformation sein (➤ Kap. 7.2).

Multiple Fehlbildungen können entweder
- als **Assoziation** durch Störung eines Entwicklungsfeldes (z. B. unterschiedliche Mittelliniendefektbildungen wie Holoprosenzephalie (➤ Kap. 8.7) und Lippen-Kiefer-Gaumenspalte (➤ Kap. 9.3),
- als **Sequenz** oder **Anomalade,** z. B. Arthrogrypose („Krummgelenkigkeit" ➤ Kap. 7.3), bei intrauterinen Bewegungsstörungen,
- als **Syndrom,** d. h. typische Fehlbildungskombination aufgrund eines gemeinsamen Mechanismus, z. B. einer chromosomalen oder monogenetischen Abweichung erklärt werden (➤ Kap. 10).

Über ein Drittel aller Fehlbildungen sind monokausal, also die Folge einer genetischen Anomalie, zwei Drittel sind nur durch das Zusammenwirken mehrerer Faktoren (z. B. genetisch plus exogen) zu erklären. Weiterhin unterscheidet man **primäre Fehlbildungen** durch abnorme Organanlage, die oft genetisch bedingt ist, von **sekundären Fehlentwicklungen (Disruptionen).** Diese Defekte sind exogen bedingt, wobei die primäre Organanlage normal war. Hierbei können Erkrankungen der Mutter oder toxische Substanzen Auslöser sein.

Dysplasien sind Gewebsdefekte, die durch abnorme zelluläre Organisation bedingt sind. Multiple Dysplasien sind häufig Ausdruck genetischer Anomalien.

1.4.7 Diagnoseklassifikationen in der Pädiatrie

In Deutschland ist seit 2000 für alle kassenärztlich versorgten Patienten die Verwendung der Diagnosenverschlüsselung nach der International Classification of Diseases (ICD) in ihrer 10. Fassung gesetzlich vorgeschrieben. Bei der Eingruppierung von Kindern mit Entwicklungs- und Verhaltensauffälligkeiten ergeben sich hiermit aber erhebliche Probleme:

Gerade in den ersten Lebensjahren ist eine abschließende Diagnose oft nicht zu stellen, auch müssen bei vielen Entwicklungsstörungen sehr unterschiedliche Einflussgrößen, z. B. organische, psychomentale und psychosoziale Faktoren berücksichtigt werden.

Deshalb wurde zuerst in der Kinder- und Jugendpsychiatrie ein multiaxiales Klassifikationsschema für psychische Störungen des Kindes- und Jugendalters mit der ICD-10 der WHO und der amerikanischen Klassifikation DSM-N eingeführt. Hiermit sollen nicht nur Krankheiten, sondern auch „verwandte Gesundheitsprobleme" klassifiziert werden.

Dabei werden verschiedene Beurteilungsebenen (Achsen) definiert:
1. Achse: Klinisch-psychiatrische Symptomatik
2. Achse: Umschriebene Entwicklungsstörungen
3. Achse: Intelligenzniveau
4. Achse: Körperliche Symptomatik (ICD-10)
5. Achse: Assoziierte aktuelle abnorme psychosoziale Umstände
6. Achse: Globalbeurteilung der psychosozialen Anpassung.

Leider werden viele Entwicklungsauffälligkeiten auch mit diesem komplexen Schema nur unzureichend erfasst. Eine wesentliche Erklärung hierfür ist sicher das Problem der unterschiedlichen Zuständigkeiten und Betrachtungsweisen. Medizinische Aspekte sind nur ein Teilbereich und eine Behinderung kann nicht einfach als Krankheit eingestuft werden. Mittlerweile gibt es eine von der WHO erarbeitete Fassung der ICF, in der die heutige Betrachtungsweise von Einschränkungen im Alltag, Partizipation, Ressourcen und eigenen Aktivitäten berücksichtigt wird.

Von der Bundesarbeitsgemeinschaft der Sozialpädiatrischen Zentren in Deutschland wurde 2003 auf der Basis der ICD-10 im Altöttinger Papier eine Diagnoseverschlüsselung für Kinder mit Entwicklungsauffälligkeiten und Behinderungen in 5 Bereichen erarbeitet (= Mehrdimensionale Bereichsdiagnostik in der Sozialpädiatrie MBS):
1. Bereich Entwicklungsstand/ Intelligenz
2. Bereich Körperliche und neurologische Befunde
3. Bereich Psychische Befunde
4. Bereich Psychosozialer Hintergrund
5. Bereich Ätiologische Abklärung

Besonders schwierig ist die Verschlüsselung von Symptomen in den ersten 2 Lebensjahren, da hier bei vielen Kindern keine definitiven Diagnosen gestellt werden können. Es ist eine wichtige Aufgabe der Zukunft, eine praktikable und gut vergleichbare Diagnoseverschlüsselung auf der Basis standardisierter Entwicklungskriterien für alle Kinder mit entsprechenden Problemen zu erarbeiten [16, 25, 62, 65, 87].

1.5 Prävention und Betreuungsmöglichkeiten

1.5.1 Grundlagen der Prävention

> Auf der Basis der Definition von Behinderung der WHO (➤ Kap. 1.4.2) kann man ein **Dreistufenkonzept** zur Prävention von Behinderungen ableiten.
> 1. Vermeidung bzw. Verhinderung von Krankheiten, die zu Funktionsstörungen führen
> 2. Vermeidung bzw. Verhinderung, dass eine Funktionsstörung zu einer Einschränkung der persönlichen Entfaltungsmöglichkeiten führt, z. B. durch Maßnahmen zur Funktionsverbesserung und durch soziale Hilfen
> 3. Vermeidung bzw. Verhinderung sozialer Benachteiligungen durch umfangreiche Betreuungsangebote und die Eingliederung der Behinderten in die Gemeinschaft der Nichtbehinderten

Es gibt verschiedene Zuständigkeitsbereiche zur Vermeidung von Entwicklungsstörungen:
- die individuelle Verantwortung eines jeden Menschen in Form einer gesundheitsbewussten Lebensführung,
- die Fremdverantwortung, die z. B. am Arbeitsplatz, in der Gemeinde und auf Landesebene besteht, um humane Lebensbedingungen zu schaffen, Gefahren aller Art (z. B. Belastungen durch Giftstoffe) zu vermindern und eine gesunde Umwelt zu erhalten,
- die krankheitszentrierte Prävention als Versuch der Reduktion bestimmter Erkrankungen, z. B. durch bindende Impfvorschriften.

In Familien mit vererbbaren Erkrankungen sowie Verwandtenehen sollten vor Eintritt einer Schwangerschaft eine genetische Beratung stattfinden (➤ Kap. 10.6); dabei sind die Betroffenen möglichst fachkundig, umfassend und ohne Zeitdruck zu informieren.

1.5.2 Schwangerschaftsbetreuung und vorgeburtliche Diagnostik

Allen Schwangeren werden in festgelegten Phasen der Gravidität Vorsorgeuntersuchungen angeboten, die im Mutterpass dokumentiert werden.

Anerkannte Präventionsmaßnahmen bei Schwangeren sind:
- regelrechte Ernährung und ausreichende Gabe von Folsäure vor Beginn der Schwangerschaft,
- Verminderung von Mutationen und teratogenen Schädigungen durch Vermeidung oder zumindest Reduktion der Exposition von ionisierenden Strahlen, Alkohol, Medikamenten und anderen Drogen einschl. des Rauchens,
- Vorbeugung intrauteriner Infektionen, z. B. durch konsequente Rötelnimpfung, durch Toxoplasmose-Titer-Bestimmungen in der Schwangerschaft, durch Vermeidung von rohem Schweinefleisch und Kontakt mit Katzen sowie mit Zytomegalie-Virus-Ausscheidern,
- konsequente psycho-soziale Schwangerenvorsorge zur Verminderung von Frühgeburten, z. B. durch sozio-ökonomische Verbesserungen der Situation von Schwangeren und durch größeren Schutz am Arbeitsplatz,
- im 3. Trimenon regelmäßige Untersuchungen zur Vermeidung fetaler Versorgungsstörungen bei Risikoschwangerschaften,
- ggf. Transport in ein Perinatalzentrum und rechtzeitige Entbindung.

In zunehmendem Maße stehen von geburtshilflicher und humangenetischer Seite Möglichkeiten zur frühzeitigen Erkennung von Entwicklungsstörungen beim Kind zur Verfügung. Hierzu gehören:
- die embryofetale Ultraschalldiagnostik einschließlich Dopplersonographie fetaler Gefäße (zu jedem Zeitpunkt der Gravidität),
- die Chorionzottenbiopsie der kindlichen Plazenta in der 9.–11. SSW zur Gewinnung von Chorionzellkulturen. Diese Zellkulturen werden auf Chromosomenanomalien und ggf. biochemisch und molekulargenetisch untersucht,
- die Amniozentese, d. h. die Punktion von Fruchtwasser in der 15.–20. SSW zur Gewinnung von Amnionzellkulturen (entsprechend den Chorionzellkulturen) und zu verschiedenen klinisch-chemischen Fruchtwasseruntersuchungen (z.B. AFP),
- die Gewinnung von fetalem Blut durch Nabelschnurpunktion und
- die Isolierung von Embryofetalzellen im mütterlichen Blut.

Inzwischen können weit mehr als 100 Enzymdefekte, die zu Entwicklungsstörungen führen, pränatal diagnostiziert werden. Weitere Einzelheiten, insbesondere auch über die zunehmenden Möglichkeiten der pränatalen molekulargenetischen Diagnostik finden sich im ➤ Kap. 10.

Bei zu erwartender schwerer Behinderung können sich Eltern nach ausführlicher Beratung zu einem Schwangerschaftsabbruch entscheiden, wobei die psychische Situation der werdenden Mutter von besonderer Bedeutung ist.

Trotz der zunehmenden diagnostischen Möglichkeiten wird eine große Zahl von Entwicklungsstörungen, vor allem auch der mentalen Fähigkeiten des Kindes, auch in absehbarer Zeit einer Früherkennung in der Schwangerschaft nicht zugänglich sein. Außerdem ist das Ausmaß einer Erkrankung bzw. Entwicklungsstörung vor der Geburt oft nicht vollständig zu erkennen: Menschen mit Trisomie 21 beispielsweise können sehr unterschiedlich ausgeprägte Störungen haben; das Ausmaß von Lähmungen und weiteren Problemen bei Meningomyelozelen ist sehr verschieden; eine Toxoplasmose-Infektion ist nur in ca. 10% der Fälle mit einer gravierenden Entwicklungsstörung verbunden usw. (➤ Kap. 8.9.2).

Zahlreiche chronische Krankheiten und Beeinträchtigungen können heute sehr wohl mit einer befriedigenden Lebensqualität einhergehen.

Letztlich muss die Entscheidung, ob das werdende Leben trotz möglicher Einschränkungen akzeptiert wird, von den Eltern, insbesondere der Mutter, getroffen werden.

Die vermehrte Aufmerksamkeit bei der Erkennung vorgeburtlicher Probleme ist aber auch mit neuen Gefahren verbunden: So kam es beispielsweise nach der atomaren Katastrophe von Tschernobyl auch in den von der Radioaktivität kaum betroffenen Regionen zu einer erheblichen Verunsicherung der Bevölkerung. Allein in Mitteleuropa sind schätzungsweise 40 000 Abtreibungen zusätzlich aus Angst vor einer Schädigung des Kindes durchgeführt worden, obwohl auch Jahre nach dem Ereignis statistisch hier keine Häufung von Fehlbildungen oder eine höhere Säuglingssterblichkeit nachweisbar sind.

Ein wesentlicher Risikofaktor für Entwicklungsstörungen ist die **Frühgeburt.** Ca. 8% aller Geburten finden vor der vollendeten 36. SSW statt, ca. 1% aller Geburten vor der 28. SSW. Trotz vielfältiger Programme ist es in Deutschland in den vergangenen 20 Jahren nicht zu einer wesentlichen Verminderung der Frühgeborenenrate gekommen. Demgegenüber konnte im Rahmen eines regionalen Projektes in Frankreich gezeigt werden, dass durch konsequente Verbesserung der psychosozialen und sozioökonomischen Situation werdender Mütter die Frühgeborenenrate signifikant reduziert werden konnte.

Es besteht bei werdenden Eltern ein erhebliches Bedürfnis an Sicherheit, aber auch die Suche nach Natürlichkeit, was z. B. von Vertretern einer „sanften Geburt" (J. Leboyer, M. Odent) gefordert wurde. Über die Bedeutung einer Rücksichtnahme auf die psychische Situation von Mutter und Kind bei der Geburt braucht nicht mehr diskutiert zu werden, andererseits ist aber auch die Tendenz, alle Geburten in einem Perinatalzentrum mit moderner apparativer Ausstattung und ständiger Präsenz von qualifiziertem Personal stattfinden zu lassen, nicht mehr umkehrbar [18, 31, 38, 40, 49, 63, 84].

1.5.3 Prävention in der Kinderheilkunde

Unter dem Begriff **prophylaktische oder präventive Pädiatrie** können alle Maßnahmen verstanden werden, die das Ziel haben, dem Kind eine gesunde körperliche und seelische Entwicklung und eine möglichst optimale Entfaltung seiner Fähigkeiten zu ermöglichen. Hierzu zählt auch die **Psychohygiene,** die sich mit der Optimierung der psychoemotionalen und psychosozialen Lebensbedingungen beschäftigt.

> Es werden drei Arten von Prävention unterschieden:
> 1. **Primäre Prävention** = Krankheitsverhütung durch Gesundheitsaufklärung und vorbeugende Maßnahmen, z. B. Impfungen
> 2. **Sekundäre Prävention** = Krankheitsfrüherkennung, z. B. durch Vorsorge- und Screening-Untersuchungen
> 3. **Tertiäre Prävention** = Beseitigung bzw. Linderung von Krankheitsfolgen, z. B. durch Rehabilitation

Maßnahmen der primären Prävention können vor allem in Kindergärten und Schulen, bei der Betreuung von Schwangeren und von Familien nach der Geburt, aber auch durch Erwachsenenbildung und in den Medien eingesetzt werden. Es ist eine ständige Herausforderung, die zunehmend effektiven, sicheren und umfassenden Möglichkeiten der modernen Medizin der Bevölkerung zu vermitteln. Besonders wichtig ist dabei die Ausbildung von qualifizierten Multiplikatoren, z. B. von Hebammen, Krankenschwestern, Erzieherinnen und Lehrern. Hier besteht in Deutschland ein großer Bedarf, der nicht immer befriedigend gedeckt ist.

Von herausragender Bedeutung bei der Prävention sind die von den Krankenkassen finanzierten **Früherkennungsuntersuchungen** (= U1 – U10 und J1). Leider sinkt ab dem Ende des 1. Lebensjahrs die Bereitschaft vor allem sozial schlechter gestellter Eltern, ihr Kind an diesen Terminen untersuchen zu lassen. Derzeit wird von verschiedenen Seiten gefordert, dass diese Termine verpflichtend für alle sind, um insbesondere auch chronische Misshandlungen und Vernachlässigungen möglichst früh zu erkennen.

Eine weitere wichtige Aufgabe der präventiven Medizin ist der Versuch der frühzeitigen Identifizierung von Krankheiten durch **Screening-Tests.** In der Regel wird hiermit keine spezifische Diagnose gestellt, sondern es ergibt sich zunächst der **Verdacht auf eine Normabweichung,** der durch weitere Untersuchungen ausgeschlossen oder bestätigt wird, um dann eine sinnvolle Therapie oder sonstige Beratungen einleiten zu können.

Man unterscheidet

- ein **Massen-Screening,** mit dem alle Kinder eines Jahrgangs erfasst werden sollen (z. B. die heute übliche Tandem-Massenspektrometrie mit dem Blut des Neugeborenen zur Erkennung von mehr als 30 Stoffwechselerkrankungen bereits in den ersten Lebenstagen, die Hörprüfung oder die Ultraschalluntersuchung der Hüftgelenke),
- ein **selektives Screening,** bei dem nur eine Risikogruppe mit aufwendigeren Untersuchungsmethoden untersucht wird (z. B. Untersuchungen der organischen Säuren im Urin),
- ein **multiples Screening,** z. B. mithilfe des Denver-Entwicklungs-Screening (➤ Kap. 12.4.2) im Rahmen von kinderärztlichen Vorsorgeuntersuchungen und
- ein **periodisches Screening,** z. B. wiederholte Urinuntersuchungen bei erhöhter Gefährdung für Harnwegsinfekte.

Eine Screening-Untersuchung ist nur sinnvoll, wenn

- die zu suchende Krankheit behandelbar ist (Therapierbarkeit),
- die verwendete Methode mit großer Sicherheit alle potenziell auffälligen Personen erfasst (hohe Sensitivität),
- die Untersuchung von allen beteiligten Personen akzeptiert wird (Akzeptanz) und
- wenn sie wirtschaftlich ist (Effizienz).

Beispiele für problematische Screening-Untersuchungen sind z. B. solche auf das Vorliegen nicht behandelbarer Erkrankungen wie einer Muskeldystrophie oder klinisch überwiegend nicht relevanter Veränderungen wie das Ultraschall-Screening der Niere bei Neugeborenen. Besondere Probleme bestehen bei molekulargenetischen Screening-Untersuchungen auf Erkrankungen, die sich erst im späteren Leben manifestieren, wie beispielsweise onkologische oder neurologische Erkrankungen (z. B. Chorea Huntington, Morbus Alzheimer). Hierbei stehen das Bestreben nach der frühestmöglichen Erken-

nung von Krankheiten und die Freiheit der Person zur eigenen unbelasteten Lebensgestaltung in deutlichem Widerspruch gegenüber. Die Respektierung der persönlichen Intimität und des Rechtes auf Nichtwissen ist zunehmend mit erheblichen Problemen des Datenschutzes, z. B. gegenüber Versicherungen und Behörden, verbunden. Aus diesem Grunde sollten genetische Untersuchungen primär nur zur diagnostischen Zuordnung durchgeführt werden, prädiktiv dürfen sie nur mit der schriftlichen Einwilligung des Betroffenen nach dessen Volljährigkeit vorgenommen werden.

Der Kinderarzt spielt also bei vielen Maßnahmen zur Prävention von chronischen Krankheiten und Behinderungen im Kindesalter eine wichtige Rolle, u.a.:

- bei der primären Behandlung des Neugeborenen,
- bei der Organisation und Beratung im Rahmen der Screening-Untersuchungen,
- bei der Ernährungsberatung, d. h. vor allem der Ermöglichung des Stillens,
- bei der sorgfältigen und qualifizierten Durchführung der Früherkennungsuntersuchungen,
- bei der Umsetzung der Impfungen nach den aktuell geltenden Empfehlungen der STIKO (ständige Impfkommission),
- bei der frühestmöglichen Erkennung und Behandlung schwerer Erkrankungen, insbesondere bakterieller Meningitiden (= Hirnhautentzündungen) und viraler Enzephalitiden (= Gehirnentzündungen),
- bei der konsequenten Unfallverhütung im Haushalt und Verkehr.

Primäre, sekundäre und tertiäre Prävention sind die wesentlichen Säulen der Sozialpädiatrie. Die Deutsche Gesellschaft für Sozialpädiatrie und Jugendmedizin (DGSPJ) wurde 1966 aus der Vorläufergesellschaft, der Deutschen Vereinigung für Säuglings- und Kleinkinderschutz, gegründet [6, 66, 79].

1.5.4 Betreuungskonzepte für Kinder mit Entwicklungsstörungen

Bis in die 60er-Jahre des vergangenen Jahrhunderts wurden die meisten Kinder mit unterschiedlichen Formen von Entwicklungsstörungen entweder nur zu Hause oder in speziellen Säuglings- und Kinderheimen unter oft unzureichenden Bedingungen betreut. Wesentliche Aktivitäten zur konsequenten Förderung dieser Kinder gingen vor allem von Eltern und Pädagogen aus, z. B. durch Gründung des Vereins „Lebenshilfe für Geistig Behinderte". Wichtig waren u. a. auch die Einführung der *allgemeinen Schulpflicht* für Kinder mit Entwicklungsstörungen, die zuvor als „nicht bildungsfähig" angesehen wurden und der Aufbau von interdisziplinären, heilpädagogisch orientierten *Frühförderstellen* für Vorschulkinder. Die Entwicklung verschiedener Techniken zum Beispiel bei der Behandlung zerebraler Bewegungsstörungen haben das Interesse und die Aktivitäten der Kinderärzte ab den 60er-Jahren wesentlich stimuliert, so dass es zum Aufbau von kinderärztlich geleiteten Einrichtungen zur Behandlung entwicklungsgestörter Kinder in *sozialpädiatrischen und kinderneurologischen* Abteilungen kam, z. B. das Kinderzentrum in München, das 1968 durch Th. Hellbrügge gegründet wurde. Er war es auch, der entscheidend an dem 1971 eingeführten Programm zur Früherkennung von Entwicklungsauffälligkeiten und Krankheiten durch festgelegte ärztliche Untersuchungen beteiligt war. Leider waren die dabei dokumentierten Daten nicht sehr verlässlich – Ende des 1. Lebensjahres wurden viel zu viele zentrale Bewegungsstörungen und viel zu wenig mentale Entwicklungsstörungen diagnostiziert, so dass derzeit erhebliche Anstrengungen unternommen werden, Qualität und Auswertbarkeit dieser auch volkswirtschaftlich wichtigen Daten zu verbessern.

In Deutschland gibt es bedauerlicherweise bisher kaum differenzierte epidemiologische Daten über Häufigkeitsverteilung und Verlauf verschiedener Behinderungsformen. Regionale Studien über die Prävalenz z. B. von Zerebralparesen und Mehrfachbehinderungen haben auch für den internationalen Vergleich wichtige Ergebnisse erbracht. Die konsequente Auswertung der perinatalen Erhebungsbögen in Kombination mit definierten Nachuntersuchungen vor allem von Risikokindern ist in der Zukunft zur besseren Beurteilung von Diagnostik- und Behandlungsstrategien besonders wichtig.

Bei der Betreuung von Kindern mit Entwicklungsauffälligkeiten und bleibenden Störungen gibt es heutzutage trotz deutlicher regionaler Unterschiede eine Vielzahl qualifizierter Berufsgruppen und Institutionen und es besteht sowohl ein großes Angebot als auch ein großer Bedarf an Fortbildung und Informationsaustausch. Die Aufgabenverteilung zwischen den verschiedenen Bereichen ist in der Regel gut begründet, dennoch gibt es aber immer wieder Überschneidungen, besonders bei den nichtärztlichen Therapien und leider auch viele nicht seriöse Angebote. Der Anspruch auf „ganzheitliche Behandlung" durch möglichst eine Person ist oft nicht zu erfüllen – wichtiger ist dafür die Bereitschaft zur interdisziplinären Zusammenarbeit. Dabei spielen auch interdisziplinäre Frühförderstellen, sonderpädagogische Einrichtungen, Werkstätten für Behinderte usw. eine wichtige Rolle.

Sozialpädiatrie wird in Deutschland als der Teil der Kinder- und Jugendmedizin verstanden, der sich mit den Bereichen Public Health, den Sozialpädiatrischen Zentren und dem öffentlichen Gesundheitsdienst befasst, so dass die Aufgaben folgendermaßen zusammengefasst werden können:
- Epidemiologie der Erkrankungen bei Kindern und Jugendlichen,
- Gesundheitserziehung,
- Betreuung von Kindern in Kollektiveinrichtungen,
- Schul- und Unterrichtshygiene,
- Aufdeckung und Bekämpfung der Kindesmisshandlung und -vernachlässigung,
- Unfallverhütung,
- Diagnostik, Behandlung und Rehabilitation bei Entwicklungsauffälligkeiten, chronischen Krankheiten und Behinderungen [16, 29, 46, 66, 77].

1.5.5 Sozialpädiatrische Zentren

Ausgehend von Modellprojekten z. B. in München, Mainz, Hamburg und Bonn wurden ab 1968 Einrichtungen zur ambulanten und stationären **Behandlung, Förderung und Rehabilitation behinderter und von Behinderung bedrohter Kinder** geschaffen, in denen neben der medizinischen und therapeutischen Beurteilung auch eine psychosoziale Betreuung stattfindet. Grundlage dieses Konzeptes ist die Forderung nach
- früher Diagnostik von Entwicklungsauffälligkeiten aller Art,

- früher Therapieeinleitung und
- früher sozialer Integration.

Hierfür wurde von Th. Hellbrügge der Begriff der **pädiatrischen (Re-)Habilitation** geprägt.

In dem am 1.1.1989 in Kraft getretenen Gesundheits-Reformgesetz (jetzt das **Soziale Gesetzbuch V**) werden in § 119 **Sozialpädiatrische Zentren** definiert:

„1. Sozialpädiatrische Zentren, die fachlich-medizinisch unter ständiger ärztlicher Leitung stehen und die Gewähr für eine leistungsfähige und wirtschaftliche sozialpädiatrische Behandlung bieten, können vom Zulassungsausschuss zur ambulanten sozialpädiatrischen Behandlung von Kindern ermächtigt werden. Die Ermächtigung ist zu erteilen, soweit und solange sie notwendig ist, um eine ausreichende sozialpädiatrische Behandlung sicherzustellen.

2. Die Behandlung durch sozialpädiatrische Zentren ist auf diejenigen Kinder auszurichten, die wegen der Art, Schwere oder Dauer ihrer Krankheit oder einer drohenden Krankheit nicht von geeigneten Ärzten oder in geeigneten Frühförderstellen behandelt werden können. Die Zentren sollen mit den Ärzten und den Frühförderstellen eng zusammenarbeiten."

Somit gibt es vom Gesetz her keine besondere Spezifizierung der Erkrankungen, deretwegen die Patienten in einem SPZ vorgestellt und behandelt werden.

Zusätzlich wurde mit Wirkung vom 1.1.1992 § 43a eingeführt:

„Versicherte Kinder haben Anspruch auf nichtärztliche sozialpädiatrische Leistungen, insbesondere auf psychologische, heilpädagogische und psychosoziale Leistungen, wenn sie unter ärztlicher Verantwortung erbracht werden und erforderlich sind, um eine Krankheit zum frühestmöglichen Zeitpunkt zu erkennen und einen Behandlungsplan aufzustellen. Sozialpädiatrische Zentren werden als ärztlich geleitete, interdisziplinär arbeitende Einrichtungen zur ambulanten Versorgung von Kindern mit Entwicklungsstörungen und Behinderungen definiert. Sie stehen unter der Leitung eines hauptamtlich tätigen Kinderarztes mit besonderer Qualifikation; er hat die Zusammenarbeit medizinischer, psychologischer, pädagogischer und sozialer Dienste zu koordinieren und zu leiten.

Die Sozialpädiatrischen Zentren nehmen schwierige Aufgaben in Diagnostik und Therapie wahr, welche die in Praxen und Frühförderstellen gegebenen Möglichkeiten übersteigen. Für die Wahrnehmung dieser konsultativen Funktion ist ein hoher Standard von fachlicher Qualifikation und Differenzierung erforderlich. In einem Sozialpädiatrischen Zentrum muss daher die Verfügbarkeit qualifizierter neuropädiatrischer (insbesondere entwicklungsneurologischer), psychodiagnostischer und psychotherapeutischer sowie funktionstherapeutischer und heilpädagogischer Kompetenz gewährleistet sein."

Seit 1989 wurden flächendeckend in der gesamten Bundesrepublik Deutschland mittlerweile 129 Sozialpädiatrische Zentren gegründet, in denen mehr als 200 000 Kinder pro Jahr behandelt werden (Adressen siehe unter www.dgspj.de). Die Organisationsstrukturen dieser Einrichtungen sind recht unterschiedlich; z. T. sind sie eigenständig, z. T. an Kinderkliniken assoziiert, z. T. in sie integriert, wobei neben den Krankenhausträgern unterschiedliche karitative Organisationen, evtl. auch eigene Vereine Träger sein können. Die Finanzierung der Behandlung erfolgt entweder durch Abrechnung von Einzelleistungen oder durch Pauschalverträge nach Überweisung durch den zuvor betreuenden Haus- bzw. Kinderarzt. Wegen der Finanzierung heilpädagogischer, sozialpädagogischer und psychosozialer Behandlungen in den Sozialpädiatrischen Zentren durch die Gesetzlichen Krankenkassen wird seit Jahren eine intensive Diskussion geführt.

Im so genannten Altöttinger Papier der DGSPJ von 2003 wird gefordert, dass zur Aufrechterhaltung einer kontinuierlichen Versorgung in einem Sozialpädiatrischen Zentrum in jedem Bereich, d. h. ärztlich, psychologisch und therapeutisch, mindestens je zwei Mitarbeiter vorhanden sind. Der Leiter eines Sozialpädiatrischen Zentrums sollte Facharzt für Kinder- und Jugendmedizin sein und eine neuropädiatrische sowie psychotherapeutische Kompetenz aufweisen. Die DGSPJ zertifiziert diejenigen Sozialpädiatrischen Zentren, bei denen diese Voraussetzungen erfüllt sind [16, 29, 66].

1.5.6 Beispiel: Erfahrungen im Sozialpädiatrischen Zentrum „Frühdiagnose-Zentrum" Würzburg

Das **Frühdiagnose-Zentrum Würzburg** (www.fruehdiagnosezentrum.de) wurde im Januar 1992 als Sozialpädiatrisches Zentrum für eine Region von ca. 1 Mio. Einwohner eröffnet. Es ist eine unabhängige Einrichtung in der Trägerschaft eines gemeinnützigen Vereins und ein mittelgroßes SPZ. Neben dem ärztlichen Leiter arbeiten hier zzt. fünf Ärzte für Kinder- und Jugendmedizin, z. T. mit der zusätzlichen Weiterbildungsqualifikation Neuropädiatrie, vier Psychologen/innen, zwei Physiotherapeutinnen, drei Logopädinnen, eine Ergotherapeutin und zwei Sozialpädagoginnen, die im Rahmen der Krankenkassenverhandlungen als „Rehabilitationsfachkraft" bezeichnet werden.

Es werden, mit steigender Tendenz, pro Jahr ca. 2000 Patienten (500 pro Quartal) behandelt, ca. 60% davon sind Erstuntersuchungen.

Nach erster Kontaktaufnahme wird den Eltern ein Fragebogen zugeschickt, in dem wesentliche Daten zur Vorgeschichte, insbesondere aber auch die Fragestellung der Eltern bzw. des überweisenden Arztes angegeben werden sollen. Dementsprechend wird bei der Erstvorstellung versucht, neben der obligatorischen kinderärztlichen Untersuchung gleichzeitig, je nach Fragestellung, Untersuchungen bei anderen Mitarbeitern (Psychologin, Logopädin, Physiotherapeutin) zu organisieren. Es hat sich als sinnvoll erwiesen, dass die Anamneseerhebung gemeinsam von den beiden Mitarbeitern durchgeführt wird. Anschließend finden ggf. an weiteren Terminen, zusätzliche spezifische Untersuchungen bei Vertretern der anderen Berufsgruppen, Beratungen und apparative Untersuchungen statt. Meist werden in einem gemeinsamen Abschlussgespräch mit den Eltern die Ergebnisse und das weitere Vorgehen besprochen.

Wichtige kinderärztliche Untersuchungen sind u. a.:
- Wiegen und Messen,
- Foto- und Video-Dokumentationen,
- Sehtests (Tafeln, Ophthalmoskopie),
- Tympanometrie (➤ Kap. 4.5.1),
- Ultraschall (➤ Kap. 4.1),
- EEG (➤ Kap 4.2), evozierte Potenziale,
- Blutentnahmen sowie
- durch Überweisung auch Röntgen-Untersuchungen, EKG usw.

Umfangreichere diagnostische Maßnahmen (z. B. Kernspin-Tomographien, Schlaf-EEG, Liquor-Untersuchungen, aufwendige Stoffwechseluntersuchungen) werden in der Regel im Rahmen eines stationären Aufenthaltes in einer Kinderklinik veranlasst.

Von besonderer Bedeutung ist die enge Zusammenarbeit mit verschiedenen Spezialeinrichtungen, vor allem
- Augenklinik – Sehschule und Abteilung für Neuroophthalmologie,
- HNO-Klinik – Pädaudiologische Ambulanz,
- Neuroradiologie,
- Kinder-Orthopädie,
- Kinder-Kardiologie,
- Zahn-Mund-Kieferklinik,
- Humangenetik,
- Neurophysiologie (evozierte Potenziale, NLG, EMG, ➤ Kap. 4.4),
- Urologie,
- Kinder- und Jugendpsychiatrie.

Es werden Spezialsprechstunden für Kinder mit Zerebralparese, die mit Botulinumtoxin behandelt werden, für Kinder mit neuromuskulären Erkrankungen und mit Meningomyelozele angeboten. Mit einem erfahrenen Kinderorthopäden und einem versierten Humangenetiker werden regelmäßig gemeinsame Sprechstunden durchgeführt.

Zu jedem Kind wird ein ausführlicher Brief mit Zusammenstellung aller Befunde, abschließender Bewertung und konkreten Vorschlägen für das weitere Vorgehen verfasst, der nicht nur dem überweisenden Arzt, sondern in der Regel auch den Eltern zugeschickt wird. Nach schriftlicher Einverständniserklärung durch die Eltern wird der Brief auch an andere betreuende Einrichtungen, z. B. Frühförderstellen, Sonderkindergärten und -schulen, Therapiepraxen und Beratungsstellen weitergeleitet. Bei Bedarf erfolgt eine enge Kooperation mit den zuständigen Jugendämtern. Komplizierte Fälle werden in regelmäßig stattfindenden Teamsitzungen interdisziplinär besprochen, es finden Treffen mit den Mitarbeitern verschiedener pädagogischer und therapeutischer Einrichtungen statt und es gibt ein Netz regionaler Arbeitskreise zur kinderärztlichen und psychosozialen Versorgung, in dem die Mitarbeiter integriert sind. Nur bei relativ wenigen Kindern findet eine längere Zeit dauernde kontinuierliche therapeutische Betreuung durch die Mitarbeiter des Frühdiagnose-Zentrums statt.

Die häufigsten Diagnosen von Kindern im Frühdiagnose-Zentrum Würzburg sind in ➤ Tab. 1.3 zusammengefasst.

Bei ca. 40% der Kinder bestehen umschriebene Entwicklungsstörungen, am häufigsten expressive Sprachstörungen und motorische Störungen,

bei 35% der Kinder Störungen des Intelligenzniveaus, am häufigsten eine leichte Intelligenzminderung i.S.e. geistigen Behinderung, allgemeine Entwicklungsstörungen und Lernbehinderungen,

bei 20% der Kinder wurden relevante psychoemotionale Auffälligkeiten festgestellt, am häufigsten Störungen des Sozialverhaltens, und

bei 4% aktuelle abnorme psychosoziale Umstände.

Zwei typische Beispiele für Vorstellungen im Sozialpädiatrischen Zentrum:

1. Zwei Zwillingsfrühgeborene mit 27 Gestationswochen (Geburtsgewicht 720 g und 930 g), erste Vorstellung mit 12 Wochen, d. h. 3 Wochen nach der Entlassung aus der Kinderklinik. Die Anamneseerhebung erfolgt gemeinsam durch den Arzt, die Physiotherapeutin und die Sozialpädagogin. Besprechung über die Situation zu Hause, insbesondere die Ernährung und die Schlafenszeiten. Entwicklungsneurologische Untersuchung gemeinsam durch Arzt und Physiotherapeutin. Bei einem Kind Beratung im Sinne von Anleitungen der Eltern im Handling, beim anderen Einleitung einer Physiotherapie mit sensomotorischen Übungsbehandlungen wegen fixierter Rumpfasymmetrie mit Strecktendenz der Beine. Vereinbarung kurzfristiger Wiedervorstellungstermine und Kontaktaufnahme mit einer Physiotherapie-Praxis in Heimatnähe, die das Therapiekonzept nach drei Monaten übernimmt und weiterführt. Seither Wiedervorstellung im Abstand von 4–6 Monaten. Während der erste Zwilling eine altersentsprechende Entwicklung hat, zeigen sich bei dem zweiten zunehmend die Zeichen einer beinbetonten Zerebralparese. Zur Verbesserung der häuslichen Versorgung wird über den Sozialen Dienst eine Familienhilfe organisiert.

2. Vorstellung eines Knaben von 4 Jahren und 10 Monaten wegen „Sprachentwicklungsverzögerung" und „Wahrnehmungsstörungen". Bisher ab dem 2. Lebensjahr in unregelmäßigen Abständen Behandlung durch Physiotherapeuten, Ergotherapeuten und Logopäden sowie vorübergehender Besuch eines Regelkindergartens, was wegen erheblicher Probleme abgebrochen werden musste. Bei der kinderärztlichen Untersuchung fallen diskrete Dysplasiezeichen an Gesicht und Händen auf, bei der psychologischen Entwicklungsuntersuchung wird eine Störung in allen Bereichen mit einem Entwicklungsalter zwischen 3,6 und 4 Jahren diagnostiziert. In der veranlassten molekulargenetischen Analyse wird ein FRA-X-Syndrom nachgewiesen (➤ Kap. 8.3, ➤ Kap. 10.5.2, ➤ Kap. 12.6.3). Im weiteren Verlauf erfolgt eine umfangreiche Betreuung mit Familie einschließlich einer humangenetischen Beratung, familientherapeutische Gespräche mit den Eltern, die Beantragung eines Behindertenausweises, Kontaktaufnahmen mit anderen betroffenen Eltern, die Anmeldung in einer Sonderschule für individuelle Lernförderung und die Vermittlung einer Psychotherapie für die Mutter.

Die meisten der vorgestellten Kinder haben keine oder nur diskrete biologische Risikofaktoren, sehr häufig lassen sich aber vielfältige psychosoziale Risiken feststellen. Besonders groß ist die Zahl von Kindern mit Sprachentwicklungsauffälligkeiten und Verhaltensproblemen im Kleinkindesalter sowie mit allgemeinen Entwicklungsauffälligkeiten und Verhaltensproblemen in der Übergangszeit vom Kindergarten zum frühen Schulalter. Hier ist offensichtlich ein großer Bedarf an interdisziplinärer Diagnostik und Betreuung vorhanden. Schulkinder und Jugendliche mit Verhaltensstörungen und Lernproblemen ohne körperliche Erkrankungen und Behinderungen werden in der Regel in kinder- und jugendpsychiatrischen Einrichtungen behandelt.

Ein wesentliches organisatorisches Problem ist, dass wie bei allen Einrichtungen, die sich mit entwicklungsauffälligen Kindern beschäftigen, in Sozialpädiatrischen Zentren, in Spezialambulanzen der Kliniken, qualifizierten Therapiepraxen, Beratungsstellen, Frühförderstellen usw. lange Wartezeiten bestehen bzw. die Betreuungskapazitäten erschöpft sind.

Tab. 1.3 Relative Häufigkeit verschiedener Diagnosen im SPZ Frühdiagnose-Zentrum Würzburg.

Diagnose	Prozent
Multiple bzw. globale Entwicklungsstörung	21%
Intelligenzminderung	17%
Störungen der expressiven Sprachentwicklung	15%
Störungen des Sozialverhaltens	15%
Motorische Entwicklungsverzögerung	14%
Angeborene ZNS-Erkrankungen	11%
Epilepsien	6%
Aufmerksamkeits- und Hyperaktivitätsstörung	5%
Systemerkrankungen des ZNS	2%
Chromosomenanomalien	2%
Neuromuskuläre Erkrankungen	1%
Häufigkeitsverteilung nach spezifischen Diagnosen	
Primäre Mikrozephalie	5%
Spastische Tetraparese	4%
Periventrikuläre Leukomalazie	3%
Hirnfehlbildungen	3%
Intranatale Hypoxie	3%
Monogenetische Syndrome	3%
Zentro-temporale Sharp-wave-Epilepsie	2%
Zentrale Sehstörung	2%
Trisomie 21	1%

1.5.7 Probleme der Zuständigkeiten bei Entwicklungsstörungen

Die ärztliche Versorgung von Kindern wird in Deutschland überwiegend von über 12 000 Ärztinnen und Ärzten für Kinder- und Jugendmedizin gewährleistet, die zu ca. 60% in freier Praxis arbeiten. Ca. 30% von ihnen arbeiten im stationären Bereich, z. T. in Krankenhäusern der Grundversorgung, z. T. in spezialisierten Kliniken der Maximalversorgung und in relativ wenigen Spezialkliniken zur Rehabilitation. Der Anteil von Kinderärzten im öffentlichen Gesundheitsdienst ist in den vergangenen Jahren leider stetig zurückgegangen.

Der Allgemeinarzt fühlt sich als Hausarzt für die medizinische Betreuung der gesamten Familie zuständig, obwohl er bisher offiziell keinen Nachweis für eine kinderärztliche Qualifikation erbringen muss, andererseits hat sich auch der Kinderarzt in seiner primären Ausbildung kaum mit leichteren Entwicklungsauffälligkeiten und Verhaltensproblemen auseinandersetzen müssen. Der Neuropädiater betrachtet Kinder mit Entwicklungsanomalien vor allem vom Standpunkt der ätiologischen Abklärung und der kausalen Behandelbarkeit. Die Sozialpädiatrie ist, trotz vielfältiger Bemühungen, als eigenständiger Bereich bisher noch nicht offiziell anerkannt und wird bei der medizinischen Versorgung zunehmend über die Sozialpädiatrischen Zentren definiert. Die Kinder- und Jugendpsychiatrie beschäftigt sich überwiegend mit den psychischen Störungen ab dem Schulalter. Zunehmend bieten Ärzte mit einer Zusatzbezeichnung in physikalischer Medizin und Rehabilitation auch bei Kindern ihre Leistungen an. Darüber hinaus gibt es in anderen Fachbereichen, die sich mit Entwicklungsanomalien beschäftigen, z. B. der Psychologie, der Pädagogik und den verschiedenen Therapiebereichen, sehr unterschiedliche Auffassungen über Diagnostik- und Behandlungskonzepte.

Zunehmend schwierig gestaltet sich in einzelnen Bundesländern die Abgrenzung der Leistungen in den Sozialpädiatrischen Zentren von denen der interdisziplinären Frühförderstellen, besonders nachdem der Begriff der **Komplexleistung** nach § 30 SGB IX eingeführt wurde. Demnach sind die Krankenkassen nur bereit, Fördermaßnahmen an eine Institution zu bezahlen, so dass neben einer Betreuung in einer Frühförderstelle keine zusätzliche Therapie nach dem Heilmittelkatalog und z. T. auch keine Behandlung im SPZ übernommen wird.

Auch im Ausland bestehen diese Unterschiede, z. B. bei den verschiedenen Bezeichnungen allein für den ärztlichen Personenkreis, der sich mit Entwicklungsstörungen beschäftigt (z. B. in den USA: Neuropediatrics – Child Neurology – Behavioural Neurology – Child Development – Developmental Pediatrics – Infant and Child Psychiatry – Rehabilitation Medicine – Osteopathy etc.).

1.5.8 Verschiedene Konzepte in der Frühtherapie

Bei Entwicklungsauffälligkeiten von Kindern in den ersten Lebensjahren stehen vor allem Physiotherapie und Heilpädagogik, später auch Ergotherapie und Logopädie als symptomatische Therapiemaßnahmen zur Verfügung. Die Wirksamkeit dieser Methoden ist von sehr vielen individuellen Einflüssen abhängig. Während zum Beispiel nach allgemeinem Konsens bei manifesten Zerebralparesen eine kausale Heilung nicht möglich ist und zunehmend von einer therapeutischen Begleitung zur Verminderung der Behinderung gesprochen wird, sehen dennoch auch weiterhin einige Gruppen in einer frühzeitigen Therapie unter günstigen Umständen die Chance zur Heilung.

Meist lassen sich nur Störungsmuster behandeln, die mit einer Behinderung assoziiert sind (z. B. bei spastischen Bewegungsstörungen die Kontrakturen, die mangelnde Kraft- und Bewegungskoordination oder begleitende Schmerzen). Deshalb spricht man besser von einer **Kompensation der Behinderung.**

In der englischen Sprache unterscheidet man zwischen „cure" (Wiederherstellung der körperlichen Normalität) und „healing", was die Überwindung von psychischen und sozialen Konsequenzen von Gesundheitsstörungen beinhaltet und z. B. auch die Aussöhnung mit einem Lebensschicksal bedeuten kann. In diesem Sinne kann auch eine Behinderung „heilbar" sein, und es gibt Berührungspunkte zum Prinzip der „Normalisierung". Ebenso kann das Prinzip „from cure to care", also vom Versuch der Heilung zur umfassenden Versorgung zu kommen, verstanden werden.

Heute werden an die Verordnung von medizinischen Behandlungen nach dem **Heilmittelkatalog** (Physiotherapie, Ergotherapie und Logopädie) hohe Anforderungen gestellt und besonders die Langzeitbehandlung wird nur noch in Ausnahmefällen genehmigt. Jede medizinische Behandlung vermittelt darüber hinaus dem Kind und seinen Eltern, dass es behandlungsbedürftig ist und somit nicht normal „funktioniert". Deshalb ist es sowohl aus ökonomischen als auch psychologischen Gründen unerlässlich, sich immer die Frage der Indikation für eine Behandlung zu stellen. Dabei gibt es unterschiedliche Prinzipien des Umgangs des Patienten mit seiner Familie:

1. Eltern als Co-Therapeuten

Hierbei wird aufgrund einer „wissenschaftlichen Erklärung" von Fachleuten den Eltern eine Methode vermittelt, die diese am Kind anwenden. Ein Beispiel für dieses Prinzip ist die Physiotherapie nach Vojta (➤ Kap. 13.5).

Vorteile dieses Konzeptes sind
- eine strukturierte, wissenschaftlich (angeblich) begründbare Hilfe,
- eine Entlastung vor allem der Eltern durch klar festgelegte Anweisungen,
- der Aufbau von Hoffnung, dass sich die Entwicklung normalisieren wird und
- die Vermittlung von Vertrauen, dass die eingesetzte Methode die richtige sei.

Es besteht dabei aber die Gefahr, dass
- die Eltern ihre primäre natürliche Rolle verlieren und für das Kind zu Therapeuten werden,
- eine Konzentration auf die Behinderung stattfindet,
- Spontanität verloren geht,
- Eltern und Kind unter einen Erfolgsdruck gesetzt werden und sich für den weiteren Verlauf verantwortlich fühlen und
- es zur Abnahme der Eigeninitiative und der Kompetenz des Kindes kommt.

2. Eltern als Partner

Hierbei werden Eltern, Kind und andere Familienmitglieder sowie die besondere Lebenssituation der Familie als Gesamtheit betrachtet, mit der sich der Therapeut als Persönlichkeit und mit seinem Fachwissen individuell und auf Gegenseitigkeit beruhend auseinanderzusetzen hat. Demnach sind die Fördermaßnahmen nicht von vornherein festgelegt und können immer wieder aufs Neue durch die individuelle Situation beeinflusst werden.

In konsequent weiterentwickelter Form entspricht dies dem Konzept von A. Milani Comparetti, der sich die Interaktion zwischen Eltern, Betreuern, Therapeuten einerseits und dem Patienten andererseits als „kreativen Dialog" im Sinne einer aufsteigenden Spirale vorgestellt hat (➤ Abb. 1.7).

Entscheidend ist die Erkennung des nächsten sinnvollen Entwicklungsschrittes aus der spezifischen Situation des Kindes, die Formulierung realistischer Ziele und die Aufdeckung unsinniger Maßnahmen.

Nur bedingt entspricht diesem Prinzip z. B. eine Anleitung der Eltern für den Umgang mit dem Kind durch eine Physiotherapeutin nach dem Bobath-Prinzip (= handling), da auch hierbei wissenschaftlich nur begrenzt begründete Vorschriften für den Umgang mit dem Kind bestehen (➤ Kap. 13.4). Vorteile dieses Konzeptes sind
- die Förderung von Eigeninitiative,
- die Unterstützung der Kompetenzen des Kindes,
- die Eigenverantwortlichkeit der Familie und
- die Trennung von Eltern und Therapeutenrolle.

Nachteile sind
- Enttäuschungen der Eltern bei unbefriedigender Entwicklung,
- Enttäuschungen der Fachleute und
- die Gefahr eines falsch verstandenen Verzichts auf klare Strukturen und eines Alles-Gewähren-Lassens.

In den letzten Jahren hat sich, zuerst in skandinavischen und angloamerikanischen Ländern sowie den Niederlanden, zunehmend aber auch in Deutschland bei allen Menschen mit Behinderungen die Konzeption der konsequenten Förderung von Eigenaktivität, Motivation und Partizipation nach den Kriterien der ICF durchgesetzt.

So unterschiedlich im Ansatz die verschiedenen Rehabilitationsmethoden auch sein mögen, so sehr bestehen gerade im Bereich der physiotherapeutischen Konzepte auch auffallende Übereinstimmungen. Die Betonung der Unterschiede ist ganz wesentlich durch die starke Persönlichkeit der Begründer von Therapiemethoden bedingt. Offensichtlich – für viele Betroffene auch bedauerlicherweise – braucht ein Konzept die Abgrenzung von anderen Methoden, um sich zu etablieren [5, 16, 22, 25, 29, 37, 50, 77, 219, 222, 234, 238].

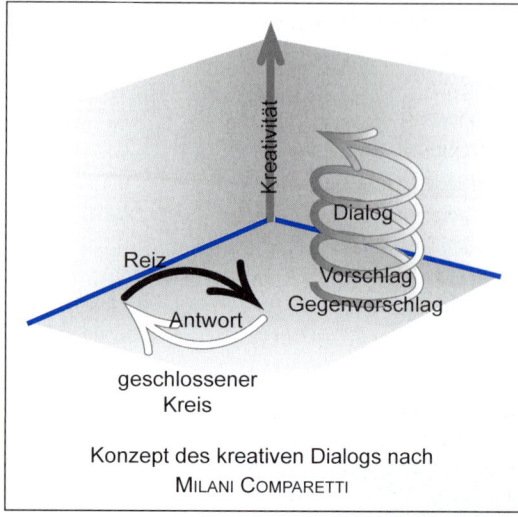

Abb. 1.7 Verschiedene Prinzipien des Umgangs mit einem Kind und seiner Familie in der Frühtherapie – das Konzept des „kreativen Dialogs" nach A. Milani Comparetti.

1.6 Folgeprobleme und Bewältigung von Behinderungen

1.6.1 Bedeutung der Mehrfachbehinderung

Die meisten Entwicklungsstörungen eines Funktionssystems sind mit unterschiedlich ausgeprägten Störungen anderer Bereiche verbunden. Nur selten besteht z. B. eine umschriebene Körperbehinderung ohne wesentliche andere Beeinträchtigungen, was ganz wesentlich auch von der Persönlichkeit des Betroffenen abhängig ist, z. B. bei Fehlbildungen der Extremitäten (Dysmelien). Vor allem Intelligenzeinschränkungen, aber auch Hör- und Sehstörungen, sind praktisch immer mit zusätzlichen Problemen verbunden. In ➤ Tabelle 1.4 finden sich einige Erkrankungen, die zusammen mit schweren und mäßigen mentalen Entwicklungsstörungen auftreten. Dabei zeigt sich deutlich, dass hierbei vor allem psychische Störungen, Epilepsien und Bewegungsstörungen von Bedeutung sind.

Die wichtigsten Faktoren, die neben der Grunderkrankung eine Aussage über die langfristige Prognose eines Kindes im 1. Lebensjahr erlauben, sind

- die Unreife (< 28 Schwangerschaftswochen),
- abnorme Bewegungsmuster in der frühen Säuglingszeit,
- ein vermindertes Kopfwachstum in den ersten 6 Monaten,
- verzögerte bzw. fehlende Sprachentwicklung,
- keine erkennbaren gezielten Handlungsabläufe,
- fehlende Interaktionsmöglichkeiten,
- eine niedrige soziale Schicht und
- psychische Erkrankungen der Mutter (z. B. Depression).

Tab. 1.4 Erkrankungen, die häufig in Kombination mit geistigen Entwicklungsstörungen auftreten.

Assoziierte Erkrankung	Mentale Entwicklungsstörung	
	schwer	mäßig
Zerebralparese	21%	9%
Epilepsie	37%	12%
Schwere Hörstörung	8%	7%
Schwere Sehstörung	15%	1%
Hydrozephalus	5%	2%
Eine oder mehrere der o. g. Störungen	40%	24%
Frühkindlicher Autismus	8%	4%
Andere schwere psychische Anomalien	56%	53%
Beispielhafte Erläuterung der Prozentangaben: 9% der Kinder mit einer mäßigen und 21% der Kinder mit einer schweren mentalen Entwicklungsstörung zeigen gleichzeitig eine Zerebralparese.		

M. Häußler hat an einer größeren Zahl von mehrfach behinderten sehgeschädigten Kindern eine differenzierte Analyse zur Ätiologie der Behinderung vorgenommen. In diesem Kollektiv, das als Modell für schwerste Mehrfachbehinderungen angesehen werden kann, waren ehemalige Frühgeborene mit ca. 29% deutlich überrepräsentiert.

In vielen Studien konnte gezeigt werden, dass es nicht nur eine, sondern immer viele mögliche Ursachen für Entwicklungsstörungen bzw. Behinderungen gibt. Dies bedeutet, dass präventive Maßnahmen nur sehr begrenzt wirksam sein können und dass das Auftreten einer Behinderung bei einem Kind auch in Zukunft nicht vorher bestimmbar ist. Umso wichtiger ist das Bemühen, alle entwicklungsauffälligen Menschen bestmöglich in unserer Gesellschaft zu integrieren.

Zunehmend wird versucht, objektive Beurteilungskriterien für Menschen mit Behinderungen zu finden, wobei Einschränkungen bei den Verrichtungen des täglichen Lebens (Barthel-Index, WeeFIM, PEDI) und subjektive Beurteilungen der Lebensqualität durch die Betroffenen (KINDL-Fragebogen) eine Rolle spielen. Diese Kriterien kommen auch in den Zuordnungen nach der ICF zum Ausdruck.

1.6.2 Probleme der Einstufung geistiger Entwicklungsstörungen

Vor allem bei der Festlegung, ob bei einem Kind eine Intelligenzminderung im Sinne einer geistigen Behinderung besteht, müssen sehr unterschiedliche Aspekte berücksichtigt werden. Dies liegt u. a. auch an dem breiten Übergangsbereich des Intelligenzniveaus zwischen „noch normal", „Lernbehinderung" und „geistiger Behinderung" (➤ Kap. 12.6.1). Hierbei ist es unbedingt erforderlich, sich nicht nur sehr genau die verwendeten psychologischen Testmethoden, sondern auch die Ergebnisse einzelner Teilbereiche anzusehen. So werden einerseits Menschen mit nummerischer Chromosomenanomalie, z. B. einer Trisomie 21, oft von vornherein als „geistig behindert" eingestuft. Durch differenzierte psychologische Untersuchungen konnte aber festgestellt werden, dass ein Teil von ihnen in wesentlichen Bereichen lediglich als lernbehindert einzuordnen ist. Es besteht also die Gefahr, dass durch eine medizinische Diagnose eine Festlegung der zukünftigen Entwicklungsmöglichkeiten im Sinne einer „self-fulfilling-prophecy" entsteht. Vielfältige Erfahrungen auch mit integrativen Schulmodellen beweisen im Einzelfall oft das Gegenteil. Andererseits besteht bei vielen Beteiligten eine große Zurückhaltung, die Tatsache einer geistigen Behinderung auszusprechen. Man spricht dann von „Wahrnehmungsstörung", „Seelenpflegebedürftigkeit" oder „lebenspraktischer Bildbarkeit" und vermeidet somit unter Umständen lange die Auseinandersetzung mit der Realität. Auf die Probleme der Definition einer Intelligenzminderung bzw. geistigen Entwicklungsstörung wird ausführlicher in ➤ Kapitel 12 eingegangen.

Es ist deshalb auch schwierig, genaue Häufigkeitsangaben über die Zahl von Menschen mit geistiger Behinderung in Deutschland zu erhalten. Exakt feststellbar ist nur die Zahl von Menschen, die sich an einem definierten Stichtag in einer pädagogischen Sonderbetreuung befinden. Demnach gibt es derzeit ca. 400 000 Menschen in Deutschland mit einer geistigen Behinderung (0,4–0,6%), die unter 21 Jahre alt sind. Diese Angabe liegt deutlich unter der Häufigkeit von Intelligenzminderung in bestimmten Stichproben, auch sprechen einige Befunde dafür, dass ihre Zahl ansteigt. Hierfür sind u. a. die bessere medizinische Versorgung und die höhere Erfassungsquote verantwortlich zu machen, aber auch die unterschiedlichen Betreuungsangebote in Kindergärten und Schulen. So steigt in Deutschland die Zahl der sozialrechtlich anerkannten Behinderungen zwischen dem 5. und 7. Lebensjahr stark an, da erst in diesem Alter viele Eltern akzeptieren können, dass ihr Kind den Entwicklungsrückstand nicht mehr aufholen wird und nicht in einer Regelschule eingeschult werden kann. Durch die in den letzten Jahren eingeführte Möglichkeit der Betreuung von Kindern mit erhöhtem Förderbedarf in Regeleinrichtungen ist neuerdings bereits ab dem 3. Lebensjahr ein Anstieg der Zahl von Kindern mit einem Behindertenausweis festzustellen (➤ Kap. 12.6).

1.6.3 Vermittlung von Diagnose und Prognose

Ein wesentliches Problem gerade in der ersten Lebensphase eines entwicklungsauffälligen Kindes ist die Frage, wie die Eltern über die Situation aufgeklärt werden sollen und können: Die alleinige Nennung eines medizinischen Fachausdrucks, z. B. Down-Syndrom, Hydrozephalus oder Zerebralparese, kann auf keinen Fall befriedigen. Eltern beklagen oft noch viele Jahre später die abrupte und wenig einfühlsame Art, in der ihnen die Diagnose einer Entwicklungsstörung ihres Kindes von Ärzten mitgeteilt wurde. Andererseits leiden aber zahlreiche Eltern auch darunter, dass ihnen lange Zeit nur ungenaue Angaben über die Entwicklungsgefährdung gemacht werden und sie das Gefühl haben, es werde ihnen etwas verheimlicht.

Wichtige Ursachen für solche oftmals lang anhaltenden Irritationen sind die zu geringe Zeit, die häufig für die Übermittlung weitreichender Aussagen zur Verfügung steht, sowie die mangelnde Ausbildung in der Gesprächsführung bei Ärzten; manche Ärzte scheuen sich auch, ihre Kenntnisse zu bestimmten Erkrankungen auszusprechen und können unter Umständen von den sehr speziellen Fragen der Eltern überfordert sein. Verheerend wirken sich meistens sehr pessimistische oder gar unterschwellig abfällige Äußerungen aus: Viele Eltern von entwicklungsauffälligen Kindern reagieren äußerst empfindlich auch auf Nuancen der Gesprächsführung und die dabei zum Ausdruck kommende Grundhaltung. Andererseits kann aber auch bei der einfühlsamsten Gesprächsführung eine Kränkung der Eltern unvermeidlich sein, wenn sie sich zum ersten Mal mit einer Diagnose, z. B. der bleibenden geistigen Entwicklungsstörung ihres Kindes, auseinandersetzen müssen (➤ Kap. 12.8).

Grundsätzlich ist ein sehr differenzierter Umgang mit den Eltern entwicklungsauffälliger Kinder erforderlich: Es ist heutzutage selbstverständlich, den Eltern offene und verständliche Angaben über die Situation ihres Kindes zu machen und sie in den Prozess der Entscheidungsfindung über die weiteren Vorgehensweisen einzubeziehen. Viele Eltern möchten ihrem Kind umfangreichere, evtl. nur stationär durchführbare Untersuchungen ersparen, besonders wenn sich ihrer Ansicht nach daraus keine direkten therapeutischen Konsequenzen ableiten lassen. Oftmals werden sie auch dadurch abgeschreckt, dass sie in medizinischen Veröffentlichungen nur „Monsterdarstellungen" über ein bei ihrem Kind vermutetes oder festgestelltes Krankheitsbild finden. Dann ist geduldige Überzeugungsarbeit zum Abbau von Ängsten wichtig. Zunehmend wird es üblich, Briefe und Berichte über den Entwicklungsstand und Überlegungen zur weiteren Diagnostik und Therapie nachrichtlich auch den Eltern zukommen zu lassen. Der behandelnde Arzt sollte dabei nicht allein zu allen offenen Fragen Stellung nehmen, sondern die anderen beteiligten Berufsgruppen, z. B. Psychologen, Heil- und Sonderpädagogen, Physiotherapeuten, Ergotherapeuten usw. mit einbeziehen. Die verschiedenen Befunde sollten an einer Stelle zusammengetragen und koordiniert werden; dies gelingt oft am besten im eingespielten Team eines Sozialpädiatrischen Zentrums (➤ Kap. 1.5.5).

Neben der Benennung von Grenzen und Problemen in der Entwicklung eines Kindes ist es von entscheidender Bedeutung, die positiven Fähigkeiten auch eines schwerstbehinderten Kindes zu betonen sowie ehrliche Angaben über Möglichkeiten und Grenzen der verschiedenen Therapien zu machen.

Einschätzungen zur Prognose können u. U. Sicherheit geben und einen natürlichen Umgang mit dem Kind fördern; sie müssen aber immer mit großer Vorsicht formuliert werden: Langfristige Voraussagen über den Entwicklungsverlauf sind in der Regel unsicher, insbesondere während der ersten Lebensmonate von extrem Frühgeborenen oder Kindern mit einem Hydrozephalus (> Kap. 8.7.2). Dabei ist auch zu berücksichtigen, dass z. B. die Eltern von Frühgeborenen noch über viele Jahre an eine späte Normalisierung glauben (wollen). Besondere Zurückhaltung ist bei der Beantwortung von Fragen nach der voraussichtlichen Lebenserwartung bei bestimmten Erkrankungen geboten.

Im Fall des **Todes eines Kindes** ist es gerade bei ursächlich ungeklärten Entwicklungsstörungen sehr sinnvoll, eine paidopathologische Obduktion vornehmen zu lassen, auch wenn den Eltern die Entscheidung hierzu schwer fällt. In jedem Fall sollte den Eltern nach einigen Wochen nochmals ein abschließendes Gespräch angeboten werden.

1.6.4 Anmerkungen zur Nomenklatur

Eine Entwicklungsstörung kann weder mit einer Krankheit, schon gar nicht mit „Leiden" gleichgesetzt werden. Deshalb sollte auch der Begriff „Erbkrankheit" z. B. bei einer Trisomie 21 möglichst nicht verwendet werden. In der medizinischen Fachsprache werden immer wieder Begriffe verwendet, die einerseits zwar der Anschaulichkeit dienen sollen, andererseits aber die Betroffenen despektierlich herabwürdigen. Hierzu gehören Bezeichnungen wie z. B. Boxergesicht, Steckkontaktnase, Fischmund, Spinnenfinger, Tatzenhände, Wasserspeiergesicht, Champagnerflaschenbeine oder Dackelhaut. Es ist leicht möglich, auf solche beleidigenden Vergleiche zu verzichten. Darüber hinaus gibt es eine Vielzahl von Begriffen, die sich im deutschen und im internationalen Schrifttum eingebürgert haben und die nicht korrekt

Tab. 1.5 Vermeidung einer herabsetzenden Nomenklatur bei Entwicklungsstörungen.

Häufig verwendet	Besser
Missbildung	Fehlbildung
Primitivreflex	Frühkindliche Reaktion
Aufzucht	Gedeihen
Von Fehlentwicklung bedroht	Entwicklungsauffällig
Entwicklungsverzögerung/ Retardierung	Entwicklungsstörung
Mongol(o)ismus, mongoloide Idiotie	Trisomie 21 (Down-Syndrom)
Legasthenie	Schreib-Lesestörung
Krampfanfall	Zerebraler Anfall
Grobmotorik	Großmotorik
Idiotie, Imbezillität, Oligophrenie	Geistige Behinderung, Intelligenzminderung
Minimale Hirnschädigung Minimale zerebrale Dysfunktion	Teilleistungsstörung in definierten Bereichen, leichte Zerebralparese u. v. m.

und/oder zumindest unterschwellig despektierlich für die Betroffenen sind (> Tab. 1.5).

Auch in verschiedenen Fachtexten, z. B. zur Prävention oder zur genetischen Diagnostik wird oft eine potenziell aggressive Sprache verwendet; z. B. „Verdachtsfälle feststellen", „gefährdete Personen identifizieren", „Meldungen durchführen". Derartige Formulierungen lassen an ein Konzept des Aussortierens, nicht der Hilfestellung denken! Zunehmend werden heute auch Eigennamen von Personen, nach denen ein Krankheitsbild benannt wurde, kritisch hinterfragt, z. B. beim Down-Syndrom (> Kap. 1.1.4).

Die Verwendung von nicht disqualifizierenden Ausdrücke ist nicht nur eine Frage der Semantik, sondern des gesamten Konzeptes: Wie man spricht, so denkt man, und wie man denkt, so handelt man häufig auch.

1.6.5 Verarbeitungsmöglichkeiten

Von Robertson, Klaus und Kennell wurden typische Phasen in der Auseinandersetzung mit einer schweren Krankheit bzw. Behinderung beschrieben. Einzelne Faktoren davon können im Sinne einer Verarbeitungsspirale zusammengefasst werden. Hierzu gehören

- Ungewissheit,
- Gewissheit,
- Aggression,
- Verleumdung,
- Depression – Trauerarbeit,
- Annahme,
- Aktivität,
- Solidarität.

Letztlich ist jeder einzelne Fall, jede Familie, eine individuelle Situation, bei der das persönliche Lebensschicksal, das Gefühl von Kränkungen und unterschiedliche Möglichkeiten der Aufarbeitung berücksichtigt werden sollten.

In Anlehnung an A. Milani Comparetti können grundsätzliche Einstellungen zur Behinderung unterschieden werden, die sowohl vom Einzelnen als auch von Gemeinschaften ausgehen können (➤ Tab. 1.6).

Jeder Mensch hat Anspruch auf Leben, Bildung, Therapie und (Re-)habilitation. Ein erschwerter Zugang zum Patienten ist dabei kein Grund, sinnvolle Behandlungen zu unterlassen. Ein häufiges Problem jeder Therapie bei Entwicklungsstörungen ist die Tendenz, *zu viel machen* zu wollen. Ein Überangebot an Therapien ist ein sich selbst verstärkender Prozess, **Übertherapie** beschwört ein Krankheitsgefühl und das Gefühl der Inkompetenz herauf. Dies führt entweder zu übertriebener Therapiegläubigkeit oder früher oder später zur Therapiemüdigkeit, einem „Burn-out-Syndrom".

Ein eindrucksvolles, abschreckendes Beispiel stellen die vielen Methoden dar, mit denen die bei der Geburt erworbene Armlähmung des Kronprinzen Wilhelm von Preußen (des späteren Kaisers Wilhelm II.) behandelt wurde – u. a. erhielt der Junge regelmäßige Elektroreizungen, wurde in ein Streckgestell gespannt und musste den Arm täglich in ein frisch geschlachtetes Kaninchen legen. Auswirkungen auf die psychische Entwicklung des Kindes durch übertriebene Therapiemaßnahmen sind nicht zu vermeiden und können, wie auch in diesem Fall belegbar ist, weitreichende Folgen haben.

Es ist eine besondere Aufgabe im Umgang mit jedem entwicklungsgestörten Kind und seiner Familie, die primären, natürlichen Phasen der Trauerarbeit zu erkennen und zu akzeptieren und zu einer realitätsbewussten Annahme und konstruktiven Aktivität zu führen. Hierzu sind u. U. besondere Angebote für Eltern sinnvoll, neben verbaler Aufarbeitung auch Tanz, Musik und Malen. Trotz aller schweren Belastungen und Sorgen ist es ein wichtiges Ziel, auch das behinderte Kind als befriedigende Lebensaufgabe anzunehmen. Jede Krise kann ein neuer Anfang sein. Möglichkeiten zur Verbesserung der **Lebensqualität** von Kind und Eltern werden zunehmend in den Mittelpunkt der therapeutischen Bemühungen gestellt (**Coping-Strategien**), wozu alle vorhandenen **Ressourcen** und die spezielle **Resilienz** (was mit Flexibilität oder Erholung nur unzureichend übersetzt wird) genutzt werden. Hierfür kann auch das Motto „Stärken stärken und Schwächen schwächen" gelten.

Zusammenfassend kann man sagen, dass Gesundheit, Krankheit und Behinderung relative Begriffe sind, dass sie eine Aufgabe darstellen und keine Festlegung sein dürfen. Die unterschiedlichen Verarbeitungsweisen führen zwar einerseits zu vielen Problemen, bieten andererseits aber auch Chancen.

Dies kann vielleicht in der Selbstbeschreibung eines schwer körperbehinderten Mannes (Fredi Saal) verdeutlicht werden: „Ich vermochte meinen Zustand nie so negativ … (zu) sehen, wie er mit den Attributen ‚schwer, schrecklich, grausam', charakterisiert werden soll. Mit meinem Verstand weiß ich zwar, dass ich im Sinne meiner körperlichen Ein-

Tab. 1.6 Verschiedene Einstellungen zur Tatsache einer Behinderung.

Negativ-Einstellung	Ambivalenz	Realitätsbewusstsein
Schock	Schuldzuweisung	Akzeptanz des Andersartigen
Ablehnung	Reparaturvorstellung	Akzeptanz der Realität
Fatalismus	Therapie am Defekt	Trauerarbeit
Gleichmacherei	„Helfersyndrom"	Integration im sozialen Umfeld
Institutionalisierung	Anspruchsdenken Schadensersatzforderung	Gemeinsame Verantwortung

schränkung behindert bin. Aber was sagt das schon, wenn ich mir in meinem Lebensgefühl ganz und gar nicht behindert vorkomme? Schon gar nicht erlebe ich meine Behinderung als etwas, das mich als Menschen disqualifiziert … Zu meiner Existenz gehört notwendigerweise meine Behinderung … Es ist also normal, verschieden zu sein."

1.6.6 Situation der Familie

Bedingt durch die ausgeprägten gesellschaftlichen Veränderungen hat sich die Situation der einzelnen Familienmitglieder im Fall eines behinderten oder chronisch kranken Kindes sicherlich gewandelt: Die Kleinfamilien führen im Vergleich mit früheren Zeiten zu einer verstärkten Belastung der Eltern; durch die wesentlich größere Offenheit unserer Gesellschaft ergeben sich aber auch neue Möglichkeiten.

Am meisten belastet ist zweifelsohne die **Mutter** eines behinderten Kindes: Oft bestehen bei ihr Schuldgefühle, Versagensängste und Resignation –, sie kann aber auch eine zunehmende Sicherheit und Stärke entwickeln. Allerdings kann es immer zu akuten Krisen im Sinne eines Burnout-Syndroms kommen. Bei ausgeprägten Entwicklungs- und Anlagestörungen der Kinder sind die Mütter erstaunlicherweise oft weniger resigniert als bei medizinisch leichter erscheinenden Formen.

Vätern wird oft eine ambivalente Haltung gegenüber dem behinderten Kind nachgesagt, in den letzten Jahren übernehmen sie aber zunehmend einen aktiven Part in der Mitbetreuung. Dennoch besteht die Gefahr der „emotionalen Scheidung", der Flucht in Arbeit oder Alkohol. Ob eine Ehe mit einem behinderten Kind zerbricht, hängt nicht so sehr von der Schwere der Erkrankung des Kindes, sondern von den früheren Erfahrungen mit dem Partner, dem Gelingen eines konstruktiv-positiven Meinungs- und Informationsaustauschs und „leider" von den sozio-ökonomischen Verhältnissen ab.

Besondere Beachtung verdienen die **Geschwister** behinderter und chronisch kranker Kinder: Oft bestehen bei ihnen Verhaltens- und Schulprobleme, die primär nicht beachtet werden; andererseits kann sich aber auch frühe Selbstständigkeit, Hilfsbereitschaft und Einsicht entwickeln. Wichtig ist, dass das behinderte Kind nicht ständig im Mittelpunkt steht, dass gesunde Geschwister ihre Gefühle nicht zu verstecken brauchen und dass sie eigenes Selbstbewusstsein aufbauen können. Besonders gefährdet sind ältere Schwestern und jüngere Brüder wegen vermehrter Aufgaben und erhöhter Erwartungen.

Auch heute ist es wichtig, im Rahmen der Betreuung die Großfamilie zu berücksichtigen: **Großeltern** können die Behinderung eines Enkels oft gut akzeptieren, eignen sich aber in der Regel nicht für eine konkrete Therapie und neigen dazu, dem Kind Beschwerlichkeiten abzunehmen.

Sehr komplizierte Probleme bestehen, wenn bei einem bereits behinderten Kind in der Familie weiterer **Kinderwunsch** vorhanden ist; dies ist jedoch eher die Ausnahme. Dann ist eine frühzeitige humangenetische Beratung, aber auch der Abbau von zusätzlichen Ängsten und Schuldgefühlen notwendig. Dies gilt in besonderem Maße, wenn die Ursache der Behinderung nicht eindeutig festliegt oder wenn bekannte Ursachen nicht ausreichend an die Eltern weitergegeben werden können, z. B. aus Sprachverständnisproblemen.

Familienhilfen, wie sie über den Sozialdienst vermittelt werden können, sind gerade bei Familien mit behinderten Kindern zur Vorbeugung bleibender Schäden der Familienstruktur und der Persönlichkeiten oft sehr hilfreich. Die Eltern brauchen nicht nur das immer angeführte „Verständnis", medizinische Erklärungen und Therapien, sondern Zeit und Ruhe, Ferien, angemessene Wohnverhältnisse, einen sicheren Arbeitsplatz und einen finanziellen Ausgleich. Sie sollten sich auch nicht schämen müssen, wenn sie Phasen der Ablehnung, des Ekels und der Abgrenzung von ihrem behinderten Kind durchleben. Dann müssen evtl. unkonventionelle Maßnahmen, z. B. ein Absetzen von Therapien oder aber eine Psychotherapie bzw. Familientherapie eingeleitet werden. Gegebenenfalls kann durch die akute Aufnahme in einer Kinderklinik oder durch den Aufenthalt in einer sozialpädiatrisch-kinderneurologischen Fachklinik eine Stabilisierung erreicht und eine Heimunterbringung vermieden werden.

Auch in den Einrichtungen, in denen das Kind bzw. der Jugendliche mit einer Behinderung betreut wird, können differenzierte Beziehungsprobleme in Form von Überprotektion und Aktivismus einerseits sowie u. U. nur unterschwelligen Aggressionen andererseits auftreten.

Mit zunehmendem Lebensalter der Betroffenen treten Sorgen um die Zukunft und Probleme der Erbregelung gegenüber medizinisch-therapeutischen Maßnahmen in den Vordergrund.

Das **betroffene Kind** erlebt die Beeinträchtigungen, z. B. eine Körperbehinderung, als Mangel an Fähigkeiten, die bei anderen vorhanden sind, so dass das Gefühl einer Minderwertigkeit vor allem durch die Interaktion mit der Umwelt entsteht. Betroffene verspüren sehr deutlich versteckte Ablehnung und reagieren empfindsam auf unnatürliche Verhaltensweisen. Äußere Fröhlichkeit kann Enttäuschung, Resignation, Depressivität und Isolierungstendenzen verdecken. Oft haften die Kinder vor allem an der Mutter und entwickeln irreale Wunschfantasien bis hin zu psychotischen Verhaltensweisen. Möglichst früh sollte deshalb eine realistische Auseinandersetzung angestrebt werden, am besten in der Familie mit Geschwistern, im Kindergarten und in der Schule unter Beibehaltung des natürlichen Umfeldes.

Sexualität und **Partnerschaft** sollten für Menschen mit Behinderungen kein Tabuthema sein; allerdings muss dies sehr differenziert betrachtet werden, evtl. im Rahmen einer ausführlichen Beratung der Betroffenen. Infrage kommen u. a. betreutes Wohnen und Wohngemeinschaften [29, 39, 42, 65, 66, 78, 219, 221, 233, 234].

1.7 Epidemiologie von chronischen Krankheiten und Behinderungen

Unter Epidemiologie versteht man die Lehre von der Verbreitung von Krankheiten in der Bevölkerung. Für die Gesundheitspolitik, aber auch zur Aufdeckung unterschiedlicher Zusammenhänge bei der Entstehung von Krankheiten sind epidemiologische Daten von sehr großer Bedeutung. Infolge einer nicht konsequenten Erfassung, meist aufgrund von Datenschutzbestimmungen und Dezentralisierung, liegen in Deutschland vergleichsweise wenig differenzierte Angaben vor.

Wichtigstes Kriterium der Gesundheitssituation der Bevölkerung ist die Sterberate pro Einwohner (**Mortalität**), wobei man z. B. die Neugeborenen- und Säuglingsmortalität gesondert angeben kann. Unter **Letalität** versteht man die Sterberate an einer definierten Erkrankung (z. B. extreme Frühgeburtlichkeit, Neugeborenen-Sepsis), unter **Morbidität** die Häufigkeit einer Krankheit in der Bevölkerung. Die Anzahl neu auftretender Erkrankungen innerhalb einer definierten Gruppe in einer festgelegten Zeit wird als **Inzidenz** bezeichnet, Häufigkeitsangaben einer Diagnose, bezogen auf die Gesamtbevölkerung, als **Prävalenz**.

Die Gesamtzahl der definierten Krankheiten wird auf ca. 40 000 geschätzt, mindestens 10% davon sind primär genetisch bedingt. Bisher wurden ca. 2000 Stoffwechselstörungen beschrieben, die das Nervensystem beeinflussen, aber nur bei ca. 25% ist der direkte Zusammenhang zwischen der genetischen Veränderung und der Stoffwechselstörung bekannt. In ca. 15% ist der zugrunde liegende Defekt charakterisiert, aber nur in 2% gibt es erfolgreiche bzw. Erfolg versprechende Therapiemöglichkeiten.

Pro Jahr werden in Deutschland ca. 800 000 Kinder geboren, 7–8% davon sind nach der Definition Frühgeborene mit einem Gestationsalter unter 36 SSW, 1% mit einer Schwangerschaftsdauer unter 28 Wochen. Genaue Angaben über die Häufigkeit von Fehlgeburten sind schwer zu erhalten. In den ersten Wochen einer Schwangerschaft sind nahezu 50% der Spontanaborte durch eine chromosomale Veränderung der Frucht bedingt. Die Zahl der induzierten Aborte betrug 2000 in Deutschland 134 609, wobei medizinische Gründe relativ selten (2,7%) sind.

Heute sind angeborene **Fehlbildungen** aufgrund einer primär genetischen bzw. chromosomalen Anlagestörung die häufigste Todesursache im Kleinkindesalter und die zweithäufigste im 1. Lebensjahr. 6,6% aller Neugeborenen haben klinisch relevante angeborene Fehlbildungen, 7 von 1000 Neugeborenen weisen mehr als nur eine Malformation auf. Häufigster Fehlbildungskomplex sind angeborene Herzfehler mit ca. 1%, gefolgt von Lippen-Kiefer-Gaumenspalten und Fußdeformitäten. Ca. 0,6% aller heute geborenen Kinder haben eine Chromosomenstörung, 0,1% eine Meningomyelozele.

Durch die Einführung des **perinatalen Erhebungsbogens** auf Landesebene sollen in Zukunft verlässlichere Daten über anlagebedingte Störungen erhoben werden (Definition der Perinatalperiode ➤ Kap. 8.10). Ein flächendeckendes Fehlbildungsregister ist in Deutschland, im Gegensatz zu Skandinavien und Ungarn, überwiegend aus datenschutzrechtlichen Bedenken bisher nicht eingeführt worden. Es gibt jedoch regionale Projekte, in denen anhand einer genauen Analyse von angeborenen Fehlbildungen Zusammenhänge mit verschiedenen Einflussgrößen untersucht werden können. Solche Angaben sind wichtig, um die Bedeutung exogener Einflüsse, wie z. B. der erhöhten Radioaktivität im Anschluss an die Reaktorkatastrophe von Tschernobyl, auf die Gesundheit der Bevölkerung rasch und verlässlich erfassen zu können. Auch über den Einfluss anderer äußerer Faktoren (z. B. Nikotin und Alkohol) auf die kindliche Entwicklung liegen kaum allgemeingültige Daten vor.

Derzeit geht man davon aus, dass 1–2% der angeborenen Fehlbildungen teratogen sind, 5% durch Erkrankungen der Mutter erklärt werden können, 6% durch Chromosomenanomalien, 7,5% durch monogene Erkrankungen und 20% multifaktoriell. In 60% ist die Ursache angeborener Fehlbildungen unbekannt.

Auf Bundesebene werden bisher im Kindesalter nur maligne Erkrankungen einschließlich aller Hirntumoren zentral registriert.

Mindestens 10% aller Kinder haben eine **chronische Krankheit**, d. h. sie sind für 6 Monate und länger krank. Am häufigsten sind dabei chronische Erkrankungen der Luftwege, insbesondere Asthma bronchiale; es folgen Epilepsien, Herzfehler, chronische Hauterkrankungen wie atopische Dermatitis, endokrine Erkrankungen, insbesondere Diabetes mellitus, Knochen- und Gelenkerkrankungen. Ca. 1% aller Neugeborenen leiden an einer monogenen (d. h. durch Veränderung *eines* Gens verursachten) Erbkrankheit.

Ca. 3 % aller Kinder haben eine Intelligenzminderung im Sinne einer **geistigen Behinderung**. Diese ist beim männlichen Geschlecht die Diagnose mit den höchsten Krankheitskosten. 0,4% aller Kinder haben einen IQ < 50 und 2,5% einen IQ von 50–70. Das Verhältnis von männlichem zum weiblichen Geschlecht beträgt bei der IQ-Minderung 1,4 : 1.

Nach Erhebungen in den USA sind über 50% der schweren mentalen Entwicklungsstörungen (IQ < 50) auf zahlenmäßige oder strukturelle Chromosomenanomalien zurückzuführen. Bei allen Formen der IQ-Minderung sind 15% durch Chromosomenanomalien, 10% durch monogene Erkrankungen, 5% durch Dysmorphie-Syndrome, 10% durch teratogene Einflüsse, 8% auf primäre ZNS-Fehlbildungen und 25% auf bisher ursächlich noch nicht definierte angeborene Syndrome und Schwangerschaftsfaktoren zu erklären; 10–15% entstehen perinatal, z. B. durch Sauerstoffmangel im Gehirn (hypoxisch-ischämische Enzephalopathien) und nur 12% durch nach der Geburt (postnatal) erworbene Erkrankungen. Ca. 20% der schweren geistigen Entwicklungsstörungen sind bisher ätiologisch nicht zu klären (➤ Abb. 1.8 und ➤ Abb. 1.9).

Mittlerweile wird wegen der ausgeprägten Zunahme von Krankheiten wie ADHS, Sprachstörungen, Lese-Rechtschreibstörungen und Adipositas von einem Paradigmenwechsel bei der Epidemiologie von Erkrankungen im Kindesalter gesprochen. Aktuell haben 10% aller Jugendlichen in Deutschland keinen Schulabschluss, bei Migranten beträgt der Anteil 30%. 20% aller Kinder und Jugendlichen sind psychisch krank, davon sind ca. 15% akut behandlungsbedürftig.

Differenzierte Angaben zum Gesundheitszustand von Kindern und Jugendlichen können von dem groß angelegten Kinder- und Jugendlichen-Gesundheits-Survey (KiGGS) erwartet werden, der 2006 abgeschlossen wurde und in den kommenden Jahren durch das Robert-Koch-Institut ausgewertet wird.

In Deutschland leben 6,4 Millionen Schwerbehinderte mit einem Grad der Behinderung über 50%, das entspricht ca. 8% der Bevölkerung. Nach dem 6. Lebensjahr ist die relative Häufigkeit von Behinderungen fast doppelt so hoch wie in den ersten 5 Lebensjahren, was sich am ehesten durch eine Zurückhaltung bei der Festlegung der Diagnose in den ersten Lebensjahren erklären lässt. Ob dies in der Verantwortung der betreuenden Ärzte, der verschiedenen Institutionen oder der Eltern liegt, muss offen bleiben.

Derzeit besuchen ca. 400 000 Kinder und Jugendliche eine der ca. 4000 Sonderschulen in Deutschland, d. h. ca. 4% aller schulpflichtigen Kinder, – zwei von drei davon sind lernbehindert, d. h. sie haben „offiziell" einen IQ zwischen 70 und 85. Die Zahl der Kinder, die trotz einer Behinderung eine Regelschule besuchen, ist regional sehr unterschiedlich

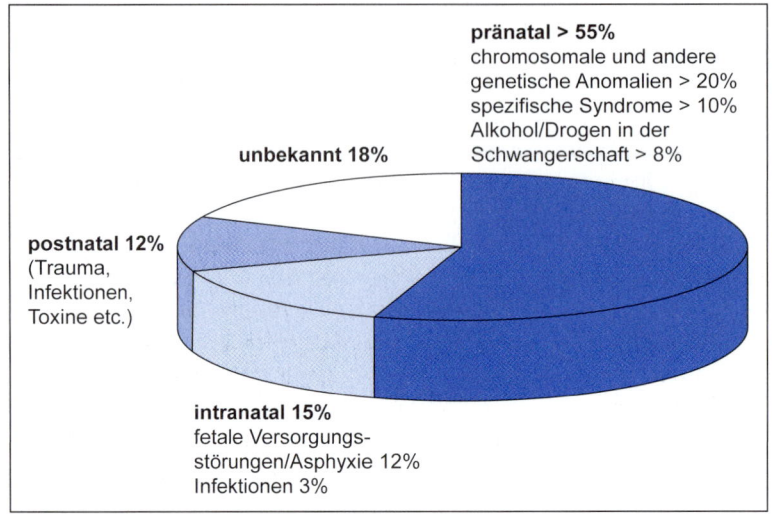

Abb. 1.8 Die Verteilung der Ursachen bei schweren Intelligenzminderungen, modifiziert nach B. Hagberg und J. Aicardi.

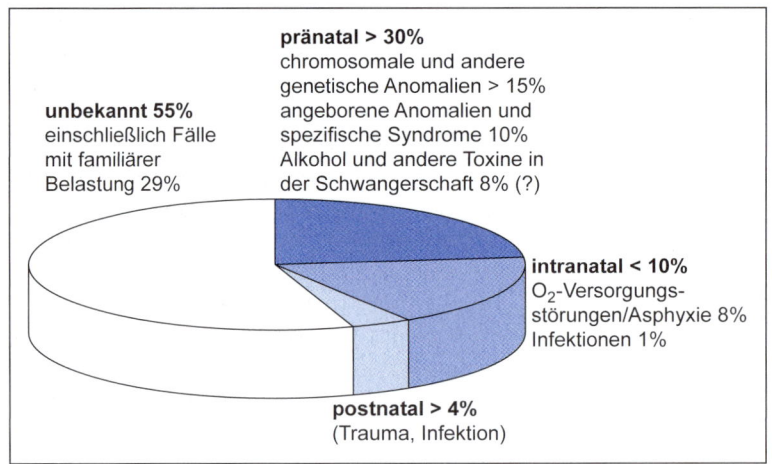

Abb. 1.9 Die Verteilung der Ursachen bei leichten Intelligenzminderungen, modifiziert nach B. Hagberg und J. Aicardi.

und hat sich durch bessere Betreuungsmöglichkeiten für die Betroffenen in den letzten Jahren deutlich erhöht [2, 3, 41, 43, 63, 66, 70, 71].

1.8 Aktuelle Aufgaben und Konzepte

Trotz erheblicher Fortschritte bestehen noch große wissenschaftliche, strukturelle, personelle, vor allem aber auch finanzielle Probleme bei der Beschäftigung mit Entwicklungsstörungen im Kindesalter. Zunehmende Bedeutung haben daher die Prinzipien der **evidenzbasierten Medizin,** d. h. der Einsatz solcher diagnostischer und therapeutischer Maßnahmen, die in mehreren randomisierten, doppelblinden Studien ihre Wirksamkeit bewiesen haben und nicht nur auf Einzelfallbeschreibungen und Expertenmeinungen beruhen. Hierfür ist jedoch eine wesentlich größere Bereitschaft der gesamten Gesellschaft zur Teilnahme an wissenschaftlichen Studien notwendig, die zuvor von unabhängigen **Ethik-Kommissionen** überprüft werden müssen. Die wichtigsten ärztlichen Maßnahmen sollen in den von den verschiedenen wissenschaftlichen Fachgesellschaften herausgegebenen und regelmäßig überarbeiteten **Leitlinien** zusammengestellt werden. Diese können im Internet unter http://www.AWMF.org eingesehen werden. Bei den Entwicklungsstörungen ist in den ersten Lebensjahren die objektive Evaluation von Therapiemaßnahmen besonders schwierig, diese beruhen bisher überwiegend auf Expertenmeinungen. Durch Beteiligung auch von Betroffenen an der Formulierung und durch Auswertung von so genannten Metaanalysen sollten die jetzt vorhandenen Leitlinien auf eine höhere Stufe angehoben werden. Durch intelligente Konzepte, z. B. Blockmodelle und klar definierte Zielkriterien können evtl. auch bei schwer vergleichbaren Probanden, z. B. mit infantiler Zerebralparese und fehlender Kontrollgruppe, in Zukunft sinnvolle Aussagen zur Wirksamkeit von speziellen Therapie-Maßnahmen gemacht werden.

Trotz erheblicher Bemühungen von den Ärzten und ihren Standesorganisationen, der Politik, den Krankenversicherungen und der Bevölkerung wird die medizinische Versorgung immer komplizierter, schwerer organisierbar und vor allem teurer werden. Menschen mit allen Formen von Entwicklungsstörungen spielen dabei eine wichtige Rolle, was unter anderem aus ethischen und ökonomischen Gründen auch in Zukunft sicher umstritten sein wird. Deshalb müssen noch konsequenter wissenschaftlich nicht nachprüfbare Methoden bei der Behandlung von Entwicklungsstörungen aller Art infrage gestellt werden, damit nachweislich sinnvolle Maßnahmen, auch bei der Verordnung von Hilfsmitteln, von entsprechend qualifizierten Institutionen eingefordert werden können.

Neben dem unveränderten Bemühen, die Betroffenen adäquat zu behandeln und zu fördern, werden sinnvolle Konzepte zur Vorbeugung von Krankheiten und Behinderungen eine zunehmende Rolle spielen. In zukünftigen **Präventionsprogrammen** muss die Ausbildung z. B. von Hebammen, Erzieherinnen, Lehrer/innen, Arzthelferinnen usw. in allen Themen der Gesundheitsförderung einen hohen Stellenwert haben, um Kenntnisstand und Sicherheit der Eltern gegenüber ihren Kindern zu verbessern, z. B. mit der Förderung intuitiver Verhaltensweisen, von Sprachbewusstheit, sinnvollen Bewegungsangeboten und gemeinsamen Lernprogrammen. Beispiele hierfür sind die Unfall-, Sucht- und Missbrauchsprävention oder die gesunde Ernährung.

In der **sekundären Prävention** sollten die etablierten Früherkennungsprogramme, z. B. von Stoffwechselerkrankungen, weiter ausgebaut werden und durch die allgemeine Einführung der Screening-Untersuchung auf angeborene Hörstörungen und auf Hüftgelenksdysplasien ergänzt werden. Vor allem aber muss die Qualität der klinischen Untersuchung bei den einzelnen Untersuchungsterminen auf Facharztniveau erhöht und standardisiert werden, damit verlässliche Daten über die Epidemiologie von Gesundheitsstörungen bei Säuglingen und Kleinkindern vorgelegt werden können.

Im Bereich der **tertiären Prävention** wird die interdisziplinäre ambulante Behandlung in Praxen, Frühförderstellen und Sozialpädiatrischen Zentren ihren Stellenwert behalten und durch stationäre Rehabilitationsmaßnahmen ergänzt werden. Neben den medizinischen und therapeutischen Aspekten spielt die Informationsvermittlung der betroffenen Patienten und ihrer Eltern, aber auch der zuständigen Therapeuten, Erzieher und Betreuer eine wichtige Rolle. Alle Behandlungsmethoden müssen immer wieder neu auf ihre Effizienz überprüft und mit den Selbsthilfe-Gruppen abgesprochen werden [6, 29, 37, 66].

KAPITEL 2

H.-M. Straßburg

Biologische Grundlagen der Entwicklung

2.1	Grundzüge der intrauterinen Gesamtentwicklung	40
2.2	Entwicklung des Nervensystems	42
2.3	Grundfunktionen der Nervenzelle	43
2.4	Rezeptoren und Neurotransmitter	44
2.5	Anatomische Grundlagen der Hirnfunktionen	45
2.6	Das motorische System	47
2.7	Vorstellungen über die Großhirn-Funktionen	49
2.8	Plastizität und Prägung	50
2.9	Praktische Konsequenzen für die Hirnfunktionen	51
2.10	Die Geburt	52

2.1 Grundzüge der intrauterinen Gesamtentwicklung

Ein Grundwissen über die embryofetale Entwicklung ist zum Verständnis vieler Entwicklungsstörungen sehr wichtig. Nachfolgend sollen einige wesentlich erscheinende Aspekte für die Beurteilung von Entwicklungsstörungen zusammengefasst werden. Mit verschiedenen Methoden, u. a. der anatomischen Embryologie, der Fetoskopie, vor allem aber der Ultraschalldiagnostik konnten umfangreiche Kenntnisse gewonnen werden. ➤ Abb. 2.1 zeigt eine schematische Zusammenstellung der intrauterinen (in der Gebärmutter stattfindenden) Entwicklung mit den wichtigsten Phasen.

In der Regel treffen sich Eizelle und Spermie im Eileiter, es kommt zur Befruchtung (Zygote) und zu den ersten Zellteilungen (Blastozyste).

- Zwischen dem **6. und 12. Tag** nistet sich der Keim in der Gebärmutterschleimhaut ein und wird an den mütterlichen Kreislauf angebunden. Bis zum Ende der 8. Woche nach der Empfängnis (Schwangerschaftsdauer oder Gestationsalter) spricht man vom **Embryo.** Das wichtigste im Leben sind nicht Befruchtung oder Geburt, sondern eine regelrechte frühe Zellteilung (Gastrulation) und Nidation.
- Zwischen dem **15. und 21. Tag** bilden sich die drei Keimblätter, nämlich äußeres Keimblatt (Ektoderm), mittleres Keimblatt (Mesoderm) und inneres Keimblatt (Entoderm). Erste Muskelzellen bilden die Herzanlage. Die Neuralrinne stülpt sich ein, und das Neuralrohr (Anlage des Zentralnervensystems) wird vom Ektoderm abgeschnürt. Der Keim ist 4–6 mm groß.
- Zwischen dem **22. und 28. Tag** bilden sich die vordere Hirnblase und die Augenbläschen. Das Herz treibt Blut durch einen geschlossenen Kreislauf vor allem zum Gehirn. Die Anlagen von Lunge, Darm und Leber entwickeln sich. Der Keim ist 7–10 mm groß.
- Zwischen dem **28. und 42. Tag** kommt es zur Aussprossung der Arme und Beine sowie der Hand- und Fußplatten mit Finger- und Zehenanlagen. Der Keim ist 10–14 mm groß.
- Zwischen dem **42. und 56. Tag** werden die Ohrwülste sichtbar; es lagert sich Pigment in der Sehhaut der Augen ab, Augenlider und Brustwarzen werden gebildet, die Finger und Zehen getrennt. Im Gehirn sind erste Verknüpfungen von Nervenzellen (Synapsen) nachweisbar. Der Keim ist 14–32 mm groß.
- Zwischen der **8. und der 12. Woche** kommt es zur Ausbildung des Gesichtes; der Kopf nimmt ca. ein Drittel der Gesamtlänge ein. Alle äußeren und inneren Organe sind vorhanden. Der Körper zeigt unterschiedliche Bewegungen, z. B. Massenbewegung des gesamten Körpers (startles), Schluckauf, isolierte Arm- und Beinbewegungen; die Hand fängt an, zuzugreifen. Der Keim ist 4–8 cm groß und wiegt 8–45 g. Von der 9. Woche bis zur Geburt spricht man vom **Fetus.**
- Zwischen der **12. und 16. Woche** lässt sich das Geschlecht eindeutig bestimmen. Der Fetus kann saugen, schlucken, den Mund öffnen, gähnen, am Daumen lutschen, hat Atembewegungen und dreht den Kopf nach allen Seiten. Er ist 8–13 cm groß und wiegt 45–200 g.
- Zwischen der **16. und 24. Woche** entwickeln sich Kopfhaare, Augenbrauen und Fingernägel. Die Augen beginnen sich zu öffnen, das Gesicht zeigt erste mimische Bewegungen, das Kind hört; die Mutter spürt erste Kindsbewegungen. Die Größe des Fetus beträgt 11–23 cm, sein Gewicht 200–800 g. Ab dem Ende der 24. Gestationswoche ist das Kind außerhalb des Mutterleibes mit intensiver medizinischer Hilfe bedingt lebensfähig.
- Zwischen der **24. und 32. Woche** bildet sich ein zunehmendes Fettpolster unter der Haut. Das Kind reagiert auf Vibrationen, registriert Temperaturänderungen, kann riechen und reagiert differenziert auf Schmerzreize. Es hat eine Scheitel-Steißlänge von 23–30 cm und ein Gewicht zwischen 800 und 2000 g.
- Zwischen der **32. und 38. Woche** werden Arme, Beine und Körper zunehmend rundlich, die Haut rosig und glatt. Zunehmend werden Lichtreize verfolgt. Die Körperlänge beträgt bei gestreckten Beinen am Ende der Schwangerschaft 50–52 cm, das Gewicht 3000–4000 g.

Insgesamt ist die Schwangerschaftsdauer des Menschen relativ kurz, auch bei einem reif geborenen Kind kann man von einer physiologischen Frühgeburt um ca. 3 Monate sprechen [7, 31, 59, 84].

2.1 Grundzüge der intrauterinen Gesamtentwicklung

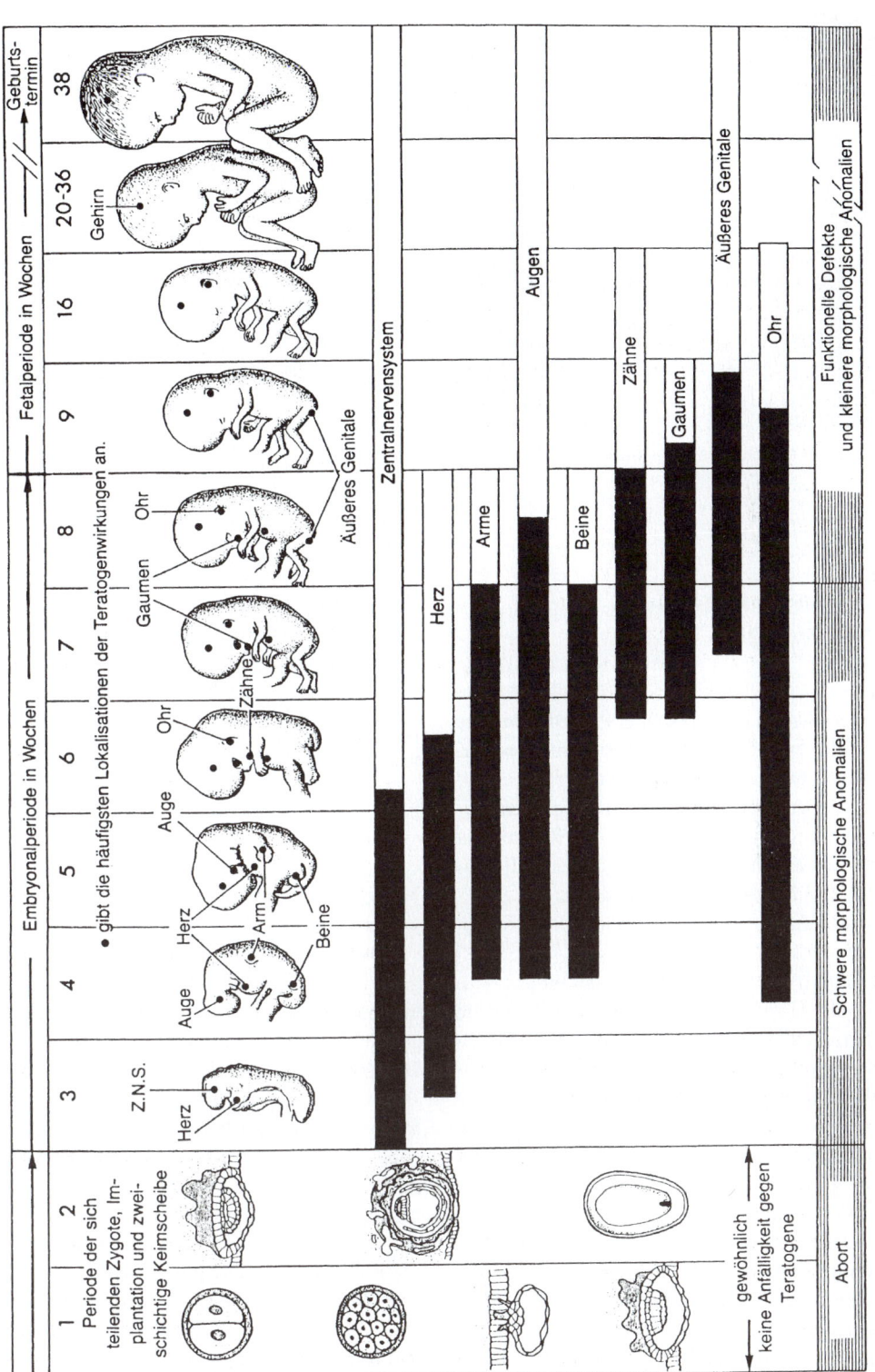

Abb. 2.1 Kritische Phasen der vorgeburtlichen menschlichen Entwicklung (schwarz: besonders empfindliche Perioden).

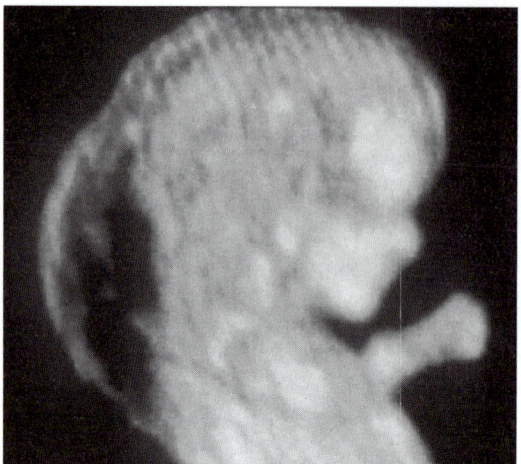

Abb. 2.2 Fetus mit einem Gestationsalter von 12 Wochen und ausgedehnter Nackenzyste – wahrscheinlich eine Trisomie 21. (Dankenswerterweise von Prof. Rempen, früher Würzburg, zur Verfügung gestellt).

2.2 Entwicklung des Nervensystems

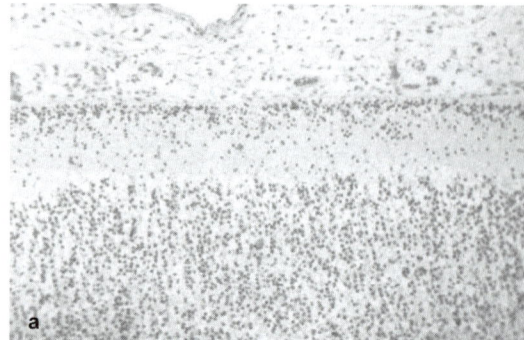

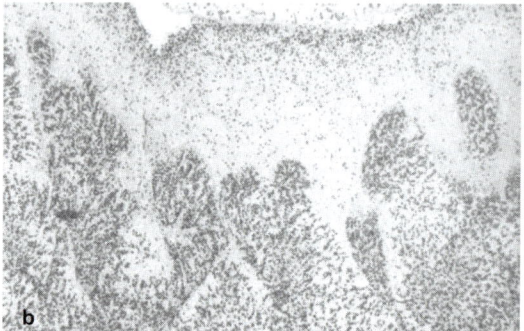

Abb. 2.3 Aufbau der Großhirnrindenstruktur bei einem Fetus von 16 SSW (a) und bei einem gleich alten Fetus (b) mit molekulargenetisch gesichertem Fra-X-Syndrom (s.a. ➤ Abb. 8.2). Die Unregelmäßigkeiten im mikroskopischen Aufbau der Hirnrinde (kortikale Dysplasie) sind deutlich zu erkennen. (Dankenswerterweise von Prof. W. Roggendorf, Würzburg zur Verfügung gestellt).

Das Nervensystem gliedert sich in ein **zentrales** und ein **peripheres** Nervensystem: Zum zentralen Nervensystem **(ZNS)** gehören die übergeordneten Zentren Gehirn und Rückenmark; zum peripheren Nervensystem zählen alle außerhalb dieser Zentren liegenden Nervenzellen und Nervenbahnen, die das ZNS mit dem übrigen Körper verbinden.

Das zentrale Nervensystem geht aus dem Neuralrohr hervor: Zwischen dem 22. und 28. Gestationstag entwickelt sich aus dem vorderen Teil des Neuralrohrs die Hirnblase, die sich rasch in Endhirn, Zwischen- und Mittelhirn differenziert. Mit 3 Monaten ist die Form des zentralen Nervensystems weitgehend ausgebildet; jetzt findet die Differenzierung und innere Strukturierung statt. Aus dem um die inneren Hirnkammern (Ventrikel) gelegenen Keimlager wandern Vorläufer von Nervenzellen **(Neuroblasten)** in komplizierter Säulenformation zu den Zellschichten der Hirnrinde und der Stammganglien (Migration). Bis zur 34. Schwangerschaftswoche werden mehr als 15 Milliarden Neuroblasten gebildet, die zu Nervenzellen ausreifen und sich spezialisieren. Aber bereits während der intrauterinen Entwicklung kommt es zum Zelluntergang vieler Neuroblasten, die offensichtlich nicht alle benötigt werden.

Am Ende der Schwangerschaft werden zur Vergrößerung der Großhirnoberfläche Hirnwindungen ausgebildet **(Gyrierung)**. Die Nervenzellen werden zunehmend mittels ihrer Fortsätze, der **Axone** und **Dendriten,** über eine enorm große Zahl von **Synapsen** miteinander verbunden. Auch Dendriten und Synapsen bestehen oft nur vorübergehend.

Störungen der gesetzmäßigen Hirnentwicklung zu bestimmten Zeiten können mit definierten Fehlbildungen verbunden sein (➤ Tab. 2.1).

Das Hirngewicht bei der Geburt beträgt ca. 300 g. Nach der Geburt wächst das Gehirn im Vergleich zum Körper im 1. Lebensjahr noch überproportional; am Ende des 2. Lebensjahres hat es ein Gewicht von 900 g. Das Hirngewicht eines Erwachsenen beträgt 1300–1500 g. In den vergangenen Jahren wurden zu-

Tab. 2.1 Zeitphasen der vorgeburtlichen Entwicklung verschiedener ZNS-Strukturen und der damit verbundenen Fehlanlagen.

Anatomie	Zeit	Fehlbildung
Entstehung der Neuralplatte	17.–21. Tag	Araphie (nicht lebensfähig)
Bildung des Neuralrohrs	19.–26. Tag	Anenzephalie (nicht lebensfähig)
Schluss des oberen Neuroporus	26. Tag	Enzephalozele (➤ Kap. 8.7)
Schluss des unteren Neuroporus	27.–28. Tag	Myelozele (➤ Kap. 7.2)
Bildung des Großhirns	29.–30. Tag	Holoprosenzephalie (➤ Kap. 8.7)
Bildung des Kleinhirnbläschens	33.–34. Tag	Kleinhirnaplasie
Kleinhirnentwicklung	2.–5. Monat	Kleinhirndysplasien (z. B. Dandy-Walker-Syndrom, ➤ Kap. 8.7.2)
Bildung der Kommissurenplatte[1]	2.–6. Monat	Balkenmangel
Dreischichtenbildung der Hirnrinde (Kortex)	47. Tag	Agyrie, Pachygyrie (➤ Kap. 8.7)
1. Migrationswelle	2.–3. Monat	Mikropolygyrie (➤ Kap. 8.7)
2. Migrationswelle	3.–4. Monat	Mikropolygyrie (➤ Kap. 8.7)
Bildung der Sechsschichtenrinde	Ende 7. Monat	Heterotopien (➤ Kap. 8.7)

[1]Kommissuren = Querverbindungen zwischen rechter und linker Hirnhälfte.

nehmend Gen-Systeme nachgewiesen, die nur in der Embryofetalzeit exprimiert werden, z. B. die Caspase- und Hox-Gene, die offensichtlich auch von besonderer Bedeutung für die Großhirn-Entwicklung sind. Das Paradigma, dass Nervenzellen nur in der Fetalzeit gebildet werden, kann heute nicht mehr aufrecht gehalten werden, immer mehr lassen sich Hinweise für eine Neubildung von Nervenzellen (**Neuroneogenese**) auch in der Postnatalzeit nachweisen. Dabei sind Zellgruppen, die durch Interaktionsprozesse gesteuert werden, so genannte **Spiegelneurone**, von besonderem Interesse [13, 17, 81, 84].

2.3 Grundfunktionen der Nervenzelle

Jede Zelle besteht aus dem Kern, dem Plasma und der Zellmembran. Die **Zellmembran** grenzt die Zelle nach außen ab. Sie dient zugleich dem Stoffaustausch zwischen Zellinnerem und -äußerem mittels passiver Diffusion und aktivem Transport von Elektrolyten und komplexen Molekülen. Sie erkennt Fremdstoffe (z. B. immunologisch) und verschiedene Signalstoffe, wie Hormone und Transmitter (➤ Kap. 2.4) mittels bestimmter Rezeptorstrukturen und dient so dem Informationsaustausch mit der Zellumgebung. Der **Zellkern** (Nukleus) enthält das Chromatin mit dem Erbmaterial, das aus Desoxyribonucleinsäure besteht (➤ Kap. 10.2.2), und verschiedene Stützproteine. Im **Plasma** befinden sich die Zellorganellen: Hierzu gehören die **Mitochondrien**, die Energielieferanten für den Zellstoffwechsel. In ihren Atmungskettenenzymen wird Sauerstoff mit den Abbauprodukten der energiereichen Nahrung in für die Zelle verfügbare Energie umgewandelt. Die **Lysosomen** enthalten unterschiedliche Enzyme und bauen zellschädigende Stoffe ab. **Peroxisomen** sind „Stoffwechselfabriken" für langkettige Fette, Eiweiße und Kohlenhydrate, u. a. bauen sie Wasserstoffperoxid ab. Das endoplasmatische Retikulum mit den **Ribosomen** dient der Eiweißbildung. Der **Golgi-Apparat** hat vor allem Ausscheidungsfunktionen.

Nervenzellen (Neurone) sind durch eine Reihe von Besonderheiten gekennzeichnet: Jede Nervenzelle besitzt einen u. U. sehr langen (> 1 m) Fortsatz zur Weitergabe von Impulsen (**Axon**) und meist viele kürzere und verzweigte Fortsätze (**Dendriten**) zur Aufnahme von Informationen. Zwischen den Nervenzellen gibt es eine Vielzahl von Verbindungen (z. T. > 1000 pro Zelle), die **Synapsen**. Angeblich gibt es im menschlichen Gehirn 100 Billionen (10^{14}) Synapsen – sie stellen somit eine der wesentlichen Voraussetzungen für die unvorstellbar komplizierte Funktionsweise des Gehirns dar.

Nervenfasern, die vom ZNS zur Peripherie ziehen, versorgen die Muskeln und Drüsen, man bezeichnet sie als **efferente Fasern.** Zum ZNS ziehende Nervenfasern (**afferente Fasern**) liefern Informationen von Sinneszellen oder -organen.

Damit eine Nervenzelle Informationen in elektrische Impulse übersetzen kann, sind mindestens zwei unterschiedliche Zustände erforderlich: Ein Ruhezustand und ein Aktionszustand. Dem Ruhezustand entspricht bei der Nervenzelle das **Ruhepotenzial:** Hierbei besteht an der Plasmamembran des Neurons eine Spannung von etwa −70 Milli-Volt, wobei das Zellinnere gegenüber dem Extrazellularraum negativ geladen ist. Die Ursachen hierfür sind unterschiedliche Konzentrationen geladener Teilchen (besonders von Natrium-, Kalium- und Chlorid-Ionen) innerhalb und außerhalb der Zelle. Durch Aktivierung von Synapsen auf der Eingangsseite der Nervenzelle kommt es zu Änderungen des Membranpotenzials. Manche Synapsen können das Ruhepotenzial abschwächen *(Depolarisation)*, andere können es verstärken, also weiter absenken *(Hyperpolarisation)*. Ab einem bestimmten Depolarisationsgrad kommt es nach einem Alles-oder-nichts-Gesetz zur Auslösung eines **Aktionspotenzials.** Durch eine explosionsartige Zunahme der Leitfähigkeit für Natrium-Ionen entsteht ein starker Natriumeinstrom in die Zelle, wodurch sich die Ladungsverhältnisse an der Zellmembran auf +30 Milli-Volt verändern. Das so entstandene Aktionspotenzial kann nun über das Axon an andere Zellen weitergeleitet werden, es dauert ungefähr eine Millisekunde, anschließend kommt es zu einer Umkehr des Ionenstromes mit einem Ausstrom von positiv geladenen Kalium-Ionen aus der Zelle. Dieser Vorgang wird als **Repolarisation** bezeichnet. Während und unmittelbar nach dem Ablauf eines Aktionspotenzials ist eine Nervenzelle nicht erneut erregbar. In dieser Zeit können einwirkende Reize kein weiteres Aktionspotenzial auslösen. Diese **Refraktärphase** stellt einen „Filter"-Mechanismus dar, der die Nervenzelle vor einer Dauererregung schützt und Erregungen nur in genau vorgegebenen Abständen zulässt. Die Membranfunktion wird ganz wesentlich von spezifischen Poren für die verschiedenen Ionen geprägt (so genannte Ionenkanäle), deren Funktion genetisch festgelegt wird.

Die Nervenzellen verbrauchen sehr viel Energie, vor allem in Form von Glukose, und sind in besonders hohem Maße von einer ausreichenden Sauerstoffzufuhr abhängig. Eine stark verminderte Sauerstoffversorgung führt bereits nach wenigen Minuten zu primär reversiblen, dann rasch irreversiblen Nervenschäden.

2.4 Rezeptoren und Neurotransmitter

Trifft an den Endaufzweigungen des Axons ein Erregungsimpuls ein, kommt es an der Synapse zu einer Freisetzung von **Neurotransmittern** (Überträgerstoffen für die Informationsübermittlung) aus den synaptischen Bläschen in den synaptischen Spalt. Die Neurotransmitter binden sich an Membranrezeptoren der nachgeschalteten Nerven-, Muskel- oder Drüsenzelle. Dadurch kommt es dort zu einer Änderung des Membranpotenzials. Je nach Art des Neurotransmitters und des Rezeptortyps können unterschiedliche Effekte an der postsynaptischen Membran auftreten: Bei erregenden Synapsen ist der Neurotransmitter in der Lage, eine Depolarisation und damit ein Aktionspotenzial an der postsynaptischen Membran auszulösen. An hemmenden Synapsen bewirkt der Transmitter hingegen eine Hyperpolarisation. Nach der Reaktion mit dem Rezeptor wird der Neurotransmitter rasch wieder inaktiviert, indem er von Enzymen abgebaut und/oder in den präsynaptischen Endknopf wieder zurücktransportiert wird.

Es gibt zahlreiche verschiedene Neurotransmitter. Sie sind an der Steuerung unseres Befindens und Verhaltens beteiligt und haben somit eine zentrale Bedeutung für den Körper. Normalerweise besteht zwischen den verschiedenen Transmittern ein ausgewogenes Gleichgewicht.

Der am meisten verbreitete Neurotransmitter ist das **Acetylcholin,** das nicht nur im zentralen Nervensystem, sondern auch an der motorischen Endplatte (der Verbindung zwischen Nerven- und Muskelzelle) und im vegetativen Nervensystem von Bedeutung ist. Acetylcholin ist der Neurotransmitter aller Nervenfasern, die das ZNS verlassen, innerhalb des ZNS sind ACh-Rezeptoren u.a. für die Funktion von Ionenkanälen in der Zellmembran bei verschiedenen Epilepsien, Migräne und Verhaltensstörungen von Bedeutung. Verschiedene Substanzen, z. B. Kurare (das Pfeilgift der Indianer) blockieren die ACh-Rezeptoren an der motorischen Endplatte und bewirken so eine Lähmung der Muskulatur. Anlagestörungen der peripheren ACh-Rezeptoren können bei angeborenen Bewegungsstörungen (Myasthenie) eine Rolle spielen.

Dopamin ist ebenso wie Acetylcholin ein erregender Neurotransmitter, der emotionale und geistige Reaktionen sowie Bewegungsentwürfe steuert. Liegt in bestimmten Gehirnabschnitten ein Dopaminmangel vor, so ist eine Parkinson-Erkrankung (Schüttellähmung) die Folge. Störungen des dopaminergen Transmitter-Systems im Frontallappen werden mit Verhaltensstörungen wie dem ADHS in Zusammenhang gebracht. **Noradrenalin** und **Adrenalin** sind neben Acetylcholin auch wichtige Transmitter des vegetativen Nervensystems. **Gamma-Aminobuttersäure** (GABA) ist eine wichtige hemmende Substanz der Nervenzell-Erregung. **Glutamat** und **Glyzin** sind dagegen zentral erregende Transmitter; erhöhte Glutamatfreisetzung führt zur Zellschädigung.

2.5 Anatomische Grundlagen der Hirnfunktionen

Verhalten und Bewusstsein haben ihren Ursprung im Gehirn. Das menschliche Gehirn gilt als die komplexeste Struktur des gesamten Universums. Über die Zahl der Nervenzellen im menschlichen Nervensystems gibt es unterschiedliche Angaben: Allein in der nur 1,5–4,5 mm dicken Großhirnrindenschicht finden sich über 10 Milliarden Nervenzellen; insgesamt sollen bis zu 1 Billion Zellen (10^{12} Nerven- und Stützgewebszellen) im Nervensystem vorhanden und in vielfältigster Weise miteinander verknüpft sein. Ein Neuron kann mehrere 1000 Verbindungen (Synapsen) aufnehmen; Axone und Dendriten können eine Länge zwischen Bruchteilen eines Millimeters und ca. 1 m überbrücken.

Das Größenwachstum des Gehirns während des 1. Lebensjahres ist vor allem durch die Ausbildung der Markscheiden (**Myelinisierung**) um die Axone und Dendriten bedingt, die einer rascheren Informationsübermittlung dienen. Es kommt zur Ausbildung von für die Informationsverarbeitung zuständigen Zellverbänden (**Modulen**) und Nervenbahnen, die sowohl durch endogene, überwiegend genetische, als auch exogene, d. h. umweltbedingte Einflüsse bestimmt sind. Die Vorstellung von fest verknüpften Schaltkreisen und definierten neuronalen Systemen im zentralen Nervensystem ist veraltet. Wahrscheinlich bestehen Kernverbindungen, die von einem Kranz, dem so genannten Halo, primär inaktiver Synapsenstrukturen umgeben sind und je nach Bedarf und Stimulation in unterschiedlicher Weise aktiviert werden können. Dennoch sind abgrenzbare Großhirnregionen überwiegend für bestimmte Funktionen zuständig.

An der Oberfläche des Großhirns (Endhirns = Telenzephalon) liegen die übergeordneten Steuerzentralen für bewusste Bewegungsabläufe, Empfindungen von der Haut, Sehen, Hören, Riechen und Schmecken. Sie unterscheiden sich in Aufbau und Funktion. Bei der Mehrzahl aller Menschen ist die linke Hirnhälfte (**Hemisphäre**) für die Funktion der dominanten rechten Hand und der aktiven Sprache zuständig, die rechte Hemisphäre hingegen mehr für die Aufnahme und Verarbeitung neuer Aufgaben (➤ Abb. 2.4 und ➤ Abb. 2.5). Durch den Balken (**Corpus callosum**) werden die Großhirnhälften miteinander verbunden; die Brücke (**Pons**) verbindet das Großhirn mit dem Kleinhirn. Der **Thalamus** ist die größte Ansammlung von Nervenzellen im Bereich der Stammganglien und die Schaltzentrale für unterschiedliche Sinnesempfindungen, u. a. Schmerzen; er steuert vor allem die Weitergabe der Sinnesreize an das Großhirn („Tor zum Bewusstsein"). Andere Kerngebiete der Stammganglien und des Mittelhirns, z. B. das Striatum und der Globus pallidus, sind für Bewegungskontrollen zuständig. Der **Hypothalamus** steuert mit der Ausschüttung verschiedener Hormonsysteme die Hirnanhangsdrüse und somit die vegetativen Funktionen. Zwischen Großhirnrindenstrukturen und Stammganglien befindet sich an der medialen Oberfläche jeder Hirn-

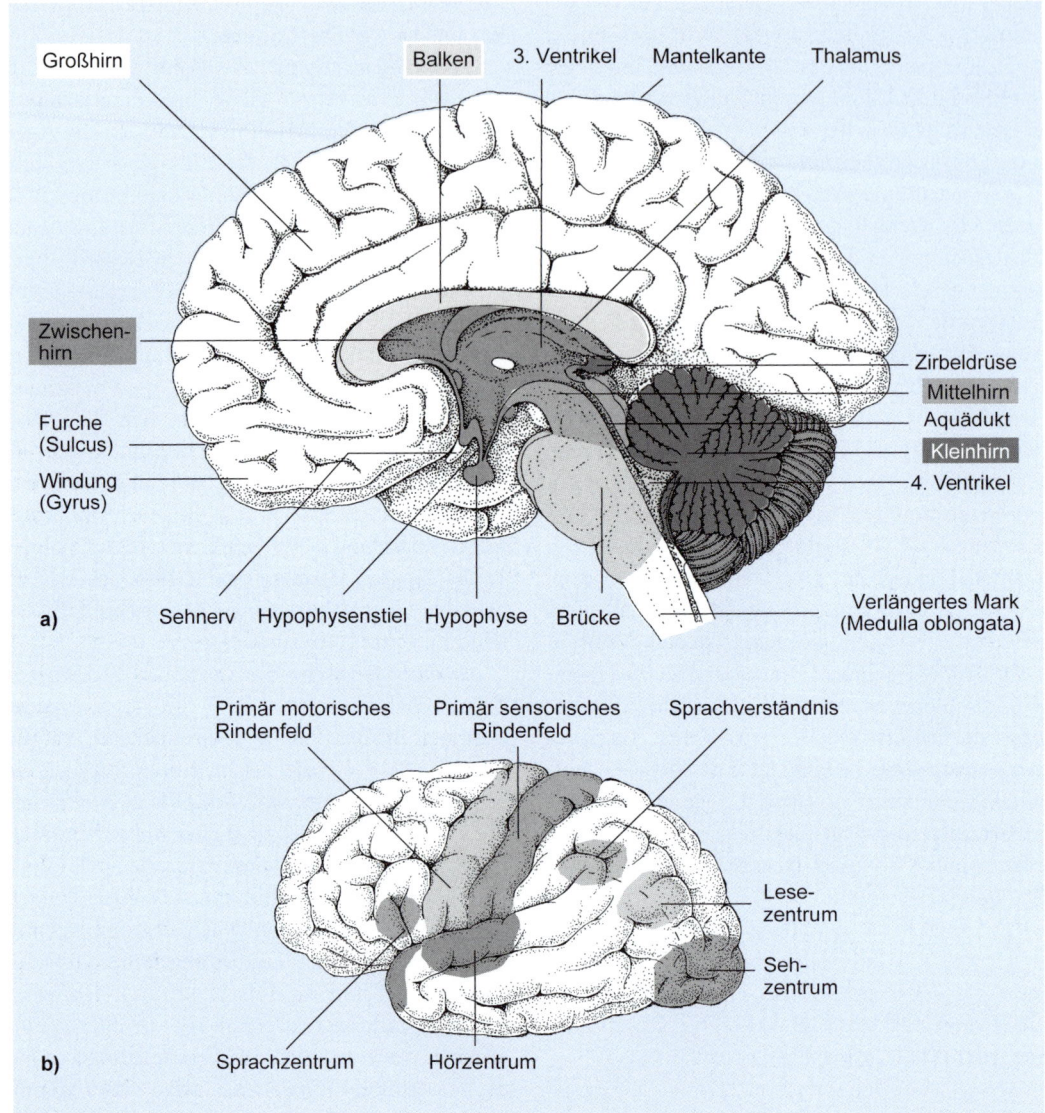

Abb. 2.4 a) Blick auf die rechte Hirnhälfte von einem Medianschnitt aus. **b)** Blick auf die linke Großhirnhemisphäre von der Seite mit Darstellung wichtiger Rindenfelder, die aufgrund ihrer verschiedenen Funktionen abgrenzbar sind (a + b: links = Stirnlappen, rechts = Hinterhauptslappen).

hälfte das **limbische System,** das für das emotionale Verhalten und verschiedene Gedächtnisfunktionen zuständig ist. Einen wesentlichen Teil davon stellt der **Hippokampus** an der Innenseite des Schläfenlappens dar. Der **Hirnstamm** steuert unterschiedliche vegetative Funktionen wie Atmung, Blutdruck, Verdauung und Schlaf; er gliedert sich in das Zwischenhirn (Dienzephalon), Mittelhirn (Mesenzephalon) und Rautenhirn (Rhombenzephalon). Das **Kleinhirn** koordiniert und harmonisiert die Bewegungen.

Allgemeine Aufbaustörungen des zentralen Nervensystems sind für die Entwicklung ungünstiger als umschriebene, die zum Teil kompensiert werden können, wenn sie früh auftreten. Meist sind Hirnfehlanlagen mit allgemeinen Entwicklungsstörun-

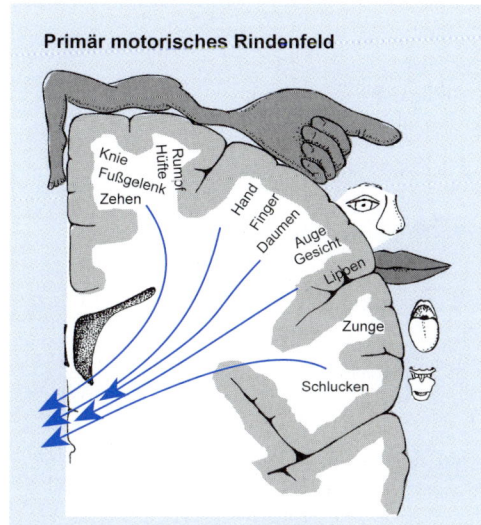

Abb. 2.5 Darstellung der Hirnoberfläche mit den für die Motorik verschiedener Körperregionen zuständigen Bereichen (so genannter Homunkulus); Gesicht und Hände mit ihrer fein abstufbaren Beweglichkeit sind deutlich stärker repräsentiert als Rumpf und Beine.

gen verbunden; dies tritt aber nicht gesetzmäßig auf. Bei Chromosomenanomalien ist die Zahl der Nervenzellen und der Synapsen vermindert; in den Nervenzellen bestehen Stoffwechselstörungen, vor allem verminderte Aktivitäten von Enzymen, Störungen der Membranfunktion und verschiedener Transportvorgänge. In ➤ Abbildung 2.3a ist die regelmäßige Ordnung der Großhirnrindenstruktur bei einem Fetus von 16 SSW erkennbar, in ➤ Abbildung 2.3b ist das vergleichbare Hirnareal bei einem Fetus mit genetisch gesichertem FRA-X-Syndrom mit ausgeprägten Unregelmäßigkeiten im Sinne einer kortikalen Dysplasie erkennbar. Über die Funktion des bindegewebigen Stützsystems im ZNS, der **Glia**, ist nur wenig bekannt; möglicherweise spielt es bei einigen Entwicklungsstörungen eine wesentliche Rolle (z. B. Rett-Syndrom, ➤ Kap. 8.5.1). Durchblutung und Stoffwechselaktivität sind zwischen dem 2. und 10. Lebensjahr am größten, mit 6 Jahren besteht beim Menschen die größte Dichte von Synapsen.

Bis in die molekularen Strukturen jeder einzelnen Zelle ist die Gesamtpersönlichkeit des Menschen biologisch geprägt. Hierzu gehören nicht nur die vielfältigen Funktionen innerhalb der Nervenzelle und der Informationsaustausch mit anderen Ner-

venzellen, sondern auch ihre Verbindung mit dem umgebenden Interzellularraum und den Gliazellen sowie ihre Fähigkeit, immunologisch unterschiedlichste Eiweißstrukturen erkennen zu können (Neuroimmunologie) [2, 3, 9, 17, 35, 80, 81].

2.6 Das motorische System

Grundlage der Bewegungssteuerung ist die Verbindung von Rückenmark-Vorderhornzellen über periphere Nerven mit den verschiedenen Muskeln (2. oder peripheres Motoneuron). Die Kontaktstelle zwischen Nerv und Muskulatur wird motorische Endplatte genannt. Die Vorderhornzelle im Rückenmark wird von verschiedenen Bahnsystemen beeinflusst, die die bewussten und unbewussten Bewegungen steuern.

Die Impulse für bewusste Bewegungen haben ihren Ursprung im Gyrus praecentralis der Großhirnrinde (primäres motorisches Rindenfeld) und gelangen über den Tractus corticospinalis zur Vorderhornzelle der Gegenseite (1. oder zentrales Motoneuron). Wichtigster Teil dieses Bahnsystems ist die von den Pyramidenzellen der Großhirnrinde ausgehende Pyramidenbahn, die über die Capsula interna, Mittelhirn und Hirnstamm zum Rückenmark führt (➤ Abb. 2.6). Verschiedene Muskelgruppen des Körpers haben dabei im Gyrus praecentralis unterschiedliche Repräsentationszonen, die in ➤ Abbildung 2.5 dargestellt sind.

Neben dem Tractus corticospinalis beeinflussen noch viele andere Bahnsysteme die motorische Vorderhornzelle, z. B. Bahnen von den Stammganglien (Thalamus), den Gleichgewichtsorganen (Nucleus vestibularis) und dem Kleinhirn; sie sind im Wesentlichen für die unbewusste Bewegungssteuerung verantwortlich und können zum extrapyramidalen System zusammengefasst werden.

Jede motorische Äußerung ist mit unterschiedlichen Empfindungen verbunden; man spricht deshalb grundsätzlich besser von **Sensomotorik.**

Als **Reaktionen** bezeichnet man komplexere, als **Reflexe** einfache Antworten auf Reize, die ohne bewusste Überlegung in definierter Form ablaufen. Die Erregungen verschiedener Sinnesrezeptoren und der

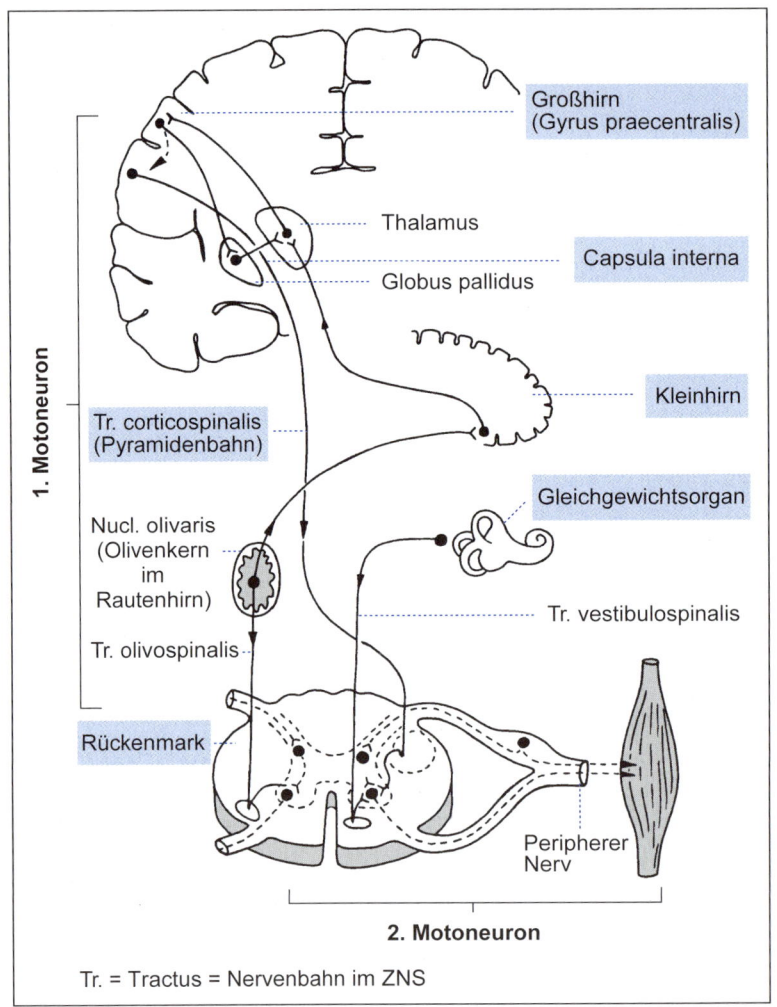

Abb. 2.6 Schematische Darstellung wesentlicher Strukturen des zentralen und peripheren motorischen Nervensystems.

zugehörigen afferenten Nervenbahnen führen dabei im ZNS durch Umschaltungen auf kurzen Wegen zur Aktivierung bestimmter efferenter Nerven. Zu den Rezeptoren gehören beispielsweise Muskelspindeln, die den Spannungszustand des Muskels direkt an die zuständigen motorischen Vorderhornzellen melden. Bei einer akuten Änderung der Muskelspannung kommt es zu einer nur über eine Synapse ablaufenden Erregung der Vorderhornzelle, den **monosynaptischen Eigenreflex**. Er kann z. B. durch Beklopfen der Sehne unterhalb der Kniescheibe ausgelöst werden (Patellarsehnenreflex). Durch vielfältige andere Reizungen, z. B. der Haut, von Schleimhäuten, von Gelenk- und Schmerzrezeptoren kommt es über mehrere synaptische Verschaltungen ebenfalls zu Vorderhornzellerregungen (**polysynaptische Fremdreflexe**). Bei Schädigungen im Verlauf des 1. Motoneurons lassen sich so genannte Pyramidenbahnzeichen feststellen; hierbei handelt es sich um pathologische Reflexe, z. B. den Babinski-Reflex (Spreizung der Zehen und langsame Beugung des Großzehs nach oben bei Bestreichen der äußeren Fußsohle mit einem spitzen Gegenstand). Demnach können Bewegungsschablonen wie das Gehen vorwiegend dem Mittelhirn zugeordnet werden, während Fingerbewegungen als Ausdruck der gezielten Handlungsfähigkeit überwiegend kortikalen Ursprungs sind. Die wichtigsten Anteile des motorischen Systems sind in ➤ Abb. 2.6 zusammengestellt [2, 48, 81, 84].

2.7 Vorstellungen über die Großhirn-Funktionen

Wahrnehmung kann definiert werden als Aufnahme gegebener Informationen in das Gehirn und Verarbeitung zu einer sinnlichen Erkenntnis, die in Zusammenhang mit einer gestellten Lebensaufgabe zweckmäßig genutzt werden kann. Ursprung aller Wahrnehmung ist das stete Bestreben des Gehirns, sich Informationen zu beschaffen. Um unnötige Informationen auszuschalten, sind Filtersysteme (z. B. im Thalamus) von wesentlicher Bedeutung.

Lernen kann als Erwerb neuen Wissens bzw. als Entwicklung von Zusammenhängen zwischen Reizeingabe, Reizverarbeitung und daraus folgenden neuen bzw. anderen Verhaltensweisen verstanden werden. Lernen bedeutet die Fähigkeit, das angeborene Verhaltensprogramm zu komplettieren oder zu ändern. Lernen ist damit die Individualisierung von angeborenem Verhalten.

Gedächtnis wird als die Fähigkeit angesehen, das Wissen wieder findbar zu speichern. Gedächtnis ist über das ganze Gehirn verteilt. Es werden unterschiedliche Gedächtnissysteme, z. B. für verschiedene Arbeiten wie Lesen, Schreiben, Rechnen und Musik differenziert. Von besonderer Bedeutung ist die Ausblendung unwichtiger Ereignisse. Kurzzeitiges Lernen kann durch Veränderungen der neuronalen Verschaltung und der Membranfunktion erklärt werden; Langzeiterinnerung verlangt eine Neusynthese von Proteinen in den Nervenzellen.

Es werden 4 relevante Formen des Langzeitgedächtnisses unterschieden:
- die Erinnerung an erlebte Episoden,
- angeeignetes Wissen,
- die Aneignung von Handlungsabläufen und
- die Verknüpfung mit Eindrücken (priming).

Es kann davon ausgegangen werden, dass die primäre Gedächtnisbildung durch die elektrischen Impulse von Neuronen und Synapsen zustande kommt, während mittel- und langfristige Gedächtnisinhalte nur durch veränderte Proteinstrukturen und durch Gen-Transkription erklärt werden kann.

Unter **Aufmerksamkeit** versteht man eine Begrenzung auf die Rate, mit der Informationen durch das Gedächtnis verarbeitet werden können. Diese Funktion wird vor allem der rechten Frontalregion zugeschrieben.

Bewusstsein ist das Wissen um geistige und seelische Zustände und damit überwiegend Ausdruck der Funktionen des Großhirns. Es gibt unterschiedliche Bewusstseinsstufen. Selbstbewusstsein ist volles, zur Reflexion befähigtes Bewusstsein, das sich erst im Laufe des Lebens entwickelt. Jeder Mensch hat ein individuelles Bewusstsein.

Das Gehirn ist in Ruhe und bei Aktivität nicht in zufälligen, sondern in so genannten chaotischen Zuständen. Man spricht von „geordneter Unordnung" mit der Fähigkeit zur Selbstorganisation in einem nichtlinearen System. Sehr schwache Reize können genügen, um grundlegende Zustandsänderungen herbeizuführen. So kann das Chaos immer neue Aktivitätsmuster produzieren. Nach Pribram entspricht jede Nervenzelle einem komplexen Kleincomputer und das ZNS ist mit einem Hologramm vergleichbar. Jede Hirnzelle hat eine ganzheitliche Potenz; aber nur in ihrer Gesamtheit sind die differenzierten Funktionen, vor allem Phantasie, Kreativität und Emotionalität zu verwirklichen. Dabei werden die verschiedenen Hirnareale unterschiedlich synchronisiert und sind in ihrer Funktion offensichtlich ganz wesentlich von ihrer eigenen Aktivität abhängig.

Unter **Modulen** versteht man Nervenzellverbände des Großhirns, die gleichzeitig entladen. Offensichtlich ist die richtige Verschaltung des Gehirns von einer spezifischen Stimulation in frühen Entwicklungsphasen abhängig.

Zusammenfassend kann man sagen, dass die Gehirnfunktion höher organisierter Lebewesen genetisch vorgegeben ist und durch die Umwelt modifiziert wird. Die Erfahrungen des Organismus prägen die Architektur und die Funktion des ZNS. Die neurale Repräsentation von Lernen und Erinnerung ist über dem gesamten Großhirn verteilt.

Ein Vergleich der Entwicklung des menschlichen ZNS mit dem anderer Säugetiere ist vor allem im Hinblick auf die Großhirnfunktionen nur sehr bedingt möglich, u. a. da hier verschiedene Bahnsysteme und unterschiedlich ausgeprägte Funktionsbereiche bestehen [7, 24, 59, 81, 84].

2.8 Plastizität und Prägung

Grundsätzlich hat die Nervenzelle im Vergleich mit anderen Zellverbänden (Bindegewebe, Haut, Leber) nur begrenzte Möglichkeiten, bei Schädigungen, z. B. durch Verletzung oder Sauerstoffmangel, sich zu regenerieren. Nach der 34. Gestationswoche werden praktisch keine neuen Nervenzellen mehr gebildet. Auch Axone können sich innerhalb des ZNS im Gegensatz zum peripheren Nerven nicht regenerieren.

Unter **Plastizität** verstand die Physiologie des 19. Jahrhunderts das Phänomen, dass nach einer Verletzung des zentralen und peripheren Nervensystems oft wieder ähnliche Bewegungsabläufe wie vor der Schädigung beobachtet wurden; dies führte zu der Theorie, dass nicht ein einzelnes Zentrum für die Bewegungssteuerung zuständig sein könne und stand somit im Gegensatz zur Lokalisationstheorie definierter Funktionen. Der russische Physiologe I. P. Pavlov erweiterte den Begriff der Plastizität und verstand hierunter die Anpassung der Großhirnrindenfunktionen an die Umweltbedingungen; demnach ist Plastizität die Voraussetzung für alle Lernvorgänge. Heute versteht man unter Plastizität hauptsächlich all die Phänomene, die die Funktionsfähigkeit des Gehirns trotz eingetretener Schädigungen aufrechterhalten bzw. verbessern können.

H. Berger, der Entdecker des EEGs, stellte um die Jahrhundertwende fest, dass die Sehrinde bei neugeborenen Hunden und Katzen in ihrer Entwicklung gestört bleibt, wenn in den ersten Monaten nach der Geburt die Augenlider zugenäht werden. Er zog daraus den Schluss, dass Außenreize bleibende morphologische Veränderungen am zentralen Nervensystem herbeiführen. Dem entspricht auch der Befund, dass bei Wildtieren verschiedene Großhirnbereiche, z. B. die Sehrinde, stärker ausgebildet sind als bei Haustieren. Besonders eindrucksvoll konnten T. N. Wiesel und D. H. Hubel den Einfluss von Umweltreizen auf die Struktur und Funktion der Sehrinde nachweisen. Fehlt z. B. bei der Katze bis zur 16. Lebenswoche die visuelle Stimulation, wird der Aufbau des optischen Kortex irreversibel gestört; es resultiert eine zentrale Erblindung. Man spricht von der **Prägungsphase**. Durch vielfältige Variationen solcher Experimente konnten die zum Aufbau der Hirnstrukturen notwendigen äußeren Stimulationsbedingungen genauer festgelegt werden. So weiß man, dass für das Sehvermögen außer der Lichtreizung während der artspezifischen Prägungsphase, bei Katzen z. B. bis zur 16. Lebenswoche, zuvor eine Triggerphase mit unterschwelligen Stimulationen notwendig ist. Weiter konnte festgestellt werden, dass äußere Reize die lokale Hirndurchblutung steigern, die Zahl der Synapsen erhöhen und die Proteinsynthese der Nervenzellen anregen. Sie steigern auch die Konzentration von Transmittern und fördern die Aussprossung von Dendriten.

1986 wurde der Nobelpreis für die Entdeckung des Nervenwachstumsfaktors (nerve grouth factor = NGF) an R. Levy-Montalcini verliehen. Es handelt sich dabei um insulinähnliche Polypeptide, die zum Verständnis der ZNS-Plastizität von wesentlicher Bedeutung sind. Nach umschriebenen Schädigungen können lokal erhöhte Konzentrationen festgestellt werden; aber auch bei angeborenen Hirnerkrankungen mit erhöhtem Risiko für die Entstehung von Hirntumoren wird vermehrt NGF gefunden. Experimentell kann bei motorischer Aktivierung eine Stimulation des NGF in den zuständigen Nervenzellen mit Aussprossung von Dendriten nachgewiesen werden; man spricht von der „activity driven plasticity". Auch können hierdurch möglicherweise neuronale Reservezellen aktiviert werden.

Von besonderer Bedeutung scheinen so genannte Adhäsionsmoleküle im ZNS zu sein, die die vielfältigen Kontakte und Verknüpfungen der Neuronenstrukturen steuern.

Werden beim jungen Tier im Experiment umschriebene Großhirnareale entfernt, kommt es zum Aufbau kompensatorischer Funktionsstrukturen in anderen Hirngebieten und zur Ausbildung alternativer Nervenbahnsysteme. Dabei haben Fische und Amphibien andere Regenerationsfähigkeiten als Vögel und Säugetiere. Beim Menschen gibt es sicher keine einfache Beziehung zwischen der Ausprägung einer anatomisch-strukturellen Veränderung des Gehirns und hieraus ableitbaren Funktionsstörungen, z. B. bei einem Hydrozephalus oder einer Frühgeborenen-Hirnblutung. Schädigungen eines umschriebenen Hirnareals können u. U. durch Umstrukturierungen von neuronalen Funktionen im Bereich der Dendriten und Synapsen ausgeglichen werden; es können durch kleine Defekte aber auch ausgeprägte bleibende Fehlfunktionen entstehen, z. B. bei einer periventrikulären Leukomalazie (➤ Kap. 7.1.2). Dabei spielen auch der Zeitpunkt der Schädigung und das Einsetzen von Reparaturmechanismen eine wichtige Rolle.

Von besonderem Interesse ist weiterhin das Phänomen der **Apoptose,** des programmierten Zelltodes. Durch bestimmte äußere Einwirkungen kann der Untergang überzähliger Nervenzellen besonders in der Fetal- und frühen Säuglingszeit verringert werden.

In anregender Umgebung entwickeln Neurone nachweislich mehr Synapsen und sind weniger anfällig gegenüber Müdigkeit. Durch mechanische Einflüsse, Entzündungen oder Sauerstoffmangel können aber auch apoptotische Langzeitwirkungen eingeleitet werden. Hypothermie und verschiedene Medikamente, z.B. Topiramat können die Apoptose fördernde Mechanismen, z.B. den Einstrom von Kalzium-Ionen und die Freisetzung von Glutamat in die Zelle reduzieren.

Die Plastizität bei globalen Hirnfunktionsstörungen ist insgesamt sicher noch schwer zu verstehen. Für ihre Erforschung sind molekulargenetische Erkenntnisse von wesentlicher Bedeutung. So konnte u. a. das Gen, das für das Wachstum der Markscheiden verantwortlich ist, kürzlich entdeckt werden. Viele andere, für die Hirnentwicklung wichtige Faktoren (Elastin, Fibroblasten-Wachstumsfaktoren, Glia-Faktoren, Proteolipidproteine der Membrane usw.) werden intensiv untersucht. Insgesamt ist aber die Stabilität der Hirnfunktionen wichtiger als ihre Plastizität.

Die Vielzahl von differenzierten Vorgängen in den neuralen und glialen Zellen ist Gegenstand der aktuellen Forschung. Dabei spielen Transmitterstoffe und ihre Rezeptoren, die Elektrolytkanäle in den Membranen, Botenstoffe wie die endogenen Opiate, Glykoproteine und andere Informationsproteine z. B. der Glia, Nahrungsbestandteile wie essenzielle Fettsäuren, Spurenelemente und Vitamine sowie zunehmend die Zusammenhänge zwischen genetischen Systemen und deren Eiweißprodukten eine wesentliche Rolle [13, 23, 24, 81, 84].

2.9 Praktische Konsequenzen für die Hirnfunktionen

Eine seit langem bekannte praktische Konsequenz aus dem Phänomen der Prägung ist die frühzeitige Erkennung und Behandlung des **Schielens** ab der Säuglingszeit, um bleibende Sehstörungen zu vermeiden. Auch die intrauterinen **Bewegungen des Fetus,** die intrauterine Reizaufnahme, die Ausbildung eines harmonischen **Schlaf-Wach-Rhythmus** und die **Vermeidung von Stress** sind nachgewiesenermaßen Faktoren, die über das Phänomen der Prägung die Gehirnentwicklung wesentlich beeinflussen. So ist bekannt, dass Schlafmangel, vor allem des REM-Schlafes, das Gehirnwachstum des Fetus beeinträchtigt. Bei der Ausbildung einer endogenen Rhythmik spielen unterschiedliche Hormonkonzentrationen, u. a. der Gluko- und Mineralokortikoide eine wichtige Rolle, die über Rezeptoren im limbischen System, vor allem im Hippokampus wirken. Hier steuern sie die Apoptose von Nervenzellen, beeinflussen die Entwicklung der Emotionalität und der Erinnerungsfunktionen, aber auch den Alterungsprozess. Plastizität des zentralen Nervensystems bleibt während des gesamten Lebens nachweisbar, hat ihre stärkste Ausprägung aber sicher in der ersten Lebensphase.

Von besonderem wissenschaftlichem Interesse ist der Einfluss umschriebener Störungen des nervalen Erregungsablaufes, z. B. bei Epilepsien, auf die Entwicklung der Gesamthirnfunktion. Hierbei können allgemeine Funktionsstörungen der Hirnrindenstrukturen und Verstärkungen der Epilepsie-Bereitschaft (Kindling) unterschieden werden. Dies spielt auch bei Überlegungen zur frühzeitigen neurochirurgischen Behandlung schwerer Epilepsien eine Rolle. So scheint sich die Prognose von Kindern mit schweren Epilepsien infolge umschriebener Hirnschädigungen dann zu verbessern, wenn die betroffenen Bereiche frühzeitig, d. h. innerhalb der ersten Lebensjahre ausgeschaltet bzw. entfernt werden. Erste Nachuntersuchungen bei Kindern nach neurochirurgischer Entfernung einer Hirnhälfte (Hemisphärektomie) infolge einer Anlagestörung zeigen, dass erstaunlich viele Funktionen z. B. der Bewegungssteuerung und des Visus, evtl. auch der Sprache, von der gesunden Gegenseite übernommen werden können. Durch die zunehmend subtilen Methoden der modernen Epilepsie-Neurochirurgie in Verbindung mit der Elektrophysiologie und der funktionellen Bildgebung lassen sich immer besser topographische Zuordnungen zwischen Hirnrinden-Strukturen und Hirnfunktionen herstellen. Dabei können auch Bereiche, die bisher wenig spezifiziert werden konnten, wie z. B. das Frontalhirn, zunehmend besser speziellen Funktionen wie verschiedenen Gedächtnismodalitäten, Impulskontrolle und Handlungsplanung zugeordnet werden.

Als praktische Konsequenzen zur Förderung der ZNS-Plastizität können folgende Punkte angeführt werden:
- die richtige Ernährung der Mutter vor allem in der Gravidität (z. B. Proteine, Eisen, Vitamine, Folsäure, Spurenelemente, essenzielle Fettsäuren),
- die Ernährung des Säuglings mit Muttermilch in den ersten Lebensmonaten,
- die Entwicklung eines natürlichen Schlaf-Wach-Rhythmus,
- die Vermeidung von Stress,
- die Förderung möglichst vielfältiger selbstständiger Aktivitäten des Kindes,
- die Vermeidung einseitiger Reize.

Bei einer frühzeitig erkennbaren abnormen Entwicklung sind zusätzlich folgende Faktoren von Bedeutung:
- Frühe externe Stimulationen sollten möglichst vielfältig, synchron und submaximal ablaufen, z. B. in Form von sensiblen Reizen, Gleichgewichtsreizen und Muskelbewegungen um die Voraussetzungen für eigenständige Aktivitäten zu verbessern, z. B. durch verbesserte Kraftentwicklung.
- Störfaktoren, vor allem Epilepsien, zerebrale Durchblutungsstörungen und Sauerstoffmangelzustände sollten in der frühkindlichen Entwicklung schnell erkannt und konsequent vermieden werden.

Bisher gibt es keine spezifischen Medikamente oder andere medizinische Maßnahmen, die die Plastizität des zentralen Nervensystems direkt fördern. Eine solche Entwicklung ist vorerst auch nicht zu erwarten [46, 51, 66, 79].

2.10 Die Geburt

Normalerweise handelt es sich bei der Geburt um einen optimal abgestimmten, natürlichen Vorgang mit einem aktiven Zusammenspiel zwischen Mutter und Kind. Besonders in der Einstellungs- und Austreibungsphase ist die aktive Mitarbeit des Kindes von wesentlicher Bedeutung. Die Geburt führt zu einer abrupten Änderung des Umgebungsmilieus für das Kind. Dennoch ist sie kein völliger Neubeginn, sondern ein relativ später Meilenstein im Leben des Kindes. Die Überwachungsmöglichkeiten der modernen Geburtshilfe haben die Gefahr eines Sauerstoffmangels während der Geburt wesentlich vermindert. Heute werden großzügig Kaiserschnittentbindungen aus mütterlicher Indikation z. B. bei zu engem Becken, bei Zustand nach vorangegangener Sectio und bei mangelnder Belastbarkeit durchgeführt. Eine Kaiserschnittentbindung aus kindlicher Indikation kann wegen zu großem Kopfumfang, vor allem aber zur Vermeidung einer kindlichen Versorgungsstörung bei Plazenta-Anomalien, Geburtsstillstand im Beckeneingang, Lageanomalien und Mehrlingsschwangerschaften notwendig sein. Vakuumextraktion und Zangenentbindung finden bei Geburtsstillstand in Beckenmitte oder am Beckenboden statt.

Die Lebensfrische des Neugeborenen wird üblicherweise mit dem **Apgar-Index** nach 5 und 10 Minuten beschrieben. Hiermit werden Atmung, Herzschlag, Muskeltonus, Hautfarbe und Reflexe beim Absaugen mit Ziffern zwischen 0 (fehlend) und 2 (gut) bezeichnet. Die Summe dieser Ziffern ergibt den Index-Wert (Score).

Symptom	0	1	2
Herzfrequenz	fehlt	unter 100/min	über 100/min
Atmung	fehlt	unregelmäßig	regelmäßig, kräftiges Schreien
Muskeltonus	fehlt	hypoton	regelrecht
Hautfarbe	blass/grau	zyanotisch bis blaurot	rosig
Reaktion auf äußere Reize	fehlt	geringe Reaktion	deutliche Reaktion mit Grimassieren

Beurteilung nach WHO-Definition:
Apgar-Score 8–10 Punkte: lebensfrisches Neugeborenes
Apgar-Score 6–7 Punkte: leichte Adaptationsstörung
Apgar-Score 3–5 Punkte: mittelschwere Depression
Apgar-Score 0–2 Punkte: schwerste Depression
Apgar-Werte in den ersten Lebensminuten haben für die weitere Entwicklung des Kindes keine wesentliche Bedeutung. Erst wenn nach mehr als 5 Minuten der Apgar-Score < 7 ist, besteht eine erhöhte Gefahr für bleibende Entwicklungsstörungen (**Risiko-Kind**). Bläuliche Verfärbungen, besonders der Extremitäten und des Kopfes, sind nach einer Geburt sehr häufig und haben keine prognostische Bedeutung. So wird z. B. von J. W. von Goethe berichtet, dass er bei seiner Geburt „tiefschwarz und leblos" gewesen sei und sich nur durch das entschlossene Eingreifen der Hebamme erholt habe.

Weiterhin ist die Bestimmung des Blut-pH-Wertes in der Nabelschnur-Arterie von hohem Aussagewert: Werte > 7,2 gelten als normal, Werte < 7,1 als abnorm und sind signifikant häufiger mit einer bleibenden Entwicklungsstörung aufgrund einer intrauterinen Hypoxie verbunden.

Bei jedem Neugeborenen sollten die **Reifezeichen** aufgrund von Hautbeschaffenheit, Hautfarbe, Behaarung, Ohrform, Ausbildung der Brustwarzen und des Genitales sowie der Faltenbildung der Fußsohlen bestimmt werden.

Das Geburtsgewicht erlaubt keine sichere Aussage über die Schwangerschaftsdauer: 36% der Kinder mit einem Geburtsgewicht unter 2500 g haben eine Schwangerschaftsdauer über 37 Wochen (**Mangelgeborenes = small for date**); umgekehrt können z. B. Kinder diabetischer Mütter ein für die Schwangerschaftsdauer deutliches Übergewicht haben.

Frühgeborene sind Neugeborene mit einer Gestationsdauer von weniger als 37 vollendeten Schwangerschaftswochen. Die Grenzen der Lebensfähigkeit von Frühgeborenen liegen zzt. bei einer Schwangerschaftsdauer von mindestens 24 Wochen und einem minimalen Geburtsgewicht von 500–600 g.

Durch Verbesserungen der Schwangerschaftsvorsorge und der Geburtshilfe, vor allem aber der Neugeborenen-Intensivmedizin konnte die Neugeborenensterblichkeit wesentlich vermindert werden.

Spezielle Gründe hierfür sind u. a.
- die rechtzeitige Verlegung der Mutter vor einer Risikogeburt in ein Perinatalzentrum,
- die frühzeitige Anwesenheit eines erfahrenen Pädiaters im Kreißsaal und die standardisierte Versorgung des Risikoneugeborenen, z. B. mit frühzeitiger Atemhilfe, evtl. Intubation und maschineller Beatmung,
- der qualifizierte Transport des Neugeborenen,
- die Versorgung auf einer Neugeborenen-Intensivstation mit qualifiziertem Personal,
- der möglichst schonende Umgang mit Risiko-, Früh- und Neugeborenen,
- die frühzeitige Rückverlegung in die Geburtsklinik,
- das rooming-in mit der Mutter, soweit irgend möglich.

Vielfältige Erfahrungen haben die Bedeutung einer **„sanften Geburt"** und des möglichst frühen Mutter-Kind-Kontaktes eindrucksvoll bestätigt. Besonders in den ersten Minuten nach der Geburt ist das Neugeborene sehr aufnahmebereit für positive Reize, z. B. in Form von Hautkontakt und Ansprechen durch die Mutter. Ein frühzeitiges **„bonding"** fördert eine bleibende gute Eltern-Kind-Beziehung.

Bei einer notwendigen Aufnahme des Neugeborenen in einer Kinderklinik sollten die Eltern, soweit möglich, gut vorbereitet werden; die Gründe sollten frühzeitig dargelegt werden, und allen Beteiligten muss die Besonderheit der Entfernung des Kindes von der Mutter nach der Geburt bewusst sein. Eventuell kann ein Foto des Neugeborenen Ängste und Phantasien der Mutter verringern.

Möglichst frühzeitig sollten Eltern auch ihr krankes Kind besuchen können und in die Pflege einbezogen werden; besonders die Mutter sollte das Neugeborene früh berühren, streicheln und – soweit möglich – versorgen.

Vorurteile gegenüber der „Apparate-Medizin" bei schwerkranken und gefährdeten Früh- und Neugeborenen sind aufgrund der nachweisbaren Erfolge nicht gerechtfertigt. Immer mehr Frühgeborene auch mit einem Gestationsalter unter 32 Schwangerschaftswochen überleben mit guter Langzeitprognose. Seit Ende der 90er-Jahre haben an großen perinatalen Zentren über 70 der extrem unreifen Frühgeborenen mit einem Geburtsgewicht unter 1000 g überlebt, zwischen 1000 und 1500 g über 95%.

Entscheidend sind die qualifizierte Behandlung und Überwachung der Früh- und Risikoneugeborenen durch gut ausgebildetes ärztliches und pflegerisches Personal und der gezielte Einsatz sorgfältig ausgewählter apparativer und medikamentöser Maßnahmen. Eindrucksvoll hat sich in den vergangenen Jahren die Bedeutung einer „sanften" Intensivpflege durchgesetzt, bei der z. B. Stress und Schmerz des Frühgeborenen vermieden werden. Streicheln, Schaukeln und Hautkontakt, z. B. auch im Rahmen der „Känguru-Methode", haben sich sowohl für das Kind als auch für die Mutter als sinnvoll erwiesen. Für viele Eltern Frühgeborener und kranker Neugeborener ist eine Selbsthilfegruppe zum Meinungs- und Erfahrungsaustausch mit anderen Eltern wichtig (z. B. Bundesverband „Das frühgeborene Kind" e.V.). Immer mehr setzt sich die Erkenntnis durch, dass eine qualifizierte Geburtshilfe auf Dauer nur in Einrichtungen stattfinden kann, die pro Jahr mehr als 500 Geburten betreut. Nur bei ausreichender Erfahrung des geburtshilflichen Teams können akute Notsituationen wie eine Schulterdystokie, eine vorzeitige Plazentalösung oder ein Nabelschnurvorfall bewältigt werden. Ganz entscheidend für eine Bewertung des derzeitigen Aufwandes bei der Betreuung von Früh- und Risiko-Neugeborenen ist die gründliche und differenzierte Erfassung der Langzeitentwicklung dieser Kinder nach Gesundheitszustand, kognitiver Entwicklung und Lebensqualität bis in das Erwachsenenalter (➤ Kap. 8.10, ➤ Kap. 8.11) [21, 41, 49, 71, 84].

KAPITEL 3

H.-M. Straßburg

Beurteilung der normalen Entwicklung

3.1	Grundlagen der Entwicklungsbeurteilung	56
3.2	Das 1. Lebensjahr...	56
3.3	Grenzsteine und Variationen der frühkindlichen Entwicklung	59
3.4	Elternfragebogen...	61
3.5	Die entwicklungsneurologische Untersuchung des Säuglings............	63
3.5.1	Anamnese...	63
3.5.2	Die kinderärztliche Untersuchung.................................	63
3.5.3	Analyse der Spontanmotorik.....................................	66
3.6	Entwicklung im 2. und 3. Lebensjahr	68
3.7	Entwicklung im 4.–6. Lebensjahr..................................	69
3.8	Schulkindalter	70
3.9	Jugendalter..	72

3.1 Grundlagen der Entwicklungsbeurteilung

Wesentliche Grundlage der Entwicklungsdiagnostik von Kindern ist die sorgfältige Beschreibung ihres Verhaltens. Nach Prechtl werden dabei verschiedene **Aktivitätsgrade** unterschieden, deren Bestimmung eine Grundvoraussetzung für die Entwicklungsbeurteilung ist:
- ruhiger Schlaf,
- unregelmäßiger Schlaf,
- ruhiges Verhalten im Wachzustand,
- aktives Verhalten,
- Schreien.

Zwischen den Verhaltenszuständen gibt es keinen kontinuierlichen Übergang. Die günstigste Beurteilung erfolgt im Zustand des aktiven Verhaltens.

Folgende **Entwicklungsbereiche** können bei der Entwicklungsbeobachtung im frühen Kindesalter unterschieden werden:
- große Körperbewegungen,
- kleine Körperbewegungen, Übergangsbewegungen,
- Temperament,
- Aufmerksamkeit,
- soziales Kontaktverhalten,
- Spielverhalten,
- Spiel- und Sprachäußerung,
- Empfindungsfähigkeit,
- Selbstständigkeitsverhalten.

In jedem dieser Entwicklungsbereiche werden je nach Alter sehr unterschiedliche Aspekte berücksichtigt. Besonders in den ersten Lebensmonaten spielt die Beurteilung der **Motorik** eine ganz wesentliche Rolle. Dabei unterscheidet man **grob-(besser groß-)motorische Fähigkeiten** wie Drehen, Sitzen, Krabbeln, Stehen und Gehen von **feinmotorischen** wie z. B. der Handgeschicklichkeit, der Mimik und Gestik. Neben **spontanen Bewegungen** werden in unterschiedlicher Form **provozierte Bewegungsabläufe**, z. B. die Lagereaktionen infolge von Positionsänderungen des Kindes im Raum, als Entwicklungskriterium herangezogen. Da jede motorische Äußerung in komplexer Weise mit verschiedenen sinnesphysiologischen Erfahrungen wie der Oberflächen- und Tiefensensibilität, dem Sehen, Hören und vestibulären Einflüssen verbunden ist, spricht man besser von **Sensomotorik**.

Prinzipiell sollte in einer mehrdimensionalen Betrachtungsweise versucht werden, den Stand der Entwicklung festzulegen, Fähigkeiten und Defizite einzugrenzen und hieraus eine Aussage zur Prognose abzuleiten (> Kap. 1.4.5).

Von einer Entwicklungsstörung ist der Verlust bereits erworbener Fähigkeiten, z. B. im Rahmen voranschreitender Erkrankungen abzugrenzen. Man spricht dann von **Aphasie** bei Sprachverlust, von **Apraxie** beim Verlust sinnvoller Bewegungssteuerung oder von **Demenz** bei einem Verlust der geistigen Fähigkeiten.

3.2 Das 1. Lebensjahr

Die Beurteilung der Entwicklung im 1. Lebensjahr (> Abb. 3.1) hängt vor allem von der Spontanmotorik und Interaktionsfähigkeit des Kindes mit seiner Umgebung und erst in zweiter Linie von Reflexen und Reaktionen ab.

1. Monat

Während des 1. Lebensmonats ist die Körperhaltung durch einen überwiegenden Beugetonus der Extremitäten, die relativ wenig koordiniert zueinander bewegt werden, gekennzeichnet. Der Kopf kann noch nicht in der Mittellinie gehalten werden, in Bauchlage ist nur ein kurzes Heben des Kopfes über 45° möglich; Spontanbewegungen sind meist kurz und ruckartig, die Hände oft gefaustet. Dies lässt sich vor allem als Folge der relativen Muskelschwäche des Säuglings und der Auswirkung der Gravitation erklären.

Die Augenbewegungen sind meist unkoordiniert, dennoch kann ein gesundes Neugeborenes kurz fixieren. Es reagiert differenziert auf unterschiedliche Geräusche, Geruchs- und Geschmacksangebote und lässt sich trösten. Bei positiven äußeren Reizen, z. B. Körperkontakt und Ansprache durch die Mutter oder Gabe von Glukose auf die Zunge, kommt es zu vermehrten Saugbewegungen. Schreien bzw. Weinen kann als Ausdruck des Unwohlseins, z. B. bei Nässe, Kälte, grellem Licht, lauten Geräuschen, mangelnden Bewegungsmöglichkeiten oder Hunger ge-

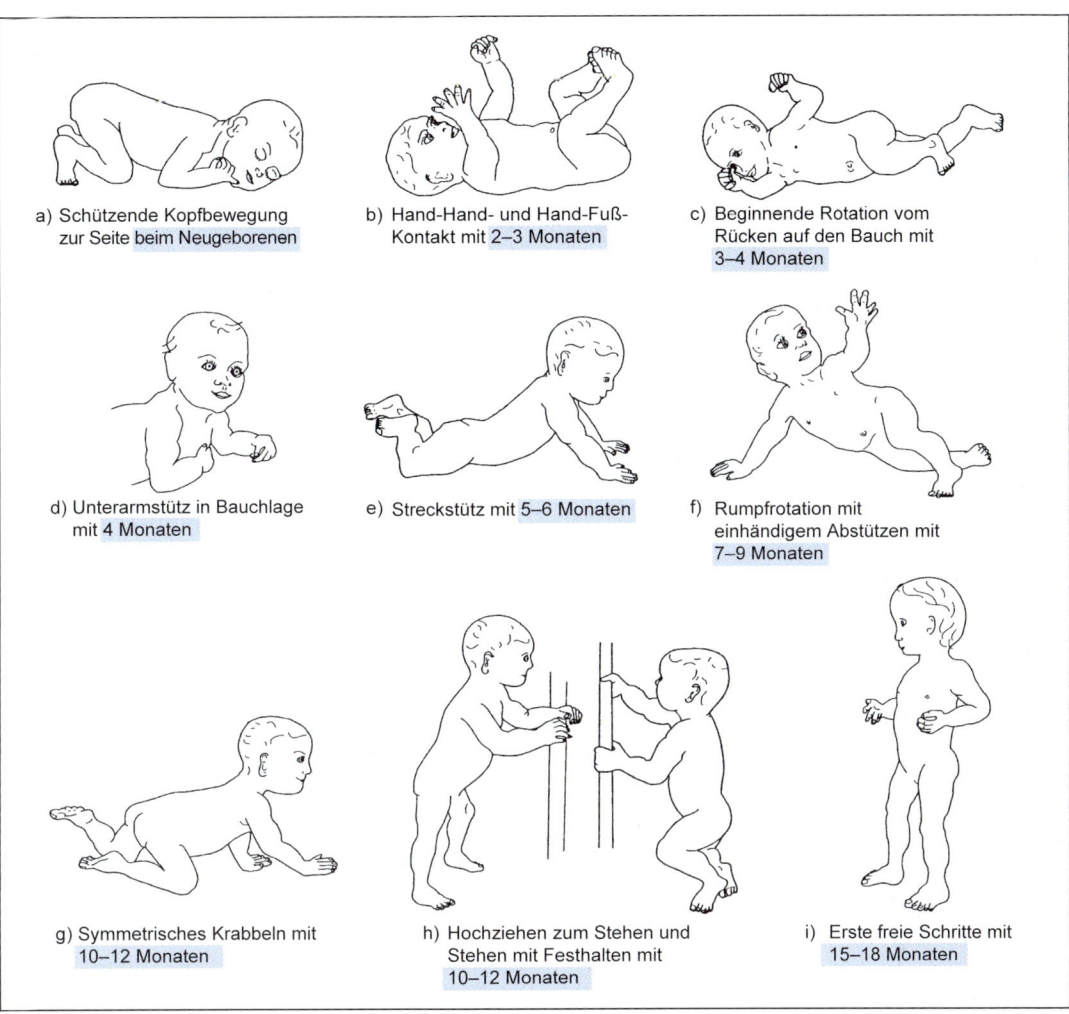

Abb. 3.1 Übersicht über wichtige Phasen der motorischen Entwicklung des Säuglings: **a)** schützende Kopfbewegung zur Seite beim Neugeborenen. **b)** Hand-Hand- und Fuß-Fuß-Kontakt mit 2–3 Monaten. **c)** beginnende Rotation vom Rücken auf den Bauch mit 3–4 Monaten. **d)** Unterarmstütz in Bauchlage mit 4 Monaten. **e)** Streckstütz mit 5–6 Monaten. **f)** Rumpfrotation mit einhändigem Abstützen mit 7–9 Monaten. **g)** symmetrisches Krabbeln mit 10–12 Monaten. **h)** Hochziehen zum Stehen und Stehen mit Festhalten mit 10–12 Monaten. **i)** erste freie Schritte mit 15–18 Monaten.

deutet werden. Hierbei kann vor allem die Mutter das Kind trösten. Ein Lächeln kann noch nicht in einem eindeutigen sozialen Bezug beobachtet werden.

2. und 3. Monat

Im 2. und 3. Lebensmonat wird die Körperhaltung immer lockerer, der Wechsel von Beugung und Streckung wird seitengleich, die Hände sind häufiger offen. Der Kopf wird aktiv von einer Seite zur anderen gedreht, in Bauchlage kann er immer länger bis auf 90° angehoben werden, beim Hochziehen aus Rückenlage und in sitzender Position wird der Kopf mehr und mehr gerade gehalten.

Gesichter, vor allem Augen und Haarkranz, werden immer länger fixiert. Bei Geräuschen wird die eigene Aktivität unterbrochen. Die Artikulation wird vielfältiger und verändert sich in Abhängigkeit der vor allem von der Mutter vorgegebenen Tonhöhe.

Am Ende des 3. Lebensmonats kann für viele biologische Parameter ein deutlicher Wandel festgestellt werden. Das Kind beginnt, sich im Rumpf zu drehen und die Beine im Hüftgelenk zu beugen, greift gezielt nach Gegenständen und stabilisiert sich im Unterarmstütz in der Bauchlage. Das Gesicht der Eltern und bestimmte Gegenstände, z. B. die Milchflasche, werden wiedererkannt, das Lächeln wird immer mehr eine soziale Kontaktaufnahme. In dieser Zeit stabilisiert sich der Tag-Nacht- bzw. Schlaf-Wach-Rhythmus.

4.–6. Monat

In Rückenlage findet immer häufiger ein Lagewechsel mit Drehbewegung auf beide Seiten statt. Das Kind greift gezielt nach unterschiedlichen Gegenständen. In Bauchlage stabilisiert es sich zunehmend mit gestreckten Armen auf seinen Händen und beginnt aus dieser Position zu greifen (Streckstütz). Es führt Gegenstände zum Mund. Bei Traktion aus Rückenlage wird der Kopf in einer Linie mit dem Rumpf gehalten und durch Hochziehen der Schultern stabilisiert, Arme und Beine sind dabei gebeugt. In gehaltener, sitzender Position kommt es beim seitlichen Abkippen zu Stützbewegungen auf die offene Hand. In der schwebenden Bauchlage wird der Rumpf zunehmend gerade gehalten; bei Annäherung von Kopf und Oberkörper an eine Unterlage werden die Hände in Sprungbereitschaft zum Abstützen geöffnet (Parachute-Reaktion). In der vertikalen Hängelage lässt sich bereits vor Erreichen der Unterlage eine Stehbereitschaft der Füße nachweisen. Bei der Seitwärtskippung aus der vertikalen Position besteht eine zunehmende Tonisierung der Rumpfmuskulatur mit Vertikaleinstellung des Kopfes. Der Säugling kann lange seine Hände betrachten, spielt mit ihnen, wechselt Gegenstände von einer zur anderen Hand. Er reagiert jetzt differenziert auf leise Geräusche. Er erkennt außer der Mutter noch andere Personen und vokalisiert mit unterschiedlichen Gurrlauten (➤ Abb. 3.2).

7.–9. Monat

Der Säugling dreht sich nun aktiv um seine Längsachse, wobei vor allem beim Wechsel von der Bauch- zur Rückenposition ein passives Abkippen von einer aktiven Rotationsbewegung unter Beteiligung des Kopfes, des Schultergürtels, des Beckens und der Beine abgegrenzt werden muss. Die Fähigkeit zum vollständigen Drehen von der Rücken- in die Bauchlage wird meist etwas später erworben. In der Bauchlage beginnt der Säugling um eine Nabelachse zu rotieren, kriecht und robbt rückwärts und vorwärts. Bei Traktion aus Rückenlage muss der Kopf nicht mehr durch hochgezogene Schultern stabilisiert werden, die Beine sind immer lockerer und mehr gestreckt. Das Kind kann frei sitzen. Es versucht Gegenstände außer Reichweite zu greifen und an sich heranzuziehen. Beim Greifen können zunehmend kleinere Gegenstände erfasst werden, die Hände werden bewusst geöffnet und geschlossen. Das Kind macht erste Nachahmungsversuche, z. B. beim Anziehen und beim Füttern. Mit seiner Sprache reagiert es prompt auf Änderungen der Tonlage, bei fremden Personen äußert es Abwehr und Unwohlsein (Fremdeln).

10.–12. Monat

Das Kind versucht nun sich auf Händen und Füßen zu stabilisieren: Es kommt zum Krabbeln, evtl. auch kurzfristig zum Vierfüßlergang. Aus Bauch- und Rückenlage erreicht es selbstständig das freie Sitzen mit gestreckten Beinen, oder es zieht sich über den Kniestand zum freien Stand mit Festhalten und anfangs noch deutlicher Hüftbeugung hoch (➤ Abb. 3.4, ➤ Abb. 3.5).

Von hier kommt es zuerst zum Seitwärtsgehen an Gegenständen entlang („Küstenschifffahrt"). Die ersten freien Schritte sind mit einer deutlichen Retraktion der Ellbogen und wiederholtem Hinfallen, typischerweise auf das Gesäß, verbunden.

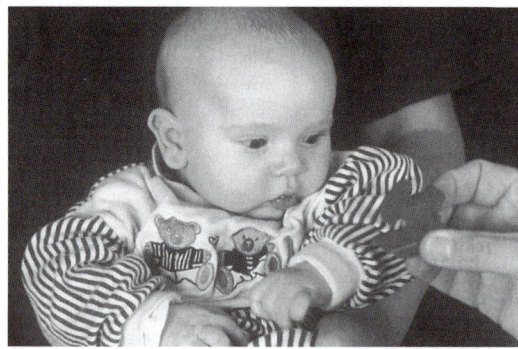

Abb. 3.2 4 Monate alter, normal entwickelter Säugling mit intensivem Blickkontakt zu einem angebotenen Objekt.

Das Kind betrachtet kleinere Gegenstände, kann Spielzeug an einer Schnur zu sich heranziehen, greift mit Daumen und Zeigefinger, wirft Gegenstände bewusst weg, ahmt Erwachsene in verschiedenen Gesten nach (Winken, Kopfwackeln). Es reagiert auf einfache verbale Aufforderungen und Verbote, beginnt mit Versteckspielen und artikuliert Doppelsilben (lala), die zunehmend zu ersten Worten geformt werden („Mama", „Papa" usw.) [3, 15, 21, 34, 38, 40, 43, 46, 52, 59, 72, 174, 183].

3.3 Grenzsteine und Variationen der frühkindlichen Entwicklung

In ➤ Tabelle 3.1 sind so genannte **Grenzsteine der Entwicklung** von Kindern bei den Vorsorge-Untersuchungen U2 bis U6 und im 3. Lebenshalbjahr, aufgegliedert nach motorischer Entwicklung, Sprachentwicklung und sozio-emotionaler Entwicklung zusammengestellt, die von 90% eines Normalkollektivs erreicht werden.

Ein Abweichen von einzelnen dieser Parameter muss nicht einer krankhaften Entwicklungsstörung entsprechen. Besonders zwischen dem 3. und 6. Lebensmonat lassen sich häufig „abnorme" Befunde erheben, so dass eine starre Gesetzmäßigkeit der Entwicklung im 1. Lebensjahr nicht aufrecht zu halten ist. Alle wesentlichen entwicklungsneurologischen Befunde sollten deshalb im Säuglingsalter vor allem beschrieben werden; eine definitive Diagnose ist oft nur durch Verlaufsbeobachtungen möglich.

Komplexe und überwiegend kortikal organisierte Hirnleistungen wie **Handlungsplanung, Interaktion** und **Sprache** sollten in ihrer Bedeutung für die Entwicklungsbeurteilung besonders berücksichtigt werden.

Alle genannten Entwicklungsbeobachtungen können aber nur einen groben Anhalt geben – für eine Beurteilung und Bewertung ist vor allem die persönliche Erfahrung des Untersuchers ausschlaggebend. Die Feststellung einer Entwicklungsverzögerung muss dabei zunächst als Aufforderung angesehen werden, sich Gedanken über deren Ursache zu machen. Grundsätzlich kann man sagen, dass ein

Tab. 3.1 „Grenzsteine" der motorischen, sprachlichen und sozialen Entwicklung von Säuglingen und Kleinkindern (bis zum 18. Monat, weitere Entwicklung siehe ➤ Tab. 3.6)

Motorische Entwicklung	
1. Woche (U2)	Trinken ohne Probleme, kräftiges Schreien
1. Monat (U3)	In Bauchlage wird der Kopf mindestens 3 Sekunden angehoben
3. Monat (U4)	Sicheres Kopfheben in Bauchlage, Rumpf gerade
6. Monat (U5)	Sichere Kopfkontrolle bei jedem Lage- und Haltungswechsel
9. Monat	Fortbewegung in Bauchlage, dreht vom Rücken auf den Bauch, dreht um die eigene Achse, robbt vorwärts oder rückwärts
12. Monat (U6)	Kriecht bzw. krabbelt koordiniert auf Händen und Füßen, steht mit Festhalten
15. Monat	Kommt vom Stehen mit Festhalten alleine wieder zum Sitzen
18. Monat	Geht frei und sicher
Feinmotorische Entwicklung	
3. Monat (U4)	Spielt mit eigenen Fingern
6. Monat (U5)	Greift gezielt palmar
9. Monat	Scherengriff, d. h. Daumen und Zeigefinger werden flach gegeneinander geführt
Sprachentwicklung	
1. Monat (U3)	Kurze gutturale Laute
3. Monat (U4)	Spontanes Vokalisieren
6. Monat (U5)	Vokalisieren auf Ansprache
9. Monat	Silbenketten mit „a" (wawa – rara)
12. Monat (U6)	Gezielter Einsatz von Doppelsilben mit „a" (Mama, Papa)
18. Monat	Sinngemäße Verwendung einzelner Worte (Opa, Ball)
Sozialisation und emotionale Entwicklung	
1. Monat (U3)	Lässt sich durch Aufnehmen und Ansprechen beruhigen
3. Monat (U4)	Lächelt Gesicht an
6. Monat (U5)	Freut sich über Zuwendung, Ansprechen, Anlachen
9. Monat	Unterscheidet zwischen bekannten und fremden Personen

Tab. 3.1 „Grenzsteine" der motorischen, sprachlichen und sozialen Entwicklung von Säuglingen und Kleinkindern (bis zum 18. Monat, weitere Entwicklung siehe ➤ Tab. 3.6) *(Fortsetzung)*

12. Monat (U6)	Enge emotionale Bindung an Bezugspersonen
15. Monat	Ahmt Gestik (Winken, Backe Kuchen) und Laute nach
18. Monat	Versteht direkte Gebote und Verbote, macht Wünsche deutlich

Zurückbleiben der Entwicklung um mehr als einen Monat im 1. Lebenshalbjahr, um mehr als zwei Monate im 2. Lebenshalbjahr und um mehr als drei Monate im 2. Lebensjahr eine weitere differenzierte Diagnostik notwendig macht. Die Konsequenzen hieraus können sehr vielfältig sein und müssen nicht schematisch die Einleitung spezieller Maßnahmen, z. B. von Physiotherapie bedeuten.

Bei allen Frühgeborenen ist es wichtig, zumindest während des 1. Lebensjahres das **korrigierte Alter,** d. h. nach dem errechneten normalen Geburtstermin, als Grundlage der Entwicklungsbeurteilung heranzuziehen.

Typische **Variationen der Entwicklung** lassen sich beispielsweise bei Kindern feststellen, deren Bewegungsmöglichkeit in den ersten Lebensmonaten, z. B. durch Umwickeln der Beine, ständiges Tragen oder Lagerung in Schalen und weichen Unterlagen, stark eingeschränkt wurde. Innerhalb kurzer Zeit können sie am Ende des 1. Lebensjahres motorische Entwicklungsverzögerungen nachholen. Verhaltensbeobachtungen bei verschiedenen Völkern bieten hier viele interessante Vergleichsmöglichkeiten, die jedoch nur sehr begrenzt auf die Lebensbedingungen in den Ländern mit moderner Zivilisation übertragen werden können. So ist durch ständige Fixierung der Beinbewegungen im 1. Lebensjahr, z. B. durch Wickeln auf ein Brett bei Indianer- und Turkstämmen, die Rate von Hüftgelenkserkrankungen und funktionellen Fußfehlstellungen signifikant höher. Auch kann bei vielen Naturvölkern das oft stammestypische Tragen des Säuglings durch die Mutter während ihrer z. T. schweren körperlichen Beschäftigung und die damit verbundenen intensiven Stimulationen von z. B. Muskulatur, Gleichgewichtsorgan und Körperempfindungen nicht mit dem ängstlich-vorsichtigen Herumtragen eines Säuglings bei einer mitteleuropäischen Mutter verglichen werden.

Kinder, die früh in senkrechte Positionen gebracht wurden, z. B. durch passives Hinsetzen, Hochziehen zum Stehen, Gehübungen und Benutzung eines so genannten „Gehfrei"-Gerätes, versuchen vorzeitig, immer wieder diese Positionen einzunehmen, bleiben jedoch in ihren Bewegungsübergängen ungeübt und unsicher, stürzen häufiger, sind länger auf fremde Hilfe angewiesen und können zunehmend ihre Umgebung beunruhigen (➤ Kap. 9.4 gastroösophagealer Reflux).

Einige Kinder können ohne erkennbare neurologische Störungen lange in sitzender Position verbleiben, entwickeln hieraus auch eine Fortbewegung („Hosenrutscher"); sie zeigen lange keine Stehbereitschaft („Wolkensitzer"), richten sich jedoch in der Regel während des 2. Lebensjahres unabhängig von weiteren Maßnahmen innerhalb kurzer Zeit zum freien Stehen und Gehen auf (auch ➤ Kap. 7.3 „muskuläre Hypotonie"). Einige andere Kinder, die gegenüber dem Normalkollektiv eine gleichbleibende Verzögerung ihrer großmotorischen Fähigkeiten aufweisen, haben im feinmotorischen, sozialen und sprachlichen Bereich eine eher überdurchschnittliche Entwicklung – zwischen dem 2. und 3. Lebensjahr gleichen sich die verschiedenen Entwicklungsbereiche zunehmend an. Einige Einrichtungen arbeiten neuerdings mit einem multiaxialen Klassifikationsschema für die ersten 3 Lebensjahre mit dem Namen „zero to three". Hierin werden neben den verschiedenen Entwicklungsbereichen auch Störungen der Eltern-Kind-Beziehung (sicher, unsicher, desorganisiert, Misshandlungs-Gefährdung) berücksichtigt.

> Jedes Kind sollte in seinen eigenen, dem jeweiligen Entwicklungsstand angemessenen Bewegungsaktivitäten gefördert werden. Positionen, die ein Kind nicht selbstständig einnehmen kann, vor allem Sitzen und Stehen, sollten unter normalen Umständen während des gesamten 1. Lebensjahres vermieden werden.

Die Bewegungsentwicklung findet in den ersten Lebensmonaten beim wachen Kind am besten in Rückenlage auf einer Bodendecke statt. Das Kind sollte so angezogen sein, dass es möglichst frei seine Beine bewegen und Drehbewegungen im Rumpf ausüben kann (z. B. Strampelsack). Schwere Decken und weiche Kissen sollten möglichst vermieden werden; sofern es nicht zu kalt ist, reicht während des Schlafens oft ein weiter Schlafsack [15, 21, 34, 38, 46, 59, 72, 174, 183].

3.4 Elternfragebogen

Um die oft vielfältigen Aspekte der Entwicklungsbeurteilung zeitsparend und unabhängig von ungünstigen Untersuchungsbedingungen bewerten zu kön-

Tab. 3.2 Frühkindliche Entwicklungsschritte nach dem Elternfragebogen des Loczy-Institutes (modifiziert nach Straßburg, 1997).

Bewegungsentwicklung	3%	75%	97%
Dreht sich auf die Seite	3 Mon.	5 Mon.	7 Mon.
Dreht sich auf den Bauch	4 Mon.	6 Mon.	8 Mon.
Dreht sich auf den Bauch und zurück	4 Mon.	7 Mon.	9 Mon.
Rollt sich	6 Mon.	9 Mon.	10 Mon.
Kriecht auf dem Bauch	7 Mon.	11 Mon.	13 Mon.
Erhebt sich in halbsitzende Position	8 Mon.	10 Mon.	14 Mon.
Setzt sich auf	9 Mon.	13 Mon.	16 Mon.
Spielt sitzend	10 Mon.	14 Mon.	17 Mon.
Setzt sich auf ein Stühlchen	12 Mon.	17 Mon.	21 Mon.
Krabbelt auf Knien und Händen	8 Mon.	13 Mon.	16 Mon.
Kniet auf	9 Mon.	12 Mon.	15 Mon.
Steht – sich festhaltend – auf	9 Mon.	14 Mon.	16 Mon.
Unternimmt – sich festhaltend – Schritte	10 Mon.	14 Mon.	17 Mon.
Steht frei auf	12 Mon.	17 Mon.	21 Mon.
Unternimmt erste freie Schritte	12 Mon.	17 Mon.	21 Mon.
Geht sicher	13 Mon.	18 Mon.	21 Mon.
Steigt Treppen im Nachstellschritt	15 Mon.	24 Mon.	27 Mon.
Steigt Treppen mit Schrittwechsel	24 Mon.	30 Mon.	33 Mon.
Verhalten während der Pflege, des Fütterns und des Essens	**3%**	**75%**	**97%**
Öffnet bei Berührung mit dem Löffel den Mund	2 Mon.	4 Mon.	5 Mon.
Öffnet beim Anblick des Löffels den Mund	3 Mon.	6 Mon.	7 Mon.
Kann mit dem Löffel regelrecht gefüttert werden	5 Mon.	9 Mon.	13 Mon.
Versucht selbstständig zu essen	12 Mon.	18 Mon.	21 Mon.
Isst selbstständig mit dem Löffel	15 Mon.	21 Mon.	24 Mon.
Hält das Glas und neigt es	5 Mon.	15 Mon.	19 Mon.
Trinkt selbstständig aus einem Glas	6 Mon.	12 Mon.	17 Mon.
Knabbert	7 Mon.	10 Mon.	17 Mon.
Kaut regelrecht und gründlich	13 Mon.	21 Mon.	24 Mon.
Entspannt sich	1 Mon.	2 Mon.	4 Mon.
Wirkt bei der Pflege mit, reagiert auf Ansprache	3 Mon.	6 Mon.	10 Mon.
Plantscht im Bad mit den Händen	4 Mon.	8 Mon.	18 Mon.
Hilft, z. B. beim An- und Ausziehen	5 Mon.	8 Mon.	21 Mon.
Regt ein Spiel an	6 Mon.	15 Mon.	18 Mon.

Tab. 3.2 Frühkindliche Entwicklungsschritte nach dem Elternfragebogen des Loczy-Institutes (modifiziert nach Straßburg, 1997) *(Fortsetzung)*

Schlüpft mit Armen/Beinen in Kleidungsstücke hinein und heraus	9 Mon.	15 Mon.	24 Mon.
Zieht einige Kleidungsstücke aus	10 Mon.	21 Mon.	30 Mon.
Fängt an sich zu waschen	13 Mon.	21 Mon.	36 Mon.
Wäscht die Hände	21 Mon.	27 Mon.	36 Mon.
Zieht einige Kleidungsstücke an	24 Mon.	30 Mon.	36 Mon.
Knöpft auf	24 Mon.	30 Mon.	
Zieht die Schuhe an	27 Mon.	36 Mon.	
Putzt die Zähne	30 Mon.	33 Mon.	
Entwicklung der Auge-Hand-Koordination sowie der Hantier- und Spieltätigkeit	**3%**	**75%**	**97%**
Folgt mit den Augen	1 Mon.	2 Mon.	3 Mon.
Betrachtet seine Hand	1 Mon.	4 Mon.	5 Mon.
Spielt mit seinen Händen	3 Mon.	4 Mon.	5 Mon.
Versucht Gegenstände zu erreichen	4 Mon.	5 Mon.	6 Mon.
Greift zielsicher, fasst an	4 Mon.	6 Mon.	7 Mon.
Hebt einen Gegenstand unaufgefordert auf	5 Mon.	6 Mon.	8 Mon.
Hantiert variabel mit einem Gegenstand	6 Mon.	8 Mon.	9 Mon.
Schlägt im Spiel zwei Gegenstände zusammen	7 Mon.	9 Mon.	11 Mon.
Steckt zwei Gegenstände ineinander	8 Mon.	11 Mon.	14 Mon.
Hantiert mit mehreren Gegenständen	9 Mon.	14 Mon.	17 Mon.
Baut	10 Mon.	21 Mon.	27 Mon.
Spielt Rollenspiele allein	15 Mon.	24 Mon.	27 Mon.
Spielt Rollenspiele mit anderen Kindern	21 Mon.	27 Mon.	30 Mon.
Regt Rollenspiele mit anderen Kindern an	21 Mon.	30 Mon.	33 Mon.
Entwicklung des Sprachverständnisses sowie des Sprechens	**3%**	**75%**	**97%**
Achtet auf den Sprechenden	1 Mon.	2 Mon.	3 Mon.
Formt den Mund auf Ansprache, lächelt	2 Mon.	3 Mon.	4 Mon.
„Antwortet" fortlaufend	3 Mon.	5 Mon.	8 Mon.
„Versteht" Worte während der Pflege	5 Mon.	9 Mon.	11 Mon.
„Versteht" Worte außerhalb der Pflege	8 Mon.	12 Mon.	18 Mon.
Ist mit Worten zu leiten	12 Mon.	21 Mon.	24 Mon.
Gibt Laute von sich	1 Mon.	3 Mon.	5 Mon.
Lallt	2 Mon.	3 Mon.	11 Mon.
Lallt mit Silben	5 Mon.	8 Mon.	24 Mon.
Gebraucht Worte	12 Mon.	18 Mon.	27 Mon.
Gebraucht Zweiwortsätze	14 Mon.	24 Mon.	30 Mon.
Gebraucht erweiterte Sätze	18 Mon.	27 Mon.	30 Mon.
Gebraucht zusammengesetzte Sätze	21 Mon.	27 Mon.	
Spricht fließend und verständlich	21 Mon.	36 Mon.	

nen, haben sich Elternfragebögen bewährt. So sollten bei jeder genaueren Entwicklungsuntersuchung standardisierte Angaben zur Anamnese und zu Beobachtungen beim Kind vorliegen. Beispiele sind: „Die ersten 365 Tage im Leben eines Kindes" von Hellbrügge und Mitarbeitern, der „neue Denver-Elternfragebogen" (NDE) von Frankenburg und Mitarbeitern, das Entwicklungsgitter nach Kiphard die Fragebögen zur kindlichen Entwicklung von Ireton und Brandstetter sowie der Entwicklungsfragebogen des ungarischen Loczy-Institutes (> Tab. 3.2).

Vorteile solcher Fragebogen sind die bewusste Beobachtung in gewohnter und entspannter Umgebung beim täglichen Umgang und im freien Spielverhalten sowie die frühzeitige Erkennung von Entwicklungsauffälligkeiten durch regelmäßige Einträge.

Nachteile sind eine übermäßige Konzentration auf bestimmte Entwicklungsschritte, die Fixierung auf unwesentliche Auffälligkeiten und damit eine Verunsicherung der Eltern. Außerdem werden durch die genauen Instruktionen Bewegungsabläufe und Entwicklungsparameter überbewertet und fälschlicherweise ständig wiederholt, wie z. B. die Kopfkontrolle bei Traktion, das freie Sitzen und das Hinstellen. Am ehesten wird nach unserer Meinung diese Gefahr bei der Verwendung des im ungarischen Loczy-Institut von E. Pikler und ihren Mitarbeiterinnen entwickelten Elternfragebogens vermieden [15, 77, 174, 183, 232].

3.5 Die entwicklungsneurologische Untersuchung des Säuglings

3.5.1 Anamnese

Auf die Vielzahl möglicher Risikofaktoren für die Säuglingsentwicklung wurde bereits hingewiesen (> Kap. 1.2.5); eine direkte Wertung ist praktisch nicht möglich, insbesondere erlaubt eine Summation mehrerer Risikofaktoren keine Aussage zur weiteren Prognose. Die Berücksichtigung von Optimalitätsfaktoren hat sich in der Praxis als zu umständlich erwiesen, zeigt jedoch bei wissenschaftlichen Untersuchungen befriedigende Ergebnisse. Anamnestische Angaben zur Geburt, insbesondere zum Apgar-Wert können nur sehr begrenzt verwendet werden. Während der Neugeborenenperiode ist vor allem die Fähigkeit zu trinken ein wesentliches prognostisches Zeichen. Bilirubinerhöhungen unter 20 mg%, bläuliche Verfärbungen der Extremitäten und auffallend lange Schlafphasen haben z.B. aber keine wesentliche prognostische Bedeutung. Wichtig ist bei der ärztlichen Entwicklungsuntersuchung des Säuglings, die Eltern auf die von ihnen beobachteten Auffälligkeiten anzusprechen. Hierzu gehören beispielsweise: mangelnde Reaktion auf Geräusche und auf Lichtreize, fragliche Anfallssymptome, auffallendes Schreien, Atempausen oder sonstige Auffälligkeiten während des Schlafes.

3.5.2 Die kinderärztliche Untersuchung

Vor der pädiatrischen Grunduntersuchung ist die Feststellung von Körpergewicht, Länge und Kopfumfang unabdingbar. Sie sollte beim ausgezogenen, wachen Säugling auf einer ausreichend großen Unterlage stattfinden. Bei der Inspektion sollte auch auf kleine körperliche Anomalien, so genannte Dysplasien, geachtet werden, die bei der Diagnosestellung von Bedeutung sein können (> Tab. 3.3). Herz und Lunge müssen auskultiert, das Abdomen sorgfältig abgetastet, die Knochen überall palpiert und die Gelenke passiv bewegt werden.

Die Untersuchung von Reflexen und Reaktionen ist im Säuglingsalter *ein* Bestandteil der neuropädiatrischen Diagnostik, kann aber nicht als alleinige Grundlage der Entwicklungsbeurteilung akzeptiert werden.

In > Tab. 3.4 und > Abb. 3.3 sind wesentliche **Reflexe, Reaktionen und motorische Verhaltensweisen im 1. Lebensjahr** zusammengefasst.

Eine Zusammenstellung von sieben Lagereaktionen während des 1. Lebensjahres wurde von Vojta als Grundlage der motorischen Entwicklungsdiagnostik eingesetzt (> Kap. 13.4).

Wesentlich ist die **Beobachtung der Spontanmotorik,** ob sie vermehrt oder vermindert ist, variabel oder stereotyp, ob Hinweise für verminderte

Tab. 3.3 Kleine Dysplasien (morphologische Auffälligkeiten).

Schädelform (zu lang, zu breit, asymmetrisch usw.)
Haare (Struktur, Wirbel, Alopezie [= umschriebene Glatzenbildung], Nacken- und Stirnansatz)
Ohren (Muscheldysplasie, Ohrhöcker, Anhängsel)
Augenbrauen (Zusammenwachsen über der Nasenwurzel = Synophris)
Augenlider (Lidachse, Ptosis = Herabhängen eines Augenlids)
Augenabstand (verbreitert = Hypertelorismus, verschmälert = Hypotelorismus)
Exophthalmus, Protrusio bulbi (Vorwölbung des Augapfels)
Mundform (Lippen, oberer und unterer Bogen, laterale Mundspalte)
Oberkieferhypoplasie (Unterentwicklung = Retro- oder Mikrognathie)
Nasenform (Größe, Biegung, Öffnung der Nasenlöcher)
Unterkiefer (zu klein = Hypoplasie oder Mikrogenie, nach hinten verlagert = Retrogenie)
Zahnfehlstellungen, abnorme Zahnformen
Hals und Schulter (Hochstand, Pterygium = seitliches „Flügelfell")
Hände (Form, Handlinien, Klinodaktylie = Überkreuzen von Fingern und Zehen, Daumenansatz, Daumenform, Vierfingerfurche, Länge der Mittelhandknochen und der Finger)
Mamillen (Abstand, Form, zusätzliche Mamillen)
Thoraxform (Trichter- oder Hühnerbrust, Glockenthorax)
Rektusdiastase (Auseinanderweichen der beiden geraden Bauchmuskeln) nach dem 1. Lebensjahr
Haut (Pigment, Verhornung, Faltenbildung)
Nävi (umschriebene Hautveränderungen, z. B. kapillär, kavernös, pigmentiert, depigmentiert)
Unterhautfettgewebe (Ausprägung, Verteilung)
Weibliches Genitale (Labien, Klitoris, Harnröhrenmündung)
Männliches Genitale (Penisgröße, Hodendeszensus und -größe, Harnröhrenmündung, Vorhautveränderungen)

Bewegungen (Paresen) bestehen oder auffallende Muster und Streckbewegungen (➤ Kap. 7.1.1).

Die **Greiffähigkeit** sollte primär beobachtet werden, z. B. Hand-Hand-, Hand-Mund- und Hand-Knie-Fuß-Koordination; anschließend sollte das bewusste Ergreifen des Fingers oder eines Gegenstandes geprüft werden.

In Rückenlage sollten die **Kopfkontrolle** und die Orientierung zur Mittellinie, die Symmetrie des Rumpfes sowie die Arm- und Beinkoordination beurteilt werden. Es folgt die Beobachtung der spontanen oder induzierten Drehbewegung von der Rücken- in die Bauchlage, möglichst über beide Seiten. In der Bauchlage ist das Anheben des Kopfes, des Körperschwerpunktes (z. B. des Brustbeins), des Bauches sowie die Einnahme einer Unterarmstütz- oder Streckstützhaltung zu dokumentieren.

Aus der Rückenlage erfolgt die **Traktion** (Hochziehen) durch Ergreifen beider Hände, dabei wird auf die Kopf- und Rumpfkontrolle sowie auf den Tonus der Arme und die Stellung der Beine geachtet. Es reicht, dies bei 20–30°-Traktion zu beobachten.

Im **Sitzen** wird die Stabilität, die Rumpfhaltung und die Abstützbewegung beim Seitkipp untersucht. In der **Achselhängelage** werden Kopf- und Armstellung sowie Bein- und Fußstellung, besonders bei Annäherung an eine Unterlage, bewertet (optische Stehbereitschaft). In der **schwebenden Bauchlage** sollten die Kontrolle von Kopf und Rumpf und die Streckung der Beine (Landau-Reaktion) sowie die Sprungbereitschaft (Parachute-Reaktion) bewertet werden. In der **Seitenlage** werden bei langsamer Kippung des Rumpfes zur Seite die Stellreaktion des Kopfes und des Rumpfes im Raum sowie der Tonus der Rumpfmuskulatur überprüft. Eine abrupte Seitkippung ist nach unserer Ansicht nicht unbedingt notwendig.

Die **Eigen- und Fremdreflexe** sollten zumindest anhand des Patellarsehnenreflexes und des Versuchs, einen Fußklonus (➤ Kap. 2.6) auszulösen, geprüft werden (unter einem Klonus versteht man einen gesteigerten Reflex in Form rhythmischer Zuckungen). Auffällig sind fehlende Reflexe, verstärkte Reflexe mit verbreiteter Auslösezone und ein unerschöpflicher Fußklonus.

Beim **Muskeltonus** (Tonus = Grundspannung) sollte zwischen Normotonie, Hypotonie (vermindertem Tonus) und Hypertonie (vermehrtem Tonus) an den Extremitäten und im Rumpfbereich differenziert werden. Bei einer Spastik (➤ Kap. 7.1.1) ist in der Regel ein „Taschenmesserphänomen" auslösbar, d. h. nach anfänglich erhöhter Anspannung fällt der Tonus zusammen. Oft lässt sich bei spastischen oder

Tab. 3.4 Reflexe, Reaktionen und motorische Verhaltensweisen im 1. Lebensjahr.

Phänomen	Erklärung des Ablaufs	Zeitraum des Auftretens
Fluchtreaktion	Beugebewegungen der Extremitäten bei schmerzhaften Reizen	Ab der 8. Gestationswoche nachweisbar
Such-, Saug- und Schluckreaktion	Einheitliche Verhaltensweise des Fetus und jungen Säuglings, um mit dem Mund die Nahrung zu erlangen und aufzunehmen	Ist bereits intrauterin nachweisbar, wird nach dem 2. Monat zunehmend variabel
Greifreaktion	Palmares Greifen bei Berührung der Hand- bzw. Fußinnenfläche	Intrauterin nachweisbar, verschwindet nach dem 2. Monat
MORO-Reaktion 1. Phase	Durch ruckartige Änderung der Kopfposition, laute Geräusche, Licht u. ä. Reize Auslösung von plötzlichem Abspreizen der Arme, Öffnen der Hände, Strecken der Beine, oft verbunden mit Zeichen des Unwohlseins (➤ Abb. 3.3a)	Intrauterin nicht nachweisbar, verschwindet nach dem 4. Monat
2. Phase	Anschließende, z. T. repetitive Beugung der Arme im Sinne einer Umklammerung	Verschwindet nach dem 2. Monat
Asymmetrischer tonischer-Nackenreflex (ATNR)	Kopfwendung zur Seite aus der Rückenlage durch den Untersucher führt zur Streckung der Extremitäten auf der „Gesichtsseite" und Beugung auf der Gegenseite (➤ Abb. 3.3b)	Bis zum 6. Monat physiologisch, bei Persistenz pathologisch, wenn dadurch andere Bewegungen blockiert werden (= imperativ)
Symmetrischer tonischer Nackenreflex (STNR)	Passive Beugung des Kopfes aus der Rückenlage führt zur Beugung der Arme und Streckung der Beine, Überstreckung des Kopfes zu umgekehrten Bewegungen (➤ Abb. 3.3c und d)	Bis 5. Monat physiologisch, sonst wie ATNR
GALANT-Reaktion	Bestreichen des Rückens seitlich der Dornfortsätze von oben nach unten löst eine Biegung der Wirbelsäule zur gleichen Seite aus (➤ Abb. 3.3e)	Verschwindet nach dem 4. Lebensmonat
Suprapubischer Streckreflex	Druck auf Symphyse führt zur Streckung der Beine und Füße	Verschwindet nach dem 4. Lebensmonat
Gekreuzter Streckreflex	Beugung in Hüfte und Kniegelenk auf einer Seite führt zur kontralateralen Streckung	Verschwindet nach dem 4. Lebensmonat
LANDAU-Reaktion	Zunehmende Aufrichtung des Kopfes und Streckung von Rumpf und Beinen in horizontaler Schwebelage	Ab dem 5. Monat nachweisbar
Seitliches Abstützen	Zunehmend prompte Abstützbewegung der Hand bei seitlichen Kippbewegungen des Rumpfes im Sitzen	Ab dem 3. Monat nachweisbar
Seitlagereaktion	Beim Abkippen aus der vertikalen in die horizontale Schwebelage Geradstellung des Rumpfes und zunehmende Ausrichtung gegen die Schwerkraft bei lockerer Beugung von Armen und Beinen	Ab dem 4. Monat nachweisbar
Sprungbereitschaft (Parachute-Reaktion)	Auffangen mit beiden Händen bei rascher Annäherung des Gesichtes an die Unterlage	Ab dem 5. Monat nachweisbar
Optische Stehbereitschaft	Streckung der Füße in Achselhängelage vor Erreichen der Unterlage	Ab dem 5. Monat nachweisbar

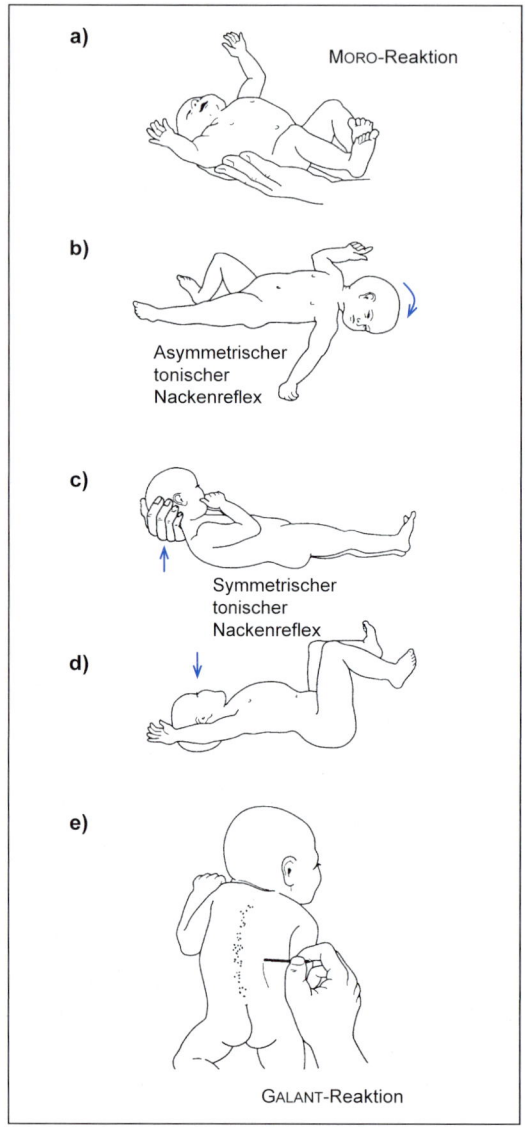

Abb. 3.3 Schematische Darstellung einiger neurologischer Untersuchungen beim Säugling (vgl. ➤ Tab. 3.4).

Die Blickfolge sollte nach beiden Seiten, nach oben und nach unten geprüft werden, wobei auf einen Parallelstand der **Augen** geachtet werden muss. Evtl. können der Optikofazialreflex (Zusammenkneifen der Lider bei Lichtreiz) und der optokinetische Nystagmus (ruckartige Augenbewegungen, die bewegten Gegenständen, z. B. einer rotierenden Trommel, folgen) ausgelöst werden. Die Pupillenreaktion wird beidseits direkt und indirekt geprüft. Die **Hörreaktion** wird getestet mit dem akustikofazialen Reflex (Zusammenkneifen der Lider bei plötzlichem Geräusch), der Reaktion auf Ansprache sowie mit der Ablenk-Audiometrie, am besten mittels einer Hochtonrassel, die man nach vorherigen Ablenkmanövern einsetzt.

Ganz wesentlich ist die genaue Beobachtung der **Interaktionsfähigkeit,** z. B. des Kontaktverhaltens zwischen der Mutter und ihrem Kind sowie der Reaktion des Kindes auf den Untersucher: Zu beachten sind dabei die Fähigkeit zu trösten und getröstet zu werden, reaktives Lächeln, das Schreiverhalten, die vorsprachlichen und sprachlichen Fähigkeiten. Ein erstes Lächeln kann als angeborener Ausdruckskomplex oder Reflexlächeln angesehen werden. Ein Übergang zum Kontaktlächeln ist ab dem 2. Monat festzustellen. Ab dem 8. Lebensmonat bis zum Ende des 2. Lebensjahres sind Abwehr- und Fremdelreaktionen bei Annäherungen fremder Personen, z. B. auch bei der Untersuchung durch den Arzt, typisch.

3.5.3 Analyse der Spontanmotorik

In Anlehnung an die Beobachtung der intrauterinen Bewegungsabläufe haben vor allem H. F. Prechtl und Mitarbeiter Kriterien zur Auswertung der spontanen, unwillkürlichen Bewegungen beim jungen Säugling erarbeitet. Dieser wird möglichst völlig entkleidet und in wachem, sattem Zustand in Rückenlage auf einer nicht zu weichen Unterlage gelagert; die spontanen Bewegungen werden im Ganzkörperformat mit einer **Videokamera** aufgenommen. Wesentliche Beurteilungskriterien sind dabei vor allem die Variabilität und Harmonie der Bewegungsabläufe im Gegensatz zu stereotypen, abgehackten und eingeschränkten Bewegungen. Dabei wurden neue Bewegungsqualitäten mit englischen, schwer zu übersetzenden Fachbegriffen wie writhing, fidgety

extrapyramidalen Bewegungsstörungen gleichzeitig ein erhöhter und verminderter Tonus der Muskulatur nachweisen (Dystonie). Bei Störungen der kortikospinalen Bahnen ist vor allem das Rossolimo-Zeichen an den Zehen von klinischer Bedeutung. Unbewusste Spontanbewegungen können als Dyskinesien, Myoklonien, Klonus oder Tremor differenziert werden (➤ Kap. 7.1.3).

Tab. 3.5 Alarmsymptome in der kindlichen Entwicklung (modifiziert nach Touwen).

Symptom	Bezug zum Alter
Vernachlässigung eines Armes oder Beines, asymmetrische Bewegungen	In jedem Alter auffällig
Muskuläre Hypotonie im Schultergürtel	In jedem Alter auffällig
Kopfhalteschwäche beim Traktionstest oder beim Sitzen	Ab 2. Monat auffällig
Bewegungsarmut und Mangel an Initiative	Zunehmend wichtig nach dem 1. Monat
Tremor während spontaner Bewegungen, besonders wenn das Kind nicht schreit	Zunehmend nach dem 4. Lebensmonat verdächtig
Stereotype Streckung in Hüft-, Knie- und Fußgelenk in der vertikalen Hängelage	Nach dem 5. Lebensmonat auffällig
Persistierender asymmetrischer tonischer Nackenreflex (ATNR, vgl. ➤ Tab. 3.4, ➤ Abb. 3.3)	Nach dem 7. Lebensmonat auffällig
Imperativer (zwanghafter) ATNR	In jedem Alter auffällig
Ständiger und imperativer Opisthotonus (krampfhafte Überstreckung des Rumpfes)	Immer, vor allem nach dem 3. Lebensmonat auffällig
Mangelnde Reaktion auf Lärm	In jedem Alter, besonders nach der 6. Lebenswoche auffällig
Auffallend schrilles, monotones Schreien	In jedem Alter auffällig
Unzureichende Blickfolgebewegung	Ab der 6. Lebenswoche auffällig
Konstantes Schielen (Strabismus)	In jedem Alter auffällig
Weite Schädelnähte, vorgewölbte Fontanelle, abnormer Schädelumfang	In jedem Alter auffällig
Konstantes Sonnenuntergangsphänomen = „Versinken" der unteren Hornhautanteile des Auges hinter dem Unterlid (➤ Kap. 8.7.2 [Hydrozephalus], ➤ Abb. 8.7), ggf. mit Erbrechen	In jedem Alter auffällig; ein inkonstantes Sonnenuntergangsphänomen kann evtl. bis zum 3. Lebensmonat bestehen bleiben

und oscillating beschrieben und definiert; damit sind vor allem differenzierte Fein- und Übergangsbewegungen der Hände und Füße gemeint. Es konnte nachgewiesen werden, dass die spontanen Bewegungsabläufe von verschiedenen Untersuchern objektiv vergleichbar eingeschätzt und bewertet werden können und dass sie eine wesentliche Bereicherung der Beurteilungsmöglichkeit für die Entwicklung darstellen. Dabei kommen den fidgety movements im 3.–6. Lebensmonat offensichtlich eine besondere Rolle zu – fehlen sie, ist dies ein wichtiges Frühzeichen für die Entwicklung einer Zerebralparese oder einer allgemeinen Entwicklungsstörung.

Auch bei älteren Säuglingen und Kleinkindern können durch Videodokumentationen des spontanen Verhaltens, insbesondere beim freien Spiel, wertvolle Aussagen zur Gesamtentwicklung gemacht werden.

Zusätzlich kann eine Beobachtung der Mutter-Kind-Interaktion in Standardsituationen wie Wickeln, Füttern oder Beruhigen wichtige Erkenntnisse erlauben. Dies kann durch spezielle Anordnungen, z. B. Video-Doppelbild von Mutter und Kind oder Aufforderungen zu bestimmten Verhaltens-Modifikationen, z. B. einer vorübergehenden mimischen Starre bei der Mutter, noch verbessert werden.

Die **allgemeinen Entwicklungstests** werden in ➤ Kap. 12.4.2 besprochen [3, 13, 15, 34, 38, 46, 52, 59, 81, 183, 186, 187].

3.6 Entwicklung im 2. und 3. Lebensjahr

In diesem Alter ist die kindliche Entwicklung durch eine ausgeprägte Variabilität gekennzeichnet. Aufgrund der meist heftigen Abwehr bei allen manipulativen Untersuchungen basiert ihre Beurteilung überwiegend auf der Beobachtung von Motorik, Wahrnehmungsfähigkeit, aktiver Sprache, Sprachverständnis, Interaktion und Gedächtnis. Das Kind geht zunehmend sicherer auch auf unebenem Boden, es beginnt zu laufen (d. h. es hebt beide Füße im Wechsel vom Boden ab), beginnt auf Möbel zu klettern und lernt, Gefahren abzuschätzen.

Die Feinmotorik wird zunehmend differenzierter, Gegenstände werden auseinandergenommen und zusammengesteckt, unterschiedliche Formen werden erkannt, das Kind spielt mit einem Ball. Dabei kommt es häufig zu Wiederholungen, z. B. häufigem Klopfen und Schütteln. Am Ende des 2. Lebensjahres kann meist ein Turm aus vier Steinen gebaut werden, erste einfache Puzzle werden zusammengesteckt. Das Kind kann einfache Aufträge ausführen, will bei Aufgaben im Haushalt helfen und benennt Körperteile. Es freut sich an Versteck-, Rollen- und Fiktionsspielen, z. B. wenn ein Holzstück als Auto, Puppe oder Werkzeug eingesetzt wird. Das Sprachverständnis nimmt rasch zu. Das Kind erkennt Melodien und beginnt zu tanzen. Am Ende des 2. Lebensjahres sollte das Kind mindestens 50 Worte außer „Mama" und „Papa" sprechen. Im 3. Lebensjahr spricht es wenigstens Dreiwortsätze. Meist nennt es sich zuerst mit Vornamen, dann verwendet es das „ich". Beim Essen führt es zunehmend selbstständig die Nahrung zum Mund; es beginnt sich selbststän-

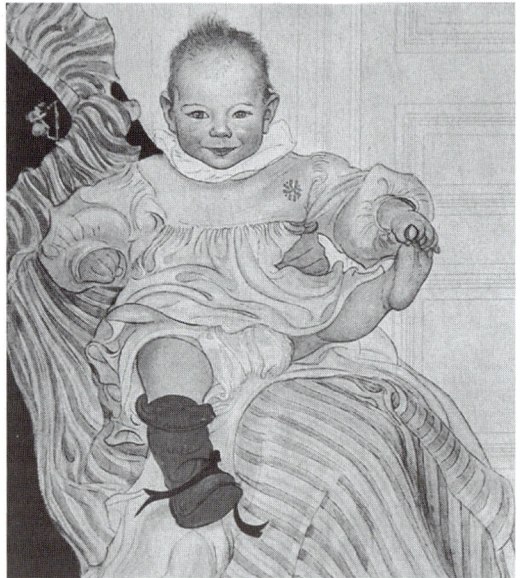

Abb. 3.4 Gute Hand-Fuß-Koordination bei einem Säugling am Ende des 1. Lebensjahres (Gemälde von Carl Larsson [1853–1919]).

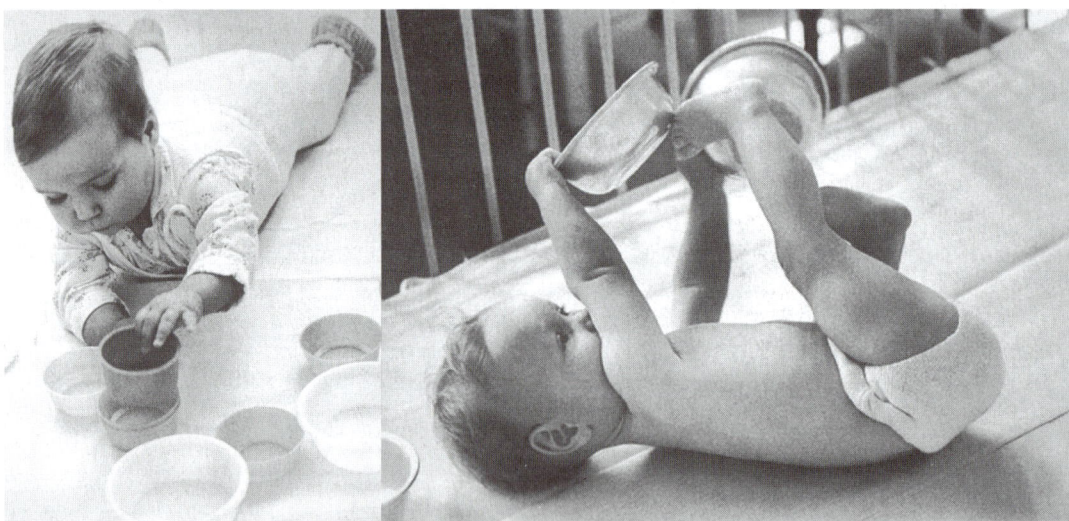

Abb. 3.5 Gezielte Handlungen im freien Spiel bei 2 normal entwickelten Säuglingen im Alter von 10 Monaten (Fotografien von M. Reismann, Pikler-Institut, Budapest).

dig auszuziehen. Allmählich entwickelt es eine aktive Kontrollfähigkeit über die Blasen- und Mastdarmentleerung. Mit ca. 18 Monaten lernt ein Kind, sich im Spiegel selbst zu erkennen.

Bei allen Entwicklungsfortschritten besteht eine untrennbare Verbindung von anlagebedingten, selbstständigen Eigenschaften wie Neugier, Motivation, motorische Aktivitäten und Reaktionen auf vielfältige äußere Stimulationen. Typisch sind dabei in diesem Alter sehr unterschiedlich ausgeprägte Perioden der Selbstbehauptung und Ablehnung von Fremdeinflüssen, die so genannte Trotzphase. Umgekehrt ist das Kind gerade in einer Zeit der zunehmenden Ausweitung seines Aktionsradius sehr darauf angewiesen, immer wieder in den vertrauten Bereich, z. B. zu den Eltern, in die bekannte Wohnung, das eigene Bett oder zu dem eigenen Kuscheltier zurückzukehren.

Die Bedeutung des freien Spiels als Ausdruck menschlicher Intelligenz ist von der modernen Säuglings- und Kleinkindforschung wiederentdeckt worden.

Der weltweit am meisten eingesetzte und am besten standardisierte Entwicklungstest für das 2. und 3. Lebensjahr ist die Bestimmung der **Bayley-Scales of infant development** (BSID 2), von dem 2007 auch eine deutschsprachige Version zur Verfügung steht, die allerdings noch nicht an deutschen Kindern evaluiert wurde. Sie sind besonders für die auch international vergleichbare Nachuntersuchung von ehemalig sehr kleinen Frühgeborenen bis zum 42. Lebensmonat geeignet. Die Griffith-Scales sind nur bis zum Alter von 24 Monaten evaluiert, der ebenfalls weit verbreitete Denver-Test gilt nur als eine Screening-Untersuchung und die in Deutschland häufig verwendete „Münchener Funktionelle Entwicklungsdiagnostik für das 2. und 3. Lebensjahr" ist nicht ausreichend evaluiert. Diese und weitere Entwicklungstests werden an anderer Stelle ausführlich besprochen (➤ Kap. 12.4.2).

Die Unterschiedlichkeit der Kriterien und die hohe Abhängigkeit von der Mitarbeit des Kindes machen eine Auswertung schwierig. Aussagen zur langfristigen Prognose können vor allem bei grenzwertigen Befunden auf keinen Fall gemacht werden, sondern es müssen weitere entwicklungsdiagnostische Kontrolluntersuchungen angesetzt werden. Dennoch ist es das Ziel, dass mit einer Zusammenschau verschiedener Verfahren eine Förder- bzw. Therapiebedürftigkeit des Kindes erkannt wird. Die Ursachen einer Entwicklungsstörung lassen sich alleine mit einer Entwicklungstestung in keinem Fall festlegen [3, 6, 15, 21, 29, 39, 46, 52, 59, 77].

3.7 Entwicklung im 4.–6. Lebensjahr

In diesem Alter, dem so genannten Kindergartenalter, ist das Kind zunehmend besser in der Lage, mit Gleichaltrigen zusammen zu sein. Es lernt auf andere Rücksicht zu nehmen, sich an bestimmte Regeln zu halten, zu geben und zu nehmen. Die Großmotorik wird komplexer: Das Kind kann rasch laufen, auf einem Bein stehen, ein- oder beidbeinig hüpfen, klettert auf Möbel, überwindet Hindernisse, kann ohne Festhalten Treppen hinauf- und heruntergehen und mit einem Dreirad fahren.

Es dominieren jetzt Konstruktionsspiele, z. B. mit Bausteinen, Papier falten, Kneten, Ausschneiden mit der Schere und Kritzeln, wobei ab dem 5. Lebensjahr zunehmend die ersten Formen (Mensch, Auto, Flugzeug, Haus) gezeichnet werden. Das Kind beginnt sich anzuziehen; es öffnet Knöpfe und Schleifen mit vier Jahren, bindet Schleifen ab dem 6. Lebensjahr. Grundfarben werden erkannt. Das Kind singt aktiv und begleitet Musik mit rhythmischen Bewegungen.

Ab dem 5. Lebensjahr entwickeln sich einfache Zeit- und Mengenbegriffe, z. B. kann das Kind bis fünf zählen und Vormittag und Nachmittag unterscheiden. Es fragt nach den Hintergründen „seiner Welt" mit Warum? Wo? Wie? Beobachtungen werden kommentiert, Geschichten frei erzählt und dabei auch Phantasien, z. B. aus Märchen und Comics, eingeflochten. Das Kind kann sich visuell erinnern, z. B. zunehmend kompliziertere Puzzles zusammensetzen und Lotto spielen, es übernimmt Rollenspiele und beteiligt sich an Gesellschaftsspielen (z. B. „Mensch ärgere dich nicht", Abzählen, Kreisspiele).

Zunehmend achten viele Kinder auf ihre persönliche Hygiene, gehen selbstständig auf die Toilette, kämmen sich, ziehen sich sorgfältiger an und ordnen ihren persönlichen Bereich. Das Interesse an diesen wiederholten Alltagstätigkeiten ist allerdings sehr unterschiedlich ausgeprägt. Gerade phantasievolle Kinder sind dazu oftmals nur bereit, wenn sich der Bezug zu einem Spiel herstellen lässt (z. B. durch Äußerungen wie: „Eine Prinzessin würde niemals ungekämmt aus dem Haus gehen."). Einige „Grenzsteine" der Entwicklung zwischen 24 Monaten (U7) und 5 Jahren (U9) sind in ➤ Tabelle 3.6 zusammengefasst.

Weitere Kriterien für die Entwicklung im Kleinkindalter werden im ➤ Kapitel 12 besprochen.

B. Ohrt et al. haben für die U9 einen Fragebogen zur Entwicklung 5-jähriger Kinder ausgearbeitet (➤ Tab. 3.7), der nicht als Entwicklungstest, sondern als ein Screening zur besseren Entwicklungseinschätzung verstanden sein will [3, 6, 15, 21, 29, 39, 46, 52, 65, 80].

3.8 Schulkindalter

Ab dem 7. Lebensjahr besteht in Deutschland die **Schulpflicht**, Stichtag ist zurzeit der 30.9. eines jeden Jahres. Die **Schulfähigkeit** ist von der körperlichen, der kognitiven und sozialen Entwicklung des Kindes abhängig. Dabei sollten körperliche Kriterien (wie z. B. die Körpergröße) und verbale Intelligenz nicht überbewertet werden. Die **Schulreife** kann letztlich erst während des Schulbesuches festgestellt werden.

Bei der ärztlichen Untersuchung der Schulfähigkeit wird vor allem auf folgende Kriterien geachtet:
- körperliche Entwicklung (Größe, Gewicht, Zahnstatus),
- Untersuchung auf innere Erkrankungen und Fehlbildungen (Herz- und Lungenauskultation, Palpation des Abdomens, Untersuchung des Genitale, Untersuchung von Knochen- und Gelenksystem, orientierende Untersuchung auf neurologische Ausfälle, Urinstatus),
- Kontinenz von Blasen- und Mastdarmfunktion,
- Motorik (Auffangen eines geworfenen Balles, vom Stuhl springen, freies Treppensteigen, Hüpfen auf einem Bein),
- Sinnesorgane (Sehtafel, Hörtest mit Flüstersprache, Sprachtest),
- Visuomotorik (Figuren zeichnen, Formen nachzeichnen, unterschiedliche Größen abschätzen, Berücksichtigung der Händigkeit),
- Sprache und Sprachfluss (Nachsprechen eines Achtwortsatzes, Erzählen einer Dreibildergeschichte, Beachtung von Sigmatismus, Stottern oder Stammeln),
- zeitliche und räumliche Orientierung,
- Selbstständigkeit in einer Gemeinschaft Gleichaltriger,
- psychische Auffälligkeiten.

Psychologische Untersuchungen zur Bestimmung der Intelligenz eines Kindes in Abhängigkeit vom tatsächlichen Alter werden im ➤ Kapitel 12 besprochen.

Zusammenfassend werden Kriterien für eine neuropädiatrische Untersuchung von Kindergarten- und Schulkindern in ➤ Tab. 3.8 aufgestellt.

Einige sinnvolle Funktionsuntersuchungen bei Vorschul- und Schulkindern sind:

Tab. 3.6 „Grenzsteine" der Entwicklung im Kleinkindalter, die von 90% eines Normalkollektivs erreicht werden (frühere Entwicklung ➤ Tab. 3.1).

Motorische Entwicklung	
24. Monat (U7)	Geht rückwärts, geht die Treppe hinauf
4 Jahre (U8)	Steht kurz auf einem Bein (mehr als 3 Sekunden); baut Turm mit mehr als 4 Würfeln, kann Druckknopf schließen
5 Jahre (U9)	Geht auf Zehenspitzen, kann dreimal auf einem Bein hüpfen, sitzt im Langsitz; zeichnet Kreis und Viereck
Sprachentwicklung, Sozialisation und emotionale Entwicklung	
24. Monat (U7)	Spielt Verstecken, spielt mit einem Ball, spricht 50 Worte
4 Jahre (U8)	Befolgt Regeln, erkennt Zusammenhänge von Verhalten und Konsequenzen, zeigt angemessene Interaktion mit Erwachsenen und Gleichaltrigen
5 Jahre (U9)	Kann bis fünf zählen, spricht Achtwortsatz nach, zeichnet erste Figuren (Haus, Mensch), kann übergeordnete Begriffe verwenden; entwickelt Gefühl der Gruppenzugehörigkeit

Tab. 3.7 Fragebogen über die Entwicklung 5-jähriger Kinder nach B. Ohrt et al.

	Grob- und feinmotorische Fähigkeiten				
1	Rad fahren	☐ noch nicht	☐ mit Stützrädern	☐ seit kurzem ohne Stützräder	☐ >½ Jahr ohne Stützräder
2	Ball fangen	☐ noch nicht	☐ nur mit Mühe	☐ gut	☐ sehr geschickt
3	Rennen	☐ noch nicht	☐ langsam	☐ rasch	☐ sehr rasch, flüssig
4	Knöpfe aufknöpfen	☐ noch nicht	☐ mit Hilfe	☐ seit kurzem selbst	☐ seit ≥ 1 Jahr
	Kognitive und sprachliche Fähigkeiten				
5	Mann-Zeichnung	☐ keine gegenständliche Darstellung	☐ Kopffüßler	☐ Kopf, Rumpf, Extremitäten	☐ zusätzliche Details von Kopf und Extremitäten
6	Zeitbegriff	☐ fehlend	☐ morgens, mittags	☐ gestern, heute	☐ über mehrere Tage
7	Ausdrucksfähigkeit im Vergleich mit Gleichaltrigen	☐ stark zurück	☐ etwas zurück	☐ etwas voraus	☐ deutlich voraus
9	Artikulation der Alltagssprache für Außenstehende	☐ unverständlich	☐ teilweise verständlich	☐ mehrheitlich verständlich	☐ alles verständlich
10	Satzbau der Alltagssprache	☐ so unvollständig, dass unverständlich	☐ viele Fehler	☐ selten Fehler	☐ immer korrekt
	Soziale Kompetenz				
11	Trennung von Bezugspersonen für einige Stunden	☐ nicht möglich	☐ nur für kurze Zeit möglich	☐ meist mögl., aber noch Schwierigkeiten, Trennung auszuhalten	☐ sicher möglich bei bekannten Personen
12	Versteht Spielregeln altersgemäßer Spiele (Brettspiele, Domino, Lotto u. Ä.)	☐ nein	☐ hält sich kurze Zeit an Spielregeln, bricht Spiele von sich aus ab	☐ gelegentliche Probleme mit Spielregeln oder Verlierer zu sein	☐ hält sich an Spielregeln, kann auch verlieren
13	Wird von anderen Kindern in kleiner Spielgruppe (bis zu sechs Kindern) akzeptiert	☐ nein	☐ ab und zu mit erheblichen Vorbehalten	☐ meist, aber gelegentlich gewisse Vorbehalte	☐ wird voll akzeptiert
14	Hat Freunde/Freundinnen	☐ nein	☐ nur ab und zu kurzfristig, wenig an Freundschaften interessiert	☐ möchte gerne, verliert aber immer wieder scheinbar stabile Freundschaft	☐ stabile Freundschaften, wird eingeladen, lädt selbst ein (z. B. Geburtstage)
15	Rollenspiele mit anderen Kindern	☐ beteiligt sich nicht	☐ beteiligt sich nur ungern und mit bestimmter Rolle	☐ nur bestimmte Rolle oder lässt sich unangemessene Rolle zuweisen	☐ übernimmt verschiedene Rollen kompetent je nach Spielsituation

Tab. 3.7 Fragebogen über die Entwicklung 5-jähriger Kinder nach B. Ohrt et al. *(Fortsetzung)*

16	Versteht emotional getönte Signale (Mimik, Gestik, Redewendungen, Tadel, Trauer, Kummer, Weinen, Lachen) anderer Kinder	☐ nein	☐ hat erhebliche Schwierigkeiten, Signale zu bemerken und adäquat zu reagieren	☐ versteht, kann aber nicht immeradäquat reagieren	☐ versteht und handelt adäquat (Trösten, Teilen, Kommentare, Mitfreuen)
17	Ankleiden	☐ nicht möglich	☐ braucht immer etwas Hilfe	☐ mehrheitlich selbstständig, braucht gelegentlich Hilfe	☐ selbstständig
18	Sauberkeit	☐ nässt täglich ein	☐ ist noch nicht zuverlässig trocken und sauber	☐ ist trocken und sauber, wenn zum Toilettengang aufgefordert wird	☐ selbstständig

1. Marschieren auf der Stelle mit geschlossenen Augen (Unterberger-Tretversuch).
2. Die Testperson hält den Arm gerade nach oben und senkt ihn zunächst mit offenen Augen soweit nach vorn, dass ihr vorgestreckter Zeigefinger genau gegenüber dem des Untersuchers steht. Wenn die Bewegung mit geschlossenen Augen wiederholt wird, weicht der Arm z. B. bei einseitiger Funktionsstörung des Gleichgewichtssystems oder des Kleinhirns zur geschädigten Seite ab (Bárány-Zeigeversuch).
3. Rasche Aufeinanderfolge von Bewegungen; z. B. Rotation der Hand (Diadochokinese).
4. Hampelmannsprung.

Eine ausführlichere Darstellung der neurologischen Untersuchung von Klein- und Schulkindern kann hier nicht stattfinden [3, 6, 14, 21, 39, 46, 52, 65, 81].

3.9 Jugendalter

Die körperliche Pubertätsentwicklung ist für die meisten Jugendlichen heutzutage bei wesentlich verbesserter Aufklärung fast selbstverständlich. Dennoch ergeben sich durch die raschen Veränderungen von Länge, Gewicht und Proportionen sowie die Auffälligkeiten von Haltung und Haut vielfältige Probleme auch beim normal entwickelten Kind. In dieser Zeit findet die Persönlichkeitsentwicklung überwiegend auf der Basis der intellektuellen Kompetenz, der sozialen Unterstützung und Kontaktfähigkeit sowie des Selbstbewusstseins statt. Die Jugendlichen entfalten ihre eigenen Kräfte, versuchen immer wieder an verschiedene Grenzen zu stoßen und ihre eigenen Unsicherheiten und inneren Konflikte durch übersteigerte Aktionen nach außen zu verlagern. Zwischen den Ansprüchen und Vorstellungen der Jugendlichen und den Normen der Erwachsenen entwickeln sich gesetzmäßig zahlreiche Differenzen, die erst allmählich überwunden werden.

Bei den meisten Jugendlichen ist die Phase der Pubertät durch erhebliche Irritationen gekennzeichnet. Dies gilt in der Regel auch bei behinderten Jugendlichen. Sie können mit ihrer eigenen Rolle oftmals nicht mehr zurechtkommen (**Identitätskrise**), verweigern die Anweisungen anderer (**Autoritätskrise**) und streben nach vermehrter Selbstständigkeit. Dies ist häufig mit mangelnder Einsicht in eigene Grenzen, Distanzlosigkeit oder Introvertiertheit, sowie Über- und Unterforderungen der eigenen Leistungsfähigkeit verbunden. Nicht selten treten psychosomatische Komplikationen wie Schlaf- und Essstörungen, rezidivierende Bauch- und Kopfschmerzen bis hin zu hypochondrischem Verhalten mit Depressionen und Zwangssyndromen, evtl. auch Suizidversuchen, auf. Dabei sind die zusätzlichen Probleme sehr unterschiedlich: Bei einer Zerebralparese wird dem Betroffenen die Einschränkung seiner Möglichkeiten deutlich; bei einem Patienten mit Duchennescher Muskeldystrophie kommt es gerade in diesem Alter zu einer zunehmenden Schwäche

Tab. 3.8 Kriterien für eine neuropädiatrische Untersuchung von Kindergarten- und Schulkindern.

Sensomotorisches System	Muskelmasse, Muskeltonus, Muskelkraft, Eigenreflexe, Fremdreflexe, Pyramidenbahnzeichen (z. B. Babinski-Reflex; ➤ Kap. 2.6)
Körperhaltung	Sitzen, Stehen, Gehen, Laufen, Treppensteigen
Großmotorische Funktionen	Zehengang, Fersengang, einbeiniges Stehen und Hüpfen, Aufrichten aus der Hocke, Finger-Bodenabstand, schnelles Laufen, Klettern, Springen aus 60–80 cm, Ferse-Fußspitze-Test
Gleichgewichtsfunktionen	Romberg-Stehversuch mit geschlossenen Augen, Unterberger-Tretversuch[1], Strichgang mit offenen und geschlossenen Augen, Ausgleichsbewegungen beim Stehen
Koordination der Extremitäten	Finger-Nase-Versuch, Hacke-Knie-Versuch (Zusammenführen jeweils mit geschlossenen Augen), Bárány-Zeigetest[2], Diadochokinese[3], Hampelmann-Sprung
Feinmotorik	Fingeropposition (Gegenüberstellung), Fingerverfolgen, Zeichnen, Schreiben, Pinzettgriff, Händigkeit
Abnorme Spontanbewegungen	Athetose, Chorea, Tremor, Tic, Myoklonien (➤ Kap. 7.1.3)
Assoziierte Bewegungen	Mundöffnen-Fingerspreizphänomen, einseitige Diadochokinese, Mitbewegungen beim Gehen und Laufen
Visuelles System	Pupillenreaktion, Spontanbewegungen der Augen, Augenposition, Folgebewegungen, Sehschärfe (Visus), Gesichtsfeld, Augenhintergrund, Erfassung von Augenabstand und -form
Sensibilität	Berührungssinn, Unterscheidung von spitz-stumpf und Abstand, Zahlenerkennen, Lage- und Vibrationssinn, Temperaturempfindung, Analreflex
Mund- und Gesichtsmotorik	Mund- und Zahnschluss, Zungendiadochokinese, Speichelfluss, Mundasymmetrie, Sensibilität im Mundvorhof, Würgreiz, Augenschluss
Sprache	Lautbildung (Phonation), Wortschatz, Satzbau, Redefluss, Sprachverständnis
Vegetatives System	Hautdurchblutung, Dermographismus (Rötung oder Abblassen der Haut nach Bestreichen), Schweißsekretion, Aufrichtung der Haare (Piloarrektion) nach Hautreizung; Miktion, Defäkation; Schlaf
Kognitive Funktionen	Orientierung zu Person, Ort und Zeit, Kurzzeitgedächtnis, Zahlengedächtnis, figürliches Zeichnen, Benennen von Farben, Mengenbegriff

[1] Marschieren auf der Stelle mit geschlossenen Augen
[2] Die Testperson hält den Arm gerade nach oben und senkt ihn zunächst mit offenen Augen soweit nach vorn, dass ihr vorgestreckter Zeigefinger genau gegenüber dem des Untersuchers steht. Wenn die Bewegung mit geschlossenen Augen wiederholt wird, weicht der Arm z. B. bei einseitiger Funktionsstörung des Gleichgewichtssystems oder des Kleinhirns zur geschädigten Seite ab.
[3] Rasche Aufeinanderfolge von Bewegungen, z. B. der Hand.

mit Verlust der Gehfähigkeit; bei Diabetes mellitus können vorübergehend erhebliche Blutzuckerschwankungen auftreten. Erst in letzter Zeit wird man vermehrt auf dissoziale Verhaltensweisen von primär entwicklungsauffälligen Kindern, z. B. ehemaligen Extremfrühgeborenen oder Kindern mit komplexen Verhaltens- und Teilleistungsstörungen in diesem Alter aufmerksam. Hier spielen auch mangelnde Zukunftsperspektiven, z. B. Furcht vor Arbeitslosigkeit nach Beendigung der Schule, Unsicherheiten über die Berufswahl, evtl. auch Drogenabusus und Probleme mit dem Sexualverhalten eine wichtige Rolle.

Pauschallösungen der vielfältigen Probleme gibt es nicht. Es ist jedoch wichtig, die Problembereiche anzusprechen (z. B. auch die Verwendung von Kontrazeptiva) und konkrete Schritte zu unternehmen, z. B. die Vermittlung eines Berufsfindungsjahres, eine individuelle Psychotherapie oder eine Familientherapie [12, 30, 39, 42, 55, 61, 64, 73, 75, 88].

H.-M. Straßburg

KAPITEL 4
Apparative Zusatzuntersuchungen bei Kindern mit Entwicklungsauffälligkeiten

4.1	**Ultraschalldiagnostik**	76
4.1.1	Zerebrale Ultraschalluntersuchung	76
4.1.2	Muskelultraschall	78
4.1.3	Hüftgelenkssonographie	78
4.1.4	Abdomineller Ultraschall und weitere Anwendungsgebiete	78
4.2	**Elektroenzephalographie (EEG)**	79
4.3	**Zerebrale Magnet-Resonanz-Tomographie (MRT) = Kernspintomographie**	82
4.4	**Neurophysiologische Methoden**	84
4.4.1	Nervenleitgeschwindigkeit und Elektromyographie	84
4.4.2	Evozierte Potenziale	85
4.4.3	Polygraphien und andere Untersuchungen	86
4.5	**Weitere Methoden**	86
4.5.1	Tympanometrie, Otoskopie und Audiometrie	86
4.5.2	Ophthalmoskopie	86
4.5.3	Klinisch-chemische Laboruntersuchungen	87
4.5.4	Röntgen	87
4.5.5	Liquoruntersuchungen	87
4.5.6	Biopsien	88

Grundsätzlich können durch eine genaue Anamnese und eine differenzierte klinische Untersuchung eine Vielzahl von medizinischen Diagnosen ausreichend gestellt bzw. ausgeschlossen werden. Dennoch kann, gerade auch bei komplexen Fragestellungen, auf die Durchführung so genannter objektiver, apparativer Untersuchungen nicht verzichtet werden. Dabei sollten vor der Indikationsstellung zu einer Untersuchung immer einige Punkte grundsätzlich bedacht werden:

- Die Vorstellung, dass mit wenigen Untersuchungen Ursachen für Entwicklungsstörungen hinreichend erklärbar sind, ist oft unsinnig. Andererseits ist es ebenso wenig angebracht, bei einer allgemeinen Entwicklungsstörung eine Vielzahl von Untersuchungen nach dem Prinzip „Schrotschussdiagnostik" einzusetzen.
- Wesentliches Kriterium ist die Unschädlichkeit bzw. Nichtinvasivität. So sollte jede Blutentnahme, die beim Kind mit Angst und Schmerz verbunden ist, genau überlegt und indiziert sein. Untersuchungen, die wie die Kernspintomographie bei einem Kleinkind meist nur in Narkose durchführbar sind, Nadelableitungen bei der Elektromyographie und Biopsien sollten, wenn möglich, nicht sofort angesetzt werden.
- Manche Untersuchung ist nur zu einem bestimmten Zeitpunkt sinnvoll: So kann z. B. eine zerebrale Ultraschalluntersuchung nur bei noch offener vorderer Fontanelle stattfinden. Eine EEG-Ableitung nach vorangegangener Medikamenteneinnahme oder bei starker Unruhe des Kindes ist ebenso unsinnig wie die Messung von Nervenleitgeschwindigkeiten bei verminderter Körpertemperatur oder die Hördiagnostik bei starken Nebengeräuschen. Biopsieuntersuchungen sollten am richtigen Material (nachweislich befallener Muskel) und zum richtigen Zeitpunkt durchgeführt werden – bei bestimmten Erkrankungen (z. B. Mitochondriopathien) lassen sich in den Anfangsstadien z. T. noch keine charakteristischen Veränderungen nachweisen.
- Letztlich sind alle apparativen Untersuchungen immer von der Qualität ihrer Durchführung und, oft noch mehr, der differenzierten Interpretation abhängig.

Gute Fotoaufnahmen und Video-Dokumentationen sind bei vielen Kindern mit Entwicklungsproblemen unentbehrlich.

4.1 Ultraschalldiagnostik

Ultraschalluntersuchungen sind unschädlich, beliebig oft wiederholbar, rasch durchführbar, wenig kosten- und personalaufwendig und für Eltern und Kind in der Regel nicht belastend. Bei sehr vielen Fragestellungen im Zusammenhang mit Entwicklungsstörungen im Kindesalter ist die Ultraschalldiagnostik als primäre apparative Untersuchungsmethode von großem diagnostischem Wert. Leider ist ihre Dokumentation der entscheidenden Befunde nicht immer einfach und die Beurteilung in hohem Maße von Ausbildung und Erfahrung des Untersuchers abhängig. Die meisten Geräte haben heute einen elektronischen Schallkopf, der entweder ein sektorförmiges oder rechteckiges Schnittbild ermöglicht (Sektor- oder Linear-Scan). Mit der Technik des harmonic imaging können deutlich bessere Bildqualitäten erreicht werden. Wertvolle zusätzliche Aussagen über die Durchblutung des Gewebes können mit den verschiedenen dopplersonographischen Techniken, insbesondere der Farb-Doppler-Sonographie gemacht werden.

4.1.1 Zerebrale Ultraschalluntersuchung

In der Regel kann sofort nach der Geburt bis gegen Ende des 1. Lebensjahres bzw. bis zum knöchernen Verschluss der vorderen Fontanelle mithilfe der Sektor-Scan-Technik eine dreidimensionale Darstellung der Hirnstrukturen stattfinden. Dabei können morphologische Veränderungen, z. B. der verschiedenen Ventrikel, des Hirngewebes, des Oberflächenwindungsreliefs und der hinteren Schädelgrube erkannt werden; sichtbar ist darüber hinaus aber auch die Beweglichkeit verschiedener Strukturen, z. B. das Flottieren eines Septums oder die Pulsation von Gefäßen. Besonders gut gelingt die Darstellung von Grenzflächen, z. B. bei Erweiterung der Seitenventrikel, bei Zysten und bei Nekrosen sowie die Erkennung von Blutungen, z. B. im Bereich des Keimlagers und des Hirngewebes, von Infektionen im Gewebe und Fehlbildungen. Dabei stellen sich Gewebsverdichtungen (z. B. Einblutungen) im Bild weiß dar, Gewebszerstörung oder Flüssigkeitsansammlungen

(z. B. durch Infektionen) dagegen dunkel. Die Diagnose von Hirninfarkten kann z. T. schwierig sein und ist u. a. vom Zeitpunkt der Untersuchung abhängig. So kann eine periventrikuläre Leukomalazie (> Kap. 7.1.2) evtl. in den ersten Lebenstagen nicht eindeutig feststellbar, aber auch im 2. und 3. Trimenon nicht mehr sicher erkennbar sein.

Zusätzlich zur Gesamtdarstellung der Hirnstrukturen kann bei Verdacht auf Anomalien an der Hirnoberfläche die Darstellung des Nahfeldes, z. B. mit einem Linear-Scan, sinnvoll sein.

Grundsätzlich sollten aus den im Ultraschall nachweisbaren morphologischen Veränderungen keine voreiligen Schlüsse auf die Prognose des Kindes gezogen werden. So können eine Ventrikelerweiterung, verschiedene zystische Strukturen und eine Hirnblutung in einer Ventrikelwandung durchaus mit einer praktisch normalen Gesamtentwick-

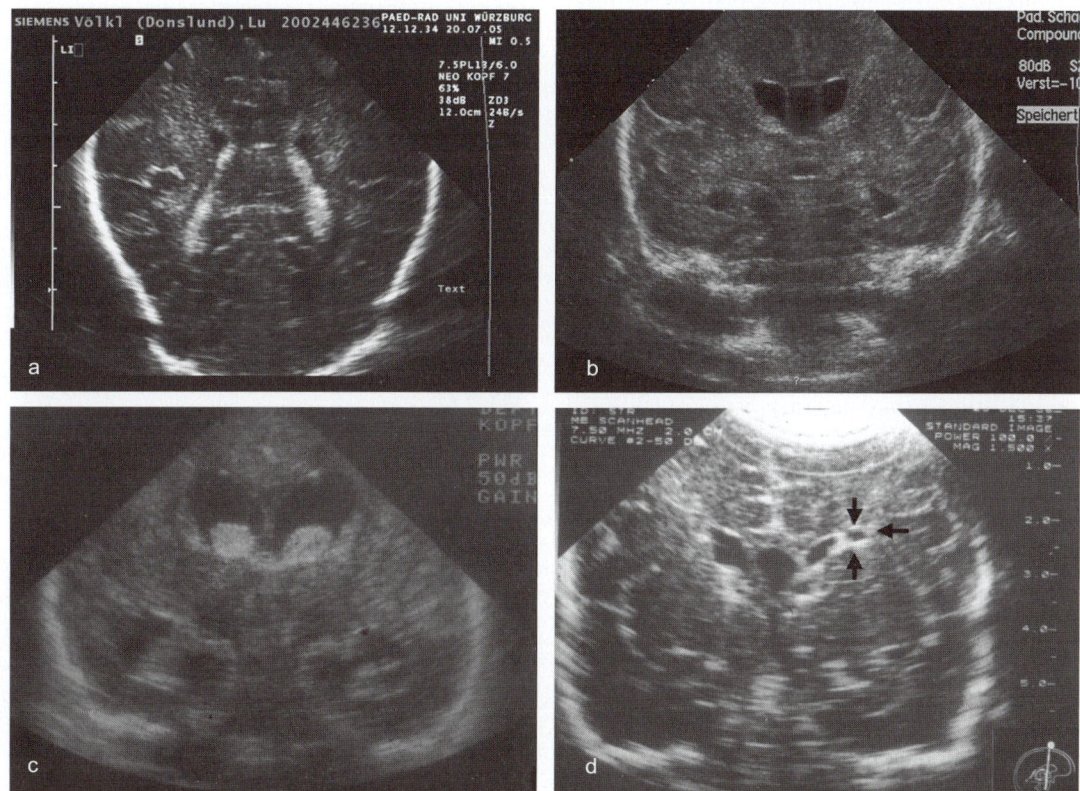

Abb. 4.1 Zerebrale Sonographie.
a) Zerebrale Sonographie im koronaren Schnittbild bei einem Frühgeborenen der 31. SSW im Alter von 2 Wochen mit vermehrter periventrikulärer Echogenität. Hieraus kann sich eine periventrikuläre Leukomalazie mit Hirngewebsnekrosen entwickeln, sichere Aussagen zur Prognose sind noch nicht möglich.
b) Zerebrale Sonographie im koronaren Schnittbild bei einem Frühgeborenen der 35. SSW im Alter von 3 Wochen nach schwerer intranataler Hypoxie mit diffus vermehrter Parenchym-Echogenität und unreifem Hirnwindungsrelief. Im weiteren Verlauf entwickelt sich eine globale Entwicklungsstörung mit sekundär generalisierter Epilepsie und Mikrozephalie.
c) Zerebrale Sonographie bei einem Frühgeborenen der 33. SSW im Alter von 3 Wochen mit einer intraventrikulären Blutung Grad 3 und erweiterten Seitenventrikeln bei diffuser Echogenitätsvermehrung des gesamten Hirnparenchyms. Im weiteren Verlauf entwickelt sich eine globale Entwicklungsstörung mit Mikrozephalie, aber kein Shunt-pflichtiger Hydrozephalus.
d) Zerebrale Sonographie eines Frühgeborenen der 29. SSW im Alter von 6 Wochen mit periventrikulärer Leukomalazie in Form von Hirnparenchymnekrosen lateral des linken > rechten Seitenventrikels und Resten einer subependymalen Blutung bds. Im weiteren Verlauf entwickelte das Kind eine rechts beinbetonte Zerebralparese und zentrale Sehstörungen.

lung einhergehen. Andererseits werden bei periventrikulärer Leukomalazie, anderen Zerstörungen umschriebener Hirnstrukturen, deutlicher Hirnatrophie und eindeutigen Anomalien der Hirnoberfläche (z. B. einer Lissenzephalie = fehlende Ausbildung der Windungen) praktisch immer schwerwiegende Entwicklungsstörungen nachweisbar sein.

4.1.2 Muskelultraschall

Mithilfe des Ultraschalls können praktisch alle Muskeln und die sie umgebenden Strukturen dargestellt werden. Damit lässt sich auch bei mangelnder Mitarbeit eine Aussage über das tatsächliche Muskelvolumen, die Kontraktionsfähigkeit und das umgebende Bindegewebe machen. Von entscheidender Bedeutung sind aber Echogenitätsveränderungen des Muskelgewebes bei verschiedenen Muskelerkrankungen, insbesondere der Muskeldystrophie (➤ Kap. 7.3), verschiedenen Formen der Muskelatrophie, aber auch bei Stoffwechselstörungen und Muskelentzündungen (Myositiden). Wesentlich ist, dass die Strukturveränderungen abhängig vom Stadium der Erkrankung sind. Bei einigen Erkrankungen wie der spinalen Muskelatrophie und der Muskeldystrophie Duchenne (➤ Abb. 4.2b) lassen sich in bestimmten Muskeln, z. B. dem Musculus gluteus maximus (größter Gesäßmuskel) und der Oberschenkelmuskulatur, typische Veränderungen nachweisen.

4.1.3 Hüftgelenkssonographie

In den ersten Lebensmonaten lässt sich am besten mithilfe der Linear-Scan-Technik das Hüftgelenk mit Pfanne und Hüftkopf, insbesondere dem Pfannendacherker, darstellen. Nach R. Graf werden dabei vor allem bestimmte Winkel ausgemessen, der knöcherne und knorpelige Hüftgelenkserker beurteilt sowie Form und Lage des Hüftkopfs untersucht. Wichtigste Indikation ist die Erkennung einer Anlagestörung des Hüftgelenks im Sinne einer Hüftgelenksdysplasie bzw. einer angeborenen Hüftgelenksluxation (Verrenkung). Wegen der ausgezeichneten Behandlungserfolge bei frühzeitiger Therapie der Hüftdysplasien ist die Hüftgelenkssonographie eine

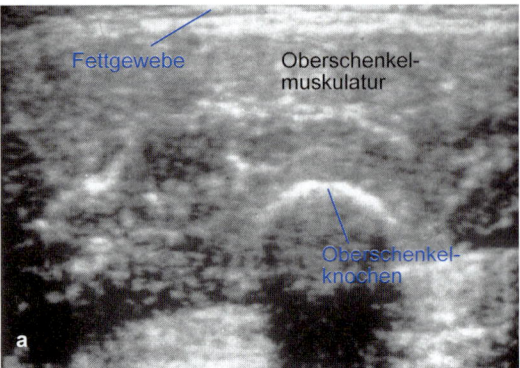

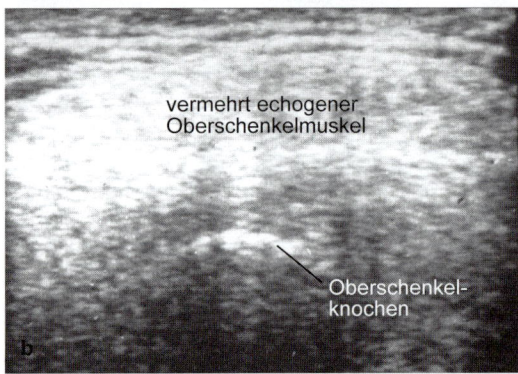

Abb. 4.2
a) Sonographischer Querschnitt durch die Oberschenkel-Muskulatur bei einem gesunden 8 Jahre alten Knaben.
b) Sonographischer Querschnitt durch die Oberschenkelmuskulatur bei einem 6-jährigen Knaben mit Muskeldystrophie Duchenne.

Screening-Untersuchung im Rahmen der Früherkennungsuntersuchungen U_2 und U_3. Eine in den ersten Lebensmonaten normale sonographische Hüftgelenksuntersuchung schließt die Entwicklung einer sekundären Hüftluxation, z. B. bei einer spastischen Lähmung der Beine, allerdings nicht aus.

4.1.4 Abdomineller Ultraschall und weitere Anwendungsgebiete

Mit der Sektor-Scan-Technik lassen sich Größe und Parenchymstruktur der Bauchorgane, z. B. von Leber, Milz, Bauchspeicheldrüse und Nieren eindeutig darstellen. Ausweitungen der ableitenden Harnwege sowie die Harnblase sind gut erkennbar. Bei allen Erkrankungen im Bereich der Harnwege sollte vor und nach Entleerung der Harnblase eine Ultraschalluntersuchung erfolgen und dabei auch auf die Blasenwanddicke geachtet werden. Sehr gut lassen sich auch die inneren weiblichen Geschlechtsorgane, vor allem bei gefüllter Harnblase, nachweisen. Aussagen über die Durchblutung der Organe können mit der Farb-Doppler-Sonographie gemacht werden

Von besonderer Bedeutung gerade bei motorisch auffälligen Säuglingen und bei Kindern mit Zerebralparese ist die Beurteilung der Übergangsregion zwischen Speiseröhre (Ösophagus) und Mageneingang (Kardia) zum Nachweis eines gastroösophagealen Refluxes, d. h. eines Rückflusses von Mageninhalt in die untere Speiseröhre (➤ Kap. 9.4).

Bei chronischer Obstipation (Stuhlverstopfung) können Kotansammlungen im oberen Mastdarmbereich sowie Ausweitungen und Flüssigkeitsvermehrungen in den übrigen Darmabschnitten erkannt werden.

Weiterhin lassen sich mit dem Ultraschall u. a. die Schilddrüse, die Augen, die Rückenmarksstrukturen beim Neugeborenen und jungen Säugling, unterschiedliche Gelenk- und Knochenoberflächenstrukturen, infiltrative Hautveränderungen und vieles mehr genauer untersuchen.

4.2 Elektroenzephalographie (EEG)

Das Gehirn ist ein „elektrochemisches Aggregat" und das EEG misst die bioelektrischen Hirnaktivitäten, die überwiegend in der Großhirnrinde entstehen. Mithilfe des EEGs (➤ Abb. 4.3) kann eine rhythmische **Grundaktivität** registriert werden, die vom Alter und dem Aktivitätsgrad (Vigilanz) abhängig ist.

Dabei werden **Frequenz, Ausprägung, Synchronisation** und **räumliche Gliederung** unterschieden.

Im 1. Lebensjahr besteht der normale Grundrhythmus überwiegend aus *Delta-* (1–3,5/sec) und *Theta- oder Zwischenwellen* (4–6/sec) (➤ Abb. 4.3a). Bis zum 6. Lebensjahr wird in der Regel vor allem über dem Hinterkopf nach Augenschluss ein *Alpharhythmus* von mehr als 7,5/sec und ab dem 12. Lebensjahr von 9–11/sec erreicht (➤ Abb. 4.3b). Frequenzen über 12/sec werden als *Betawellen* bezeichnet.

Im Schlaf kommt es je nach Stadium zu charakteristischen Veränderungen, vor allem zum Auftreten der *Schlafspindeln* ab dem 3. Lebensmonat (➤ Abb. 4.3c).

Der Grundrhythmus kann als abnorm bezeichnet werden, wenn er unregelmäßig, frequenzlabil oder dysrhythmisch ist bzw. wenn eine Betawellenvermehrung vorliegt. Der Grundrhythmus ist pathologisch bei eindeutiger Verlangsamung, oft auch verbunden mit Abflachung der Amplituden („Wellenhöhe"). Dabei wird zwischen leichter, mäßiger und schwerer **Allgemeinveränderung** unterschieden. Daneben können spezielle Wellenformationen einer Region als **Herdbefunde** (Fokus) erkannt werden. Von besonderer Bedeutung ist das EEG als einzige Methode zur Erkennung einer **erhöhten zerebralen Anfallsbereitschaft** zwischen klinisch erkennbaren epileptischen Anfällen. Spitzzackige Potenziale wie sharp-waves, sharp-slow-waves, spikes, spike-waves und poly-spike-waves können fokal und generalisiert auftreten. Da sie nicht beweisend für das Vorliegen einer Epilepsie sind, spricht man besser von **hypersynchroner Aktivität** (➤ Abb. 4.3e). Eine Sonderform der EEG-Veränderung stellt die Hypsarrhythmie, eine diffus gemischte Krampfaktivität bei Kindern mit BNS-Anfällen im 1. Lebensjahr (➤ Kap. 8.14.3) dar (➤ Abb. 4.3d). Auch durch Hyperventilation und spezielle externe Reize können charakteristische Veränderungen im EEG auftreten.

Wesentlich ist, dass die EEG-Ableitung von gut ausgebildeten und geduldigen technischen Mitarbeitern nach standardisierten Ableitschemata in entspanntem Zustand und möglichst mit verschiedenen Provokationsmethoden durchgeführt wird. Bei vielen Fragestellungen ist es sinnvoll, das Kind während des EEGs einschlafen zu lassen, was entweder durch die Wahl eines geeigneten Untersuchungszeitpunktes, nach vorangegangenem Schlafentzug oder nach Gabe des Hormons Melatonin stattfinden kann.

Vor allem H. Doose hat zeigen können, dass viele Besonderheiten des kindlichen EEGs genetisch bestimmt werden, hierzu gehören auch Grundrhythmusanomalien wie Thetarhythmen und das Auftreten hypersynchroner Aktivitäten.

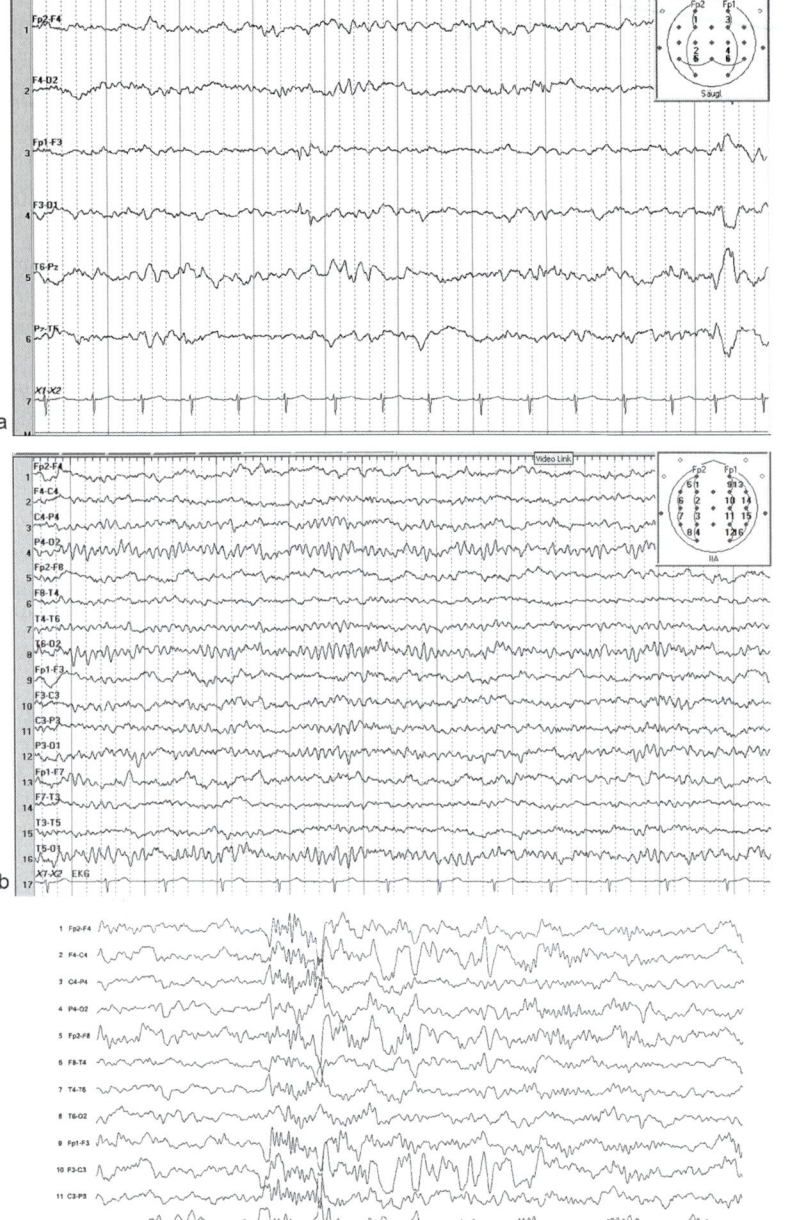

Abb. 4.3 Beispiele für EEG-Ableitungen bei Kindern
a) EEG eines gesunden Neugeborenen,
b) Normales Alpha-EEG bei einem 10-jährigen Knaben,
c) Schlaf-EEG in einem Stadium 2 mit generalisierten Schlafspindeln und so genannten K-Komplexen bei einem 9-jährigen Mädchen.

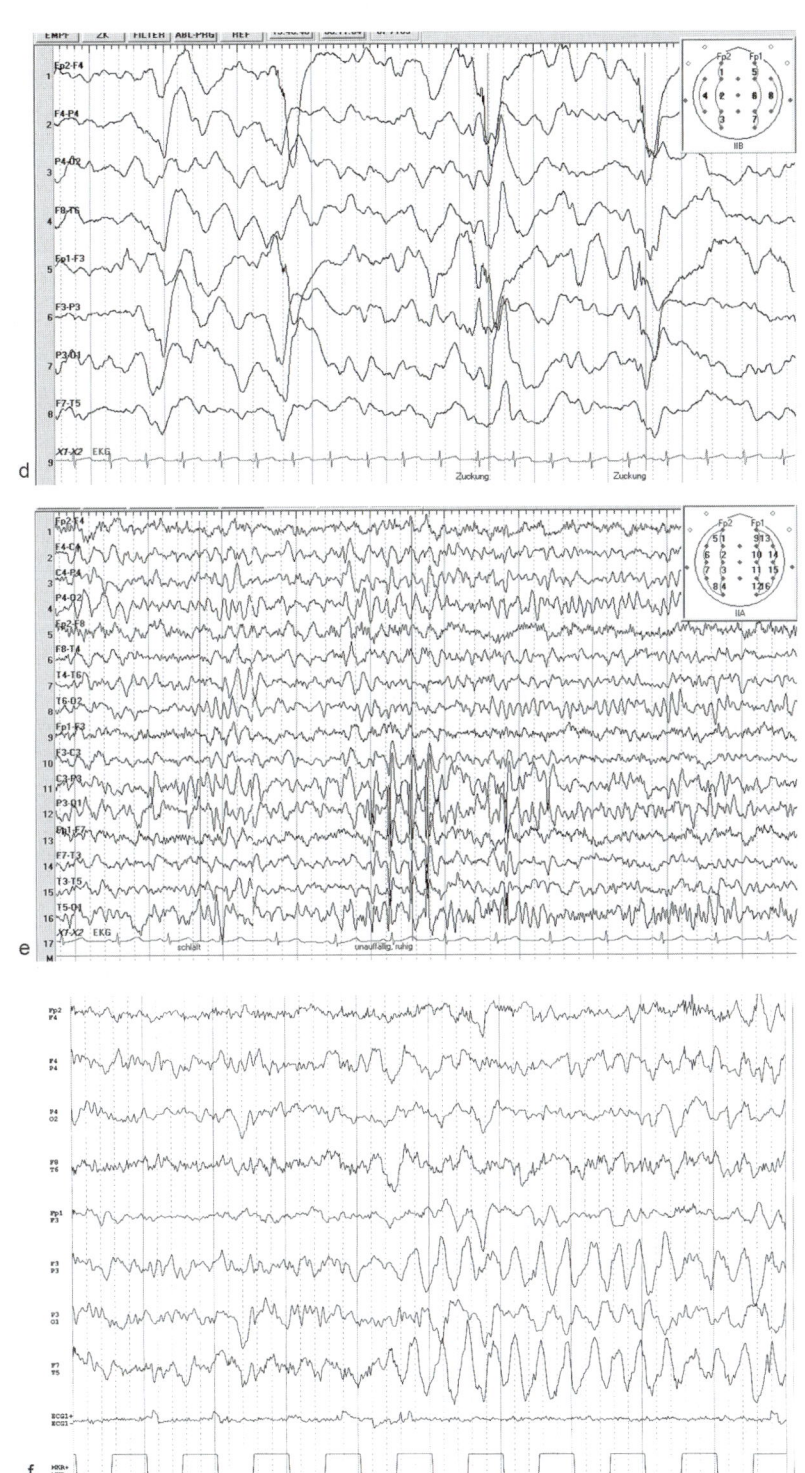

Abb. 4.3
d) EEG mit unregelmäßig verlangsamten und steilen Wellen im Sinne einer Hypsarrhythmie bei einem 7 Monate alten Säugling mit schwerer allgemeiner Entwicklungsstörung. Klinisch werden wiederholt ruckartige Zuckungen des Körpers beobachtet. Es handelt sich um eine BNS-Epilepsie (WEST-Syndrom),
e) EEG eines 11-jährigen Patienten mit einem Sharp-wave-Fokus der linken Hemisphäre bei leichter Intelligenzminderung und normalem MRT,
f) EEG eines 5-jährigen Knaben mit schwerer allgemeiner Entwicklungsstörung bei molekulargenetisch nachgewiesenem Angelman-Syndrom.

Grundsätzlich sollten EEG-Veränderungen, insbesondere auch hypersynchrone Potenziale, nicht mit Epilepsien gleichgesetzt werden. So werden typische sharp-waves über der zentro-temporalen oder okzipitalen Hirnregion (Rolando-Fokus) häufiger bei Kindern mit Teilleistungsstörungen oder Verhaltensauffälligkeiten gefunden. Auch bei Patienten mit genetischen Veränderungen, z. B. dem Fragilen-X-Syndrom (➤ Kap. 8.3, 10.5.2) lassen sich gehäuft Sharp-wave-Foci nachweisen. Einige charakteristische EEG-Veränderungen können definierten Krankheitsbildern zugeordnet werden, z. B. bei bestimmten Anlagestörungen, Stoffwechselerkrankungen und Infektionen des Gehirns (➤ Abb. 4.3f).

In der Epileptologie wird in einigen Zentren zusätzlich die Elektro-Magnetographie eingesetzt, um Hirnareale mit erhöhter zerebraler Anfallsbereitschaft besser darstellen zu können.

4.3 Zerebrale Magnet-Resonanz-Tomographie (MRT) = Kernspintomographie

Diese Untersuchungsmethode stellt die derzeit beste Möglichkeit einer Darstellung der Hirnstrukturen dar, sie ist der „Goldstandard" der morphologischen Diagnostik des ZNS. Hierbei handelt es sich um eine aufwendige Computerauswertung der elektromagnetischen Spins aufgrund der spezifischen Eigenschaften von Wasser- und Fettmolekülen in einem starken Magnetfeld, wenn sie durch Radiowellen in ihrer Raumausrichtung unterschiedlich beeinflusst werden. Mithilfe unterschiedlicher Techniken (T1, T2 und Diffusionswichtung) lassen sich mit erstaunlich hohem Auflösungsvermögen kleinste Veränderungen im Hirngewebe, Fehlanlagen des Hirnwindungsreliefs, Myelinisierungsstörungen, Balkenanlagestörungen, Tumoren, Gefäßanomalien, Hämosiderinablagerungen (als Zeichen für zurückliegende Blutungen), Zysten, Nekrosen und verschiedenste andere Anlagestörungen nachweisen (➤ Abb. 4.4 und ➤ Abb. 4.5). Nur begrenzt darstellbar sind aufgrund der anatomischen Gegebenheiten umschriebene Veränderungen der Hirnstammstruktur. Nachteilig sind die aufwendige Technik, die hohen Kosten und die relativ lange Untersuchungszeit. Deshalb können Säuglinge, Kleinkinder und unruhige, wenig kooperative größere Kinder nur nach medikamentöser Sedierung oder besser in Narkose untersucht werden. In den ersten Lebensjahren können, u. a. wegen der noch nicht abgeschlossenen Myelinisierung und des höheren Flüssigkeitsgehalts des Gehirns, besonders bei mentalen Entwicklungsstörungen nur bedingt Aussagen gemacht werden. Viele Befunde, z. B. Erweiterungen der Ventrikel, Verzögerungen der Myelinisierung und Veränderungen der Kleinhirnstrukturen verlangen in ihrer Interpretation große Erfahrung oder sind unspezifisch. Durch Weiterentwicklungen der Kernspin-Technologie konnten zusätzliche Möglichkeiten wie eine Darstellung der Gefäße (Angio-MR), der funktionell aktiven Hirnareale (f-MR) und eine chemische Analyse des Hirngewebes (MR-Protonen-Spektroskopie) erreicht werden, was aber mit zusätzlichem großem technischem Aufwand verbunden ist. Andererseits konnten nur so in den vergangenen Jahren neue seltene ZNS-Erkrankungen (z.B. Stoffwechselstörungen, Entzündungen, Durchblutungsstörungen und Tumoren) ohne weitere invasive Maßnahmen erkannt werden. Bei einzelnen Hirnerkrankungen, z.B. speziellen Epilepsien, können zusätzliche Aussagen zur Lokalisation von Hirnfunktionsstörungen mit der SPECT (= single protonen emission tomography) und dem PET (= protonen emission tomography), aufwendigen nuklearmedizinischen Techniken, gemacht werden.

Bei allen klinischen Symptomen, bei denen an eine Rückenmarkserkrankung gedacht werden muss, insbesondere bei Verdacht auf Fehlbildungen, Verletzungen oder Tumoren des Rückenmarks oder Veränderungen wie dem Tethered-cord-Syndrom (➤ Kap. 7.2) ist eine **spinale Kernspintomographie** indiziert (➤ Abb. 4.5). Bei spinal atrophischen Prozessen (➤ Kap. 7.3) lassen sich hiermit jedoch meist keine Veränderungen nachweisen. Auch praktisch alle anderen Weichteil-Organe können mit der Kernspin-Technik hervorragend dargestellt werden, z. B. auch die Muskulatur bei Entzündungen (➤ Abb. 4.6).

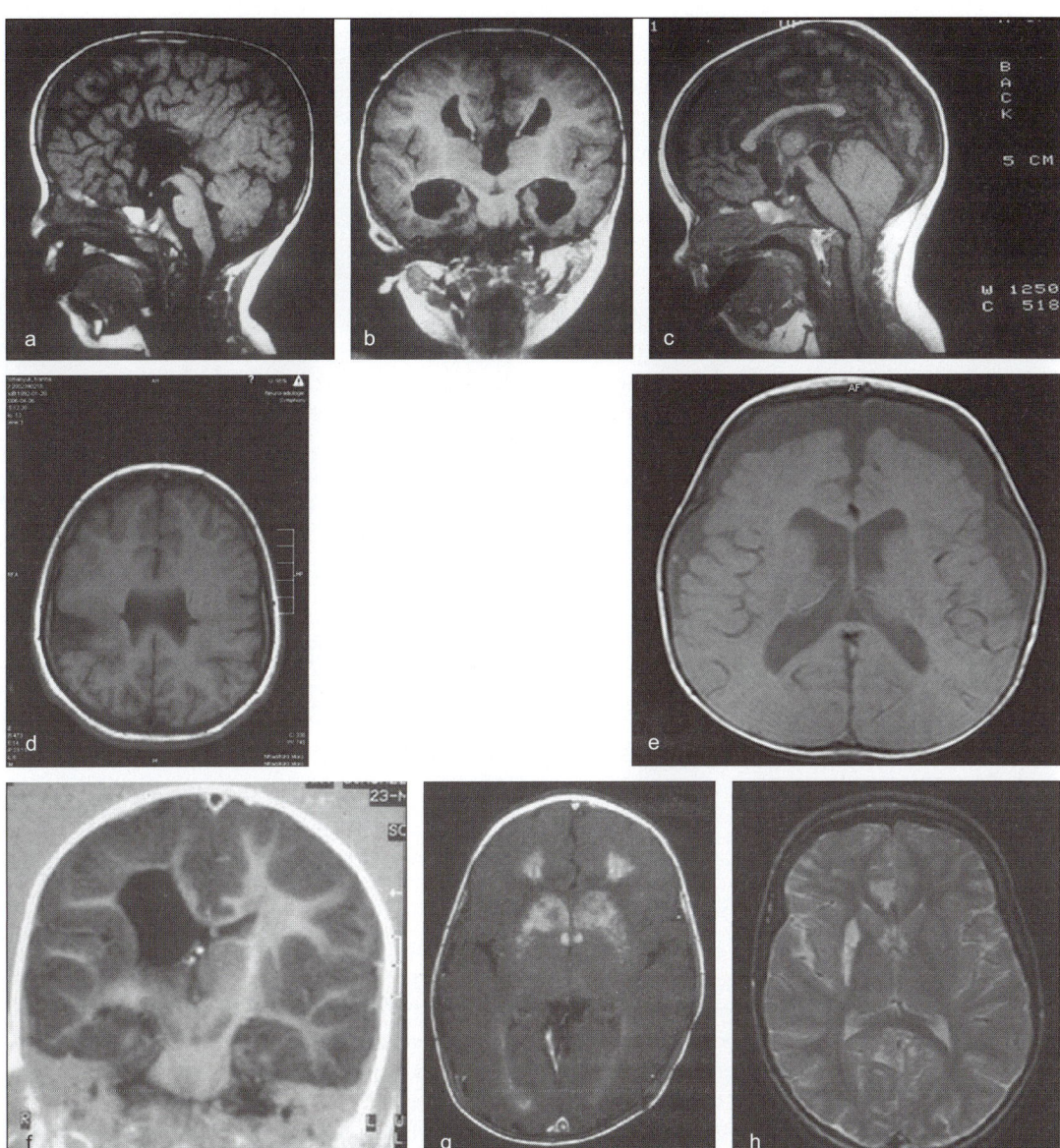

Abb. 4.4 MRT (Kopf) **a)** sagittales und **b)** koronares MRT-Schnittbild bei einem 2-jährigen Jungen mit globaler Entwicklungsstörung. Es besteht ein völliges Fehlen des Corpus callosum ohne sonstige Fehlbildungen. **c)** Sagittales MRT bei einer 3-jährigen Patientin mit lumbaler Meningomyelozele und Chiari-II-Malformation. In der hinteren Schädelgrube lässt sich die Kaudalverlagerung der unteren Anteile von Kleinhirn und Hirnstamm gut erkennen, im Bereich des 3. Ventrikels die Verdickung der Verbindung zwischen den beiden Thalamus-Kernen, **d)** MRT bei einem 8-jährigen Mädchen mit links betonter spastischer Tetraparese und globaler Entwicklungsstörung nach regelrechter Schwangerschaft und Geburt. Es besteht eine primäre Hirnanlagestörung mit einer deutlich rechts betonten Schizenzephalie. **e)** MRT mit ausgeprägtem Subduralerguss bds. bei einem 5 Monate alten Säugling bei V.a. Zustand nach einem Schütteltrauma. **f)** Großer porenzephaler Defekt im Versorgungsbereich der re. Art. cerebri media bei einem 2-jährigen Mädchen mit spastischer Hemiparese li., **g)** MRT bei einem 10 Monate alten Säugling mit schwerer BNS-Epilepsie und nachgewiesener Mitochondrien-Funktionsstörung im Sinne eines Morbus Leigh, **h)** MRT eines 7-jährigen Mädchens mit akuter Hemiparese. Im Bereich des Globus pallidus besteht eine deutliche Signalanhebung nach Infarzierung. Molekulargenetisch konnte eine Mitochondrien-Funktionsstörung im Sinne eines MELAS-Syndroms nachgewiesen werden.

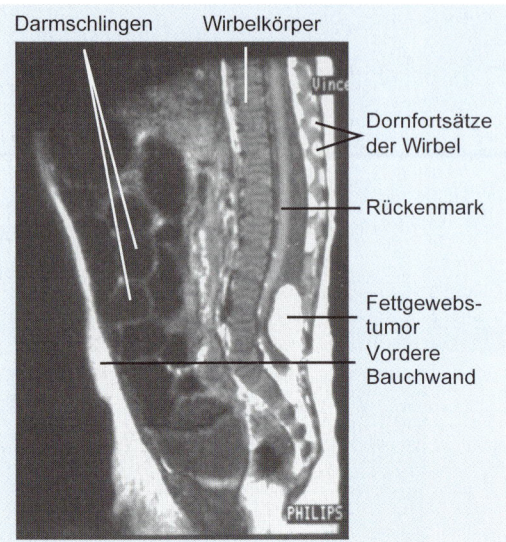

Abb. 4.5 MRT (Wirbelsäule mit Rückenmark) bei einem 2-Jährigen mit Lipomeningomyelozele und tethered cord (➤ Kap. 7.2). Das Rückenmark reicht bis in den unteren Lendenbereich (normal wäre der 1. Lendenwirbelkörper) und geht in einen Fettgewebs-Tumor über.

4.4 Neurophysiologische Methoden

4.4.1 Nervenleitgeschwindigkeit und Elektromyographie

Die Bestimmung der **Nervenleitgeschwindigkeit** ist vor allem bei Erkrankungen der peripheren Nerven und bei Myelinisierungsstörungen wie der metachromatischen Leukodystrophie (➤ Kap. 8.6.2) indiziert. Die **Elektromyographie (EMG)** mittels Nadelableitung aus der Muskulatur dient der Differenzierung von Krankheiten, die primär im Muskel (myogen) oder im Nerv (neurogen) auftreten. Sie zeigt im Normalfall bei völliger Entspannung *elektrische Ruhe* und bei zunehmender willkürlicher Innervation eine ansteigende Zahl von *Aktionspotenzialen* verschiedener motorischer Einheiten (Muskelfasergruppen, die von jeweils einer Rückenmarks-Vorderhornzelle versorgt werden); bei starker Innervation kommt es zum *Interferenzbild*, in dem die Aktionspotenziale der motorischen Einheiten nicht mehr einzeln zu erkennen sind. Im Krankheitsfall können

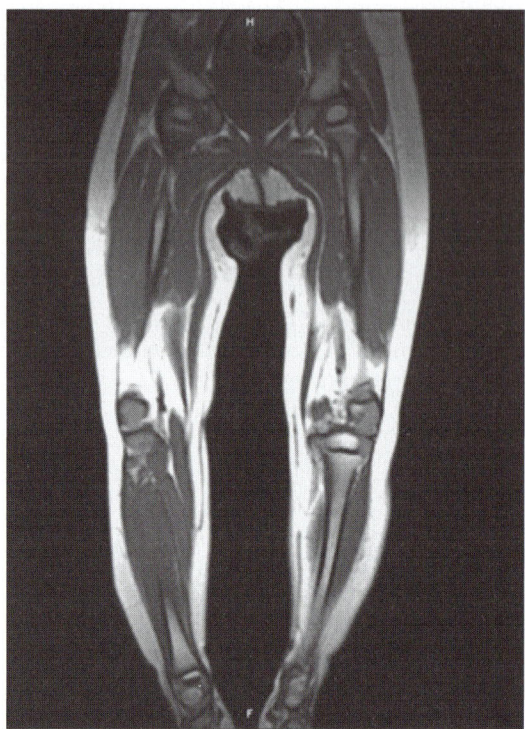

Abb. 4.6 Ganzkörper-MRT der unteren Extremitäten bei einem 2-jährigen Mädchen mit histologisch nachgewiesener interstitieller Myositis. Deutlich ist die erhöhte Signalaktivität besonders der distalen Muskelanteile des Oberschenkels zu erkennen.

Zeichen der Spontanaktivität (Fibrillationen und positive Wellen), Amplitudenveränderungen der Muskelpotenziale mit Störungen der Interferenz und Potenzialaufbaustörungen bei wiederholten Innervationen erkannt werden. Bei *myogenen Erkrankungen* gehen Muskelfasern ohne Bindung an die Nervenversorgung zugrunde. Die motorischen Einheiten werden also kleiner, ihre Zahl bleibt aber unverändert. Deshalb tritt schon bei relativ leichter Innervation ein Interferenzbild im EMG auf, da der Patient mehr motorische Einheiten als der Gesunde aktivieren muss, um die gleiche Kraft zu entfalten. Bei primär *neurogenen Erkrankungen* hingegen gehen mit den Nervenfasern ganze motorische Einheiten zugrunde. Die Zahl der Aktionspotenziale ist im Vergleich zum Gesunden verringert, so dass es auch bei kräftiger Innervation zu einem gelichteten Interferenzbild mit z. T. besonders hohen Amplituden kommt. Spezifische Veränderungen lassen sich bei den verschiedenen Myotonieformen, insbesondere

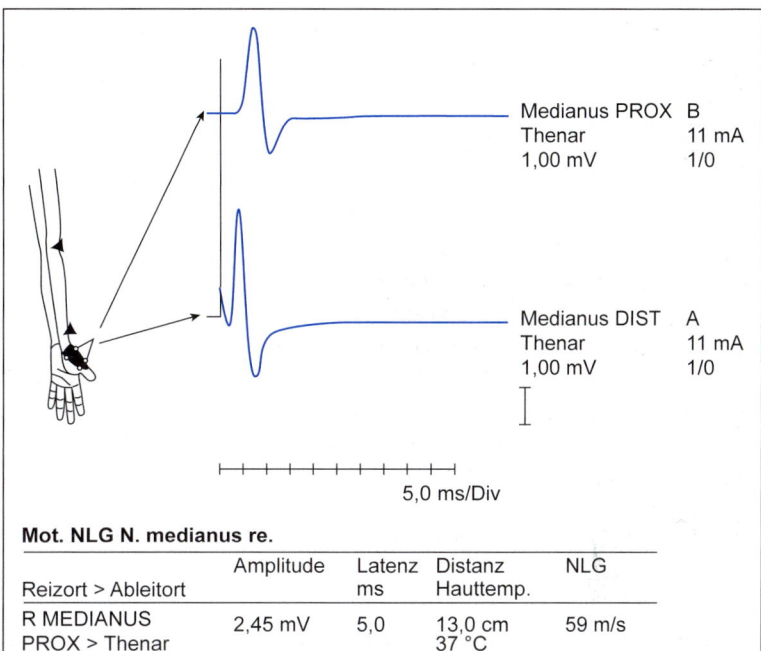

Abb. 4.7 Messung der Nervenleitgeschwindigkeit des Nervus medianus – Normalbefund.

der myotonen Dystrophie und bei den Myasthenien nachweisen (➤ Kap. 7.3.2).

4.4.2 Evozierte Potenziale

Durch periphere Nervenreizungen werden in den zugeordneten Hirnregionen elektrische Aktivitäten ausgelöst, die als sog. **evozierte Potenziale** messbar sind.

Mithilfe der **somatosensibel evozierten Potenziale (ssEP)** kann bei peripherer Reizung des Nervus medianus am Arm oder des Nervus tibialis am Unterschenkel und Ableitung über dem korrespondierenden sensorischen Rindenfeld (➤ Abb. 2.4) die Gesamtleitungszeit und (nach Abzug der peripheren Nervenleitgeschwindigkeit) die zentrale Leitungszeit bestimmt werden. Diese ist bei verschiedenen neurodegenerativen Erkrankungen, z. B. der metachromatischen Leukodystrophie (➤ Kap. 8.6.2) der Friedreichschen Ataxie, einer neurodegenerativen Erkrankung der Rückenmark-Hinterstränge und des Kleinhirns, aber auch bei anderen entzündlichen und tumorösen Prozessen wie der Encephalomyelitis disseminata (Multiple Sklerose) für die Diagnose wegweisend.

Akustisch evozierte Potenziale (AEP) dienen nicht nur der objektiven Überprüfung bei Verdacht auf Hörstörung, sondern auch als Funktionstest für den Hirnstamm. So kommt es bei hohen Bilirubinkonzentrationen in der Neugeborenenzeit zu typischen Veränderungen der AEPs. Auch bei der Chiari-II-Malformation (➤ Kap. 7.2) fallen sie meist abnorm aus. Bei Kindern mit ausgeprägten Sprachentwicklungsstörungen hat man viele Untersuchungen mit späten akustisch evozierten Potenzialen (z. B. P 300) durchgeführt, z. T. auch nach Auslösung spezieller Ereignisse und mit komplizierten Auswertetechniken, z. B. mismatch negativity.

Visuell evozierte Potenziale (VEP) erlauben eine objektive Aussage über die Reaktion der Sehrinde auf Lichtreize. Mit ihrer Hilfe lassen sich genauere Aussagen über die Funktion der Sehbahn machen. Bei Säuglingen ist die Durchführung der VEPs technisch schwierig und die Aussage begrenzt. Veränderungen der VEPs bei zentralen Sehstörungen, z. B. auch bei einer Legasthenie mit Verlängerung der Latenzen und Veränderungen der Potenziale, werden diskutiert.

Die Ableitung von späten evozierten Potenzialen (P 300), z. B. nach akustischen und visuellen Reizen, ist von wissenschaftlichem Interesse; man erhofft sich gewisse Korrelationen der Messergebnisse mit der intellektuellen Leistungsfähigkeit, z. B. nach ZNS-Erkrankungen.

Bei der **kortikalen Magnetstimulation** wird die Hirnrinde elektrisch gereizt und das korrespondierende Muskelaktionspotenzial abgeleitet. Das Vorgehen ist also umgekehrt wie bei der Bestimmung von evozierten Potenzialen. Dadurch kann eine Aussage über die efferente Nervenleitung z. B. bei Entmarkungskrankheiten und spinalen (vom Rückenmark ausgehenden) Prozessen erfolgen. Durch spezielle Techniken, z.B. die Vor-Innervation, können darüber hinaus Reorganisationsprozesse des kortikospinalen Systems nachgewiesen werden.

4.4.3 Polygraphien und andere Untersuchungen

Bei Kindern mit lang dauernden Atempausen, vor allem während des Schlafes, bei unklaren Anfallszuständen und Verhaltensauffälligkeiten können polygraphische Registrierungen oder andere Langzeituntersuchungen indiziert sein. Hierbei werden beispielsweise Atmung, EKG, Sauerstoffsättigung des Blutes und EEG gleichzeitig registriert. Eine pauschale Indikation für polygraphische Registrierungen kann es nicht geben, vielmehr sollte je nach definierter klinischer Fragestellung eine Zusammenstellung verschiedener biologischer Ableiteparameter erfolgen.

So ist häufig bei Verdacht auf zerebrale Anfälle eine **Videoaufnahme,** ggf. auch während des Schlafes, allein ausreichend. Sinnvoll sind auch simultane EEG- und Videoregistrierungen, besonders bei Kindern mit schwer klassifizierbaren Anfällen. **EEG-Langzeitregistrierungen** sind vor allem dann indiziert, wenn auch bei einwandfreier Ableitung mit Einschlaf- und Schlafveränderung keine eindeutige Erklärung für klinische Anfallsphänomene gefunden werden konnte. Bei Apnoen wird zwischen zentralen und obstruktiven Formen (durch Einengung der Atemwege) unterschieden und die O_2-Sättigung des Blutes mittels der **Pulsoxymetrie** gemessen.

Die **Polysomnographie** hat ihre Bedeutung vor allem bei Kindern mit Atemantriebsstörungen im Rahmen von Hirnstamm-Anomalien (Chiari-Malformation bei MMC und kraniofazialen Dysmorphien) und weniger bei klinisch offensichtlichen Befunden einer oberen Luftwegsobstruktion, z.B. durch vergrößerte Adenoide.

Gelegentlich kann bei Kindern mit unterschiedlichen Formen von Entwicklungsstörungen und Apnoen (➤ Kap. 8.12.1) eine **Langzeit-pH-Metrie** zur Objektivierung eines gastroösophagealen Refluxes sinnvoll sein (➤ Kap. 4.1.4, ➤ Kap. 9.4).

4.5 Weitere Methoden

4.5.1 Tympanometrie, Otoskopie und Audiometrie

Die **Tympanometrie** misst die Beweglichkeit des Trommelfells. Besonders bei Flüssigkeits- oder Schleimansammlungen im Mittelohr kommt es zu deutlichen Bewegungseinschränkungen, die in der Regel mit Beeinträchtigung der Hörfunktion verbunden sind. Ursächlich sind hierfür oft vergrößerte Adenoide verantwortlich, die auch eine Vielzahl anderer Funktionsstörungen herbeiführen können (➤ Kap. 9.2.3).

Die **Otoskopie**, d. h. die Inspektion des Trommelfells, ist nur in Ausnahmefällen im Rahmen der Entwicklungsdiagnostik notwendig.

Bei der einfachen **Audiometrie** wird mittels Kopfhörern die Hörfähigkeit durch Schallleitung und Knochenleitung gemessen. In der Regel werden die Kopfhörer erst nach dem 4. Lebensjahr von den Kindern toleriert.

Differenzierte apparative Hördiagnostik, z. B. mittels otoakustischer Emissionen, akustisch evozierter Hirnstammpotenziale, evozierter Cochleapotenziale und der ausführlichen Spielaudiometrie, z. B. nach Bisalski, werden in der Regel in speziellen Institutionen, z. B. Abteilungen für Phoniatrie und Pädaudiologie, eingesetzt (➤ Kap. 9.2.1).

4.5.2 Ophthalmoskopie

Mithilfe eines **Augenspiegels** kann bei entsprechender Mitarbeit im möglichst abgedunkelten Raum auch der Kinderarzt zumindest orientierend den

Augenhintergrund und den Sehnerv beurteilen. Eine differenzierte Untersuchung im Säuglings- und Kleinkindalter, möglichst verbunden mit einer genaueren Bestimmung der Sehschärfe (Visus) und der Augenbrechkraft (Refraktion), sollte jedoch dem erfahrenen Augenarzt vorbehalten sein. Visusbestimmungen bei schwer entwicklungsgestörten Kindern können mit speziellen Tafelsystemen, z. B. dem Preferential-looking-Test mit Teller-Acuity-Cards, am besten von erfahrenen Orthoptistinnen durchgeführt werden (➤ Kap. 9.1). Spaltlampenuntersuchungen, ausführliche Gesichtsfeldüberprüfung und ein Elektro-Retinogramm (Registrierung der vom Auge nach Belichtung ableitbaren elektrischen Potenziale) sind nur in Ausnahmefällen bei Entwicklungsstörungen sinnvoll. Auch mit Blitzlichtkameras kann u. U. eine orientierende Aussage über die Sehfähigkeit und die Augenstellung bei Kindern mit Entwicklungsstörungen gemacht werden. In jedem Fall ist das möglichst frühzeitige Erkennen von Schielstellungen, Visusverminderungen, Netzhaut- und Papillenveränderungen bei allen Kindern mit Entwicklungsstörungen von großer Bedeutung.

4.5.3 Klinisch-chemische Laboruntersuchungen

Untersuchungen im Blut sollten bei der Diagnostik von Entwicklungsauffälligkeiten möglichst nur nach klinischer Notwendigkeit erfolgen. Nachfolgend wird deshalb auf einige wenige, oft wichtige Bestimmungen hingewiesen: Blutbild mit Differenzierung der Leukozyten, GOT, GPT, alkalische Phosphatase, Kreatinin, Gesamteiweiß, Harnsäure, Kupfer und Coeruloplasmin. Bei vielen ungeklärten Entwicklungsstörungen empfiehlt sich eine Bestimmung des Laktats in nüchternem Zustand am Morgen (➤ Kap. 8.6.4). Die Blutentnahme sollte dann möglichst bei einem nicht schreienden Kind ohne venöse Stauung erfolgen und das Blut rasch im Labor untersucht werden. Bei klinischem Verdacht auf eine Funktionsstörung der Mitochondrien sollte zusätzlich eine Laktatbestimmung im Liquor erfolgen. Gelegentlich können Ammoniak, Cholesterin und Triglyzeride, Kreatinkinase, Schilddrüsenhormonwerte sowie die Bestimmung langkettiger Fettsäuren, der Phytansäure, des Pipicolins, des Karnitins und der Biotinidaseaktivität sinnvoll sein.

Bei Verdacht auf eine Stoffwechselstörung empfiehlt sich eine Screening-Untersuchung im Urin auf die Ausscheidung organischer Säuren; Aminosäurebestimmungen im Serum sind in der Primärdiagnostik nur selten indiziert, aber bei einigen Krankheiten zur Therapiekontrolle notwendig.

Serologische Untersuchungen auf Infektionen, z. B. Lues, Röteln, Toxoplasmose, Zytomegalie, Borreliose, Herpes-simplex- oder HIV-Befall sollten nach klinischer Fragestellung stattfinden.

4.5.4 Röntgen

Eine wichtige Röntgenuntersuchung bei unklaren Entwicklungsstörungen kann die Bestimmung des Knochenalters mittels einer Röntgenaufnahme der linken Hand darstellen. Dies ist bei allen Kindern mit Wachstumsstörungen, Knochenstoffwechselstörungen und Rachitis, aber auch bei Verdacht auf unterschiedliche Syndrome, z. B. Turner-Syndrom (➤ Kap. 6.2.1, ➤ Kap. 10.3.1) oder Mukopolysaccharidosen (➤ Kap. 8.6.2) indiziert. Röntgenaufnahmen des Schädels können vor allem bei chronischen intrakraniellen Druckerhöhungen, Fehlbildungen, Knochenfehlanlagen und chronischen Bluterkrankungen sinnvoll sein (➤ Abb. 4.8). Bei allen Kindern mit beinbetonter, spastischer Zerebralparese sollten nach dem 2. Lebensjahr in regelmäßigen Abständen Röntgenaufnahmen des Beckens und der Hüftgelenke zur Früherkennung möglicher Folgeschäden stattfinden, bei allen Kindern mit Wirbelsäulenfehlstellungen Röntgenaufnahmen der gesamten Wirbelsäule. Unverzichtbar ist eine Darstellung des gesamten Skelettsystems bei allen Säuglingen und Kleinkindern, bei denen der Verdacht auf wiederholte Misshandlung besteht. Weitere Röntgenaufnahmen müssen in Abhängigkeit von der klinischen Fragestellung indiziert werden.

4.5.5 Liquoruntersuchungen

Das Nervenwasser (Liquor) kann üblicherweise durch eine kaum schmerzhafte Punktion im Bereich der Lendenwirbelsäule aus dem unteren „Sack" des

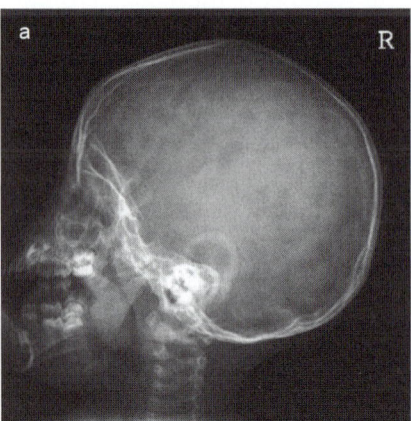 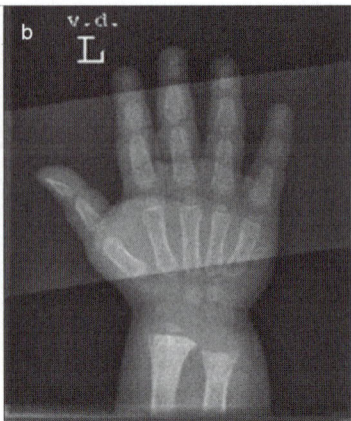

Abb. 4.8 a) und **b)** Röntgenbild des Schädels und der linken Hand bei einem 2-jährigen Patienten mit Hypophosphatasie-Syndrom. Beachte die vermehrten Impressionen der Schädelkalotte und den becherförmigen Umbau der Metaphysen von Radius und Ulna.

Rückenmarkkanals gewonnen werden. Neben der Bestimmung von Glukose und Laktat, der Bestimmung der Zellzahl und des Gesamt-Eiweiß können im Liquor differenzierte Eiweißanalysen sowie verschiedene serologische Untersuchungen, u. a. auf Herpesviren, Masernviren, Lueserreger und Borrelien sinnvoll sein. In seltenen Fällen erlauben Untersuchungen der organischen Säuren oder verschiedener Transmitter, z.B. des Dopamin-Stoffwechsels, sowie eine Liquor-Druckmessung wegweisende Aussagen. Ängste vor der praktisch immer harmlosen Punktion sind heute nicht mehr gerechtfertigt – zur Vermeidung eines Hirnunterdrucks nach der Punktion empfiehlt sich ein mindestens 12-stündiges konsequentes Flachliegen.

4.5.6 Biopsien

Die einfachste Biopsie ist eine **Hautstanze** zur Anlage einer Fibroblastenkultur. Diese eignet sich für eine Vielzahl spezieller Untersuchungen, u. a. zur Messung der Aktivität lysosomaler Enzyme und der Atmungskettenenzyme bei Verdacht auf eine Stoffwechselstörung (➤ Kap. 8.6.2–8.6.4). Außerdem können mithilfe der Fibroblastenkulturen Untersuchungen der Chromosomen und spezielle molekulargenetische Bestimmungen stattfinden (➤ Kap. 10). Elektronenmikroskopische Untersuchungen von Hautbiopsien sind bei Verdacht auf Zeroidlipofuszinose (➤ Kap. 8.6.5) indiziert; unter Umständen müssen sie jedoch wiederholt werden, da in den ersten Lebensjahren evtl. noch keine typischen Veränderungen nachweisbar sind.

Muskelbiopsien werden am besten mittels einer offenen Biopsie in Narkose durchgeführt. Sie sind bei hochgradigem Verdacht auf eine anderweitig nicht eindeutig diagnostizierbare neuromuskuläre Erkrankung indiziert. Eine X-chromosomale Muskeldystrophie (Duchenne ➤ Kap. 7.3.1, ➤ Kap. 10.5.2) und eine klassische spinale Muskelatrophie müssen in der Regel heute nicht mehr mittels einer Biopsie bestätigt werden, wenn ein eindeutiges Ergebnis der molekulargenetischen Untersuchung vorliegt. Muskelbiopsien erlauben bei einigen Mitochondriopathien (➤ Kap. 8.6.4) eine gezielte Diagnosestellung, was jedoch auch vom Zeitpunkt und der untersuchten Muskulatur abhängig ist. Auch hier können möglicherweise in Zukunft molekulargenetische Techniken die Biopsie verzichtbar machen.

Bei verschiedenen entzündlichen Muskelerkrankungen und einer Vielzahl von Stoffwechselstörungen der Muskulatur ist eine Muskelbiopsie zur exakten Diagnosestellung unentbehrlich.

Eine **Nervenbiopsie,** meist des Nervus suralis am Unterschenkel, sollte bei deutlich veränderten Werten der Nervenleitgeschwindigkeit durchgeführt werden, wenn durch andere Methoden, z. B. die Molekulargenetik, keine eindeutige Diagnose gestellt werden kann, um das Ausmaß der Neuropathie genauer abschätzen zu können [3, 11, 32, 33, 35, 67].

KAPITEL 5

H.-M. Straßburg

Entwicklungsauffälligkeiten im 1. Lebensjahr

5.1 Das „neurologische Durchgangssyndrom" beim Säugling 90
5.1.1 Beispiel 1: Zentrale Koordinationsstörung bei ehemaligem Frühgeborenen der 30. Schwangerschaftswoche. 90
5.1.2 Beispiel 2: Chronisch schreiender Säugling. 90
5.1.3 Beispiel 3: Der vorübergehend bewegungsarme, hypotone Säugling 92

5.2 Die Prognose des neurologisch auffälligen Säuglings 92

Im Säuglingsalter lassen sich häufig Abweichungen von der üblichen Entwicklung feststellen, die auch bei Kenntnis der großen Variabilität der normalen Entwicklung zu Verunsicherungen der Eltern, aber auch der Ärzte und Therapeuten führen. Besonders in Deutschland werden im Rahmen der vorgeschriebenen Vorsorgeuntersuchungen zwischen der 4. Lebenswoche und dem 7. Lebensmonat (U3–U5) überproportional viele neurologische Auffälligkeiten diagnostiziert, z. B. wird bei 4–5% aller Kinder eine zerebrale Bewegungsstörung vermutet. Mehrere Umfragen haben ergeben, dass 5–8% der Säuglinge in der Bundesrepublik Deutschland eine krankengymnastische Behandlung auf neurophysiologischer Grundlage erhalten. Eine bleibende Zerebralparese ist aufgrund großer epidemiologischer Untersuchungen jedoch nur bei 0,2–0,3% aller Kinder zu erwarten. Auch unter Berücksichtigung aller neurologischer Krankheitsursachen wird nur bei ca. 1% der Kinder eines Jahrgangs mit bleibenden Bewegungsstörungen gerechnet werden müssen. Demnach besteht bei Säuglingen in der Bundesrepublik Deutschland eine Überdiagnostik für motorische Auffälligkeiten von 1 : 5 bis 1 : 20. Dies führte wiederholt zu heftigen, z. T. auch polemisch geführten Diskussionen über die Bedeutung der Vorsorgeuntersuchungen und die Wertigkeit von Therapiemaßnahmen, wodurch die Verunsicherung nur noch zunahm.

Es können verschiedene Formen von voraussichtlich **vorübergehenden Entwicklungsauffälligkeiten** unterschieden werden:
- körperliche Abweichungen, z. B. Untergewicht, Wachstumsstörungen, Übergewicht und beschleunigtes Wachstum,
- motorische Auffälligkeiten, z. B. Hypotonie, Hypertonie bzw. Dystonie der Muskulatur (➤ Kap. 3.5.2), Übererregbarkeit und Asymmetrien,
- sensorische Abweichungen, z. B. Störung des Sehens, des Hörens, des Fühlens,
- Verhaltensauffälligkeiten, z. B. Störungen der Kontaktaufnahme, Schreien, Schlafstörung, Trinkstörung usw.

5.1 Das „neurologische Durchgangssyndrom" beim Säugling

In mehreren Längsschnittstudien wurde immer wieder auf die große Streubreite der neuromotorischen Entwicklung in den ersten Lebensmonaten und Änderungen neurologischer Symptome während des 1. Lebensjahres hingewiesen. R. Michaelis und Mitarbeiter prägten den Begriff des **„neurologischen Durchgangssyndroms"** und rieten zur zurückhaltenden Interpretation auffälliger neurologischer Befunde. In vielen Studien wurde bestätigt, dass sich während des 1. und 2. Lebensjahres die Mehrzahl neurologischer Auffälligkeiten zurückbildet, während umgekehrt nur wenige Säuglinge, die in den ersten Lebensmonaten einen normalen neurologischen Befund hatten, bei einer Kontrolluntersuchung am Ende des 1. Lebensjahres auffällig waren. Diese Befunde lassen sich besonders gut bei Risikosäuglingen, z. B. mit einem Gestationsalter unter 32 Schwangerschaftswochen bei der Geburt nachweisen.

5.1.1 Beispiel 1: Zentrale Koordinationsstörung bei ehemaligem Frühgeborenen der 30. Schwangerschaftswoche

FALLBEISPIEL
Nach insgesamt problemlosem, postnatalem Verlauf werden im Alter von 4 Lebensmonaten (= 2 Monate nach dem errechneten Termin) bei einer säuglingsneurologischen Kontrolluntersuchung eine Beeinträchtigung der Spontanmotorik insbesondere an den Beinen, eine Überbetonung tonischer Muster, noch persistierende tonische Primärreaktionen (pos. ATNR, ➤ Tab. 3.4) und fünf abnorme Lagereaktionen diagnostiziert. Das Kind zeigt eine gute soziale Kontaktaufnahme, differenzierte Handmotorik und beginnt reaktiv zu lächeln. Die zerebrale Sonographie zeigt diskrete periventrikuläre Strukturveränderungen.
Im weiteren Verlauf kommt es zu immer besseren Drehbewegungen im Rumpf, zu einer guten Stabilisierung in Bauchlage und einer kontinuierlichen Aufrichtung. Im korrigierten Alter von 14 Monaten beginnt das Kind das Gewicht mit beiden Beinen zu übernehmen, steht allerdings häufig auf den Vorderfüßen. Es wirkt an den Beinen vermehrt steif, fällt häufiger hin, zeigt kein normales Ab-

rollen. PSR und ASR sind verbreitert, es besteht ein erschöpflicher Fußklonus, das Rossollimo-Zeichen ist positiv, es gibt (noch) keinen Hinweis für Kontrakturen in den Sprunggelenken. Zusammenfassend besteht also das Bild einer diskreten spastischen Diparese (Lähmung der Beine) bei sonst normaler Entwicklung. Es muss bezweifelt werden, dass die Symptomatik auch mit intensiver Physiotherapie wesentlich hätte verändert werden können. Das Kind und seine Eltern müssen sich mit einer bleibenden leichten beinbetonten Bewegungsstörung arrangieren, deren Ausmaß aber von sehr vielen zusätzlichen Faktoren, insbesondere der selbstständigen Bewegungsbereitschaft, abhängig ist.

5.1.2 Beispiel 2: Chronisch schreiender Säugling

FALLBEISPIEL

Notfallmäßige Vorstellung eines knapp 3 Monate alten Säuglings wegen ständigem Schreien (➤ Abb. 5.1), vor allem am Nachmittag und Abend, sowie zunehmenden Schlaf- und Trinkstörungen. Erstes Kind, am Ende der Schwangerschaft vorzeitige Wehen, Entbindung mittels Vakuumextraktion aus Beckenboden. In den ersten Lebenstagen sei das Neugeborene auffallend ruhig gewesen. Wiederholte Versuche, das Kind primär zu stillen, es erfolgt eine Zufütterung von Formula-Nahrung. Nach vier Wochen wegen angeblich mangelnder Muttermilch völlige Umstellung auf Flaschennahrung. Das Kind wird weiterhin bei Unruhe immer wieder angelegt. Nur gelegentliches Spucken. Die Mutter raucht, auch in der Schwangerschaft, ebenso der Vater. Wegen Verdacht auf Obstipation wird die Stuhlentleerung mit einem Fieberthermometer angeregt. Der Hausarzt habe überwiegend beruhigt und Tropfen gegen Blähungen verordnet. Auf der Fahrt sei das Kind im Auto eingeschlafen.
Bei der Untersuchung körperlich altersentsprechende Entwicklung. Bereits beim Ausziehen in Rückenlage heftiges gepresstes Schreien ohne Tränenproduktion, dabei Überstreckung des Rumpfes, verkrampfte Beugung der Arme und Fäusteln, tonische Streckung der Beine. Das Abdomen ist relativ prall gefüllt, die Bauchdecken ausladend.
Beim Hochnehmen beruhigt sich das Kind rasch, schaut wach, verfolgt, lässt sich trösten. Bei der Untersuchung gute Kopfkontrolle bei Traktion, normal auslösbare Eigenreflexe, bei der Seitkippreaktion auffallende Rumpfhypotonie, in Bauchlage gute Stabilität, kaum selbstständige Rotationsbewegungen des Rumpfes.
Bei der zerebralen Sonographie keine morphologischen Auffälligkeiten am zentralen Nervensystem.

Bei der abdominellen Sonographie (➤ Kap. 4.1.4) Normalbefund der parenchymatösen Organe (Leber, Milz, Bauchspeicheldrüse, Nieren). Der Magen ist zwei Stunden nach der letzten Mahlzeit massiv mit Mageninhalt gefüllt, lebhafte Darmperistaltik, nur mäßige Luftvermehrung. Deutlich klaffender gastroösophagealer Übergang, verdickte untere Ösophagusschleimhaut. Wiederholt lassen sich bolusartige Refluxphasen von Mageninhalt in den Speiseröhrenabschnitt hinter dem Herzen darstellen, z. T. in zeitlichem Zusammenhang mit vermehrter Unruhe (➤ Kap. 9.4). Kein Hinweis für ausgeprägtere Stuhlverstopfung.
Beurteilung: Bei dem Kind besteht ein ausgeprägter gastroösophagealer Reflux bei Überernährung, mangelnder Rumpftonisierung, Verunsicherung und Rauchen der Mutter.

Die Eltern von **Schreibabys** fühlen sich oft verunsichert, hilflos und ohne Selbstvertrauen. Die Vorstellung von einem „perfekten Baby" ist verloren gegangen, es besteht ein chronischer Stress, Schlafmangel und ein Mangel an positiven Erfahrungen. Somit ist das Kind erheblich gefährdet, misshandelt zu werden (Schütteln!). Zusätzlich können sich durch den Reflux Atemstörungen (obstruktive Apnoen) und rezidivierende Bronchitiden sowie durch das gepresste Schreien Abdominalhernien (= „Brüche" der Bauchwand), insbesondere Leistenhernien, ausbilden. Die so genannten Wessel-Kriterien, d. h. der Säugling schreit mehr als 3 Std. pro Tag an mehr als 3 Tagen pro Woche für mehr als 3 Wochen, werden nur relativ selten objektiv erreicht, – viele Mütter, die ihrem Baby gegenüber verunsichert bzw. ambivalent eingestellt sind, empfinden die Unruhe subjektiv stärker, als sie objektiv nachweisbar ist.

Zur Behandlung ist es am wichtigsten, den Eltern ausführlich die Zusammenhänge darzustellen und zu erläutern, dass z. B. das **Schreien meist kein Ausdruck von Hunger ist.**
- Die Nahrungszufuhr sollte reduziert und vereinheitlicht werden (kein Zufüttern, regelmäßige Essenszeiten). Möglichst nur Stillen, evtl. häufigere kleinere Mahlzeiten.
- Besonders nach den Mahlzeiten das Kind ausreichend lange tragen, nicht zu viel klopfen.
- Das Kind sollte sich möglichst viel in Rückenlage frei bewegen können, wesentlich sind Strampelbewegungen der Beine und Rotationsbewegungen des Rumpfes.

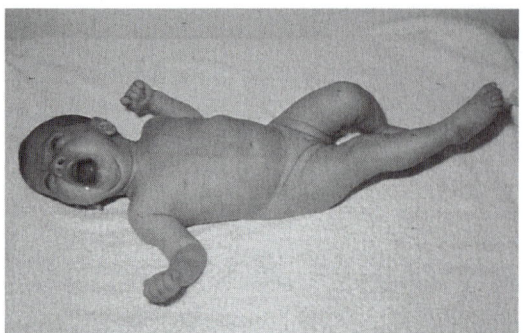

Abb. 5.1 Exzessiv schreiender, neurologisch auffälliger 3 Monate alter Säugling mit tonischer Überstreckung und Rumpfasymmetrie. Nach dem 2. Lebensjahr normale Entwicklung.

- Bei weiterhin bestehenden Schlafstörungen ggf. Hochlagerung des Oberkörpers, evtl. durch Verwendung eines Leibchens. Die häufig praktizierte Bauchlage sollte im Schlaf vermieden werden.
- Wir empfehlen primär oft eine Umstellung der Ernährung auf eine sog. Antireflux-Nahrung (z.B. Aptamil AR®), evtl. die Gabe eines leichten Antazidums, in seltenen Fällen nach dem 6. Mon. verordnen wir auch einen Protonenpumpen-Hemmer, z. B. Omeprazol. Einige Kinder profitieren auch von der Verwendung einer kuhmilchfreien Nahrung bei angeborener Laktose-Intoleranz.
- Im Rahmen einer Physiotherapie mit einer erfahrenen Therapeutin können Bewegungen wie z. B. die Rumpfrotation eingeleitet, Lagerungsmöglichkeiten überlegt und Elemente der Babymassage eingesetzt werden.
- Die größte Bedeutung hat zweifellos die sorgfältige Aufklärung der Eltern und die Vermeidung von Verunsicherungen.

Zur Prognose kann man heute sagen, dass ausgeprägtes Schreien bis zum 6. Lebensmonat meist mit einer günstigen Entwicklung einhergeht. Danach muss zunehmend an gravierende Interaktions- oder Entwicklungsstörungen, bis hin zu genetischen Anomalien und Krankheitsbilder aus dem Autismus-Spektrum gedacht werden (➤ Kap. 8.16). Bei exzessivem Schreien ab dem Ende des 1. Lebensjahrs ist in ca. 20% mit der Entstehung eines ADHS im Schulalter zu rechnen.

Das Kind von Beispiel 2 zeigte im weiteren Verlauf eine normale Entwicklung.

5.1.3 Beispiel 3: Der vorübergehend bewegungsarme, hypotone Säugling

FALLBEISPIEL

Seit der Geburt auffallend ruhiger, häufig schlafender Säugling, meist allein zufrieden, relativ wenig Kontaktaufnahme. Die Muskulatur ist allseits hypoton, Eigenreflexe sind gut auslösbar. Mit 7 Monaten freies Sitzen; danach bis Ende des 2. Lebensjahres keine weitere Aufrichtung; Rutschen auf dem Hosenboden, keine Stehbereitschaft. Das Kind kann sich sehr gut alleine beschäftigen, zeigt differenzierte Mimik und normale sprachliche Entwicklung.
Die Differenzialdiagnose von muskulärer Hypotonie im Säuglingsalter ist ausgesprochen umfangreich – es sollte an Erkrankungen des ZNS und des peripheren Nervensystems, der Muskulatur und des Bindegewebes, aber auch an psychosoziale Ursachen, z.B. eine Deprivation gedacht werden. Eine Zusammenstellung der Differenzialdiagnosen bei muskulärer Hypotonie zeigt ➤ Tab. 7.2 (➤ Kap. 7.3).
Die Entwicklung von Kindern mit muskulärer Hypotonie und verzögerter Aufrichtung ohne feststellbare Grunderkrankung kann nach dem 3. Lebensjahr völlig normal sein, möglicherweise bleiben sie relativ still und introvertiert. Von Lüpke nennt sie treffend „sensitive Perfektionisten". Nicht selten aber ist die Langzeitprognose doch nicht günstig und sollte auch im weiteren Verlauf zu einer genaueren diagnostischen Abklärung führen.

5.2 Die Prognose des neurologisch auffälligen Säuglings

Immer wieder wurde versucht, den prognostischen Wert neurologischer Symptome im Säuglingsalter festzulegen. So bestehen für eine isolierte Übererregbarkeit (Hyperexzitabilität), eine Rumpfhypotonie, eine mäßige allgemeine muskuläre Hypotonie oder eine Rumpfasymmetrie in der Regel eine günstige Prognose. Andererseits werden für eine ausgeprägte muskuläre Hypotonie, Dystonien und Dyskinesien (➤ Kap. 7.1.3) meist schlechte Prognosen angegeben. Inwieweit neurologische Symptome im Säuglingsalter erste Anzeichen für zerebrale Dysfunktionen im Schulalter darstellen, ist umstritten.

Während in mehreren vergleichenden Studien kein eindeutig messbarer Einfluss einer Physiotherapie auf die weitere Entwicklung festgestellt werden konnte, wird andererseits darauf hingewiesen, dass in der Gruppe der Säuglinge mit neurologischen Auffälligkeiten im weiteren Verlauf die meisten Kinder mit bleibenden neurologischen Symptomen zu finden sind. Vor allem Vojta vertrat den Standpunkt, dass zur Verhinderung bzw. zur eindeutigen Verbesserung der Symptome einer bleibenden Zerebralparese eine möglichst frühzeitige Therapie eingeleitet werden müsse, auch wenn hiervon eine unverhältnismäßig große Zahl falsch positiver Säuglinge betroffen sei. Dieser Standpunkt wird von uns, auch wegen möglicher Nebenwirkungen einer Physiotherapie (➤ Kap. 13.4, ➤ Kap. 13.5), nicht geteilt.

Immer wieder lässt sich nachweisen, dass die **Verunsicherung der Eltern,** insbesondere der Mutter, ein wesentlicher verstärkender Faktor bei Entwicklungsauffälligkeiten ist („Teufelskreis"). Hier können zahlreiche verschiedene Einflüsse von Bedeutung sein, z. B.
- Fantasie-Vorstellungen vom „perfekten Baby" bereits vor der Schwangerschaft,
- eine ambivalente Einstellung zum Kind, besonders bei Partner-Problemen,
- Ängste während und nach der Geburt (Zyanose des Neugeborenen, Neugeborenen-Ikterus, Erstickung etc.),
- mangelnde Erfahrung mit Säuglingen in den heute üblichen Kleinfamilien,
- Unzulänglichkeitsgefühl als Mutter (wegen angeblich mangelnder Milch, mangelnder Zuwendung bei häufigem Schreien, unzureichender Förderung der Entwicklung usw.).

Bei Kindern mit Entwicklungsauffälligkeiten ist es die Aufgabe der behandelnden Ärzte, neben den insgesamt nur relativ seltenen aber wichtigen Möglichkeiten der Einleitung einer kausalen Behandlung, z. B. bei Seh- und Hörstörungen oder Epilepsien, zum einen – wenn möglich – kausale Diagnosen zu stellen und zum anderen sinnvolle Therapien, meist in Form von Physio-, Ergo- oder Logopädie in Verbindung mit heilpädagogischen Angeboten z. B. in den Frühförderstellen zu verordnen. Darüber hinaus ist es eine kontinuierliche Aufgabe von Frauenärzten, Kinder- und Hausärzten, Hebammen, Physiotherapeut(inn)en etc., immer wieder Verunsicherungen bei den Eltern anzusprechen und ihnen bei deren Verarbeitung zu helfen [37, 40, 46, 47, 53, 56, 77, 160, 207, 223, 228].

KAPITEL 6

H.-M. Straßburg

Störungen von Wachstum und Reifung

6.1 Störungen des Wachstums 96

6.2 Kleinwuchs 96
6.2.1 Primärer Kleinwuchs 96
6.2.2 Sekundärer Kleinwuchs 97

6.3 Mangelernährung (Dystrophie) 98

6.4 Großwuchs 98

6.5 Adipositas 99

6.6 Störungen der Geschlechtsentwicklung 101

6 Störungen von Wachstum und Reifung

6.1 Störungen des Wachstums

Das menschliche Wachstum ist ein komplexer biologischer Prozess, der sowohl von genetischen und hormonellen als auch von ernährungsbedingten und psychischen Faktoren beeinflusst wird. Die Verfolgung des Körperwachstums ist einer der wichtigsten Parameter für die Beurteilung der Entwicklung und des Gesundheitszustandes eines Kindes. Sichere Normabweichungen des Wachstums müssen daher erfasst und differenzialdiagnostisch geklärt werden. Ein **Kleinwuchs** liegt bei einer Körperlänge unterhalb der 3. Alterspezentile vor, ein **Großwuchs** bei einer Körperlänge oberhalb der 97. Perzentile.

Wesentliche Angaben zur Anamnese:
- Größe der Eltern, der Großeltern und der Geschwister,
- Früh- oder Spätentwickler in der Familie – Beginn der Pubertät bei den Eltern?
- Genetische Zielgröße:

$$\frac{\text{Größe des Vaters} + \text{Größe der Mutter}}{2}$$

minus 6,5 cm (Mädchen) bzw.
plus 6,5 cm (Jungen)
Der Streubereich dieser Zielgröße beträgt ± 8,5 cm.
- Schwangerschaftsverlauf, insbesondere Erkrankungen (z. B. Gestosen), Einnahme von Medikamenten, Rauchen, Alkohol,
- Schwangerschaftsdauer,
- Geburtsablauf (Steißlage?),
- Länge, Gewicht und Kopfumfang bei der Geburt,
- bisherige Wachstumsrate in cm pro Jahr: Weniger als 4 cm zwischen dem 3. und 12. Lebensjahr ist abnorm,
- chronische Erkrankungen,
- psychosoziales Milieu.

Klinische Untersuchungen:
- Länge, Gewicht, Kopfumfang (Somatogramme ➤ Kap. 1.2.2),
- Bestimmung des Body Mass Index (BMI) = Gewicht in kg : Körpergröße in m² (vgl. ➤ Abb. 1.3),
- Körperproportionen: Spannweite der Arme (vgl. ➤ Abb. 1.4) Quotient Oberlänge/Unterlänge, d. h. Länge des Rumpfes im Vergleich zur Länge der Beine
- Sitzgröße (kann zur Beurteilung spezieller Wachstumsstörungen, z. B. nach Bestrahlung oder bei Fehlbildungen der Wirbelsäule von Bedeutung sein)
- Pubertätsstadien nach Tanner,
- Dysmorphiezeichen (➤ Tab. 3.3),
- Röntgenuntersuchung der linken Hand, Bestimmung des **Knochenalters** nach Greulich und Pyle. Nach dem Alter von 8 Jahren kann mittels Knochenalter und Körpergröße die **voraussichtliche Endlänge** bestimmt werden.

6.2 Kleinwuchs

Es werden verschiedene Formen von Kleinwuchs unterschieden.

6.2.1 Primärer Kleinwuchs

Beim **dysproportionierten Kleinwuchs** steht die Extremitätenlänge nicht in normaler Relation zur Rumpfgröße. Die wichtigsten Ursachen hierfür sind Skelettdysplasien, d. h. unterschiedliche Störungen des Knorpel- und Knochenaufbaus. Es gibt über 200 verschiedene Skelettdysplasien, die meist monogenetische Erbleiden sind. Ein Beispiel ist die **Achondroplasie** (so genannte Liliputaner): Hierbei kommt es durch das angeborene Fehlen eines zellulären Rezeptors für den Wachstumsfaktor von Bindegewebszellen zu Verkürzungen und Verformungen praktisch aller Knochen. Weitere Beispiele sind andere Chondrodysplasien und Differenzierungsstörungen des Skeletts, z.B. das Klippel-Feil-Syndrom sowie seltene Skelettdysplasien.

Proportionierte primäre Kleinwuchsformen sind:
- **Ullrich-Turner-Syndrom** (X0-Syndrom ➤ Kap. 10.3.1): Die Betroffenen sind Mädchen, bei denen sich keine funktionsfähigen Eierstöcke entwickeln. Die typischen äußeren Zeichen mit „Flügelfell" am Hals und tiefem Haaransatz müssen nicht immer vorhanden sein. Die Kinder wachsen von Anfang an langsam, der Pubertätswachstumsschub bleibt aus. Bei Mädchen mit unklarem Kleinwuchs soll deshalb immer eine Chromoso-

menanalyse zum Ausschluss eines Ullrich-Turner-Syndroms veranlasst werden. Beim molekulargenetisch nachweisbaren **Noonan-Syndrom** können bei Jungen und Mädchen dem Turner-Syndrom ähnliche Symptome vorliegen,
- andere chromosomale und monogenetische Anomalien, z. B. Trisomie 21, **Williams-Beuren-Syndrom** uvm. (➤ Kap. 8.2, ➤ Kap. 10.3),
- verschiedene Erkrankungen mit intrauterinen Wachstumsverzögerungen. Am häufigsten ist das embryofetale Alkoholsyndrom (➤ Kap. 8.8); aber auch andere Toxine und Störungen (Nikotin, Medikamente, Plazenta-Anlagestörungen usw.) können eine intrauterine Wachstumsverzögerung herbeiführen.

Es gibt mehrere weitere spezielle **Kleinwuchssyndrome** mit primordialem (d. h. schon vor der Geburt beginnendem) Kleinwuchs, z. B. das Cockayne-Syndrom, das Cornelia de Lange-Syndrom, das Dubowitz-Syndrom, das Fanconi-Syndrom, das Hallermann-Streiff-Syndrom, das Russell-Silver-Syndrom oder das Smith-Lemli-Opitz-Syndrom (➤ Kap. 8.6.5).

Das Russell-Silver-Syndrom ist wahrscheinlich keine einheitliche Krankheitsentität, neben dem ausgeprägten Minderwuchs können unterschiedliche Formen von Intelligenzminderung vorkommen, es kann aber auch eine normale Intelligenz vorliegen. Die Kinder fallen durch ein schmales, evtl. asymmetrisches Gesicht, zarte Gliedmaßen und diskrete Dysmorphiezeichen auf.

Beim **physiologischen familiären Kleinwuchs** handelt es sich in der Regel um eine Normvariante, da man sehr häufig bei Eltern und Geschwistern ebenfalls einen Kleinwuchs findet (z. B. aufgrund ethnologischer Zugehörigkeit). Die voraussichtliche Endlänge der Kinder liegt meist im Bereich der durch die Elterngröße zu erwartenden Zielgröße.

Bei den primären Kleinwuchsformen ist eine Behandlung mit Wachstumshormon meist nur begrenzt wirksam.

6.2.2 Sekundärer Kleinwuchs

Hier liegt eine sekundäre Störung des Skelettwachstums vor allem durch hormonelle oder stoffwechselbedingte Erkrankungen vor. In der Regel entspricht das Längenalter dem Knochenalter. Meist können diese Formen des Kleinwuchses therapiert werden. Folgende Erkrankungen bzw. Ursachen kommen infrage:
- **Chronische Organerkrankungen:** Erkrankungen mit Verdauungs- oder Resorptionsstörung der Nahrung wie Zöliakie (Zottenatrophie des Dünndarms durch Unverträglichkeit des Klebereiweißes im Weizen- und Roggenmehl) und Mukoviszidose, chronische Niereninsuffizienz, Herzinsuffizienz, chronische Lungenerkrankungen und chronische Lebererkrankungen können in ausgeprägten Fällen zum Kleinwuchs führen, der nur reversibel ist, wenn die Grundkrankheit während der Wachstumsphase ausreichend behandelt werden kann.
- Zahlreiche **endokrine Störungen** können einen Kleinwuchs bewirken:
  – Schilddrüsenunterfunktion, entweder angeboren oder erworben,
  – Nebennierenrindenüberfunktion bzw. hoch dosierte Behandlung mit Steroidhormonen (Cushing-Syndrom),
  – Kalzium-Stoffwechselstörungen, z. B. bei Rachitis und schweren Nierenfunktionsstörungen,
  – Bartter-Syndrom mit Störung des Prostaglandin-Stoffwechsels,
  – vorzeitige Pubertätsentwicklung durch erhöhte Androgen- und Östrogenausschüttung (Pubertas praecox). Hierdurch kommt es nach vorübergehender Wachstumsstimulation zu einem vorzeitigen Wachstumsstillstand, z. B. beim adrenogenitalen Syndrom (AGS), einer Stoffwechselstörung der Nebennierenrinde.
  – In seltenen Fällen Stoffwechselstörungen, z.B. Mukopolysaccharidosen und Organoazidurien.
- Der **isolierte Wachstumshormonmangel** kann auch Folge einer traumatischen Hypophysenverletzung unter der Geburt sein, zwei Drittel dieser Patienten werden aus Steißlage geboren. Bei sekundärem Wachstumsstillstand, insbesondere in Verbindung mit Sehstörung, vermehrter Urinproduktion und chronischen Kopfschmerzen muss immer an Hirntumoren, insbesondere ein **Kraniopharyngeom** gedacht werden (➤ Kap. 8.12.4, ➤ Kap. 9.5). Auch Schädelbestrahlungen, Schädelhirntraumen, Infektionen, angeborene Fehlbildungen (Mittelliniendefekte) und Immun-

erkrankungen können zu verminderter Wachstumshormonproduktion führen.
- Häufigste Ursache eines Kleinwuchses ist die **konstitutionelle Wachstumsverzögerung.** Bei dieser Normvariante liegt meist eine noch normale Wachstumsrate vor, das Knochenalter ist entsprechend dem Längenalter retardiert, die prospektive Endlänge ist im Normbereich.
- **Psychosozialer Kleinwuchs** kann durch falsche Ernährung, Vernachlässigung und chronische Essensverweigerung zustande kommen (non organic failure of thrive = NOFT-Syndrom). Für einige Autoren ist dies die bei weitem häufigste Ursache des sekundären Minderwuchses. Wichtig für die Diagnose sind die Sozialanamnese und die Tatsache, dass die Symptomatik bei positiver Änderung der Umwelt reversibel ist.

Bei jedem Kind mit verminderter Wachstumsrate nach primär normalem Wachstum sollte eine augenärztliche Untersuchung mit Gesichtsfeldbestimmung und ggf. eine zerebrale Bildgebung erfolgen.

Die Diagnostik eines Wachstumshormonmangels kann sehr aufwendig sein, da Wachstumshormon nicht kontinuierlich, sondern pulsatil und überwiegend während des Schlafes ausgeschieden wird. Sinnvolle Voruntersuchungen können Bestimmungen von Wachstumsfaktoren (IGF = insulin-like-growth-factor und IGF-Bindungs-Protein) sein. Voraussetzung für die aufwendige Diagnostik eines Wachstumshormonmangels, die stationär erfolgen sollte, ist die Dokumentation einer herabgesetzten Wachstumsrate von weniger als 4 cm pro Jahr nach dem 3. Lebensjahr. Dann müssen u. a. Wachstumshormonbestimmungen nach speziellen pharmakologischen Stimulationen unter standardisierten Bedingungen und nächtliche Blutentnahmen erfolgen.

6.3 Mangelernährung (Dystrophie)

Vom Kleinwuchs muss die Mangelernährung abgegrenzt werden. Hinsichtlich der Ursachen gibt es allerdings zahlreiche Überschneidungen (➤ Kap. 6.4). Dystrophien finden sich überwiegend bei organischen Grundkrankheiten. Beispiele hierfür sind eine bereits intrauterine Versorgungsstörung (small for date baby) sowie die vielfältigen Möglichkeiten postnataler Mangelernährung: Mangel an Nährstoffen, Zöliakie (➤ Kap. 6.2.2), Mukoviszidose, Kurzdarmsyndrom, Pylorusstenose (Einengung des Magenausgangs), gastroösophagealer Reflux (➤ Kap. 4.1 ➤ Kap. 9.4), Atemwegsverengungen usw. Auch bei Erkrankungen von Herz, Lungen und Hormondrüsen kann das Bild einer Mangelernährung auftreten. Zerebrale Erkrankungen können, trotz ausreichender Nahrungszufuhr, mit dem Bild einer Unterernährung einhergehen; ein Beispiel hierfür ist das dienzephale Syndrom (Russel-Syndrom), das durch einen Tumor des Hypothalamus verursacht wird.

Lassen sich keine organischen Ursachen für eine Untergewichtigkeit nachweisen, sollte an psychosoziale Erklärungen gedacht werden (NOFT – non organic failure of thrive). Besonders bei Mädchen nach dem 10. Lebensjahr können psychogene Essstörungen im Sinne einer **Anorexia nervosa** für eine Dystrophie verantwortlich sein. Weltweit ist immer noch die häufigste Ursache einer Dystrophie im Kindesalter die kalorische Mangelernährung (**Marasmus**) und der Eiweißmangel (**Kwashiorkor**). Ein wichtiges und sehr einfaches klinisches Merkmal für das Vorliegen einer echten Mangelernährung ist ein Oberarm-Umfang unter 11 cm zwischen dem 10. Lebensmonat und dem 10. Lebensjahr.

6.4 Großwuchs

Die Differenzialdiagnose des Großwuchses, also einer Körperlänge oberhalb der 97. Altersperzentile, ist wesentlich einfacher als die des Kleinwuchses. Folgende Formen sind zu unterscheiden:
- **Normvariante der Entwicklungsgeschwindigkeit.** Konstitutionelle Beschleunigung von Wachstum und Entwicklung durch frühnormale Pubertät. Die Endlänge, z. B. bestimmt durch ein beschleunigtes Knochenalter, ist normal. Bei stark adipösen Kindern findet sich häufig eine Beschleunigung von Längen- und Skelettwachstum (Adiposogigantismus).
- **Familiärer Großwuchs.** Hierbei entspricht die prospektive Endlänge der mittleren Elterngröße.

Beide Eltern oder ein Elternteil oder mehrere Personen in der weiteren Verwandtschaft sind ebenfalls überdurchschnittlich groß.
- **Chromosomale Störungen.** Chromosomale Störungen, die zum Großwuchs führen, kommen nur beim männlichen Geschlecht vor, z. B. Klinefelter- (XXY) und XYY-Syndrom. Das Klinefelter-Syndrom ist durch Großwuchs, leicht eunuchoide Körperproportionen, mentale Minderbegabung, verzögerten Pubertätseintritt, eine Gynäkomastie sowie geringe Hodengröße charakterisiert.
- Bindegewebskrankheiten, z. B. das erbliche Marfan-Syndrom. Hierbei besteht ein dysproportionierter Großwuchs mit auffallend langen Extremitäten, sowie übermäßig langen Fingern und Zehen, ein Fettgewebsmangel, nicht selten ein Aortenaneurysma (Aussackung der Hauptschlagader), Linsenverlagerung und eine Skoliose der Wirbelsäule.
- Die Homozystinurie, eine angeborene Aminosäurestoffwechselstörung, kann zu einem dem Marfan-Syndrom sehr ähnlichen Erscheinungsbild führen.
- Das Sotos-Syndrom (zerebraler Gigantismus) ist ein genetisch bedingtes Großwuchs-Syndrom (Mikrodeletion 5q35) mit bereits bei Geburt vorhandener Übergröße, auffallenden Gesichtszügen, akromegalen Veränderungen (Akromegalie = Vergrößerung der Akren d. h. der „Körperspitzen" wie Finger, Zehen, Nase) und psychomotorischen Entwicklungsstörungen. Die Wachstumsbeschleunigung hört meist um das 10. Lebensjahr herum auf, so dass die Endlänge normal ist.
- Einige Kinder mit Fragilem-X-Syndrom (➤ Kap. 8.3, ➤ Kap. 10.5.2) zeigen eine auffallende Körpergröße und können solchen mit dem Sotos-Syndrom ähneln.
- Auch bei anderen Syndromen kann es zumindest vorübergehend zu einem Großwuchs kommen, z. B. beim EMG-Syndrom (Beckwith-Wiedemann-Syndrom; E = Exomphalos = vorstehender Nabel, M = Makroglossie = große Zunge, G = Gigantismus = Großwuchs). Molekulargenetisch können mittlerweile einige weitere, seltene Großwuchsformen definiert werden.
- Großwuchs infolge von erhöhter Wachstumshormonausschüttung, z. B. bei einem Hypophysenadenom (Tumor der Hirnanhangsdrüse) im Kindesalter, ist selten. Ebenfalls selten kommt es durch überschießende Bildung von Androgenen oder Östrogenen zu einer vorübergehenden Wachstumsbeschleunigung (z. B. beim adrenogenitalen Syndrom).

Besonders bei Mädchen kann eine extreme Körpergröße zu schweren psychischen Problemen und Haltungsstörungen der Wirbelsäule führen. Liegt die voraussichtliche Endgröße bei Mädchen oberhalb von 185 cm und bei Jungen oberhalb von 197 cm, kann entweder mit natürlichen Östrogenen beim Mädchen oder mit Testosteron beim Knaben eine vorzeitige Wachstumsbeendigung herbeigeführt werden. Gelegentlich müssen schwere Wirbelsäulendeformierungen (Skoliose) bei der Indikation zur hormonellen Großwuchsbehandlung mit berücksichtigt werden.

6.5 Adipositas

Als Adipositas oder **Fettsucht** bezeichnet man ein auf die Körperlänge bezogenes Übergewicht von mehr als 20%, verbunden mit einer über das normale Maß hinausgehenden Anhäufung von Fettgewebe. Genauer ist die Definition über den Body Mass Index (BMI = kg/m^2). Werte über 30 bei Kindern und Jugendlichen sprechen für eine signifikante Adipositas. Diese beruht auf einem Missverhältnis zwischen der Energiezufuhr durch die Nahrung und dem Energieverbrauch durch Wärmeerzeugung und Arbeit. Die Entstehung der Adipositas des Kindes ist multifaktoriell. Einen Risikofaktor stellt die **familiäre Veranlagung** dar: In 70% der Familien adipöser Kinder ist zumindest ein Elternteil adipös, dagegen sind nur 9% der Kinder schlanker Eltern übergewichtig. Neben der Familientradition mit Gewöhnung an **hyperkalorische Ernährung** durch das Beispiel und die Erziehung der Eltern sind hierfür genetische und konstitutionelle Faktoren verantwortlich. Bei früh adoptierten Kindern wird eine größere Übereinstimmung der Gewichtsentwicklung mit den natürlichen Eltern als mit den Adoptiveltern beobachtet. Bei vielen Adipösen ist auch nach Gewichtsreduktion eine herabgesetzte Fähigkeit der

Wärmebildung nach Mahlzeiten und in der Kälte messbar. Viele andere biochemische und hormonelle Abweichungen, z. B. eine herabgesetzte Glukosetoleranz und eine erhöhte Kortisolsekretion, sind sekundär und nach Erreichen des Normalgewichtes reversibel. Die Rollen des mit der Adipositas oft korrelierenden Blutfaktors Leptin, des Leptin-Rezeptor-Gens, des Melanocortin-4-Rezeptorgens u. a. sind noch nicht abschließend geklärt.

Psychische Faktoren, vor allem Störungen innerhalb der Familie und in der Mutter-Kind-Beziehung, spielen in Verbindung mit einer Fehlerziehung bei der Nahrungsaufnahme besonders in den ersten Lebensjahren eine wichtige Rolle (Ersatz des Mangels an elterlicher Zuwendung durch Nahrung oder Süßigkeiten! → „Kummerspeck". In vielen Studien konnte eine Korrelation von schlechten sozio-ökonomischen Verhältnissen und Adipositas festgestellt werden.

Außerdem ist der **Mangel an körperlicher Bewegung** von Bedeutung, der durch die Gewichtszunahme und die damit verbundene Bewegungseinschränkung weiter gesteigert wird. Durch die herabgesetzte motorische Aktivität wird das adipöse Kind aus Spielgemeinschaften ausgeschlossen und zunehmend isoliert. Kontaktprobleme und Hänseleien führen zu ständigen emotionalen Belastungen und Konflikten, die wiederum durch vermehrtes Essen, vor allem abends und nachts, ausgeglichen werden („Teufelskreis"). Eine in vielen Studien eindeutig nachweisbare Rolle spielt der Fernsehkonsum – vor dem 6. Lebensjahr sollten Kinder auf keinen Fall mehr als 1 h in die Röhre schauen und auch danach sollte die Fernsehzeit reglementiert und kontrolliert bleiben.

Eine normale oder sogar erhöhte Wachstumsrate und Körperlänge, ein normales oder akzeleriertes Knochenalter und eine altersentsprechende statomotorische, geistige und pubertäre Entwicklung machen die Diagnose einer primären Adipositas wahrscheinlich und schließen organische Ursachen nahezu aus.

Die einfache Adipositas betrifft im Kleinkindalter meist den gesamten Körper gleichmäßig, während bei älteren Kindern Hüften, Gesäß und Oberschenkel bevorzugt werden, Unterarme und Unterschenkel dagegen eher schlank wirken. Bei rascher Gewichtszunahme können im Rumpfbereich und an den Oberschenkeln streifenförmige Aufbaustörungen der Haut (Striae distensae) auftreten. Infolge des Übergewichts sind Bein- und Fußfehlstellungen (Knick- und Plattfüße) häufig. Bei ausgeprägter Adipositas können Lungenfunktionsstörungen, Schlafstörungen und Rechtsherzinsuffizienz bestehen. Adipositas ist häufig mit Großwuchs verbunden (Adiposogigantismus), außerdem kann besonders bei Knaben das Genitale im Fettgewebe verschwinden und die Fettansammlung im Brustbereich eine Brustdrüsenentwicklung vortäuschen. Deshalb werden adipöse Kinder dem Arzt oft zum Ausschluss einer „Drüsenstörung" vorgestellt. Menschen mit Diabetes haben ein deutlich erhöhtes Risiko, eine Vielzahl von chronischen Krankheiten wie Diabetes mellitus Typ 2, arterielle Hypertonie, Arthrosen, chronische Kopfschmerzen, Schlaf- und Verhaltensstörungen zu bekommen.

Die Diagnose Adipositas sollte neben der Bestimmung von Körpergewicht und Körperlänge mittels der Beurteilung der vermehrten Ansammlung von subkutanem Fett durch Messung der Hautfaltendicke, am besten an der Oberarmrückseite, gesichert werden.

Die Behandlung einer Fettsucht ist oft frustrierend: Am wichtigsten sind die konsequente Kalorienreduktion durch richtige Ernährung (wenig Fett und Kohlenhydrate, viele Ballaststoffe) und der ständige Bewegungsanreiz. Zusätzlich sind psychologische Unterstützungen und eine Familienberatung sinnvoll. Bei Kindern gilt schon als Erfolg, wenn die übermäßige Gewichtszunahme reduziert wird, eine Gewichtsnormalisierung in kurzer Zeit ist nicht anzustreben. Offensichtlich ist vor allem die Prävention der Adipositas von entscheidender Bedeutung, nach dem 8. Lebensjahr sind die Chancen für eine Gewichtsnormalisierung nur noch gering. In verschiedenen Behandlungsprogrammen (z.B. „Moby Dick", „Tiger Kids" etc.) und Selbsthilfegruppen werden Kinder und Jugendliche in einem richtigen Essverhalten trainiert und zu sportlichen Betätigungen angeregt. In ausgewählten Fällen kann durch eine stationäre Langzeittherapie doch noch eine signifikante und bleibende Gewichtsreduktion erreicht werden.

In weniger als 2% ist die Adipositas durch eine definierte Grunderkrankung bedingt:

- Hormonstörungen, die zu einer Adipositas führen können, sind vor allem eine Schilddrüsenunterfunktion, eine Nebennierenrindenüberfunktion und ein Wachstumshormonmangel. Diese Endokrinopathien gehen im Kindesalter mit einer verminderten Wachstumsrate, bei längerer Dauer mit Kleinwuchs und retardiertem Knochenalter einher.
- Eine Fettsucht kann auch durch Schädigung des Hypothalamus, der übergeordneten „Stoffwechselzentrale" im Zwischenhirn, verursacht werden. Hypothalamische Störungen können als Folge von Meningoenzephalitiden (Hirnhaut- und Gehirnentzündungen), Schädelhirntraumen oder Tumoren, z. B. nach einer Kraniopharyngeom-Operation auftreten und sind nicht selten mit deutlichen Schlafstörungen verbunden. Bei Temporallappenschädigung (evtl. durch Tumoren) können anfallsartige Fresssuchtphasen auftreten.
- Bei definierten Syndromen, z. B. dem Prader-Willi-Syndrom (➤ Kap. 8.3, ➤ Kap. 10.4) und dem Bardet-Biedl-Syndrom (➤ Kap. 8.5) findet man regelmäßig eine z. T. exzessive Adipositas, als deren Ursache eine hypothalamische Dysregulation angenommen wird.
- Bei vielen Patienten mit schweren Bewegungsstörungen und unterschiedlichen zerebralen Erkrankungen, insbesondere Meningomyelozelen mit Chiari-II-Malformation (➤ Kap. 7.2), Duchennescher Muskeldystrophie (➤ Kap. 7.3.1) und einigen Formen der Zerebralparese (➤ Kap. 7.1) kommt es vor allem bei überwiegender Benutzung eines Rollstuhls zu einer fortschreitenden Adipositas. Es ist nicht klar, ob hierbei neben dem Bewegungsmangel auch zentrale Faktoren eine Rolle spielen [5, 6, 34, 39, 41, 43, 51, 60, 70, 71].

6.6 Störungen der Geschlechtsentwicklung

Störungen in der Ausbildung und Differenzierung der Geschlechtsorgane können sehr vielfältig bedingt sein, z. B. durch

- Chromosomenanomalien (z. B. Trisomien, Turner-Syndrom, ➤ Kap. 10.3, Klinefelter-Syndrom, ➤ Kap. 6.4),
- umschriebene Genanomalien, z. B. Prader-Willi (➤ Kap. 8.3, ➤ Kap. 10.4), FRA-X (➤ Kap. 8.3, ➤ Kap. 10.5.2),
- Stoffwechselstörungen der Nebennierenrinde (adrenogenitales Syndrom = AGS),
- Anlagestörungen der Gonaden mit Unter- oder Überfunktion der Geschlechtshormone,
- veränderte Gewebereaktion auf Geschlechtshormone (Maldeszensus = mangelnder Abstieg der Hoden in die Hodensäcke),
- Tumoren der Hypophyse und des Hypothalamus, evtl. auch der Nebennieren, Eierstöcke und Hoden,
- sekundäre Auswirkungen chronischer Krankheiten und Syndrome (z. B. Mukoviszidose),
- Medikamente und Toxine (z. B. Zytostatika).

Am häufigsten sind aber Normvarianten im Sinne einer konstitutionellen Anomalie. Diese besteht bei vielen Kindern mit ausgeprägten allgemeinen Entwicklungsstörungen, entweder in Form einer verzögerten, häufig aber auch einer beschleunigten Pubertätsentwicklung. Eine nicht seltene Ursache für eine sekundäre Amenorrhoe ist die Anorexie.

Bei Ausbildung von sekundären Geschlechtsmerkmalen an den Brüsten und im Genitale vor dem 8. Lebensjahr spricht man von einer **Pubertas praecox,** bei fehlender Menarche nach dem 13. Lebensjahr von einer **Pubertas tarda.** Am häufigsten sind Normvarianten der Geschlechtsentwicklung im Sinne einer konstitutionellen Anomalie. Diese besteht bei vielen Kindern mit ausgeprägten allgemeinen Entwicklungsstörungen, entweder in Form einer verzögerten, häufig aber auch einer beschleunigten Pubertätsentwicklung. Besteht eine signifikante Adipositas, kann es bei Mädchen durch den Einfluss des Hormons Leptin zu einer vorzeitigen Pubarche kommen, während sie bei Jungen eher verzögert eintritt. Eine nicht seltene Ursache für eine sekundäre Amenorrhoe ist die Anorexie. Eine übermäßige Vergrößerung der Brüste (Gynäkomastie) kommt relativ häufig bei Jungen zu Beginn der Pubertät vor, besonders bei Übergewicht [5, 6, 39, 41, 51, 55, 75].

KAPITEL 7

H.-M. Straßburg

Überwiegend motorische Entwicklungsstörungen

7.1	**Die infantile Zerebralparese**	104
7.1.1	Einteilung der Zerebralparesen	104
7.1.2	Pathogenese der Zerebralparese	105
7.1.3	Dystone Zerebralparesen und andere Bewegungsstörungen	106
7.1.4	Therapie der Zerebralparesen	108
7.2	**Meningomyelozele – Spina-bifida-Syndrom**	108
7.3	**Krankheiten mit Muskelhypotonien**	111
7.3.1	Muskeldystrophie Duchenne	112
7.3.2	Spinale Muskelatrophie	113
7.3.3	Myotone Muskeldystrophie Curschmann-Steinert	114

7.1 Die infantile Zerebralparese

Die infantile Zerebralparese (zerebrale Kinderlähmung oder Littlesche Erkrankung) ist ein zentrales Symptom bei vielen Entwicklungsstörungen im Kindesalter und tritt vor allem bei ehemaligen Frühgeborenen oder bei Kindern mit schweren Komplikationen während der Geburt, aber auch bei Anlagestörungen des Gehirns, Stoffwechselerkrankungen und genetischen Anomalien auf. Sie zeigt ein sehr wechselndes klinisches Bild und kann insgesamt nicht als Krankheitseinheit angesehen werden (so genannte Umbrella- = Regenschirm-Diagnose). Leichtere Formen können in den ersten 6 Lebensmonaten schwer zu erkennen sein.

Als infantile Zerebralparesen bezeichnet man unterschiedliche Störungen der Körperhaltung und Fortbewegung, die bleibend, aber nicht unveränderlich sind und auf eine abgeschlossene Läsion während der prä-, peri- oder postnatalen Entwicklungsperiode zurückgeführt werden können. Diese Schädigung liegt in der Regel im Bereich des 1. Motoneurons, d. h. sie betrifft primär die für aktive Bewegung zuständigen Nervenzellen bzw. Nervenbahnen im ZNS (➤ Kap. 2.6). Häufig ist die Zerebralparese mit anderen Entwicklungsstörungen, vor allem Sinnes-, Wahrnehmungs- und Sprachstörungen, Intelligenzminderung, zerebralen Anfällen und Verhaltensauffälligkeiten kombiniert. Deshalb ist sie in der Regel ein Beispiel für eine **Mehrfachbehinderung**. In allen Ländern mit vergleichbarem medizinischem Standard wird heute bei 0,1–0,2% aller Kinder eine Zerebralparese diagnostiziert, allerdings haben 5–8% eine meist konstitutionelle motorische Dysfunktion.

Durch moderne Untersuchungsmethoden konnte eine Vielzahl sehr unterschiedlicher Ursachen festgestellt werden, so dass einige Autoren den Begriff „Zerebralparese" nur noch im therapeutischen, orthopädischen und hilfsmittelversorgenden Bereich anerkennen.

7.1.1 Einteilung der Zerebralparesen

Seit S. Freud werden auch in der heute gültigen Klassifikation folgende Formen der infantilen Zerebralparese unterschieden:

- spastische Tetraparesen, d. h. Lähmungen aller vier Extremitäten (bein- oder armbetont),
- spastische Hemiparesen, d. h. Halbseitenlähmungen,
- dyston-dyskinetische Zerebralparesen (Athetose, Chorea, ➤ Kap. 7.1.3),
- hypotone Zerebralparesen mit verringerter Muskelgrundspannung (sehr heterogen),
- Mischformen.

Im angloamerikanischen und z. T. auch im deutschen Schrifttum wird anstelle des Begriffs **Parese** auch der Begriff **Plegie** verwendet. Hierunter versteht man jedoch in der Erwachsenenneurologie eine vollständige schlaffe Lähmung, während unter einer Parese eine nur teilweise Lähmung verstanden wird.

Es werden folgende **Schweregrade der Zerebralparese** unterschieden:
1. Leichte Zerebralparese, nur bei temporeichen Bewegungen erkennbar, ohne wesentliche funktionelle Beeinträchtigung.
2. Freies Gehen möglich, jedoch deutliche funktionelle Beeinträchtigung, meist auch der Handmotorik.
3. Kein freies Gehen, aber Robben und Krabbeln möglich.
4. Keinerlei aktive Fortbewegung möglich.

Weitere Beurteilungskriterien werden im Kapitel 13 „Physiotherapie" ausgeführt.

Typisches Symptom einer Zerebralparese ist die **Muskelspastik.** Diese ist gekennzeichnet durch
- erhöhte Muskelanspannung, besonders im Wachzustand,
- Störung der Zielmotorik,
- Verminderung der Kraft,
- Bewegung in Mustern, z. B. dem asymmetrisch tonischen Nackenreflex (ATNR, ➤ Tab. 3.4, ➤ Abb. 3.3),
- gesteigerte Eigenreflexe und unerschöpflichen Fußklonus,
- pathologische Reflexe wie die Pyramidenbahnzeichen (➤ Kap. 2.6) bzw. tonisch-reflektorische Muster wie persistierende Streckreaktionen der Beine und
- das Taschenmesserphänomen; dies bedeutet, dass bei passiven Bewegungen (z. B. durch den Untersucher) nach anfänglichem Widerstand der Muskeltonus plötzlich nachlässt.

Das wichtigste klinische Kriterium bei der Erkennung einer spastischen Bewegungsstörung ist die Beurteilung der Spontanmotorik, am besten mit Videodokumentation nach definierten Prinzipien (➤ Kap. 3.5.3, ➤ Kap. 13.2). Genaue Bewegungsanalysen, z. B. in einem Ganglabor, sind nur bei speziellen Fragen sinnvoll.

7.1.2 Pathogenese der Zerebralparese

Die Ursachen der Muskelspastik sind letztlich noch nicht befriedigend erklärt. Wesentlich ist ein veränderter Erregungszustand der motorischen Vorderhornzellen im Rückenmark (➤ Kap. 2.6). Zum einen kommt es zum Ausfall hemmender Einflüsse aus dem Gehirn, z. B. durch Schädigung der kortikospinalen Bahnen an unterschiedlicher Stelle; aber es bestehen auch Übertragungsstörungen zwischen den Rückenmarksneuronen, z. B. den hemmenden Renshaw-Zellen. Schließlich werden auch veränderte Eigenschaften innerhalb der Muskelfasern als Ausdruck der Muskelspastik angesehen.

Mögliche Auslöser der Muskelverspannung und Verstärker der Muskelspastik sind z. B.
- propriozeptive Reize (aus der Muskulatur selbst), die vor allem bei rascher Dehnung der Muskeln und Sehnen entstehen,
- enterozeptive Reize (aus dem Körperinneren), z. B. Irritationen, die vom Magen, dem Darm und der Blase ausgehen, Schmerzen und periphere Durchblutungsstörungen,
- exterozeptive (äußere) Reize, z. B. Kälte, Hitze, Feuchtigkeit, Hautirritationen und
- psychische Belastungen, z. B. Angst, Aggression und Depression.

Eine typische Ursache für das klinische Bild einer spastischen, infantilen Zerebralparese ist die **periventrikuläre Leukomalazie** des Frühgeborenen, d. h. eine Schädigung der um die Seitenventrikel gelegenen Marklagerstrukturen des Großhirns, die meist mit einer beinbetonten spastischen Lähmung einhergeht (auch ➤ Kap. 8.10.3)

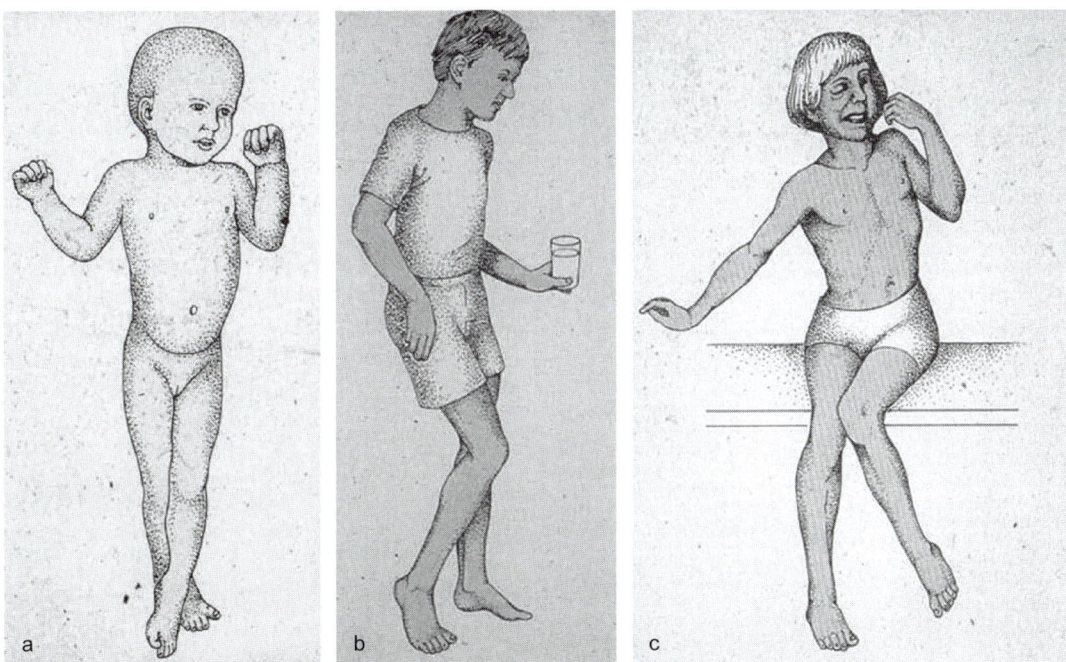

Abb. 7.1 a–c Schematische Darstellung verschiedener Formen der infantilen Zerebralparese
a) beinbetonte spastische Tetraparese am Ende des 1. Lebensjahres,
b) spastische armbetonte Hemiparese rechts,
c) generalisierte dyston-dyskinetische Zerebralparese (Choreoathetose).

Im Gegensatz dazu ist die Ursache einer spastischen Hemiparese, z.B. einer armbetonten Halbseitenlähmung, in der Regel ein **ischämischer Infarkt** der gegenseitigen Capsula-interna-Region (➤ Abb. 2.6), meist infolge einer Durchblutungsstörung der Arteria lenticulostriata (Stammganglienarterie).

Grenzzoneninfarkte im Grenzbereich zwischen den Versorgungsgebieten der großen Hirnarterien treten meist infolge schwerer O_2-Mangelzustände auf. Sie sind u. U. schwer von **generalisierten hypoxischen Hirnschädigungen (Enzephalopathien)** abzugrenzen. Bei beiden Formen bestehen neben Zeichen der spastischen Bewegungsstörung unterschiedlich ausgeprägte weitere Hirnschäden, die zu Störungen der Sinnesorgane und der geistigen Entwicklung sowie zu sekundären Epilepsien führen können.

Hirntraumen, z. B. unter der Geburt, als Folge von Operationen, Kindesmisshandlung, Verkehrsunfällen, Stürzen usw. können, vor allem wenn sie im frühen Säuglingsalter entstanden sind, auch zum klinischen Bild einer infantilen Zerebralparese führen.

Hemiparesen können in jedem Lebensalter entweder schleichend oder akut auftreten. Dann sollte u. a. an
- zerebrale Fehlbildungen, z. B. kortikale Dysplasien, Hydrozephalus, Gefäßfehlbildungen (➤ Kap. 8.7),
- ZNS-Infektionen,
- Embolien aus dem Herzen,
- Tumoren im Schädelinneren,
- Vergiftungen,
- Autoimmunerkrankungen (d. h. Krankheiten, die durch eine Immunreaktion auf körpereigene Substanzen bedingt sind, z. B. Lupus erythematodes, Antiphospholipid-Antikörper-Syndrom),
- Stoffwechselstörungen (z.B. der Mitochondrien oder der organischen Säuren, ➤ Kap. 8.6),
- Gerinnungsstörungen und
- neurodegenerative Erkrankungen (➤ Kap. 8.6)

gedacht werden.

Zunehmend werden meist beinbetonte spastische Paresen im Kindesalter als Ausdruck einer progredienten genetischen Grunderkrankung diagnostiziert. Bisher konnten für diese spastischen Spinalparesen unterschiedliche Vererbungswege (dominant, rezessiv, X-chromosomal und maternal) und verschiedene Genorte differenziert werden. Bei einigen Formen besteht ein Zusammenhang mit dem Pelizaeus-Merzbacher-Syndrom, einer X-chromosomal rezessiven Erkrankung mit einer Störung der Myelinbildung, bei anderen mit olivo-ponto-zerebellären Atrophien.

M. Bax hat 2005 eine Einteilung der Zerebralparesen vorgeschlagen, die neben der Bewegungsstörung auch andere Symptome und die unterschiedlichen Ätiologien berücksichtigt (➤ Abb. 7.2).

7.1.3 Dystone Zerebralparesen und andere Bewegungsstörungen

Unter **dystonen** bzw. **dyston-dyskinetischen Zerebralparesen** verstand man früher die klinischen Symptome der **Athetose** und der **Chorea**. Typischerweise fand sich dieses Bild vor allem bei Kindern mit ausgeprägter Bilirubinerhöhung nach der Geburt (Neugeborenengelbsucht) und war mit der Einlagerung von Bilirubin in die Stammganglien

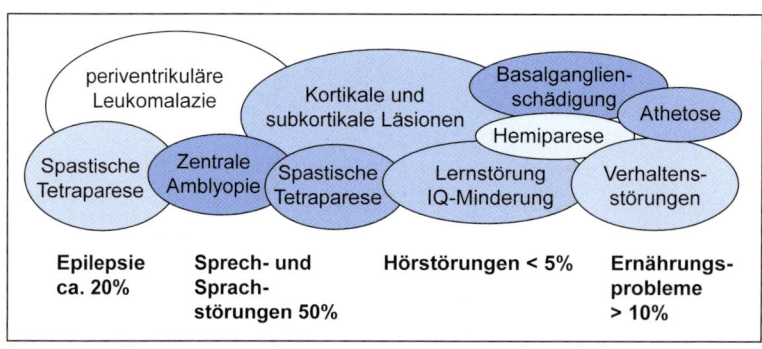

Abb. 7.2 Das Konzept der zentralen Entwicklungsstörung im Sinne einer Zerebralparese (nach M. Bax 2005).

(Kernikterus) verbunden. Charakteristisch hierbei ist der Mangel an Haltetonus und die unwillkürlichen Fehlbewegungen mit z. T. tonischen, z. T. wurmförmigen oder hyperkinetischen Bewegungsmustern. Bevorzugt ist dabei die obere Körperhälfte betroffen; die Patienten neigen zu Haltungsasymmetrien und zu z. T. schweren mimischen Störungen mit Grimassieren und ausgeprägten Veränderungen der Mundmotorik. Heute wird diese Symptomatik vor allem bei Kindern, die am Endtermin einen schweren akuten Sauerstoffmangel unter der Geburt haben, gesehen (z.B. bei vorzeitiger Plazentalösung oder Nabelschnurkomplikationen). Diese Patienten haben trotz ihrer erheblichen motorischen Beeinträchtigungen oft erstaunliche Fähigkeiten, was in dem Oskar-prämierten irischen Film „Mein linker Fuß" nach einem Roman von Christy Brown eindrucksvoll gezeigt wird.

Dyskinesien kommen jedoch auch bei völlig anderen, sehr unterschiedlichen Krankheiten vor, z. B. bei

- der Torsionsdystonie Segawa, einem Krankheitsbild, das durch einen genetisch bedingten Mangel an dem Neurotransmitter Dopamin gekennzeichnet ist,
- dem Sutcliff-Sandifer-Syndrom, einer seltenen, aber charakteristischen gastroösophagealen Funktionsstörung, typischerweise aufgrund einer Hiatushernie (➤ Kap. 9.4). Die Dystonie entsteht hierbei durch segmentale Nervenreizung und ist u. a. Ausdruck einer Entlastungsstellung,
- einer Chorea minor, einer immunologischen Störung von Basalganglienstrukturen als Folge einer Streptokokken-A-Infektion im Rahmen einer rheumatischen Erkrankung und
- der Chorea Huntington, einer dominant erblichen Erkrankung mit zunehmender Bewegungsunruhe und mentalem Abbau, die meist nach dem 30. Lebensjahr, selten vor dem 10. Lebensjahr beginnt und die bei früher Manifestation auch mit schweren Epilepsien verbunden sein kann.

Schließlich können choreo-athetotische Bewegungsstörungen auch durch unterschiedliche zerebrale Durchblutungsstörungen, Entzündungen, Medikamente (z. B. als Nebenwirkung von Metoclopramid und verschiedenen Neuroleptika), durch Tumoren und neurodegenerative Erkrankungen ausgelöst werden.

Unter einer **Ataxie** wird die Störung der Zielgenauigkeit mit ausgeprägt ausfahrenden Bewegungen bei allgemeiner Muskelhypotonie und Bewegungstremor verstanden. Charakteristischerweise bestehen erhebliche Probleme beim Finger-Nase- oder Hacke-Knie-Versuch (➤ Tab. 3.8); feinmotorische Aufgaben, insbesondere auch das Schriftbild, sind deutlich beeinträchtigt. Die Ursachen von ataktischen Bewegungsstörungen sind ausgesprochen vielfältig und komplex, weshalb in der Regel nicht von einer Zerebralparese gesprochen werden kann. Neben Hirnanlagestörungen (Kleinhirnhypoplasie oder -aplasie) kommen viele genetische, metabolische und toxische Erkrankungen als Ursache infrage, nach dem 10. Lebensjahr vor allem die Friedreich-Ataxie, aber auch Störungen des Fettstoffwechsels und der Mitochondrien, neurodegenerative Erkrankungen mit zunehmendem Abbau bestimmter Kleinhirnzellstrukturen, Stoffwechselerkrankungen wie das CDG-Syndrom und Immunstörungen wie das Louis-Bar-Syndrom (➤ Kap. 8.6.5). Bei progredienter Ataxie ist natürlich immer auch an Tumoren im Kleinhirnbereich zu denken, passagere Ataxien können auch durch Infektionen (Varizella-Virus) und Toxine bedingt sein. Auch Erkrankungen des Rückenmarks oder der peripheren Nerven können bestimmte Formen von Ataxie herbeiführen. Die Prognose bei schwereren Ataxien ist in der Regel schlecht.

Myoklonien sind unwillkürliche, kurze und unregelmäßige Muskelzuckungen, die natürlicherweise während des Einschlafens, aber auch als Ausdruck sehr unterschiedlicher Erkrankungen (z. B. Stoffwechselstörungen, Epilepsien, Tumoren) auftreten können.

Beim **Tremor** handelt es sich um unwillkürliche, regelmäßige, rhythmische Bewegungen eines Körperteils mit konstanter Frequenz. Diese Frequenz kann Hinweise auf die Ursache geben:

8–12 Hz physiologischer Tremor, Angst, Schilddrüsenüberfunktion (Hyperthyreose)

5–9 Hz essenzieller Tremor, meist familiär

4–5 Hz Parkinson-(ähnlicher) Tremor

2,5–4 Hz Kleinhirn-Tumor

(Hz = Hertz = Häufigkeit pro Sekunde)

Tics sind unwillkürliche, vorübergehend unterdrückbare, gleichförmige, z. T. bizarre Bewegungs- bzw. Sprachäußerungen, z. B. Zwinkern, Räuspern,

Schlucken und Ausstoßen unterschiedlicher Töne. Ätiologisch spielen einerseits genetische Veranlagungen, aber auch Persönlichkeitsstörungen eine Rolle. Die Behandlung kann z. T. sehr schwierig sein. Neben Medikamenten (z. B. Tiaprid) können auch verschiedene psychotherapeutische Techniken eingesetzt werden, eine Behandlung mit Methylphenidat kann die Tic-Symptome verstärken.

7.1.4 Therapie der Zerebralparesen

Die **Therapie einer Zerebralparese** erfolgt vorwiegend mit physiotherapeutischen und ergotherapeutischen Methoden, wobei vor allem die Eigenaktivität des Patienten gefördert werden soll. Weiterhin werden Behandlungen mit Schienen und anderen Hilfsmitteln, Medikamentengaben und zusätzliche Operationen (➤ Kap. 13.9) wie Weichteil- und Muskeldurchtrennungen, vorgenommen (z. B. nach Ferrari). Früher praktizierte Maßnahmen wie eine dorsale Rhizotomie (Wurzeldurchtrennung) oder stereotaktische Eingriffe im Stammganglienbereich zur Reduktion des Muskeltonus sind heute praktisch nicht mehr indiziert.

Folgende Medikamenten-Behandlung kann bei schweren Ausprägungen der Spastik versucht werden, z. B. mit
- Tetrazepam (Musaril®),
- Baclofen (Lioresal®),
- Memantine (Akatinol®),
- Dantamacrin (Dantrolen®).

Von besonderem Interesse bei Kindern mit spastischer Bewegungsstörung und beginnender Kontraktur ist eine Injektionsbehandlung mit Botulinum-Toxin A.

Schwere spastische Bewegungsstörungen werden heute am besten durch Implantation eines Katheters mit einem Pumpsystems für die dosierte Abgabe von Baclofen (Lioresal®) in den Rückenmarkskanal behandelt. Grundsätzlich ist eine medikamentöse Muskeltonus-Reduktion aber auch problematisch, da hierdurch auch der Haltetonus reduziert wird.

Zu weiteren Aspekten der Zerebralparesen, insbesondere der Therapie ➤ Kap. 13 und ➤ Kap. 15 [3, 14, 19, 22, 27, 28, 37, 42, 56, 171, 173, 175, 178, 181, 184, 187].

7.2 Meningomyelozele – Spina-bifida-Syndrom

Bei dem Krankheitsbild der Meningomyelozele handelt es sich um ein komplexes Fehlbildungssyndrom infolge einer Verschlussstörung des Neuralrohres am Ende der 4. Gestationswoche (➤ Kap. 2.1, ➤ Kap. 2.2). Typischerweise ist hierbei die Haut am Übergang von Lendenwirbelsäule und Kreuzbein (Lumbosakralregion) des Neugeborenen nicht geschlossen, sondern zeigt eine blasige Vorwölbung. Zusätzlich findet sich dann auch eine Verschlussstörung der Wirbelsäulenbögen und der Rückenmarkshäute und ein fehlgebildeter Rückenmarksabschnitt.

Die Ursache der Meningomyelozele ist noch nicht eindeutig geklärt: Neben genetischen Einflüssen spielt möglicherweise auch ein relativer Vitaminmangel, insbesondere der Folsäure, in der Schwangerschaft eine Rolle. Deshalb wird bei allen Frauen im gebärfähigen Alter generell eine Folsäuresubstitution empfohlen, die – wenn möglich – bereits vor Beginn der Schwangerschaft stattfinden sollte.

Die klinischen Symptome sind bestimmt vom Ausmaß und der Lokalisation der primären Anlagestörungen des unteren Rückenmarks und den sich hieraus ableitenden neurologischen Ausfällen. Bei einer Fehlbildung nur im untersten Bereich des Rückenmarkes können ausschließlich Störungen der Blasen- und Mastdarmfunktion, evtl. umschriebene Sensibilitätsstörungen im Anogenitalbereich und Funktionsstörungen der kleinen Muskeln des Fuß-

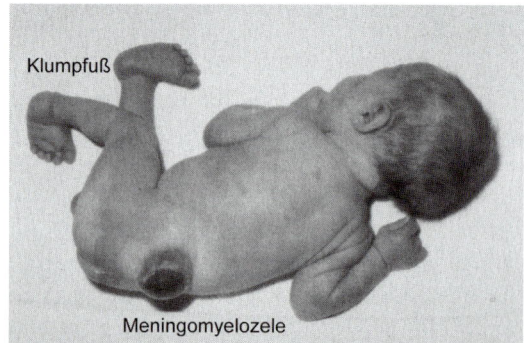

Abb. 7.3 Neugeborenes nach Geburt aus Beckenendlage mit lumbaler Meningomyelozele, schlaffer Lähmung beider Beine und ausgeprägter Fußfehlstellung beidseits.

gewölbes vorhanden sein (**sakrale Meningomyelozele** oder **Meningoradikulozele**). Bei einer **lumbalen Meningomyelozele** können unterschiedlich ausgeprägte Lähmungen der Fußbeuger und Fußheber, der Kniebeuger und Kniestrecker bis hin zu vollständigen Lähmungen der gesamten unteren Extremität auftreten. Damit verbunden sind Klumpfußstellung, Hüftgelenksfehlanlagen, schwere Blasen- und Mastdarmentleerungsstörungen, sensible Störungen der Beine und der Anogenitalregion.

Das Ausmaß der neurologischen Beeinträchtigung hängt also vom Niveau der Schädigung, d. h. von ihrer Höhenlokalisation im Verlauf des Rückenmarkes, ab (➤ Tab. 7.1). Am häufigsten ist die Region unterhalb des Segmentes L2 betroffen. Besteht auch im thorakalen Bereich eine Meningomyelozele, lassen sich meist zusätzliche Fehlbildungen anderer Organe nachweisen.

In über 90% ist eine Meningomyelozele mit einer komplexen Fehlanlage des gesamten Gehirns verbunden (Chiari-II-Malformation, ➤ Abb. 4.4c); sie ist vor allem gekennzeichnet durch eine Verlagerung von Teilen des verschmächtigten Kleinhirns und des unteren Hirnstamms durch das große Hinterhauptsloch nach unten und eine daraus resultierende Störung des Liquorflusses (➤ Kap. 8.7.2), oft mit Entwicklung eines Hydrozephalus. Obwohl hierbei auch verschiedene Anlagestörungen der Seitenventrikel, des Balkens, des dritten Ventrikels, des Plexus choroideus (Adergeflechte, die den Liquor in die Hirnventrikel abgeben) und evtl. des Hirnwindungsreliefs festgestellt werden können, ist die mentale Entwicklung von Patienten mit Meningomyelozele und Chiari-II-Malformation häufig nur wenig beeinträchtigt bzw. es bestehen unterschiedlich ausgeprägte Teilleistungsprobleme. Entweder primär oder sekundär durch Verwachsungen nach der Operation kommt es zu einer Anheftung der unteren Rückenmarksanteile an der Wand des Spinalkanals und damit zu einer zunehmenden Funktionsstörung (Tethered-cord-Syndrom, ➤ Abb. 4.5). Auch kann die Meningozele mit einer Fettgeschwulst (Lipom) zusammen auftreten (Lipomeningozele).

Eltern, die bei der Geburt von dem Krankheitsbild ihres Kindes überrascht und schockiert werden, sollten in den ersten Lebenstagen sehr ausführlich über die Symptome, zu erwartende Beeinträchtigungen, aber auch die möglichen positiven Entwicklungen informiert werden. Noch vor wenigen Jahren wurde strikt gefordert, dass möglichst innerhalb von 24 Stunden nach der Geburt der Hautdefekt operativ zu verschließen sei. Es hat sich jedoch gezeigt, dass auch bei ausgedehnter Symptomatik die Gefahr einer Hirnhautinfektion unter richtigen Betreuungsbedingungen nicht so groß ist, so dass es wichtiger erscheint, die Situation des Kindes, die Behandlungsmöglichkeiten und die Unterstützungsmaßnahmen für die Eltern vor Beginn der ersten Operation ausführlich zu besprechen, um die Akzeptanz des Kindes zu verbessern.

Neben einer operativen Deckung ist eine sorgfältige Lösung von Verwachsungssträngen des Rückenmarkes zur Verhinderung eines „Tethered-cord-Syndroms" von besonderer Bedeutung. Hierdurch könnten sich sonst später zunehmende Verschlechterungen des klinischen Bildes ergeben.

Die neurogene Blasenfunktionsstörung kann durch regelmäßiges 1×-Katheterisieren heute gut

Tab. 7.1 Neurologische Ausfälle bei Patienten mit Meningomyelozele unterschiedlicher Lokalisation.

Oberstes betroffenes Rückenmarksegment	Neurologische Ausfälle
S_2	Kleine Fußmuskeln, Sensibilität um den Anus herum, leichtere Blasenentleerungsstörung
S_1	Zusätzlich Fußbeuger, Hüftstrecker, Blasen- und Mastdarmentleerung, Sensibilität in Segment S_1
L_5	Fußstrecker, zusätzlich Kniebeuger und Hüftgelenksabspreizer, Sensibilitätsstörung im Bereich der Füße
L_4	Zusätzliche Beteiligung der Adduktionsmuskeln für das Hüftgelenk und Sensibilitätsstörung der Unterschenkel
L_3	Zusätzliche Beteiligung der Kniestrecker, meist Durchlaufblase, Sensibilitätsstörungen bis zu den Oberschenkeln und im Gesäßbereich
L_2	Zusätzlich Hüftbeuger, beckenboden- und wirbelsäulenahe Rückenmuskulatur, ausgedehnte Sensibilitätsstörungen
L_1 und darüber	Hoher Querschnitt einschließlich der unteren Bauch- und Rückenmuskulatur

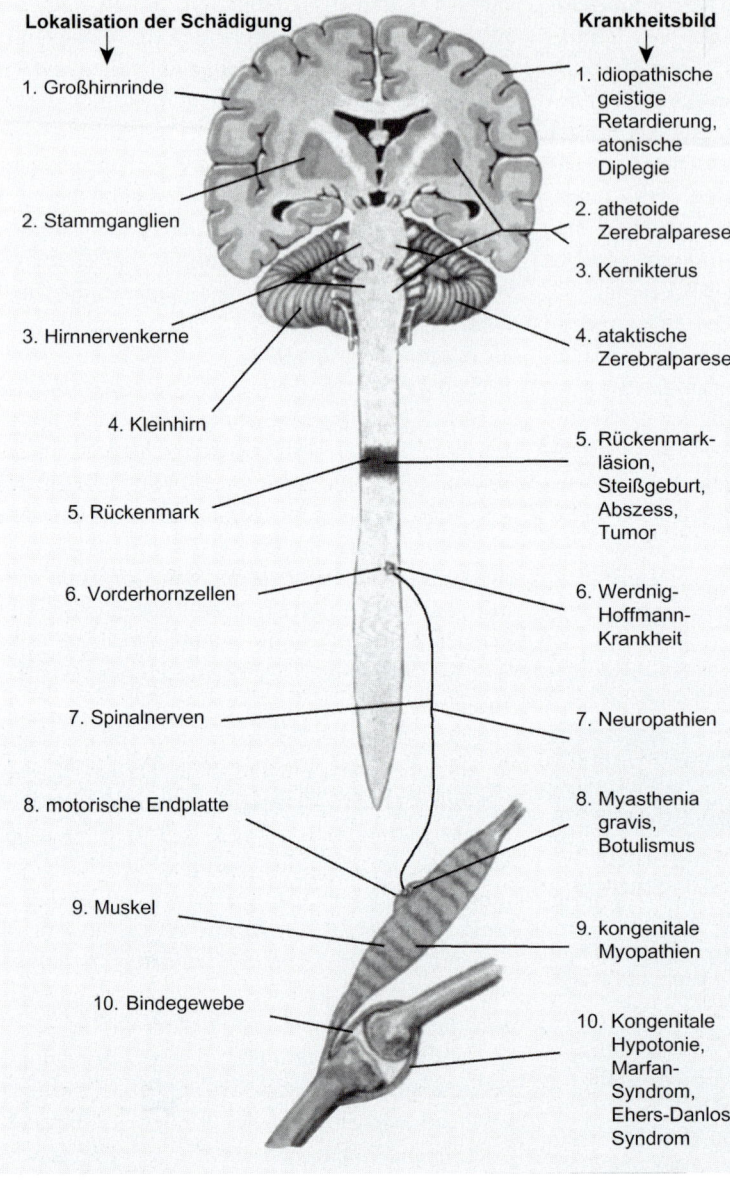

Abb. 7.4 Unterschiedliche Krankheitsbilder mit Lokalisation und neurologischem Befund, die klinisch durch eine **Muskelhypotonie** imponieren (nach Netter).
zu 1.: Primäres geistiges Zurückbleiben, Zerebralparese mit überwiegender Lähmung der Beine und schlaffem Muskeltonus
zu 6.: Erbliche **spinale Muskelatrophie** durch Degeneration der motorischen Vorderhornzellen des Rückenmarks; Beginn schon im Säuglingsalter mit rasch fortschreitenden schlaffen Lähmungen ohne sensible Ausfälle
zu 8.: Myasthenia gravis: Abnorme Ermüdbarkeit der Muskulatur infolge einer Blockierung von Acetylcholinrezeptoren an der motorischen Endplatte durch pathologische Antikörper (Autoimmunerkrankung)
Botulismus: Vergiftung durch das bakterielle Botulinustoxin, das die Freisetzung von Acetylcholin an der motorischen Endplatte blockiert
zu 9.: angeborene Muskelerkrankungen, ➤ Kap. 7.3.1, ➤ Kap. 7.3.2
zu 10.: Marfan-Syndrom, ➤ Kap. 6.4
Ehlers-Danlos-Syndrom: Erbliche Störung des Bindegewebsaufbaus mit Überstreckbarkeit der Gelenke und vermehrter Hautelastizität.

behandelt werden. Für die Mastdarmentleerung ist eine regelmäßige Physiotherapie wichtig. Ein Ausdrücken der Blase durch Druck über dem Schambein sollte möglichst unterlassen werden, um einen Harnrückfluss in das Nierenbecken mit Infektionsgefahr zu vermeiden.

Orthopädische Hilfsmittel (z. B. Spezialschienen, Orthesen, Rollator, ➤ Abb. 13.3) verbessern die aktive Bewegungsfähigkeit oft sehr; bei höheren Querschnittsymptomen ist auf Dauer ein Rollstuhl aber nicht zu verhindern. Orthopädische Operationen dienen vor allem der Verbesserung der Aufrichtung und der Vermeidung von Fehlstellungen. (Weiteres ➤ Kap. 13)

Kinder mit Meningomyelozele bilden typische Beispiele einer mehrfachen Körperbehinderung. Durch einen operativen Verschluss des Hautdefektes nach der Geburt, durch die operative Behandlung des Hydrozephalus, durch intensive krankengymnastische und orthopädische Maßnahmen sowie eine richtige Betreuung der Blasen- und Mastdarmstörungen können viele Kinder mit diesem Krankheitsbild eine mäßig beeinträchtigte bis zufriedenstellende Lebensqualität entwickeln. Trotz aller Probleme mit schwerer Gehbeeinträchtigung, Blasen- und Mastdarmfunktionsstörungen, Wirbelsäulen- und Hüftgelenksfehlstellungen, operativ versorgtem Hydrozephalus usw. gibt es viele Menschen mit Meningomyelozele, die sich selbstständig versorgen können und eine Berufsausbildung haben. Es gibt aber auch schwere Verlaufsformen mit vollständigem Querschnitt und mentaler Entwicklungsstörung. Bestand bereits intrauterin ein ausgeprägter Hydrozephalus oder ein vermindertes Schädelwachstum (Mikrozephalie), ist die Prognose für eine normale mentale Entwicklung schlecht. Große Bedeutung für die Betreuung haben spezielle Spina-bifida-Ambulanzen sowie Eltern- und Betroffenen-Selbsthilfegruppen.

Für angeborene oder erworbene Querschnittlähmungen können noch eine Vielzahl weiterer Ursachen, z. B. Anlagestörungen des Rückenmarks, Tumoren, Entzündungen, Traumen und Vergiftungen infrage kommen [3, 13, 27, 45, 46, 47, 81, 169, 175, 179].

7.3 Krankheiten mit Muskelhypotonien

Der Muskeltonus ist im wesentlichen Ausdruck des Erregungszustands der Muskulatur aufgrund neuronaler Entladungen. Er ist u. a. abhängig vom Alter,

Tab. 7.2 Wichtige Ursachen einer Muskelhypotonie im Kindesalter.

Physiologisch:	Frühgeborenes, Schlaf, Entspannung
Genetische Veränderungen:	Down-Syndrom (➤ Kap. 8.2), Angelman-Syndrom (➤ Kap. 8.3), Prader-Willi-Syndrom (➤ Kap. 8.3), Fragiles-X-Syndrom (➤ Kap. 8.3), Rett-Syndrom (➤ Kap. 8.5.1) u. a.
Hirnorganische Veränderungen:	Hydrozephalus, Balkenmangel (➤ Kap. 8.7), hypoxisch-ischämische Enzephalopathien (➤ Kap. 8.10), Hirntumoren und Zysten, West-Syndrom (➤ Kap. 8.14), neurokutane Syndrome (➤ Kap. 8.4) u.a.
Stoffwechselstörungen:	Amino- und Organoazidurien, z. B. Phenylketonurie, Ahornsirupkrankheit (➤ Kap. 8.6.1); peroxisomale Störungen wie die Adrenoleukodystrophie (➤ Kap. 8.6.3), Hormonstörungen, z. B. Schilddrüsenunterfunktion (➤ Kap. 8.13), Elektrolytstörung, z. B. Hypokaliämie, Lesch-Nyhan-Syndrom, CDG-Syndrom, Zeroidlipofuszinosen (➤ Kap. 8.6.5)
Spinale (auf Rückenmarksebene gelegene) Ursachen:	Genetische Störungen, z. B. infantile spinale Muskelatrophie (➤ Abb.7.4), Anlage- und Ausreifungsstörungen (zusammen mit Gelenkkontrakturen – Arthrogryposis), Rückenmarktumoren, Entzündungen (Myelitiden)
Neuronale Ursachen:	Genetisch bedingte Ausbildungs- und Ausreifungsstörungen der peripheren Nerven (z. B. hereditäre sensomotorische Neuropathien), entzündliche Neuropathien, neuromuskuläre Übertragungsstörungen (z. B. Myasthenien, ➤ Abb. 7.4)
Anlagestörungen der Muskulatur:	Primäre Fehlanlage von Muskelgruppen, verschiedene Muskelstrukturanomalien, z. B. mit veränderten Zellkernen, Organellenveränderungen und intrazellulären Ablagerungen
Myositiden (Muskelentzündungen):	Immunerkrankungen, Virusinfektionen, bakterielle Infektionen (z. B. Borrelien)
Metabolische und funktionelle Myopathien:	Verschiedene Enzymdefekte im Muskelgewebe, Mitochondriopathien (➤ Kap. 8.6.4), kongenitale Myasthenie
Muskeldystrophien:	Kongenitale Muskeldystrophie, X-chromosomale Muskeldystrophien (➤ Kap. 7.3.1), myotone Dystrophie (➤ Kap. 7.3.2)
„Benigne", passagere, beinbetonte Muskelhypotonie	

der Vigilanz, sensorischen Einflüssen und der zentralen Erregung.

Im klinischen Sprachgebrauch werden die Begriffe **Normotonie, Hypertonie, Hypotonie** und **Dystonie** verwendet (➤ Kap. 3.5.2), obwohl exakte Messungen des Muskeltonus nur schwer möglich sind und deshalb vor allem im Kindesalter keine Normwerte existieren.

Die muskuläre Hypotonie ist im Säuglings- und Kleinkindesalter ein häufiges, äußerst komplexes Symptom, dessen Einschätzung sehr von der Erfahrung des Untersuchers abhängig ist. Wesentlich ist, physiologische Zustände wie Schlaf, Entspannung nach einer Mahlzeit und Frühgeburtlichkeit, Normvarianten sowie ursächliche Veränderungen des zentralen Nervensystems und neuromuskuläre Anomalien zu differenzieren (➤ Kap. 5.1.3).

Wesentlich zur richtigen Einschätzung sind Angaben über die Entwicklung der Muskelhypotonie, vor allem ob sie konstant, fortschreitend (progredient) oder rückläufig (regredient) ist. Wichtig sind weiterhin möglichst exakte Aussagen über die intrauterinen Kindsbewegungen, über das Trinken in der frühen Säuglingszeit, die Atmung, vermehrtes Speicheln und Spucken, Zyanosezustände und den Zeitpunkt wesentlicher motorischer Entwicklungsschritte. Ursachen einer Muskelhypotonie im Kindesalter sind in ➤ Tab. 7.2 zusammengestellt.

Bei der Diagnostik ist die Beachtung auch diskreter Dysmorphiezeichen (vgl. ➤ Tab. 3.3), die Überprüfung der Eigenreflexe, die Beobachtung spontaner Bewegungen, vor allem an den Extremitäten, und die Beurteilung der sozialen, mental-kognitiven und sprachlichen Entwicklung von wesentlicher Bedeutung.

Im Säuglingsalter empfiehlt sich bei allen Kindern mit deutlicher Muskelhypotonie eine zerebrale Sonographie (➤ Kap. 4.1). Ansonsten erlaubt die Sonographie der Muskulatur bei vielen Kindern eine erste, oft wegweisende Aussage über die Ursachen.

Weitergehende Diagnostik kann in der Regel nur im Rahmen eines stationären Aufenthaltes in einer Einrichtung mit spezifischer Erfahrung durchgeführt werden, da die Untersuchungen z. T. sehr aufwendig und nur bei speziellen Indikationen einzusetzen sind

7.3.1 Muskeldystrophie Duchenne

Die wichtigste angeborene Muskelerkrankung ist die **Duchenne-Muskeldystrophie.** Sie ist mit 1 : 3000 bis 1 : 4000 die häufigste und zugleich auch bösartigste, d. h. rasch fortschreitende Muskelerkrankung, die praktisch nur bei Knaben auftritt, da sie X-chromosomal vererbt wird (➤ Kapitel 10 „Genetik"). Ursächlich fehlt das für die Stabilität der Zellmembran notwendige Protein **Dystrophin.**

Die Symptomatik beginnt schleichend in den ersten Lebensjahren mit einer verzögerten statomotorischen Entwicklung, oft auch einer Sprachretardierung. Nach dem 3.–5. Lebensjahr nimmt die Muskelschwäche in Form von rascher Ermüdbarkeit, Problemen beim Treppensteigen und häufigem Stürzen zu. Typisch sind Probleme beim Aufrichten aus der Hocke (Gowers-Zeichen); der Gang ist watschelnd mit

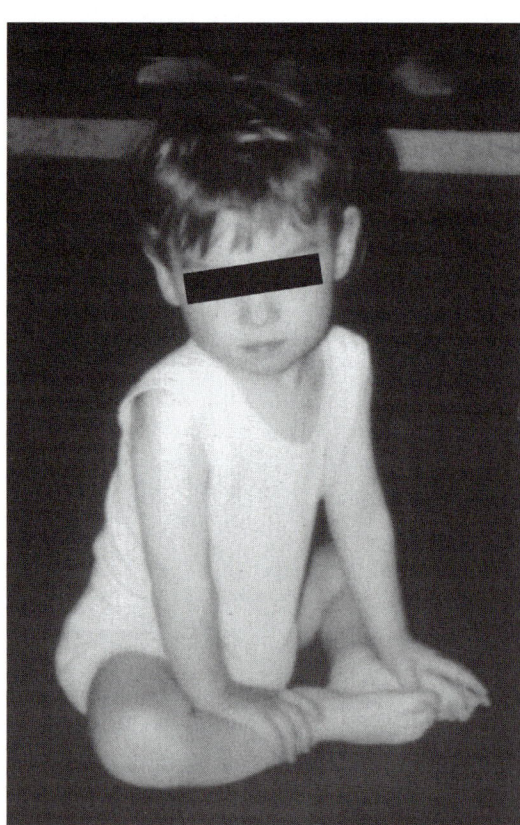

Abb. 7.5 2½-jähriger Junge mit Muskelhypotonie; Fortbewegung durch „Hosenrutschen", sehr gute Feinmotorik. Ein „sensitiver Perfektionist" ohne eigentliche Erkrankung (vgl. ➤ Kap. 5.1.3).

Hyperlordose; es kommt zur Spitzfußhaltung. Die Konsistenz der Muskulatur ist derb-unelastisch; besonders die Waden zeigen eine Pseudohypertrophie durch Fetteinlagerung anstelle der schwindenden Muskelfasern. Die Eigenreflexe sind abgeschwächt oder erloschen. Diagnostisch wegweisend ist eine ausgeprägte Erhöhung des Enzyms Kreatinkinase im Blut; auch andere Enzyme (GOT, GPT) können erhöht sein. Die Muskelsonographie zeigt typische Veränderungen (➤ Abb. 4.2). Im Elektromyogramm finden sich erniedrigte polyphasische Aktionspotenziale mit vorzeitiger Interferenz; auch echokardiographisch werden häufig frühzeitige Veränderungen gesehen. Die Diagnose wird in der Regel molekulargenetisch gestellt (➤ Kap. 10), nur noch in seltenen Ausnahmefällen muss eine Muskelbiopsie erfolgen. Auch in der zerebralen Kernspintomographie lassen sich nicht selten Veränderungen (Gliosen?) nachweisen, was durch einen Mangel an Dystrophin auch in den Nervenzellmembranen erklärt wird und mit kognitiven Einschränkungen verbunden ist.

Nach dem 10. Lebensjahr verlieren die Patienten zunehmend ihre Gehfähigkeit und werden vom E-Rollstuhl abhängig. Eine kausale Behandlung gibt es nicht. Therapeutisch wesentlich sind alle Formen einer motorischen Aktivierung in Abhängigkeit von Neigung und Fähigkeiten (z. B. Fahrrad fahren, Wasser), die Vermeidung von Kontrakturen (richtige Stuhlgröße!), viel Stehen (Stehpult) und die Vermeidung von abrupten Überdehnungen.

Die Indikation für operative Maßnahmen (z. B. nach Rideau zur Lösung von Faszien, Achillessehnendurchtrennung zur Spitzfußbehandlung, Wirbelsäulen-Stabilisierung) muss sehr differenziert in Zusammenarbeit mit erfahrenen Orthopäden gestellt werden (➤ Kap. 13.9). Medikamentöse Therapien mit Kortikoiden und evtl. auch Cyclosporin können den Gehverlust verlangsamen, aber keine nachweisbaren Verbesserungen erreichen. Die Hoffnung auf Heilung durch gentherapeutische Methoden konnte trotz erheblicher Anstrengungen bisher nicht erfüllt werden. Zunehmend erfolgt bei Patienten mit Muskeldystrophie im fortgeschrittenen Stadium eine intermittierende, ggf. auch eine kontinuierliche maschinelle Heimbeatmung.

Von der bösartigen Muskeldystrophie Duchenne wird die weniger schwer verlaufende Form nach Becker-Kiener abgegrenzt, bei der ein Mangel, aber kein völliges Fehlen an Dystrophin sowohl molekulargenetisch als auch in der Muskelbiopsie nachgewiesen werden kann (➤ Kap. 10.5.2). Neben der Muskeldystrophie Duchenne-Becker gibt es noch eine größere Zahl von Muskeldystrophien, die andere Ursachen und Vererbungen aufweisen, wie z. B. die meist rezessiv erblichen Gliedergürtelmuskeldystrophien und kongenitale Muskeldystrophien bei Merosinmangel, die zunehmend besser auch molekulargenetisch diagnostiziert werden können.

Primäre Anlagestörungen der Muskulatur, z. B. die Central-core-Myopathie, oder die Nemaline-Myopathie sind selten. Die rezessiv erbliche myotubuläre Myopathie äußert sich mit ausgeprägter Muskelhypotonie ab der Geburt und kann auch molekulargenetisch nachgewiesen werden. Metabolische Myopathien können mit unterschiedlicher klinischer Ausprägung und zu verschiedenen Zeitpunkten auftreten (z.B. Mitochondriopathien, Glykogenosen, Karnitin-Mangel u. Ä.). Neuerdings kann bei einzelnen dieser Erkrankungen wie zum Beispiel der Glykogenose Typ 2 Pompe durch eine regelmäßige intravenöse Substitution von Enzymen eine klinische Besserung erreicht werden, was allerdings mit großen Kosten verbunden ist.

7.3.2 Spinale Muskelatrophie

Die zweithäufigste Gruppe von angeborenen Muskelerkrankungen sind die spinalen Muskelatrophien. Klinisch können sie in die frühinfantile Verlaufsform (Typ Werdnig-Hoffmann), spätinfantile Formen, juvenile und adulte Varianten unterteilt werden. Die Kinder sind durch ausgeprägte proximale Muskelschwäche mit Gefahr der Skolioseentwicklung bei normaler Intelligenz charakterisiert. Die Diagnose wird heute primär molekulargenetisch durch Feststellung einer Deletion auf Chromosom 5q (➤ Kap. 10.5.1) gestellt.

Sinnvollerweise sollte therapeutisch so lange wie möglich versucht werden, den Patienten das Stehen zu ermöglichen. Mit einer modernen Apparateversorgung (z. B. Swivel-Walker, Elektrorollstuhl, intermittierende Beatmung) können die Patienten z. T. erstaunlich lange eine gute Lebensqualität erreichen (➤ Kap. 13.7, ➤ Kap. 13.8). Seltene Sonderformen der spinalen Muskelatrophie sind mit schweren Atemstörungen seit der Geburt kombiniert. Es wird zzt. diskutiert, ob durch medikamentöse Maßnahmen eine Hochregulation von protektiven Genbereichen möglich ist und so der Krankheitsverlauf gemildert werden kann.

7.3.3 Myotone Muskeldystrophie Curschmann-Steinert

Der myotonen Muskeldystrophie Curschmann-Steinert liegt eine Membranaufbaustörung zugrunde. Sie ist autosomal dominant erblich und kann über Generationen mit nur diskreten Symptomen, z. B. einer mimischen Schwäche, vorhanden sein. Eventuell besteht schon bei Neugeborenen erkrankter Mütter eine generalisierte Muskelhypotonie mit Atemstörungen und Trinkproblemen, die sich nach einigen Wochen bessern. Später imponieren die Muskelhypotonie sowie die Auslösung myotoner Kontraktionen bei Beklopfen der Muskulatur. Die myotone Muskeldystrophie kann mit endokrinen Störungen (Unterentwicklung der Geschlechtsdrüsen, Diabetes mellitus), Linsentrübungen (= Katarakten), IQ-Minderung, Skoliose (seitlicher Verbiegung der Wirbelsäule), Herzrhythmusstörungen sowie chronischer Obstipation und Blasenentleerungsproblemen verbunden sein (➤ Abb. 7.6).

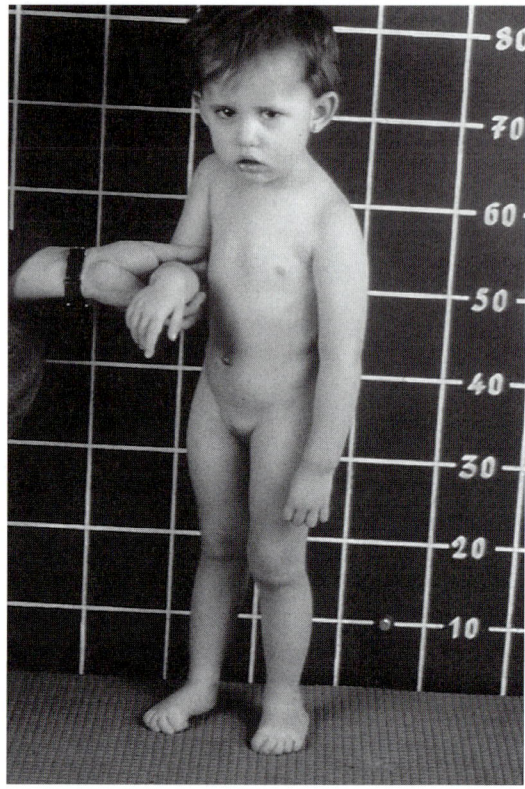

Abb. 7.6 3,6-jähriges Mädchen mit genetisch gesicherter myotoner Muskeldystrophie, multiplen Gelenkkontrakturen (z. B. des rechten Handgelenks und beider Großzehen) durch die Fehlhaltungen und Minderwuchs.

Die Diagnose ist klinisch und im Nadel-EMG (evtl. bei den Eltern), neuerdings auch molekulargenetisch zu stellen (Triplet-Repeat-Erkrankungen ➤ Kap. 10.5), was eine Biopsie in der Regel nicht mehr notwendig macht. Die Prognose ist sehr unterschiedlich und hängt von der Ausprägung der Triplet-Repeat-Expansion ab. In den letzten Jahren konnte eine klinisch mildere, proximal betonte Form der myotonen Dystrophie (PROMM) abgegrenzt werden, die bei einzelnen Kindern auch schon früh diskrete Bewegungsstörungen auslösen kann. Beim so genannten Stiff-baby-Syndrom, einer deutlich erhöhten Erregbarkeit der Muskulatur des Neugeborenen kann eine Störung der spinalen Glyzin-Rezeptoren vorliegen.

In seltenen Fällen können Muskelhypotonien bei jungen Kindern auch Ausdruck einer Übertragungsstörung von Azetycholin an der motorischen Endplatte sein, z.B. bei verschiedenen Formen einer angeborenen Myasthenie. Bei dem Krankheitsbild der Arthrogryposis multiplex, einer Muskelanlagestörung mit ausgeprägten Gelenkkontrakturen liegt u.U. bei der Mutter eine Antikörper-Konstellation gegen fetale Azetylcholin-Rezeptoren vor, ebenso selten sind Myositiden beim jungen Säugling.

Jeder Patient mit einer hypotonen Bewegungsstörungen stellt eine Herausforderung dar, die u.U. nur durch aufwendige Untersuchungen, nicht selten in Verbindung mit einer Muskel- und/oder Nervenbiopsie, diagnostiziert werden kann [2, 3, 9, 14, 33, 46, 48, 52, 80, 81, 172, 175].

KAPITEL 8

H.-M. Straßburg

Ursachen und Formen mentaler Entwicklungsstörungen

8.1	Definition und Einteilung	117
8.2	Nummerische Chromosomenanomalien	117
8.3	Strukturelle Chromosomenanomalien	119
8.4	Neurokutane Syndrome = Phakomatosen	121
8.5	Andere genetisch bedingte Syndrome	123
8.5.1	Rett-Syndrom	124
8.6	Genetisch bedingte Stoffwechselstörungen mit Entwicklungsstörungen	126
8.6.1	Stoffwechselstörungen der Aminosäuren und organischen Säuren	126
8.6.2	Lysosomale Erkrankungen	127
8.6.3	Peroxisomale Erkrankungen	127
8.6.4	Mitochondriopathien	128
8.6.5	Andere Stoffwechselstörungen	129
8.7	Hirnfehlanlagen	130
8.7.1	Mikrozephalie	131
8.7.2	Hydrozephalus und Megalenzephalie	132
8.8	Teratogene Hirnschäden	134
8.9	Intrauterine Infektionen	135
8.9.1	Virusinfektionen	135
8.9.2	Infektionen durch Protozoen und Bakterien	136
8.10	Perinatale Hirnschäden	136
8.10.1	Pränatale Hirnschäden	136
8.10.2	Intranatale Versorgungsstörungen und deren Symptome beim Neugeborenen	138
8.10.3	Hypoxisch-ischämische Hirnschäden	139
8.10.4	Hirnblutungen	141
8.10.5	Neuromuskuläre Geburtskomplikationen	141
8.11	Das extrem unreife Frühgeborene	142
8.12	Nach der Geburt erworbene (postnatale) Hirnschäden	144

8.12.1	Apnoen und „Beinahe-Kindstod"	144
8.12.2	Schädel-Hirn-Verletzungen	145
8.12.3	Entzündliche, toxische und degenerative Hirnschäden	146
8.12.4	Hirntumoren	147
8.13	**Hormonstörungen**	148
8.14	**Epilepsien**	149
8.14.1	Ursachen, Auswirkungen und Diagnostik	149
8.14.2	Einteilung der Epilepsien	150
8.14.3	Die wichtigsten Anfallsformen	151
8.14.4	Nicht-epileptische Anfälle	154
8.14.5	Therapie der Epilepsien	155
8.15	**Autismus-Spektrum-Störung (= pervasive oder tief greifende Entwicklungsstörung)**	156
8.16	**Umschriebene Entwicklungsstörungen (= Teilleistungsstörungen)**	158
8.17	**Hochbegabung**	161

8.1 Definition und Einteilung

Tab. 8.1 Erkrankungen, die ursächlich mit mentalen Entwicklungsstörungen verbunden oder assoziiert sind.

- Nummerische Chromosomenaberrationen (Abweichungen der Chromosomenzahl)
- Strukturelle Chromosomenstörungen
- Neurokutane Syndrome (Erkrankungen mit typischen Veränderungen von Haut und Nervensystem)
- Andere, vermutlich genetisch bedingte Syndrome
- Stoffwechselstörungen
- Hirnfehlanlagen
- Teratogene Hirnschäden
- Intrauterine Infektionen
- Perinatale Hirnschäden
- Frühgeburtlichkeit
- Postnatale Hirnschäden und Hirntumoren
- Hormonstörungen
- Epilepsien
- Autismus
- Hyperkinetisches Syndrom
- Teilleistungsstörungen

Mentale Entwicklungsstörungen (Synonym: **geistige Behinderung, mental retardation**) sind vor allem durch eine unterdurchschnittliche Intelligenz gekennzeichnet und von einer Art oder einem Ausmaß, dass eine medizinische Behandlung oder andere spezielle Vorsorgen oder Übungen notwendig und sinnvoll sind (WHO 1974). Auf andere Definitionen und spezifische Möglichkeiten der Bestimmung der Intelligenz wird im ➤ Kapitel 12 „Psychologische Grundlagen" eingegangen. Von einer eindeutigen geistigen Behinderung spricht man dann, wenn der IQ, z. B. ermittelt im Hamburg-Wechsler-Intelligenztest, mehr als 2 Standardabweichungen unter dem Mittelwert liegt, d. h. weniger als 70 beträgt. Hierdurch kommen jedoch vielfältige andere Gesichtspunkte, insbesondere die soziale, sprachliche und motorische Kompetenz nicht ausreichend zum Ausdruck. Vor allem aber erlaubt der Begriff keine Aussage zur Ätiologie und Pathogenese unter medizinischen Aspekten.

Nachfolgend werden die wichtigsten Gruppen von Anlagestörungen und Krankheiten, die zu einer geistigen Entwicklungsstörung führen können, aus medizinischer Sicht besprochen. Dabei werden sowohl Formen mit einer allgemeinen Entwicklungsstörung als auch Teilleistungsstörungen, konstante, progrediente und regrediente Formen behandelt. Zum Teil gibt es dabei Überschneidungen mit Erkrankungen, die mit mentalen Entwicklungsstörungen assoziiert sind (z. B. Zerebralparesen). Außerdem gibt es Erkrankungen, die in mehrere der nachfolgend genannten Gruppen einzuordnen sind (z. B. neurokutane Syndrome mit Epilepsien) [2, 3, 4, 10, 14, 26, 35, 42, 46, 47, 50, 61, 73, 81, 82, 83].

8.2 Nummerische Chromosomenanomalien

Die weit überwiegende Zahl von Menschen mit nummerischen Chromosomenanomalien zeigen bereits äußere Anzeichen für solche Veränderungen, die jedoch in keinem Fall beweisend sind.

Klinische Hinweise auf eine Chromosomenanomalie sind, vor allem wenn sie in Kombination auftreten, z. B.
- ein auffallend breiter und flacher Nasenrücken
- sonstige Veränderungen der Nase
- auffälliger Augenabstand (Hyper- oder Hypotelorismus, ➤ Tab. 3.3)
- verkleinerter Augapfel (Mikrophthalmie)
- anomale Lidachse
- Skalpdefekte vor allem am Hinterkopf (okzipital)
- kleiner Unterkiefer
- kleiner oder nach unten verzogener Mund
- kleine, versetzte oder abnorm geformte Ohren
- Nackenfalte (Pterygium)
- abnorme Handlinien (Dermatoglyphen)
- abnorm geformter, z. B. spitzbogiger Gaumen
- sich überkreuzende Finger (Klinodaktylie)
- zusätzliche Finger (Polydaktylie)
- Klump-Hakenfuß,
- nicht eindeutiges Genitale (Intersex)
- Mikropenis
- zu kleines oder zu großes Hodenvolumen.

Die häufigste Form einer Chromosomenaberration ist die **Trisomie 21 = Down-Syndrom.** Die früher üblichen Begriffe Mongolismus oder mongoloide Idiotie sollten nicht mehr verwendet werden. Das Down-Syndrom kommt bei allen Völkern vor. Die

Mütter können jedes Alter haben; es ist jedoch statistisch eindeutig nachgewiesen, dass bei einer Schwangerschaft jenseits des 35. Lebensjahrs der Mutter das Risiko exponenziell um ein Vielfaches ansteigt (auch ➤ Tab. 10.1). Das überzählige Chromosom stammt dementsprechend in 90% der Fälle von der Mutter.

Genetisch wird die freie Trisomie, bei der das zusätzliche Chromosom ungebunden vorliegt, von der nur in 5% vorkommenden Translokationstrisomie unterschieden, bei der das Chromosom fest an ein anderes Chromosom gebunden ist. Ist nicht in allen Körperzellen eine Trisomie nachweisbar, spricht man von einer Mosaikform. Meist sind die klinischen Symptome hierbei weniger ausgeprägt.

Die Trisomie 21 kann sowohl in der ersten als auch in der zweiten Teilungsphase (Meiose) der Keimzelle entstehen (auch ➤ Kap. 10.3). Inwieweit äußere Einflüsse, z. B. radioaktive Strahlung, Medikamente, Toxine und andere physikalische Einwirkungen die Entstehung einer Trisomie begünstigen, kann noch nicht abschließend gesagt werden.

Menschen mit einem Down-Syndrom haben vom frühen Säuglingsalter an typische Gesichtszüge mit schräger Lidachse, auffallend weitem Augenabstand (Hypertelorismus), einer Lidfalte am inneren Augenwinkel (Epikanthus), kurzer Nasenwurzel, einem meist offenen Mund mit vorstehender Zunge, kleinen Ohren, einem scheitelwärts ausladenden, hinten abgeflachten Kopf, einem kurzen Nacken, breiten, relativ kurzen Händen, einer Vierfingerfurche (quer durchlaufende Handlinie), einem relativ vermehrten Fettansatz am Rumpf und einer Überstreckbarkeit der Gelenke (➤ Abb. 8.1).

Viele Menschen mit Trisomie 21 haben zusätzliche Fehlbildungen oder Erkrankungen. In ca. 30% besteht ein Herzfehler, meist in Form eines Vorhof- und Ventrikelseptum-Defektes (offener AV-Kanal, ➤ Kap. 9.9.2). Die Beherrschung dieses Herzfehlers ist für die Lebensprognose oft entscheidend. Eine zu späte Behandlung führt zu einer irreversiblen Schädigung der Lungendurchblutung mit zunehmender Zyanose. Aus diesem Grund wird bei Kindern mit Down-Syndrom und offenem AV-Kanal eine operative Frühkorrektur bereits in den ersten Lebensjahren angestrebt.

Viele Kinder haben angeborene Fehlbildungen im Bereich des Magen-Darm-Traktes, z. B. Verschlüsse

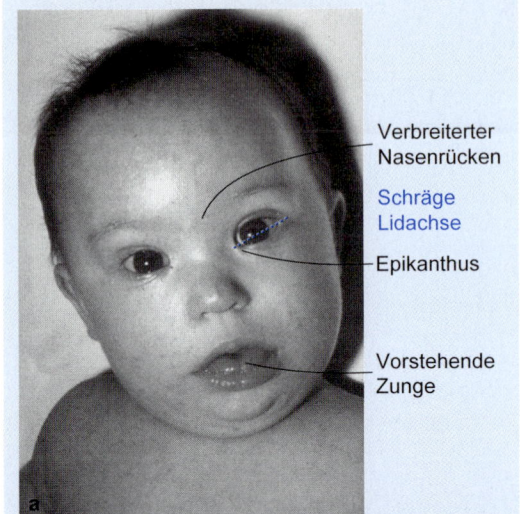

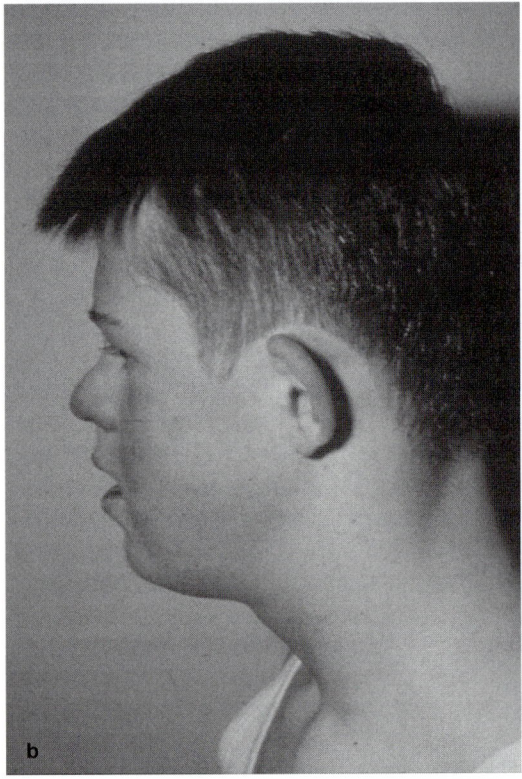

Abb. 8.1 a) 8 Monate alter Säugling mit Down-Syndrom **b)** 17-jähriger junger Mann mit Down-Syndrom.

oder Stenosen des Magenausgangs und des Zwölffingerdarms oder Innervationsstörungen des Enddarms (neuronale Kolondysplasie, Morbus Hirschsprung, ➤ Kap. 9.6). Bei vielen Kindern bestehen

Sehstörungen, oft aufgrund einer Linsentrübung oder einer ausgeprägten Brechungsanomalie. Häufig findet man Hörstörungen, sowohl durch Innenohrschädigungen als auch wegen chronischer Mittelohrergüsse.

Kinder mit Trisomie 21 haben gehäuft Infekte, insbesondere der oberen Luftwege; sie neigen häufiger zu Hauterkrankungen und zu Anämien. Auch haben sie öfters Epilepsien, insbesondere BNS-Anfälle (➤ Kap. 8.14.3). Bei Ausbildung eines Mikrozephalus, eines zunehmend größeren Abstands zu der Entwicklung Gleichaltriger oder spezieller neurologischer Symptome (Paresen, Spastik) muss von einer schweren allgemeinen Entwicklungsstörung ausgegangen werden. Es besteht eine erhöhte Gefahr für eine atlanto-okzipitale Luxation (Verrenkung zwischen den ersten Halswirbeln und dem Hinterhauptsknochen), die eine zervikale Querschnitt-Symptomatik verursachen kann. Im weiteren Leben ist das Risiko, an einer malignen Leukämie zu erkranken, deutlich erhöht. Erwachsene Menschen mit Trisomie 21 haben ein erhöhtes Risiko für die Alzheimersche Erkrankung.

Die Entwicklungsmöglichkeiten dieser Kinder sind ausgesprochen unterschiedlich: Fast alle Kinder haben in den ersten Lebensmonaten eine muskuläre Hypotonie, die „Meilensteine" der Entwicklung werden um 3–6 Monate verspätet erreicht. Meist ist die Sprachentwicklung ebenfalls deutlich verlangsamt, wohingegen die sozio-emotionale Entwicklung fast altersentsprechend sein kann.

Zwischen dem 3. und 7. Lebensjahr machen viele Kinder in Bezug auf ihre Bewegungs- und Sprachentwicklung deutliche Fortschritte, insbesondere auch im Zusammenleben mit anderen gesunden Kindern. Sie imponieren durch ihre direkte Freundlichkeit, sind gerne zu Späßen aufgelegt, oft gesellig und musikalisch. Mit zunehmendem Alter werden die Defizite im Bereich des Sprachverständnisses, vor allem aber der konstruktiv-abstrakt-logischen Denkvorgänge immer deutlicher. Über die schulische Betreuung gibt es unterschiedliche Mitteilungen: Der primären Förderung in Einrichtungen für geistig Behinderte stehen Erfahrungen gegenüber, bei denen zumindest in den ersten Schuljahren Kinder mit Down-Syndrom die Regelschule besuchen konnten. Pauschale Bewertungen sind deshalb zu vermeiden. Die Entscheidung für die schulische Versorgung sollte von den örtlichen Gegebenheiten und Erfahrungen sowie dem Engagement der Eltern und den spezifischen Fähigkeiten und Grenzen des Kindes abhängig gemacht werden.

Die Pubertät tritt bei beiden Geschlechtern zum normalen Zeitpunkt ein. Frauen mit Trisomie 21 sind fruchtbar, Männer nicht. Das Wiederholungsrisiko beträgt ca. 40%.

Durch die Behandlung zusätzlicher Erkrankungen ist die Lebenserwartung von Menschen mit Trisomie 21 deutlich angestiegen und liegt jetzt bei durchschnittlich deutlich über 50 Jahren.

Andere Trisomien der Autosomen („Nicht-Geschlechtschromosomen"), z. B. des 13. oder des 18. Chromosoms, sind mit wesentlich mehr Fehlbildungen und schwereren Entwicklungsstörungen verbunden; meist ist die Lebenserwartung stark eingeschränkt (➤ Kap. 10.3.2). Bei nummerischen Abweichungen der Geschlechtschromosomen ist die geistige Entwicklung in der Regel nur mild oder gar nicht gestört. Eine Übersicht über diese Syndrome findet sich in Kapitel 10.3.1 [26, 42, 46, 50, 73, 76, 82, 96, 97, 99, 101, 105].

8.3 Strukturelle Chromosomenanomalien

Die häufigste strukturelle Chromosomenanomalie ist das **Fragile X-Syndrom (Martin-Bell-Syndrom = FRA-X-Syndrom)** – verursacht durch eine brüchige Stelle am Ende des langen Arms des X-Chromosoms. Es ist bei Jungen eine der häufigsten genetischen Ursachen einer geistigen Behinderung. Die Häufigkeit wird mit 1 : 340 X-Chromosomen angegeben. Typische Symptome, die sich oft jedoch erst im Laufe der ersten Lebensjahre ausbilden, sind (➤ Abb. 8.2):

- ein relativ großer Kopf,
- ein großer Gesichtsschädel,
- relativ große, plump wirkende Extremitäten,
- große, evtl. dysplastische Ohren,
- motorische Unruhe im Kleinkindalter,
- nach der Pubertät große Hoden,
- Sprachentwicklungsstörungen,
- autistische Verhaltensweisen,

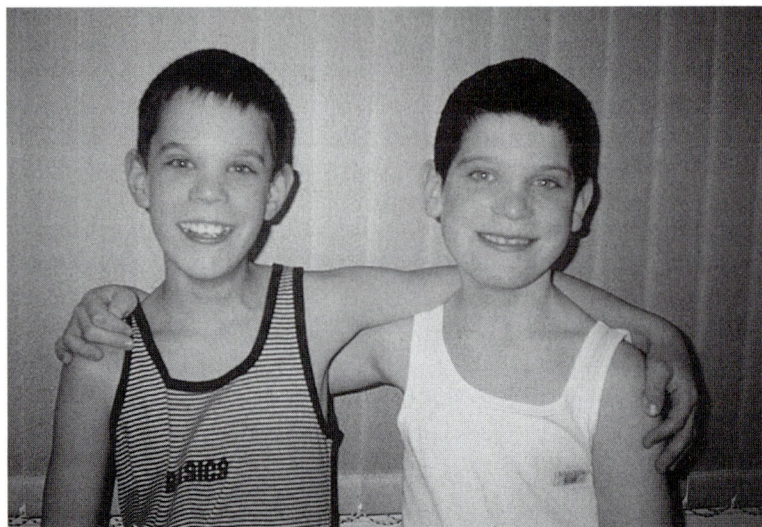

Abb. 8.2 Brüder mit FRA-X-Syndrom, 9 und 7 Jahre alt. Besonders bei dem älteren Knaben ist ein lang gezogenes Gesicht mit relativ hoher Stirn, eher breitem Augenabstand und relativ großen Ohren auffällig. Beim jüngeren Bruder, rechts im Bild, lassen sich äußerlich keine Auffälligkeiten feststellen.

- komplexe, intermodale Wahrnehmungsstörungen (auch ➤ Kap. 15.1) mit mental-kognitiven Entwicklungsstörungen,
- erhöhte fokale Anfallsbereitschaft im EEG,
- gehäufte Mittelohrinfektionen.

80% der männlichen Genträger haben die klinische Symptomatik, 20% sind stille Überträger, man spricht hier von Prämutationen. In der Regel ist die Mutter eines Knaben mit FRA-X-Syndrom stille weibliche Überträgerin; es gibt Hinweise für vermehrte, meist psychische Auffälligkeiten in ihrer Anamnese. 30% der Töchter von solchen Überträgerinnen haben mentale Entwicklungsstörungen. Bezüglich der Molekulargenetik wird auf ➤ Kapitel 10.5.2 verwiesen.

Ätiopathologisch werden bei den Betroffenen komplexe Enzymstörungen in den Zellen und morphologische Veränderungen der Hirnstrukturen, besonders im Schläfenlappen sowie veränderte Synapsen-Funktionen, diskutiert.

Bei psychologischen Untersuchungen (➤ Kap. 12.6.3) konnten insgesamt nur wenig spezifische Auffälligkeiten festgestellt werden. Dennoch werden folgende Symptome gehäuft gefunden:
- Störungen der aktiven Sprache mit Echolalie (sinnlosem Nachsprechen),
- polternde Aussprache,
- individuell unterschiedlich ausgeprägtes, meist vermindertes Sprachverständnis,
- umschriebene Rechenstörungen,
- Raumorientierungsstörungen,
- Konzentrationsstörungen und Überaktivität,
- Impulsivität,

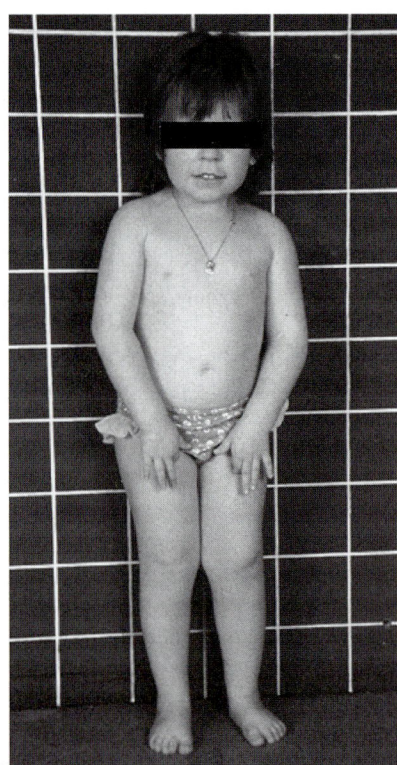

Abb 8.3 6-jähriges Mädchen mit Prader-Willi-Syndrom und fast normaler Intelligenz, bei dem die Eltern konsequent die Ernährung kontrolliert haben.

- Störung des Kontaktverhaltens, insbesondere des Augenkontaktes,
- Koordinationsstörung von Augen und Hand.

Insgesamt scheint die visuelle Aufnahmefähigkeit oft besser als die Sprachfähigkeit zu sein.

Das **Prader-Willi-Syndrom** (Inzidenz 1 : 10 000) ist eine Form der geistigen Behinderung in Kombination mit gesteigertem Essverhalten, Adipositas, Mikrogenitale und muskulärer Hypotonie bzw. Adynamie. Genetisch ist es gekennzeichnet durch eine Deletion auf dem väterlichen Chromosom 15 oder eine mütterliche Disomie (➤ Abb. 8.3, ➤ Kap. 10.4).

Beim **Angelman-Syndrom** findet sich eine schwere mentale Entwicklungsstörung in Verbindung mit primärer muskulärer Hypotonie und späteren spastischen „marionettenhaften" Bewegungsstörungen. Charakteristisch sind häufige unmotivierte Lachanfälle („Happy-puppet"-Syndrom) und die Entwicklung unterschiedlicher Epilepsieformen. Hier liegt eine Deletion auf Chromosom 15 vor, die im Gegensatz zum Prader-Willi-Syndrom jedoch von der Mutter her stammt.

Das **Williams-Beuren-Syndrom,** durch ein „elfenähnliches Gesicht", ein freundliches Wesen sowie Minderwuchs, Nierenfehlbildungen, Kalzium-Stoffwechselstörungen und Herzfehler gekennzeichnet, wurde als Störung des Elastin-Gens auf Chromosom 7q erkannt. Eine als Herzfehler meist nachweisbare supravalvuläre Aortenstenose kann auch alleine Hinweis auf eine Störung des Elastin-Gens sein.

Weitere umschriebene Chromosomenanomalien werden zunehmend als Ursache von bisher nur klinisch erkennbaren Syndromen definiert (auch ➤ Kap. 10.3.3). Dem **Wolf-Hirschhorn-Syndrom** z. B. liegt ein DNA-Verlust auf Chromosom 4p zugrunde. Das klinische Bild ist gekennzeichnet durch eine lange Schädelform, weiten Augenabstand, Iris-Kolobome (➤ Kap. 9.1.4), eine breite Nasenwurzel, eine Lippen-Kiefer-Gaumen-Spalte, Herz- und Nierenfehlbildungen sowie ausgeprägte Entwicklungsstörungen mit Intelligenzminderung.

Vielfältige klinische Erscheinungsformen, z.B. Gesichtsdysmorphien mit verschiedenen Ausprägungen von Lippen-Kiefer-Gaumenspalten, angeborene Herzfehler, Störungen des Immunsystems und des Kalziumstoffwechsels, mentale Einschränkungen und vielfältige Verhaltensauffälligkeiten können bei der **Monosomie 22q,** dem **Di-George-Syndrom** vorkommen.

Bei einer geringen Anzahl von Patienten mit geistiger Entwicklungsstörung und kleinen Dysplasien können mit neuen Techniken subtelomere Mikrodeletionen erkannt werden (auch ➤ Kap. 10.4) [50, 73, 95, 97, 99, 104, 105, 159].

8.4 Neurokutane Syndrome = Phakomatosen

Hierbei handelt es sich um eine Gruppe von Krankheiten, die überwiegend monogenetisch (d. h. durch Störung eines Gens) bestimmt sind, in der Regel mit typischen Veränderungen an der Haut und im Nervensystem einhergehen und dadurch oft Zeichen einer allgemeinen Entwicklungsstörung, allerdings sehr unterschiedlicher Pathogenese, aufweisen.

Häufigste Form einer Phakomatose ist die **Neurofibromatose Typ I von Recklinghausen.** Sie ist durch multiple, mindestens 1 cm im Durchmesser messende hellbraune Pigmentflecken der Haut (Café-au-Lait-Flecken) sowie das Auftreten von Tumoren im zentralen oder peripheren Nervensystem charakterisiert. Ätiopathologisch wird u. a. eine erhöhte lokale Produktion von Nervenwachstumsfaktoren vermutet. Die Neurofibromatose Typ I ist auf Chromosom 17q11.2 mit dem großen Gen Neurofibromin lokalisiert und dominant erblich, in ca. 50% handelt es sich um eine Neumutation. Im Kindesalter findet sich sehr häufig ein diffuses Gliom (Gliazelltumor) des Nervus opticus mit Sehbehinderung; aber auch andere ZNS-Tumoren können entstehen, z. B. unterschiedliche Astrozytome (Wucherungen der Astrozyten, d. h. spezieller Gliazellen), Meningeome (Hirnhauttumoren) und Sarkome (bösartige Bindegewebstumoren). Zusätzlich bestehen an der Haut subkutane Neurofibrome (Tumoren der Nervenscheiden) und bindegewebige Hautwucherungen. Es können pathologische Knochenfrakturen (aufgrund von Knochenanlagestörungen) und Gefäßfehlbildungen auftreten. Typisch ist bei betroffenen Patienten darüber hinaus eine sehr unterschiedlich ausgeprägte Persönlichkeitsstörung mit Teilleistungsschwächen, Verhaltensauffälligkeiten und vegetativen Problemen.

Die Diagnostik erfolgt primär vor allem bei kleineren Kindern klinisch und durch regelmäßige augenärztliche Kontrollen. Erst bei Verdacht auf klinische Symptome des zentralen Nervensystems wird die Durchführung einer zerebralen Kernspintomographie empfohlen. Neben den erwähnten Tumoren, vor allem im Bereich der Sehbahn, muss dabei auch auf umschriebene oder diffuse Signalveränderungen im gesamten Großhirn geachtet werden. Hierbei handelt es sich wahrscheinlich um unspezifische Gliaproliferationen, die u. a. für die sehr wechselnd ausgeprägten Verhaltens- und Befindlichkeitsprobleme verantwortlich gemacht werden können.

Eine kausale Therapie ist sehr schwierig: Eine Operation der Optikusgliome ist nur sehr selten indiziert, da die Tumoren meist diffus im Nervengewebe wachsen. Bei früher Erkennung und rascher Progredienz können durch eine Bestrahlung oder die Gabe von Zytostatika Verbesserungen erreicht werden, aber es gibt auch Hinweise über spontane Rückbildungen der Tumoren.

Im Gegensatz dazu ist die **Neurofibromatose Typ II** durch das Auftreten ein- oder beidseitiger Tumoren im Bereich des Hör- und Gleichgewichtsnervs (Neurofibrome, Schwannome = reine Markscheidentumoren, Meningeome) charakterisiert. Sie ist ebenfalls autosomal dominant erblich; das Gen wurde auf Chromosom 22 kartiert. Eine allgemeine Entwicklungsstörung und die Ausbildung sonstiger Hirntumoren wurden hierbei nicht beobachtet.

Die **tuberöse Sklerose Bourneville-Pringle** ist ebenfalls eine klinisch charakteristische Erkrankung mit einer Häufigkeit von 1 : 6000, in 85% handelt es sich um eine Neumutation. An der Haut kommt es zu Papelbildungen im Gesicht (Adenoma sebaceum), zu pigmentfreien Flecken am gesamten Integument (white spots), zu Nagelfalz-Veränderungen und zu unterschiedlichen Bindegewebswucherungen. Die Depigmentierungen lassen sich am besten mittels UV-Licht (Wood-Lampe) erkennen. Oft besteht bereits im 1. Lebensjahr eine BNS-Epilepsie (➤ Kap. 8.14.3); mittels zerebraler Bildgebung lassen sich unterschiedliche Strukturänderungen, z. B. knotenförmige Tumoren an den Ventrikelrändern (periventrikuläre Tubera), Astrozytome, diffuse Gliawucherungen und Aneurysmen in verschiedenen Großhirnarealen nachweisen. Evtl. kann sich, z. B. durch Störung der Liquorzirkulation, ein Hydrocephalus internus entwickeln (vgl. ➤ Kap. 8.7.2). Zusätzlich bestehen nicht selten Muskeltumoren (Rhabdomyome) des Herzens, die vor allem in den ersten Lebensjahren zu Herzrhythmusstörungen und Herzinsuffizienz führen können, sowie Mischtumoren innerhalb der Niere, die schwer beherrschbare arterielle Blutdruckerhöhungen verursachen.

Therapiemaßnahmen müssen sehr von den individuellen Gegebenheiten abhängig gemacht werden, die Epilepsien lassen sich oft sehr gut mit dem Medikament Vigabatrin behandeln, die Tumoren müssen nach Lokalisation und klinischer Progredienz operiert werden.

Molekulargenetisch werden durch Veränderungen in den Schwannomin-Genen der Chromosomen 9q und 16p die Proteine Tubarin und Hamartin nicht normal gebildet.

Das **Sturge-Weber-Syndrom** ist gekennzeichnet durch Blutgefäßwucherungen (Hämangiome) im Versorgungsbereich des sensiblen Nervus trigeminus am Kopf; diese Hämangiome betreffen die Gesichtshaut, die Aderhaut des Auges (nicht immer) und die weichen Hirnhäute. Infolge von Durchblutungsstörungen kommt es sekundär zu komplexen Fehlanlagen der benachbarten Großhirnrinde, die mit Mikroblutungen, Atrophien und Verkalkungen einhergehen und zu schweren Epilepsien führen. Es können auch an der gesamten Körperhaut in unterschiedlicher Form Angiome bestehen (➤ Abb. 8.4).

Durch die meist schon im Säuglings- und Kleinkindesalter sehr schweren Epilepsien, die mit den herkömmlichen Antiepileptika kaum beherrschbar sind, kommt es oft zu schweren mentalen Entwicklungsstörungen und Störungen der Persönlichkeitsbildung. In den letzten Jahren konnte bei zunehmend mehr betroffenen Kindern durch frühzeitige komplizierte neurochirurgische Eingriffe – vor allem eine partielle oder vollständige funktionelle Hemisphärektomie (Ausschaltung der betroffenen Hirnhälfte) – die Epilepsie, aber auch die Entwicklungsstörung positiv beeinflusst werden. Es ist erstaunlich und ein Zeichen für die Plastizität des kindlichen Gehirns, dass bei frühzeitiger Entkopplung einer ganzen Großhirnhemisphäre offensichtlich von den nicht betroffenen Großhirnstrukturen eine teilweise Kompensation der zu erwartenden Funktionsausfälle stattfinden kann.

hilfe der Wood-Lampe erkennbar sind, schwer behandelbare Epilepsien und eine mental-kognitive Entwicklungsstörung gekennzeichnet.

Für die meisten neurokutanen Syndrome wurden mittlerweile molekulargenetische Erklärungen gefunden, allerdings ist eine solche Untersuchung in der primären klinischen Diagnostik nur von untergeordnetem Wert, da sie nicht selten falsch negativ ausfällt und relativ teuer ist [2, 3, 14, 41, 46, 81, 83, 94].

8.5 Andere genetisch bedingte Syndrome

Eine Vielzahl von charakteristischen Kombinationen verschiedener Symptome mit mentaler Entwicklungsstörung wurde bisher beschrieben. In den letzten Jahren konnte bei einer größeren Zahl hier-

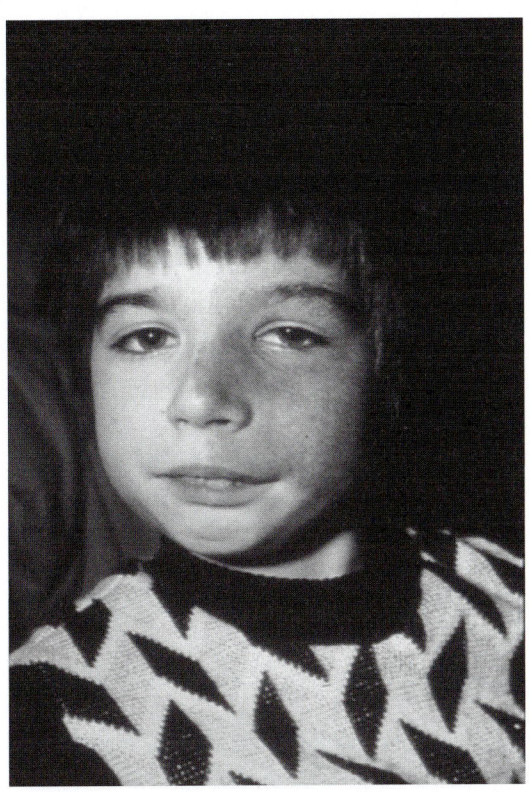

Abb. 8.4 12-jähriger Junge mit Sturge-Weber-Syndrom: typisches Feuermal (Naevus flammeus) im Gesicht; schwere sekundär generalisierte Epilepsie.

Bei dem noch schwerwiegenderen **Hemimegalenzephalie-Syndrom** ist die gesamte betroffene Hemisphäre fehlgebildet, frühzeitige neurochirurgische Maßnahmen sind oft ebenfalls indiziert.

Weitere Phakomatosen, die in unterschiedlicher Form auch mit mentalen Entwicklungsstörungen einhergehen können, sind
- das **Hippel-Lindau-Syndrom** – eine Kombination von Gefäßveränderungen am Augenhintergrund, Gefäßtumoren des Kleinhirns und Hirnstamms und evtl. einem Phäochromozytom (Tumor des Nebennierenmarks),
- die **Ataxia teleangiectatica** – eine Kombination von Kleinhirn-Ataxie, Sehstörung, Teleangiektasien (Erweiterungen kleiner Gefäße) an Haut und Schleimhäuten, einem Immundefekt mit gehäuften Infektionen der Atemwege sowie häufigen lymphozytären Tumoren.
- Die **Hypomelanosis Ito** ist durch streifenförmige Pigmentanomalien auf der Haut, die oft nur mit-

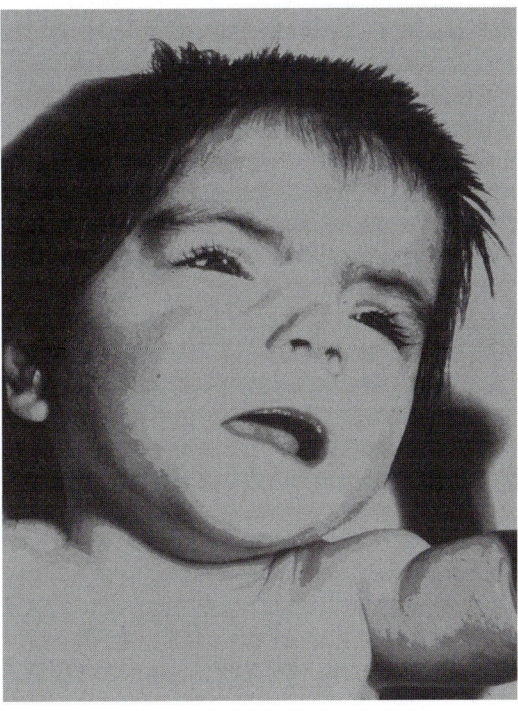

Abb. 8.5 1-jähriges Kind mit multiplen Dysplasien, die auch an eine intrauterine Alkoholschädigung denken lassen – es liegt aber ein Cornelia-de-Lange-Syndrom vor.

von eine umschriebene genetische Veränderung als Ursache der Störung festgestellt werden; bei anderen Syndromen stellt sich immer mehr heraus, dass es sich nicht um ursächliche Krankheitseinheiten, sondern um ähnliche klinische Erscheinungsbilder unterschiedlicher Ätiologie handelt. Monogene Krankheitsbilder mit primär mentaler Entwicklungsstörung und oft typischen zusätzlichen Symptomen, die molekulargenetisch durch gezielt indizierte Untersuchungen nachgewiesen werden können, sind:

- Bardet-Biedl-Syndrom (auch ➤ Kap. 9.9.4),
- CHARGE-Syndrom,
- Coffin-Lowry-Syndrom (➤ Abb. 8.6),
- Cornelia-de-Lange-Syndrom (NIPBL-Gen) (➤ Abb. 8.5),
- Noonan-Syndrom,
- Rubinstein-Taybi-Syndrom (CREB-bindendes Protein vermindert),
- Seckel-Syndrom,
- Siögren-Larsson-Syndrom,
- Smith-Magenis-Syndrom u. v. m.

Auf die klinische Symptomatik und die jeweils zugrunde liegende genetische Störung kann im Rahmen dieser Zusammenstellung nicht eingegangen werden; es wird auf das ➤ Kapitel 10 und auf speziellere Literatur verwiesen.

8.5.1 Rett-Syndrom

Ein besonderes genetisches Krankheitsbild mit schwerer geistiger Entwicklungsstörung, das nur Mädchen befällt, ist das **Rett-Syndrom.** Es wurde erstmals 1968 in Wien beschrieben, geriet in Vergessenheit und wurde 1983 durch Hagberg und Mitarbeiter genau definiert und bekannt gemacht. Typischerweise sind Schwangerschaft und Geburt nor-

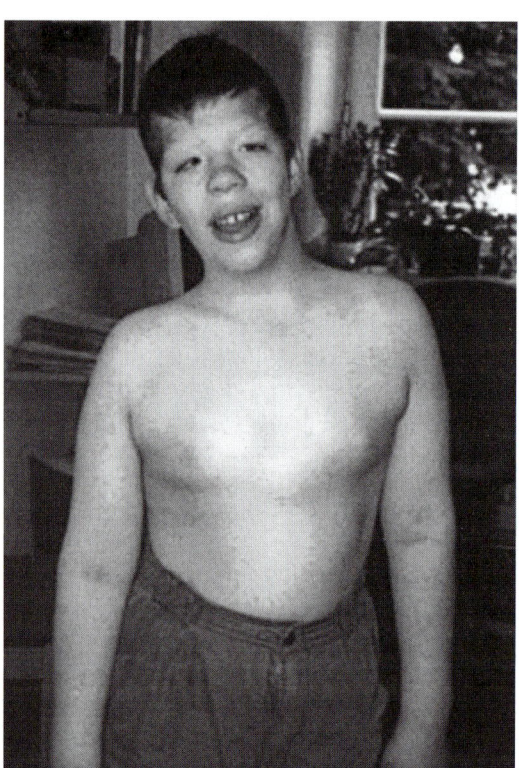

Abb. 8.6 11-jähriger fröhlicher Patient mit Coffin-Lowry Syndrom, ausgeprägten multiplen Dysplasien, leichter Intelligenzminderung und Skoliose.

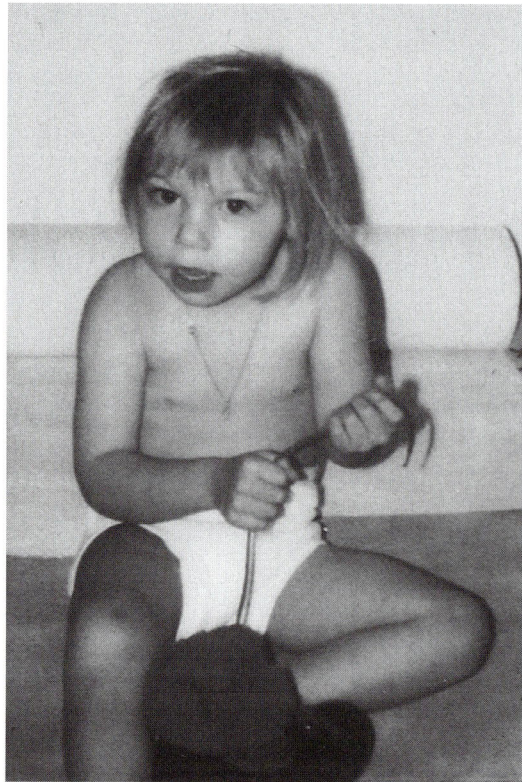

Abb. 8.7 Rett-Syndrom bei einem 3-jährigen Mädchen mit mentaler Entwicklungsstörung, Epilepsie, Mikrozephalus und Waschbewegungen der Hände.

mal, auch die Entwicklung in den ersten Lebensmonaten ist scheinbar normal, bei genauer Analyse der Spontanmotorik lassen sich aber oft im Nachhinein bereits Auffälligkeiten feststellen. In der Regel kommt es am Ende des 1. Lebensjahres zu einem Stillstand der Entwicklung, insbesondere im Bereich der Handfunktionen, der Sprache und des sozialen Kontaktes. Es zeigen sich eine Unfähigkeit zu gezielten Greifbewegungen (Apraxie), gleichförmige Handbewegungen (stereotype Waschbewegungen), ein Verlust der aktiven Sprache, ein fehlender sozialer Kontakt mit Autismus-ähnlichem Verhalten und eine eigentümliche Stand- und Gangunsicherheit („Scheinataxie", ➤ Abb. 8.7). Des Weiteren können in unterschiedlicher Form epileptische Anfälle mit z. T. bizarren EEG-Veränderungen auftreten, z. B. mit gleichförmigen Theta-Rhythmen, sharp-waves über dem Schläfenlappen oder Spike-wave-variant-Mustern (vgl. ➤ Kap. 4.2). Weiterhin sind typisch ein ausgeprägtes Zähneknirschen (Bruxismus), Phasen mit verstärkter Atmung (Hyperpnoe), zierliche Hände und Füße sowie die Entwicklung einer Skoliose. Neurologisch finden sich eine Muskelhypotonie sowie Zeichen einer Pyramidenbahnschädigung ohne typische Spastik.

Nach Hagberg werden vier Stadien unterschieden:
I. Ab dem 6. Monat zunehmende Entwicklungsverzögerung
Abnahme des normalen Kopfwachstums
Zunehmendes Desinteresse
Muskelhypotonie
II. Im 1.–3. Lebensjahr Rückbildung der psychomotorischen Entwicklung
Verlust sinnvoller Handbewegungen
Stereotypien
Verlust der Sprache
Schlafstörungen
Autoaggression
III. Im 4.–10. Lebensjahr scheinstationäres Stadium mit zerebralen Anfällen
Stereotypien
Ataxie und Apraxie
Hyperpnoe
Gewichtsverlust
IV. Ab dem 10. Lebensjahr allmählicher Abbau aller geistiger und körperlicher Fähigkeiten bei meist freundlichem Wesen. Über 40-jährige Frauen mit der Erkrankung sind bekannt.

In den letzten Jahren verdichteten sich die Hinweise auf eine erbliche Ursache des Rett-Syndroms mit einer wahrscheinlichen Lokalisation des Genortes auf dem X-Chromosom (Xq28). Das sporadische, nicht-familäre Auftreten der Erkrankung und die so gut wie ausschließliche Expression im weiblichen Geschlecht ließen immer wieder Zweifel an einem X-chromosomal dominanten Erbgang aufkommen. Im Herbst 1999 wurde dann ein Kandidaten-Gen in der Region Xq28 gefunden, das Mutationen in ca. 80 % der untersuchten Rett-Patienten aufwies (MECP2-Gen). Es scheint sich um ein neuartiges Prinzip von Gen-Interaktionen zu handeln: Die Transkription anderer Gene wird durch die Bindung des Genproduktes unterdrückt („silencing"). Diese Entwicklung öffnete den Weg für eine molekulare Diagnostik und für ein grundlegendes Verständnis des Pathomechanismus.

Es wird diskutiert, ob es Sonderformen des Rett-Syndroms gibt, z. B. sich bereits bei der Geburt oder erst nach mehreren Lebensjahren manifestierende Varianten, eine Verlaufsform mit normalem Kopfumfang oder eine Erkrankung auch bei Knaben.

Zur Krankheitsentstehung hat sich bisher noch keine befriedigende Erklärung finden lassen, offensichtlich kommt es im Gehirn der Betroffenen nicht zum Verlust von Nervenzellen, es wird eine Störung des glialen Gewebes und der Nervenzelldifferenzierung vermutet. Die Rolle der endogenen Opiate und verschiedener Übertragerstoffe, u. a. auch des Magnesiums, wird diskutiert (➤ Kap. 4.4.2).

Differenzialdiagnostisch muss das Rett-Syndrom vor allem vom Angelman-Syndrom (➤ Kap. 8.3) abgegrenzt werden. Therapeutisch zeigen einige Antiepileptika, insbesondere Valproat und Lamotrigen, positive Effekte; Benzodiazepine sollten vermieden werden. Neben einer heilpädagogischen Betreuung ist vor allem eine psychosoziale Unterstützung der Eltern von großer Bedeutung, wobei eine bundesweite Elternselbsthilfegruppe sich sehr bewährt hat [2, 3, 14, 46, 50, 81, 97].

8.6 Genetisch bedingte Stoffwechselstörungen mit Entwicklungsstörungen

Die mehr als 250 Stoffwechselerkrankungen, die überwiegend die Nervenzellen betreffen, haben eine sehr breite klinische Symptomatik. Dennoch werden nicht mehr als 2% aller mentalen Entwicklungsstörungen von metabolischen oder endokrinen Erkrankungen im engeren Sinne verursacht, allerdings kann man auch Chromosomopathien und andere genetische Anomalien als komplexe Stoffwechselstörung auf zellulärer Ebene ansehen. Typischerweise wird man immer dann an neurometabolische Erkrankungen denken, wenn sich nach primär normaler Entwicklung zunehmend neurologische Symptome zeigen. Allerdings können einige Stoffwechselerkrankungen bereits ab der Geburt symptomatisch sein. Aufgrund der Komplexität des Stoffwechsels der Nervenzellen können einige der Erkrankungen nur durch sehr spezielle und aufwendige Untersuchungen nachgewiesen werden. Eine spezifische Behandlung ist bis heute nur bei wenigen Stoffwechselerkrankungen durchführbar. Dennoch sollte immer wieder versucht werden, neurometabolische Erkrankungen frühzeitig zu diagnostizieren, da durch die Entwicklung moderner molekularer Techniken (z. B. Gentherapie, Stammzelltherapie, Ersatzbehandlung mit genetisch hergestellten Proteinen) eventuell in absehbarer Zukunft gezielte Behandlungsmaßnahmen möglich sind.

8.6.1 Stoffwechselstörungen der Aminosäuren und organischen Säuren

A. Fölling beschrieb 1939 erstmals ein Krankheitsbild mit schwerer mentaler Entwicklungsstörung und zerebralen Anfällen, wobei die betroffenen Patienten auffallend blass, meist blond und blauäugig waren. In ihrem Urin konnte eine massive Erhöhung von Phenylketonen festgestellt werden, weshalb die Krankheit **Phenylketonurie** heißt. Bis zu 5% der Bewohner von Pflegeheimen für geistig Schwerbehinderte hatten diese Symptomatik. Als Ursache wurde eine Abbaustörung der essenziellen Aminosäure Phenylalanin, überwiegend aufgrund eines Mangels an dem Enzym Phenylalanin-Hydroxylase nachgewiesen. H. Bickel konnte zeigen, dass durch eine Phenylalanin-arme Diät die toxischen Konzentrationen im Organismus normalisiert werden. Darüber hinaus wurde ein Test entwickelt, der es erlaubt, bereits beim Neugeborenen zwischen dem 5. und 10. Lebenstag mittels einer einfachen Blutuntersuchung die Veranlagung zu dieser Krankheit zu erkennen (Guthrie-Test); durch Einleitung einer frühzeitigen Diätbehandlung lässt sich dann die Entwicklung der schweren geistigen Behinderung verhindern (auch ➤ Abb. 12.5). Somit ist die Phenylketonurie das wichtigste Beispiel für eine Krankheit mit geistiger Entwicklungsstörung, die im Rahmen eines allgemeinen Screenings heute praktisch immer frühzeitig erkannt und so behandelt werden kann, dass keine wesentlichen geistigen Entwicklungsdefizite entstehen. Die Häufigkeit wird mit 1 : 10 000 Geburten angegeben; die Erkrankung ist autosomal rezessiv erblich und deshalb bei konsanguinen Eltern deutlich häufiger.

Neben der Phenylketonurie gibt es eine Vielzahl weiterer Störungen im Auf- und Abbau der Aminosäuren und der organischen Säuren, meist aufgrund umschriebener Enzymdefekte, z.B. die Methylmalon- und Glutarazidurien, die Isovalerian- und Propionazidurie, die Citrullinämie oder den Ornithin-Transcarbamylase-, den Succinyl-Dehydrogenase- oder den N-Acetylaspartat-Dehydrogenase-Mangel, die durch spezielle Diäten und andere spezifische Maßnahmen in ihrer Prognose deutlich verbessert werden können.

Klinische Hinweise auf das Vorliegen einer solchen Stoffwechselstörung sind:
- auffälliger Geruch der Haut und des Urins,
- metabolische Azidose (Übersäuerung des Blutes) nach Beginn der Ernährung und bei Belastungen (Infekte, Operation),
- rezidivierendes Erbrechen,
- Gedeihstörung,
- zerebrale Anfälle,
- Mikro- oder Makrozephalie,
- mentale Entwicklungsstörung,
- z. T. nur diskrete Dysmorphien,
- krisenhafte Verschlechterung bei Infekten u.a.m.

Leider lassen sich bei den meisten anderen derartigen Stoffwechselstörungen nicht wie bei der Phenylketonurie sinnvolle Screening-Untersuchungen und vergleichbar gut praktikable Diätbehandlungen einsetzen. Manche dieser Erkrankungen sind nur durch eine gezielte Untersuchung bei bereits eingetretener klinischer Symptomatik zu diagnostizieren. Im Rahmen der heute bei allen Neugeborenen in Deutschland in einem Blutstropfen durchgeführten Tandem-Massenspektroskopie werden aber die meisten Stoffwechselerkrankungen wie die **Ahornsirup-Erkrankung** (Hyperleuzinämie), die **Galaktosämie** (Störung im Stoffwechsel des Milchzuckers) oder der Acyl-CoA-Dehydrogenasemangel erkannt.

8.6.2 Lysosomale Erkrankungen

Hierbei handelt es sich um meist autosomal rezessive, selten auch X-chromosomale Erbkrankheiten mit unterschiedlichen Enzymdefekten in den Lysosomen, meist im Bereich der Substanz-spaltenden sauren Hydrolasen; die Speicherung der nicht normal abbaubaren Stoffwechselprodukte führt zu einer zunehmenden Funktionsstörung der Lysosomen. Die Einteilung dieser Krankheiten wird nicht einheitlich gehandhabt.

- **Mukopolysaccharidosen** und ähnliche Erkrankungen: Hierbei kommt es zur Anreicherung komplexer Moleküle von Kohlenhydraten, Proteinen und Fetten, die sich in unterschiedlichen Organen, z. B. Leber, Knochen, Knochenmark, Gehirn, den Linsen, dem Innenohr u. v. m. einlagern. Verteilung und Ausmaß der Speicherungen erklären das jeweilige klinische Bild. Typisches Beispiel ist der Typ I der Mukopolysaccharidosen (Morbus Pfaundler-Hurler); er führt zu ausgeprägten Skelettveränderungen, Leber- und Milzvergrößerung sowie mentalen Entwicklungsstörungen. Der Morbus Sanfilippo ist eine Form der Mukopolysaccharidose mit progredienter geistiger Funktionsstörung ohne äußere Merkmale. Beim Morbus Gaucher, der zu den Lipidosen gehört, sammeln sich die Stoffwechselrückstände vor allem in Knochenmark und Leber.
- **Gangliosidosen:** Hierbei lagern sich komplexe Stoffwechselprodukte in den Nervenzellen des ZNS ab. Bei der Tay-Sachs'schen Erkrankung (GM2-Gangliosidose) werden primär Nervenzellen der Hirnrinde zerstört, was zu zerebralen Anfällen, Erblindung, spastischer Tetraparese und Abbau aller mentalen Fähigkeiten führt. Wegen des überwiegenden Befalls der grauen Nervensubstanz spricht man hierbei auch von einer Poliodystrophie.
- **Metachromatische Leukodystrophie** (> Abb. 8.8): Hierbei kommt es durch einen Enzymmangel vor allem zur Zerstörung von Markscheiden im zentralen und peripheren Nervensystem. Ab Ende des 1. Lebensjahres entwickelt sich eine fortschreitende spastische Tetraparese mit fehlenden Eigenreflexen, zunehmendem Verlust des Seh- und Hörvermögens und Ernährungsstörungen; erst spät treten zerebrale Anfälle auf. Beim Morbus Krabbe sind die klinischen Symptome noch früher und ausgeprägter.

In den letzten Jahren wurden immer wieder Versuche unternommen, die betroffenen Kinder durch Knochenmarktransplantationen zu behandeln. Dabei konnten aber nur Symptome außerhalb des zentralen Nervensystems positiv beeinflusst werden. Mittlerweile ist bei einigen Speicherkrankheiten, z. B. dem Morbus Fabry, dem Morbus Gaucher, einigen Mukopolysaccharidosen und dem Morbus Pompe eine Enzymsubstitution möglich. Ob in Zukunft gezielte Gentherapien oder Stammzelltransplantationen erfolgreicher sein werden, ist noch nicht abschätzbar. Neben den erheblichen Kosten bestehen hierbei große rechtliche und ethische Unsicherheiten.

8.6.3 Peroxisomale Erkrankungen

Peroxisomen sind kleine Zellorganellen, die u. a. am Fettstoffwechsel und am Abbau von Purinbasen (DNS-Bausteinen) beteiligt sind. Typisches Beispiel für eine peroxisomale Störung ist das **Zellweger-Syndrom,** eine autosomal rezessive Erkrankung, die bereits in der Neugeborenenzeit schwere klinische Symptome mit ausgeprägter Muskelhypotonie, Gedeihstörung, zerebralen Anfällen, Leberschädigung, Zystennieren und typischen Gesichtsveränderungen verursacht. Der Tod tritt meist innerhalb der ersten sechs Lebensmonate ein.

Die **Adrenoleukodystrophie** ist eine X-chromosomal vererbte Stoffwechselstörung langkettiger Fettsäuren. Ab dem 4. Lebensjahr kommt es dabei

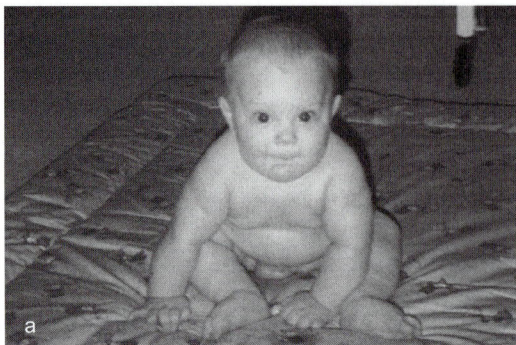 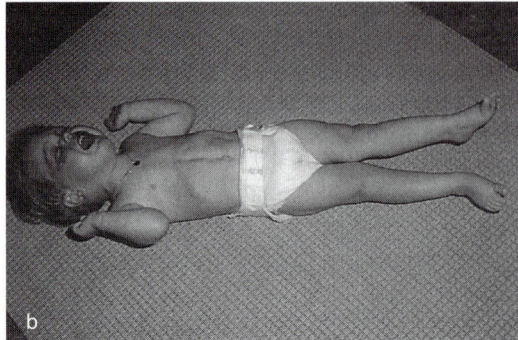

Abb. 8.8 Metachromatische Leukodystrophie
a) altersentsprechende Entwicklung im 8. Lebensmonat
b) schwere Entwicklungsstörung mit Tetraspastik, Erblindung und Ertaubung im Alter von 2,5 Jahren.

zu Persönlichkeitsveränderungen mit Leistungsknick, Gangstörung, Seh- und Hörstörung, Dysarthrie (Sprachstörung) und Demenz, die zu mehrjähriger völliger Pflegebedürftigkeit bis zum Tod führt. Die Hoffnung, dass mithilfe einer Diät ohne langkettige Fettsäuren und durch Zufuhr spezieller Öle, z. B. einer Mischung von Eruka- und Oleinsäure (vgl. auch den Film „Lorenzos Öl") das Krankheitsbild teilweise in seinem Verlauf aufgehalten werden kann, hat sich nicht bestätigt. Zurzeit wird vor allem versucht, durch frühzeitige Stammzelltransplantationen den Verlauf positiv zu beeinflussen.

Auch bei isolierten Funktionsstörungen der Nebennierenrinde (Morbus Addison) muss an eine peroxisomale Erkrankung mit einer Abbaustörung der langkettigen Fettsäuren gedacht werden.

8.6.4 Mitochondriopathien

In den Mitochondrien („Kraftwerken der Zelle") werden über die Enzyme der Atmungskette energiereiche Phosphate gebildet, an denen vor allem in den Nervenzellen ein großer Bedarf besteht. Mitochondrien haben ihre eigene Desoxyribonukleinsäure und stammen ausschließlich vom Zytoplasma der mütterlichen Eizelle ab, d. h. sie werden nur maternal vererbt (vgl. ➤ Kap. 10.2.3). Störungen der Mitochondrienfunktion können zu äußerst vielfältigen klinischen Symptomen führen, was vor allem durch die unterschiedliche Verteilung gestörter Mitochondrien in den Zellen erklärt wird. In der Regel sind Organe mit einem hohen Sauerstoff-Umsatz, z. B. Gehirn und Muskulatur, betroffen.

Bereits im Säuglingsalter kommt es bei der **Leighschen Erkrankung** zu einer schweren hypotonen Entwicklungsstörung mit Schluckstörungen, zerebralen Anfällen, Sehstörungen durch eine Retinopathia pigmentosa (Netzhautdegeneration mit Pigmentablagerungen) und einer Ataxie. Typischerweise ist die Milchsäure (Laktat) im Blut, vor allem aber im Liquor erhöht. Die Diagnose kann aufgrund typischer Veränderungen in der zerebralen Kernspintomographie bereits wahrscheinlich gemacht werden (➤ Abb. 4.4g und ➤ Abb. 4.4h): In Nachbarschaft der Ventrikel, insbesondere im Bereich der Stammganglien, um den Aquädukt des Mittelhirns und im Hirnstamm lassen sich streifenförmige Signalanhebungen feststellen. Weitere Möglichkeiten der Diagnosestellung sind die Untersuchung der Atmungskettenenzyme in Fibroblasten-Kulturen und elektronenmikroskopische sowie biochemische Untersuchungen einer Muskelbiopsie. Neuerdings können vor allem mitochondriale DNA-Punktmutationen und -verluste (Deletionen) mit molekulargenetischen Methoden erkannt werden.

Andere Krankheitsformen mit Störung der Mitochondrienfunktion sind beispielsweise

- das **MERRF** = Myoklonus-Epilepsie (➤ Kap. 8.14.2) und Ragged-red-fibres-Syndrom mit Muskelschädigung,
- das **Melas-Syndrom** mit Myopathie, Enzephalopathie und hirninfarktähnlichen Episoden,
- das **Kearns-Sayre-Syndrom** mit Ptosis (Herabhängen des Oberlides), Augenmuskellähmungen,

Herzrhythmusstörung, Muskelhypotonie, Wachstumsstörungen, Seh- und Hörstörungen,
- das **Alpers-Syndrom** mit Epilepsie, schwerer Hirn- und Leberfunktionsstörung, Erkrankungen des Sehnervs, des Kleinhirns oder der peripheren Nerven.
- Kern-kodierte, mitochondriale Störungen, z. B. der **Pyruvatdehydrogenase-Mangel** mit schweren ZNS-Funktionsstörungen.

Möglicherweise gibt es auch Zusammenhänge zwischen Diabetes mellitus Typ II, der Arteriosklerose, der Parkinsonschen sowie der Alzheimerschen Erkrankung im Alter und Störungen der Mitochondrienfunktion.

Durch Messungen der Aktivität von Atmungsketten-Enzymen in verschiedenen Geweben, z. B. Lymphozyten, Fibroblasten oder Muskelzellen sowie zunehmend genauere molekulargenetische Methoden können immer mehr Mitochondrien-bedingte Erkrankungen differenziert werden. Dennoch besteht zur Erklärung der Zusammenhänge noch ein großer Forschungsbedarf.

8.6.5 Andere Stoffwechselstörungen

Nukleinsäuren werden über die Bildung von Purinen in Harnsäure umgewandelt und so aus dem Körper ausgeschieden. Häufigste **Purin-Stoffwechselstörung** ist das X-chromosomal rezessiv erbliche **Lesch-Nyhan-Syndrom.** Hierbei kommt es nach anfänglich normaler Entwicklung zu zunehmenden Bewegungsstörungen mit Dyskinesien und auffallend verminderter Schmerzempfindung, es können schwere Verletzungen und Selbstverstümmelungen (z. B. in Form von Bisswunden) auftreten. Typischerweise ist die Harnsäure im Blut massiv erhöht, evtl. finden sich bereits in der Windel Urat-Kristalle. Es kommt weiter zu Gedeihstörungen und häufigen Infektionen. Eine Therapie ist nur begrenzt möglich: Wichtig ist eine frühzeitige medikamentöse Senkung des Harnsäurespiegels im Blut (z. B. mit Allopurinol) und eine Purin-arme Diät (keine Schokolade). Bei niedrigen Harnsäure-Werten sollte man u. a. an einen Molybdän-Cofaktor-Mangel denken, aber auch bei autistischen Symptomen können Purinstoffwechsel-Anomalien bestehen.

Ein Beispiel für eine Stoffwechselstörung des Spurenelements Kupfer ist die autosomal rezessiv erbliche **Wilsonsche Erkrankung,** eine Anomalie im Kupfertransportprotein. Hierbei kommt es zur Ablagerung von Kupfer in Leber, Bauchspeicheldrüse, Nieren, Hornhaut (ringförmige Pigmentierung) und Gehirn. Primär auffällig sind Konzentrationsstörungen mit Leistungsknick ab dem Kleinkindesalter, Leberfunktionsstörungen bis zur Leberzirrhose, ein Tremor, eine zunehmende Dystonie, Ataxie und Sprachstörungen, später auch eine Spastik und Schluckstörung. Die Diagnose erfolgt durch Konzentrationsbestimmung des Kupfertransportproteins Zöruloplasmin im Serum (bei M. Wilson erniedrigt) und den Nachweis einer erhöhten Kupferausscheidung. Eine Therapie kann mit kupferarmer Kost, einer Verbesserung der Kupferausscheidung durch Penicillamin und evtl. einer Zufuhr von Zink erfolgen. Bei dem X-chromosomal rezessiv erblichen **Menkes-Syndrom** liegt eine Kupfer-Verwertungsstörung mit schweren Veränderungen am Gehirn, an den Knochen, der Haut und den Haaren (typische Kräuselhaare = kinky hair) vor. Zusammenhänge des Eisenstoffwechsels mit der Intelligenz werden immer wieder diskutiert. Sehr selten kann es durch Störungen anderer Spurenelemente, z. B. Kobalt, Selen, Silber und Zink zu verschiedenen klinischen Symptomen kommen.

Auch **Störungen im Fettstoffwechsel** können mit vielfältigen Entwicklungsstörungen einhergehen. Beim **Smith-Lemli-Opitz-Syndrom** hat man ursächlich ein Fehlen des Enzyms 7-Dehydro-Cholesterol-Reduktase aufgrund einer DHCR 7-Genanomalie erkannt. Das Krankheitsbild ist durch viele in der Embryonalzeit erworbene Fehlbildungen (Gaumenspalte, Mikrozephalie, Verwachsungen der Finger, verschiedene Organanomalien), Muskelhypotonie und Wachstumsverzögerung gekennzeichnet. Durch die Erkennung des Defektes ist evtl. eine pränatale Diagnostik und sogar eine Therapie, z. B. mit Cholesterin-haltiger Nahrung möglich. Auch andere Fettstoffwechselstörungen können mit zerebralen Funktionsanomalien, Hautveränderungen und arteriellen Durchblutungsstörungen einhergehen.

Zeroidlipofuszinosen sind eine Gruppe unterschiedlicher Erkrankungen mit zunehmender Speicherung komplexer Lipoproteine (Fett-Eiweiß-Moleküle) in den Nervenzellen. Der zugrunde liegende Stoffwechseldefekt ist nicht sicher bekannt, eine Mutation im Bereich des CLN5-Gens wurde kürzlich beschrieben. Es kommt zu einem Entwicklungsknick mit zerebralen Anfällen, meist als myoklonisch-astatisches Syndrom oder Lennox-Gastaut-Syndrom (➤ Kap. 8.14.3), Mikrozephalus und Sehstörung. Oft lassen sich typische Veränderungen im EEG und bei den evozierten Hirnrindenpotenzialen (➤ Kap. 4.4.2) darstellen. Die Diagnose kann vor allem durch elektronenmikroskopische Untersuchungen in verschiedenen Zellen wie den Blutlymphozyten, der Haut, Augenbindehäuten und der Rektum-Schleimhaut stattfinden.

Eine neu entdeckte Gruppe von Krankheiten ist durch Strukturveränderung bestimmter Glykoproteine (Zucker-Eiweiß-Moleküle) charakterisiert: Am besten beschrieben wurde bisher das **CDG-Syndrom** (= congenital defect of glycolisation oder Carbohydrate-deficient glycoprotein-Syndrom). Charakteristisch hierfür sind eine Kleinhirn- und Hirnstammatrophie, muskuläre Hypotonie, eine eigentümliche Verteilungsstörung des Unterhautfettgewebes, einwärts gerichtete Mamillen, Nierenzysten, Leberstörung und evtl. Herzprobleme wie ein Herzbeutelerguss. Die Diagnose kann durch spezielle Untersuchungen der Glykoproteine, insbesondere des Transferrins, gestellt werden. Nach anfänglich deutlicher Entwicklungsstörung scheint im weiteren Verlauf das Krankheitsbild nicht progredient zu sein. Eine kausale Behandlung ist bisher nicht bekannt.

Eine weitere Gruppe neuer Erkrankungen stellen Patienten mit dem **Glukose-Transport-Protein-Defekt** dar, der u. a. durch allgemeine Entwicklungsstörungen, zerebrale Anfälle und auffallend niedrige Glukose-Konzentrationen im Liquor gekennzeichnet ist. Hierbei scheint das Transport-Molekül, das Glukose in die Hirnzellen schleust, zu fehlen. Mit einer „ketogenen Diät" können deutliche Verbesserungen erzielt werden. Nur mit der Kernspin-Massenspektroskopie kann der **Kreatin-Mangel** des ZNS diagnostiziert werden, der durch entsprechende Substitutionsbehandlung ebenfalls verbessert werden kann. Weitere Beispiele der seltenen Stoffwechsel-bedingten Ursachen für mentale Entwicklungsstörungen sind Anomalien der Transmitter-Substanzen (z.B. Dopamin) und die abnorme Speicherung z.B. von Eisen [2, 3, 14, 26, 33, 41, 67, 84].

8.7 Hirnfehlanlagen

Bei vielen Kindern mit Entwicklungsstörungen liegen entweder primär genetisch bedingte oder sekundär in sehr unterschiedlicher Form erworbene Störungen der normalen Ausbildung von Hirnstrukturen vor. Besonders in der Frühphase der Schwangerschaft können physikalische, chemisch-toxische oder infektiöse Noxen (schädigende Einflüsse) die komplizierte Abfolge der Entwicklung und Reifung des Nervensystems nachhaltig beeinflussen, ohne dass eine spezifische zelluläre Reaktion erfolgt. Hierzu gehören radioaktive Strahlen, Alkohol, Medikamente wie z. B. Zytostatika, aber auch Infektionen mit Viren und Protozoen (tierischen Einzellern). Wahrscheinlich gibt es für die Ausbildung zerebraler Entwicklungsstörungen genetisch bedingte unterschiedliche Dispositionen („Anfälligkeit"). Möglicherweise können auch pränatale Stressfaktoren bei der Mutter für die Entwicklung von morphologischen Hirnanomalien, z. B. einer Mikrozephalie, verantwortlich gemacht werden. Häufig liegen jedoch multifaktorielle Ursachen, z. B. das Zusammentreffen von Rauchen, Alkohol, unzureichender Ernährung, schlechter Vorsorge und verschiedenen genetischen Einflüssen vor (vgl. auch ➤ Kap. 2.2, ➤ Kap. 2.7, ➤ Kap. 2.8).

Enzephalozelen sind Vorstülpungen von Hirnhaut und Hirnanlagen in der Mittellinie. Sie entstehen aufgrund einer Dysrhaphie (Verschlussstörung des Neuralrohrs, vgl. ➤ Kap. 2.1, ➤ Kap. 2.2) und sind meist mit komplexen zusätzlichen Hirnfehlbildungen assoziiert.

Unter einer **Holoprosenzephalie** versteht man eine Ausreifungsstörung der Hirnblase mit charakteristischen Veränderungen der Mittellinienstrukturen, der Seitenventrikel, der Stammganglien und des Sehnervs. Es werden Formen mit vollständig fehlender (alobärer), unvollständiger (semilobärer) und normaler (lobärer) Aufteilung des Endhirns in die beiden Großhirnhälften unterschieden. Die Entwicklungsprognose ist meist sehr schlecht, besonders bei der lobären Form jedoch stark variabel.

Ein **Balkenmangel (Corpus-callosum-Agenesie)** ist eine relativ häufige morphologische Veränderung des Gehirns mit sehr unterschiedlicher Ätiologie, die als solche keine Aussagen zur Prognose erlaubt. Ein Balkenmangel kann genetisch im Rahmen verschiedener Chromosomen- und Genanomalien oder bei Holoprosenzephalien auftreten. Bei der Bildgebung fallen die keulenförmig erweiterten Hinterhörner der Seitenventrikel und deren Stierkopf-ähnliche Struktur in der koronaren Schnittführung auf.

Beim **Aicardi-Syndrom,** das nur bei Mädchen vorkommt, ist der Balkenmangel mit schwerer, therapierefraktärer BNS-Epilepsie (> Kap. 8.14.3) und knöchernen Wirbelsäulenanomalien assoziiert. Beim X-chromosomalen **Anderman-Syndrom** besteht neben dem Balkenmangel eine Störung der peripheren Nerven. Auch beim Dandy-Walker-Syndrom (> Kap. 8.7.2) und beim Chiari-II-Syndrom (> Kap. 7.2 und > Kap. 8.7.2), aber auch bei Patienten mit Symptomen aus dem Autismus-Spektrum (das Vorbild für den Film „Rainman") werden unterschiedlich ausgeprägte Balkenmangelsituationen gesehen.

Chronischer Sauerstoffmangel und unterschiedliche teratogene Noxen (> Kap. 8.8) können die Ausbildung einer Balkenhypoplasie wesentlich beeinflussen.

Anlagestörungen der Großhirnrinde, so genannte **kortikale Dysplasien,** sind für eine große Zahl relevanter Entwicklungsstörungen ursächlich verantwortlich zu machen. Durch die zunehmend bessere Bildqualität, insbesondere der kernspintomographischen Untersuchungen, können immer genauer umschriebene und diffuse Veränderungen der Hirnrindenstrukturen festgestellt werden.

Bei der **Lissenzephalie** (Agyrie) handelt es sich um eine vollständige Abflachung der Hirnoberfläche mit ausgeprägter Störung im Aufbau der Nervenzellschichten. Es besteht praktisch immer eine schwere globale Entwicklungsstörung, oft verbunden mit Sehstörung, zerebralen Anfällen und Muskelhypotonie, z. B. in Form des Miller-Dieker-Syndroms. Ein Teil der Lissenzephalien ist genetisch bedingt. Eine Vernarbung der Hirnrinde nach Nekrosen wird als **Ulegyrie** bezeichnet. Verdoppelungen der Großhirnrindenschichten sind mit schwersten Entwicklungsstörungen und zerebralen Anfällen verbunden, bei umschriebenen Störungen des Hirnwindungsreliefs ist die klinische Symptomatik sehr variabel. Dabei unterscheidet man u.a.

- eine **Pachygyrie** = abnorme Verminderung der Hirnwindungen,
- eine **Polygyrie** = abnorme Vermehrung der Hirnwindungen,
- eine **Mikrogyrie** = abnorm kleine Ausbildung der Windungen sowie
- fokale knotige bzw. streifige **Heterotopien,** d. h. ein umschriebenes Auftreten von Nervenzellen an atypischen Stellen, z.B. unter der Wand der Seitenventrikel (> Kap. 2.2). Umschriebene Strukturveränderungen im Marklager des Großhirns können auch bei neurokutanen Syndromen, vor allem der tuberösen Sklerose, isoliert auftreten.

Unter einer **Schizenzephalie** versteht man eine Spaltbildung der Großhirnoberfläche mit Verbindung zum Seitenventrikel (> Abb. 4.4d). Sie wird durch Verschlüsse in den Gefäßen des ZNS in der Frühschwangerschaft erklärt, was zum Teil mit der Einwirkung von Alkohol und harten Drogen zusammenhängt.

Die Darstellung von umschriebenen kortikalen Dysplasien spielt vor allem bei therapieresistenten Epilepsien eine Rolle; hierbei kann ggf. eine neurochirurgische bzw. epilepsiechirurgische Operation indiziert sein.

8.7.1 Mikrozephalie

Der Kopfumfang bei der Geburt eines Kindes beträgt normalerweise 34–35 cm. Bei einer in Bezug zum Gestationsalter signifikanten Verminderung muss in hohem Prozentsatz von einer bleibenden mentalen Entwicklungsstörung ausgegangen werden; jedoch ist auch bei Menschen mit relativ kleinem Kopfumfang eine normale Intelligenz, u. U. auch eine außergewöhnlich hohe Intelligenz, möglich (Beispiel: Justus von Liebig). Als Erklärung für einen **primären,** d. h. schon bei der Geburt bestehenden **Mikrozephalus** kommen infrage:

- unterschiedliche Chromosomenstörungen bzw. primär genetische Einwirkungen (dominant und rezessiv), z. B. beim Russell-Silver-Syndrom mit primordialem (schon intrauterin beginnendem) Minderwuchs (> Kap. 6.2.1),
- Dysplasien von Hirn- und Gesichtsschädel, z. B. durch einen vorzeitigen Verschluss der Schädelnähte oder zerebrale Fehlbildungen, die gene-

tisch, toxisch, mechanisch etc. bedingt sein können,
- Toxine in der Frühgravidität: Alkohol, Medikamente, Vit. A, harte Drogen, aber auch radioaktive Strahlung, O_2-Mangel und Stoffwechselstörungen bei der Mutter (z. B. eine klinisch inapparente Hyperphenylalaninämie, vgl. ➤ Kap. 8.6.1),
- intrauterine Infektionen (Zytomegalie, HIV),
- Fehlernährung.

Typische klinische Symptome bei primärer Mikrozephalie sind Sprachentwicklungsstörungen, eine Hyperaktivität und eine erhöhte Impulsivität. Eine Unterscheidung zwischen endogener und exogener Ursache ist bei vielen Kindern mit Mikrozephalie nicht bzw. nicht mehr möglich.

Neben den primären Mikrozephalien können durch unterschiedliche schädigende Einflüsse **sekundäre Mikrozephalien** im Verlauf der weiteren Entwicklung auftreten. Am häufigsten kommt es durch perinatale Hypoxien (Sauerstoffmangelzustände) zu einer Hirnschädigung mit Hirnatrophie und zunehmender Mikrozephalie. Aber auch bei vielen nach der Geburt in Erscheinung tretenden Stoffwechselerkrankungen und einigen genetischen Syndromen (Rett-Syndrom, ➤ Kap. 8.5.1) entwickelt sich erst im weiteren Verlauf eine Mikrozephalie.

Am häufigsten besteht eine Mikrozephalie bei ehemaligen Frühgeborenen mit und ohne Zerebralparese, deren mental-kognitive Entwicklung in der Regel dann auch bleibend beeinträchtigt ist, was vor allem durch eine Ausbildungsstörung des Frontalhirns bedingt ist.

Bei der rezessiv erblichen Fanconi-Anämie bestehen eine progrediente Knochenmarks-Insuffizienz, eine Neigung zur Ausbildung maligner Tumoren sowie typische Symptome von Gesicht und Daumen mit einem Mikrozephalus aufgrund einer allgemein erhöhten Chromosomen-Brüchigkeit.

Die Prognose von Kindern mit Mikrozephalie ist in Bezug auf die geistige Entwicklung besonders bei zusätzlichen zerebralen Fehlbildungen und bei einer Ausweitung der inneren und/oder äußeren Liquorräume als eingeschränkt anzusehen.

8.7.2 Hydrozephalus und Megalenzephalie

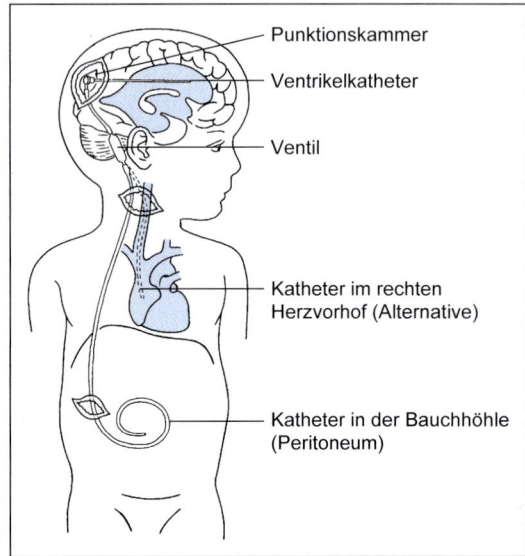

Abb. 8.9 Schematische Darstellung einer Shunt-Operation bei Hydrozephalus. Die Drainage verbindet den Seitenventrikel durch einen unter der Haut platzierten Silikon-Katheter mit der Bauchhöhle.

Unter einer **Makrokranie** versteht man einen in Bezug auf das Alter zu großen Kopfumfang. Häufigste Ursache hierfür ist in der frühen Kindheit ein **Hydrocephalus internus** mit einer Erweiterung der Seitenventrikel im Großhirn und meist auch des 3. Ventrikels im Zwischenhirn. Allgemein ist ein Hydrozephalus als Erweiterung der inneren und/oder äußeren Liquorräume des Gehirns definiert. Man unterscheidet einen **kommunizierenden** von einem **obstruktiven** und einem **hypersekretorischen Hydrozephalus**: Bei der kommunizierenden Form fließt der Liquor aus dem 4. Hirnventrikel normal in die äußeren Liquorräume und kann hier nicht ausreichend resorbiert werden. Die obstruktive Form beruht auf einer Einengung innerhalb der inneren Liquorräume, z. B. am Übergang der Seitenventrikel in den 3. Ventrikel, zwischen 3. und 4. Ventrikel (Aquäduktstenose) oder am Ausgang des 4. Ventrikels; der in den Ventrikeln oberhalb der Einengung produzierte Liquor staut sich dann auf. Bei der seltenen hypersekretorischen Form kommt es zu einer übermäßigen Produktion von Liquor. Zur Beurteilung der Prognose ist eine Aussage über den **Schwe-**

regrad des **Hydrozephalus** wichtig: Dazu ist festzustellen, ob eine leichte, mittelgradige oder schwere Ausweitung der Seitenventrikel vorliegt, ob akute Druckzeichen vorhanden sind oder ob Zeichen einer Hirnatrophie bestehen. Eine extreme Ausweitung der Ventrikel mit evtl. papierdünnem Großhirn wird als **Hydranenzephalie** bezeichnet.
Ursächlich kann ein Hydrozephalus entstehen
- durch eine primäre Fehlbildung, z. B. im Bereich des Aquäduktes (X-chromosomal rezessiv oder autosomal rezessiv erblich),
- durch sekundäre Fehlbildungen, z. B. eine Chiari-II-Malformation bei Meningomyelozele,
- als Folge einer Einblutung in das Ventrikelsystem, besonders bei Frühgeborenen,
- als Folge einer Infektion, vor allem einer bakteriellen Meningitis,
- aufgrund unterschiedlicher Hirntumoren (Astrozytome, Medulloblastom, Kraniopharyngeom, ➤ Kap. 8.12.4) und weiterer seltener Ursachen.

Bei der **Chiari-II-Malformation** (➤ Kap. 4.3, ➤ Kap. 7.2) handelt es sich um eine komplexe Fehlbildung überwiegend des Hirnstamms und Kleinhirns, meist im Rahmen der Meningomyelozelen, mit einer Liquorzirkulationsstörung im Bereich des 4. Ventrikels. Trotz vielfältiger Anomalien der Hirnstrukturen ist bei rechtzeitiger Behandlung des Hydrozephalus eine normale mentale Entwicklung möglich.

Beim **Dandy-Walker-Syndrom** kommt es aufgrund einer zystenartigen Ausweitung des 4. Ventrikels zur Entwicklung eines Hydrozephalus. Erstaunlicherweise ist trotz der schweren morphologischen Veränderung des Kleinhirns oft keine wesentliche Bewegungsstörung vorhanden. Die klinische Symptomatik ist sehr variabel und hängt offensichtlich von zusätzlichen Fehlbildungen im Bereich des zentralen Nervensystems ab.

Ein Hydrozephalus kann in der Regel ohne wesentliche Komplikationen operativ durch eine Liquorableitung mittels eines Kathetersystems aus einem Seitenventrikel in die Bauchhöhle (ventrikuloperitoneales Shuntsystem) gut behandelt werden. Alternativ wird bei einigen Formen des Hydrozephalus auch zunehmend häufig endoskopisch eine Verbindung zwischen den inneren und den äußeren Liquorräumen geschaffen, so dass die Implantation von Fremdmaterial nicht mehr notwendig ist.

Die Prognose des Hydrozephalus ist entscheidend von der Grundkrankheit abhängig. Je länger vor allem auch intrauterin ein Hydrozephalus bestand und je mehr die Entwicklung der Hirnstruktur dadurch gestört wurde, umso schlechter ist die Langzeitprognose.

Eine normale mentale Entwicklung nach einem Hydrozephalus ist sehr wohl möglich; andererseits muss bei Kindern mit schwersten Hirnfehlbildungen und mäßigem Hydrozephalus, z. B. im Rahmen einer alobären Holoprosenzephalie (➤ Kap. 8.7), gut überlegt werden, ob eine Operation wirklich indiziert ist.

Unter einer **Megalenzephalie** wird ein zu großer Kopfumfang aufgrund einer Vermehrung des Hirnparenchyms verstanden. Auch hierfür gibt es sehr unterschiedliche Erklärungen, z. B. Speicherkrankheiten wie die Mukopolysaccharidosen (➤ Kap. 8.6.2), verschiedene Syndrome wie die Neurofibromatose Typ I (➤ Kap. 8.4) und venöse Abflussstörungen.

Ein zu großer Kopfumfang kann auch bei Verdickung der Knochenstrukturen, z. B. bei unterschiedlichen anlagebedingten Knochenerkrankungen auftreten. Hierbei kann es zur irreversiblen Kompression des Seh- und Hörnerven kommen, so dass eine frühzeitige operative Entlastung notwendig ist.

Weitere Ursachen für einen vergrößerten Kopfumfang sind Zysten im Schädelinneren, die in z. T. beeindruckender Größe auftreten können. In der Regel sind sie nur mit einer geringen klinischen Symptomatik verbunden. Sie lassen sich ebenso wie die verschiedenen Tumoren und Gefäßmalformationen vor allem mittels MRT (➤ Kap. 4.3) eindeutig erkennen. Eine operative Therapie der Zyste sollte nur bei nachgewiesenen Drucksymptomen oder der Entstehung eines Hydrozephalus erfolgen; ggf. können gerade hierdurch eingreifende Therapiekomplikationen und Beeinträchtigungen der Entwicklung auftreten, die ohne Operation hätten vermieden werden können.

Verschiedene Fehlanlagen der Hirngefäße können mit erhöhtem Kopfumfang, Entwicklung eines Hydrozephalus, Herzinsuffizienz und unterschiedlich ausgeprägten Entwicklungsstörungen einhergehen. Aussagen zur Prognose können nur in Bezug auf den Einzelfall gemacht werden [2, 3, 4, 10, 11, 14, 35, 81, 84].

8.8 Teratogene Hirnschäden

Hierunter versteht man Einwirkungen auf die Hirnentwicklung in der Schwangerschaft durch unterschiedliche Schadstoffe. Wichtigstes Beispiel einer toxisch bedingten Entwicklungsstörung ist das **embryofetale Alkoholsyndrom.**
Typische klinische Zeichen sind
- Minderwuchs, Untergewicht, evtl. Mikrozephalus bereits vor der Geburt,
- Störung der statomotorischen Entwicklung, meist mit muskulärer Hypotonie und Hyperexzitabilität (Übererregbarkeit),
- Störung der geistigen Entwicklung, meist verbunden mit Verhaltensstörungen,
- typische Gesichtsdysmorphien mit niedriger Stirn, flachem, verkürztem Nasenrücken, schräger Lidachse, kurzer Lidspalte, flachem Philtrum (Rinne in der Oberlippenmitte) und schmalem Oberlippenrot,
- unterschiedliche innere Fehlbildungen, z. B. Herzfehler, Fehlbildung im Urogenitaltrakt und im Analbereich.

Bei vielen Kindern bestehen von der Neugeborenenzeit an Trink- und Schlafstörungen, Innenohrschwerhörigkeit, Störungen der Sprachentwicklung, der Aufmerksamkeit und der Konzentration.

Nach Majewski werden drei Schweregrade unterschieden:
I. Normale Gesichtszüge, nur Minderwuchs und Mikrozephalus.
II. Alle Zeichen ohne innere Fehlbildungen.
III. Alle Zeichen einschließlich innerer Fehlbildungen.

Bei der Geburt fallen oft nur das niedrige Geburtsgewicht (< 2500 g) und Trinkschwierigkeiten in der Neugeborenenperiode auf. Erst im Laufe des 1. Lebensjahres lenken die allgemeine Entwicklungsverzögerung, das mangelhafte Kopfwachstum und das schlechte Gedeihen den Verdacht auf die Alkoholkrankheit der Mutter. Es ist bisher nicht bekannt, ob es eine Schwellendosis gibt, oberhalb derer es sicher zu einer Schädigung kommt. Bei Alkoholmengen bis ca. 50 g pro Tag ist eine Schädigung bereits möglich, bei Tagesmengen von über 200 g sehr wahrscheinlich. Es gibt keinen linearen Zusammenhang zwischen Trinkmenge und Grad der Schädigung, jedoch gesicherte Zusammenhänge zwischen

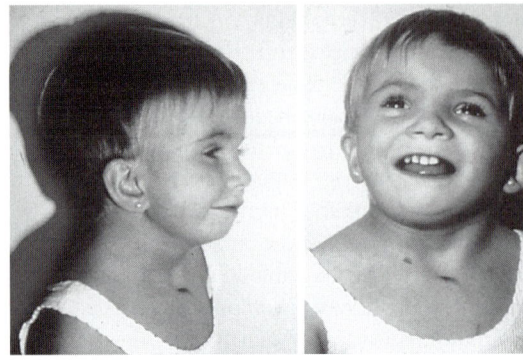

Abb. 8.10 4-jähriges Mädchen mit embryofetalem Alkoholsyndrom: Mikrozephalus, breiter Augenabstand, kurze Nase, schmales Oberlippenrot, fehlende Kerbe in der Oberlippe, tiefsitzende Ohren.

der Phase der mütterlichen Alkoholkrankheit und dem Schädigungsgrad – Mütter in der chronischen Phase der Alkoholkrankheit bringen in über 40% durch Alkohol geschädigte Kinder zur Welt. Möglicherweise sind für die Manifestation eines embryofetalen Alkoholsyndroms noch zusätzliche Störungen, z. B. Nikotin, Medikamente, harte Drogen, Ernährungsstörungen und genetische Dispositionen (z. B. die Ausprägung bestimmter Adhäsionsmoleküle im ZNS) verantwortlich zu machen.

Die Prognose der Kinder ist von der primären Anlagestörung, aber auch von den sozialen Problemen der Familie abhängig. Werden Kinder mit embryofetalem Alkoholsyndrom adoptiert, zeigen sie häufig krankheitsspezifische Verhaltensstörungen: Sie sind relativ aggressionsarm und fröhlich, wirken zutraulich bis distanzlos, unruhig bis rastlos und sind sehr stimmungslabil.

Harte Drogen, insbesondere Heroin und Kokain, können bereits in der Frühphase der Schwangerschaft zu Hirnfehlbildungen – vor allem infolge von Durchblutungsstörungen –, zu neuronalen Ausreifungsstörungen und zu einem Mikrozephalus führen. Postnatal fallen diese Kinder durch ein auffallend schrilles Schreien, eine Hyperexzitabilität und Trinkstörungen auf. Es besteht bei ihnen eine deutlich erhöhte Gefahr, am plötzlichen Kindstod zu versterben.

Auch muss bei diesen Kindern immer an zusätzliche angeborene Infektionen (Hepatitis B und C, Lues, HIV) gedacht werden.

Nikotin: Bereits das Rauchen einer Zigarette führt beim Fetus zu einer deutlichen Einschränkung seiner motorischen Aktivität, insbesondere zu verminderten Atemexkursionen. Viele Neugeborene von rauchenden Müttern sind untergewichtig; es besteht eine nachgewiesene deutlich erhöhte Gefährdung für Apnoen und den plötzlichen Kindstod.

Bei mehreren **Medikamenten** ist eindeutig eine teratogene Wirkung nachgewiesen. Dies gilt vor allem für Antiepileptika: Valproinsäure beispielsweise führt in hohen Konzentrationen zu unterschiedlichen dysrhaphischen Störungen, z. B. Meningomyelozelen. Hydantoin und Benzodiazepine können zu ähnlichen Erscheinungsformen wie beim embryofetalen Alkoholsyndrom führen. Deshalb stellt eine Epilepsiebehandlung bei schwangeren Frauen ein besonderes Problem dar: Nachweislich wirkt Phenobarbital am wenigsten teratogen, von Nachteil ist sein müde machender und das Verhalten negativ beeinflussender Effekt. Bei epilepsiekranken Frauen muss neben der spezifischen Wirkung von Antiepileptika auch mit einer Polytoxikomanie (Abhängigkeit von mehreren Suchtstoffen), einem schlechten sozialen Status und anderen genetischen Störungen als Ursache für Entwicklungsstörungen des Kindes gerechnet werden.

Thalidomid (Contergan®) verursacht schwere Fehlbildungen der Extremitäten. Weitere fruchtschädigende Medikamente sind Vitamin A, Cumarine, Zytostatika und viele mehr.

Ein **Diabetes mellitus der Mutter** kann wahrscheinlich aufgrund kurzfristiger Schwankungen des Blutzuckerspiegels zu unterschiedlichen Fehlanlagen, vor allem dem kaudalen Regressionssyndrom, führen. Dieses zeigt sich beispielsweise in einer fehlenden Ausbildung des Kreuzbeins mit neurologischen Ausfällen im Versorgungsbereich der unteren Rückenmarkssegmente. Bei Geburten am Endtermin der Schwangerschaft kann es aufgrund des fetalen Großwuchses zu vermehrten Komplikationen, z. B. Plexusparesen, kommen (➤ Kap. 8.10.5), (vgl. ➤ Tab. 7.1).

Strahlenexposition, besonders die Einwirkung kurzwelliger elektromagnetischer Strahlen (Röntgen- und Gammastrahlen), kann bereits vor der Keimeinnistung in die Gebärmutter zu Schädigungen führen, jedoch sind hierfür sehr hohe Strahlendosen notwendig. Nach Strahlenexposition in der Schwangerschaft treten Fehlbildungen und Aborte vermehrt auf. Auch die größere Häufigkeit bösartiger Tumoren nach Strahlenexposition ist eindeutig bewiesen. Evtl. kann die Manifestation einer Keimschädigung jedoch erst Generationen später nachweisbar sein [3, 35, 50, 81, 84, 96, 105].

8.9 Intrauterine Infektionen

8.9.1 Virusinfektionen

Das klassische Bild einer intrauterinen Infektionskrankheit mit mentaler Hirnschädigung ist die **Rötelnembryofetopathie.** Bei einer Virusinfektion der Mutter in der 8.–12. Schwangerschaftswoche kommt es in 75–90% zu einer Schädigung des Kindes durch Entzündung von Gehirn, Lunge, Leber, Herz und Augen. Die klassischen Symptome einer Rötelnembryopathie sind

- Innenohrschwerhörigkeit,
- Herzfehler,
- globale Entwicklungsstörung mit Mikrozephalus,
- Linsentrübung (= Gregg-Syndrom).

Durch die konsequente Röteln-Schutzimpfung ist das Auftreten dieser Erkrankung vollständig vermeidbar; die Rötelnembryopathie spielt bei der Erklärung von Mehrfachbehinderungen heute praktisch keine Rolle mehr.

Im Gegensatz dazu kann die intrauterine **Zytomegalie-Infektion** nur bedingt vermieden werden. Während eine Infektion beim Erwachsenen meist keine wesentlichen Krankheitszeichen verursacht, führt sie beim Kind in etwa 10% der Fälle zu Mikrozephalus, Hydrozephalus, Herzfehlern, Chorioretinitis (Ader- und Netzhautentzündung des Auges) und/oder Hepatitis (Leberentzündung).

Eine **HIV-Infektion** (human immunodeficiency virus) kann beim Kind sehr unterschiedliche Symptome verursachen. Die Infektion kann bereits intrauterin, aber auch unter der Geburt und durch das Stillen stattfinden. Typisch sind schwere Gedeihstörungen, Hirnanlagestörungen, verkalkende Enzephalitiden (Gehirnentzündungen) und zunehmende Infektionen mit sonst relativ harmlosen Keimen, z. B. Zytomegalie, Toxoplasmose, Candida und Tuberkulose.

Auch Hepatitis-B-, Windpocken- (Varizellen), Epstein-Barr-, Parvo- und Herpes-simplex-Viren können intrauterine Infektionen herbeiführen, die unterschiedliche Krankheitsbilder mit Entwicklungsstörungen verursachen.

8.9.2 Infektionen durch Protozoen und Bakterien

Die **Toxoplasmose** ist eine Protozoen-Erkrankung, die durch ungekochtes Schweinefleisch (Tartar) und Kontakt mit Katzenkot auf den Menschen übertragbar ist. Für Erwachsene ist sie nur selten pathogen; evtl. verursacht sie Fieber, Lymphknotenschwellung, selten auch Leber- und Aderhautentzündungen. In Mitteleuropa tritt bei 3–10 von 1000 Schwangerschaften eine Infektion der Mutter ein, wobei dann ca. 10% der Kinder erkranken. In der Frühschwangerschaft kommt es häufig zu einem Abort, ab der 15. Schwangerschaftswoche zur Ausbildung einer Enzephalitis (s. o.), einer Chorioretinitis (s. o.) mit Mikrophthalmie (abnorm kleine Augen) und einer Hepatitis. Die Folgen sind meist schwere Entwicklungsstörungen mit Hydrozephalus, intrakraniellen Verkalkungen und Epilepsie. Die Diagnose erfolgt durch den Antikörpernachweis (Sabin-Feldmann-Test, spezifisches IgM und IgG) in Blut und Liquor. Eine durchgemachte Infektion schützt die Mutter vor einer erneuten Infektion. Wird während der Schwangerschaft eine Toxoplasmoseinfektion festgestellt, kann evtl. eine antibiotische Behandlung sinnvoll sein; eine nicht mehr floride Infektion muss nicht behandelt werden. Die routinemäßige Bestimmung des Toxoplasmose-Titers in der Schwangerschaft ist im deutschen Vorsorgeprogramm bisher nicht vorgesehen.

Bei der angeborenen **Lues** (Syphilis) finden sich beim Neugeborenen charakteristischerweise ein schleimiger Schnupfen sowie Veränderungen an der Haut (➤ Kap. 9.9.6), der Leber, der Milz und den Knochen. Im weiteren Verlauf entwickeln sich eine Innenohrschwerhörigkeit, eine Keratitis (Hornhautentzündung des Auges), Zahnanomalien, Gelenkerkrankungen und sehr unterschiedliche neurologische Symptome. Intrauterine Infektionen mit anderen Bakterien, z.B. Borrelien und Mykoplasmen sind sehr selten mit Entwicklungsstörungen verbunden [2, 3, 14, 41, 50, 60].

8.10 Perinatale Hirnschäden

Unter einem **perinatalen (fälschlicherweise peripartalen) Hirnschaden** wird eine Schädigung des kindlichen Gehirns zwischen dem frühesten Zeitpunkt einer selbstständigen Lebensfähigkeit des Kindes, also normalerweise der 28. Schwangerschaftswoche (heute besser 24. Gestationswoche) und der ersten Woche nach der Geburt verstanden. Es handelt sich also um eine Zeitspanne mit sehr vielfältigen Änderungen in den Lebensbedingungen des Kindes. Nach heutiger Vorstellung kann mit dem Begriff „perinataler Hirnschaden" nur eine übergeordnete Zuordnung gemeint sein, nicht aber eine definierte Diagnose. Im Weiteren wird deshalb zwischen

I. **pränataler** (24. Schwangerschaftswoche bis Beginn der Eröffnungswehen),
II. **intranataler** (Eröffnungswehen bis Abnabelung),
III. **neonataler** (Abnabelung bis Ende der 4. Lebenswoche) und
IV. **postnataler** Hirnschädigung ab der 5. Lebenswoche differenziert.

8.10.1 Pränatale Hirnschäden

Unter einer **pränatalen Hirnschädigung** werden vor allem die Folgen einer Sauerstoffmangelversorgung (Hypoxie) des kindlichen Gehirns, evtl. verbunden mit Durchblutungsstörungen (Ischämien) verstanden.

Mögliche Ursache für eine intrauterine Mangelversorgung des Kindes in den Wochen vor der Geburt sind u. a. Plazenta- und Nabelschnuranomalien, vorzeitige Plazentalösung, EPH-Gestose (Schwangerschaftserkrankung der Mutter mit Ödem, Eiweißausscheidung durch die Niere und Bluthochdruck), Mehrlings-Schwangerschaften mit fetofetaler oder fetomaternaler Transfusion (Gefäßverbindungen von einem Fetus zum anderen oder zur Mutter), Blutgruppenunverträglichkeiten (insbesondere Rhesusinkompatibilität mit fetaler Anämie), evtl. immunologische Störungen und Infektionen.

Mithilfe moderner Untersuchungstechniken, z. B. der fetalen Dopplersonographie und der genauen Beobachtung der intrauterinen Kindsbewegungen, hat sich nachweisen lassen, dass es wesentlich häufiger als früher angenommen zu sehr unterschiedlich ausgeprägten Phasen mit Störungen der O$_2$-Versorgung und vor allem der zerebralen Durchblutung beim Fetus kommt. Hierbei kann zwischen akuten, subakuten und chronischen Hypoxien unterschieden werden. Zusätzliche Möglichkeiten der Diagnose einer intrauterinen Mangelversorgung überwiegend in Form eines kindlichen Sauerstoffmangels sind die

- Kardio-Tokographie (CTG) mit Registrierung der fetalen Pulsfrequenz und der Uteruskontraktionen („Zusammenziehungen der Gebärmutter") sowie
- Hormonbestimmungen bei der Mutter, u. a. des Östradiols.

Beide Bestimmungsmethoden haben sich jedoch insgesamt als wenig spezifisch erwiesen; so zeigen u. a. 30% aller Schwangerschaften zumindest vorübergehend abnorme CTG-Ableitungen.

Symptome einer Durchblutungsstörung des Fetus sind in der Regel ein Abfall der kindlichen Herztonfrequenz, eine Engstellung der Gefäße mit Zentralisation und eine metabolische Azidose (Übersäuerung des Blutes). Bei subakuten bis chronischen Hypoxien können auch fetale Tachykardien oder Störungen der physiologischen Frequenzschwankungen in Abhängigkeit von den Uteruskontraktionen nachweisbar sein.

Die klinischen Folgen pränataler O$_2$-Mangelzustände sind sehr stark vom Gestationsalter des Kindes abhängig. Von Bedeutung ist dabei für die Entstehung einer **periventrikulären Leukomalazie** (➤ Kap. 7.1.2, ➤ Kap. 8.10.3) die zerebrale Gefäßversorgung, insbesondere in Nachbarschaft der Seitenventrikel, die zwischen der 24. und der 34. Gestationswoche noch mangelhaft ausgeprägt und unreif ist und für die Entstehung **subependymaler Hirnblutungen** (➤ Kap. 8.10.4) unter der Ventrikelauskleidung das Vorhandensein des Keimlagers (➤ Kap. 2.2) ebenfalls bis zu einem Gestationsalter von 34 Schwangerschaftswochen. O$_2$-Mangelzustände nach der 34. Schwangerschaftswoche führen nur in Ausnahmefällen zum Bild einer periventrikulären Leukomalazie oder einer subependymalen Hirnblutung, sondern eher zu hypoxischen Hirnschäden im Grenzzonenbereich zwischen den Versorgungsgebieten der großen Hirnarterien (Grenzzoneninfarkte), in der Hirnrinde, in den Stammganglien oder im Hirnstamm.

Vor allem der Nachweis eines mangelhaften Kopfwachstums spricht für eine länger dauernde Beeinträchtigung der zerebralen Versorgung des Fetus und ist meist mit einer schlechten Prognose in Bezug auf die mental-kognitive Entwicklung verbunden.

Mithilfe der Ultraschalluntersuchungen können eindeutige Zeichen für die Entstehung von Hirnblutungen und periventrikulären Leukomalazien bereits vor der Geburt nachgewiesen werden. Bei der u. a. im Rahmen von Haftpflichtprozessen wesentlichen Frage, ob eine morphologische Hirnschädigung des Kindes vor, unter oder nach der Geburt entstanden sei, spielt die Kenntnis der typischen Strukturumwandlungen, die sonographisch erkennbar sind, eine wesentliche Rolle. Selbst bei Zerebralparesen von Frühgeborenen geht man mittlerweile in bis zu 70% von einer vorgeburtlichen Hirnschädigung aus.

Feten können sich von vorübergehenden Sauerstoffmangelzuständen klinisch vollständig erholen, so dass normale Apgar-Werte nach der Geburt und fehlende Symptome in den ersten Lebenstagen eine pränatal abgelaufene Hirnschädigung keinesfalls ausschließen.

Besonders problematisch und in der Literatur kontrovers diskutiert ist die Entstehung von umschriebenen **Hirnrinden-** und **Marklagerinfarkten.** Diese treten nach unseren Beobachtungen in der Regel ebenfalls pränatal bei Kindern mit einem Gestationsalter über 36 Schwangerschaftswochen auf. Nicht selten kommt es vor allem bei übertragenen Neugeborenen mit einem Gestationsalter von 42 Schwangerschaftswochen und mehr zur Entstehung von Hirninfarkten, meist im Versorgungsbereich der Arteria cerebri media (mittlere, größte Hirnarterie). Ursächlich werden hierfür Anlagestörungen der Hirnarterien, umschriebene Infektionen, umschriebene Thrombenbildungen und mechanische Einwirkungen angegeben. Aufgrund der eigenen Erfahrungen spielen wahrscheinlich am häufigsten thromboembolische Prozesse eine Rolle: Die primäre Thrombenbildung kann u. a. in der Plazenta, z. B. im Rahmen von Plazenta-Infarkten, ablaufen; von diesen Thromben können Embolien über die Nabelvene und den physiologischen Vorhofseptum-Defekt des

Herzens in die kindlichen Hirnarterien, und hier meist in die am stärksten durchblutete Arteria cerebri media links, gelangen.

8.10.2 Intranatale Versorgungsstörungen und deren Symptome beim Neugeborenen

➤ Tab. 8.2
Eine Vielzahl von Untersuchungsergebnissen sprechen dafür, dass sich das kindliche Gehirn unter der Geburt in einem sehr labilen Zustand befindet: Die nachweislich extrem hohen Konzentrationen von gefäßaktiven Stoffen (vor allem Noradrenalin, Adrenalin, Kortisol und Vasopressin) führen zu einer ausgeprägten Gefäßverengung und damit zu einer deutlichen Reduktion der Hirndurchblutung. Dies lässt sich u. a. eindrucksvoll mithilfe von dopplersonographischen Messungen der Blutflussgeschwindigkeit in den großen Hirnarterien vor, unter und nach der Geburt nachweisen. Ein Effekt dieser Gefäßengstellung ist eine Volumenreduktion des Gehirns und damit des kindlichen Kopfes, der sich nun leichter dem engen Geburtskanal anpassen kann. Hierfür sprechen u. a. Befunde, die nachweisen, dass es besonders in den ersten Tagen nach der Geburt zu einer raschen Zunahme des Schädelvolumens kommt.

Eine Folge dieser physiologischen und primär sinnvollen Gefäßverengung unter der Geburt ist jedoch eine bei allen möglichen Geburtskomplikationen rasch beeinträchtigte Hirndurchblutung bzw. Sauerstoffversorgung, die unter eine kritische Grenze abfallen und damit eine Hirnschädigung herbeiführen kann. Dies gilt vor allem natürlich dann, wenn bereits vor Beginn der Geburt eine Erkrankung oder Schädigung des Kindes bestand, insbesondere auch eine Sauerstoffmangelversorgung. Deshalb muss immer bei Zeichen einer intranatalen kindlichen Hypoxie daran gedacht werden, dass möglicherweise bereits vor Geburtsbeginn eine Störung des kindlichen Wohlbefindens bestand.

Ein Hinweis auf eine akute intranatale Versorgungsstörung des Kindes ist ein konstanter und länger dauernder Abfall der kindlichen Herztöne, wie dies z. B. bei einem Geburtsstillstand auftreten kann. Weitere Zeichen für eine kindliche Stresssituation mit O_2-Mangel sind der Abgang von Kindspech (Mekonium) und eine Übersäuerung des Blutes mit Erniedrigung des Blut-pH-Wertes unter 7,2, wie es z. B. am vorangehenden Skalp des Kindes während der Geburt kapillär gemessen werden kann.

Solche Befunde deuten auf eine akute Gefährdung des Kindes hin und erzwingen eine möglichst rasche Geburtsbeendigung, bei Geburtsstillstand im Beckeneingang z. B. mittels einer Kaiserschnittentbindung aus kindlicher Indikation, bei einem Geburtsstillstand in Beckenmitte oder am Beckenboden mittels Vakuumextraktion oder Zangenentbindung.

Die Lebensfrische eines Kindes nach der Geburt wird mithilfe der von Virgina Apgar zusammengestellten Parameter als **Apgar-Index** beschrieben (➤ Kap. 2.10).

Tab. 8.2 Klinische Stadieneinteilung der hypoxisch-ischämischen Enzephalopathie nach Sarnat.

Parameter	Stadium I	Stadium II	Stadium III
Grad der Bewusstseinsstörung	lebhaft	lethargisch	Koma
Muskeltonus	normal	hypoton	schlaff
Eigenreflexe	gesteigert	gesteigert	fehlen
Myoklonien	vorhanden	vorhanden	fehlen
Saugen	aktiv	schwach	fehlt
Moro-Reaktion	gesteigert	unvollständig	fehlt
okulozephaler Reflex (Bewegungen des Augapfels bei Kopfwendungen = Puppenaugen-Phänomen)	normal	überschießend	vermindert bis fehlend

Aufgrund umfangreicher Untersuchungen hat man festgestellt, dass Apgar-Werte in den ersten Lebensminuten für die Prognose des Kindes keine Aussage erlauben; erst bei einem Wert unter 7 nach 5 Minuten und mehr ist signifikant häufiger mit einer bleibenden Entwicklungsstörung zu rechnen.

Der historische Begriff **Asphyxie** bedeutet Pulslosigkeit, wobei man unter Asphyxia pallida (blass) die schwerere Form im Vergleich zur Asphyxia livida (zyanotisch) versteht. Der Begriff der Asphyxie sollte jedoch in keinem Fall allein gebraucht werden, besser spricht man von einer **akuten hypoxischen Enzephalopathie**.

Einen wichtigen Beleg für die klinische Einschätzung stellt die Blut-pH-Bestimmung aus der Nabelarterie des Neugeborenen dar, die heute routinemäßig erfolgen sollte. Werte unter 7,10 sind pathologisch, Werte unter 7,20 werden als Azidose bezeichnet. Der Normwert ist 7,26–7,42. Neben dem alleinigen pH-Wert kann ein negativer Basenexzess (Verringerung der Pufferbasen im Blut) zusätzliche Aussagen über die wahrscheinliche Länge der Azidose erlauben. Kurzfristige pH-Abfälle mit geringem negativem Basenexzess sind prognostisch wenig relevant und können z.B. auch bei einer relativen Unterkühlung der Mutter auftreten. Deshalb sollten bei jedem Neugeborenen mit einer intranatalen Adaptationsstörung kurzfristige Kontrollen des pH-Wertes, z. B. im Abstand von 30–60 Minuten, sowie pH-Bestimmungen bei der Mutter, erfolgen.

Sarnat hat folgende klinische Schweregrade der hypoxisch-ischämischen Enzephalopathie angegeben: Bei einem Stadium I ist die Prognose gut, nur wenige Kinder haben nach dem 3. Lebensjahr Auffälligkeiten; bei Stadium II muss in 20–30% mit schweren Folgestörungen gerechnet werden, bei Stadium III immer.

Die Diagnose einer prognostisch relevanten Sauerstoffmangelversorgung des Neugeborenen sollte nur gestellt werden, wenn darüber hinaus in den ersten Lebenstagen mehrere der folgenden Symptome bestehen:
- Trinkstörung,
- zerebrale Anfälle,
- neurologische Symptome, z. B. Hyperexzitabilität oder Paresen,
- eindeutige EEG-Veränderungen, z. B. Allgemeinveränderung des Grundrhythmus,
- Veränderungen in der zerebralen Bildgebung, z. B. vermehrte Echogenität des Hirnparenchyms im Ultraschall, Zonen verringerter Dichte im CT, Signalvermehrung im MRT,
- Organversagen, z. B. von Herz, Gerinnungssystem, Leber oder Niere,
- Langzeitbeatmung.

Bei Hinweisen auf eine diffuse Schädigung des Gehirns bzw. eine Multiorganschädigung ist die Prognose meist schlecht, bei umschriebenen Schädigungen, z. B. fokalen Anfällen, relativ gut.

Folgende Symptome beim Neugeborenen sind in der Regel ohne wesentliche prognostische Bedeutung:
- eine Bilirubinerhöhung (Icterus neonatorum) unter 20 mg% beim reifen Kind – auch Werte über 20 mg% sind bei einem klinisch wenig beeinträchtigten Kind nur von begrenzter Relevanz.
- Hypoglykämien, besonders bei Werten über 10 mg%,
- rechtzeitig behandelte Sepsis, z. B. mit B-Streptokokken,
- offener Ductus arteriosus Botalli,
- idiopathisches Atemnotsyndrom, besonders beim Frühgeborenen aufgrund eines Mangels an Surfactant-Faktor ohne Komplikationen,
- kurzzeitige maschinelle Beatmung ohne Komplikationen,
- Apnoen unter 15 Sekunden,
- kurzfristige Sauerstoff- und pH-Abfälle im postnatalen Monitoring.

Besondere Probleme bestehen bei Zwillings- und Mehrlingsschwangerschaften: Häufig kommt es zu intrauteriner Mangelversorgung durch Plazenta-Anomalien, feto-maternale oder feto-fetale Transfusionen (➤ Kap. 8.10.1), zu intrauteriner Dystrophie (Gedeihstörung), akuter Plazenta-Insuffizienz oder Störungen im Geburtsablauf.

8.10.3 Hypoxisch-ischämische Hirnschäden

Die **periventrikuläre Leukomalazie** (auch ➤ Kap. 7.1.2) ist eine für Frühgeborene mit einer Schwangerschaftsdauer von weniger als 34 Wochen typische Komplikation aufgrund einer hypoxisch-ischämische Versorgungsstörung im Marklager um die Hirn-

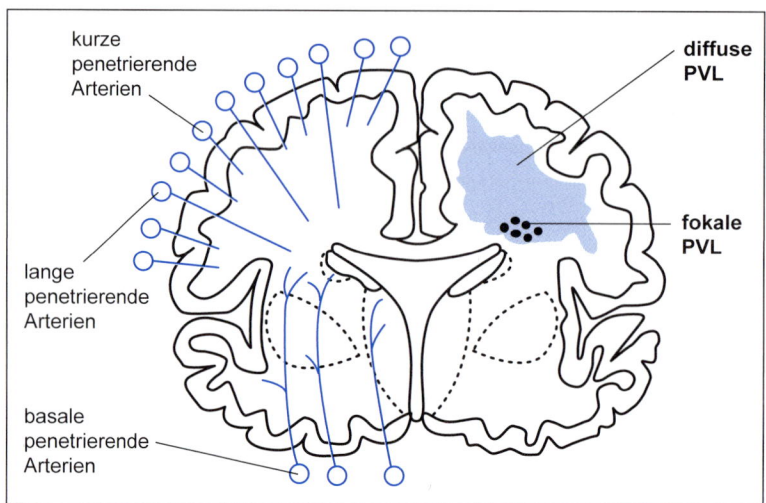

Abb. 8.11 Schematische Darstellung der Pathogenese der periventrikulären Leukomalazie bei Frühgeborenen vor der 32. SSW. Durch wahrscheinlich entzündliche Ischämien kommt es zu einer Minderperfusion der penetrierenden Arterien und damit der periventrikulären Areale lateral der Seitenventrikel. Im Ultraschall lassen sich allenfalls die fokalen Veränderungen der PVL meist 4 bis 8 Wochen nach der Geburt erkennen, während die diffuse PVL nur mittels Spezialtechniken im MRT dargestellt werden kann [nach J.J. Volpe].

ventrikel. Ursache hierfür ist die unreife (vor allem arterielle) Gefäßversorgung, so dass es hier zur Entwicklung hypoxischer Zellschäden kommt, die im weiteren Verlauf zu Nekrosen und bindegewebigen Gewebsveränderungen (Gliose) führen. Das typische klinische Bild einer periventrikulären Leukomalazie ist die Bein-betonte spastische Tetraparese; je nach Ausmaß können jedoch auch die zentralen Sehbahnen oder Marklagerstrukturen im Stirnlappen betroffen sein, so dass Sehstörungen und mental-kognitive Beeinträchtigungen resultieren (➤ Abb. 8.11).

Es wird vermutet, dass eine länger dauernde CO_2-Verminderung, z. B. im Rahmen einer maschinellen Hyperventilation (übermäßigen Beatmung) durch reaktive Gefäßverengung die Entstehung einer periventrikulären Leukomalazie begünstigen kann. Ohne Messungen der zerebralen Hirndurchblutung des Frühgeborenen, z. B. mittels transkranieller Dopplersonographie oder Near-infrared-Spektroskopie (nicht-invasive Messung der O_2-Sättigung des Hämoglobins in den Kapillaren) ist ein genauer Beweis hierfür jedoch schwer zu erbringen. Neben der hypoxisch-ischämischen Marklagerschädigung wird neuerdings mehr die primär entzündliche Genese der periventrikulären Leukomalazie im Sinne einer durch unspezifische Entzündungsprozesse ausgelösten Vaskulitis betont. In den meisten Fällen kann der Zeitpunkt der Entstehung einer PVL vor der Geburt festgelegt werden, was für manche versicherungsrechtliche Auseinandersetzung von Bedeutung ist. Möglicherweise spielen hierbei die gleichen Erreger eine Rolle, die auch als Auslöser für die Frühgeburt angeschuldigt werden. Das Ausmaß der Hirnschädigung kann primär allenfalls durch spezielle MR-Techniken und nicht durch die Schädelsonographie festgestellt werden.

Hirninfarkte beim reifen Neugeborenen entstehen meist durch einen embolischen Verschluss der Arteria cerebri media, z. B.
- bei einem relevanten Herzfehler mit Thrombusbildung innerhalb des Herzens,
- durch ein Trauma,
- durch eine Gefäßanlagestörung,
- durch Infektion,
- durch gesteigerte Gerinnung (z. B. bei Mangel an Protein C und S),
- durch einen primär in der Plazenta gebildeten Thrombus.

Klinisch kommt es u. U. bereits am 1. Lebenstag zu fokalen oder sekundär generalisierten Anfällen sowie zu einer eventuell nur diskreten, meist Arm-betonten Parese. Nicht selten wird erst nach dem 4. Lebensmonat die spastische Hemiparese zunehmend deutlich. Die Diagnose kann primär mithilfe des zerebralen Ultraschalls (➤ Abb. 4.1) und des EEGs, noch besser mit der zerebralen Kernspintomographie gestellt werden. Kinder mit ischämischen Hirninfarkten haben häufiger fokale und sekundär generalisierte Epilepsien, Sprachstörungen und seltener auch Bein- und Gesichts-betonte Paresen. Isolierte mentale Entwicklungsstörungen sind eher selten.

Schwere Sauerstoffmangelzustände vor und unter der Geburt führen in aller Regel zu einer **allgemeinen Hirnschädigung,** wobei primär die Grenzzonen zwischen den Versorgungsgebieten der großen Hirnarterien (z. B. in der Schläfenregion) betroffen sind.

Kürzer dauernde, schwere Hypoxien am Endtermin können mit typischen Veränderungen in den Stammganglien und später ausgeprägten Dyskinesien einhergehen. Bei länger dauernden zerebralen Anoxien kommt es zu generalisierten Hirnschädigungen (globale, hypoxische Enzephalopathie) insbesondere auch der Hirnrinde mit sekundärem Mikrozephalus und meist schwersten Entwicklungsstörungen wie Epilepsie, spastischer Tetraparese mit Dyskinesien und Dystonien sowie vielfältigen weiteren sekundären Komplikationen. Morphologisch lassen sich hierbei meist ausgeprägte innere und äußere Hirnatrophien, porenzephale Defekte (porenförmige Zerstörung von Hirngewebe, z. T. mit Verbindung zu einem Ventrikel), Nekrosen und sekundäre Blutungen nachweisen.

8.10.4 Hirnblutungen

Hirnblutungen des Neugeborenen treten vor allem bei Frühgeborenen mit weniger als 32 Schwangerschaftswochen auf. Sie sind meist Folge einer bereits intrauterinen Hypoxie und Ischämie, die sich unter der Geburt verstärkt. Dabei kommt es durch Kapillarschädigungen im Keimlager zuerst zu Punktblutungen, die sich dann miteinander verbinden.

Am häufigsten lassen sich bei Frühgeborenen am 2.–3. Lebenstag im Ultraschall erstmals Keimlagerblutungen unterschiedlichen Ausmaßes nachweisen (> Abb. 4.1c und > Abb. 4.1d). Grad-I-Blutungen sind auf das Gebiet des Keimlagers begrenzt, Grad-II-Blutungen zeigen eine leichte Einblutung in die Seitenventrikel, ohne dass diese dadurch ausgeweitet werden. Bei der Grad-III-Blutung kommt es zu einer Blutungs-bedingten Ventrikel-Erweiterung, bei der Grad-IV-Blutung zu einer Zerstörung von Hirngewebe oder einer Ventrikel-Tamponade.

Es gibt für eine Hirnblutung beim Frühgeborenen kein typisches neurologisches Symptom; ausgeprägtere Blutungen äußern sich u. a. mit Atem- und Kreislaufproblemen. Nachuntersuchungen ehemaliger Frühgeborener mit einer Hirnblutung Grad I–II haben in 30–40% eine normale Entwicklung ergeben, wohingegen bei Grad-III- und -IV-Hirnblutungen meist schwere Residualschädigungen oder der Tod des Kindes eintraten.

Die Langzeitfolgen nach einer Hirnblutung beim Frühgeborenen sind insgesamt weniger durch die Blutung selbst, sondern vor allem durch die hypoxische Enzephalopathie (meist in Form der periventrikulären Leukomalazie) zu erklären.

Hirnblutungen beim Reifgeborenen können in seltenen Fällen traumatisch, z. B. durch einen Einriss der Gefäße im Bereich der Hirnhäute oder bindegewebigen Septen bedingt sein. Im Rahmen der modernen Geburtshilfe tritt diese Komplikation praktisch nicht mehr auf. Immer ist bei Hirnblutungen des Neugeborenen an eine Blutgerinnungsstörung, z. B. an einen Faktor-VIII-Mangel, einen Vitamin-K-Mangel oder eine Thrombozytopenie (Mangel an Blutplättchen) zu denken. Weiterhin können Hirnblutungen beim Neugeborenen Folge einer Gefäßfehlanlage sein [2, 3, 13, 14, 17, 46, 71, 81, 84].

8.10.5 Neuromuskuläre Geburtskomplikationen

Armplexusparesen

Vor allem bei übergewichtigen Reifgeborenen kann es im Rahmen einer schwierigen Geburt, z. B. bei Beckenendlage mit manueller Lösung, zu einer Zerrung und Schädigung des Armnervenplexus kommen, die oft mit einem Schlüsselbeinbruch verbunden ist. Man unterscheidet dabei die obere (Erb'sche) Plexusparese der Nerven aus dem 4.–7. Halssegment des Rückenmarks mit einer überwiegenden Zerrung im Plexusbereich und meist guter Prognose von der unteren (Klumpke'schen) Plexusparese der Nerven aus dem 7. Hals- bis 1. Brustsegment und der vollständigen Plexusparese. Hierbei kommt es öfter zu einem Ausriss der Vorderwurzeln aus dem zervikalen Rückenmark, so dass eine Heilung nicht mehr möglich ist.

Klinisches Symptom ist die schlaffe Armlähmung des Neugeborenen mit überwiegender Störung der Abspreizung und Hebung im Schultergelenk bei der Erb'schen Parese und einer Störung der Hand- und Fingermotorik bei der Klumpke'schen Parese. Nach einer Unterbrechung der Nerven kommt es zu einem Aussprießen neuer Axone von der Vorderwurzel aus, die pro Woche ca. 1 cm wachsen.

Nach einer primären Ruhigstellung sollte ab der 3. Lebenswoche eine Physiotherapie eingeleitet werden, insbesondere auch um sekundäre Rumpfasymmetrien und Schultergelenks-Kontrakturen zu verhindern. Kommt es nach 3–4 Monaten nicht zu einer deutlichen Besserung der Symptomatik, empfiehlt sich eine spinale Kernspintomographie mit Darstellung der Nervenwurzeln und eine Nadel-Myographie zur genaueren Diagnostik und evtl. operativen Korrektur. Bei einer solchen Operation wird versucht die Nervenstränge von narbigen Verwachsungen zu befreien und evtl. neu miteinander zu verbinden.

Kopfschiefhaltung (Torticollis)

Eine Kopfschiefhaltung ist ein nicht seltenes Phänomen beim jungen Säugling. Eine nicht zwanghafte Bevorzugung einer Seite ist sehr häufig, z. B. auch bedingt durch konstanten Lichteinfall oder Ansprechen von überwiegend einer Seite.

Daneben kann es infolge einer Halbseitenlähmung, einer Sehstörung, einer Fehlbildung der (Hals-)Wirbelsäule oder eines Weichteilprozesses im Hals zu einer Schiefhaltung kommen.

Am häufigsten ist jedoch die Kopfschiefhaltung bereits intrauterin vorhanden gewesen (z. B. aufgrund einer Mehrlingsschwangerschaft, einer Gebärmutterfehlbildung oder eines Mangels an Fruchtwasser); infolge der Überstreckung im Halsbereich kommt es durch die Geburt, vor allem bei Beckenendlage, zu einer Einblutung in den Musculus sternocleidomastoideus (Kopfwendungsmuskel). Eine primäre Blutung in diesen Muskel mit sekundärer Narbenschrumpfung ist insgesamt nur selten Ursache eines Schiefhalses. Therapeutisch wichtig ist die Einleitung einer konsequenten Physiotherapie bald nach der Neugeborenenperiode, um eine symmetrische motorische Entwicklung, vor allem in Bauchlage und beim Krabbeln, zu induzieren (> Kap. 13.5). Durch frühzeitige Aufrichtung (Sitzen, Stehen) kann es zu einer erneuten Verschlechterung des Schiefhalses kommen.

Bei einer Zunahme der Kopfschiefhaltung im 1. Lebensjahr sollte auch an einen Tumor im Bereich der hinteren Schädelgrube oder des Halsmarkes, an Fehlbildungen der Wirbelknochen oder an sekundäre Komplikationen eines gastroösophagealen Refluxes gedacht werden.

Fazialisparesen

Durch eine Zangenentbindung ist es früher nicht selten zur Kompression des Gesichtsnervs (Fazialis-) Mundastes gekommen; heute ist diese Geburtskomplikation sehr selten. Asymmetrien der mimischen Muskulatur, insbesondere im Mundbereich beim Schreien, lassen in erster Linie an angeborene Innervations-Störungen (z. B. Fehlen des Fazialis-Nervenkerns im Hirnstamm beim Moebius-Syndrom) denken. Auch andere Hirnnerven-Anomalien sowie komplexe Organfehlbildungen können aufgrund von embryofetalen Gen-Anomalien, z. B. im Bereich des Chromosoms 22q, vorkommen. Differenzialdiagnostisch muss an das so genannte **schiefe Schreigesicht**, eine verminderte Anlage der am Mundwinkel ansetzenden Muskulatur, gedacht werden, das keiner spezifischen Behandlung bedarf. Bei erworbenen Fazialisparesen müssen unterschiedliche andere Ursachen, u.a. eine Borreliose berücksichtigt werden [13, 14, 46, 52, 81, 84].

8.11 Das extrem unreife Frühgeborene

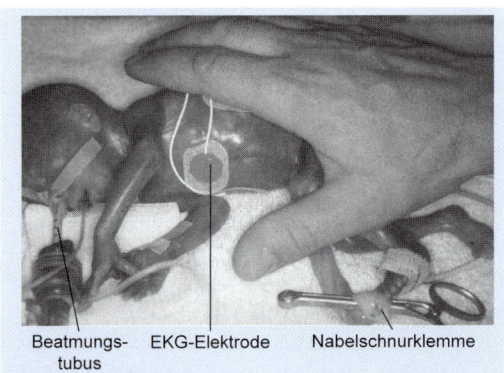

Abb. 8.12 Frühgeborenes mit 24 Schwangerschaftswochen am 1. Lebenstag, maschinelle Beatmung und Überwachung.

Frühgeborene sind Neugeborene mit einem Gestationsalter von weniger als 37 vollendeten Schwangerschaftswochen. Es ist nicht richtig, alle Kinder mit niedrigem Geburtsgewicht, z. B. unter 2500 g, als Frühgeborene zu bezeichnen, auch wenn dies in bevölkerungsstatistischen Erhebungen früher so gehandhabt wurde. In dieser Gruppe von Kindern mit niedrigem Geburtsgewicht haben 36% ein Schwangerschaftsalter von 37 oder mehr Schwangerschaftswochen; sie gehören also zur Gruppe der intrauterin dystrophen Kinder. Bei jedem Neugeborenen sollte eine klinische Reifebestimmung erfolgen; am besten bewährt hat sich dabei das Schema nach Farr. Es beruht auf der Erfassung von elf externen Kriterien der Haut, der Ohren, der Brustdrüsen und des äußeren Genitale und ist völlig unabhängig vom Allgemeinzustand des Kindes.

Durch Verbesserungen der intensivmedizinischen Versorgung können Kindern heute ab 24 Gestationswochen – wenn auch mit vielfältigen Problemen verbunden – überleben. Bei einem Geburtsgewicht zwischen 1000 und 1500 g (bzw. einem Gestationsalter zwischen 28 und 32 SSW) spricht man von einem **sehr Frühgeborenen,** bei Kindern mit einem Geburtsgewicht unter 1000 g (bzw. einem Gestationsalter unter 28 SSW) von **extrem Frühgeborenen.** Mittlerweile haben mehrfach Kinder mit einem Geburtsgewicht von ca. 300 g überlebt.

In epidemiologischen Erhebungen über Kinder mit Entwicklungsstörungen, insbesondere auch Kinder mit schwerer Mehrfachbehinderung, spielt die Frühgeburtlichkeit eine wesentliche Rolle. Dabei weisen die Befunde der vergangenen zehn Jahre darauf hin, dass Frühgeborene mit einem Gestationsalter über 32 Wochen eine insgesamt günstige Langzeitprognose haben, vorausgesetzt, es bestehen keine zusätzlichen Erkrankungen. Die Langzeitprognose von Frühgeborenen mit einem Gestationsalter unter 32 Schwangerschaftswochen hingegen ist insgesamt noch nicht befriedigend: In 10% besteht eine deutliche Zerebralparese und in ca. 20–30% eine relevante mentale Entwicklungsstörung nach dem 5. Lebensjahr. Bei Kindern mit einem Geburtsgewicht unter 1000 g muss in über 20% mit einer Zerebralparese gerechnet werden, in 50–60% bestehen Schulprobleme unterschiedlicher Ausprägung. Die Schädigungsmöglichkeiten sind sehr vielfältig. Tabelle 8.3 stellt die Gefahren bei der Entwicklung von Frühgeborenen zusammen.

Tab. 8.3 Häufige Erkrankungen und Folgeschäden bei Frühgeborenen.

Frühkomplikationen	Spätfolgen
Zerebrale Hypoxie und Ischämie	Geistige Entwicklungsstörung
Periventrikuläre Leukomalazie (➤ Kap. 7.1.2, ➤ Kap. 8.10.3)	Spastische Zerebralparese, Mikrozephalie, Epilepsie, Lernstörungen
Neugeborenenkrämpfe	Symptomatische Epilepsie
Intraventrikuläre Blutung	Hydrocephalus internus (➤ Kap. 8.7.2)
Sensorische Schädigung	Hörverlust, Sehverlust, Netzhautschädigung, Schielen, Kurzsichtigkeit
Atemstörung (Atemnotsyndrom durch fehlenden „Surfactant"-Faktor oder Pneumonie)	Bronchitis, Einengungen der oberen Luftwege, Überlastung des rechten Herzens (Cor pulmonale)
Nekrotisierende Kolitis (Dickdarmentzündung)	Fehlernährung, Kurzdarmsyndrom, Ileus (Darmverschluss)
Cholestatische (mit Gallestauung einhergehende) Lebererkrankung	Gedeihstörung, Riesenzellhepatitis, Leberzirrhose
Mangelernährung	Knochenschaden, Knochenbrüche, Anämie, Dystrophie, Wachstumsstörung, IQ-Defizit
Sozialer Stress	Kindesmisshandlung und -vernachlässigung, Gedeihstörung, Ehescheidung
Andere Störungen	Apnoen, SIDS (➤ Kap. 8.12.1), Infektionen, gastroösophagealer Reflux (➤ Kap. 9.4), fehlender Verschluss des Ductus Botalli, Hämangiome (Blutgefäßtumoren) der Haut, Medikamentennebenwirkungen, Kurzsichtigkeit

Immer müssen auch bei Frühgeborenen zahlreiche andere Ursachen als Erklärung für bleibende Entwicklungsstörungen berücksichtigt werden:
- primäre Anlagestörungen (genetisch oder teratogen),
- Infektionsfolgen,
- intrauterine Versorgungs- und Reifungsstörungen (besonders bei Mehrlingen),

- hypoxisch-ischämische Ereignisse überwiegend vor und unter der Geburt,
- nicht optimale Ernährung (Muttermilch-ernährte Frühgeborene haben nach dem 6. Lebensjahr höhere IQ-Werte als mit Kunstmilch ernährte Frühgeborene),
- psycho-emotionale Belastungen,
- sozioökonomische Belastungen.

Verhaltensbeobachtungen bei Frühgeborenen zeigen eine Reihe typischer Merkmale:
- hohe Irritabilität,
- kurze Aufmerksamkeitsspanne,
- geringe Reaktionsbereitschaft,
- zentrale Wahrnehmungsstörungen,
- abnormes Schreien,
- Ein- und Durchschlafstörungen.

Aufgrund experimenteller Daten und der klinischen Beobachtung kann davon ausgegangen werden, dass bei unreifen Kindern durch intensive Stimulationstherapie in den ersten Lebensphasen bessere Ergebnisse als bei reifen älteren Kindern erreicht werden. Deshalb sind Programme zur Frühförderung von Hochrisiko-Frühgeborenen prinzipiell sinnvoll. Bisher gibt es jedoch keine Studie, die objektiv belegt, dass eindimensionale Maßnahmen, z. B. alleinige motorische Stimulationsbehandlungen, die Prognose wesentlich verbessern. Es mehren sich die Hinweise, dass vor allem die psychosoziale Interaktion von Mutter und Kind die wichtigste Grundlage für eine bessere Prognose ist.

Gerade hierbei gibt es ohne spezielle Betreuung oft Probleme:

So neigen Mütter Frühgeborener mehr zur reinen Beobachtung ihrer Kinder und lächeln sie beispielsweise weniger an. Andererseits tendieren sie häufig zur Überstimulation, missachten das Bedürfnis des Kindes nach Pausen und haben häufiger Fütterungsprobleme. Sie erleben verstärkt ihre Kinder im Alter von mehr als 6 Monaten als schwierig; vermehrt wird bei Müttern Frühgeborener am Ende des 1. Lebensjahres beobachtet, dass sie selbst weniger aktiv und responsiv sind (Burn-out-Phänomen).

Im Einzelfall lässt sich nur bei schwerwiegenden Entwicklungsstörungen bereits im 1. Lebensjahr eine relevante Aussage zur Prognose des Kindes machen. In vielen Studien mit der Anwendung definierter Entwicklungsteste in den ersten zwei Lebensjahren konnten nur sehr begrenzte Vorhersagen insbesondere zur mental-kognitiven Entwicklung nach dem 5. Lebensjahr gemacht werden. Auch primär problemlos sich entwickelnde Frühgeborene haben nicht selten mit 6–8 Jahren auffallende Defizite besonders bei
- der expressiven und rezeptiven Sprachdifferenzierung (Ausdruck und Sprachverständnis),
- der Körperwahrnehmung,
- der Konzentrationsfähigkeit,
- der simultanen Informationsverarbeitung,
- der sozialen Adaptation und
- der Entwicklung des Selbstbewusstseins (eigene Kompetenz).

Epidemiologische Studien, z. B. die Oberbayerische Frühgeborenenstudie, weisen darauf hin, dass besonders Frühgeborene mit einem Geburtsgewicht unter 1500 g nicht nur häufiger Schulprobleme mit meist niedrigerem Verbal-IQ, Schwierigkeiten beim Lesen und Rechnen sowie mangelnde Augen-Hand-Koordination haben, sondern dass auch häufiger Hyperaktivität, Artikulationsstörungen, Störungen des Selbstbewusstseins und vor allem dissoziale Verhaltensweisen beobachtet werden.

Die Erfassung der Langzeitprognose ehemalig Frühgeborener ist sowohl für die primär behandelnde Klinik als auch epidemiologisch von großem Interesse und sollte standardisiert mit validen Methoden erfolgen, die auch international vergleichbar sind. Aktuelle Erhebungen zur Lebensqualität mittlerweile Erwachsener, ehemalig sehr und extrem Frühgeborener weisen darauf hin, dass eine zu pessimistische Sichtweise über die Langzeitprognose nicht gerechtfertigt ist, allerdings müssen weltweit sorgfältig weitere Daten hierzu gesammelt werden [3, 16, 18, 37, 40, 42, 46, 49, 63, 77, 89].

8.12 Nach der Geburt erworbene (postnatale) Hirnschäden

8.12.1 Apnoen und „Beinahe-Kindstod"

Mithilfe der modernen apparativen Diagnostik und Überwachungstechnik kommt es bei intensivmedizinisch betreuten Hochrisiko-Neugeborenen nur selten zu Hirnschädigungen in der Neugeborenenzeit. Atemstörungen, Sauerstoffmangel, Herzinsuffizienz, Ernährungsstörungen, zerebrale Anfälle und Infektionen können in der Regel ohne bleibende Hirnschäden behandelt werden. Häufigste Ursache für eine hypoxische Hirnschädigung nach der Geburt sind akute Atemstörungen (von > 15 sec) beim nicht intensivmedizinisch überwachten Kind (Apnoen), die evtl. zu einem **akuten lebensbedrohlichen Ereignis, zum „Beinahe-Kindstod" (Alte-Syndrom),** oder sogar zum **plötzlichen Säuglingstod** (SIDS) führen können. Letzterer ist die häufigste Ursache für den Tod eines Säuglings zwischen dem 2. Lebensmonat und dem Ende des 1. Lebensjahres in Deutschland. Die größte Gefahr besteht für Kinder zwischen dem 2. und 6. Lebensmonat. Meist handelt es sich hierbei um ein komplexes Geschehen; es können jedoch aufgrund einer Reihe bekannter Risikofaktoren gefährdete Kinder definiert werden:

- Kinder drogenabhängiger Mütter,
- ehemalige Frühgeborene, vor allem mit bronchopulmonaler Dysplasie,
- Säuglinge mit vorangegangenen Apnoen oder Alte-Syndrom,
- Säuglinge mit auffallend schrillem Schreien,
- auffallend ruhige Säuglinge,
- Säuglinge mit vermehrtem nächtlichem Schwitzen,
- Säuglinge mit auffallenden Atempausen während des Schlafes,
- Säuglinge mit auffallender Blässe oder Zyanose besonders während des Schlafes,
- Säuglinge mit auffallender Trinkstörung,
- Säuglinge mit wiederholter, nicht durch Krankheit zu erklärender Temperaturerhöhung,
- Säuglinge, deren Mütter rauchen bzw. die sich häufiger in verrauchten Zimmern aufhalten,
- Geschwister eines an plötzlichem Säuglingstod verstorbenen Kindes.

Bei Risikosäuglingen, z. B. wenn ein Geschwisterkind am plötzlichen Säuglingstod verstorben ist, nach einem Alte-Syndrom oder bei einem Frühgeborenen mit häufigen Apnoen, sollte ein Herz-Atem-Monitor für zu Hause verordnet werden, der vor allem nachts und während Phasen mit Einengung der oberen Luftwege (Infekten) mindestens bis zum Ende des 6. Lebensmonats angelegt wird. Zusätzlich werden die Eltern des Kindes in akut lebensrettenden Maßnahmen angeleitet.

Darüber hinaus kann die Beachtung folgender Punkte das Risiko eines plötzlichen Säuglingstods vermindern:

- kein Rauchen in der Schwangerschaft,
- kein passives Mitrauchen des Kindes (Auto!),
- keine Überwärmung, nicht zu viel anziehen,
- Zimmertemperatur im Schlafraum nicht über 18 °C,
- möglichst in den ersten Lebensmonaten stillen, auf keinen Fall Überfütterung (nächtliche Teeflasche!),
- möglichst regelmäßiger Tagesablauf,
- möglichst wenig Bauchlage, vor allem nachts,
- viel freie Bewegung in Rückenlage,
- keine weichen Kissen oder Matratzen,
- keine Schnüre im Bett des Kindes,
- vermehrtes Tragen zumindest ab dem 4. Lebensmonat.

Prinzipiell ist der plötzliche Tod jedes Kindes zunächst als ungeklärt anzusehen und sollte durch umfangreiche Untersuchungen einschließlich der Obduktion aufgeklärt werden. Differenzialdiagnostisch muss u. a. an

- Herzfehlbildungen mit und ohne Rhythmusstörung,
- chronische Lungenerkrankungen,
- Stoffwechselstörungen,
- relevanten gastroösophagealen Reflux (> Kap. 9.4),
- schwere Infektionserkrankung,
- vor allem aber immer an Misshandlungsfolgen (Ersticken, Erwürgen, Schütteln, Vergiftung) gedacht werden.

Weitere **sauerstoffmangelbedingte Hirnschäden** mit leider schlechter Prognose können bei Kindern durch Strangulationen, z. B. beim Spiel mit Schnüren, Riemen und Halsketten oder durch Beinahe-Ertrinken, z. B. in unzureichend gesicherten Gartenteichen, eintreten.

8.12.2 Schädel-Hirn-Verletzungen

Häufige Ursachen für Schädel-Hirn-Traumen bei Kindern sind

- Stürze, z. B. vom Wickeltisch, vom Doppelstockbett, auf ungesicherten Treppen, Baustellen usw.,
- Verkehrsunfälle, z. B. mit dem Auto, dem Fahrrad, oder dem Inline-Skater,
- vor allem beim jungen Säugling aber auch Misshandlungen (Schütteltrauma, ➤ Kap. 9.10).

Nach Art und Schwere der Verletzung sind zu unterscheiden:
- **Gehirnerschütterung (Commotio):** kurzzeitige Bewusstlosigkeit mit anschließenden vegetativen Symptomen (z. B. Erbrechen) und fehlender Erinnerung an das Unfallereignis ohne bleibende Hirnschädigung,
- **Gehirnquetschung (Contusio):** Gewebszerstörung im Gehirn, häufige neurologische Symptome mit oder ohne primäre Bewusstlosigkeit und
- **Gehirnkompression (Compressio),** z. B. durch eine akute epidurale oder subdurale Blutung (d. h. eine Blutung im Schädelinnern außerhalb oder innerhalb der harten Hirnhaut).

Während eine Commotio lediglich einer guten, mindestens 24-stündigen Beobachtung bedarf, kann es infolge einer Contusio zu bleibenden neurologischen Schäden mit Lähmungen, Epilepsie oder Verhaltensstörungen kommen. Wichtigstes prognostisches Kriterium ist die Dauer der pottraumatischen Bewusstseinsstörung (Glagow-Coma-Scale) und die Art des Unfall-Hergangs (primäre Gewebszerstörung, Rotations- oder Kompressions-Trauma). Besonders bei traumatischen Schädigungen des Frontalhirns können komplexe Verhaltensstörungen mit unterschiedlichen Teilleistungsschwächen auftreten, die z. T. nur durch genaue neuropsychologische Untersuchungen erkannt werden (➤ Kap. 12.4). Eine Compressio verlangt in der Regel eine rasche Diagnose und eine operative Ausräumung der Blutung, die Prognose ist meist relativ gut.

8.12.3 Entzündliche, toxische und degenerative Hirnschäden

Entzündliche Hirnschäden können durch **bakterielle Hirnhautentzündungen (Meningitiden),** vor allem durch Pneumokokken, evtl. auch Meningokokken, E. coli, Staphylokokken und – seit Einführung der Impfung seltener – durch Haemophilus influenzae bedingt sein. Die Prognose einer bakteriellen Meningitis ist entscheidend von der frühzeitigen Diagnose und Einleitung einer adäquaten antibiotischen Therapie (möglichst in Kombination mit Dexamethason) abhängig, dies gilt vor allem für Kinder in Ländern der 3. Welt (➤ Abb. 8.13). Immer sollte z. B. bei eitrigen Entzündungen des Warzenfortsatzes hinter dem Ohr (Mastoiditis) oder der Nasennebenhöhlen (Sinusitis) an die Gefahr einer fortgeleiteten Meningitis und eines Hirnabszesses gedacht werden. Hirnschäden durch **Virusenzephalitis** (Gehirnentzündung) treten vor allem infolge einer Herpes-I-Infektion auf und sind in ihrer Prognose ebenfalls vom Zeitpunkt einer spezifischen Behandlung mit Aciclovir abhängig. Andere Infektionen, die zu bleibenden Hirnschäden führen (Spirochäten, Protozoen, Echinokokken) sind in Mitteleuropa selten. Bei progredienter hirnorganischer Symptomatik sollte u. U. auch an das Vorliegen einer **subakut sklerosierenden Panenzephalitis** (SSPE = Entzündung des gesamten Gehirns einschließlich der Hirnhäute) nach Masern-Wildvirusinfektion gedacht werden: Sie ist klinisch gekennzeichnet durch fortschreitenden geistigen Abbau (Demenz), extrapyramidale Hyperkinesen (unwillkürliche Bewegungen) und Tonuserhöhung der Muskulatur (Symptomen-Trias). Hirnerkrankungen mit infektiösen Eiweißstrukturen, so genannte Prionen, die im Erwachsenenalter auftreten können, spielen im Kindesalter (noch?) keine Rolle.

Gesicherte Hirnschäden infolge einer **Impfung** sind nur nach Pockenvakzination beschrieben (Impfenzephalopathie). Ursächliche Zusammenhänge zwischen anderen Impfungen (z. B. Keuchhusten, Poliomyelitis, Diphtherie, Tetanus) und Hirnschädi-

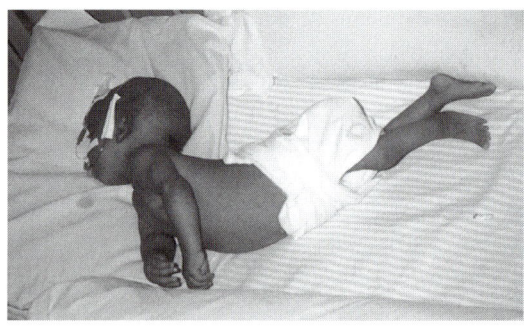

Abb. 8.13 Säugling in einem Krankenhaus in Addis Abeba Äthiopien, mit extremer Überstreckung (Opisthotonus) bei bakterieller Meningitis.

gungen sind, auch wenn sie rechtlich anerkannt wurden, sehr fraglich. Typischerweise manifestieren sich klinische Symptome vieler zerebraler Erkrankungen, z. B. von BNS-Anfällen, in einem Alter, in dem auch die meisten Impfungen stattfinden (zufälliges Zusammentreffen).

Nach der Geburt erworbene **toxische Hirnschäden** spielen bisher eine untergeordnete Rolle. Diskutiert wird der Einfluss von Blei, z. T. auch von anderen Metallen, organischen Lösungsmitteln und Pestiziden (Schädlingsbekämpfungsmitteln).

Ernährungsbedingte Hirnschäden treten ebenfalls vor allem bei Mangelversorgung mit Proteinen, Fetten und Vitaminen in Ländern der 3. Welt auf, können aber auch bei strengem Vegetarismus (Veganer) oder intestinalen Resorptionsstörungen der Mutter bei gestillten Kindern im 1. Lebensjahr aufgrund eines Vit.-B_{12}-Mangels auftreten.

In seltenen Fällen können erbliche **neurodegenerative Erkrankungen** nach primär normaler Entwicklung mit unterschiedlichen mentalen und neurologischen Symptomen auftreten, z. B. die Pantothenkinase-Mangel-Erkrankung mit zunehmender muskulärer Dystonie und mentalem Abbau sowie die Chorea Huntington (➤ Kap. 7.1.3). Traumatische Hirnschäden in der frühen Kindheit scheinen das Risiko einer vorzeitigen Manifestation einer neurodegenerativen Alterskrankheit (Morbus Alzheimer) zu erhöhen.

8.12.4 Hirntumoren

In jedem Alter können beim Kind Hirntumoren auftreten und zu vielfältigen Hirnschädigungen führen. Typische klinische Symptome sind
- chronischer Kopfschmerz,
- Hirndruckzeichen mit Nüchternerbrechen,
- Augenstörungen mit Schielen, Sehverschlechterung und Nystagmus („Augenzittern"),
- weitere Hirnnervenausfälle,
- Gangunsicherheit,
- Epilepsie und
- zunehmende Änderungen des sozio-emotionalen Verhaltens.

Prinzipiell muss bei jedem Kind mit einer neu auftretenden, insgesamt fortschreitenden neurologischen Symptomatik an das Vorliegen eines Hirntumors gedacht werden. Diagnostisch sind vor allem die genaue Anamneseerhebung, eine exakte neurologische Untersuchung, eine ausführliche Augenuntersuchung und die zerebrale Bildgebung, möglichst mittels Kernspintomographie, entscheidend. Sinnvoll ist auch zur Abschätzung möglicher Langzeitfolgeschäden vor spezifischen Therapiemaßnahmen eine psychologische Untersuchung.

Die häufigsten histologisch bösartigen Hirntumoren im Kindesalter sind:
- Medulloblastom (meist im Kleinhirn, wohl von Nervenzellen ausgehend),
- primitiv neuroektodermaler Tumor (PNET),
- Astrozytome Grad III und IV (gewebliche Gradeinteilung nach zunehmender Bösartigkeit),
- Glioblastom,
- Keimzelltumoren,
- Pons-Gliom (➤ Abb. 8.14)
- embryonale Teratome.

Histologisch gutartige, aber in der Regel dennoch invasiv wachsende Hirntumoren sind:
- Astrozytome Grad I und II,
- Ependymome (von der Ventrikelauskleidung ausgehende Tumoren),
- adulte Teratome,

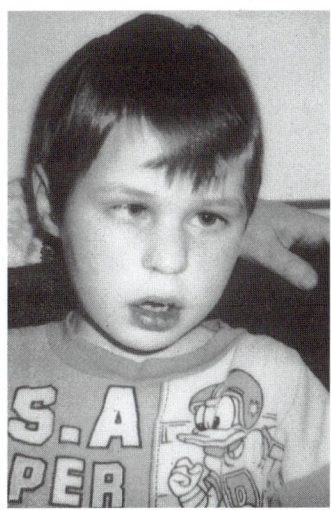

Abb. 8.14 5-jähriger Knabe mit akut aufgetretenem Kopfschmerz, morgendlichem Erbrechen, Lähmungsschielen, Ataxie und Störung der Mundmotorik aufgrund eines Tumors der hinteren Schädelgrube.

- Gangliogliome (Tumoren aus Nerven- und Gliazellen).

Auch das Kraniopharyngeom wird meist zu den Hirntumoren gerechnet, obwohl es nicht vom Hirngewebe ausgeht, sondern von Resten des embryonalen Rachendachgewebes, aus dem sich der Vorderlappen der Hirnanhangsdrüse entwickelt. Es wächst in Nachbarschaft der Hirnanhangsdrüse und verursacht deshalb – neben den allgemeinen Hirntumorzeichen – verschiedene Hormonstörungen, bei Kindern vor allem einen Mangel an Wachstumshormon mit sekundärem Minderwuchs (vgl. ➤ Kap. 6.2.2) sowie einen Diabetes insipidus („Wasserharnruhr", ➤ Kap. 9.5).

Die primäre Therapie von Hirntumoren im Kindesalter ist möglichst immer die neurochirurgische Operation mit histologischer Sicherung; evtl. muss nach unvollständiger Entfernung eine bald mögliche Nachresektion erfolgen. Bei einigen Lokalisationen, z. B. innerhalb der Stammganglien, der Sehbahn und dem oberen Hirnstamm, ist in der Regel aber keine Operation möglich; gegebenenfalls kann hier eine Behandlung mit radioaktiv strahlendem Material, z. B. Jod 125, sinnvoll sein. Bei einigen Diagnosen, z. B. Optikusgliom bei Neurofibromatose I (➤ Kap. 8.4) und diffus wachsendem Pons-Gliom (Gliazelltumor in der Brücke, vgl. ➤ Abb. 2.4a), ist ebenfalls eine Operation meist nicht möglich, da hierdurch u. U. nur größere Schädigungen zu erwarten sind.

Bei histologisch malignen Hirntumoren konnte durch die Kombination von Operation, Bestrahlung und Chemotherapie (z. B. mit Vincristin, Cisplatin oder Methotrexat) sowie neuerdings die Stammzelltransplantation und die Behandlung mit monoklonalen Antikörpern die Prognose wesentlich verbessert werden.

Die Prognose der Kinder mit Hirntumoren ist entscheidend von der vollständigen Tumorentfernung durch die Erstoperation, der histologischen Dignität (d. h. der Gut- oder Bösartigkeit des Tumorgewebes), der Lokalisation und dem Alter der Kinder abhängig. Hirntumoren vor dem 3. Lebensjahr haben in der Regel eine schlechtere Prognose. Insgesamt hat sich die Prognose nach einem Hirntumor in den vergangenen 15 Jahren deutlich gebessert. Die Lebensqualität von Patienten mit Hirntumoren kann mithilfe des Karnowsky-Indexes bestimmt werden.

Bei der Beurteilung von Kindern mit Zustand nach Hirntumor muss u. a. differenziert werden:
- Was ist Tumorfolge?
- Was ist OP-Folge?
- Was ist sonstige Therapiefolge?
- Was ist psychoreaktiv?

Insgesamt sind die Daten über die Prognose von Kindern mit Hirntumoren noch nicht befriedigend; beispielsweise sollten differenzierte psychologische Nachuntersuchungen mit Überprüfung von IQ, Handlungsstrategien, simultanem Denken, Visuomotorik (Augen-gesteuerte Motorik), feinmotorischer Geschicklichkeit und Arbeitstempo bei allen Kindern nach Hirntumorbehandlung durchgeführt werden [3, 14, 46, 81].

8.13 Hormonstörungen

Vor mehreren Jahrzehnten wurde als häufigste Ursache für schwere mentale Entwicklungsstörungen, vor allem in Gebirgsregionen, eine Schilddrüsenunterfunktion (**Hypothyreose**) angenommen. Dieser **endemische Kretinismus** war Folge eines allgemeinen Jodmangels in der Nahrung und dem Trinkwasser, der naturgemäß auch die schwangeren Frauen betraf; deshalb wurden relativ zahlreiche Kinder schon im Mutterleib ungenügend mit mütterlichen Schilddrüsenhormonen versorgt. Es muss heute aber bezweifelt werden, ob wirklich alle Fälle von Kretinismus allein durch Jodmangel erklärt werden können. Der **sporadische Kretinismus** nämlich beruht auf Fehlbildungen oder Fehlfunktionen der Schilddrüse bei einzelnen Kindern. Auch eine vorübergehende Schilddrüsenunterfunktion soll zu den typischen Symptomen mit Minderwuchs, trockener Haut, tiefer Stimme, abgeflachter Nase, vergrößerter Zunge, spärlichem Haarwuchs, Muskelhypotonie, Nabelhernie, Obstipation und Kropfbildung geführt haben. Die zu späte Entdeckung einer angeborenen Hypothyreose verursacht nicht mehr rückgängig zu machende Entwicklungsstörungen des zentralen Nervensystems, insbesondere durch eine Verminderung der Myelinisierung. Durch die Screening-Untersuchung der Schilddrüsenhormone im Fersenblut des Neugeborenen lässt sich die angeborene primäre

Hypothyreose erkennen. Sie kann dann durch medikamentöse Zufuhr der Schilddrüsenhormone behandelt werden und spielt heute als Erklärung für mentale Entwicklungsstörungen praktisch keine Rolle mehr. Die Bedeutung einer Schilddrüsenunterfunktion bei Frühgeborenen ist noch nicht abschließend zu bewerten.

Eine seltene Ursache einer mentalen Entwicklungsstörung mit typischen Augensymptomen (Opsomyoklonus oder „dancing eyes syndrome") und eines oft, aber nicht immer dabei nachweisbaren Katecholamin-produzierenden Tumors, ist die **Kinsbourne-Enzephalopathie.** Leider ist auch nach operativer Entfernung des typischerweise vorhandenen Neuroblastoms die Gesamtentwicklung der Kinder meist nicht normal. Als Ursache werden immunologische Prozesse an Nervenstrukturen in Zusammenhang mit dem Tumor gesehen.

Mentale Entwicklungsstörungen können selten mit Wachstumshormonmangelzuständen oder einem Cortisol-Mangel (Morbus Addison) zusammenhängen. Auch angeborene Funktionsstörungen der Nebenschilddrüsen, die hauptsächlich den Kalzium-Stoffwechsel regulieren, können in seltenen Fällen mit Wachstumsstörungen, typischem Aussehen und geistigen Entwicklungsrückständen verbunden sein. Dabei spielen vor allem genetische Anlagestörungen eine Rolle. Es ist derzeit offen, inwieweit erhöhte Kortikoid-Konzentrationen, vor allem der Glukokortikoide, Einfluss auf die mentale Entwicklung nehmen können. Im Hippokampus nachweisbare Glukokortikoid-Rezeptoren spielen möglicherweise bei zerebralen Alterungsprozessen, u. a. bei Störungen des Gedächtnisses und auch bei der Entstehung der Alzheimerschen Erkrankung, eine Rolle [3, 14, 41, 67, 69].

8.14 Epilepsien

8.14.1 Ursachen, Auswirkungen und Diagnostik

Unter einer **Epilepsie** versteht man wiederholt auftretende, vom Gehirn ausgehende, anfallsartige Zustände, denen abnorm synchrone, hochfrequente elektrische Entladungen von Nervenzellen zugrunde liegen. Sie sollten von **Gelegenheitsanfällen** und nur im EEG nachweisbaren Zeichen einer zerebralen Anfallsbereitschaft (**hypersynchrone Aktivität**) unterschieden werden. Viele Menschen mit mentalen Entwicklungsstörungen haben im EEG hypersynchrone Aktivität ohne sicher nachgewiesene zerebrale Anfälle zu zeigen; umgekehrt weisen aber viele Menschen mit Epilepsie eine normale, u. U. auch eine überdurchschnittliche Intelligenz auf. Zerebrale Anfälle sind ein häufiges Phänomen, ca. 5% aller Menschen haben mindestens einen zerebralen Anfall, überwiegend im Kindesalter. Sie spielen besonders bei Menschen mit kognitiven Defiziten eine wichtige Rolle. So haben 15% der Menschen mit leicht verminderter Intelligenz eine Epilepsie und 30% der Menschen mit einem IQ < 50 (➤ Abb. 8.15).

Die Ursachen der zerebralen Anfälle sind vielfältig; oftmals liegen mehrere dieser Störungen gleichzeitig vor (multifaktorielle Genese):
- genetische Veranlagung,
- hirnorganische Fehlbildungen,
- akute Schädigung des ZNS (O_2-Mangel, Trauma, Infektion, Blutung),
- Fieber,
- Schlafmangel,
- Stoffwechselstörung, z. B. Hypoglykämie („Unterzuckerung"), Elektrolytstörung, Säure-Basen-Störung, spezifische ZNS-Stoffwechsel-Erkrankung,
- Tumoren,
- Intoxikation,
- äußere Reize, z. B. Flackerlicht, Muster, Laute und andere Empfindungen.

Es bestehen sehr komplizierte Zusammenhänge zwischen einer Epilepsie und genetischen Veränderungen; auch hier sind praktisch immer mehrere Funktionsbereiche von Bedeutung, z. B. die Membranfunktion, die Neurotransmitter, der Kalziumeinstrom und die Glutamatwirkung (➤ Kap. 2.4).

Unter einem **Kindling** versteht man die langfristige Einwirkung einer erhöhten zerebralen Anfallsbereitschaft auf die ZNS-Funktion. Zwischen auslösenden Störungen und anfallsbedingten Folgestörungen einer Epilepsie bestehen komplexe Zusammenhänge. Sicher kommt es durch kürzere epileptische Anfälle nicht zu erkennbaren Hirnschä-

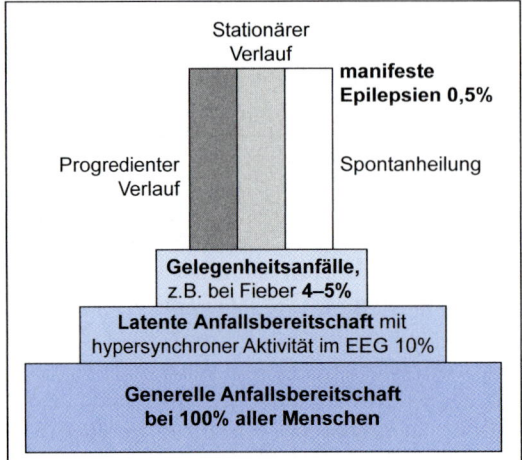

Abb. 8.15 Die Häufigkeit von Epilepsien.

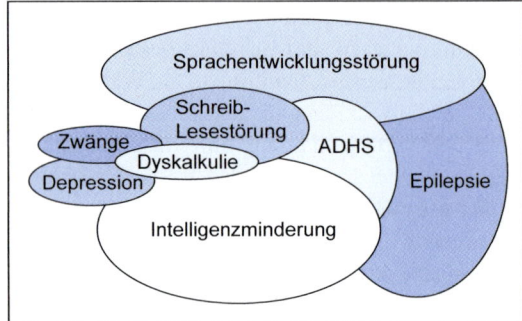

Abb. 8.16 Komorbididät bei umschriebenen Entwicklungsstörungen.

digungen, ganz sicher nicht zu einem gesetzmäßigen Untergang von Nervenzellen. Bei lang dauernden (mehr als 15 Minuten) Anfällen ist jedoch in vielfältiger Weise eine Schädigung des ZNS möglich, u. a. durch Hypoxie, Ödembildung und zerebrale Durchblutungsstörung. Während noch vor wenigen Jahren grundsätzlich nur bei klinisch erkennbaren zerebralen Anfällen von einer Epilepsie gesprochen wurde, werden besonders auch bei Kindern mit Entwicklungsstörungen zunehmend Auffälligkeiten der Sprache, des Verhaltens, des Schlafens sowie rezidivierende Kopfschmerzen und andere vegetative Symptome in einen Zusammenhang mit erhöhter zerebraler Anfallsbereitschaft im EEG gebracht. Ca. 30% der Kinder mit einer manifesten Epilepsie haben eine unterdurchschnittliche Schulkarriere, was sowohl durch Lernstörung und Intelligenzminderung als auch durch Verhaltensanomalien bedingt sein kann.

Unverändert ist das EEG die einzige Möglichkeit, außerhalb von Anfällen eine erhöhte zerebrale Anfallsbereitschaft nachzuweisen. Voraussetzung hierfür sind eine technisch regelrechte Ableitung durch erfahrenes Personal, die fachkundige Auswertung und besonders bei jüngeren Kindern die Erkennung von Artefakten. Bei jedem Patienten sollten die klassischen Provokationsmethoden wie Öffnen und Schließen der Augen, wiederholte Lichtreize und bei ausreichender Mitarbeit Hyperventilation eingesetzt werden. Bei entsprechendem klinischen Verdacht sollte eine Ableitung mit Registrierung von Ein- schlaf- und Schlafphasen, evtl. nach Schlafentzug stattfinden. In seltenen Fällen sind mobile Langzeit-EEG-Ableitungen, gleichzeitige Videoregistrierungen oder Polygraphien mit der Registrierung unterschiedlicher anderer biologischer Parameter sinnvoll (➤ Abb. 4.3a–4.3f).

8.14.2 Einteilung der Epilepsien

Primäre Voraussetzung für die richtige Einschätzung einer Epilepsie ist die **Beurteilung der beobachteten Anfälle** (Semiologie). Dabei werden folgende Anfallstypen unterschieden:

- Primär generalisierte Anfälle:
  - kleine, d. h. nur wenige Sekunden dauernde Anfälle, z. B. atonisch (schlaff), astatisch oder myoklonisch (S. 152),
  - große, d. h. mehr als eine Minute dauernde, generalisierte Anfälle, z. B. tonisch, atonisch, tonisch-klonisch (S. 151).
- Fokale Anfälle (Partialanfälle), d. h. solche, die nur umschriebene Hirnregionen und Körperfunktionen betreffen:
  - einfache fokale Anfälle, z. B. motorisch oder sensorisch,
  - komplex-fokale Anfälle mit Bewusstseinsstörung.
- Generalisierte Anfälle mit fokaler Genese (d. h. umschriebenem Entstehungsherd im Gehirn):
  - myoklonische Anfälle,
  - atonisch-astatische Anfälle,
  - atypische Absencen (➤ Kap. 8.14.3),
  - tonisch-klonische Anfälle,
  - tonische Anfälle,

- Unklassifizierbare Anfälle.

Unter „tonisch" wird eine Streckbewegung, unter „klonisch" werden rhythmische, unter „myoklonisch" unregelmäßige Zuckungen verstanden, unter „astatisch" ein plötzliches Zusammensacken des Körpers.

Die genaue Beschreibung eines Anfallsgeschehens, evtl. auch die Dokumentation mittels Video, ist für die Beurteilung wesentlich. Trotz zunehmend besseren Erklärungsmöglichkeiten der Ätiologie der verschiedenen Epilepsien kommt der genauen Anfallsbeschreibung weiterhin der höchste Stellenwert zu, während die ursächliche Abklärung oft noch nicht befriedigend ist. In der aktuellen Klassifikation der Internationalen Liga gegen Epilepsie (ILAE) werden auf der Basis der seit 1989 bestehenden Einteilung Anfallsformen und spezifische Epilepsien getrennt aufgeführt:

1 Anfallsformen
1.1 generalisierter Krampfanfall
1.2 partieller (fokaler) Krampfanfall
1.3 multiple Anfallsformen
1.4 unklassifizierte Anfälle
2 Einteilung der Epilepsien
2.1 Lokalisationsbezogene Epilepsien und Syndrome
2.1.1 Epilepsie des Kindesalters mit zentrotemporalen sharp-waves (Rolando)
2.1.2. Epilepsie des Kindesalters mit okzipitalen Paroxysmen
2.1.3. primäre Leseepilepsie
2.1.4. symptomatische Epilepsien
2.1.4.1. anhaltende Teilepilepsie des Kindesalters
2.1.4.2. Schläfen-(Temporal-)lappenepilepsie
2.1.4.3. Stirn-(Frontal-)lappenepilepsie
2.1.4.4. Scheitel-(Parietal-)lappenepilepsie
2.1.4.5. Hinterhaupts-(Okzipital-)lappenepilepsie
2.1.5. kryptogene Epilepsien
2.2 Generalisierte Epilepsien und Syndrome
2.2.1 Idiopathisch
2.2.1.1. benigne Neugeborenenkrämpfe
2.2.1.2. benigne myoklonische Epilepsie des Kleinkindes
2.2.1.3. Absencen-Epilepsie des Kindesalters
2.2.1.4. juvenile Absencen-Epilepsie
2.2.1.5. juvenile myoklonische Epilepsie (Janz-Syndrom)
2.2.1.6. Aufwach-grand-mal-Epilepsie
2.2.2. andere generalisierte Epilepsien
2.2.2.1. Epilepsien mit spezifisch ausgelösten Anfällen
2.2.3. kryptogen oder symptomatisch
2.2.3.1. West-Syndrom
2.2.3.2. Lennox-Gastaut-Syndrom
2.2.3.3. Epilepsie mit myoklonisch astatischen Anfällen
2.2.3.4. Epilepsie mit myoklonischen Absencen
2.2.4. symptomatisch
2.3 Epilepsien und Syndrome, die nicht als lokalisationsbezogen und generalisiert bestimmbar sind
2.3.1. Neugeborenenkrämpfe
2.3.2. schwere myoklonische Epilepsie des Kindesalters Dravet
2.3.3. Epilepsie mit anhaltenden Spike-wave-Entladungen im synchronisierten Schlaf
2.3.4. Aphasie-Epilepsie-Syndrom Landau-Kleffner
2.4. Spezielle Syndrome
2.4.1. Gelegenheitsanfälle
2.4.1.1. Fieberkrämpfe
2.4.1.2. isolierte Anfälle
2.4.1.3. ausschließlich bei akuten Ereignissen auftretende Anfälle
2.4.1.4. Epilepsien bei speziellen Grunderkrankungen (Rett-Syndrom, Angelman-Syndrom)

8.14.3 Die wichtigsten Anfallsformen

Unter **symptomatischen Epilepsien** versteht man alle Formen mit nachweisbarer hirnorganischer Ursache und unter **idiopathischen Epilepsien** solche mit nicht erkennbaren hirnorganischen Ursachen, was überwiegend genetische Anomalien bedeutet. Als **kryptogen** werden solche Formen bezeichnet, die schwer einzuordnen sind und nur diskrete hirnorganische Auffälligkeiten haben.

Typischerweise zeigen sich bei einer Epilepsie akut auftretende Anfälle, denen z. T. veränderte Verhaltensweisen oder eigenartige Empfindungen des Patienten vorausgehen (Aura), die mit einer tonischen Streckung des Körpers bei Bewusstlosigkeit, Zyanose (Blauverfärbung) und aus dem Mund fließenden Speichel beginnen, dann mit unterschiedlich lang dauernden generalisierten rhythmischen Muskelzuckungen (Kloni) einhergehen und mit einem Tiefschlaf (Terminalschlaf) enden. Diese generalisierten tonisch-klonischen Anfälle finden sich bei Kindern am häufigsten im Rahmen der so genannten Fieberkrämpfe, die in der Regel mit einer günstigen Prognose einhergehen. Dennoch ist es wichtig, die Angst der Eltern, die ein solches Ereignis erstmals erleben, zu verstehen.

Daneben gibt es gerade im Kindesalter eine Vielzahl sehr unterschiedlicher epileptischer Symptome, deren Erkennung und Einordnung sich u. U. sehr schwierig gestalten kann.

Nachfolgend werden in Anlehnung an die Klassifikation nach Doose die wichtigsten Epilepsie-Formen insbesondere in ihrem Zusammenhang mit der Entwicklung mentaler Störungen besprochen.

I. Symptomatische und Gelegenheitskrämpfe, spezifische Syndrome

a) Neugeborenenkrämpfe

Diese können aus sehr unterschiedlichen Gründen auftreten, z. B. bei zerebralen Fehlbildungen, nach hypoxisch-ischämischen Enzephalopathien, nach Hirnblutungen, nach Infektionen, bei Stoffwechselstörungen, bei Toxineinwirkung oder -entzug, genetisch und im Rahmen so genannter gutartiger 5-Tage-Krämpfe. Nachuntersuchungen von Kindern mit Neugeborenenkrämpfen haben gezeigt, dass nur knapp 20% eine weitere normale Entwicklung hatten, vor allem bei nachweislich genetischen Formen und einigen Stoffwechselstörungen (mit Hypoglykämie = Unterzuckerung, Hypokalzämie = verringertem Kalziumspiegel im Blut oder bei einem Vitamin-B_6-Mangel). In ca. 50% muss nach Neugeborenenkrämpfen mit einer späteren Epilepsie gerechnet werden, wobei das Ohtahara-Syndrom, eine frühe Manifestation des West-Syndroms, und die Hyperglycinämie eine besonders schlechte Prognose haben.

b) Posttraumatische Anfälle

können in sehr unterschiedlicher Art auftreten und sind vor allem abhängig von der zugrunde liegenden Hirnschädigung. Anfälle direkt nach einem Schädel-Hirn-Trauma (so genannte Frühanfälle) haben meist eine günstige Prognose.

c) Fieberkrämpfe

sind die häufigsten Anfälle bei Kindern zwischen dem 1. und 6. Lebensjahr und überwiegend familiär. Bei der *unkomplizierten Form* ist die Prognose gut, ursächlich wird heute vor allem eine funktionelle Störung der Ionenkanäle in Nervenzellmembranen vermutet. Komplizierte Fieberkrämpfe sind durch Risikofaktoren gekennzeichnet; hierunter fallen beispielsweise Zeichen einer zerebralen Vorschädigung, lang dauernde Krämpfe (über 15 Minuten), häufigere (insgesamt mehr als drei) Anfälle sowie Lähmungen und/oder EEG-Veränderungen nach einem Anfall. Das Risiko einer Epilepsieentwicklung liegt nach einfachen Fieberkrämpfen bei ca. 2%; bei komplizierten Fieberkrämpfen beträgt es – in Abhängigkeit von der Ursache – etwa 20%. Bei wiederholten Fieberkrämpfen von mehr als 30 Minuten Dauer, Myoklonien und progredientem mentalem Abbau werden zunehmend häufig Veränderungen im Gen des Natrium-Ionenkanals SCN1a nachgewiesen (Dravet-Syndrom). Einige Medikamente, z.B. Hydantoin und Carbamazepin können hierbei die Entwicklung einer **Hippokampus-Sklerose** möglicherweise beschleunigen.

II. Epilepsien mit primär generalisierten Anfällen

Bei den primär generalisierten Epilepsien werden viele unterschiedliche Formen differenziert. Die **tonisch-klonischen Anfälle** werden in ihrem typischen Ablauf am Beginn dieses Kapitels dargestellt.

Unter **Myoklonien** versteht man kurze, irreguläre Körperzuckungen, die bei Epilepsien mit gleichzeitigen Entladungen im EEG einhergehen.

Absencen sind kurze (wenige Sekunden dauernde) geistige Abwesenheiten, evtl. nur an einem starren Blick, Zucken der Lider oder Verdrehen der Augäpfel erkennbar. Im EEG findet sich in allen Ableitungen ein typisches Muster von 3/Sek. Spike-wave-Entladungen. Die Kinder haben meist keine schweren mentalen Störungen; allerdings kann sich die Epilepsie im Laufe des Lebens zunehmend verschlechtern. Nach dem 10. Lebensjahr können besonders morgendliche Myoklonien mit und ohne große generalisierte Anfälle auftreten. Auslöser sind nicht selten Schlafmangel und Flackerlicht (Disco-Besuche!).

III. Epilepsien mit Anfällen fokalen oder multifokalen Ursprungs

Bei herdförmigen Epilepsien können die Zuckungen an einer Extremität, z. B. einer Hand beginnen und sich entsprechend dem „Homunkulus" der motorischen Großhirnrinde ausbreiten („march of convulsion" nach Jackson, vgl. ➤ Abb. 2.5). Ohne Bewusstseinsstörung spricht man von **einfachen,** mit Bewusstseinsstörung von **komplexen fokalen (Partial-)Anfällen.** Immer muss hierbei an eine organische Ursache, z. B. einen Tumor, gedacht werden.

Komplexe Partialanfälle bei Frontallappenepilepsie (vom Stirnlappen ausgehender Epilepsie) werden sowohl bei normal entwickelten als auch nicht altersentsprechend entwickelten Kindern zu selten diagnostiziert, da häufig keine oder nur sehr diskrete EEG-Veränderungen nachweisbar sind. Typische Symptome sind
- abrupter Beginn, evtl. aus dem Schlaf heraus,
- akute Stereotypien,
- emotionale Symptome,
- lautes Schreien,
- vegetative Symptome.

In der Regel besteht keine postiktale (nach dem Anfall auftretende) Verwirrtheit, die Symptome können psychogenen Anfällen (➤ Kap. 8.14.4) sehr ähnlich sein. Gegebenenfalls muss die Diagnose ex juvantibus (d. h. aus der Wirksamkeit der Behandlung) durch Gabe von Antikonvulsiva (Epilepsiemedikamente wie z. B. Carbamazepin) erfolgen. Auch komplexe Partialanfälle neigen zu einer Progredienz mit zunehmender Sklerose (Vernarbung) im Hippokampus-Bereich, die oft mit bleibenden Persönlichkeitsstörungen verbunden ist. Hierbei muss dann u. U. an spezifische Diagnostik, z. B. mit invasiven Tiefenelektroden, Positronen-Emissions-Tomographie, und an epilepsiechirurgische Maßnahmen gedacht werden.

Fokale Epilepsien bei hirnorganischen Grunderkrankungen, z. B. dem Sturge-Weber-Syndrom (➤ Kap. 8.4), zeigen eine Tendenz zu immer schwereren Anfällen und müssen u. U. auch früh epilepsiechirurgisch behandelt werden.

West-Syndrom = BNS-Anfälle

Hierbei kommt es meist zwischen dem 2. und 8. Lebensmonat plötzlich, ohne äußere Einwirkung, zu blitzartigen Zuckungen mit anschließenden tonischen Streck- oder Beugemustern für wenige Sekunden, oft mit anschließendem Weinen oder Umdämmerung. Der klassische BNS-Ablauf mit **b**litzartigen **N**ick- und anschließenden **S**alaam-(mohammedanischer Gruß-)Bewegungen zeigt sich nur selten. Im EEG finden sich bei diesen Kindern kontinuierliche schwere Veränderungen mit multifokalen hypersynchronen Wellen, eine **Hypsarrhythmie.** In 90% besteht eine psychomotorische Entwicklungsverzögerung; sehr häufig lassen sich auch unterschiedliche hirnorganische ZNS-Veränderungen nachweisen, z. B. Rindenfehlbildungen, hypoxisch-ischämische, infektiöse oder Stoffwechsel-bedingte Störungen. Man spricht beim West-Syndrom auch von einer **altersgebundenen epileptischen Enzephalopathie.** Die Prognose ist insgesamt nicht gut, hängt aber entscheidend von einer frühzeitigen und intensiven Therapie ab. Idiopathische Formen, bei denen hirnorganische Veränderungen nicht nachgewiesen werden können, haben insgesamt eine günstigere Prognose als symptomatische Formen. Einige Patienten können mit hochdosiertem Vit. B_6 anfallsfrei gemacht werden. Für die Prognose ist entscheidend, dass unter einer medikamentösen Therapie, z. B. mit Sultiam, ACTH, Dexamethason oder anderen Kortikoiden, Topiramat, Valproat und Vigabatrin frühzeitig die Hypsarrhythmie zur Rückbildung gebracht wird.

Das **Lennox-Gastaut-Syndrom** ist eine schwere Mischepilepsie mit Myoklonien, Sturzanfällen und großen generalisierten Anfällen bei Kleinkindern und geht praktisch immer mit einer schweren allgemeinen Entwicklungsstörung einher.

Häufigste Form einer fokalen Epilepsie im Kindesalter sind die **zentrotemporalen Sharp-wave-Anfälle (Rolando-Epilepsie).** Zwischen dem 2. und 12. Lebensjahr kommt es meist in den frühen Morgenstunden oder beim Einschlafen zu anfangs einseitigen, später z. T. generalisierten Anfällen, gelegentlich mit erhaltenem Bewusstsein, z. T. mit akuter Aphasie (Sprachstörung). Viele der Kinder haben eine normale Entwicklung, gehäuft finden sich jedoch Kinder mit visomotorischen Koordinationsstörungen, Teilleistungsstörungen und Verhaltensauffälligkeiten. Das EEG zeigt bei normalem Grundrhythmus (vgl. ➤ Kap. 4.2) besonders in der Einschlafphase typische fünfgipfelige zentrotemporale sharp-waves (spitzzackige Potenziale über dem vorderen Schläfenlappen). Ursächlich haben sich bei familiären Formen molekulargenetische Veränderungen der neuronalen Ionenkanäle, vor allem des neuronalen Na^+-Kanals in der Nervenzellmembran nachweisen lassen. Da die Anfälle selten auftreten und die Prognose günstig ist, kann häufig auf eine medikamentöse Therapie verzichtet werden, bei wiederholten Anfällen hat sich vor allem Sultiam bewährt. Ob das Medikament Levetiracetam zusätzlich einen positiven Effekt auf die Lern- und Verhaltenssymptome ausübt, wird zurzeit in einer multizentrischen Studie untersucht.

Beim **ESES**- und **Landau-Kleffner-Syndrom** handelt es sich um progrediente Entwicklungsstörungen bei Klein- und Schulkindern, vor allem im Bereich der aktiven Sprache, der mental-kognitiven Entwicklung und des Hörverständnisses, oft zusammen mit komplexen anderen motorischen und sensorischen Defiziten. Nicht selten ist die primäre Verdachtsdiagnose eine Taubheit. Es werden sowohl allmähliche als auch plötzliche Verschlechterungen der aktiven Sprache, z. B. nach einem zerebralen Anfall, beobachtet. Besonders scheint die zentrale Sprachdifferenzierung betroffen zu sein, wohingegen die visuo-verbale Sprache (das Leseverständnis) noch gut erhalten bleiben kann. Nicht selten sind beide Krankheitsbilder mit Verhaltensproblemen vergesellschaftet, so dass differenzialdiagnostisch auch an Autismus oder Psychose gedacht werden muss. Beim ESES-Syndrom dominiert mehr die mental-kognitive Beeinträchtigung, während beim Landau-Kleffner-Syndrom die Sprachstörung im Vordergrund steht. Bei beiden Krankheitsbildern korreliert die hypersynchrone Aktivität im EEG nicht mit der klinischen Symptomatik. Beim ESES-Syndrom kommt es vor allem während des Non-REM-Schlafes zu multifokalen ausgeprägten hypersynchronen Aktivitäten oder kontinuierlichen Spike-wave-Aktivitäten, die evtl. beidseits im Schläfenlappen betont sein können. Morphologische Hirnveränderungen wurden nicht beschrieben, jedoch werden z. T. auch zerebrale Gefäßveränderungen vermutet. Die Prognose ist insgesamt nicht günstig. Durch gezielte medikamentöse antikonvulsive Behandlung, initial meist mit Sultiam evtl. in Kombination mit Clobazam, mit Kortikoiden, Valproat oder Carbamazepin, selten auch durch Epilepsie-chirurgische Maßnahmen, kann es vor allem zu einer Verbesserung der Sprachfähigkeit kommen.

Der Begriff „benigne" Epilepsie bei den zentrotemporalen Sharp-wave-Epilepsien gilt nur in Bezug auf die Anfallsprognose, nicht jedoch auf die Gesamtprognose, insbesondere die mentale Entwicklung.

Eine spezielle, wenn auch seltene Epilepsie-Form ist die **Rasmussen-Enzephalitis**, bei der rasch progredient therapieresistente, primär fokale Anfälle und Verhaltensstörungen auftreten. Die Diagnose einer Störung der Glutamat-Rezeptoren unklarer Genese ist nur durch eine Hirnbiopsie zu klären, therapeutisch ist oft nur durch Epilepsie-chirurgische Maßnahmen eine Besserung zu erreichen.

Umfangreiche psychologische Untersuchungen bei Patienten mit Epilepsie haben gezeigt, dass es keine typische „epileptische Persönlichkeit" gibt. Wesensveränderungen bei Menschen mit Epilepsien können durch

- genetische Faktoren,
- primäre Hirnschädigung,
- psychoreaktive Störungen,
- medikamentöse Effekte und
- anfallsbedingte Hirnfolgeschäden, z. B. Hippokampus-Sklerose, erklärt werden.

8.14.4 Nicht-epileptische Anfälle

Immer muss bei anfallsartigen Zuständen auch an nicht-zerebrale bzw. nicht hirnelektrische Ursachen gedacht werden. Wichtige differenzialdiagnostische Überlegungen können sein:
- Apnoen (Atempausen),
- Stoffwechselstörungen, z. B. Hypoglykämie, Hypokalzämie; ein verringerter Kalziumspiegel im Blut kann beispielsweise durch übermäßige Atmung (z. B. bei Aufregung) zustande kommen und zu Muskelkrämpfen (Tetanien) führen,
- hypotone Blutdruckregulationsstörungen = vasovagale Synkope,
- respiratorische Affektsynkope („Wegschreien"),
- Herzrhythmusstörungen,

- Intoxikation,
- zerebrale Durchblutungsstörungen,
- anfallsartiger Schwindel,
- Migräne,
- psychogene (= dissoziative) Anfälle mit z. T. bizarren Symptomen, meist nur bei Anwesenheit anderer Personen und ohne Verletzungen. Leider gibt es nicht selten psychogene Anfälle auch bei Patienten mit definitiver Epilepsie,
- Tic-Syndrome (➤ Kap. 7.1.3),
- Narkolepsie (Kurzschlaf-Anfälle und abrupter Tonusverlust),
- sonstige Schlafstörungen (➤ Kap. 9.7).

Entscheidend für die Abgrenzung dieser Anfallstypen von echten zerebralen Anfällen sind vor allem die möglichst genaue Anamnese, insbesondere durch Beschreibung der beobachteten Anfälle oder, noch besser, durch Anfallsregistrierung (z. B. mittels Videokamera), und die korrekte EEG-Ableitung. Zusätzlich sollten bei jedem Patienten eine EKG-Ableitung, Blutdruckmessung an Armen und Beinen, evtl. ein Schellong-Test (Messung von Puls, Blutdruck und EKG in Ruhe sowie bei Steh- bzw. Kniebeugenbelastung) und eine Bestimmung von Blutzucker und Kalzium im Serum erfolgen. Evtl. kann eine polygraphische Registrierung sinnvoll sein, unter Umständen auch eine differenzierte psychologische Untersuchung.

8.14.5 Therapie der Epilepsien

Viele Epilepsieformen können durch eine konsequente, regelmäßige Medikamentenbehandlung in Bezug auf die Anfallsfrequenz entweder geheilt oder deutlich gebessert werden. Allerdings ist nicht die möglichst vollständige Reduktion der Anfälle, sondern die Verbesserung der Lebensqualität oberstes Ziel einer Behandlung. Dies gilt vor allem auch für behinderte Patienten, die durch Medikamenten-Nebenwirkungen evtl. erhebliche Beeinträchtigungen erfahren können. Prinzipiell sollte nur dann an eine medikamentöse Behandlung gedacht werden, wenn mehr als zwei sichere Anfälle innerhalb von 6 Monaten aufgetreten sind. So ist bei so genannten benignen Partialanfällen, die sich von selbst zurückbilden, eine Therapie nicht unbedingt notwendig. Aufgrund der Erkennung von Zusammenhängen mentaler Entwicklungsauffälligkeiten mit erhöhter zerebraler Anfallsbereitschaft im EEG, z. B. bei der Rolando-Epilepsie, insbesondere aber beim ESES- und Landau-Kleffner-Syndrom, muss aber umgekehrt überlegt werden, ob in bestimmten Fällen auch ohne erkennbare Anfälle eine antikonvulsive Therapie sinnvoll ist. Dies kann vor allem dann indiziert sein, wenn im Schlaf-EEG ausgeprägte hypersynchrone Aktivität nachweisbar ist.

Die wichtigsten Medikamente zur Epilepsiebehandlung sind:
- Phenobarbital (Luminal®, Luminaletten®, Phenaemal®, Phenaemaletten®),
- Carbamazepin (Timonil®, Tegretal®, Sirtal®),
- Oxcarbazepin (Trileptal®, Timox®),
- Valproat (Ergenyl®, Orfiril®),
- Ethosuximid (Petnidan®, Suxinutin®),
- Clonazepam (Rivotril®),
- Clobazam (Frisium®),
- Hydantoin (Zentropil®, Phenhydan®, Epanutin®),
- Sultiam (Ospolot®),
- Vigabatrin (Sabril®),
- Lamotrigen (Lamictal®),
- Brom (Dibro®),
- Felbamat (Taloxa®),
- Topiramat (Topamax®),
- Gabapentin (Neurotin®),
- Levetiracetam (Keppra®),
- Zonisamid,
- Rufinamid.

Tendenziell werden immer mehr Medikamente ohne sedierende, muskelrelaxierende und aktivitätshemmende Nebenwirkungen (wie sie Phenobarbital und Clonazepam haben) eingesetzt. Besonders die Behandlung mit Carbamazepin, Valproat, bedingt auch mit Vigabatrin und Lamotrigen kann evtl. zu einer Verbesserung verschiedener Verhaltensmerkmale wie Aufmerksamkeitsspanne, Konzentration, Ausgeglichenheit und sozialer Reaktivität führen.

Bei unzureichender Beeinflussbarkeit durch Medikamente sollte rechtzeitig an epilepsiechirurgische Eingriffe gedacht werden. Dies gilt vor allem bei eindeutigen hirnorganischen Veränderungen, z. B. einem Sturge-Weber-Syndrom (➤ Kap. 8.4). Aber auch bei schweren kryptogenen Epilepsien können mit verschiedenen Operationen, z. B. einer Balkendurchtrennung, Verbesserungen erzielt werden.

Weitere Maßnahmen wie z. B. spezielle Diäten (z. B. ketogene Diät), Nervus-vagus-Stimulation oder Biofeedback-Methoden können in einzelnen therapierefraktären Fällen deutliche Verbesserungen herbeiführen.

Weiterhin sind bei schweren Epilepsien vor allem im Jugendlichenalter verhaltenstherapeutische Lernprogramme, z.B. FAMOSES und Kontakte mit Selbsthilfegruppen von Bedeutung [3, 8, 14, 68, 69, 81, 86].

8.15 Autismus-Spektrum-Störung (= pervasive oder tief greifende Entwicklungsstörung)

Basissymptome für die Diagnose Autismus sind Störungen der sozialen Interaktion, der sprachlichen und nicht-sprachlichen Kommunikation, der normalen Variabilität von Verhalten sowie umschriebene Lernstörungen, die in der frühen Kindheit beginnen. Typische Symptome dabei sind eingeschränkter Blickkontakt, fehlende sprachliche Äußerungen, evtl. Echolalie, eingegrenzte Interessen, stereotype Körperbewegungen, fehlender Zeitbegriff, Schlafstörung, Autoaggression, hyperkinetisches Verhalten und fehlende Lernbereitschaft bei z. T. aber guten visuellen und visomotorischen Fähigkeiten sowie z. T. erstaunlichen Gedächtnisleistungen.

Man unterscheidet
- die **frühkindliche Form Kanner** mit schwerwiegender Ausprägung, einer Häufigkeit von 1 : 1000 und einer Bevorzugung des männlichen Geschlechts von 3 : 1,
- die **autistische Psychopathie Asperger** mit einer Häufigkeit von 3 : 10 000 und einer Bevorzugung des männlichen Geschlechts von 10 : 1 und
- den **atypischen Autismus,** bei dem die Symptomatik nicht vollständig ausgebildet ist.

Ursachen und Entstehung des Autismus sind unklar; sicher handelt es sich nicht um ein einheitliches Krankheitsbild. Bei der frühkindlichen Form besteht eine hohe Übereinstimmung bei monozygoten („eineiigen") Zwillingen, das Risiko für Geschwister ist 50–100fach erhöht. Mittlerweile sind > 20 verschiedene Genanomalien als mögliche Ursache beschrieben worden, aber auch teratogene Einflüsse und Virusinfektionen in der Gravidität werden als mögliche Ursache vermutet. Früher postulierte Verhaltensstörungen der Eltern oder Deprivationstraumen werden nicht mehr ernsthaft als Ursache diskutiert. Es werden sehr unterschiedliche Funktionsstörungen des zentralen Nervensystems diskutiert, z. B.
- Veränderungen im limbischen System,
- Imbalancen im dopaminergen System (auch ➤ Kap. 2.4),
- Imbalance der Endorphine (Endorphine = körpereigene Peptide, die mit Opiatrezeptoren reagieren und dementsprechend Schmerz blockierend und stimmungshebend wirken),
- Funktionsstörung der Glia,
- gestörte Zytoarchitektur des Großhirns vor allem frontal,
- Anlagestörung im oberen Kleinhirnwurm,
- Störungen dentato-thalamo-kortikaler Bahnen,
- Störungen der zentralen Kohärenz und
- Störungen in der Ausbildung der Spiegelneurone, die für die emotional-affektive Entwicklung von Bedeutung sind (s. S. 43).

Zusätzliche psychosoziale und emotionale Belastungen können die Symptomatik sicher verstärken.

Bei der frühinfantilen Form lassen sich mit den heute zur Verfügung stehenden diagnostischen Methoden in ca. 40% definierbare Erkrankungen, z. B. Hirnanlagestörungen wie Rindenfehlbildungen, primärer Mikrozephalus, Balkenagenesien, genetische Störungen wie das Fragile X-Syndrom (➤ Kap. 8.3), neurokutane Syndrome (➤ Kap. 8.4), Stoffwechselstörungen, z. B. der Purine, Epilepsiesyndrome wie das ESES- und das Landau-Kleffner-Syndrom sowie spezifische Toxinschädigungen (Blei) nachweisen. In weiteren 50% können gravierende Hirnfunktionsstörungen festgestellt werden, davon in 70–90% mental-kognitive Störungen, in 30–40% eine erhöhte zerebrale Anfallsbereitschaft, in 20% meist zentrale Hörstörungen und in 10–20% Sehstörungen. Darüber hinaus werden häufig Störungen der Groß- und Feinmotorik, der Visomotorik, der Tast- und Gleichgewichtsfunktionen sowie weitere Teilleistungsstörungen festgestellt.

Nach der amerikanischen Diagnoseklassifikation DSM-IV gelten für den Autismus folgende *diagnostische Kriterien*:

8.15 Autismus-Spektrum-Störung (= pervasive oder tief greifende Entwicklungsstörung)

- Beginn während der frühen Kindheit (1. und 2. Lebensjahr),
- qualitative Störung der sozialen Interaktion in folgenden Bereichen:
  - mangelnde Fähigkeit, an andere zu denken,
  - mangelnde Suche nach Entspannung unter Belastung,
  - gestörte Nachahmung,
  - gestörtes Sozialverhalten, z. B. die Unfähigkeit, mit Gleichaltrigen Freundschaft zu schließen,
  - qualitative Störung der verbalen und nichtverbalen Kommunikation,
  - keine adäquate Mimik und Gestik,
  - fehlende oder inadäquate Sprache,
  - abnorme nonverbale Kommunikation, kein Auge-Auge-Kontakt,
  - kein Rollenspiel, kein Interesse an Geschichten, keine Fantasie,
  - ausgeprägte Sprechanomalien, z. B. bei Intonation, Rhythmus, Wortproduktion,
  - Sprachauffälligkeiten mit Stereotypien und Echolalien,
  - Unfähigkeit, eine Konversation mit anderen zu führen,
  - deutlich eingeschränktes Repertoire an Aktivitäten und Interessen,
  - gleichförmige Körperbewegungen, z. B. Händeflattern, Drehen, fortdauernde Beschäftigung mit einzelnen Teilen,
  - ausgeprägte Irritation durch Änderung der Umgebung,
  - Insistieren auf unsinnigen Details,
  - sehr eingeengtes Interesse an einzelnen Themen.

Von diesen Items sollten für die Diagnose eines Autismus mindestens 8 erfüllt sein.

Bei der *Diagnostik* stehen wie üblich die Anamnese, die Verhaltensbeobachtung und die klinische Untersuchung des Kindes im Vordergrund. Man sollte bei eindeutiger klinischer Symptomatik zumindest ein EEG mit Einschlafen, eine Hörtestung, einen Sehtest mit Gesichtsfeldbestimmung, eine Chromosomenanalyse einschließlich der Molekulargenetik auf Fragiles X-Syndrom (➤ Kap. 8.3, ➤ Kap. 10.5.2), eine Kernspintomographie, Untersuchungen auf organische Säuren im Urin sowie eine Laktat-Bestimmung im Serum und im Liquor (➤ Kap. 8.6.4) durchführen.

Bei der psychologischen Diagnostik sollten primär die üblichen Entwicklungs- und Intelligenztests eingesetzt werden, die gerade bei autistischen Verhaltensstörungen jedoch sehr unterschiedliche Ergebnisse aufweisen. Weitere psychologische Tests werden im Kapitel 12 besprochen. Patienten mit Autismus sind in der Regel mehrfach behindert, – seelisch, geistig und oft auch körperlich, so dass ihnen Hilfe nach dem SGB XII (➤ Kap. 18.2) zusteht.

Therapeutisch sollten bei autistischen Störungen spezifische Maßnahmen in der Regel nur bei nachgewiesener Indikation eingesetzt werden, z. B. Diät bei angeborener Stoffwechselstörung oder Antiepileptika bei nachgewiesener Epilepsie. Bei den meisten Patienten ist eine spezifische medizinische Therapie nicht möglich. Hier sollte die Behandlung durch ein spezialisiertes, interdisziplinäres Team stattfinden, bei dem die Individualität des Patienten und seiner Familie in ausreichendem Maße berücksichtigt werden kann.

Im Vordergrund stehen

- familienorientierte praktische Hilfen mit einer Strukturierung von Umgebung und Tagesablauf,
- einer Kontinuität der Bezugspersonen und des Aufenthaltsortes,
- einer Vermeidung abrupter Veränderungen,
- regelmäßige körperliche Aktivierung, z. B. durch sportliche Betätigung im Freien,
- Förderung spezifischer Interessen, z. B. Musik, Malen, Basteln,
- Aufzeigung langfristiger Perspektiven.

Strukturierte Programme hierfür sind z.B. TEACCH, EIBI (early intensive behavioral intervention) oder ABA (applied behavioral analysis). Weiterhin hat sich bei vielen Patienten ein kontinuierlicher Schulbegleiter bewährt.

Wichtig sind darüber hinaus vor allem psychologische Maßnahmen wie unterstützende Psychotherapie für die Patienten und ihre Eltern, evtl. auch eine Familientherapie, sowie verhaltenstherapeutische Maßnahmen mit Aneignung spezieller Kommunikationsmethoden ("**unterstützte Kommunikation**"). Hierbei werden in letzter Zeit zunehmend auch verschiedene elektronische Kommunikationssysteme mit Erfolg eingesetzt.

Bei einzelnen Patienten mit Autismus wird immer wieder über erfolgreiche Sprachäußerungen mit der „gestützten Kommunikation" berichtet. Dabei stützt oder führt eine mit dem Patienten vertraute Person dessen Arm bei der Kommunikation, z.B. bei dem Zeigen auf eine Buchstaben-Tafel, wobei die eigenständige Leistung des Patienten nicht immer genau geklärt ist.

Eine Vielzahl verschiedener *Medikamente* wird bei autistischen Verhaltensstörungen eingesetzt, z. B.
- Magnesium,
- Stimulanzien,
- Neuroleptika, z. B. Dipiperon, Risperidon,
- Antidepressiva, z. B. Clomipramin und Lithium,
- Antiepileptika wie Carbamazepin, Valproat oder Lamotrigen,
- Serotonin-Wiederaufnahme-Hemmer (z. B. Fluoxetin) gegen Depression, Zwänge und Stereotypien.

Die Wirksamkeit dieser Medikamente ist in der Regel begrenzt. Benzodiazepine, z. B. Diazepam, haben oft einen paradoxen und eher negativen Effekt.

Die Prognose des Autismus ist sehr von der Intelligenz-Entwicklung abhängig: bei einem IQ < 50 vor dem 8. Lebensjahr ist die Prognose schlecht, bei einem IQ > 70 vor dem 8. Lebensjahr eher günstig. 35% aller Patienten mit Autismus haben auch eine Epilepsie.

Insgesamt ist die Langzeitprognose des frühkindlichen Autismus immer noch relativ ungünstig:
- 60% der Betroffenen sind langfristig vollständig auf fremde Hilfe angewiesen.
- 25% machen kontinuierliche Fortschritte und werden teilweise selbstständig.
- 10–20% verschlechtern sich in der Adoleszenz.
- 10% werden überwiegend selbstständig und
- nur 5% werden auf Dauer geheilt.

Die **autistische Psychopathie Asperger** wird als Störung der sozialen Interaktion mit Pedanterie, eingeengtem Interesse, Sprach- und Sprechproblemen sowie Auffälligkeiten in der nichtverbalen Kommunikation (z. B. Mimik, Körperbewegung und Verhalten) bei normaler bis überdurchschnittlicher Intelligenz definiert.

Unter **elektivem Mutismus** versteht man Verhaltensstörungen, bei denen der Patient nur mit bestimmten Personen und unter besonderen äußeren Bedingungen spricht. Oft bestehen zusätzliche Sprech- und Sprachprobleme, z. T. auch in Form von Teilleistungsstörungen. In der Familienanamnese finden sich gehäuft psychiatrische Erkrankungen.

Kindliche Schizophrenien müssen z. T. von autistischen Verhaltensstörungen abgegrenzt werden. Sie sind insgesamt sehr selten; katatone Formen mit motorischer Erregung oder Erstarrung können jedoch schon ab dem 5. Lebensjahr auftreten. Hierbei kommt es zu schweren Störungen im Denkablauf und im affektiven Verhalten mit Illusionen, Halluzinationen und gestörter Emotionalität sowie Essstörungen.

Alle autistischen Krankheitsbilder sind langfristig in kinder- und jugendpsychiatrischen Spezialeinrichtungen zu betreuen [2, 3, 14, 20, 26, 30, 61, 74].

8.16 Umschriebene Entwicklungsstörungen (= Teilleistungsstörungen)

Hierunter versteht man nach A. R. Lurija und J. Graichen umschriebene Störungen sehr unterschiedlicher Hirnfunktionen, die aus dem übrigen Leistungsniveau bzw. Entwicklungsstand eines Kindes herausfallen (verschiedene Bedeutungsaspekte ➤ Kap. 12.6.2). Sicher handelt es sich nicht um eine einheitliche Krankheitsentität, die bis heute befriedigend definiert werden könnte. Oft wird bei Kindern mit allgemeinen Entwicklungsstörungen, die in unterschiedlicher Ausprägung auftreten, fälschlicherweise von Teilleistungsstörungen gesprochen. Je jünger ein Kind ist, umso weniger ist es möglich, umschriebene Hirnfunktionen eindeutig zu lokalisieren. Dennoch geht das Konzept der Teilleistungsstörung davon aus, dass Subsysteme kortikaler Funktionen isoliert beeinträchtigt sein können. Auf jeden Fall sollten diese Symptome aber von umschriebenen Leistungsausfällen, die nach anfänglich normaler Entwicklung aufgetreten sind, unterschieden werden. Hier spricht man bei erworbenen Störungen im Handlungsablauf von einer **Apraxie,** bei erworbenen Sprachstörungen von einer **Aphasie,** bei erworbenen Wahrnehmungsstörungen von einer **Agnosie** und bei erworbenen Lesestörungen von einer **Alexie.**

8.16 Umschriebene Entwicklungsstörungen (= Teilleistungsstörungen)

Ähnlich wie beim hyperkinetischen Syndrom ist die Nomenklatur des Erscheinungsbildes in der Literatur sehr unterschiedlich; vor allem mit den Bezeichnungen MCD (minor cerebral dysfunction) und ähnlichen, dem POS (psycho-organischen Syndrom) und dem ADS (attention deficit syndrome) gibt es Überschneidungen. Der Begriff einer „spezifischen Lernstörung" ist nicht ausreichend.

Im anglo-amerikanischen Schrifttum wird versucht, bei umschriebenen Entwicklungsstörungen mehrere diagnostische Kategorien zu bezeichnen (Belind-Klassifikation):
1. Störungen von Verhalten und/oder Emotionen, z. B. Impulsivität, Aufmerksamkeitsstörung, Hyperaktivität, aggressives oder zerstörendes Verhalten, emotionale Labilität, Ungeduld, Angstsyndrome, Depressionen.
2. Lernstörungen
Unvermögen, spezifische Lehrinhalte aufzunehmen, z. B. Lesen, Rechtschreibung, Schriftbild, Rechnen.
3. Intellektuell-kognitive Störungen
Umschriebene Störung im Intelligenztest, z. B. Schwäche des Gedächtnisses, der rezeptiven oder expressiven Sprache.
4. Neurologische Störungen
Umschriebene neurologische Symptome wie beeinträchtigte motorische Koordination (clumsiness), Wahrnehmungsstörung, z. B. in Bezug auf das Hören (auditiv), das Sehen (visuell) oder den eigenen Bewegungsapparat (propriozeptiv), Störung des Zeitbegriffes und der Rechts-links-Diskrimination.

Über die Häufigkeit von Teilleistungsstörungen gibt es in der Literatur sehr unterschiedliche Angaben, was mit der ungenauen Definition und den Problemen der Abgrenzung zur Normalität bzw. zu umschriebenen anderen Krankheiten und Störungen zusammenhängt. Eine der gründlichsten Studien in Deutschland, die Mannheimer „Kurpfalz"-Studie, geht von einer Häufigkeit von 4–5% der Kinder eines Jahrgangs aus. Weitere Ausführungen hierzu ➤ Kapitel 12.6.2.

Die *Ursachen* von Teilleistungsstörungen sind vielfältig: Besonders die Lese-Rechtschreibstörung scheint häufig genetisch determiniert zu sein; oft lassen sich bei mehreren Mitgliedern einer Familie umschriebene Störungen nur in diesem Bereich nachweisen, die sich z. T. im Sinne einer Antizipation von Generation zu Generation verstärken können. Neuerdings werden Schwächen der akustischen Verarbeitung mehr auf Chromosom 6, der visuellen Verarbeitung auf Chromosom 15 vermutet. Bei einer Familie mit schweren expressiven Sprachstörungen hat man eine Deletion im so genannten FOXP2-Gen auf Chromosom 7 nachweisen können. Darüber hinaus können organische oder funktionelle Hirnstörungen (z. B. ein Hydrozephalus) und unterschiedliche Sehstörungen, z.B. latentes Schielen und Störungen der Blickbewegungen die Symptomatik verstärken. Über den Einfluss von Umweltschadstoffen gibt es – ähnlich wie beim hyperkinetischen Syndrom – sehr unterschiedliche Meinungen. Neben ideologischen Erklärungsversuchen können im Einzelfall evtl. doch allergische Dispositionen, Reizüberflutung, Schlafmangel, spezifische Ernährungsstörungen oder Toxine eine Rolle spielen.

Während Störungen im Bereich der Motorik, der Wahrnehmung, der expressiven und rezeptiven

---

Nach D. Esser werden unter **Teilleistungsstörungen im engeren Sinne** Verminderungen der isoliert messbaren Leistung um > 1,5 Standardabweichungen bei einem Gesamt-IQ >70 in folgenden Bereichen verstanden:
1. der Motorik im Sinne einer **motorischen Koordinationsstörung** ohne nachweisbare neurologische Erkrankung (z. B. Zerebralparese).
2. der Wahrnehmung
Hierbei unterscheidet man **visomotorische** und **taktil-kinästhetische Störungen.** Weitere Aussagen hierzu finden sich im Kapitel 15 „Ergotherapie".
3. der Sprech- und Sprachentwicklung
Hierunter werden die Störung der aktiven Sprachentwicklung **(expressive Sprachstörung)** und Artikulationsstörungen sowie ein Rückstand im Sprachverständnis **(rezeptive Sprachstörung)** verstanden.
4. **Umschriebene Lese-Rechtschreibstörung**
Hierbei handelt es sich um eine Störung der Entwicklung der Lese- und Rechtschreibfähigkeit, die nicht durch eine allgemeine intellektuelle Beeinträchtigung oder inadäquate schulische Betreuung erklärt werden kann. Der häufig benutzte übergeordnete Begriff der **Legasthenie** (Leseschwäche) wird in den meisten Fällen ungenau eingesetzt.
5. Umschriebene **Rechenstörung = Dyskalkulie.**
6. Umschriebene Lernstörungen in anderen Bereichen, z. B. Musik, Zeichnen, Fremdsprachen, zeitliche und örtliche Orientierung usw.

Sprachentwicklung bereits im Vorschulalter erkannt werden können, lassen sich definitionsgemäß Lese-Rechtschreibstörungen und Rechenstörungen erst während der Schulzeit erkennen. Häufig haben diese Kinder aber bereits vor Schulbeginn in den genannten anderen Bereichen Auffälligkeiten gezeigt. Dennoch lassen sich aufgrund der Symptomatik im Vorschulalter nur selten dezidierte Prognosen für das Schulalter stellen.

Die *Diagnostik* der Teilleistungsstörungen sollte neben einer genauen neurologischen Untersuchung des Kindes (auch ➤ Kap. 13 „Physiotherapie"), einer Untersuchung der Sprachentwicklung. (➤ Kap. 14 „Logopädie") und der psychologischen Test-Diagnostik (➤ Kap. 12 „Psychologische Grundlagen") auch die Ableitung eines EEGs beinhalten. In 10–20% lassen sich bei Kindern mit Teilleistungsstörungen EEG-Veränderungen, vor allem zentrotemporale Herdbefunde (Rolando-Fokus) nachweisen. Dies kann als Hinweis für eine Hirnreifungsstörung bzw. eine genetische Disposition angesehen werden. Weitergehende Untersuchungen einschließlich laborchemischer Analysen, zerebraler Bildgebung und evtl. Molekulargenetik sollten nur bei definierten klinischen Verdachtsmomenten stattfinden. Es gibt keine für eine Teilleistungsstörung beweisende objektive Untersuchungstechnik.

Problematisch ist bei der Beurteilung von Kindern die Beantwortung der Frage, ob „nur" eine Teilleistungs- und Konzentrationsstörung vorliegt oder ob die Diagnose einer **„Wahrnehmungs-"** oder **„intermodalen Störung"** bzw. einer Teilleistungsschwäche die in Wirklichkeit vorliegende mentale Entwicklungsstörung im Sinne einer geistigen Behinderung verdrängen soll.

Immer noch umstritten ist die Diagnose einer **zentral auditiven Wahrnehmungs- und Verarbeitungsstörung** bei Kindern mit Schulproblemen, die nicht in der ICD-10 aufgeführt wird. Sie kann nur dann gestellt werden, wenn nach ausführlicher neuropädiatrischer, pädaudiologischer und neuropsychologischer Diagnostik keine anderen Erklärungen festgestellt wurden und das Kind deutlich von spezifischen Hörhilfen profitiert.

Die Betreuung von Kindern mit Teilleistungsstörungen ist ein typisches Beispiel für interdisziplinäre Zusammenarbeit. Nach Ausschluss anderer medizinischer Ursachen können physiotherapeutische Methoden (Bobath-Therapie, Psychomotorik), der Ergotherapie (sensorische Integration nach J. Ayres und F. Affolter), der Logopädie, der Heilpädagogik (Montessori-Pädagogik), der Sonderpädagogik und der Psychologie (z. B. nach Graichen) eingesetzt werden. In den vergangenen Jahren konnten in gut dokumentierten Studien bei umschriebenen Sprachentwicklungs- und Lese-Rechtschreibstörungen mit konsequenten Betreuungsprogrammen (z.B. durch Förderung der phonologischen Bewusstheit) eindeutige Verbesserungen vor allem bei den schwächer ausgeprägten Formen erzielt werden. Hier besteht aber noch immer ein großer Bedarf an gut dokumentierten Studien zur langfristigen Prognose.

Die Betreuung von Kindern mit Teilleistungsstörungen ist sehr stark vom Erziehungssystem und kulturellen Besonderheiten abhängig. Allein in Deutschland gibt es in den einzelnen Bundesländern unterschiedliche Konzepte und Vorgehensweisen: Während einerseits versucht wird, die Persönlichkeit der Kinder zu stabilisieren und ihre Probleme zu „umschiffen", werden andererseits spezifische Lernprogramme angeboten. Einerseits wird versucht, die Kinder in Regeleinrichtungen zu integrieren und ihre umschriebenen Schwächen, z. B. im Diktat oder Rechnen, zumindest in den ersten Schulklassen nicht zu benoten, andererseits wird versucht, frühzeitig eine sonderpädagogische Betreuung einzuleiten. Hierbei hat sich z.B. die Montessori-Pädagogik bewährt; sie ist jedoch in entscheidendem Maße von äußeren Voraussetzungen (Gruppengröße, Engagement der Pädagogen und Eltern, Verständnis der Klassenkameraden) abhängig. Immer wieder wird über die Heilmittel-Therapien, v. a. Ergotherapie, bei umschriebenen Teilleistungsstörungen diskutiert (➤ Kap. 12 und 15). ➤ Abb. 8.17 zeigt Vorschläge zum praktischen Vorgehen. Auf die Möglichkeit einer Finanzierung der Behandlung einer Schreib-Lese-Schwäche wegen „drohender seelischer Behinderung" durch das Jugendamt (§ 53 SGB XII, § 35a des SGB VIII) wird in ➤ Unterkapitel 18.5 eingegangen.

Die *Prognose* von Kindern mit Teilleistungsstörungen ist sehr unterschiedlich: Es gibt Beispiele von guter Integration und Kompensation vorhandener Probleme, z. T. mit später überdurchschnittlichen Leistungen. Bei einem großen Teil der Betroffenen ist die Entwicklung jedoch weniger günstig; sie ha-

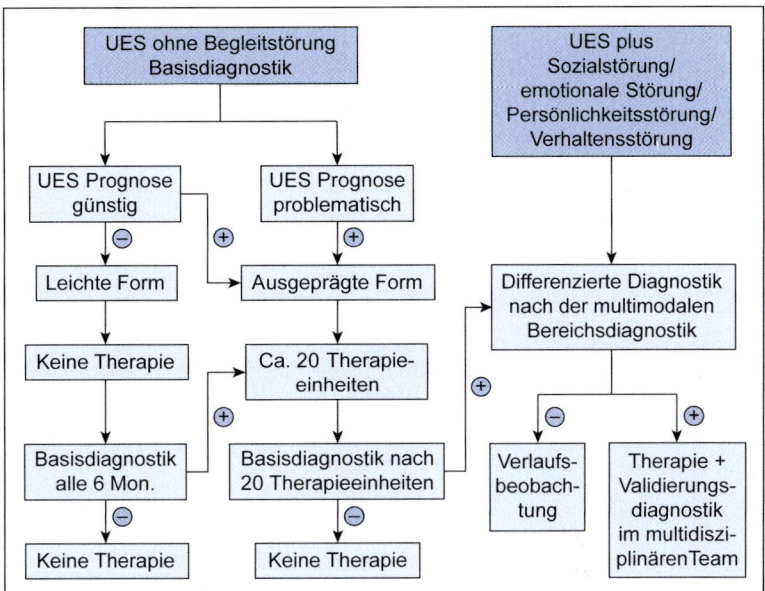

Abb. 8.17 Flussdiagramm zur Therapie-Indikation bei umschriebener Entwicklungsstörung (UES) (modifiziert nach R. Schmid).

ben lebenslange soziale Schwierigkeiten, z. B. in Beruf und Familie, häufiger psychiatrische Auffälligkeiten und neigen im Jugendlichenalter vermehrt zur Dissozialität und Delinquenz [16, 19, 23, 30, 42, 61, 73, 77, 81, 119, 120, 122, 162, 166].

8.17 Hochbegabung

Überdurchschnittliche Begabungen können in sehr unterschiedlichen Bereichen, z. B. bei sportlichen, musischen und sozialen Fähigkeiten bestehen. Als hochbegabt im engeren Sinn werden Kinder bezeichnet, die in ihrer kognitiven Entwicklung deutlich über dem Altersdurchschnitt, d. h. über der 97. Perzentile, liegen.

Die Erkennung dieser Kinder kann u. U. nicht leicht sein: Sie gelten als rasch aufnehmend, leistungsorientiert und bei adäquaten Anforderungen motiviert und konzentriert – aber auch als leicht ablenkbar, passiv, empfindsam-verletzlich. Das bildhafte Gedächtnis spielt bei ihnen offensichtlich eine wichtige Rolle; sie versuchen oft, unkonventionelle Lösungen zu finden und erfragen viel.

Über den *Umgang mit diesen Kindern* sind die Meinungen geteilt – einerseits wird von Pädagogen Wert darauf gelegt, dass ihre sozialen, fein- und großmotorischen Fähigkeiten durch das Zusammensein mit Gleichaltrigen gefördert werden, um ihnen mehr lebenspraktische Erfahrungen zu vermitteln. Andererseits belegen viele Beispiele, dass eine Unterforderung dieser Kinder in Kindergarten und Schule zu Leistungsverweigerung, Unruhe, Verhaltensstörungen und psychosomatischen Symptomen führen kann, evtl. zu einem hyperkinetischen Syndrom (➤ Kap 8.16) oder zu psychiatrischen Diagnosen wie Depression oder Zwangsneurose. Deshalb werden die vorzeitige Einschulung, Freistunden für die Beschäftigung mit adäquaten Schulaufgaben, das Überspringen von Schulklassen, das Zusammensein mit anderen Hochbegabten, Spezialkurse oder die Umschulung in Sonderklassen gefordert. In jedem Fall sollte bei Verhaltensauffälligkeiten eines begabt erscheinenden Kindes eine differenzierte psychologisch-psychiatrische Diagnostik und Beratung stattfinden [23, 30, 61, 73, 119].

KAPITEL 9

H.-M. Straßburg

Häufige Erkrankungen und Probleme im Zusammenhang mit Entwicklungsstörungen

9.1	**Sehstörungen und damit verbundene Erkrankungen**	165
9.1.1	Zentrale Sehstörungen	165
9.1.2	Schielen	166
9.1.3	Katarakte	166
9.1.4	Andere Augenerkrankungen	166
9.2	**Hörstörungen und damit verbundene Erkrankungen**	167
9.2.1	Früherkennung von Hörstörungen	167
9.2.2	Innenohrschäden	167
9.2.3	Mittelohrfunktionsstörungen	168
9.2.4	Therapiemöglichkeiten bei Hörstörungen	169
9.3	**Zähne und Gebiss bei Kindern mit Entwicklungsstörungen**	169
9.4	**Der gastroösophageale Reflux**	170
9.5	**Enuresis (Einnässen)**	172
9.6	**Obstipation (Stuhlverstopfung) und Enkopresis (Einkoten)**	174
9.7	**Schlafstörungen**	174
9.8	**Hüftgelenkserkrankungen**	175
9.9	**Andere Organbeteiligungen**	176
9.9.1	Atemorgane	177
9.9.2	Herz	177
9.9.3	Bauchorgane	177
9.9.4	Harn- und Geschlechtsorgane	178
9.9.5	Skelett	178
9.9.6	Haut	179
9.9.7	Infektanfälligkeit, Blutbild-Veränderungen	179
9.9.8	Schmerzen	180
9.10	**Kindesmisshandlung**	180
9.11	**Sexualverhalten bei Kindern und Jugendlichen mit Intelligenzminderung**	182

9.12 **Linkshändigkeit** 184

9.13 **Aufmerksamkeits-Defizit-Hyperaktivitäts-Syndrom (ADHS)** 184

9.14 **Andere psychiatrische Erkrankungen** 187

9.1 Sehstörungen und damit verbundene Erkrankungen

Sehstörungen sind häufig und in sehr unterschiedlicher Form mit Entwicklungsstörungen assoziiert. Insgesamt sind mehr als 750 Erkrankungen mit Mehrfachbehinderung und Sehschädigung bisher beschrieben worden. Das mehrfachbehindert-sehgeschädigte Kind kann als typisches Beispiel für eine schwere Mehrfachbehinderung angesehen werden. Ca. 10% aller Kinder mit geistiger Behinderung sind sehbehindert oder blind. In 80% besteht bei einer Mehrfachbehinderung mit Sehschädigung eine zerebrale Bewegungsstörung, in 67% eine Epilepsie. Nur bei 3% der mehrfachbehindert-sehgeschädigten Kinder liegt gleichzeitig auch eine Hörstörung vor.

Von einer **Sehbehinderung** wird gesprochen, wenn der Visus (Sehschärfe) des besseren Auges 0,3 (ein Drittel der Norm) oder weniger beträgt. **Blindheit** besteht bei einem Visus von 0,02 oder weniger auf dem besseren Auge. Bei mehrfachbehinderten-sehgeschädigten Kindern ist in 75% die Sehbahn (Nervenverbindung vom Auge zur Sehrinde im Hinterhauptslappen des Gehirns) Hauptursache der Sehstörung.

Die Visus-Bestimmung kann besonders bei behinderten Kindern erhebliche Schwierigkeiten bereiten. Eine Orientierung ist am besten mit dem **Brückner-Test** möglich, bei dem mit einem Ophthalmoskop in einem abgedunkelten Raum eine Durchleuchtung der Pupillen aus kurzem (0,2 m) und größerem Abstand (2–3 m) erfolgt. Von einer erfahrenen Orthoptistin kann eine genauere Bestimmung mit dem **Preferential-Looking-Test** (z. B. Teller-Acuity-Cards) vorgenommen werden. Hierbei wird beobachtet, wie ein Kind schwarze Balken auf einer sich bewegenden weißen Tafel erkennen und verfolgen kann.

Diagnostische Schwierigkeiten können vor allem bei Störungen der Verarbeitung des Sehreizes im Sinne einer Schädigung der subkortikalen Sehbahnen oder Rindenblindheit bestehen.

9.1.1 Zentrale Sehstörungen

Unter einer zentralen Sehstörung versteht man eine Beeinträchtigung des Sehvermögens durch Schädigung des am Sehvorgang beteiligten Nervengewebes, d. h. der Netzhaut des Auges (Retina), der Sehbahn (s. o.) bzw. der Sehrinde des Gehirns (vgl. ➤ Abb. 2.4b).

Viele Ursachen können im Rahmen einer Mehrfachbehinderung eine zentrale Sehstörung herbeiführen; am häufigsten sind Schädigungen der Sehbahnen bei Frühgeborenen, Druckschädigungen der Sehnerven, z. B. durch Tumoren, und Netzhaut-Erkrankungen.

Beispiele für pränatale Ursachen:
- Chromosomenaberrationen, z. B. Down-Syndrom und andere nummerische Anomalien mit mangelnder Ausbildung der Sehbahnen,
- monogene Erkrankungen, z. B. die Lebersche Amaurose (Blindheit aufgrund einer Funktionsstörung der Netzhaut) und der Albinismus, bei dem es durch Pigmentmangel der Netzhaut zur Sehschwäche kommt,
- Fehlbildungs- und Dysmorphiesyndrome, z. B. CHARGE-Assoziation, ein Fehlbildungssyndrom mit unterschiedlich ausgebildeten Spaltbildungen von Iris, Netzhaut und Sehnerv, verbunden mit Anlagestörungen von Herz, Nieren, Genitale und evtl. Ohren, Lissenzephalie (➤ Kap. 8.7), Enzephalozele (➤ Kap. 8.7), angeborene Optikushypoplasie (mangelnde Ausbildung des Sehnervs)
- intrauterine Infektionen, z. B. Röteln, Toxoplasmose, Zytomegalie, Lues (➤ Kap. 8.9).

Perinatale Ursachen:
- hypoxisch-ischämische Schädigung der Sehstrahlung vor allem infolge einer periventrikulären Leukomalazie bei Frühgeborenen (➤ Kap. 8.10.3),
- Hydrocephalus internus nach Hirnblutung (➤ Kap. 8.7.2, ➤ Kap. 8.10.4),
- Retinopathia praematurorum (Netzhautschaden bei Frühgeborenen).

Postnatale Ursachen:
- Infektionen, z. B. Herpes-Enzephalitis oder bakterielle Meningitis (➤ Kap. 8.12.3),
- Schädelhirntrauma, z. B. Schütteltrauma mit Subduralblutungen und Retinablutungen (➤ Kap. 9.10),
- akute zerebrale Hypoxien, z. B. Beinahe-Kindstod (➤ Kap. 8.12.1), Strangulationen, Ertrinkungsunfälle
- Intoxikationen (Vergiftungen),

- Tumoren, vor allem Kraniopharyngeom und Mittellinienastrozytom (➤ Kap. 8.12.4),
- akuter Hydrocephalus internus,
- intrakranielle Drucksteigerung durch vorzeitige Verknöcherung der Schädelnähte (Kraniostenose-Syndrome) oder venöse Abflussstörung (Sinusvenenthrombose, Pseudotumor cerebri),
- Zustand nach akuter intrakranieller Druckentlastung,
- Stoffwechselstörungen (Gangliosidose, metachromatische Leukodystrophie, Lipofuszinose, ➤ Kap. 8.6).

9.1.2 Schielen

Schielen (Strabismus) kommt erheblich gehäuft bei Kindern mit Zerebralparese, schwerer mentaler Entwicklungsstörung mit Mikrozephalus und verschiedenen Erkrankungen des Hirnstamms vor und ist immer mit der Gefahr einer zunehmenden Abschwächung der Sehleistung des nichtdominanten Auges verbunden (Sekundäramblyopie).

Schielstellungen, insbesondere nach dem 3. Lebensmonat und wenn sie konstant nachweisbar sind, erfordern eine genaue Abklärung und sind nicht selten mit Entwicklungsstörungen verbunden, z. B. bei
- Augenanlagestörungen,
- Brechungsanomalien wie schwerer Myopie (Kurzsichtigkeit), Hyperopie (Weitsichtigkeit) oder Astigmatismus („Stabsichtigkeit"),
- einseitiger oder doppelseitiger Amblyopie (Schwachsichtigkeit),
- zugrunde liegender Hirnstammfunktionsstörung (Anlagestörung, Tumor, hypoxische Schädigung).

Ein akut aufgetretenes Lähmungsschielen muss immer rasch abgeklärt werden (z. B. Hirntumor), während seitenwechselnde Schielformen eine eher gute Prognose haben. Wichtigste Behandlungsmethode ist das zeitweise Abdecken des dominanten Auges, um eine bleibende Schwachsichtigkeit des vermehrt schielenden Auges zu vermeiden.

9.1.3 Katarakte

Linsentrübungen (Katarakte) können bei einer Vielzahl von Entwicklungsstörungen auftreten, z. B. bei
- Chromosomenabweichungen (Down-Syndrom u. a.),
- Kalziumstoffwechselstörungen,
- Galaktosämie (Störung im Stoffwechsel des Milchzuckers),
- Aminosäurenstoffwechselstörungen,
- pränatalen Infektionen, wie Röteln, Zytomegalie, Toxoplasmose,
- myotoner Muskeldystrophie (➤ Kap. 7.3.2),
- seltenen Syndromen wie beispielsweise dem Lowe-Syndrom mit Nierenfunktionsstörung und Katarakt.

Die frühzeitige operative Linsenextraktion erhält u. U. die Sehfähigkeit. Ob erst im Alter von mehreren Jahren operierte Katarakte zu einer unwiederbringlichen Störung im Aufbau der Sehrinde führen, wie dies bei Tieren experimentell nachgewiesen ist, kann für den Menschen nicht eindeutig gesagt werden.

9.1.4 Andere Augenerkrankungen

Weiterhin können eine Vielzahl von Symptomen am Auge Hinweise auf die Ursache einer Entwicklungsstörung geben. Hierzu gehören:
- herabhängende Augenlider (**Ptose**) bei Myopathien (➤ Kap. 7.3), Mitochondriopathien (➤ Kap. 8.6.4) und dem Moebius-Syndrom (Fehlen des Fazialis-Nervenkerns),
- enge Lidspalten (**Blepharophimose**) bei Chromosomopathien und anderen Syndromen,
- zusammenwachsen der Augenbrauen (**Synophrys**) und lange Wimpern beim Cornelia-de-Lange-Syndrom (➤ Kap. 8.5) und dem embryofetalen Alkoholsyndrom (➤ Abb. 8.10),
- **Hornhautanomalien,** z. B. bei angeborener Lues und verschiedenen Stoffwechselstörungen,
- **Irisanomalien,** z. B. Spaltbildungen (Kolobome) bei der CHARGE-Assoziation (➤ Kap. 9.1.1),
- Pigmentablagerungen in der Netzhaut (**Retinopathia pigmentosa**), z. B. bei Bardet-Biedl-Syndrom (➤ Kap. 8.5), Leberscher Amaurose

(➤ Kap. 9.1.1), verschiedenen Stoffwechselstörungen und mehreren angeborenen Infektionen,
- **Nystagmus** („Augenzittern") als Ausdruck einer Sehschwäche bei Schädigungen im Hirnstammbereich, bei verschiedenen Hirntumoren und bei neurodegenerativen Erkrankungen, z. B. dem Pelizaeus-Merzbacher-Syndrom, einer angeborenen Störung der zentralen Markscheidenbildung,
- **Glaukom** (= pathologische Erhöhung des Augeninnendruckes) bei verschiedenen Anlagestörungen und Syndromen, z. B. dem Axenfeld-Rieger-Syndrom mit Nabelanomalien.

Diagnostik und Therapie der Sehstörungen im Kindesalter obliegt einem erfahrenen Augenarzt, möglichst in Verbindung mit einer Sehschule. Auf die Bedeutung einer Frühbehandlung von Sehstörungen, insbesondere von Katarakten, Netzhautablösung und Schielstellung für die Entwicklung der Sehfähigkeit wird auch in Unterkapitel 2.8 (Plastizität und Prägung) hingewiesen [14, 25, 41, 81].

9.2 Hörstörungen und damit verbundene Erkrankungen

Die Fähigkeit des Hörens ist eine der wesentlichen Grundvoraussetzungen für eine normale Entwicklung, insbesondere zum Erwerb der aktiven Sprache und des Sprachverständnisses, damit verbunden aber auch zur Ausbildung der mental-kognitiven Fähigkeiten und der sozialen Kompetenz. Es gibt eine Vielzahl von Ursachen für Hörstörungen im Kindesalter. Während intrauterin und in der Neugeborenenphase vor allem die empfindlichen Strukturen des Innenohres, z. B. die Sinneszellen, geschädigt werden können, liegt die häufigste Ursache für Hörstörungen nach der Geburt in Funktionsstörungen des Mittelohres. Um eine ungünstige Entwicklung der betroffenen Kinder zu verhindern, ist eine möglichst frühzeitige Erkennung anzustreben.

9.2.1 Früherkennung von Hörstörungen

Folgende Möglichkeiten der **Früherkennung von Hörstörungen** haben sich als sinnvoll erwiesen:
- in der Neugeborenenphase die Ableitung otoakustischer Emissionen (OAE); hierbei wird die Funktion der Haarzellen in der Schnecke nachgewiesen, indem diese Geräusch-Wellen reflektieren.
- Screening-Untersuchungen mittels Ableitung akustisch evozierter Hirnstamm-Potenziale z. B. ALGO® (➤ Kap. 4.4.2).
- anamnestische Angaben der Eltern, insbesondere ein sekundäres Verstummen bzw. die fehlende Ausbildung von Doppellauten nach der Lallphase bis zum 8. Monat.
- nach dem 6. Lebensmonat die Spielaudiometrie, z. B. nach Bisalski.
- am genauesten sind die basale elektrische Reflexaudiometrie (BERA), eine Weiterentwicklung der akustisch evozierten Potenziale mit unterschiedlichen Tonhöhen, und die Untersuchung der evozierten Kochlea-Potenziale, d. h. der von der Hörschnecke bei Beschallung erzeugten elektrischen Aktivität, in Narkose.

Gezielte **Screening-Untersuchungen auf Hörstörungen** sind sinnvoll bei
- bekannten angeborenen Hörschäden in der Familie.
- durchgemachten Virusinfektionen in der Frühschwangerschaft.
- schwerem Sauerstoffmangel in der Perinatalperiode.
- angeborenen Fehlbildungen der Ohren, des Schädels und des Gaumens.
- Frühgeborenen mit einem Geburtsgewicht unter 1500 g.
- während bzw. nach schweren Hirnhaut- und Gehirnentzündungen.

9.2.2 Innenohrschäden

Innenohrschädigungen können auftreten bei
- intrauterinen Infektionen, z. B. mit Röteln oder Lues (➤ Kap. 8.9),

- Einwirkung von Toxinen, z. B. Antibiotika (Aminoglykoside), vor oder nach der Geburt,
- bei Chromosomenabweichungen sowie
- monogen bedingten Syndromen wie z. B. dem Pendered-Syndrom mit Hypothyreose, dem Alport- (➤ Kap. 9.9.4), Senear-Usher- und Waardenburg-Syndrom, die mit zusätzlichen Fehlbildungen an den Nieren oder der Haut einhergehen. Zunehmend besser können mithilfe der hochauflösenden Bildgebung (CT und MRT) anatomische Anlagestörungen festgestellt werden, z. B. eine druckbedingte Erweiterung des inneren Gehörkanals (Large-vestibular-aqueduct-Syndrom), einer genetisch bedingten Anlagestörung der Innenohrmembran.

Mit über 30% häufigste Erklärung für eine Ertaubung sowohl bei Kindern als auch bei älteren Personen sind Veränderungen im **Connexin-Gen**, z. B. 26 und 32, die autosomal rezessiv, dominant und X-chromosomal rezessiv vererbt werden können. In seltenen Fällen können diese auch mit zentralen und peripheren Myelinisierungsstörungen einhergehen.

9.2.3 Mittelohrfunktionsstörungen

Mittelohrfunktionsstörungen bestehen grundsätzlich bei allen Erkrankungen mit Ventilationsstörungen der oberen Luftwege, z. B. aufgrund angeborener Fehlbildungen, funktioneller Störungen oder rezidivierender Infektionen.

Zur primären Erkennung von Flüssigkeitsansammlungen im Mittelohr hat sich die **Tympanometrie** sehr bewährt (➤ Kap. 4.5.1). Mittels der Otoskopie kann das Trommelfell zusätzlich inspiziert (z. B. akut infiziert, vorgewölbt, eingezogen, defekt usw.), evtl. auch auf seine Beweglichkeit geprüft werden.

Genaue Untersuchungen des Nasen-Rachen-Raumes sollten dem HNO-Arzt bzw. Phonaudiologen vorbehalten sein. Akute Flüssigkeitsansammlungen im Mittelohr werden als **Serotympanon**, chronische Schleimansammlungen als **Mukotympanon** bezeichnet. Eine akute Otitis media entsteht in der Regel auf der Basis einer Tubenfunktionsstörung mit Serotympanon durch bakterielle Superinfektion. Wiederholte eitrige Otitiden sollten nicht ständig mit Antibiotika behandelt werden; vielmehr sollte die Mittelohrfunktionsstörung ursächlich angegangen werden. Leider sind besonders Kinder aus unterprivilegierten Familien häufiger von chronischen Mittelohrproblemen mit Auswirkungen auf die Hör- und Sprachentwicklung betroffen.

Alle Kinder mit **Lippen-Kiefer-Gaumenspalten** haben auch Ventilationsstörungen der oberen Luftwege mit Mittelohrproblemen, in seltenen Fällen Herzfehlbildungen, z. B. beim Shprintzen-Syndrom mit einer Monosomie 22q. Bei medianen Lippen-Kiefer-Gaumenspalten sollte immer auch an zusätzliche Anomalien (z. B. eine Pierre-Robin-Sequenz, ➤ Kap. 9.9.1) oder zerebrale Fehlbildungen gedacht werden.

Kinder mit **kraniofazialen Dysplasie-Syndromen** (Fehlbildungssyndromen von Schädel und Gesicht, ➤ Kap. 9.9.1, ➤ Kap. 9.9.5), insbesondere dem Apert-Syndrom, dem Crouzon- und Pfeiffer-Syndrom haben praktisch immer eine ausgeprägte Einengung des oberen Rachenraumes bis hin zu Choanalstenose oder Choanalatresie (Einengung oder Verlegung der hinteren Nasenöffnung) mit den sich daraus ergebenden Tubenfunktionsstörungen.

Bei vielen Kindern mit Zerebralparesen, insbesondere spastischen Tetraparesen oder Mischformen, bestehen funktionelle Störungen der Ventilation der oberen Luftwege mit offener Mundatmung, chronischer Schleimhautreizung und Schluckstörungen, die häufig mit Mittelohrproblemen assoziiert sind. Desgleichen haben viele Kinder mit ausgeprägten Muskelhypotonie-Syndromen mundmotorische Störungen sowie chronische Mittelohrergüsse. Typisch ist dies besonders auch bei Kindern mit Trisomie 21.

Hyperplastische Adenoide (vergrößerte Rachenmandeln, im Volksmund Polypen) sind ein ausgesprochen häufiges Symptom bei vielen Kindern mit und ohne Entwicklungsstörungen. Ihre Entstehung ist äußerst vielfältig. Neben anlagebedingten Ventilations- und Koordinationsstörungen spielen die chronische Belastung des Kindes mit Reizstoffen (insbesondere Tabakrauch innerhalb der Wohnung), möglicherweise aber auch schlechte Wohnverhältnisse, verminderter Aufenthalt an der frischen Luft und Industrieabgase eine wesentliche Rolle. Darüber hinaus kommt es durch rezidivierende, entweder virale oder bakterielle Infektionen der oberen Luftwege zu zusätzlichen Vergrößerungen des lymphatischen Gewebes. Durch die Einengung der Nasenatmung mit Zunahme der Mundatmung trocknen die Schleimhäute zusätzlich aus, und die Symptomatik verstärkt sich.

Typische Symptome der vergrößerten Adenoide sind
- offener Mund, besonders während des Schlafens,
- vermehrtes Schnarchen,
- häufiges Erwachen während der Nacht, evtl. aber auch subklinische Störungen der normalen Schlafrhythmik,
- evtl. länger dauernde nächtliche Apnoen (Atempausen) mit vermehrter Rechtsherzbelastung,
- Verhaltensprobleme, insbesondere Quengeligkeit, Unruhe, vermehrte Ablenkbarkeit und akute Müdigkeit während des Tages,
- gehäufte Infekte der oberen Luftwege, insbesondere auch wiederholte Mittelohrentzündungen,
- Appetitmangel,
- Entwicklungsstörung des aktiven Sprechens, zunehmend auch des Sprachverständnisses und der mental-kognitiven und sozialen Fähigkeiten,
- gehäuft neurologische Auffälligkeiten, insbesondere der sensorischen Integration, des Gleichgewichts und der zentralen Koordination.

Deutlich vergrößerte Gaumenmandeln (Tonsillen) sollten vor dem 6. Lebensjahr nicht vollständig herausgeschnitten werden, da sie eine wichtige Funktion im Rahmen der Infektabwehr ausüben. Ggf. kann eine operative Verkleinerung mit einer Laser-Tonsillotomie erfolgen.

9.2.4 Therapiemöglichkeiten bei Hörstörungen

Ausgeprägte Hörstörungen (mehr als 80 dB) sollten möglichst bis zum Ende des ersten Lebenshalbjahres diagnostiziert werden, damit eine frühzeitige Hörgeräteanpassung stattfinden kann. Zur Förderung der Sprachentwicklung werden vielfältige Methoden eingesetzt, wobei immer wieder Diskussionen zwischen Vertretern einer ausschließlich oralen Sprachanbahnung und denen einer zusätzlichen bzw. überwiegenden Anbahnung durch Gebärden- und Zeichensprache bestehen. Neuerdings kann bei schweren Innenohrschädigungen nach dem 2. Lebensjahr ein elektronisches Kochlea-Implantat (CI) operativ möglichst beidseits eingesetzt werden (Kochlea = Schnecke des Innenohres, Sitz der Hörsinneszellen).

Alle Kinder mit chronischen Mittelohrfunktionsstörungen sollten regelmäßig HNO-ärztlich untersucht werden. Nach dem 2. Lebensjahr empfiehlt sich bei eindeutigen Symptomen die operative Adenotomie (Entfernung der Adenoide), die z. T. erstaunliche Verbesserungen in sehr unterschiedlichen Bereichen (Verhalten, Appetit, Schlaf, Infektanfälligkeit, Sprachentwicklung usw.) bewirken kann. Ggf. muss zusätzlich eine Drainage des Mittelohres durch Einsetzen eines Röhrchens stattfinden. Nach dem 4. Lebensjahr können Maßnahmen zur Verbesserung der Tubendurchlässigkeit sinnvoll sein, z. B. das Aufblasen eines Luftballons durch ein Nasenloch (Otovent®). Evtl. ist auch eine Wiederholung der Adenotomie sinnvoll. Weitere Maßnahmen zur Verbesserung der Mundmotorik werden in ➤ Kap. 14 (Logopädische Beurteilung und Therapie) besprochen [60, 70, 71, 76, 188, 192, 196, 203].

9.3 Zähne und Gebiss bei Kindern mit Entwicklungsstörungen

Viele Kinder mit Entwicklungsstörungen haben entweder anlagebedingt oder sekundär, z. B. infolge von Karies oder Parodontose, **Fehlstellungen** und **Schädigungen** der Zähne.

Zahnanlagestörungen gibt es bei einigen Syndromen mit allgemeiner Entwicklungsstörung (Cockayne-Syndrom, Hallermann-Streiff-Syndrom, Kohlschütter-Syndrom (➤ Kap. 8.5), Williams-Beuren-Syndrom, ➤ Kap. 8.3), ektodermale Dysplasie und besonderen Ataxie-Formen, bei angeborenen Infektionen (z. B. Lues, ➤ Kap. 8.9.2), durch Alkohol in der Schwangerschaft und als Medikamentennebenwirkung (z. B. nach Einnahme von Tetrazyklin-Antibiotika während der Schwangerschaft).

Bei gestörter Mundmotorik kommt es sekundär zu Fehlhaltungen von Ober- und Unterkiefer und, damit verbunden, zu Fehlstellungen der Zähne. Viele Kinder mit Entwicklungsstörungen, aber auch Kinder mit psychischen Belastungen, zeigen gehäuftes **Zähneknirschen** z. T. tagsüber, meist nachts (Bruxismus). Einige Medikamente, z. B. das Antiepileptikum Hydantoin, können zu erheblichen **Hyperplasien (Wucherungen) der Mundschleimhaut** führen.

Trotz der genannten Probleme sind in der Regel schwerere Schäden am Gebiss kein unabwendbares Schicksal. Der Zahnstatus eines Kindes, insbesondere das Vorhandensein von Karies, hat viel mit der hygienischen Versorgung und dem Sozialstatus des Kindes und seiner Familie zu tun. Von entscheidender Bedeutung ist auch bei schweren Entwicklungsstörungen die frühzeitige Motivation der Eltern und der Betreuer, die Bedeutung des Zähneputzens, aber auch möglichst normaler Kaufunktionen zu erkennen und zu fördern. Frühzeitige, regelmäßige Mundhygiene verhindert nicht nur schmerzhafte Entzündungen und vorzeitigen Zahnverlust, sondern fördert auch die Kau-, Schluck- und Sprachfähigkeit, letztlich somit auch soziale Kontakte.

Zur Vermeidung sekundärer Zahnschäden ist in erster Linie regelmäßiges Zähneputzen nach jeder Mahlzeit notwendig. Dabei soll eine Zahnfleischpflege stattfinden, indem mittels einer adäquaten Zahnbürste von „rot nach weiß", d. h. vom Zahnfleisch zur Zahnspitze, gebürstet wird. Durch tägliche Fluoridgabe (z. B. Fluortabletten 0,25 mg im 1. Lebensjahr, ab dem 7. Lebensjahr 1 mg), evtl. auch das Einbürsten eines 1,25%igen Fluorid-Gels ab dem 4. Lebensjahr, kann der Entwicklung von Karies am besten vorgebeugt werden. In größeren Abständen sind Entfernungen von Plaques auf den Zähnen sinnvoll. Wesentlich ist ab dem Säuglingsalter auch eine richtige Ernährung, wobei neben zuckerhaltigen Tees vor allem Getränke mit erhöhten Säurewerten vermieden werden sollten (Fruchtsäfte, Cola-Getränke). Feste, zuckerhaltige Süßigkeiten sind für die Zähne besonders schlecht. Wenn es trotz guter Zahnpflege frühzeitig zur Kariesbildung gekommen ist, sollte vor allem auch bei Kindern mit leichten Gangauffälligkeiten an eine Hypophosphatasie gedacht werden, eine angeborene Störung der alkalischen Phosphatase, die mit Verkalkungsstörungen und Knochenschmerzen verbunden ist. Bei Jugendlichen mit Erosionen an der Zahninnenseite sollte man an rezidivierendes Erbrechen, z. B. im Rahmen einer Bulimie, denken.

Bei Kindern mit Störungen der Mundmotorik sollte durch Bürsten und spezielle Reizgeräte frühzeitig eine Mundbereichsstimulation stattfinden; schwer behinderte Kinder können am besten im Hochstuhl (z. B. Tripp-Trapp) regelmäßig an den Zähnen behandelt werden. Zusätzlich werden bei Kindern mit Mundmotorikstörungen verschiedene Übungen empfohlen: Dazu gehören Klappern mit den Zähnen, Spülen mit Wasser, Spritzen von Wasser aus dem Mund, Lippenspiele, Blasespiele oder Zielspucken. Bei vermehrtem Speicheln sollte immer wieder versucht werden, den Schluckreflex auszulösen, und verbal an den Mundschluss zu erinnern.

Bei Kindern mit Hyperplasien des Zahnfleisches ist regelmäßige Mundhygiene, evtl. in Verbindung mit adstringierenden Lösungen notwendig. Operative Maßnahmen zur Reduktion hyperplastischer Schleimhaut sind meist langfristig nicht effektiv.

Weitere Angaben zur Mundtherapie (z. B. orofaziale Therapie) finden sich in ➤ Kapitel 14 „Logopädische Beurteilung und Therapie" [60, 70, 71].

9.4 Der gastroösophageale Reflux

Vom frühen Säuglingsalter an spielt der gastroösophageale Reflux, d. h. der Rückfluss von Mageninhalt in die Speiseröhre, bei vielen Kindern mit Entwicklungsauffälligkeiten und -störungen eine wesentliche Rolle. Dabei ist die Grenze zwischen noch physiologischen Formen einer Verschlussstörung im Mageneingangsbereich und schwerwiegenden Erkrankungen, z. B. im Sinne einer **Hiatushernie,** nicht immer einfach zu ziehen. (Unter einer Hiatushernie versteht man das Hochtreten von Magenanteilen aus der Bauch- in die Brusthöhle durch den Speiseröhrenspalt des Zwerchfells.)

Beim jungen Säugling besteht aus verschiedenen Gründen eine physiologische Funktionsstörung des unteren Ösophagus-Sphinkter (Speiseröhren-Schließmuskel). Verantwortlich hierfür sind u. a.
- die nach der Geburt rasch zunehmende, bezogen auf das Körpergewicht gewaltige Flüssigkeitsmenge, die vom Magen aufgenommen werden muss (bei Erwachsenen würde das einer täglichen Flüssigkeitsmenge von ca. 12 l entsprechen),

9.4 Der gastroösophageale Reflux

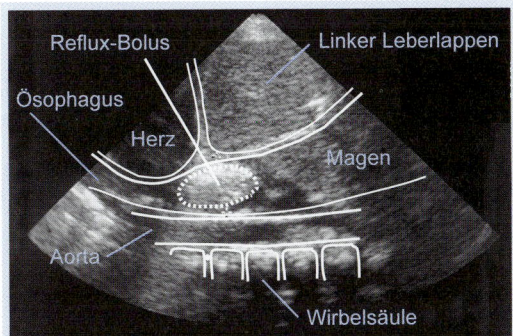

Abb. 9.1 Sonographische Darstellung eines gastroösophagealen Refluxes bei einem 5 Monate alten Säugling. Man erkennt echodichten Mageninhalt in der unteren Speiseröhre.

- die überwiegende Rückenlage mit relativ schwach ausgeprägter Bauchmuskulatur,
- die in den ersten Wochen nach der Geburt noch geringe Salzsäureproduktion der Magenschleimhaut.

Viele Säuglinge zeigen ein mehr oder weniger ausgeprägtes Herausspucken der Nahrung nach den Mahlzeiten ohne Zeichen einer Gesundheitsstörung. Der Volksmund spricht von „Speikind = Gedeihkind". Folgende Faktoren können für eine nach der Neugeborenenperiode zunehmende Funktionsstörung, die eine **gastroösophageale Refluxkrankheit** verursacht, verantwortlich gemacht werden:

- übermäßige Nahrungszufuhr, oft mit wechselnder Nahrung, (z. B. Stillen und zusätzliche Flaschenfütterung), zusätzliche Teegaben unter der falschen Vorstellung, vermehrte Unruhe und Schreien des Kindes wäre Ausdruck von Hunger,
- falsche Lagerung des Kindes in zu weichen Unterlagen mit Decken und Beeinträchtigung der Strampelbewegungen, gehäufte Lagerung in die Bewegungen einschränkenden Wippen,
- die zunehmende Konzentration von Salzsäure im Magensaft mit immer stärkeren Reizungen der unteren Speiseröhrenschleimhaut,
- Störungen der Schluckfunktion bzw. der Kontraktilität der Speiseröhre, die dazu führen, dass der Reflux nicht sofort hinausgespuckt wird, sondern in der Speiseröhre verbleibt („stiller Reflux").

Die typische Symptomatik eines Säuglings mit gastroösophagealem Reflux ist im ➤ Kapitel 5.1.2 an einem Beispiel dargestellt. Neben dem chronisch exzessiven Schreien meist einige Zeit nach den Mahlzeiten, evtl. jedoch auch während oder kurz nach den Mahlzeiten, und den neurologischen Auffälligkeiten (mit Rumpfhypotonie, muskulärer Hypertonie der Extremitäten, Übererregbarkeit und Rumpfasymmetrie) können durch den Reflux wiederholte Reizungen des Rachenraumes und Mikroaspirationen (Einatmen kleiner Mengen von Mageninhalt) auftreten, die zu obstruktiven Bronchitiden führen. Eindeutig lassen sich Zusammenhänge zwischen saurem Reflux und rezidivierenden, meist obstruktiven Apnoen (Atempausen durch Einengung der Atemwege) nachweisen, so dass in Einzelfällen sichere Zusammenhänge zwischen saurem gastroösophagealem Reflux und dem plötzlichen Kindstod bestehen. Fehlendes Spucken schließt einen Reflux nicht aus (so genannter „stiller Reflux").

Durch die zunehmende muskuläre Kräftigung insbesondere der Bauchmuskulatur, die Aufrichtung, die festere Nahrung und die physiologische Reifung der unteren Ösophagussphinkterfunktion bildet sich in der Regel der gastroösophageale Reflux beim neurologisch gesunden Kind bis zum Ende des 1. Lebensjahres zurück. Evtl. weiterhin bestehende Schlafstörungen können jetzt nicht allein mehr als Ausdruck des Refluxes gedeutet, sondern müssen zunehmend als „Lerneffekt" des Kindes angesehen werden. Da Kinder mit einem Reflux sich rasch wohler fühlen, wenn sie aus der horizontalen in die vertikale Position gebracht werden, kommt es häufig dazu, dass diese Kinder zu früh hingesetzt und hingestellt werden, ggf. auch in ein so genanntes „Gehfrei". Dadurch erlernen sie nicht die notwendigen Bewegungsübergänge, insbesondere auch die Fähigkeit, sich abzustützen und fallen zu können. Die Kinder neigen deshalb dazu, frühzeitig zu gehen, dabei häufig zu fallen, dann heftig zu schreien und so meist die Mutter ständig an sich zu binden. Nicht selten entwickeln sich bei solchen Kindern respiratorische Affektsynkopen („Wegschreien") und unterschiedliche, meist hyperkinetische Verhaltensweisen, Schlafstörungen, Essstörungen usw.

Bei Kindern mit schwerer Entwicklungsstörung, die nicht oder später in die Senkrechte kommen, kann der im Säuglingsalter noch z. T. physiologische gastroösophageale Reflux zunehmend die untere Speiseröhrenschleimhaut reizen; es kommt zur Ausbildung von Geschwüren und Narbenbildung sowie zu chronischen Funktionsstörungen des unteren Ösophagus bis hin zur Hiatushernie. Der Zusammenhang von schweren Bewegungsstörungen, meist Torsionsdystonien, mit einem gastroösophagealen Reflux wird als Sutcliff-Sandifer-Syndrom (➤ Kap. 7.1.3) bezeichnet. Vor allem Kinder mit spastischer Zerebralparese, aber auch mit schweren hypotonen Entwicklungsstörungen, haben oft einen unerkannten gastroösophagealen Reflux, der chronische Schmerzen und Bewegungsstörungen mit schweren Rumpfasymmetrien und die Entstehung einer Skoliose herbeiführen kann. Gleichzeitig bestehende Schluckstörungen, insbesondere auch bei Verwendung einer nasogastralen Sonde (d. h. einer durch die Nase eingeführten Magensonde) verstärken die Refluxproblematik.

Therapeutisch ist neben einer Erkennung der Zusammenhänge im Säuglingsalter vor allem eine Kräftigung der Bauchdeckenmuskulatur und Förderung der eigenständigen Aufrichtung sinnvoll. Oft hilft ein Eindicken der Nahrung mit Johannisbrotmehl (Nestargel®) oder noch besser die Gabe einer Fertignahrungs-Milch mit entsprechendem Zusatz (Aptamil AR®). Nach den Mahlzeiten kann ein leichtes Antazidum verabreicht werden, möglichst in Verbindung mit einem Alginat, das zu einer Eindickung der Nahrung und einem Schutzfilm über der Speiseröhrenschleimhaut führt (Gaviscon Advance®). Bei schwerer Symptomatik werden H_2-Blocker zur Verminderung der Salzsäureproduktion verordnet (Omeprazol, z. B. Antra Mups®).

Bei Säuglingen, aber auch bei Kindern mit schwereren Bewegungsstörungen, empfiehlt sich eine konsequente Physiotherapie, ggf. mit intensiver Förderung der Rotationsbewegung (➤ Kap. 13.5).

Hochlagerungen während des Schlafes, beim Säugling in einem Leibchen, sind nur vorübergehend sinnvoll, da so die aktive Bewegungsfähigkeit unterdrückt wird.

Nur äußerst selten muss heute bei einem insgesamt nicht schwer entwicklungsgestörten Kind eine Operation, z. B. eine Fundoplicatio (Manschettenbildung aus dem oberen Magenteil), die u. U. auch laparoskopisch erfolgen kann, durchgeführt werden.

Bei Kindern mit schwerer Entwicklungsstörung und ausgeprägten Ernährungsstörungen empfiehlt sich die Anlage einer PEG-Sonde (➤ Kap. 11). Durch Entlastung der Speiseröhre, kontinuierliche Nahrungszufuhr und Vermeidung einer nasogastralen Sonde kann damit auch bei leichteren Hiatushernien auf eine Operation verzichtet werden.

Differenzialdiagnostisch kann bei Kindern mit Entwicklungsstörung eine chronische Gastritis (Magenschleimhautentzündung), evtl. auch ein Ulcus duodeni (Geschwür des Zwölffingerdarms) infolge einer Helicobacter-pylori-Infektion für chronische Oberbauchschmerzen und Ernährungsstörungen verantwortlich sein [41, 43, 56, 60, 81].

9.5 Enuresis (Einnässen)

Eine Kontrolle über die Blasenfunktion wird von den meisten Kindern tags bis zum Ende des 2. Lebensjahres und nachts bis zum Ende des 3. Lebensjahres erworben. Einnässen ist ein häufiges Symptom; bei normal entwickelten 8-jährigen Kindern kommt es in 1–2% vor. Bei schweren Entwicklungsstörungen, insbesondere im mental-kognitiven Bereich, besteht sehr häufig eine Störung der Blasen- und Mastdarmkontrolle. Aber auch bei vielen Kindern mit leichteren Entwicklungs- und Verhaltensauffälligkeiten findet man unterschiedliche Formen einer Enuresis. Man unterscheidet eine **primäre Enuresis** von einer **sekundären Enuresis,** bei der zumindest vorübergehend eine Kontrolle der Blasenfunktion bestanden hat. Liegt keine schwerwiegende mentale Entwicklungsstörung vor, muss vor allem bei sekundärer Enuresis immer eine organische Grundkrankheit ausgeschlossen werden. Dies können z. B. sein:

- rezidivierende Harnwegsinfekte,
- Glomerulonephritis (nicht-infektiöse Nierenentzündung),
- beginnender Diabetes mellitus,
- Diabetes insipidus („Wasserharnruhr"), z. B. bei Tumoren im Hypothalamus-Hypophysenbereich, insbesondere einem Kraniopharyngeom (Hypophysengangstumor, ➤ Kap. 8.12.4); durch Mangel an dem antidiuretischen Hormon ADH (Adi-

uretin), das im Hypothalamus gebildet wird und zur Wasserrückresorption in der Niere führt, kommt es dabei zu einer stark vermehrten Wasserausscheidung mit dem Urin.
- kaudale Rückenmarkserkrankungen, z. B. durch Tumoren, Entzündungen oder das Tethered-cord-Syndrom (➤ Kap. 7.2).

Wichtigste Grundlage einer differenzierten Beurteilung der Enuresis ist eine ausführliche Anamnese. Dabei sollten möglichst anhand von Kalenderaufzeichnungen die Zeitpunkte des Einnässens dargestellt werden; von Bedeutung ist, ob z. B. tags und nachts oder nur nachts Einnässen stattfindet, ob ein regelrechter Ablauf der Miktion (Harnentleerung) mit Ausbildung eines normalen Urinstrahls besteht, ob ein Harnträufeln oder ein Harnverhalten vorhanden ist. Häufig bestehen bei Kindern mit Enuresis psychische Auffälligkeiten, so dass eine genaue Darstellung der Familienbeziehungen notwendig ist. Als wichtigste Grundlagen einer organischen Abklärung sind vor allem eine Urinuntersuchung auf Zucker, Leukozyten, Eiweiß und spezifisches Gewicht und eine Ultraschalluntersuchung der Nieren sowie der Harnblase vor und nach Miktion durchzuführen. Mittels einer Uroflowmetrie lässt sich der Miktionsablauf genauer untersuchen, mithilfe einer Elektromyographie der Beckenbodenmuskulatur mit Oberflächenelektroden eine Aussage über die Koordination der Muskelkontraktionen machen.

Nach Olbing werden folgende Formen der Enuresis unterschieden:
- Die **primär isolierte Enuresis nocturna** (nächtliches Einnässen).

Sie besteht bei ca. 50% der betroffenen Kinder, überwiegend Knaben, und ist stark genetisch bestimmt. Typischerweise werden dabei auch in der Nacht große Urinmengen produziert, die Enuresis ist wenig von äußeren Faktoren abhängig, die Spontanheilungsquote pro Jahr liegt bei 15%. Das Einnässen findet in jeder Schlafphase, meist innerhalb der ersten Stunden nach dem Einschlafen statt. Die Blasenentleerung ist nicht gestört. Ätiologisch wird eine verminderte Wirkung des Hypophysenhinterlappenhormons Adiuretin vermutet; möglicherweise kann die Störung in einem Teil der Fälle monogenetisch auf den Chromosomen 12 und 13 lokalisiert werden. Als Therapiemaßnahme empfiehlt sich vor allem Abwarten, regelmäßige vollständige Miktion tagsüber und evtl., vor allem beim Schlafen außerhalb der Familie (Ferien, Übernachtung bei Freunden, Landschulheim) die Gabe von künstlichem Adiuretin in Form eines Nasensprays oder von Tabletten (Minirin®). Länger dauernde Behandlungen hiermit werden u. a. wegen der Gefahr einer Entgleisung des Salz-Elektrolyt-Haushaltes nicht empfohlen.
- Die **sekundäre Enuresis nocturna.**

Sie tritt in ca. 16% auf und ist in der Regel mit ausgeprägten psychischen Problemen, z. B. bei schweren Familienkonflikten, verbunden. Häufig haben die Kinder Teilleistungsstörungen, z. T. sind sie auch in psychischen Belastungssituationen Tagnässer. Als Therapie wird vor allem eine psychosoziale Entlastung und eine kindgerechte Psychotherapie empfohlen. Nur selten spielen organische Ursachen eine Rolle.
- Die **idiopathische Dranginkontinenz.**

Hierbei besteht eine Funktionsstörung des für die Öffnung der Blase zuständigen Muskels (Musculus detrusor vesicae). Hierdurch kommt es zu einem plötzlichen Harndrang, zu deutlichen Druckerhöhungen innerhalb der Blase und zum Absetzen kleiner Harnmengen. Meist wird tags und nachts eingenässt. Als Therapie empfiehlt sich Blasentraining, Verhaltenstherapie und evtl. die Gabe von Oxibutinin (Dridase®).
- **Harninkontinenz bei Miktionsaufschub.**

Hierbei zögern die Kinder die Miktion deutlich heraus; oft kommt es zu rezidivierenden Harnwegsinfekten. Meist bestehen erhebliche psychische Probleme, z. B. Verweigerung oder soziale Auffälligkeiten wie Mutismus, zusätzlich Obstipation und Kotschmieren. Zur Behandlung werden eine konsequente Verhaltenstherapie und familientherapeutische Maßnahmen empfohlen.
- **Sphinkter-Detrusor-Dyssynergie** (mangelhaftes Zusammenspiel von Blasenschließmuskel und „Entleerungsmuskel").

Vor allem hierbei müssen neurologische Störungen ausgeschlossen werden. Die Kinder haben eine Störung in der Uroflow-Messung, die Harnblasenwand ist deutlich verdickt. Häufig bestehen Harnwegsinfekte und Einkoten. Neben einer organischen Behandlung muss hierbei sowohl mittels Verhaltenstherapie als auch mit anderen Entspannungsmethoden eine Normalisierung der erhöhten Muskelanspannung erreicht werden.

Übungen zur Blasendehnung, Einschränkungen der abendlichen Trinkmenge, nächtliches Wecken und medikamentöse Behandlungen zur Beeinflussung der Schlaftiefe sind in der Regel nicht sinnvoll. Bei lange bestehender, primär isolierter Enuresis nocturna kann eine Klingelhosenbehandlung am ehesten eine Heilung erbringen. Diese sollte jedoch möglichst in Zeiten ohne psychische Anspannung, z. B. in den Ferien, eingesetzt werden, da hierbei u. U. über mehrere Wochen regelmäßiges nächtliches Wecken vor dem Toilettengang notwendig ist [41, 43, 60, 70, 80].

9.6 Obstipation (Stuhlverstopfung) und Enkopresis (Einkoten)

Eine Störung der Stuhlentleerung ist ein häufiges Symptom bei Kindern mit überwiegend mentaler Entwicklungsstörung, aber auch bei leichteren Entwicklungs- und Verhaltensauffälligkeiten. Wie bei der Enuresis muss hierbei eine überwiegend organisch bedingte Form von funktionellen Störungen abgegrenzt werden.

Bei allen Kindern mit eingeschränkter Bewegungsmöglichkeit, vor allem auch in Verbindung mit Ernährungsstörungen, kann es leicht zu einem zunehmenden Kotaufstau kommen. Wiederholter Abgang von dünnflüssigem, übel riechendem Stuhl darf nicht darüber hinwegtäuschen, dass bei diesen Kindern evtl. große Stuhlmengen im Enddarm, z. T. auch im gesamten Dickdarm lagern. Diese können bei mangelnder muskulärer Bauchpresse bzw. fehlender Mitarbeit nicht abgesetzt werden, sie können zunehmend eindicken und z. T. Kalksalze aufnehmen.

Weiterhin kann bei einer Unterfunktion der Schilddrüse (Hypothyreose) und bei unterschiedlichen Medikamentengaben, insbesondere verschiedenen Antiepileptika, eine erhebliche Darmträgheit mit Obstipation auftreten.

Nicht selten liegt bei chronischer Obstipation auch eine Dysfunktion der vegetativen Nervenversorgung des Dickdarms vor. Dies kann entweder vorübergehend in den ersten Lebensjahren oder in Verbindung mit einem Mangel an Ganglienzellen (Aganglionose) in der Wand des Enddarms (Morbus Hirschsprung) auftreten. Hierfür wurden genetische Ursachen nachgewiesen, weswegen ein Morbus Hirschsprung öfters mit unterschiedlichen Entwicklungs- und Verhaltensauffälligkeiten verbunden sein kann.

Ferner können verschiedene Funktionsstörungen des unteren Rückenmarkes, z. B. Anlagestörungen, ein Tethering (➤ Kap. 7.2), Infektionen und Tumoren auch zu einer Mastdarmentleerungsstörung führen.

Vor allem bei einer Obstipation mit sekundärem Einkoten und Stuhlschmieren (Enkopresis) muss an psychische Ursachen im Rahmen schwerer psychosozialer Konflikte sowie als Ausdruck von Verweigerung und Protest, z. B. bei Überforderung oder seelischer Vernachlässigung, gedacht werden.

Therapeutisch ist ballaststoffreiche Kost mit ausreichenden Quellstoffen (z. B. Salat, Gemüse, Obst, Körner) in Verbindung mit reichlicher Flüssigkeitszufuhr besonders wichtig. Daneben können Physiotherapie, verschiedene Quell- und Gleitmittel (Lactulose, Paraffin, Macrogol) sowie die Verordnung spezieller Zäpfchen (Glyzerin, Lecicarbon®, Dulcolax®) oder von Einläufen (X-Prep®) sinnvoll sein. Unter Umständen ist auch eine Behandlung der zugrunde liegenden Störung möglich, z. B. durch Gabe von Schilddrüsenhormonen bei Hypothyreose oder Operation bei Morbus Hirschsprung. Bei schwerwiegender organisch bedingter Obstipation, z.B. bei Patienten mit Meningomyelozele kann durch das Einnähen des Appendix in die Bauchwand eine Möglichkeit zur anterograden Durchspülung des Dickdarms geschaffen werden [41, 43, 60].

9.7 Schlafstörungen

Das durchschnittliche Schlafbedürfnis eines Kindes sinkt von der Neugeborenenzeit bis zum Schulalter von ca. 16 Stunden bis auf 8 Stunden Schlaf. Es besteht jedoch eine erhebliche Variabilität, so dass nicht eine genaue Angabe von Stunden als Kriterium dafür herangezogen werden kann, ob eine Schlafstörung vorliegt; wichtig ist vielmehr, ob das Kind tagsüber ausgeschlafen ist.

Die Entwicklung eines regelmäßigen Schlaf-Wach-Rhythmus in den ersten Lebensmonaten ist von vielen inneren und äußeren Faktoren abhängig: Hierzu gehören die Ausbildung eines zirkadianen Rhythmus unterschiedlicher Hormonkonzentrationen, z. B. von Cortisol und Melatonin, die Registrierung von Nacht und Tag, die Nahrungszufuhr, sowie der Wechsel von Phasen mit äußerer Stimulation und Ruhe. Auf die Bedeutung von Ernährungsstörungen, insbesondere die Fehlinterpretation von Unruhe, wird im ➤ Abschnitt 9.4 „Gastroösophagealer Reflux" eingegangen.

In der zweiten Hälfte des 1. Lebensjahres kommt es immer mehr zur Einübung von Zu-Bett-geh- und Einschlafritualen, die ab dem 2. Lebensjahr bei einigen Kindern sich zu einem Drama ausweiten können. Die Kinder weigern sich, alleine ins Bett zu gehen, sie bestehen darauf, dass die Mutter nicht nur vorübergehend anwesend ist, sie verlassen in der Nacht ihr Bett und legen sich in das Bett der Eltern usw. So sehr solche Verhaltensweisen bei vorübergehenden Belastungen, z. B. auch im Rahmen von Krankheiten des Kindes, verständlich sind, so sehr führen sie auf Dauer doch zu einer Störung des Familienlebens; meist verlässt der Vater das gemeinsame Schlafzimmer. Rett spricht von dem Symptom der „Verwöhnungsverwahrlosung", was besonders bei Kindern mit Entwicklungsstörungen, Verhaltensstörungen und Epilepsien zu beobachten ist. Durch die ständigen Forderungen des Kindes entwickelt sich eine Eigendynamik, die von den Eltern, insbesondere der Mutter, entweder zu spät erkannt oder nicht mehr rechtzeitig kontrolliert wird. Von daher ist es unerlässlich, dass möglichst ab der zweiten Hälfte des 1. Lebensjahres klare Regeln und Grenzen eingeübt werden, an die das Kind sich verlässlich halten kann. Hierzu gehören eine ruhige Atmosphäre beim abendlichen Zubettgehen, keine zusätzliche Flüssigkeitszufuhr (Teeflasche) vor dem Einschlafen, das Vermeiden von unnötigen Reizen (Aktionsspielgerät, Fernsehen, unruhige Kassetten) und die konsequente Verabschiedung nach einem beruhigenden Einschlafritual, z.B. im Rahmen der Ferber-Methode mit Führen eines Schlafprotokolls.

Kommt es bei älteren Kindern zu Schlafstörungen, sollte u. a. auch an eine Beeinträchtigung der Nasenatmung, z. B. infolge vergrößerter Adenoide, gedacht werden (➤ Kap. 9.2).

Bei Unruhezuständen aus dem Schlaf heraus unterscheidet man den Pavor nocturnus, an den sich das Kind nicht erinnert, vom Albtraum und dem einfachen Schlafwandeln. Säuglinge, Kleinkinder mit und ohne Entwicklungsstörungen haben nicht selten in Müdigkeits- und Einschlafphasen rhythmische Körperbewegungen mit vegetativen Symptomen im Sinne von Selbstbefriedigungs-Stereotypien, die in der Regel keiner besonderen Therapie bedürfen. Immer muss bei solchen Symptomen auch an Schlaf-assoziierte Anfälle, vor allem im Rahmen einer Frontallappenepilepsie, gedacht werden. Zur Erkennung können Videoaufzeichnungen durch die Eltern und ggf. eine Schlafpolygraphie hilfreich sein.

Medikamente zur Schlafeinleitung oder Schlafaufrechterhaltung sind auch bei Kindern mit schwerer Entwicklungsstörung nur sehr selten indiziert. Versuche können mit pflanzlichen Mitteln wie Baldrian, Melisse oder Hopfenzapfen-Kissen, Phenothiaziden (Atosil®), Dipiperon®, Chloralhydrat und in seltenen Fällen mit Benzodiazepinen (Adumbran®) gemacht werden. Bei Kindern mit schweren Schlafstörungen im Rahmen einer Mehrfachbehinderung mit Erblindung hat sich die Verabreichung des Zirbeldrüsenhormons Melatonin (Melatonin DAB, Circadin®) bewährt [30, 53, 60, 90, 225, 231, 232, 233].

9.8 Hüftgelenkserkrankungen

Anlagestörungen des Hüftgelenks sind relativ häufig. Mithilfe der Hüftgelenksonographie lassen sich bei ca. 1–2% der Neugeborenen Störungen der Hüftgelenkspfannen *(Hüftgelenksdysplasie)* feststellen. Die *Ursachen* hierfür sind vielfältig:
- Über familiär-genetische Ursachen wird immer wieder diskutiert, eine umschriebene Genveränderung konnte jedoch bisher nicht festgestellt werden.

Wichtig sind
- verminderte oder falsche intrauterine Bewegungen,
- fehlerhafte Wickeltechnik mit Bewegungseinschränkung und übermäßiger Adduktion (Aneinanderlegen der Oberschenkel) beim Säugling,

- eine Anlagestörung der unteren Rückenmarksstrukturen, z. B. eine Meningomyelozele,
- andere neuromuskuläre Erkrankungen,
- eine Arthrogryposis (angeborene „Krummgelenkigkeit", d. h. Versteifung zahlreicher Gelenke in Fehlstellungen),
- eine primäre Knochenerkrankung,
- eine zerebrale Bewegungsstörung u. v. m.

Die *Diagnose* einer Hüftgelenksanlagestörung ist beim jungen Säugling möglichst innerhalb der ersten 4 Wochen mittels Ultraschall problemlos durch Bestimmung des Pfannendachwinkels α möglich. Nach Graf werden folgende Stadien unterschieden:
- Stadium I a und b: $\alpha > 60°$
- Stadium II a: $\alpha = 51–59°$ (bis 3. Lebensmonat)
- Stadium II b: $\alpha = 51–59°$ nach dem 3. Lebensmonat
- Stadium II g: $\alpha < 50°$ mit zentriertem Hüftkopf
- Stadium III a: $< 50°$, beginnende Luxation (Verrenkung) mit regelrechtem Labrum
- Stadium III b: beginnende Luxation mit Kompression des Labrums
- Stadium IV: vollständige Luxation.

Eine Früherkennung durch die klinische Untersuchung des jungen Säuglings, z. B. auf eine Abspreizhemmung, eine Faltenasymmetrie oder ein Ortolani-Phänomen (fühl- und hörbares Gelenkschnappen), hat sich als ebenso unsicher erwiesen wie eine Röntgenuntersuchung des Beckens in den ersten Lebensmonaten.

Röntgenologisch lassen sich nur Spätzeichen einer Hüftgelenksdysplasie, z. B. in Form eines zu steilen Pfannendachs nachweisen. Dieses darf nicht mit dem sonographischen Pfannendachwinkel verwechselt werden.

Es empfiehlt sich, dass bei jedem Kind mit einer eindeutigen Dysplasie (ab Stadium II g) eine genaue Untersuchung auf mögliche neurologische Ursachen stattfindet.

Umgekehrt muss bei allen Kindern mit Bewegungsstörungen im Hüftgelenk (z. B. spastische Zerebralparese, Meningomyelozele) immer an die Entstehung einer sekundären Hüftgelenksluxation gedacht werden, die sich auch bei primär normaler Hüfte entwickeln kann. Sie wird überwiegend durch korrekt eingestellte Röntgenaufnahmen des Beckens diagnostiziert. Deshalb sind solche Röntgenaufnahmen bei allen Kindern mit einer Zerebralparese nach dem 1. Lebensjahr in regelmäßigen halb- bis einjährigen Abständen angezeigt.

Die *Behandlung* einer Hüftgelenksdysplasie ist in den letzten Jahren zunehmend vereinheitlicht worden: Ab dem Stadium IIa erfolgt eine Spreizhosenbehandlung. Dabei muss aber auch auf die Gefahren einer länger dauernden Spreizhosenbehandlung mit möglichen Entwicklungen von Drucknekrosen des Hüftkopfes, Überdehnung der vorderen Leistenbänder und mangelnder Entwicklung der Rumpfrotation ausdrücklich hingewiesen werden.

Ab Stadium IIg wird eine Pavlik-Bandage oder eine Hoffmann-Daimler-Schiene zur Behandlung eingesetzt, ab Stadium III ein Hock-Spreiz-Gips nach einer operativen Revision. Bei primär isolierter Hüftgelenksdysplasie ist die Langzeitprognose exzellent.

Ist es bei einer Zerebralparese oder einer Meningomyelozele zu einer Hüftgelenksluxation gekommen, kann deren Behandlung z. T. äußerst problematisch sein. Deshalb wird neuerdings bei einer drohenden Hüftgelenksluxation die Injektionsbehandlung mit Botulinum-Toxin in die Adduktoren-Muskeln empfohlen.

Beim gesunden Säugling ist in den ersten Lebensmonaten die freie Bewegung der Beine in Hock-Spreiz-Stellung, d. h. in Rückenlage ohne dicke Zudecken auf einer Bodendecke eine sinnvolle *Prophylaxe*. Außerdem können Kinder durch Tragen auf der Hüfte eines Erwachsenen in die Hock-Spreiz-Position mit abgespreizten Oberschenkeln gebracht werden, die am ehesten die normale Entwicklung der Hüftgelenkspfanne fördert.

9.9 Andere Organbeteiligungen

Viele verschiedene Organsysteme müssen bei Kindern mit Entwicklungsstörungen besonders untersucht und berücksichtigt werden.

9.9.1 Atemorgane

Bei vielen Kindern mit Entwicklungsstörungen besteht eine Einengung bzw. Funktionsstörung der Luftwege, die entweder anlagebedingt oder sekundär infolge von Störungen der Atmungsvorgänge auftreten kann.

Bei einigen Kindern mit Fehlbildungen von Schädel und Gesicht besteht eine ausgeprägte Einengung der oberen Luftwege bis hin zur Choanalstenose bzw. -atresie (Einengung oder Verschluss der hinteren Nasenöffnung). Im Säuglingsalter ergibt sich hieraus eine erhöhte Gefahr von obstruktiven Apnoen (Atempausen durch Verengung der Luftwege). Aber auch später können vor allem im Schlaf immer wieder gefährliche Hypoxien auftreten. Ebenso kann es beim Pierre-Robin-Syndrom, einer Hypoplasie (Unterentwicklung) des Unterkiefers mit Gaumen- und Kehlkopfanomalien, zu schwerwiegenden Sauerstoffmangelzuständen kommen.

Bezüglich weiterer Probleme und Erkrankungen im Bereich der oberen Luftwege bei Kindern mit Entwicklungsstörungen wird auf die ➤ Kapitel 9.2.1 und ➤ Kapitel 14 (Logopädie) verwiesen.

Viele Kinder mit Entwicklungsstörungen haben chronische Probleme mit den Bronchien, z. B. aufgrund einer Störung des Schleimaushustens, oftmals verbunden mit vermehrter oder abnorm zäher Schleimproduktion und häufigen Infektionen der Luftwege *(chronische Bronchitis)*. Auch muss immer an wiederholte Aspirationen von Mageninhalt in die Bronchien gedacht werden.

Bei ehemaligen Frühgeborenen kann durch lang dauernde maschinelle Beatmung eine chronische Lungenerkrankung im Sinne einer bronchopulmonalen Dysplasie (Umbaulunge) bestehen.

9.9.2 Herz

Angeborene Herzfehler und chronische Herzerkrankungen sind bei Kindern mit Entwicklungsstörungen signifikant gehäuft. So besteht bei 30% aller Kinder mit Down-Syndrom ein Herzfehler, meist in Form eines Defektes der Vorhof- und Kammerscheidewand (offener AV-Kanal = Endokardkissendefekt). Kinder mit Turner-Syndrom (➤ Kap. 6.2.1) haben häufiger Aortenisthmusstenosen (d. h. Einengungen der Aorta (Hauptschlagader) in Brusthöhe). Andere Beispiele für Herz- und Gefäßfehlbildungen bei Syndromen mit Entwicklungsstörungen sind das Williams-Beuren-Syndrom (➤ Kap. 8.3), das Smith-Lemli-Opitz-Syndrom (➤ Kap. 8.6.5), das Gregg-Syndrom (Rötelnembryopathie, ➤ Kap. 8.9.1) und das Shprintzen- oder Di-George-Syndrom (Lippen-Kiefer-Gaumenspalte, Lern- und Verhaltensstörungen, angeborener Herzfehler).

Bei Kindern mit komplexen angeborenen Herzfehlern (z. B. einer Fallot'schen Tetralogie) können zusätzlich Entwicklungsstörungen bestehen, deren Entstehungsmöglichkeiten vielfältig sind: Zum Teil liegt es an gemeinsamen Anlagestörungen oder intrauterin erworbenen Erkrankungen (VACTERL-Syndrom, Röteln-Infektion, Dystrophie), z. T. an akuten Folgen der Herzerkrankung (hypoxische Hirnschädigung nach Herzstillstand, embolische Hirninfarkte, Hirnblutungen), u. U. aber auch an sekundären psychosozialen Problemen. Primär erklärt ein Herzfehler nicht eine allgemeine Entwicklungsstörung.

Eine erworbene Herzinsuffizienz kann vor allem bei primären Muskelerkrankungen, bei der Glykogenose Pompe und bei der Friedreich-Ataxie vorkommen (➤ Kap. 7.3.1)

9.9.3 Bauchorgane

Besonders bei Chromosomenanomalien können im **Magen-Darm-Trakt** gehäuft Fehlbildungen und Funktionsstörungen bestehen. Beim Down-Syndrom findet man häufiger einen Morbus Hirschsprung (➤ Kap. 9.6), der mit schwerer Obstipation einhergehen kann. Auch ein Nabelbruch bis hin zur Omphalozele (Vorlagerung von Bauchorganen in die Nabelschnur), kommt öfters bei Kindern mit Entwicklungsstörungen vor, z.B. bei einer Hypothyreose oder dem EMG-Syndrom (➤ Kap. 6.4). Ferner haben diese häufiger Darmprobleme aufgrund einer Malrotation (Hemmungsfehlbildung, bei der die physiologische Darmdrehung unvollständig bleibt, so dass sich eine Fehllage von Darmteilen ergibt). Bei einigen Erkrankungen mit Entwicklungsstörung finden sich Vergrößerungen von **Leber** und **Milz**, z. B. bei Speichererkrankungen wie Mukolipidosen, Glykogenosen und Gangliosidosen (➤ Kap. 8.6.2).

Ernährungsstörungen, z.B. durch Mangel an essenziellen Nahrungsbestandteilen oder Anomalien der Darmflora werden immer wieder diskutiert.

9.9.4 Harn- und Geschlechtsorgane

Besonders häufig sind Anomalien und Erkrankungen im **Urogenitalbereich** bei Kindern mit Entwicklungsstörungen. Sie zeigen gehäuft Lageanomalien der Nieren, Fehlbildungen der ableitenden Harnwege und der Blase, die zu chronischen Harnwegsinfekten neigen. Bei allen neurogenen Blasenentleerungsstörungen, insbesondere aufgrund einer Meningomyelozele (➤ Kap. 7.2), müssen Nieren und ableitende Harnwege besonders gut untersucht werden. Aber auch bei komplexen Syndromen lassen sich unterschiedliche Nierenveränderungen feststellen: Das Alport-Syndrom beispielsweise ist gekennzeichnet durch die Kombination einer erblichen chronischen Nierenschädigung mit Innenohrschwerhörigkeit und Augenfehlbildungen.

Häufig sind Anomalien der **Geschlechtsorgane** bei Kindern mit Entwicklungsstörungen festzustellen. Bei Mädchen mit Klitorisvergrößerung besteht Verdacht auf ein adrenogenitales Syndrom (➤ Kap. 6.2.2). Fehlmündungen der Harnröhre, Anomalien der großen und kleinen Schamlippen oder Scheidenverwachsungen finden sich gehäuft bei unterschiedlichen Entwicklungsstörungen, u. a. Chromosomopathien.

Besonders bei adipösen Knaben muss ein echter von einem scheinbaren Mikropenis durch Berücksichtigung des subkutanen Fettgewebes unterschieden werden. Verschiedene Syndrome sind u. a. durch eine Genitalhypoplasie gekennzeichnet, z. B. Bardet-Biedl-Syndrom, CHARGE-Assoziation (➤ Kap. 9.1.4), Klinefelter-Syndrom (➤ Kap. 6.4), Prader-Willi-Syndrom (➤ Kap. 8.3), Smith-Lemli-Opitz-Syndrom (➤ Kap. 8.6.5).

Ein unzureichender Abstieg der Hoden in die Hodensäcke (Maldescensus testis) ist primär kein Hinweis auf eine allgemeine Entwicklungsstörung: Er findet sich zwar gehäuft bei verschiedenen Entwicklungsstörungen, tritt aber insgesamt bei ungefähr 2–4% aller reif geborenen und bei bis zu 20% der zu früh geborenen Knaben auf.

Es muss daran gedacht werden, dass infolge verschiedener Toxineinwirkungen (Radioaktivität, Chemotherapie), aber auch nach manchen Virusinfektionen neben anderen Organmanifestationen auch eine Schädigung der Genitalorgane stattfinden kann.

9.9.5 Skelett

Es gibt vielfältige Zusammenhänge zwischen **Skelettanomalien** und unterschiedlichen Entwicklungsstörungen bei Kindern. Viele Bewegungsstörungen, vor allem Zerebralparesen und neuromuskuläre Erkrankungen, gehen mit Wirbelsäulenanomalien, insbesondere der Ausbildung z. T. schwerer Skoliosen einher, die frühzeitig diagnostiziert und differenziert behandelt werden sollten. Ebenso müssen bei allen Kindern mit Entwicklungsstörungen frühzeitig Untersuchungen auf Gelenkkontrakturen (Versteifungen) und deren Komplikationen, z. B. im Bereich der Füße, des Hüftgelenkes, der Knie und der Ellbogen durchgeführt werden.

Bei Kindern mit Down-Syndrom besteht eine erhöhte Neigung zur Subluxation (Teilverrenkung) zwischen Hinterhauptsloch und 2. Wirbelkörper, was in Einzelfällen zu Rückenmarksläsionen bis hin zu Querschnittsymptomen führen kann. Auf die vielfältigen Skelettanomalien im Rahmen einer Meningomyelozele wird in dem entsprechenden Kapitel (➤ Kap. 7.2) eingegangen; besonders erwähnt seien Verschlussstörungen der Wirbelsäule und des Rückenmarkes im Rahmen einer Diastematomyelie (Spaltbildung des Rückenmarkes), oft in Kombination mit schweren Skoliosen, und das Symptom des angehefteten Rückenmarkes (**„Tethered-cord-Syndrom")**, an das vor allem bei chronischen Rückenschmerzen, progredienten Fußfehlstellungen und Blasen-Mastdarm-Entleerungsstörungen gedacht werden muss.

Die **Achondroplasie** ist eine Anlage-bedingte Verknöcherungsstörung mit ausgeprägtem Minderwuchs, bei der sekundäre Schädigungen des Rückenmarks durch eine Einengung des großen Hinterhauptsloches entstehen können, so dass eine operative Erweiterung indiziert ist

Eine besondere Gruppe stellen die Kinder mit **kraniofazialen Fehlbildungssyndromen** dar. Ein

9.9 Andere Organbeteiligungen

gnose können nur aufgrund einer genauen Diagnose gemacht werden.

9.9.6 Haut

Hautveränderungen spielen bei vielen Entwicklungsstörungen eine wegweisende Rolle. So lassen sich verschiedene neurokutane Syndrome eindeutig vom äußeren Aspekt her diagnostizieren (➤ Kap. 8.4). Auch bei einigen Speicherkrankheiten und angeborenen Infektionen lassen sich typische Hautveränderungen in Kombination mit Entwicklungsstörungen feststellen: Ein Beispiel hierfür ist die – in Deutschland selten gewordene – angeborene Syphilis (➤ Kap. 8.9.2), bei der Ausschläge an Handflächen, Fußsohlen und in der Nachbarschaft des Mundes bestehen, die später narbig abheilen. Bei der genetisch bedingten Schuppenflechte (Psoriasis) können unterschiedliche Hautefloreszenzen mit Gelenkerkrankungen kombiniert auftreten.

Die zu den erblichen Hauterkrankungen gehörenden **Ichthyosen** sind durch Verhornungsstörungen mit trockener, schuppiger Haut gekennzeichnet und kommen in seltenen Fällen bei angeborenen Enzymstörungen in Verbindung mit geistigen Entwicklungsstörungen vor.

Besonders bei Säuglingen und älteren, meist übergewichtigen Patienten mit Bewegungsstörungen können Hautprobleme, z. B. im Anogenitalbereich und den großen Falten aufgrund einer vermehrt fettenden Haut (Seborrhoe), bei Superinfektionen durch Bakterien und Pilze oder durch mangelnde Pflege auftreten.

9.9.7 Infektanfälligkeit, Blutbild-Veränderungen

Immer wieder erfolgen Untersuchungen zur Frage, ob und warum Kinder mit Entwicklungsstörungen eine erhöhte **Infektanfälligkeit** haben. Auch hierbei spielen mit Sicherheit sehr unterschiedliche Faktoren wie mangelnde Bewegung, eine Ventilationsstörung der oberen und unteren Luftwege sowie psychosoziale Faktoren eine wichtige Rolle. Daneben sollte man in Einzelfällen auch an speziellere Beeinträchtigungen der Infektabwehr, z. B. aufgrund einer

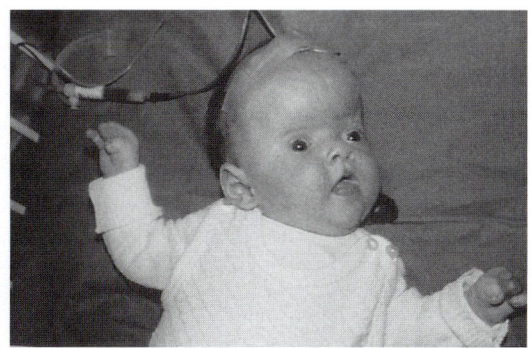

Abb. 9.2 2 Monate alter Säugling mit Apert-Syndrom.

typisches Beispiel für eine solche schwere Mehrfachbehinderung ist das Apert-Syndrom: Hierbei bestehen eine vorzeitige Verknöcherung verschiedener Schädelnähte, insbesondere der Kranznaht, eine Hypoplasie des Oberkiefers mit Einengung der oberen Luftwege, zusammengewachsene Finger und Zehen (Syndaktylien), Gelenkkontrakturen und eine unterschiedlich ausgeprägte mentale Entwicklungsstörung. Als Ursache konnten Mutationen am Rezeptor des Fibroblasten-Wachstumsfaktors auf Chromosom 10q26 festgestellt werden. Durch frühzeitige und nur interdisziplinär planbare Operationen wird versucht, dem Gehirn genügend Raum zu schaffen (kraniofaziales Advancement), für eine ausreichende Nasenatmung zu sorgen, die Kieferanomalien zu beheben sowie die Finger- und Zehenfunktion zu verbessern. Ein weiteres Beispiel für kraniofaziale Syndrome ist das Crouzon-Syndrom. Insgesamt unterscheidet man klinisch mehr als 60 verschiedene kraniofaziale Fehlbildungssyndrome.

Einfache prämature Schädelnaht-Synostosen (vorzeitige Verknöcherungen einzelner Schädelnähte) gehen in der Regel nicht mit einer gravierenden allgemeinen Entwicklungsstörung einher, sollten aber dennoch gut beobachtet werden. Mehrere, meist genetisch bedingte Syndrome sind mit typischen Fehlbildungen der Finger (meist des Daumens) oder einer Hexadaktylie (6 Finger) verbunden.

Eine Vielzahl von speziellen Skelettanomalien der Extremitäten und des Thorax, die zum Teil auch mit mental-kognitiven und/oder neuromuskulären Auffälligkeiten einhergehen, können zunehmend besser durch molekulargenetische und Stoffwechsel-Untersuchungen differenziert werden. Aussagen zur Pro-

Störung der zellulären oder humoralen (d. h. in Körperflüssigkeit gelösten) Faktoren denken.

Häufigste Blutbild-Veränderung bei Kindern mit Entwicklungsstörungen sind sicher Anämien, d. h. eine Verminderung der roten Blutkörperchen. Wichtigste Ursache hierfür ist ein Eisenmangel, der häufig durch eine Fehlernährung erklärt werden kann. Bei chronisch persistierender Anämie sollte immer an einen okkulten Blutverlust, z. B. über den Darm, an primäre Blutbildungsstörungen, z. B. bei der Fanconi-Anämie oder an Störungen der Hämoglobin-Synthese, z. B. bei der Thalassämie gedacht werden. Im Zweifelsfall sollte auch zum Ausschluss einer malignen Erkrankung eine Knochenmarkspunktion durchgeführt werden.

9.9.8 Schmerzen

Kinder mit Entwicklungsstörungen haben primär nicht mehr und nicht weniger Schmerzen als normal entwickelte Kinder, andererseits berichten Eltern immer wieder davon, dass ihre Kinder bei schmerzhaften Ereignissen, z. B. Stürzen auffallend wenig reagieren. Auch können schwer gestörte Kinder längere Zeit sich ohne Reaktionen Schmerzen zufügen, z. B. durch Aufschlagen des Kopfes gegen eine Wand oder den Boden. Chronische Unruhe und Äußerungen von Unwohlsein können sehr vielfältige Ursachen haben, z. B.

- juckende Hauterkrankungen (atopische Dermatitis, Windeldermatitis, Skabies = Krätze),
- chronische Otitis (Mittelohrentzündung),
- Fremdkörper, z. B. der Augenhornhaut, im Ohr oder im Genitalbereich,
- Entzündungen der Speiseröhren- und Magenschleimhaut,
- Stuhlverstopfung,
- Hernie (Bruch), evtl. mit Einklemmungserscheinungen,
- Hüftluxation (➤ Kap. 9.8),
- Osteoporose (Knochenschwund).

Eher selten sind:
- vasomotorische Kopfschmerzen,
- Migräne,
- vertebragene Kopfschmerzen,
- Muskelschmerzen.

Kopfschmerzen aufgrund einer Hirndruckerhöhung können zum einen bei allen Kindern mit einem Hydrozephalus als Ausdruck einer Shuntinsuffizienz vorkommen, aber auch bei Kindern und Jugendlichen mit venösen Abflussstörungen oder Liquor-Resorptionsstörungen im Sinne eines **Pseudotumor cerebri,** von dem vor allem adipöse weibliche Jugendliche betroffen sein können, sowie Patienten mit arteriellem Hypertonus.

Vor der Verabreichung von Schmerzmitteln sollte immer nach der Ursache der Schmerzen gesucht werden. Bei chronischen Kopfschmerzen ist eine genaue Dokumentation der Begleitumstände oft wichtig (Kopfschmerzkalender). Unmutsäußerungen mehrfachbehinderter Kinder sind nicht selten auch Ausdruck von mangelnder Zuwendung, u. U. wollen sie ihre Umgebung damit sogar provozieren [3, 14, 30, 41, 60, 81, 90].

9.10 Kindesmisshandlung

Unter den Überbegriff der Kindesmisshandlung fallen
1. die **körperliche Misshandlung**
2. die **seelische Misshandlung** einschließlich **Vernachlässigung** und
3. der **sexuelle Missbrauch.**

Kindesmisshandlung kommt in allen gesellschaftlichen Schichten und bei allen Völkern vor, ist jedoch gehäuft in Familien aus Randgruppen bei psychosozialen Belastungen, z. B. Arbeitslosigkeit, ehelichen Auseinandersetzungen, Alkohol, Drogen usw. Viele misshandelnde Eltern sind als Kind auch misshandelt worden.

Über die Häufigkeit von körperlichen Misshandlungen und psychischem bzw. sexuellem Missbrauch bei entwicklungsgestörten und behinderten Kindern gibt es keine gesicherten Angaben; leider sind sie wahrscheinlich nicht selten.

Die am stärksten gefährdete Gruppe von Kindern, die mit schweren Folgen für Gesundheit und Leben körperlich misshandelt werden, sind Säuglinge und Kleinkinder. Vor allem chronisch schreiende Säuglinge, Kinder mit unterschiedlichen Krankheiten und Entwicklungsstörungen, insgesamt Kinder, die

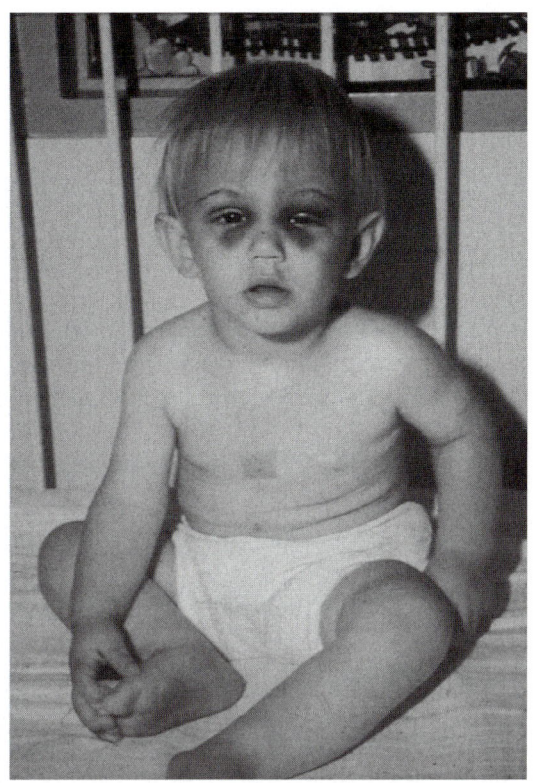

Abb. 9.3 2-jähriger Junge mit Schädelbasisfraktur nach Misshandlung.

den Erwartungen der Eltern nicht entsprechen, sind vermehrt misshandlungsgefährdet.

Typische Folge einer **körperlichen Misshandlung** beim Säugling ist das **Schütteltrauma.** Hierbei kommt es zu Einrissen der dünnen Gefäße zwischen der Hirnoberfläche und der Innenwand des Schädelknochens mit Entwicklung von **subduralen** (unter der harten Hirnhaut gelegenen) **Blutungen** und Ergüssen. Typischerweise kommt es gleichzeitig zu Einblutungen in die Netzhaut. Oft lassen sich durch Röntgen-Aufnahmen des Skelettsystems charakteristische Veränderungen an der Knochenhaut der Oberarme und der Oberschenkel, Knochenabsprengungen im Bereich der großen Gelenke oder unterschiedlich alte Rippenfrakturen nachweisen. Noch genauer lassen sich die Folgen von Gewebsquetschungen und Knochenveränderungen in der Kernspintomographie darstellen. Ersticken, Erwürgen, Verbrühen und Vergiften kommt ebenfalls bereits vom Säuglingsalter an vor.

Bei älteren Kindern werden vielfältige Formen von Schlägen, umschriebene Verbrühungen und Verbrennungen, aber auch Nahrungsentzug mit schweren Gedeihstörungen beobachtet. Typischerweise kommen Eltern nach einem Misshandlungstrauma nicht sofort zum Arzt; die Kinder werden herausgeputzt, als Erklärung werden ein Sturz, eine Unachtsamkeit des Kindes oder Verletzungen durch andere Kinder angegeben.

Chronisch misshandelte Kinder fallen entweder durch übergroße Ängstlichkeit, z. B. auch im Rahmen der körperlichen Untersuchung, oder aber durch auffallende Distanzlosigkeit und gespielte Freundlichkeit („frozen attention") auf.

Der Kinderarzt muss bei der Diagnosefindung eine Vielzahl von Differenzialdiagnosen, z. B. Blutgerinnungsstörungen, Knochenstoffwechselstörungen, Ernährungsstörungen, angeborene Hauterkrankungen, evtl. auch Infektionserkrankungen in Betracht ziehen.

Die Folgen **seelischer Misshandlung** und **Vernachlässigung** sind besonders bei Säuglingen und Kleinkindern sehr schwer zu erfassen. Hierzu gehören Apathie, Störungen der Sprachentwicklung und vor allem Störungen der sozialen Interaktion wie mangelnde Kontaktaufnahme. Die Häufigkeit und Ausprägung des psychischen Kindesmissbrauchs wird in der Literatur sehr unterschiedlich angegeben.

Unter einem **sexuellen Missbrauch** versteht man die Einbeziehung von Kindern in sexuelle Aktivitäten der Erwachsenen, die sie selbst nicht kontrollieren und nicht ausreichend verstehen. Das Kind wird, ohne sich wehren zu können, in die sexuelle Erregung des Erwachsenen mit einbezogen. Dies kann vom Exhibitionismus über die Benutzung für pornographische Handlungen bis zum Petting und zum penetrierenden Missbrauch oral, anal und genital führen. Der sexuelle Missbrauch muss als eine Sucht verstanden werden, bei der das Kind eine Droge ist. Er ist ein strafwürdiges Unrecht nach § 176 des Strafgesetzbuches. Der sexuelle Missbrauch an Kindern findet meist innerhalb der Familien, evtl. auch in Institutionen, selten in der Anonymität, statt.

Es besteht ein großes Verleugnungspotenzial und eine Tendenz zur Geheimhaltung, da es durch Benennung des sexuellen Missbrauchs zu einer existenziellen Bedrohung der gesamten Familie kommen kann. Der sexuelle Missbrauch findet in 90% der Fälle bei Mädchen, meist ab dem frühen Kleinkindalter bis zur Pubertät, statt; aber auch bei Jungen wird er zunehmend häufiger beschrieben.

Verdächtige Symptome für alle Formen von Kindesmisshandlung sind:
- ungeklärte Verhaltensauffälligkeiten,
- Leistungsknick,
- Ängste,
- sekundäres Einnässen und Einkoten,
- Bauchschmerzen,
- Magersucht und
- dissoziative Störungen, z. B. psychogene Anfälle oder neurogene Symptome wie Lähmungen oder Bewegungsstörungen (ohne neurologische Ursache).

Bei jedem Verdacht auf schwere körperliche Misshandlung oder sexuellen Missbrauch ist die stationäre Aufnahme eines Kindes in einer Kinderklinik oder einer Kinder- und Jugendpsychiatrischen Klinik notwendig. Weitere Maßnahmen müssen in interdisziplinärer Zusammenarbeit zwischen den primär betreuenden Ärzten, evtl. unter Hinzuziehung eines Rechtsmediziners, dem zuständigen Jugendamt, der Polizei, der Gerichtsbarkeit sowie anerkannten Organisationen wie dem Kinderschutzbund und dem Gesundheitsamt geklärt werden. Bei der strafrechtlichen Verfolgung von Kindesmisshandlung kann sich eine Vielzahl von Problemen ergeben, weshalb eine sehr gute und verantwortungsbewusste Planung des Vorgehens zwischen den verschiedenen Institutionen abgesprochen werden muss. So sollten gegenüber den betroffenen Kindern möglichst keine Suggestivfragen verwendet werden. Dies ist wichtig zur Wahrheitsfindung und Vermeidung von falschen belastenden Angaben durch verstörte Kinder; denn es versteht sich von selbst, dass eine unbegründete Anschuldigung ebenso katastrophale Folgen für eine Familie haben kann wie die Aufdeckung einer tatsächlichen Misshandlung. In der Regel ist es notwendig, dass ein Täter aus der Familie entfernt wird; die betroffenen Familien brauchen umfangreiche und lang dauernde weitere Betreuung.

Durch die Gesetzesänderung von 2006 kann nach § 8a des SGB VIII das Jugendamt heute wesentlich besser bei Gefährdung des Kindswohls präventiv bereits bei begründeten Verdachtsmomenten eingreifen und mit vielfältigen Maßnahmen, z. B. sozialpädagogischen Familienhilfen, den Schutz des Kindes innerhalb der Familie gewährleisten. Besondere Probleme bestehen bei getrennt lebenden Eltern, wenn ein Elternteil insbesondere der sexuellen Misshandlung beschuldigt wird. Dann sind sehr genaue Verhaltensbeobachtungen und eine gynäkologische Untersuchung notwendig. Bei aller Bedeutung von Misshandlungstraumen für die weitere Entwicklung von Kindern gibt es doch auch immer wieder Berichte über falsche Erinnerungen (**"false memory syndrome"**), die als Ursache für Entwicklungs- und Verhaltensstörungen fehlgedeutet wurden.

Unter dem **Münchhausen-by-proxy-Syndrom (Meadows-Syndrom)** versteht man die Präsentation unklarer Erkrankungssymptome, z. B. Bauchschmerzen, Fieber, Krampfanfälle, Miktions- und Defäkations-Störungen durch nahe Angehörige, meist die Mutter, gegenüber Ärzten, die dann zu unterschiedlichen medizinischen Maßnahmen einschließlich unnötiger Medikamentenbehandlung und Operationen beim Kind führen.

Auch beim **plötzlichen Kindstod** muss an Misshandlungsfolgen gedacht werden. Die Ursachen hierfür sind sehr unterschiedlich, z. T. sind die Täter psychiatrisch krank, z. T. bestehen nicht eingestandene, schwere Aggressionen gegenüber den Kindern oder schwere seelische Konflikte. Durch verdeckte Videoaufzeichnungen konnten in erstaunlich hoher Zahl verdächtige Eltern selbst im Krankenhaus einer Kindesmisshandlung überführt werden, allerdings ist der Einsatz dieser Methode in Deutschland rechtlich umstritten [41, 71, 81, 83].

9.11 Sexualverhalten bei Kindern und Jugendlichen mit Intelligenzminderung

Kinder und Jugendliche mit Entwicklungsstörungen haben ebenso wie ihre normal entwickelten Altersgenossen ein Sexualverhalten, das jedoch vor allem auch in Abhängigkeit von ihrer Intelligenz und möglichen zugrunde liegenden Erkrankungen deutlich verändert, meistens verspätet auftritt. Grundsätzlich muss zwischen mental Entwicklungsgestörten und Körperbehinderten unterschieden werden.

Bei hirnorganischen Schädigungen, insbesondere im Bereich des Hypothalamus, kann es zu einer vor- bzw. frühzeitigen Pubertätsentwicklung kommen. Nicht selten werden dann Menstruationsbeschwerden falsch eingeschätzt, ebenso periodische Zustände mit vermehrter Aggressivität und Hyperkinese.

Kinder und Jugendliche mit schwerer geistiger Behinderung zeigen oftmals stereotype Manipulationen im Genitalbereich, wobei u. U. auch die Stuhlentleerung als Sexualausgleich angesehen werden kann. Es lassen sich vielfältige Formen der Masturbation beobachten, evtl. nur Scheuern der Genitalien oder Reiben mit einem Stofftier, an Möbeln oder Schuhen; solche Zustände sollten von einfachen Aktationen (Hin- und Herbewegen, meist im Einschlafstadium), Albträume oder zerebralen Anfällen unterschieden werden. Oft lassen sich solche Handlungen nach negativen Erfahrungen, aus Langeweile, Zorn, Enttäuschung usw. beobachten. In der Regel sind sie kein Zeichen für eine sexuelle Überfunktion und kein Ausdruck einer Perversion. Jugendliche mit Down-Syndrom z. B. unterdrücken ihre Gefühlsäußerungen weniger, zeigen kein normales „Schamgefühl", verwenden häufig ohne negative Absichten obszöne Ausdrücke und können durch „entsetzte Reaktionen" der Erwachsenen in ihrem Verhalten bestärkt werden. Bei Männern mit schwereren mentalen Entwicklungsstörungen kommt es praktisch nie zu einem Koitusvollzug oder zum Einsatz von Gewalt.

Ob Menschen mit geistiger Behinderung durch ihr Verhalten sexuelle Aktivitäten anderer provozieren, muss zum großen Teil infrage gestellt werden. In jedem Fall sind sie viel häufiger Opfer als Auslöser sexueller Handlungen. Frauen mit Down-Syndrom beispielsweise, die fruchtbar sein können, sind nicht selten sexuell misshandelt worden. Die Frage des Umgangs hiermit, insbesondere auch eines dauerhaften Schutzes vor Schwangerschaft, ist ein ständig wiederkehrendes, meist unbefriedigend gelöstes Problem. Nach der in Deutschland geltenden Rechtsprechung darf eine Sterilisierung durch Unterbindung der Eileiter bzw. der Samenstränge grundsätzlich nur mit Einwilligung des/der Betroffenen durchgeführt werden (§ 1905 Betreuungsgesetz). Ausführliche Vorgespräche mit den Betroffenen sind notwendig, um genügend Zeit für den Entscheidungsprozess zu geben. Solange Zweifel an der Einwilligungsfähigkeit der betreffenden Person bestehen, darf keine Sterilisation mit Einwilligung von Dritten durchgeführt werden. Minderjährige dürfen nicht sterilisiert werden.

Konsequente Sexualaufklärung und Verhaltenstraining sind bei allen Kindern und Jugendlichen mit Lernstörungen bzw. Intelligenzminderung von großer Bedeutung. Dies gilt besonders bei Jugendlichen mit ADHS, verminderter Impulskontrolle und bestehenden psycho-emotionalen Problemen. Bei weiblichen Jugendlichen und Frauen kann durch regelmäßige Hormoninjektionen mit Langzeitwirkung (3-Monats-Spritze) oder Einlegen von Intrauterinpessaren ein sicherer Schutz vor einer Schwangerschaft erreicht werden.

Schwangerschaft und Geburt eines Kindes bringen für Menschen mit Intelligenzminderung, ihre Eltern und die Betreuer große, kaum lösbare Schwierigkeiten mit sich. Die Wahrscheinlichkeit einer Schwangerschaft unmittelbar nach dem Eintritt der Geschlechtsreife ist bei ihnen größer als bei Nichtbehinderten, vor allem wegen der Gefahr der Ausnutzung ihrer Unerfahrenheit durch andere. Die Entscheidung zu einem Schwangerschaftsabbruch ist juristisch schwierig und kann nur im Rahmen eines interdisziplinären Teams getroffen werden. In Einzelfällen haben Frauen mit Down-Syndrom Kinder ausgetragen, die überwiegend auch eine Trisomie hatten; angeblich wurden aber auch chromosomal normale Kinder von Frauen mit Down-Syndrom geboren. Bekannt ist auch der Fall einer Frau mit Rett-Syndrom, deren Kind an einer schweren Form der gleichen Krankheit erkrankte. Über die Langzeitprognose von Kindern geistig behinderter Mütter liegen keine sorgfältigen Untersuchungen vor.

Die Sexualität von Menschen mit Körperbehinderungen bei normaler Intelligenz, z. B. mit Meningomyelozele oder spastischer Zerebralparese, ist mit der von Normalpersonen vergleichbar. Sie können in vollem Umfang zu partnerschaftlicher Liebe fähig sein, bedürfen jedoch in hohem Maße eines Anpassungs- und Einfühlungsvermögens des Partners; es besteht die erhöhte Gefahr einer Enttäuschung, was evtl. zu Verhaltensproblemen führen kann. In betreuten Wohneinrichtungen leben immer wieder Paare mit z. T. erheblichen Körperbehinderungen zusammen, die durchaus auch ein befriedigendes Sexualleben haben können; hierbei sind u. U. auch

Hilfen durch dritte Personen mit entsprechender Diskretion sinnvoll und durchführbar [50, 61, 73, 223, 234].

9.12 Linkshändigkeit

Die Bevorzugung einer Hand ist einerseits erblich, andererseits von vielen Kulturgewohnheiten geprägt – sowohl bei Primaten als auch bei Säuglingen lässt sie sich nicht nachweisen. 60–70% aller Menschen sind echte Rechtshänder, 5–10% echte Linkshänder, 20–30% so genannte Ambidexter. Meist liegt bei Rechtshändigkeit das Sprachzentrum in der linken Hemisphäre, bei Linkshändigkeit jedoch nur in ca. 50%. Linkshändigkeit ist statistisch häufiger mit Verhaltens-, Lern- und Sprachproblemen kombiniert, ohne dass man dies erklären könnte. Andererseits entwickelt sich bei Linkshändern meist eine gleichmäßigere Leistungsfähigkeit beider Seiten als bei Rechtshändern.

Eine verlässliche *Beurteilung der Händigkeit* ist in der Regel frühestens ab dem 3. Lebensjahr möglich. Bei eindeutiger Bevorzugung einer Hand vor dem 2. Lebensjahr muss immer an einen pathologischen Prozess, z. B. eine leichte Hemiparese, evtl. auch eine Schädigung des Rückenmarks oder peripherer Nerven gedacht werden.

Die Beurteilung der Handgeschicklichkeit – das „Begreifen" oder die Perzeption – ist in den ersten Lebensjahren wesentlicher Bestandteil der Entwicklungsbeurteilung. Dies darf bei Kindern mit Störungen der Handfunktion, z. B. Syndaktylien beim Apert-Syndrom (➤ Kap. 9.9.5), aber nicht überbewertet werden, um Fehleinschätzungen der mental-kognitiven Entwicklung zu vermeiden.

Eine genaue Feststellung der Hemisphärendominanz kann vor neurochirurgischen Operationen von Bedeutung sein und ist mit der selektiven Verabreichung von kurz wirksamen Barbituraten in die innere Halsschlagader (A. carotis interna) möglich (Wada-Test mit dem kurz wirkenden Barbiturat Amytal) [129, 141, 142, 162].

9.13 Aufmerksamkeits-Defizit-Hyperaktivitäts-Syndrom (ADHS)

Vermehrte motorische Unruhe ist vor allem im Kleinkindesalter ein physiologisches Symptom. Dennoch hat sich in den vergangenen Jahrzehnten gezeigt, dass es neben der kindertypischen, sehr variablen Bewegungsunruhe ein Störungsbild gibt, das zunehmend als eigenständiges Krankheitsbild abgegrenzt wird. Bereits vor 150 Jahren wurde es eindrucksvoll von dem Frankfurter Psychiater H. Hoffmann als **Zappelphilipp** beschrieben. Seither werden sehr unterschiedliche Bezeichnungen hierfür eingesetzt; u. a. wurde der Begriff des „minimal (bzw. minor) brain defect"-Syndroms oder der **minimalen** (oder minor) **zerebralen Dysfunktion** (MCD) geprägt. Aus verschiedenen Gründen sollen diese Begriffe nicht mehr verwendet werden. In der Schweiz spricht man u. a. auch aus versicherungstechnischen Gründen vom **psycho-organischen Syndrom** des Kindesalters, in den USA häufig vom **attention-deficit-syndrome** (ADS), in England u. U. von clumsiness. Die amerikanische Diagnoseklassifikation DSM-IV spricht überwiegend von einer Aufmerksamkeits- und Hyperaktivitätsstörung, während die ICD-10 die Hypermotorik im Vordergrund sieht. Seit vielen Jahren wird das **hyperkinetische Syndrom** am besten mittels der standardisierten Verhaltenseinschätzung im Conners-Fragebogen beurteilt (➤ Kap. 12.3.2): Hierbei bewerten verschiedene Kontaktpersonen des Kindes zehn Items (Merkmale) mit Punkten zwischen 0 und 3. Bei mehr als 15 Punkten spricht man von einem hyperkinetischen Syndrom, wobei die Unterscheidung, was als noch normal und was als sicher pathologisch anzusehen ist, oft ausgesprochen schwierig sein kann. Demnach wird auch die Häufigkeit bei Kindern zwischen 5 und 15 Jahren sehr unterschiedlich, z. B. zwischen 1–20% (!) angegeben, in größeren deutschen Studien wurde eine Inzidenz von 4,2% nach dem 5. Lebensjahr festgestellt, wobei die Jungen deutlich überwiegen. Bei Mädchen wird allerdings zunehmend ein Subtyp der Aufmerksamkeitsstörung ohne Hyperaktivität beschrieben („Träumerchen").

Die *Ursachen* für ein hyperkinetisches Syndrom sind sehr komplex: Sicher besteht oftmals eine eindeutige genetische Komponente, die sich u. a. auch in Familien- und Zwillingsstudien nachweisen ließ. Zurzeit geht man davon aus, dass aufgrund unterschiedlicher genetischer Anomalien, z. B. des DAT-1-Gens, Störungen des Transmitters Dopamin vor allem im linken Frontalhirnbereich vorliegen. Bei einigen Kindern konnten aber auch hirnorganische Schädigungen, z. B. ein Zustand nach ZNS-Infektion, nach Frühgeburt, Intoxikationen oder Stoffwechselstörungen festgestellt werden. Daneben spielen bei einem großen Teil der Kinder psychosoziale Probleme eine wesentliche Rolle, die oft mit ungünstigen familiären Situationen in Zusammenhang stehen. Unklar ist dabei, ob diese äußeren Faktoren die Symptomatik ursächlich erklären können oder ob sie nicht auch Ausdruck dafür sind, dass zumindest ein Elternteil primär entsprechende Veranlagungen hat.

In einem Teil der Fälle sind *Auffälligkeiten* schon in der Frühschwangerschaft nachzuweisen. Bei vielen Kindern bestanden vorzeitige Wehen, und es mussten Tokolytika (wehenhemmende Medikamente) gegeben werden; häufig gab es leichtere Komplikationen vor, unter und nach der Geburt. Ca. 60% der Kinder waren als Säuglinge auffällig, überwiegend durch vermehrtes Schreien und Bewegungsunruhe, gegebenenfalls aber auch durch auffallende Bewegungsarmut, als so genannte „pflegeleichte" Säuglinge. Bei vielen Kindern lassen sich Störungen der emotionalen und sozialen Entwicklung und Ernährungsstörungen nachweisen. Häufig ist die Sprachentwicklung sowohl expressiv als auch rezeptiv gestört. Die Kinder sind stark unfallgefährdet, fallen durch expansive, oft ziellose Verhaltensweisen, eine hohe Ablenkbarkeit, Störungen der Groß- und Feinmotorik sowie mangelnde Impulskontrolle auf. Sie zeigen verminderte Frustrationstoleranz, Ich-Schwäche, Kontaktschwäche und vermehrtes Vermeidungsverhalten. Sie können sich häufig nicht an Regeln halten, wollen nicht schmusen, zeigen eine vermehrte Reizbarkeit und können Wesentliches von Unwesentlichem nicht unterscheiden. Verbal sind sie oft wesentlich besser als bei schriftlichen Aufgaben; in der Schulklasse spielen sie häufig den „Klassenkasper". Bei 15–30% der Kinder mit hyperkinetischem Syndrom lassen sich Teilleistungsstörungen (➤ Kap. 8.17) feststellen, die durch die Unruhe z. T. wesentlich verstärkt werden.

Bei den Müttern der Kinder bestehen häufig z. T. unbewusste Schuldgefühle, bei den Vätern eine erhöhte Ablehnungsrate, oft zeigt zumindest ein Elternteil auch ein auffälliges Verhalten.

Bei differenzierter neurologischer Untersuchung finden sich vermehrt Auffälligkeiten (Dyspraxien), darüber hinaus oft diskrete Dysmorphie-Syndrome. Sehr häufig besteht bei den Kindern eine chronische Schlafstörung, z. B. durch eine Obstruktion der oberen Luftwege infolge vergrößerter Adenoide. Nicht selten finden sich eine Allergiedisposition, eine Beeinträchtigung der Sehschärfe (Visus) und eine Hörstörung. In 15–40% lassen sich, vor allem in der Einschlafphase, EEG-Veränderungen wie ein zentrotemporaler Sharp-wave-Fokus (Rolando-Fokus, ➤ Kap. 8.14.3) nachweisen. Auch bei den visuell und akustisch evozierten Potenzialen (➤ Kap. 4.4.2) und in der zerebralen Bildgebung lassen sich in Einzelfällen Veränderungen feststellen. Ferner kommen Abweichungen der Leberwerte und der organischen Säuren vor. Bei der psychologischen Beurteilung von Kindern mit hyperkinetischem Syndrom muss zum einen eine IQ-Bestimmung stattfinden. Nicht wenige der Kinder werden chronisch über-, evtl. auch unterfordert und zeigen deshalb die Verhaltensauffälligkeiten. Außerdem sind differenzierte Überprüfungen des Schulleistungsstandes und eine Untersuchung auf Teilleistungsstörungen notwendig.

Differenzialdiagnostisch muss bei jedem Kind mit vermehrter Unruhe an eine Normvariante gedacht werden; dies gilt vor allem für Säuglinge und Kleinkinder. Andererseits führt eine Vielzahl vor allem hirnorganischer Erkrankungen, zu sekundären Verhaltensstörungen (Epilepsie, zerebrale Fehlbildungen, Hydrozephalus, Medikamentennebenwirkungen usw.). Ganz wichtig ist die Feststellung einer intellektuellen Minderbegabung. Aber auch emotionale Spannungen oder eine psychische Vernachlässigung können Unruhezustände erklären, die wichtigste Differenzialdiagnose ist aber eine primäre Störung des Sozialverhaltens mit emotionaler Labilität, Impulsivität und erhöhter Aggressivität.

Bei manchen als hyperkinetisch bezeichneten Kindern sollte auch an positive, Sinn gebende Gründe für gerade diese Art von Verhaltensauffälligkeit gedacht werden: Vielleicht benötigen sie die körperliche Unruhe, um ihr Unwohlsein in der Familiensituation auszudrücken, oder können durch ihre auffälligen Verhaltensweisen andere eigene oder familiäre Probleme überdecken.

Es gibt keine monokausale *Behandlung des hyperkinetischen Syndroms*, immer müssen mehrdimensionale Strategien und immer eine psychotherapeutische Stützung der Familie eingesetzt werden. Primär kann durch verhaltenstherapeutische Maßnahmen eine Besserung versucht werden. Erwünschtes Verhalten wird dabei durch positive Verstärkung wie Lob und vermehrte Aufmerksamkeit beantwortet; bei negativen Verhaltensmustern sollten klare Absprachen zu den Konsequenzen getroffen werden (z. B. „time out" beim Ausrasten). Es sollten Ziele definiert werden, die in kleinen Schritten angegangen werden. Es können Entspannungsübungen und autogenes Training versucht werden, evtl. Musiktherapie, Psychomotorik, sensorische Integration (➤ Kap. 15.2) oder bestimmte Sportarten (z. B. fernöstliche Kampfsportarten, aber auch andere Mannschaftssportarten). Ganz wichtig ist eine Elternberatung, die vor allem die Akzeptanz des Kindes mit seinen Symptomen sowie eine Entlastung von Schuldgefühlen zum Ziel haben sollte. Aber auch Lehrer und Erzieher sollten in eine Beratung mit einbezogen werden, damit sie das Kind nicht als Störobjekt, sondern als besonders hilfsbedürftige Person betrachten. Dabei können konkrete Richtlinien zum Umgang mit einem betroffenen Kind vermittelt werden: So kann es häufig positiv angesprochen werden und kleine Aufgaben übertragen bekommen; außerdem können Krisenbewältigungsstrategien besprochen werden. Durch spezielle Maßnahmen im Unterricht, z. B. vermehrte körperliche Betätigung („bewegte Schule", Kletterübungen, Ausdauertraining, Mannschafts-Sportarten) können hyperkinetische Kinder profitieren; ggf. kann in Schulen mit spezieller Pädagogik, z. B. der Montessori-Pädagogik (➤ Kap. 16.2), ein positiver Einfluss ausgeübt werden. In speziellen Kursen können Eltern verhaltenstherapeutische Maßnahmen im Umgang mit ihrem Kind, z. B. nach dem australischen Programm **Triple P** („positive parenting program") erlernen.

Wichtig ist auch eine genaue Ernährungsanamnese und ggf. die Vermeidung von Schokolade, Soja, Kuhmilch, Eiern und Fastfood. Es gibt viele Erfahrungsberichte über die Auswirkung spezieller Diäten bei kindlicher Hyperaktivität, z. B. eine Diät nach Feingold, phosphatarme Diät, eine allergenarme Oligodiät nach Egger, langkettig ungesättigte Fettsäuren, Vermeidung von Konservierungs- und Farbstoffen usw. (➤ Kap. 17.4), eine objektiv nachweisbare Wirkung lässt sich aber nur in seltenen Fällen erkennen; oft bewirkt die Einleitung diätetischer Maßnahmen auch Änderungen des elterlichen Verhaltens. Eine ganz konsequente Einhaltung der vorgeschriebenen Diäten ist oft nicht praktikabel; eine Oligodiät wird bei nachgewiesener allergischer Veranlagung am ehesten wirksam sein. Ganz wichtig ist es, für einen ausreichenden und geregelten Nachtschlaf zu sorgen (Ruhe, Vermeidung von Reizüberflutung, frische Luft, keine zu großen abendlichen Nahrungsmengen, Behandlung vergrößerter Adenoide). Gelegentlich kann durch Verabreichung einer Tasse Bohnenkaffee am Morgen eine bessere Wachheit und damit ein ruhigeres Verhalten erreicht werden.

Seit 1937 ist bekannt, dass so genannte Weckmittel, meist Amphetaminabkömmlinge wie **Methylphenidat,** die nur nach dem Betäubungsmittel-Gesetz Kindern und Jugendlichen zwischen 6 und 18 Jahren verordnet werden dürfen, eine deutlich positive Wirkung auf das hyperkinetische Verhalten haben können. Dennoch ist ihr Stellenwert umstritten; Gegner sprechen von der „chemischen Disziplinierung" und von „Pillen für den Störenfried". Ein Ansprechen ist primär nicht vorhersehbar: In 30% kommt es zu einer dramatischen Verbesserung, in ca. 30% spricht man von Non-respondern. Die höhere Vigilanz führt wahrscheinlich zu einer gezielteren Aufmerksamkeit; möglicherweise spielt der Neurotransmitter Dopamin hierbei eine wesentliche Rolle. Es wird empfohlen, primär eine möglichst niedrige Dosierung von 0,2 mg/kg Methylphenidat (Equasym®, Medikinet®, Ritalin®) zu wählen, die evtl. auf bis zu 1 mg/kg in 2–3 Tagesdosen gesteigert werden kann. In den letzten Jahren hat es sich bewährt, zunehmend Retard-Präparationen von Methylphenidat zu verwenden, z.B. Concerta®. Die Wirkung sollte mit einem Verhaltens-Bogen, z. B. nach Conners, möglichst von mehreren Bezugspersonen dokumentiert werden. Als Nebenwirkungen einer Stimulanzientherapie können u. a. Schlafstörungen, Übelkeit, Appetitmangel, Tachykardie und arterielle Hypertonie auftreten. Kopfschmerzen, Schwindel, Tic-Symptome und eine dysphorische Verstimmung sind oft passager; Wachstumsstörung und eine Suchterzeugung sind nicht bewiesen. Immer wieder sollten Auslassversuche, z. B. in den Ferien, unternommen werden. Die Stimulanzien-Behandlung ist bei Psychosen und Tics, Hyperthyreose und arterieller Hypertonie kontraindiziert. In den meisten Fällen hat Methylphenidat keinen negativen Einfluss auf eine vorbestehende Epilepsie, allerdings sind hierbei wiederholte EEG-Kontrollen und ggf. die Kombination mit einem Antiepileptikum sinnvoll. Vor dem 5. Lebensjahr sollte eine Stimulanzien-Behandlung eine absolute Ausnahme darstellen. Als Alternative zur Behandlung mit Methylphenidat wird zunehmend der Noradrenalin-Wiederaufnahmehemmer **Atomoxetin** (Strattera®), der nicht Betäubungsmittelpflichtig ist, eingesetzt. Selten ist die Gabe von trizyklischen Antidepressiva, von Monoaminoxidase-Hemmern, von Serotonin-Reuptake-Hemmern und von Lithium indiziert. Einige Zentren setzen eine EEG-Biofeedback-Behandlung bei Patienten mit ADHS ein, die allerdings auch noch nicht ausreichend evaluiert ist.

70% der Kinder mit hyperkinetischem Syndrom zeigen auch als Erwachsene noch Auffälligkeiten. Obwohl die Unruhe insgesamt geringer wird, neigen sie zur Impulsivität und haben häufiger Probleme mit konstanten sozialen Bindungen. Zurzeit wird in Studien untersucht, ob eine Stimulanzien-Behandlung nicht doch auch bei einer definierten Gruppe von Erwachsenen indiziert ist [16, 23, 26, 30, 42, 61, 74].

9.14 Andere psychiatrische Erkrankungen

Gerade bei schwer mehrfach behinderten Patienten bestehen nicht selten erhebliche Verhaltensstörungen, bei denen zunehmend häufig auch psychiatrische Diagnosen festgestellt werden und die durch eine Behandlung mit Psychopharmaka verbessert werden können.

So erkennt man bei Mädchen ab Beginn der Pubertät eine manifeste **Depression**, die sich z.B. im Rückzug von sozialen Aktivitäten, Schulverweigerung, Isolation und Suizidtendenzen äußern kann, vor allem aber in verschiedenen Formen von Essstörungen. Hierzu gehört die zunehmend häufig diagnostizierte **Bulimie**, d. h. der Wechsel von Heißhungerattacken mit induziertem Erbrechen und **Anorexie** (= Magersucht) sowie verschiedene Formen von gesteigertem Essverhalten mit Adipositas. Ursächliche Zusammenhänge mit äußeren Belastungen (z.B. sexuellem Missbrauch) sind möglich, aber sicher nicht die Regel und sollten konsequent, aber mit Diskretion angesprochen und abgeklärt werden.

Tic-Störungen (z.B. blinzeln, schlucken, zucken) treten in der Regel bei normal begabten Kindern auf – in Verbindung mit unkontrollierten Lautäußerungen (oft Fäkalsprache) spricht man vom Gilles-de-la-Tourette-Syndrom. Es gibt fließende Übergänge zu **Zwangs- und Angststörungen,** wobei vor allem letztere gerade auch bei Menschen mit Intelligenzminderung häufiger als bisher vermutet vorkommen. Bei anderweitig nicht erklärbaren Unruhezuständen, gerade auch von schwer mehrfach behinderten Menschen, sollte man an das Vorliegen einer Psychose aus dem schizophrenen Formenkreis denken. Natürlich kann vermehrte Unruhe (Erethrismus) auch durch viele andere Ursachen (chronische Schmerzen, fehlende Zuwendung, Epilepsie, Stoffwechselstörungen u. a.) erklärt werden.

Seit ca. zehn Jahren ist in Deutschland eine Zunahme von **Dissozialität** und Delinquenz bei Kindern und Jugendlichen festzustellen, was zumindest z. T. mit psychiatrischen Auffälligkeiten, z. B. Teilleistungsstörungen, Aufmerksamkeits-Defizit-Syndrom sowie Störungen des Sozialverhaltens und der Emotionalität verbunden ist. Die Gründe hierfür sind sicher vielfältig und letztendlich ein Problem der gesamten Gesellschaft, wobei die Medien, insbesondere Fernsehen und Internet, transkulturelle Einflüsse und eine Perspektivlosigkeit beim Übergang von Schule zur Berufsausbildung eine Rolle spielen. Zunehmend werden in Schulen Programme wie „Faustlos" oder andere Interventionskonzepte eingesetzt, um die Gewalt-Bereitschaft der Jugendlichen konsequent zu reduzieren. Darüber hinaus sind Präventionskonzepte der Jugendämter, Selbsthilfegruppen und in Ausnahmen auch Behandlungen beim Kinder- und Jugendpsychiater mit Psychopharmaka sinnvoll [30, 42, 61, 74].

W. Kreß

KAPITEL 10
Zytogenetische und molekulargenetische Methoden in der Differenzialdiagnose von Entwicklungsstörungen

10.1	Einleitung	190
10.2	Definitionen	190
10.2.1	Chromosomen, klassische Mendelsche Erbregeln, Zellteilung	190
10.2.2	Chromosomenorganisation	191
10.2.3	RNA und Mitochondrien	192
10.2.4	Mutationen und ihre Bestimmungsmethoden	193
10.3	Nummerische und strukturelle Chromosomenanomalien	195
10.3.1	Fehlverteilungen von Geschlechtschromosomen	197
10.3.2	Fehlverteilungen von Autosomen	197
10.3.3	Strukturanomalien	198
10.4	Komplexe syndromale Krankheitsbilder	198
10.4.1	Mikrodeletionen	199
10.4.2	Subtelomer-Veränderungen	200
10.5	Molekulargenetische Diagnostik von monogenen Entwicklungsstörungen	201
10.5.1	Erbgänge und genetische Klassifizierung von Entwicklungsstörungen	201
10.5.2	Auffinden von Genen durch Positionsklonierung	202
10.5.3	Mutationsanalyse	204
10.6	Humangenetische Beratung	207
10.7	Ethische Überlegungen und Aussichten	209

10 Zytogenetische und molekulargenetische Methoden in der Differenzialdiagnose

10.1 Einleitung

Bei bis zu 50% aller Entwicklungsstörungen im Kindesalter liegen genetische Mitursachen vor, wobei sich chromosomale Anomalien und monogen bedingte Erkrankungen die Waage halten (auch ➤ Kap. 1.7). Deswegen ist es sinnvoll, die aktuellen Möglichkeiten der **humangenetischen** Diagnostik im Rahmen dieses Buches darzustellen. In der Folge werden die Chromosomenanomalien, Mikrodeletions-/-duplikationssyndrome (Krankheitsbilder durch Verlust/Zugewinn kleinster, mikroskopisch nicht sichtbarer Chromosomenstücke) und monogene Erbkrankheiten nur stichwortartig abgehandelt, da die klinische Symptomatik in anderen Kapiteln zusammengefasst ist. Dargestellt wird überwiegend die spezifische molekulargenetische Methodik, die von der sonstigen Labordiagnostik stark abweicht.

Zurzeit nimmt die **sichere Diagnose einer Erbkrankheit** noch keinen wesentlichen Einfluss auf die Therapie, die meist symptomatisch fördernd bleibt. Eine Diagnostik ist aus verschiedenen Gründen trotzdem wichtig, u. a. für:
- die Kenntnis der Prognose einer Erkrankung,
- die Schul- und Lebensplanung,
- die Vermeidung von Überforderungssituationen,
- die Einsparung häufiger Kontrolluntersuchungen sowie die Familienplanung der Eltern und evtl. anderer Familienangehöriger,
- die Aufnahme der Patienten in klinische Studien und die Begutachtung in zivil- und strafrechtlichen Auseinandersetzungen, z. B. bei Verdacht auf eine Schädigung des Kindes während der Geburt.

10.2 Definitionen

Am Beginn jeder genetischen Analyse steht die Erhebung des **Stammbaums**. Zu dessen Aufzeichnung sollte man sich an eine festgelegte Symbolik halten (➤ Abb. 10.1). Dabei dürfen Fragen nach Fehl- oder Totgeburten (Hinweis auf Chromosomenstörungen), Verwandtenehen (autosomal rezessive Erkrankungen!) und der Todesursache von Vorfahren und Verwandten nicht vergessen werden.

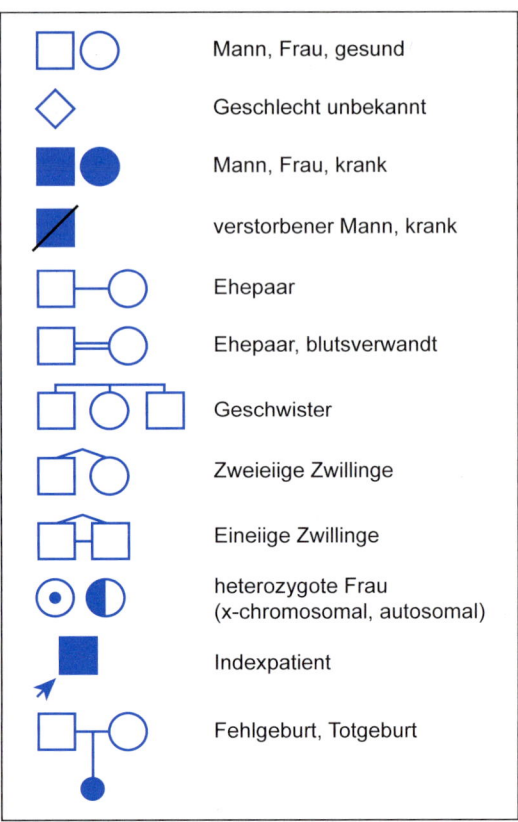

Abb. 10.1 Bedeutung der Symbole zur Erstellung eines genetischen Stammbaums. Der Indexpatient ist der untersuchte Erkrankte in einer Familie. Bei einem Heterozygoten ist eines der jeweils zwei entsprechenden Gene (von Mutter bzw. Vater) verändert, das andere normal (Erbgänge ➤ Kap. 10.2.1).

10.2.1 Chromosomen, klassische Mendelsche Erbregeln, Zellteilung

Die mikroskopisch sichtbaren Träger von Erbinformationen sind die im Zellkern gelegenen **Chromosomen**. Ein menschlicher Zellkern enthält normalerweise 46 Chromosomen, von denen jeweils 23 von der Mutter und vom Vater stammen (Keimzellen s. u.); die einander entsprechenden Chromosomen eines *Paares* werden als *homologe Chromosomen* bezeichnet. Nicht-Geschlechtschromosomen heißen **Autosomen**, Geschlechtschromosomen **Gonosomen** (X- und Y- Chromosom). Der **Karyotyp** gibt die Chromosomenkonstellation eines Zellkernes wieder,

z. B. 46, XX für einen normalen weiblichen und 46, XY für einen normalen männlichen Karyotyp.

Beim *autosomal dominanten Erbgang* setzt sich ein dominanter Genzustand (= **Allel** = **Erbanlage**) gegenüber dem zweiten Allel auf dem homologen Chromosom durch und bestimmt so das Erscheinungsbild (den **Phänotyp**) des betreffenden Menschen. Bei diesem Erbgang erfolgt die Weitergabe eines Merkmals oder einer Krankheit über ein Autosom von einem Merkmalsträger auf die Hälfte der Kinder, unabhängig vom Geschlecht. Zur Ausprägung genügt also *eine* Anlage, d. h. ein *heterozygoter Zustand*.

Zur Merkmalsausprägung muss beim *autosomal rezessiven Erbgang* das verantwortliche Allel doppelt vorliegen, d. h. ein *homozygoter Zustand* bestehen. Beide Eltern sind meist unauffällige (gesunde) heterozygote Überträger; die Merkmalsausprägung erfolgt bei einem Viertel der Kinder unabhängig vom Geschlecht. Durchschnittlich 50 % der Kinder sind ihrerseits heterozygote Überträger, ein weiteres Viertel ist reinerbig gesund.

X-chromosomal rezessive Vererbung bedeutet, dass nur Männer (mit einem X-Chromosom) in einer Familie erkranken und Frauen (mit zwei X-Chromosomen) die Krankheit übertragen. Die Hälfte der Söhne solcher heterozygoter Frauen sind wiederum betroffen, die Hälfte der Töchter Überträgerinnen. Die Töchter kranker Väter erben zwangsläufig ein „krankes" X-Chromosom und werden deswegen zu obligaten Überträgerinnen.

Beim seltenen *X-chromosomal dominanten Erbgang* erkranken beide Geschlechter, wobei Männer in der Regel stärker (u. U. tödlich) betroffen sind.

Von diesen klassischen Regeln kennt man inzwischen viele Abweichungen, die von der Molekulargenetik aufgedeckt wurden. Manches davon wird in der Folge besprochen.

Die Zellteilung in den proliferierenden somatischen Geweben (d. h. außerhalb der Keimzellen) wird als **Mitose** bezeichnet und dient der Verteilung des zuvor verdoppelten Chromosomensatzes auf zwei Tochterzellen. Sie ist Teil des allgemeinen Zellzyklus und besteht aus vier Stadien (> Abb. 10.2).

In der Prophase und Metaphase besteht jedes Chromosom aus zwei identischen Strängen (**Chromatiden**), die in der Zentromerregion aneinanderhaften. In der Anaphase werden sie voneinander getrennt und in der anschließenden Telophase auf zwei Tochterzellen verteilt. In der Interphase ruht bzw. erholt sich die Zelle nach der Teilung.

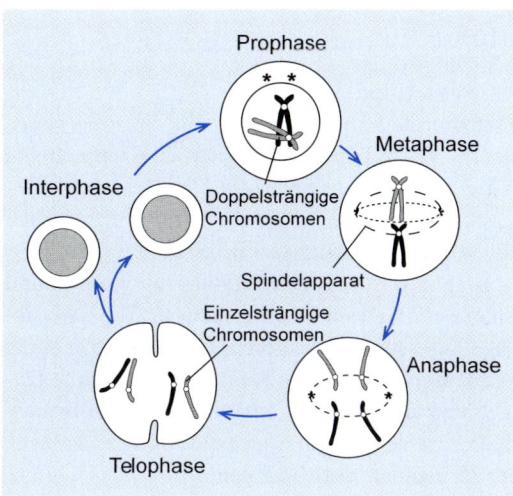

Abb. 10.2 Schematische Darstellung der Stadien einer Mitose.

Ein Zellklon ist eine Ansammlung von Zellen, deren Ursprung eine einzige Mutterzelle ist. Klonbildung spielt z. B. bei Zellmosaiken (einem Nebeneinander von gesunden und kranken Zellen im Körper) eine Rolle.

In der **Meiose der Keimzellen** durchläuft die ursprünglich *diploide Keimzelle* mit 2 × 23 Chromosomen die beiden Reifeteilungen mit dem Ergebnis einer *haploiden Ei- oder Samenzelle* (mit 1 × 23 Chromosomen). In der Prophase I paaren sich die homologen Chromosomen, und es kommt zum wechselseitigen Austausch entsprechender Abschnitte homologer Chromosomen, d. h. zu einem Austausch von väterlichen und mütterlichen Genen (Rekombination).

10.2.2 Chromosomenorganisation

Die materielle Grundlage der Informationsspeicherung in den Chromosomen ist die Desoxyribonukleinsäure (**DNA**). Sie besteht aus einem polymeren Strang von Nukleotidbausteinen; das Strang-Gerüst bilden Phosphat- und Desoxyribose-Zucker-Moleküle, an die vier verschiedene Basen gebunden sind:

- Adenin **A**
- Guanin **G**
- Cytosin **C** und
- Thymin **T**.

Zwei DNA-Stränge winden sich zur **Doppelhelix**, wobei der Zusammenhalt der Stränge durch Wasserstoffbrücken-Bindung zwischen den Basen nach den Regeln der **Basenpaarung** garantiert ist:

Adenin paart sich dabei immer mit Thymin und Guanin mit Cytosin; so gibt ein Strang die Basenabfolge auf dem so genannten Komplementärstrang vor. Einen Doppelstrang kann man z. B. durch Hitzeeinwirkung trennen (Denaturierung); bei Erniedrigung der Temperatur finden die Einzelstränge wieder zueinander, sie hybridisieren.

Gene speichern in der Regel die Information zur Herstellung von spezifischen Proteinen. Eine bestimmte Zusammenstellung von 3 Basen zu einem **Basentriplett** kodiert dabei jeweils für *eine* Aminosäure (genetischer Code). Ein Gen besteht aus kodierenden DNA-Bereichen (**Exons**), die in mRNA (> Kap. 10.2.3) und anschließend in Aminosäureketten umgeschrieben werden, und aus nicht-kodierenden DNA-Abschnitten (Introns) als Abstandshalter dazwischen, die oft viel länger als die Exons sind. Manche Intronsequenzen und vor allem Sequenzabschnitte vor dem 1. Exon haben regulative Funktionen, z.B. als Promotor, Enhancer, Silencer etc. Das sich selbst organisierende System Zelle ist so in der Lage, auf variable Zustände zu reagieren. Der **haploide menschliche Genbestand (Genom)** besteht aus etwa 3 Milliarden Basenpaaren und ist in ca. 30 000 proteinkodierenden Genen organisiert, wie der momentane Stand des Humangenomprojektes zeigt. Mit einer geschätzten Durchschnittslänge von 10 000 Basenpaaren (Exons und Introns) machen die kodierenden Gene nur etwa ein Drittel des Gesamtgenoms aus. Der Rest des Genoms besteht aus nicht-kodierenden Bereichen zwischen den Genen (*spacer*), Wiederholungen von DNA-Sequenzen (*repetitive Sequenzen*) und erst kürzlich beschriebenen „RNA-Genen", die funktionelle RNA-Moleküle produzieren. Diese RNA-Moleküle (small nuclear RNAs, microRNAs, small interfering RNAs) sorgen für eine weitere komplexe Stufe der Genregulation. Es ist zu erwarten, dass eine Reihe von zellpathologischen Prozessen mit diesen Systemen in Verbindung gebracht werden können.

Die Chromosomenfaser besteht aus einem Nukleoproteingerüst (*Chromatin*), dessen Grundbaustein das so genannte *Nukleosom* ist (> Abb. 10.3). Nukleosomen sind basische Proteinkörper, um die sich der *doppelsträngige DNA-Faden* windet. Spacer-DNA-Stücke trennen diese Einheiten voneinander; eine Kondensation erfolgt durch Spiralisierung der Nukleosomenkette. Die Packung der Kette wird durch Verdrillung noch komplexer, es entsteht schließlich das *Bandenmuster* (> Kap. 10.3).

10.2.3 RNA und Mitochondrien

Bei der **Transkription** wird die genetische Information mithilfe eines Enzyms (Polymerase) von der DNA in RNA (Ribonukleinsäure) umgeschrieben. RNA besteht aus einem instabilen Einzelstrang mit einem Phosphat-Ribose-Gerüst. Die Base Thymin ist durch Uracil ersetzt. Reife **Boten-RNA (mRNA)** enthält nur die Information der Exons, die Introns werden durch **Spleißen** entfernt. Die Zahl möglicher Genprodukte steigt durch variantes Spleißen auf ein Vielfaches, was eine Erhöhung der Komplexität der Informationsweitergabe in höheren Organismen ermöglicht.

mRNA verlässt den Kern und steht für die Proteinsynthese an den **Ribosomen** zur Verfügung (Translation). Der translatierbare Bereich einer mRNA wird durch ein Start- und ein Stopcodon (**Codon** = spezifisches Basentriplett) festgelegt. Dazwischen befindet sich ein **offenes Leseraster:** Die Aufeinanderfolge von Basentripletts bestimmt die Aminosäuresequenz des Proteins. Spezifische Transfer-RNAs (**tRNA**) mit dem jeweils passenden (kongruenten) Basentriplett transportieren die Aminosäuren zum Ribosom, an dem das Protein synthetisiert wird.

Die **Mitochondrien** als Energielieferanten der Zelle besitzen ein eigenes extrachromosomales Genom (ringförmiges DNA-Molekül von 16 000 Basenpaaren), das rein maternal (von der Mutter) vererbt wird und hauptsächlich Proteine für die Atmungskette und Transfer-Ribonukleinsäuren (tRNA) kodiert (> Kap. 2.3).

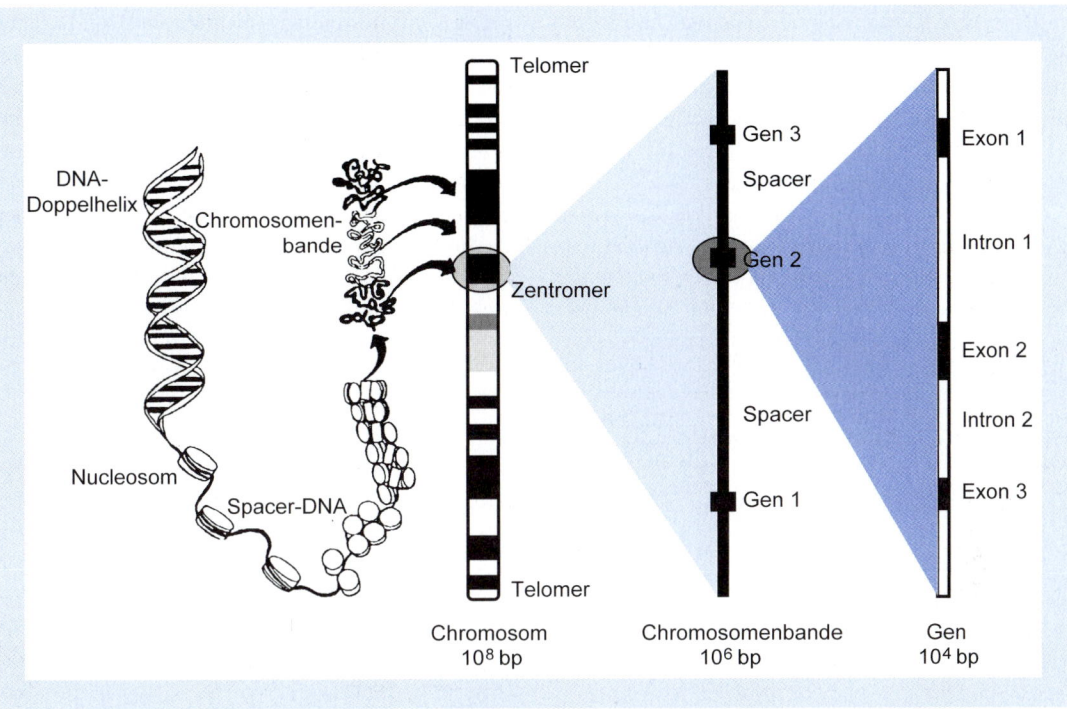

Abb. 10.3 Organisation des Chromosomen-Aufbaus; die Größenverhältnisse zwischen Chromosom, Chromosomenbande und Gen sind dargestellt (bp = Basenpaare).

10.2.4 Mutationen und ihre Bestimmungsmethoden

DNA-Polymorphismen sind (neutrale) Änderungen der Basensequenz, die in der Regel ohne phänotypische Auswirkungen sind und in der Bevölkerung mit einer Häufigkeit von mehr als 1% vorkommen. Da sie auf den homologen Chromosomen mit differenten Allelen vertreten sein können, machen sie das Chromosomen-Paar unterscheidbar. Wenn sie klar einer Chromosomen-Region zugeordnet sind, werden sie oft als **DNA-Marker,** z. B. für *Kopplungsanalysen* (➤ Kap. 10.5.2) eingesetzt. Die Allele mehrerer solcher Marker aus einer eng benachbarten Region eines Chromosoms fügen sich zum **Haplotyp** zusammen. Die einfachste Form eines Polymorphismus ist der Austausch einer Base bei einem bestimmten Prozentsatz der Bevölkerung. Es findet sich häufig die Abkürzung SNP (= single nucleotide polymorphism). Liegt ein SNP im Exon eines Gens, kann der Polymorphismus funktionell bedeutsam sein und den Phänotyp beeinflussen, was ein mögliches Prinzip der multifaktoriellen Vererbung ist.

Als **Mutation** bezeichnet man die Veränderung der Information einzelner Gene (Genmutation) oder die veränderte Struktur oder Anzahl von Chromosomen (Chromosomen- bzw. Genommutation). Dies ist in der Regel mit einem veränderten Phänotyp (häufig Krankheit) verbunden. Für Gene gilt eine Mutationsrate von 1 auf 10 000 bis 100 000 je Genort und Generation. *Punktmutationen* führen zum Austausch eines Basenpaares, *Deletionen* zum Verlust eines oder mehrerer Basenpaare und *Duplikationen* zum zusätzlichen Einbau von Basenpaaren.

Die **DNA-Sequenzierung** ist eine Labortechnik zur Bestimmung der exakten Abfolge der Basen in einem DNA-Stück und der Goldstandard für den Nachweis von Punktmutationen, kleinen Deletionen und Duplikationen. Die Sequenzierreaktion wird heute in der Regel an PCR-amplifizierten DNA-Fragmenten und nur noch selten an klonierter DNA durchgeführt.

10 Zytogenetische und molekulargenetische Methoden in der Differenzialdiagnose

Unter der **Klonierung** versteht man die identische Vermehrung eines DNA-Stückes *in einer Wirtszelle*, z. B. einem Bakterium, nach Einbau in einen Vektor. Das Gebilde ist eine vermehrbare ringförmige extrachromosomale DNA-Struktur mit Schnittstellen zum Einbau von Fremd-DNA.

Die *Polymerase-Ketten-Reaktion (PCR)* ist eine zyklische enzymgesteuerte Reaktion zur Vermehrung und Sichtbarmachung von DNA-Fragmenten in der Größe zwischen 100 und 5000 Basenpaaren *im Reagenzglas*. Dies geschieht durch DNA-Denaturierung (Einzelstrangbildung bei Temperaturen über 90 °C), Anlagerung von Startsequenzen (Primern = synthetische kurze DNA-Einzelstränge mit passender Basenfolge) bei spezifischen Temperaturen und Doppelstrang-Neusynthese mithilfe einer thermostabilen Polymerase bei 72 °C. Ein neuer Zyklus beginnt wieder mit der Denaturierung. Automatisch gesteuert wird dieser zyklische Prozess von einem Thermocycler (automatisch gesteuerter Heiz-

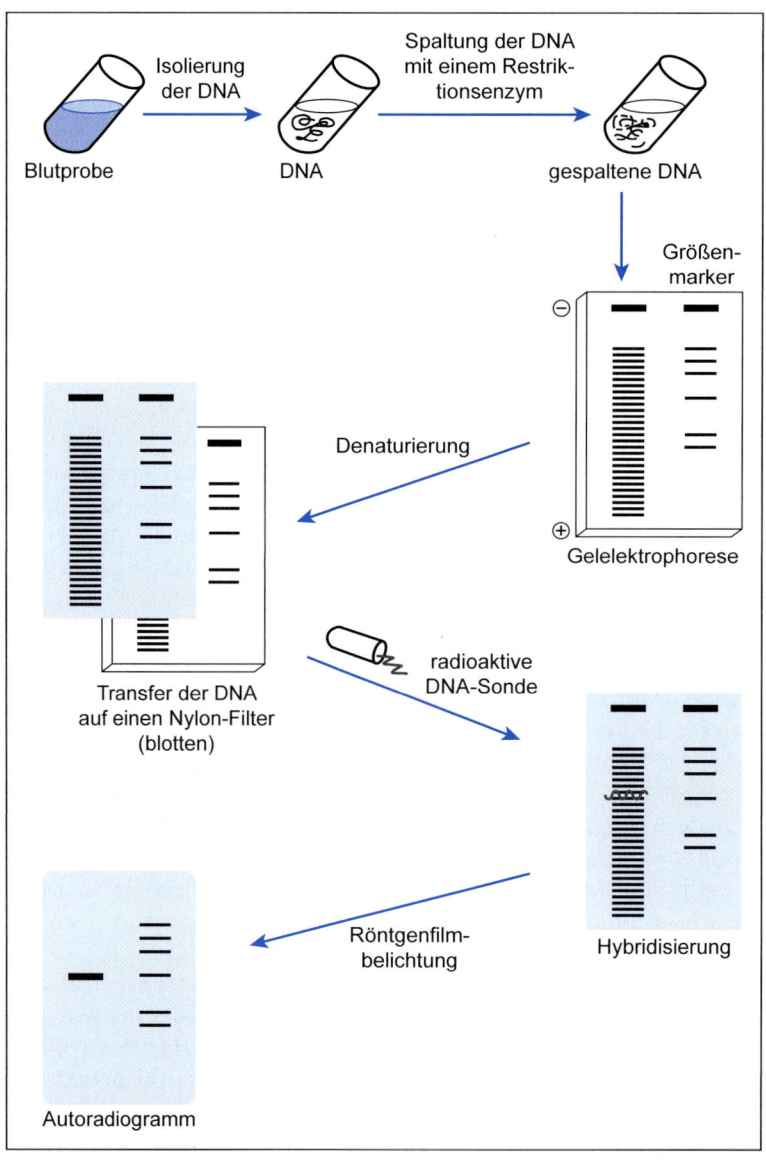

Abb. 10.4 Schematische Darstellung eines Southernblots.

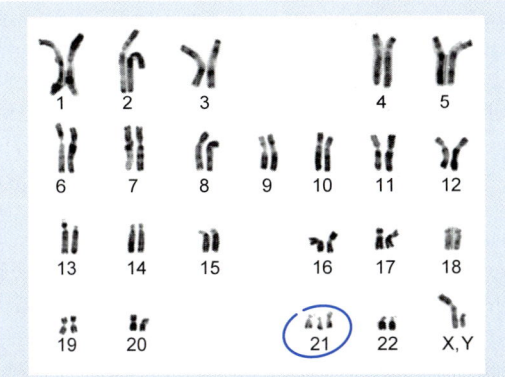

Abb. 10.5 Karyogramm bei Trisomie 21: Metaphase-Chromosomen in R-Bänderung („reversal"-Bänderung, Negativbild einer Giemsa-Bänderung); die relativ Guanosin- und Cytosin- (GC)-reichen Chromosomensegmente werden hervorgehoben. Die Chromosomen sind ausgeschnitten und zum Karyogramm geordnet. Es sind drei Chromosomen 21 vorhanden.

block). Die Amplifikationsrate beträgt im optimalen Fall 2^n (n = Anzahl der Zyklen) und kann Millionen von Kopien hervorbringen.

Der so genannte **Southernblot** ist die historisch ältere Methode, spezifische *Gensequenzen erkennbar zu machen*, vor allem wenn es sich um lange Stücke handelt. Dabei wird isolierte hochmolekulare DNA mit **Restriktionsenzymen** in Stücke gespalten. Diese bakteriellen Enzyme schneiden den Doppelstrang an sequenzspezifischen Stellen. Die elektrophoretische Auftrennung (negativ geladene DNA-Stücke wandern im elektrischen Feld) erfolgt nach Fragmentgröße in einem Träger-Gel. Durch pH-Änderung wird die DNA denaturiert, d. h. in einen Einzelstrang umgewandelt und aus dem Gel auf eine positiv geladene Nylonmembran übertragen. Dort ist sie stabil gebunden. Anschließend wird die gebundene DNA mit klonierten, radioaktiv markierten DNA-Abschnitten *(Sonden)* zur Paarung gebracht **(hybridisiert)**. Die Schwärzung eines Röntgenfilms auf dem Southernblot durch die radioaktive Strahlung der Sonden weist definierte Gensequenzen in der Patienten-DNA nach. Der Gesamtprozess dauert ca. eine Woche. Nach einem analogen Prinzip sind spezifische RNA-Moleküle im Northernblot detektierbar.

Werden *Proteine* elektrophoretisch auf Gelen nach Molekülgröße aufgetrennt und anschließend zur immunologischen Identifikation mit Antikörpern auf Membranen aufgebracht (= geblottet), so nennt man dies einen **Westernblot** [91, 92, 97, 100, 103].

10.3 Nummerische und strukturelle Chromosomenanomalien

Die Erkenntnis, dass die Chromosomen die Träger der Erbanlagen (Gene) sind, stammt von R. Sutton und Th. Boveri (Chromosomentheorie der Vererbung, 1904). Seit 1946 ist bekannt, dass die Chromosomenzahl des Menschen 46 beträgt. 1959 wurde von Lejeune die Trisomie 21 beim Down-Syndrom entdeckt; noch im gleichen Jahr folgte die Aufklärung des Ullrich-Turner-Syndroms (45, X), des Klinefelter-Syndroms (47, XXY) sowie die Beschreibung des 47, XXX-Karyotyps (➤ Kap. 10.3.1).

Schließlich ermöglichte die Chromsomenbänderung mittels Anfärbung durch spezifische Farbstoffe, z. B. Giemsa, ab 1970 die Identifizierung jedes einzelnen menschlichen Chromosoms; jedes der 24 verschiedenen Chromosomen (22 Autosomen, X- und Y-Chromosom) zeigt nämlich bei dieser Anfärbung ein charakteristisches *Bandenmuster* (Querstreifung, ➤ Abb. 10.3, ➤ Abb. 10.5). Diese Methode ebnete den Weg für die Analyse auch kleiner Strukturveränderungen.

Als **Untersuchungsmaterial zur Chromosomenanalyse** genügen in der Regel wenige Milliliter Heparinblut, ggf. auch Fibroblastenkulturen, die aus einer Hautbiopsie gezüchtet werden, als auch Amnionzellen oder Chorionzotten. Nach Anlegen einer Zellkultur werden die im peripheren Blut sich nicht teilenden Lymphozyten stimuliert und treten in einen neuen Teilungszyklus ein. Die mitotische Zellteilung (➤ Abb. 10.2) beginnt mit der Prophase, in der sich die Chromosomen kondensieren und als Fasern mikroskopisch sichtbar werden. In der **Metaphase** wandern sie durch Anheftung der so genannten Spindel in die Äquatorialebene der Zelle und kontrahieren maximal. Durch Abbruch des Wachstums der Lymphozytenkultur im Metaphasenstadium mit dem Spindelgift Colchicin werden sie der mikroskopischen Analyse zugänglich.

Nach mehreren Fixierungsschritten wird die gestoppte Zellkultur auf Objektträger aufgetropft und gefärbt. Man erkennt im Mikroskop bei 100facher Vergrößerung die kondensierten Chromosomen der Metaphasen neben ruhenden Lymphozytenkernen. Die Chromosomenfeinstruktur lässt sich bei 1000facher Vergrößerung beobachten. Die Metaphasen werden fotografiert, die Chromosomen mithilfe eines Computerprogramms zum **Karyogramm** geordnet.

Man schiebt fortlaufend die 22 Autosomenpaare und die 2 Geschlechtschromosomen (das XX-Paar im weiblichen und das XY-Paar im männlichen Karyotyp) nebeneinander. Für das nach Anfärbung sichtbare hell-dunkle Bandenmuster wurde eine internationale Standardnomenklatur (ISCN-System) festgelegt. Begrenzt und geschützt werden die Chromosomen durch die Chromosomenenden (**Telomere**). Die Schwesterchromatide sind im **Zentromer** aneinander geheftet; jedes Chromatid ist unterteilt in einen kurzen Chromosomenarm p und einen langen Arm q.

Chromosomenkonstellation: Die Gesamtzahl der Chromosomen wird mit einer arabischen Ziffer angegeben, dahinter steht, durch ein Komma getrennt, die Geschlechtschromosomenkonstellation. Zusätzliche Autosomen gibt man durch ein weiteres Komma getrennt an.

Beispiele

46,XY	normal männlich
46,XX	normal weiblich
47,XY, +21	Knabe mit einer Trisomie 21
47,XXY	Klinefelter-Syndrom
45,X	Ullrich-Turner-Syndrom

Grenzen der Routine-Chromosomenanalyse: Selbst die beste mikroskopische Auflösung des Bandenmusters kann nur Veränderungen sichtbar machen, die auf molekularer Ebene deutlich mehr als zwei Millionen Basenpaare umfassen. In einem solchen Bereich liegen bis zu 100 Gene. Kleine Deletionen oder Duplikationen von Chromosomenmaterial können rein zytogenetisch (d. h. durch mikroskopische Untersuchungen des zellulären Chromosomenbestandes) nicht erkannt werden. Hier bietet sich die **Fluoreszenz-in-situ-Hybridisierung (FISH)** als zusätzliche Technik an oder neuerdings DNA-Chip basierte Techniken (> Abb.10.8).

Als Faustregel für die Häufigkeit von nummerischen und grobstrukturellen Chromosomenaberrationen kann gelten:
- Bei Spontanaborten bis zu 50%
- Bei Totgeburten bis zu 5%
- Bei Lebendgeburten bis zu 0,5%.

Nummerische Chromosomenanomalien entstehen meist neu durch eine Fehlverteilung, d. h. durch das Nichtauseinanderweichen (Nondisjunction) einzelner Chromosomen während der elterlichen Keimzellreifung. Sie sind eine Besonderheit der menschlichen Spezies. Die Fehlverteilung kann sowohl in der ersten Reifeteilung, in der die homologen Chromosomen voneinander getrennt werden, als auch in der zweiten Reifeteilung, in der die Schwesterchromatiden auseinanderweichen, oder sogar in beiden Reifeteilungen passieren. Nicht getrennte Chromosomen zeigen eine deutlich erniedrigte Rekombinationsrate.

Ist der ganze haploide Chromosomensatz mehrfach vorhanden, spricht man von *Polyploidie*, bei Fehlen eines Chromosoms von Hypodiploidie *(Monosomie)* und bei überzähligen Chromosomen von Hyperdiploidie *(Trisomie, Tetrasomie).*

Tab. 10.1 Inzidenz des Down-Syndroms in Abhängigkeit vom Alter der Mutter (multizentrische kanadische Studie, 1978).

Mütterliches Alter	Häufigkeit
29	1 : 1743
30	1 : 1163
31	1 : 999
32	1 : 610
33	1 : 756
34	1 : 771
35	1 : 324
36	1 : 510
37	1 : 340
38	1 : 322
39	1 : 132
40	1 : 95
41	1 : 69
42	1 : 80

Fehlverteilungen der Chromosomen werden mit zunehmendem mütterlichen Alter häufiger, wie die Tabelle 10.1 für das Down-Syndrom zeigt. Das überzählige Chromosom 21 beim Down-Syndrom entspringt zu mehr als 90% einer mütterlichen Nondisjunction. Ein signifikanter väterlicher Alterseffekt ist nur beim Klinefelter-Syndrom nachweisbar.

Aber nicht nur in der Keimbahn, sondern auch während der ganzen embryonalen Entwicklung können Fehlverteilungen einzelner Chromosomen in der Mitose auftreten. Überleben derart veränderte Zellen, so bilden sich abnorme Zellhaufen (aberrante Zellklone), und es entsteht ein *Zellmosaik*, z. B. ein Trisomie-21-Mosaik, das nur in dem betroffenen Gewebe nachgewiesen werden kann. Solche Mosaik-Trisomien sind dann möglicherweise in Lymphozyten nicht erkennbar, wohl aber in Fibroblasten.

10.3.1 Fehlverteilungen von Geschlechtschromosomen

Körperliche und geistige Störungen sind bei gonosomalen Aberrationen nur milde ausgeprägt. Die Inzidenz (Häufigkeit bei Geburt) liegt insgesamt bei ca. 1 unter 500 Geburten. Beispiele sind:
- **Ullrich-Turner-Syndrom** (Karyotyp 45,X; auch ➤ Kap. 6.2.1):

Inzidenz 1 : 2500. Symptome: Minderwuchs, Flügelfellbildung im Halsbereich, Cubitus valgus (Knickung des Unterarms gegenüber dem Oberarm zur Daumenseite), primäre Amenorrhoe, mangelhafte Ausbildung der Eierstöcke; somatische Mosaike können fertil (fruchtbar) sein. Meist durchschnittliche mentale Begabung. Behandlung evtl. durch Substitutionstherapie mit Sexualhormonen und Wachstumshormonen. Zu 70–80% stammt das eine X von der Mutter.

Es gibt Hinweise dafür, dass die Frauen, deren X-Chromosom vom Vater stammt, eher Intelligenzminderungen haben.
- **Tripel-X-Frauen** (47,XXX):

Inzidenz 1 : 1000; meist handelt es sich um einen Zufallsbefund bei der Amniozentese. Symptome sind Zyklusstörungen und frühe Menopause, milde geistige Entwicklungsstörung vor allem im verbalen Bereich.

- **Klinefelter-Syndrom** (47,XXY; auch ➤ Kap 6.4): Inzidenz 1 : 1000. Symptome sind Hochwuchs, Gynäkomastie (vermehrte Brustentwicklung), Hodenatrophie mit Störung der Spermienproduktion (Azoospermie) und Unfruchtbarkeit; Patienten mit einem Mosaik können fertil sein. Leicht verminderte Intelligenz, Kontaktarmut, Labilität. Das zusätzliche X-Chromosom stammt je zur Hälfte vom Vater oder der Mutter.
- **XYY-Männer:**

Inzidenz 1 : 1000. Symptome: Hochwuchs, Fertilität meist vorhanden; leicht verminderte Intelligenz, Anpassungsschwierigkeiten, Kontaktprobleme.

10.3.2 Fehlverteilungen von Autosomen

Sie beeinträchtigen deutlich die geistige und körperliche Entwicklung und sind wie in anderen Kapiteln (z. B. ➤ Kap. 8.2) beschrieben, mit zahlreiche Dysmorphien verbunden. Autosomale Monosomien, d. h. das Fehlen eines Autosoms, sind nicht mit dem Leben vereinbar. Chromosomale Mosaike sind aber möglich und lebensfähig. Die häufigsten Trisomien sind:
- **Trisomie 21, Down-Syndrom:**

Inzidenz 1,5 : 1000. Es ist eine der häufigsten Ursachen einer geistigen Behinderung und aus historischen Gründen (leider!) das Musterbeispiel für die Entwicklung der vorgeburtlichen Diagnostik. In 92% der Fälle besteht eine freie Trisomie, in 5% eine Translokationstrisomie, d. h. eine Bindung des überzähligen Chromosoms an ein anderes Chromosom (zur Hälfte neu entstanden, zur Hälfte geerbt). Frauen mit Trisomie 21 sind fertil, Männer nicht. Das klinische Bild ist in Kapitel 8.2 dargestellt.
- **Trisomie 18, Edwards-Syndrom:**

Inzidenz 1 : 3000, Verhältnis männlich : weiblich = 1 : 4. Nur 10% der Lebendgeborenen überleben ein Jahr; in 80% der Fälle handelt es sich um eine freie Trisomie, in 20% um Translokationstrisomien und Mosaike. Wichtige Symptome sind dysmorphe Ohren, eine Kieferunterentwicklung, Fehlbildungen und Fehlstellungen an den Händen (mit typischer Fingerüberkreuzung von Daumen und Kleinfinger) und Füßen, Hirnreifungsstörungen mit prominentem Hinterkopf und Untergewicht.

- **Trisomie 13, Pätau-Syndrom:**
Inzidenz 1 : 6000; in 80% liegt eine freie Trisomie vor, in 20% Translokationstrisomien und Mosaike. Klinisch finden sich schwerwiegende Hirnfehlbildungen mit zerebralen Anfällen, kleine fehlgebildete Augen, Lippen-Kiefer-Gaumenspalten, überzählige Finger und Herzfehler. Die mittlere Lebenserwartung beträgt nur 4 Monate.

10.3.3 Strukturanomalien

Strukturumbauten von Chromosomen ohne Verlust oder Zugewinn chromosomalen Materials werden als *balanciert* bezeichnet; ein Beispiel hierfür ist die reziproke Translokation, d. h. der Austausch der Endstücke von zwei nicht-homologen Chromosomen. Diese balancierten Strukturveränderungen haben in der Regel keine phänotypische Auswirkung. Sie können über mehrere Generationen unentdeckt vererbt werden und machen sich allenfalls durch gehäuft familiär auftretende Fehlgeburten bemerkbar. Der Verlust oder Zugewinn von Chromosomensegmenten hingegen führt zu *unbalancierten* Genverhältnissen; sie sind für alle Autosomen bekannt und prägen unterschiedliche Dysmorphie-Syndrome. Für die genetische Beratung ist die Unterscheidung zwischen potenziell erblichen Anomalien, die bei einer balancierten Translokation der Eltern (50% der Fälle) droht, und völlig neu entstandenen Strukturaberrationen (in den restlichen 50% der Fälle bei normalem elterlichen Karyotyp) sehr wichtig. Bei jeder entdeckten Strukturanomalie muss daher bei den Eltern eine Chromosomenuntersuchung durchgeführt werden.
Beispiele:
- **Partielle Monosomie 5p, Katzenschrei-Syndrom:**
Inzidenz 1 : 50 000. DNA-Verlust am kurzen Arm des Chromosoms 5. Typisch ist ein hochfrequentes, monotones Schreien, charakteristische Gesichtsdysmorphien und eine ausgeprägte allgemeine Entwicklungsstörung. Die Lebensspanne kann fast normal sein. In 90% der Fälle ist die Veränderung neu entstanden, in 10% ist sie Folge einer elterlichen balancierten Translokation.
- **Partielle Monosomie 4p, Wolf-Hirschhorn-Syndrom:**
Inzidenz 1 : 50 000. DNA-Verlust am kurzen Arm von Chromosom 4. 90% der Patienten stellen Neumutationen dar, bei 10% der Patienteneltern liegt eine balancierte Translokation vor. Das klinische Bild ist in Kapitel 8.3 dargestellt.

Viele andere solcher Störungen sind bekannt. Der Schinzel-Katalog der Chromosomenaberrationen führt mehr als 1200 verschiedene Chromosomenumbauten auf [4, 50, 81, 82, 94, 96, 97, 99, 101, 105].

10.4 Komplexe syndromale Krankheitsbilder

Genetisch bedingte Syndrome können, wie oben beschrieben, eine mikroskopisch sichtbare chromosomale Ursache haben. Daneben gibt es etliche Syndrome mit einer Mikroveränderung (Deletion, Duplikation) an der Grenze der mikroskopischen Auflösung von ca. 2 Millionen Basenpaaren. Fehlen mehrere Gene in Reihe, spricht man auch von einem „contiguous gene syndrome". Aber auch ein einziges Gen kann multiple systemische Auswirkungen haben und das komplexe Krankheitsbild eines Syndroms hervorrufen. Ein Beispiel ist das Smith-Lemli-Opitz-Syndrom mit einer Störung der Cholesterinbiosynthese (➤ Kap. 8.6.5). Für viele sehr seltene genetisch bedingte Syndrome kennt man den Defekt noch nicht. Der Erbgang ist u. U. aus der Weitergabe des Krankheitsbildes in Familien abzuleiten. So spricht z. B. das Auftreten von Stoffwechselerkrankungen in Verwandtenehen für einen autosomal rezessiven Erbgang.

Um trotz eines fehlenden biochemischen oder genetischen Tests differenzialdiagnostisch bei der Fülle von Syndromen weiterzukommen, bedient man sich der Hilfe von Katalogen und Checklisten, in vermehrtem Maße auch von Computer-Suchprogrammen, in denen die Variationsbreite der Symptome spezifischer Syndrome aufgelistet ist. Beispiele für solche Suchprogramme sind POSSUM (**P**ictures **o**f **S**tandard **S**yndromes and **U**ndiagnosed **M**alformations) und LDDB (**L**ondon **D**ysmorphology **D**atabase).Trotz dieser Hilfsmittel bleibt die Erfahrung des Diagnostikers unerlässlich.

Ein charakteristisches Spektrum von Dysmorphiezeichen führt gelegentlich zu einer unverwechselbaren „Gestalt" des Syndroms, wodurch eine Blickdiagnose möglich wird (> Abb. 10.6).

10.4.1 Mikrodeletionen

Zu den wichtigsten heute bekannten Mikrodeletionssyndromen mit mentaler Entwicklungstörung und Verlust eines (in der Regel) mikroskopisch nicht sichtbaren Chromosomensegments auf einem der homologen Chromosomen (Ursache: nicht-homologe Rekombination zwischen repetitiven Sequenzen in der Meiose) gehören:

Williams-Beuren-Syndrom	del (7q11.2)
WAGR-Komplex (**W**ilms-Tumor der Niere, **A**niridie = Fehlen der Iris, **g**enitourethrale Fehlbildungen, geistige **R**etardierung)	del (11p13)
Prader-Willi-Syndrom (> Kap. 8.3)	del (15q11-q12), väterlich
Angelman-Syndrom (> Kap. 8.3)	del (15q11-q12), mütterlich
Miller-Dieker-Syndrom (Lissenenzephalie-Sequenz)	del (17p13)
Rubinstein-Taybi-Syndrom	del (16p13.3)
DiGeorge/Shprintzen-Syndrom	del (22q11.2)

Sehr elegant können diese Deletionen durch **Fluoreszenz-in-situ-Hybridisierung (FISH-Technik)** nachgewiesen werden. Dabei wird eine chemisch markierte DNA-Sonde aus der entsprechenden Bandenregion direkt auf das Chromosomenpräparat hybridisiert. Unter dem Fluoreszenzmikroskop leuchtet die Zielbande auf, wenn die passende Sequenz vorhanden ist. Eine Deletion macht sich durch ein fehlendes Signal bemerkbar. Für die häufigen Mikrodeletionen stehen kommerziell erhältliche FISH-Sonden zur Verfügung, die die Anwendung in jedem zytogenetischen Diagnostiklabor ermöglichen. Die klassische Indikationsstellung ergibt sich aus der Symptomenkombination.

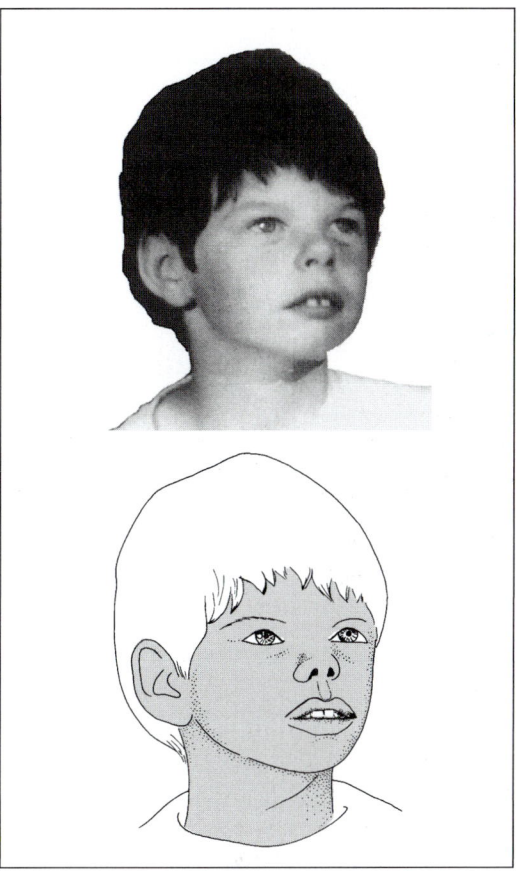

Abb. 10.6 Typische Auffälligkeiten beim Williams-Beuren-Syndrom. Hauptsymptome bei einem betroffenen Jungen (auch > Kap. 8.3): Breite Stirn, niedrige Nasenwurzel, Epikanthus, tief sitzende Ohren, nach oben gerichtete Nasenlöcher, langes Philtrum (Rinne in der Oberlippenmitte) und großer Mund mit dicken Lippen.

- **Williams-Beuren-Syndrom (WBS):**
Inzidenz 1 : 20 000. Die Klinik wird in Kapitel 8.3 beschrieben. Auch eine isolierte supravalvuläre Aortenstenose (SVAS = Einengung der Aorta oberhalb der Klappe) ist durch Deletionen oder Punktmutationen im Elastin-Gen bedingt. Sowohl WBS als auch SVAS sind meist Neumutationen, selten autosomal dominant vererbt.
- **Rubinstein-Taybi-Syndrom:**
Dieses kann durch die o. g. Mikrodeletion oder auch durch Punktmutationen verursacht werden. Die Häufigkeit unter geistig Behinderten ist relativ groß, sicher größer als 1 : 300. Die geistige Entwicklungsstörung ist schwer, der IQ meist kleiner als 50. Ne-

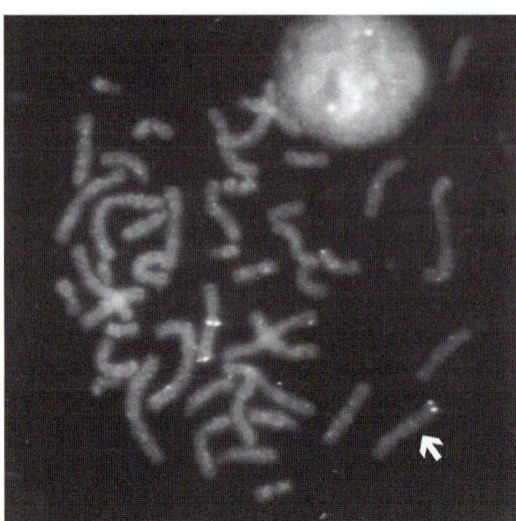

Abb. 10.7 Nachweis einer Deletion im Elastingen beim Williams-Beuren-Syndrom durch FISH-Technik. Die Enden der beiden homologen Chromosomen 7 sind zur Orientierung fluoreszenzmarkiert. Auf einem Chromosom 7 fehlt das (zentromernahe) Signal der Elastin-Gen-Sonde (→).

ben Minderwuchs und einer Mikrozephalie haben die Patienten folgende charakteristische Merkmale: Eine schnabelförmig gebogene Nase mit breiter Nasenwurzel und hervorstehendem Nasensteg, ausgeprägte Augenbrauen und einen kleinen Mund. Wegweisend sind breite Endglieder der Daumen und Großzehen.

- **DiGeorge/Shprintzen-Syndrom:**

Häufigkeit unter Neugeborenen etwa 1 : 5000. Damit ist es die häufigste Mikrodeletion (1,5–3,0 Mb auf 22q11.2) beim Menschen. In 10% der Fälle handelt es sich um die Weitergabe der Deletion von einem Elternteil auf das Kind, wobei die intrafamiliäre Variation der Symptome groß ist. Hauptbefunde sind eine Hypoplasie des Thymus und der Nebenschilddrüse, Herzfehler, ein kurzes Gaumensegel mit oder ohne Gaumenspalte, ein so genanntes schiefes Schreigesicht durch eine Hypoplasie des Musculus depressor oris und eine Verminderung der kognitiven Leistungsfähigkeit. Wegen der möglicherweise reduzierten Thymusfunktion können Lebend-Impfungen nur mit Vorsicht durchgeführt werden. Im Erwachsenenalter besteht ein erhöhtes Risiko für die Entwicklung einer Psychose aus dem schizophrenen Formenkreis. Der Begriff CATCH 22, der als Akronym für cardiac abnormality, abnormal face, T cell deficit, cleft palate und hypocalemia steht, sollte möglichst nicht mehr verwendet werden.

- **Prader-Willi-Syndrom (PWS) (➤ Kap. 8.3):**

Häufigkeit: 1 : 10 000. Ursache ist ein Verlust des väterlichen Allels der Chromosomenregion 15q11–q13: 75% der Patienten haben eine Deletion auf dem väterlichen Chromosom 15; in 25% der Fälle stammen beide homologen Chromosomen von der Mutter (uniparentale maternale Disomie).

- **Angelman-Syndrom (AS) (➤ Kap. 8.3):**

Häufigkeit: 1 : 10 000–30 000. Verlust eines mütterlichen Allels der Region 15q11–q13: Deletion auf dem mütterlichen Chromosom 15 (70% der Patienten); selten stammen beide homologen Chromosomen nur vom Vater (5% uniparentale paternale Disomie s. u.). Die restlichen 25% der Patienten haben Imprinting-Defekte oder Mutationen im UBE3A-Gen.

Anhand der Krankheitsbilder PWS und AS wurde beim Menschen zum ersten Mal nachgewiesen, dass Gene in Abhängigkeit von ihrer elterlichen Herkunft wirken können. In der zum PWS gehörigen Chromosomenregion sind normalerweise nur väterliche Gene „angeschaltet"; kommen beide homologen Chromosomen von der Mutter, so bleiben die betreffenden Gene auf beiden „ausgeschaltet" und bewirken dasselbe Krankheitsbild wie eine Deletion der väterlichen Gene. Eng benachbart liegen die das AS verursachenden Gene, die nur aktiv werden (und die Krankheit verhindern) wenn sie mütterlicher Herkunft sind. Diese „Erinnerung" an den elterlichen Ursprung ist auf die keimbahnspezifische Aktivierung bzw. Inaktivierung von Genen zurückzuführen **(Genomic Imprinting).** Dies geschieht z. B. durch eine chemische Veränderung (Methylierung) bestimmter Basen. Sie persistiert lebenslang während der Teilung von Körperzellen; nur in der Keimzellentwicklung verliert sich das Imprinting und wird in der Ei- bzw. Samenzelle neu gebildet. Genomic Imprinting steht somit im Widerspruch zu den Mendelschen Erbregeln.

10.4.2 Subtelomer-Veränderungen

Fehlen klinische Hinweise auf eine bestimmte Chromosomenregion, so kann eine FISH-Untersuchung auf Deletionen (Translokationen) in der Subtelomer-Region der Autosomen erwogen werden. Dies ist eine aufwendige und kostenintensive Untersuchung. Die Indikation sollte nur gestellt werden, falls bestimmte Kriterien erfüllt sind.

Minimalanforderungen für ein Subtelomer-Sreening sämtlicher Chromosomen:
- normale Routinechromosomenanalyse,
- mittelgradige bis schwere Intelligenzminderung,
- Dysmorphiezeichen im Gesichtsbereich,
- kleine Stigmata an Händen und Füßen,
- primärer Kleinwuchs,
- Mikrozephalie.

Jedes menschliche Chromosom ist an den Enden durch eine Kappe von einfachen repetitiven Sequenzen geschützt (= Telomere, > Abb. 10.3). Sie werden nach jeder Zellteilung etwas kürzer und spielen wahrscheinlich bei der Alterung der Zelle eine Rolle. Unterhalb der Kappen gibt es Blöcke von komplexen repetitiven Sequenzen, die z.T. auch Gene (z.B. olfaktorische Rezeptoren) enthalten. Hier findet in Meiose und Mitose ein reger Austausch zwischen homologen und nicht homologen Chromosomen statt, der zu Fehlern führen kann. Mikrodeletionen oder -translokationen wurden in bis zu 10% aller Patienten gefunden, die die Minimalanforderungen erfüllen.

Um unbekannte Mikrodeletionen/-duplikationen nicht nur an den Telomer-Enden der Chromosomen zu entdecken sondern im gesamten Chromosomenmaterial, bedient man sich vermehrt der DNA-Chip-Technologie (> Abb. 10.8).

Auf einem Trägermaterial (meist Glas) sind in einer gebräuchlichen Variante der Technik sehr viele synthetische kurze einsträngige DNA-Fragmente (Oligonukleotide, 300k-Chip entspricht 300 000 Oligos) punktförmig aufgebracht und gebunden. Im Idealfall decken sie das gesamte Genom ab. Genomische DNA-Fragmente eines Patienten werden hybridisiert und in einer trägergebundenen PCR-Reaktion wird ein Nukleotid mit Fluoreszenzmarkierung in das Doppelstrang-Konstrukt eingebaut. Es entstehen so quantitativ auswertbare, leuchtend farbige Punkte, abhängig von der genomischen Kopienzahl des komplementären Sequenzstückes auf dem Chip. Durch eine Auswertesoftware können die Signalstärken (entsprechend Deletionen, Duplikationen etc.) direkt den chromosomalen Koordinaten zugeordnet werden (> Abb. 10.8).

Da das menschliche Genom sehr variantenreich (= polymorph) auch hinsichtlich der Kopienzahl bestimmter Sequenzstücke ist, bedarf es umfangreicher Datenbanken, um in einem Abgleich mit Normvarianten pathologische Veränderungen herauszufiltern. Das ist im Moment noch eine hohe Hürde für einen breiteren Einsatz der Technik. Ob sie die mikroskopische Chromosomenanalytik auf längere Sicht ablösen wird, bleibt abzuwarten [3, 4, 50, 81, 82, 94, 96, 97, 99, 101, 105].

10.5 Molekulargenetische Diagnostik von monogenen Entwicklungsstörungen

10.5.1 Erbgänge und genetische Klassifizierung von Entwicklungsstörungen

Ein großer Teil genetisch bedingter Entwicklungsstörungen hat einen klaren Mendelschen Erbgang. Falls an der monogenen Vererbung Zweifel bestehen sollte, kann z. B. die **Zwillingsforschung** weiterhelfen. Eineiige Zwillinge zeigen bei Mendelscher Vererbung Übereinstimmung (Konkordanz). Dies wäre

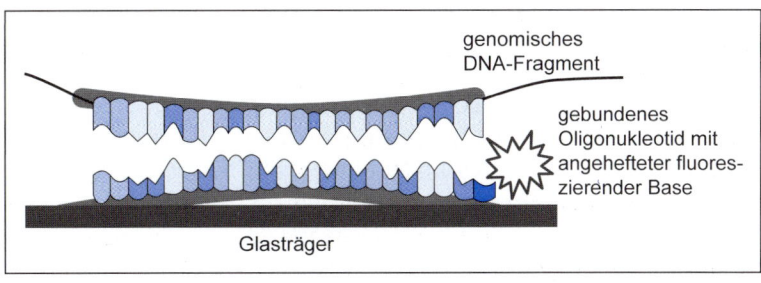

Abb. 10.8 Prinzip der DNA-Chip-Analyse.

nicht oder nur partiell der Fall, wenn eine polygene Vererbung vorliegen oder Umweltfaktoren eine entscheidende Rolle spielen würden.

Vererbt werden die monogenen Krankheiten entweder *autosomal dominant* (manchmal verdeckt durch eine Neumutation), charakteristischerweise mit Mutationen in Strukturgenen (z. B. im Kollagenen bei der Osteogenesis imperfecta, einer Knochenbildungsstörung, auch ➤ Kap. 10.6), *autosomal rezessiv* mit Mutationen charakteristischerweise in Stoffwechselgenen oder *X-chromosomal rezessiv* (selten X-dominant). Die folgenden Abschnitte skizzieren kurz den Stand der DNA-Diagnostik der monogenen Entwicklungsstörungen im Kindesalter. Sie ist aufgrund des raschen Fortschritts einem ständigen Wandel unterworfen.

Mit der Entwicklung molekulargenetischer Methoden setzte eine stürmische Suche nach krankheitsspezifischen Gendefekten im menschlichen Genom ein. Nach der Aufdeckung der veränderten Gensequenz führt der Weg zum pathologischen Genprodukt und erlaubt auf diese Weise langfristig Einblicke in die krankheitsspezifische Pathophysiologie.

Darüber hinaus entsteht so ein kausales Klassifikationssystem von Erkrankungen unabhängig von wechselnden klinischen Befunden. Der pathophysiologische Zusammenhang zwischen Gen-Mutation und Krankheit ist bei vielen Genen, die durch Positionsklonierung (➤ Kap. 10.5.2) gefunden wurden und für völlig neu entdeckte Proteine kodieren, nicht einfach herzustellen; dies nimmt oft mehr Zeit in Anspruch als das Auffinden der Mutation.

So entdeckte man 1995 bei der kindlichen Form der spinalen Muskelatrophie (➤ Abb. 7.4) Deletionen auf Chromosom 5q11.2–13.3 im SMN1-Gen (survival of motor neuron). Erst Jahre später wurde klar, dass chromosomal benachbarte, nur partiell funktionelle Kopien des Gens, SMN2 genannt, den klinischen Verlauf der SMA modifizieren können.

Nichts Ungewöhnliches ist andererseits die Aufsplitterung einer Krankheit mit klinisch-morphologisch einheitlichem Erscheinungsbild in genetisch definierte Untergruppen. Die schwere kindliche Form der progredienten Muskeldystrophie kann beispielsweise durch Defekte im Dystrophin-Gen, im Adhalin-Gen oder im Gamma-Sarkoglykan-Gen verursacht sein. Im ersten Fall handelt es sich um die wohlbekannte Duchennesche Muskeldystrophie (➤ Kap. 7.3.1, ➤ Kap. 10.5.2); die neu abgegrenzten, ähnlich verlaufenden Formen werden unter dem Namen SCARMD (**S**evere **C**hildhood **A**utosomal **R**ecessive **M**uscular **D**ystrophy) zusammengefasst.

10.5.2 Auffinden von Genen durch Positionsklonierung

Der bis in die 1990er-Jahre beschrittene Weg der Genklonierung ist die Reinigung eines Proteins mit bekannter oder vermuteter Funktion aus Geweben, Zellkulturen oder Körperflüssigkeiten. In dem gereinigten Protein werden bestimmte Sequenzen von Aminosäuren ermittelt und entsprechend deren Codons in die Nukleotidsequenz übersetzt. Diese Information verwendet man zur Herstellung synthetischer Oligonukleotide (➤ Kap. 10.4.2), mit denen man eine sog. Genbibliothek absucht. Die Gene solcher Bibliotheken sind in Bakteriophagen (Viren, die sich in Bakterien vermehren) oder Plasmiden (reduplizierbare DNA-Ringe außerhalb des Bakterienchromosoms) einkloniert. Wird eine Bakteriophagen- oder Bakterienkolonie gefunden, die das gesuchte Sequenzstück enthält, besitzt man einen **Genklon**. Die Aufklärung der Nukleotidsequenz einschließlich Start- und Stoppcodon des Genklons (bzw. bei großen Genen mehrerer überlappender Genklone) sowie die Festlegung der Position des gefundenen Gens auf einem Chromosom und dessen Nachbarschaft zu anderen Genen schließen sich unmittelbar an. Viele der Enzyme im Stoffwechsel wurden auf diesem klassischen Weg definiert und kloniert.

Da bei den meisten angeborenen Erkrankungen des Menschen das zugrunde liegende Genprodukt (Protein) unbekannt ist, scheidet das beschriebene Vorgehen aus. Die neue Methode der Positionsklonierung setzt das Vorhandensein anonymer vielgestaltiger (polymorpher) DNA-Marker mit einer genauen Lokalisation auf den menschlichen Chromosomen voraus (➤ Kap. 10.2.4). Das Auffinden solcher Polymorphismen ist neben der Gesamtsequenzierung des menschlichen Genoms eines der Hauptziele der internationalen Humangenom-Projekte.

Beispiele für DNA-Polymorphismen:

SNP = single nucleotide polymorphism
  Meist neutraler (funktionsloser) Austausch einer Base in Position 3 eines Codons oder in nicht kodierenden Sequenzbereichen, häufig.

STR = short tandem repeat
  Die Marker-Sequenz besteht aus einer variablen Zahl sehr kurzer Sequenzmotive, z. B. von CA-Dinukleotiden hintereinander: $(CA)_n$. Häufig vertreten im Genom und einigermaßen gleichmäßig verteilt.

Diese Polymorphismen sind in der Regel nicht selbst für eine untersuchte Krankheit verantwortlich, sondern dienen der Markierung von Chromosomen und ihren Abschnitten. So machen die DNA-Marker vom Vater und von der Mutter vererbte homologe Chromosomen unterscheidbar. Untersucht man die familiäre Weitergabe der Markerallele oder ganzer Haplotypen (➤ Kap. 10.2.4) in Familien in Korrelation zum Phänotyp einer Erkrankung, ergeben sich Hinweise auf die chromosomale Lokalisation des unbekannten Krankheitsgens. Diese Analyse nennt man **Kopplungsanalyse** (➤ Abb. 10.9). Im optimalen Fall wird ein Allel des DNA-Markers widerspruchsfrei mit der Krankheit vererbt. Liegt der Marker in größerer genetischer Distanz zum Genort (Locus) der Erkrankung, kann ein Rekombinationsereignis (Crossing over) in der Meiose eintreten (➤ Kap. 10.2.1), d. h. ein Austausch von väterlichen und mütterlichen homologen Chromosomenabschnitten, der die Kopplung aufhebt. Rekombinationsfreie Marker weisen dem Krankheitslocus eine definierte Position auf einem Chromosom zu.

Der Krankheitslocus kann umso genauer festgelegt werden, je größer die Dichte der DNA-Marker in einer Chromosomenregion ist und je mehr große Familien mit der Krankheit untersucht werden können. Unter optimalen Bedingungen engt diese Methode den Lagebereich eines Gens auf 1–2 Millionen Basenpaare ein. Alle Gene eines solchen Abschnittes müssen dann identifiziert und Base für Base nach Sequenzveränderungen abgesucht werden. Nach dem vorläufigen Abschluss der Genomprojekte verkürzt sich dieser Teil der Analyse erheblich (Gen-Suche in Datenbanken = In-silico-Suche). Wie aufwendig das Verfahren vor dem Jahr 2000 war, zeigt das Beispiel der Chorea Huntington (➤ Kap. 7.1.3): 10 Jahre dauerte die Klonierung des Huntington-Gens auf Chromosom 4p!

Der Nachweis, dass eine bestimmte Mutation tatsächlich Ursache der Erkrankung ist, erfolgt schließlich durch Sequenzvergleich mit dem Wildtyp-Gen (auch anderer Spezies) und aufgrund von funktionellen Studien des (pathologischen) Genprodukts beim Menschen oder im Tiermodell.

Erfolgreich war in den letzten Jahren die Idee von **Kandidaten-Genen.**

Beispielhaft lässt sich dies am **Noonan-Syndrom** und seinen verwandten Phänotypen mit etwas schwerer Symptomatik (Costello-Syndrom, Cardio-Facio-Cutanes oder CFC-Syndrom) zeigen. Das Noonan-Syndrom, das manchmal auch als Turner-Syndrom des Mannes bezeichnet wird, hat folgende Charakteristika: Kleinwuchs, einen Herzfehler, auffällige Stigmata im Gesicht (Ptosis, Hypertelorismus), eine Flügelfellbildung am Hals, eine Thoraxdeformität, Lymphödeme, evtl. Blutungsneigung und eine milde geistige Retardierung. Es sind nicht immer alle klinischen Zeichen bei jedem Patienten vorhanden. 2001 wurden heterozygote Mutationen im PTPN11-Gen, die autosomal-dominant vererbt werden, als ursächlich identifiziert. Das Genprodukt des PTPN11-Gens heißt SHP-2 und ist ein Glied einer ganzen Signaltransduktionskette.

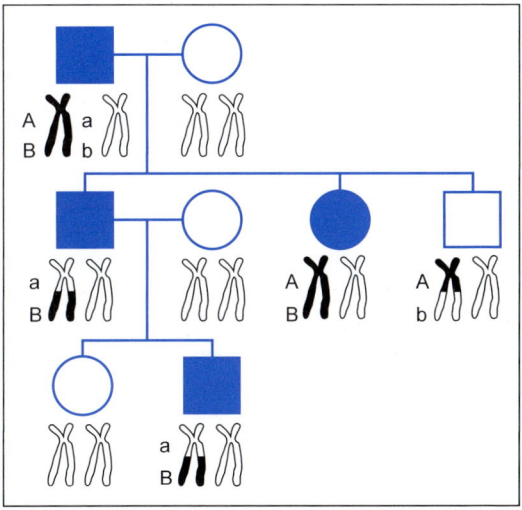

Abb. 10.9 Kopplungsanalyse. Im Stammbaum wird eine autosomal dominant vererbte Erkrankung mit Allel B des Markers b weitergegeben. Alle Personen mit B sind erkrankt, alle mit b gesund. Der Marker A/a zeigt keine Kopplung mit der Erkrankung: Sowohl Allel A als auch a findet sich bei Erkrankten.

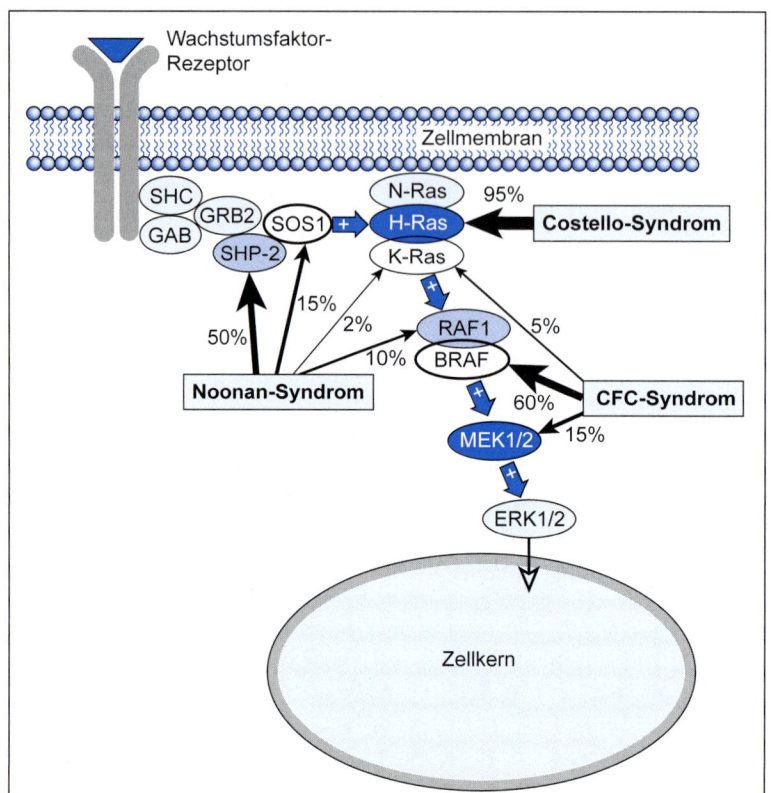

Abb. 10.10 Erkrankungen durch Störungen im Ras-Signalweg (mit Einverständnis von Dr. M. Zenker, Erlangen). Signale von der Zelloberfläche werden zum Zellkern transportiert.

Signale an der Zellmembran werden über viele Zwischenstufen (Glieder der Signalkette) zum Zellkern weitergeleitet und schalten dort weitere Gene an, die an Wachstum und Differenzierung der Zelle beteiligt sind. Im **Ras-Signalweg** (➤ Abb. 10.10) – wie er genannt wird – spielt SHP-2 eine wichtige Rolle. Er war schon vor der Entdeckung von Mutationen für das Noonan-Syndrom bekannt. Nur etwa die Hälfte aller Noonan-Patienten haben Mutationen im PTPN11-Gen. Für die restlichen Patienten und die mit dem verwandten Phänotyp Costello- und CFC-Syndrom begann eine intensive Mutationssuche in weiteren Genen des RAS-Signalwegs. In kurzer Zeit wurde man fündig. Der Noonan-Phänotyp ist also in der Regel mit einer Überaktivierung des RAS-Signalweges in der Embryogenese verbunden. Interessanterweise haben viele der beteiligten Gene auch eine Bedeutung in der Krebsentstehung, so dass alle Noonan-ähnlichen Syndrome wahrscheinlich ein erhöhtes Krebsrisiko haben. Daraus kann abgeleitet werden, dass möglicherweise viele für die fetale Entwicklung wichtigen Gene bei der Tumorgenese eine Rolle spielen.

10.5.3 Mutationsanalyse

Die Möglichkeit der direkten Mutationsanalyse auf DNA-Ebene weist monogene Erbkrankheiten definitiv nach oder schließt sie aus. Man nennt das eine **direkte Genotyp-Diagnostik.** Möglich wird dadurch auch eine Heterozygoten- oder Überträgerdiagnostik beim autosomal rezessiven und X-gebundenen rezessiven Erbgang sowie die vorgeburtliche Diagnostik. Zur Gewinnung von DNA eignen sich die kernhaltigen Leukozyten des peripheren Blutes **(EDTA-Blut),** Fibroblasten-Zellkulturen, Chorionzottenbiopsien (➤ Kap. 1.5.2) und viele andere Gewebebiopsate.

Anhand zweier Beispiele, dem Fragilen-X-Syndrom und der Duchenne/Beckerschen Muskeldystrophie, werden allgemein verwendete Techniken besprochen.

Das **Fragile-X-Syndrom** oder **Martin-Bell-Syndrom** (➤ Kap. 8.3, ➤ Kap. 12.6.3) ist eine der häufigsten Formen der genetisch bedingten geistigen Behinderung. Es tritt überwiegend bei Jungen auf. Der zytogenetische Nachweis einer brüchigen Stelle in Xq28 ist weitgehend zugunsten des molekulargenetischen Testes verlassen (➤ Abb. 10.11). Überraschenderweise fand man in der Startregion des FMR-1-(Fragile-X-Mental-Retardation-)Gens eine instabile Trinukleotid-Repeat-Sequenz (Basenzusammensetzung CGG). Diese mehrfach aufeinanderfolgende Sequenz aus drei Nukleotiden findet sich bei Erkrankten in wesentlich größerer Anzahl (Expansion) als bei Gesunden (➤ Tab. 10.2) und führt zu einem Funktionsverlust des FMR-1-Gens.

Dieser neuartige Typ einer „**atmenden**" **Mutation** scheint für neurodegenerative Erkrankungen typisch zu sein: Bei der Chorea Huntington expandiert ein $(CAG)_n$-Repeat und bei der myotonen Dystrophie (➤ Kap. 7.3.2) die Sequenz $(CTG)_n$. Jenseits eines gewissen Schwellenwertes neigt die Repeatsequenz in der Meiose, manchmal auch in der Mitose, zu Expansionen bis zum Mehrfachen der ursprünglichen Anzahl n. Phänotypisch zeigt sich dann eine Verschlimmerung des Krankheitsbildes von einer Generation zur nächsten **(Antizipation),** wobei der Schweregrad der klinischen Symptomatik mit der Expansionsgröße ungefähr korreliert. Selten kommt es auch zu Verkürzungen der Repeatsequenz (Kontraktion).

Abweichend vom klassischen X-chromosomal rezessiven Erbgang beobachtet man beim FRA-X-Syndrom:

Tab. 10.2 Prinzip der molekulargenetischen Anomalie beim Fragilen-X- Anomalie beim Fragilen-X-Syndrom.

Zahl der CGG-Wiederholungen vor dem FMR-1-Gen	Klinisches Bild
6–50	Normal
50–200	Prämutation; keine oder nur diskrete Krankheitssymptome
> 200	Erkrankung

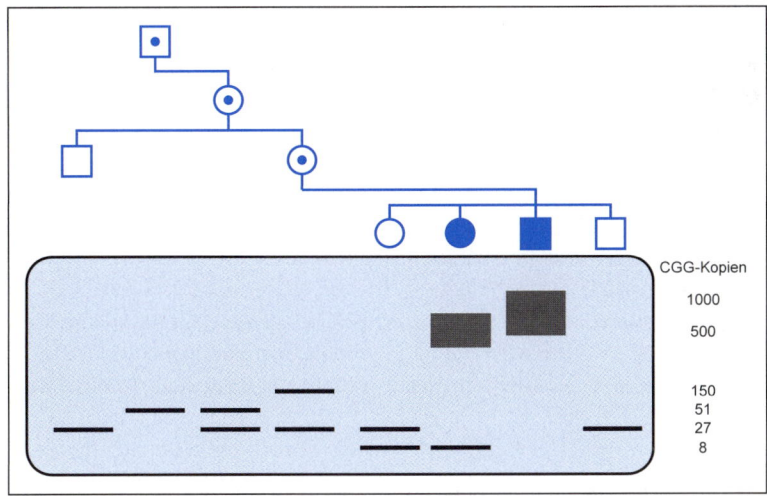

Abb. 10.11 Molekulargenetische Untersuchung auf Fragiles-X-Syndrom bei einer 4-Generationenfamilie mit zwei betroffenen Geschwistern in der 4. Generation mittels Southernblot-Analyse. Die elektrophoretisch nach Größe aufgetrennten DNA-Fragmente enthalten die CGG-Repeat-Sequenz. Der Vater in der 1. Generation trägt eine Prämutation, die er an seine Tochter weitervererbt. Als Frau hat sie gleichzeitig noch ein normales Allel von der gesunden Mutter. Die Tochter in der 3. Generation zeigt schon eine geringfügige Expansion und hat selbst eine behinderte Tochter und einen behinderten Sohn. Deren expandierte Allele zeigen sich nicht mehr als diskrete Bande, sondern als „verschmierter" Bandenbereich. Erklärbar ist dies durch die Größen-Instabilität der CGG-Wiederholungssequenz während der weiblichen Meiose. Viele diskrete Banden mit Unterschieden von wenigen CGG-Einheiten ergeben eine „Schmiere".

- Nicht alle männlichen Mutationsträger müssen klinisch betroffen sein; manche tragen nur die Prämutation, und ihre Töchter werden ebenfalls nicht oder nur diskret symptomatisch. Männliche Träger einer Prämutation können im Alter ein Tremor/Ataxie-Syndrom entwickeln.
- Symptomatische Frauen (30% der Überträgerinnen) haben die Mutation von der Mutter geerbt.
- Das klinische Bild wird von einer Generation zur anderen schwerer, wenn die Mutation von der Mutter weitervererbt wird (Antizipation).

Das Fragile-X-Syndrom ist ein wichtiges Beispiel dafür, wie die klassischen Mendelschen Regeln der Vererbung durch neue Erkenntnisse aufgeweicht werden. Auf dem X-Chromosom wurden inzwischen mehr als 18 Genorte für Entwicklungsstörungen mit geistiger Behinderung als Hauptsymptom identifiziert.

Das **Dystrophin-Gen** für die Duchenne-/Beckersche Muskeldystrophie (➤ Kap. 7.3.1, ➤ Kap. 12.6.3) wurde 1987 durch Positionsklonierung gefunden. Beim Menschen besteht das Dystrophin-Gen aus 79 Exons (➤ Kap. 10.2.2) und belegt auf dem X-Chromosom eine Region von über 2 Millionen Basenpaaren. Das Genprodukt ist ein Membranprotein der Muskelfaser, das die Elastizität der Muskelzelle garantiert. Knapp über 60% der Mutationen im Gen sind Verluste (Deletionen) von mindestens einem Exon. Wird die Information in die mRNA überschrieben, müssen die Introns herausgeschnitten (gespleißt) und Exon an Exon gefügt werden, so dass ein regelrechtes Leseraster entsteht. Durch eine Deletion oder Duplikation kann das Leseraster zerstört werden („out of frame"), und die Bildung eines funktionstüchtigen Proteins ist dann nicht mehr möglich. Das Protein Dystrophin fehlt in der Muskelzellmembran, und es kommt zum klinischen Bild der Duchenneschen Muskeldystrophie (DMD). Bleibt das Leseraster trotz der Deletion oder Dupliktion erhalten („in frame"), wird noch ein teilfunktionsfähiges Dystrophin synthetisiert. Mehr als 5% davon genügt, um den gutartigen Phänotyp der Beckerschen Muskeldystrophie (BMD) zu verursachen.

Deletionen können mithilfe der Polymerasenketten-Reaktion (PCR, ➤ Kap. 10.2.4) viel schneller und rationeller als mithilfe des Southernblots nachgewiesen werden. Amplifiziert (d. h. im Reagenzglas vermehrt) wird eine ausgewählte Anzahl von Exons

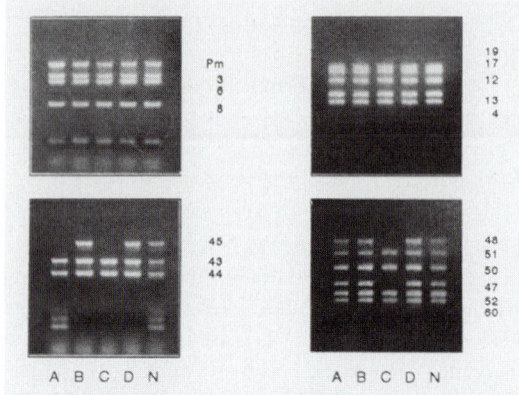

Abb. 10.12 Gelbild der Auftrennung von 18 amplifizierten Exons des Dystrophingens, die bei DMD und BMD am häufigsten fehlen. Patient A: Deletion von Exon 45, Patient B,D: keine Deletion, Patient C: Deletion von Exon 45–48, N: normale Kontrolle.

des Dystrophingens aus den zwei Regionen, in denen gehäuft Deletionen auftreten. Durch die Auswahl erfasst man ca. 98% aller bekannten Deletionen. Technisch mixt man bis zu sechs verschiedene Primerpaare in einer einzigen Amplifikationsreaktion (Multiplex-PCR) und trennt die unterschiedlich großen Fragmente im Agarosegel elektrophoretisch auf.

Durch die neue Technik der MLPA-Analyse (**m**ultiplex **l**igation dependent **p**robe **a**mplification) lassen sich alle 79 Exons des Dystrophingens einschließlich des Muskelpromotors quantitativ untersuchen, d. h. alle Deletionen und Duplikationen von ganzen Exons werden mit einer Sensitivität von fast 100% erfasst.

Es bleiben nach MLPA noch ca. 20–30% DMD/BMD-Patienten, die nur kleine Mutationen in Form von Punktmutationen oder Verluste/Zugewinne von wenigen Basen tragen. Zum Nachweis solcher Mutationen wurden in den letzten Jahren Screening-Methoden entwickelt, die sich allesamt der PCR-Amplifikation von DNA-Fragmenten und der anschließenden Auftrennung durch sehr spezielle Elektrophoresetechniken bedienen und eine Sensitivität von ca. 90% aufweisen. Gibt es im Screening den Hinweis auf eine Punktmutation, so muss das Fragment zum endgültigen Nachweis der „kleinen" Mutation sequenziert werden. Da „private", also individuell unterschiedliche Mutationen ohne Häufungspunkte vorliegen, handelt es sich immer um eine arbeitsintensive Suche im gesamten Gen. Die Analyse ist teuer, kann aber zügig durchgeführt werden. Auch nach der Gesamtsequenzierung des Dystrophingens bleibt mit heutigen technischen Methoden ein Rest von 7% DMD-Patienten ohne Mutationsnachweis.

Bringt aus den besprochenen Gründen eine DNA-Untersuchung keine Klärung der Diagnose DMD/BMD, sollte in einer Muskelbiopsie mithilfe von Dystrophin-Antikörpern das Protein analysiert werden. Fehlendes oder stark vermindertes Dystrophin im histologischen Schnittbild und Westernblot sichern die Diagnose DMD, in der Größe verändertes und/ oder mäßig vermindertes Dystrophin die Diagnose BMD.

Die Problematik der Weitergabe genetischer Erkrankungen in der Familie sowie der Überträgerschaft bei Frauen oder einer Pränataldiagnostik kann vor allem dann, wenn die Mutation (oder bei manchen Erkrankungen sogar das Gen) unbekannt ist, nur mithilfe der **indirekten Genotyp-Diagnostik** gelöst werden. Diese beruht im Prinzip auf Kopplungsanalysen, wie sie in der Grundlagenforschung zum Auffinden von unbekannten Genen eingesetzt werden (s. o.). Hochpolymorphe DNA-Marker im *bekannten* Krankheits-Gen oder flankierend zum Gen werden in Bezug auf mindestens einen Indexpatienten untersucht. Für die Analyse müssen alle wichtigen Familienmitglieder zur Verfügung stehen. Anhand der Allele der hochpolymorphen Marker werden väterliche und mütterliche Chromosomen unterscheidbar; der Defekt vererbt sich mit einer bestimmten Allelkonstellation (bzw. Haplotyp). Die gewonnenen Aussagen sind Wahrscheinlichkeitsaussagen, da zwischen DNA-Marker und Mutation eine Rekombination auftreten kann.

Ein Beispiel für das Auffinden von Genorten durch Methoden der Positionsklonierung bei nicht eindeutig monogener Vererbung ist die **Legasthenie** (> Kap. 8.17, > Kap. 12.6.2), bei der eine familiäre Häufung beobachtet wird und die es in allen uns bekannten Schriftsprachen gibt. Etwa 4–5% der Schulkinder haben eine Legasthenie und ca. 10% der Kinder im Einschulungsalter haben Schwierigkeiten beim Erlernen des Lesens und Rechtschreibens. Gesichert sind Genorte auf den Chromosomen 1, 2, 6 und 15. Es ist bisher unklar, ob eine echte Heterogenie vorliegt oder ob nicht mehrere Gene einen unterschiedlichen Einfluss auf Einzelaspekte des Gesamtphänotyps nehmen [91, 92, 93, 97, 100, 103, 106, 107].

10.6 Humangenetische Beratung

Die genetische Beratung soll dem Einzelnen oder der ganzen Familie helfen. Ziel ist,
- die medizinischen Fakten einer Erkrankung einschließlich der Diagnose, den mutmaßlichen Verlauf und die zur Verfügung stehende Behandlung zu erklären,
- den erblichen Anteil der Erkrankung und das Wiederholungsrisiko für Kinder und andere nahe Verwandte verständlich zu machen,
- einen Verarbeitungsprozess anzustoßen, der den familiären, ethischen und religiösen Zielvorstellungen der Ratsuchenden entgegenkommt und
- Stützen anzubieten, damit sich die Ratsuchenden evtl. auf eine (lebenslange) Behinderung des betroffenen Familienmitgliedes oder auf ein Risiko einstellen können.

Daraus ergeben sich Folgerungen für die Familienplanung: Ermittelt wird entweder kein bzw. nur ein unbedeutendes Wiederholungsrisiko oder aber ein hohes Wiederholungsrisiko. Dies führt
- entweder zum Verzicht auf eigene Kinder, evtl. zu einer Adoption,

oder
- zum Weiterbestehen des Kinderwunsches mit
  - Akzeptieren des Risikos
  - Akzeptieren einer Therapie, falls diese möglich ist, oder
  - einer pränatalen Diagnostik, evtl. mit möglichem Schwangerschaftsabbruch.

Für **polygene Erkrankungen** (z. B. Diabetes mellitus, rheumatische Polyarthritis) sind nur statistisch erhobene Wiederholungsrisiken anzugeben. Sie können nicht Gegenstand einer Pränataldiagnostik sein.

Beispiele

Beispiel für eine pränatale Beratung bei einer autosomal dominanten Erkrankung: schwer verlaufende Form der Osteogenesis imperfecta.

Das erste Kind eines Elternpaares ist mit vier Monaten an der Glasknochenkrankheit verstorben. Es kam mit multiplen Knochenbrüchen zur Welt. Ein weiterer Hinweis auf eine ähnliche Erkrankung im Familienstammbaum ist nicht vorhanden. Mit den Eltern wird besprochen, dass die Diagnose biochemisch gesichert werden sollte (z. B. in noch vorhandener Zellkultur oder Gewebe). Die schwere Form der Osteogenesis imperfecta kann sehr selten autosomal dominant vererbt werden, entsteht aber meist – wie in unserem Fall – durch Neumutation. Das Wiederholungsrisiko beträgt aufgrund des möglichen Keimzellmosaiks 5–10% (mehrere Ei- oder Samenzellen können die Mutation tragen) und ist nicht gleich Null, wie für eine Neumutation zu erwarten wäre. Bei weiterem Kinderwunsch ist eine Pränataldiagnostik durch eine genaue Ultraschalluntersuchung ab der 18. Schwangerschaftswoche (SSW) oder durch eine biochemische Untersuchung am Chorionzottenbiopsat in der 12. SSW möglich.

Beispiele

Beispiel für eine autosomal rezessive Erkrankung in der Beratung: Mukoviszidose (= Cystische Fibrose, CF).

Die gesunde Schwester eines an Mukoviszidose erkrankten Patienten fragt nach dem Wiederholungsrisiko für ihre eigenen Kinder. Zunächst wird sie über das Krankheitsbild informiert: Es handelt sich um eine angeborene Erkrankung aller exokrinen Drüsen mit Bildung abnorm zäher Sekrete und erschwertem Sekretabfluss; dadurch kommt es zu gehäuften Atemwegsinfekten und zunehmendem Untergang von Lungengewebe, sowie zur Schädigung des Darmes und der Bauchspeicheldrüse. Die Lebenserwartung beträgt heute etwa 25 Jahre. Die Ratsuchende hat a priori ein Risiko von 50%, Übertragerin zu sein. Sind bei dem kranken Bruder die Mutationen im CF-Gen bestimmt, lässt sich auch bei der ratsuchenden Schwester genau festlegen, ob sie Mutationsträgerin ist. Trägt sie eine Mutation, so liegt das Wiederholungsrisiko bei ihren Kindern in der Größenordnung von $1 \times 1/50 \times 1/4 = 1 : 200$ (100%iges Übertragerrisiko = 1; Heterozygotenfrequenz in der Bevölkerung = Risiko des Ehepartners = $1/50$; Erkrankung von $1/4$ der Kinder beim rezessiven Erbgang). Evtl. kann bei dem Ehepartner noch eine Screeninguntersuchung auf die häufigste europäische Mutation Delta F 508 durchgeführt werden. Das Wiederholungsrisiko fällt bei Abwesenheit der Mutation auf ca. 1 : 600, ein für die Eltern wahrscheinlich akzeptables Risiko.

Beispiele

Beispiel für die Bedeutung der X-chromosomal rezessiv vererbten geistigen Behinderung in der genetischen Beratung.

Eine Schwangere hat einen geistig schwer behinderten Cousin mütterlicherseits, der in einem Pflegeheim lebt. Sie berichtet, dass es sich wahrscheinlich nicht um ein Down-Syndrom handelt, denn das würde sie kennen. Ein Geburtsschaden sei nicht bekannt. Außerdem hatte ihre Mutter eine Fehlgeburt ohne bekannte Ursache. An Unterlagen des kranken Cousins käme man nicht heran, denn dessen Eltern würden überhaupt nicht über die Krankheit sprechen wollen. Mangels einer Diagnose bei diesem Cousin müssen die verschiedenen möglichen Erbgänge in der Familie durchgespielt werden (➤ Abb. 10.13):

Beim autosomal dominanten Erbgang, der für geistige Behinderungen ohne schwere Zusatzsymptomatik kaum infrage kommt, dürfte eine Neumutation beim Cousin vorliegen, da seine beiden Eltern gesund sind. Hier besteht kein Risiko für die Schwangere. Wäre die geistige Behinderung autosomal rezessiv vererbt (ar), so müssten beide Eltern Überträger sein; die Mutter der Schwangeren könnte mit einer Wahrscheinlichkeit von 50% ebenfalls Anlageträgerin sein und die Schwangere (als Endglied in der Kette) mit einer Wahrscheinlichkeit von 25%. Ein Risiko für das werdende Kind besteht aber nur dann, wenn auch der Partner Anlageträger ist. Hier kommt die Häufigkeit eines autosomalen Allels für geistige Behinderung in der Bevölkerung ins Spiel;

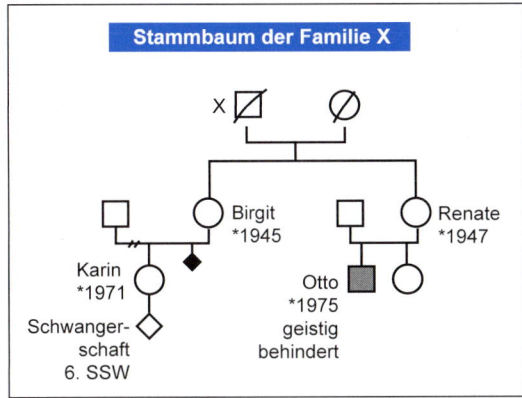

Abb. 10.13 Familienstammbaum bei einem genetischen Beratungsfall mit unklarer geistiger Behinderung in der Familie (Karin = ratsuchende Schwangere).

Tab. 10.3 Stellung der Gentherapie in der Behandlung von Erbkrankheiten.

Ebene des Eingriffs	Behandlungsstrategie
Gen-Mutation	← Gentherapie/Stammzelltherapie
↓	
Protein (verändert oder fehlend)	← Proteinersatz ← Verbesserung der Restfunktion
↓	
Biochemische Dysfunktion	← Diät oder Medikamente
↓	
Klinischer Phänotyp	← Operative Korrektur, Hilfsmittel

sie ist wahrscheinlich nicht größer als 1 : 100 (jeder Hundertste ist Überträger eines solchen Gens). Für das Ungeborene errechnet sich ein theoretisches Wiederholungsrisiko von $1/4$ (Überträgerrisiko der Mutter) × $1/100$ (Überträgerrisiko des Vaters) × $1/4$ (Erkrankungshäufigkeit beim ar Erbgang) = $1/1600$, also ein vernachlässigbares Risiko im Vergleich zu dem allgemeinen Risiko für angeborene Störungen von 3–4 % in jeder unbelasteten Schwangerschaft. So bleibt als Risikoquelle nur noch der geschlechtsgebundene Erbgang: Auf dem X-Chromosom gibt es schätzungsweise 18 Gene, deren Störung eine geistige Behinderung hervorrufen kann. Das Fragile-X-Syndrom deckt etwa die Hälfte dieser Fälle ab. Unter der Annahme, in der Familie würde eine Prämutation für das Fragile-X-Syndrom über die Frauen weitervererbt werden, könnte man eine molekulargenetische Untersuchung bei der Schwangeren veranlassen. Hat sie keine Prämutation, so bleibt theoretisch ein *maximales Restrisiko* für eine X-chromosomale geistige Behinderung von $1/4$ (Überträger-Risiko der Mutter) × $1/2$ (Erkrankungshäufigkeit der Söhne beim X-chromosomalen Erbgang) = $1/8$ für einen Jungen (ohne Berücksichtigung der Neumutationsrate). Ohne eine sichere Diagnose beim Cousin lässt sich an diesen Zahlen nichts ändern.

Das letzte Beispiel soll zeigen, wie kompliziert der Einzelfall ist und dass (ungezielte) molekulargenetische Untersuchungen keine Garantie für ein gesundes Kind geben können [92, 97, 102, 104, 106, 107, 108, 109, 110].

10.7 Ethische Überlegungen und Aussichten

Die Zahl der molekulargenetisch diagnostizierbaren monogenen Erbkrankheiten, aber auch der multifaktoriell bedingten Erkrankungen mit einer genetischen Hauptkomponente (z. B. Diabetes mellitus Typ I und II, Psychosen, Tumoren, Alzheimersche Erkrankung, Arteriosklerose, Bluthochdruck), wird in den nächsten Jahren weiter dramatisch zunehmen. Eine der Herausforderungen an die molekulargenetische Diagnostik muss sein, verfeinerte Nachweismethoden zu entwickeln, die einen zuverlässigen, einfachen und schnellen Test ermöglichen. Gleichzeitig ergeben sich aus der Verfügbarkeit immer weiterer DNA-Untersuchungen neue gesellschaftliche Verantwortungen, die der breiten Öffentlichkeit transparent gemacht und dort diskutiert werden müssen.

Über eine Sicherung der Diagnose bei klinisch Erkrankten hinaus werden auch die pränatale und präsymptomatische Testung zunehmend eingesetzt:

Sinnvoll ist eine **präsymptomatische Testung** (d. h. eine Untersuchung vor dem Auftreten erster Krankheitserscheinungen) sicher dann, wenn sich daraus therapeutische Konsequenzen ergeben; beispielsweise kann eine frühzeitige Therapie in Form einer kupferarmen Diät beim Morbus Wilson (➤ Kap. 8.6.5) schwere neurologische Schäden vermeiden helfen. Spezifische therapeutische Maßnahmen sind allerdings immer noch selten. Handelt es sich um eine Erkrankung mit spätem Manifestationsalter, wie etwa die Chorea Huntington (➤ Kap. 7.1.3) oder die myotone Dystrophie (➤ Kap. 7.3.2), so geben Risikopersonen als Grund für den Wunsch nach einem prädikativen Test die Planung von Ehe, Familie und Beruf an. Der Proband kann aber unter Umständen viele Jahre vor Ausbruch der Symptome mit der Gewissheit belastet sein, an einem unheilbaren Leiden zu erkranken. Die bisherigen Erfahrungen zeigen, dass ein erheblicher Teil der Risikopersonen, die eine genetische Beratungsstelle mit dem Wunsch nach einem Test aufsuchen, im Verlauf der Beratung davon wieder Abstand nehmen und von ihrem Recht auf Nichtwissen Gebrauch machen.

Vor jeder **Pränataldiagnostik** sollte ein ausführliches Beratungsgespräch unter Berücksichtigung aller persönlicher Probleme durch einen humangenetisch versierten Arzt stattfinden. Die Eltern sollen in die Lage versetzt werden, eine verantwortungsvolle Entscheidung für oder gegen einen Schwangerschaftsabbruch zu treffen. *Es ist immer eine individuelle Entscheidung.* Bei Erkrankungen mit frühem Beginn und tödlichem Verlauf entscheiden sich heute viele Eltern für einen Abbruch, wenn der Fetus als betroffen diagnostiziert wurde. Die Feststellung einer schweren Störung allein ist jedoch nach dem neuen § 218 noch kein hinreichender Grund für einen Schwangerschaftsabbruch. Nach der 12. Schwangerschaftswoche ist hierfür vor allem die körperliche und seelische Verfassung der Mutter entscheidend. Eine Weiterführung der Schwangerschaft sollte ihr bei schweren seelischen Konflikten nicht zugemutet werden.

Aufgrund der Neumutationsrate ist es auch in Zukunft (zum Glück!?) nicht möglich, durch Pränataldiagnostik bestimmte Formen von Entwicklungsstörungen ganz zu „eliminieren". Das kann auch nicht das Ziel einer humanen Gesellschaft sein!

Fernziel der molekulargenetischen Forschung ist die **somatische Gentherapie** bei Betroffenen, d. h. die Reparatur des defekten Gens in somatischen Körperzellen in vivo, umso die Funktion des Genproduktes auf kausale Weise wiederherzustellen. Um das entsprechende Gen in die Zielzellen einzuschleusen, sind als Vehikel so genannte rekombinante Vektoren (➤ Kap. 10.2.4) notwendig. Das Konstrukt aus Gen und Vektor soll effektiv von den Zellen aufgenommen werden, möglichst dauerhaft (d. h. im Genom) überleben, nicht immunogen sein (d. h. keine Abwehrreaktionen auslösen), keine unerwünschten Neumutationen verursachen und der physiologischen Regulation der Zelle unterliegen. Gebräuchliche Vektoren im Tierversuch und bei ersten tastenden Versuchen am Menschen sind viraler Herkunft (Retroviren, Adenoviren) oder in synthetische Liposomen verpackte Plasmide (replikationsfähige DNA-Ringe außerhalb von Chromosomen).

Paradebeispiel für eine mögliche Gentherapie ist evtl. die Mukoviszidose. Das geschädigte Hauptorgan, die Lunge, hat eine sehr große Oberfläche und ist über die äußeren Atemwege durch Vernebelungstechniken leicht zugänglich. Das Einbringen von rekombinanten Adenoviren führte in ersten Versuchen am Menschen zu einer heftigen Immunsensibilisierung. Die Vektoren erfüllen noch keineswegs alle Anforderungen. Der anfängliche Optimismus ist durch die vielen technischen Schwierigkeiten im Moment eher gebremst.

Große Hoffnungen werden neuerdings in die Stammzelltherapie gesetzt. Solche Zellen sind noch nicht darauf festgelegt, einen bestimmten Zelltyp zu entwickeln oder eine spezialisierte Funktion auszuüben. Im Erwachsenenkörper haben sie ein gewisses Reparatur- und Nachschubpotenzial. Charakterisieren und kultivieren kann man sie erst in den letzten Jahren. Stammen sie aus einem frühen Embryo (embryonale Stammzellen), sind sie totipotent und können sich in alle Richtungen differenzieren und evtl. sogar einen neuen Embryo bilden. Adulte Stammzellen sind nur noch pluripotent und differenzieren sich je nach Umgebung in bestimmte festgelegte Gewebe aus.

Die Gewinnung embryonaler Stammzellen aus überzähligen Embryonen der In-vitro-Fertilisation und deren Einsatz ist ethisch umstritten, international aber Gegenstand intensiver Forschung. Adulte Stammzellen (z.B. aus Nabelschnurblut, im Moment intensiver Aufbau von Zellbanken) sind bei speziellen Erkrankungen schon im klinischen Einsatz, etwa bei Knochmarkstransplantationen nach malignen Erkrankungen des Blut bildenden Systems oder schweren Stoffwechselstörungen. Die Spenderzellen müssen gesund und gewebekompatibel sein. Denkbar als Spenderzellen wären auch genetisch veränderte eigene Stammzellen des Patienten. Inwieweit sich solche Therapien auch auf andere Organsysteme (Muskeln, ZNS) ausweiten lassen (Probleme der örtlichen Einschleusung!), bleibt abzuwarten [91, 92, 97, 102, 106, 107, 109, 110].

KAPITEL 11

H.-M. Straßburg

Grundsätzliche Therapiemaßnahmen bei Entwicklungsstörungen

Trotz einer Vielzahl differenzierter Therapiemaßnahmen bei chronischen Krankheiten und Entwicklungsstörungen ist die Beachtung wesentlicher Prinzipien in der Lebensführung oft die wichtigste Behandlungsgrundlage.

Immer ist die **Vorbildfunktion der Eltern,** z. B. beim richtigen Essen, bei der Vermeidung von Rauchen und Alkohol und beim Fernsehkonsum, aber auch in ihrer psycho-emotionalen und psycho-sozialen Kompetenz, von grundlegender Bedeutung. Wenn irgend möglich sollten Verunsicherungen oder so genannte ambivalente Verhaltensweisen gegenüber dem betroffenen Kind, aber auch in der Familie insgesamt vermieden werden.

Bei jedem Kind sollte auf **ausreichenden Schlaf,** auf einen Wechsel von Bewegung und Entspannung sowie auf regelmäßigen Aufenthalt an frischer Luft geachtet werden. Mindestens in den ersten 4 Monaten, möglichst in den ersten 6–8 Monaten ist das **Stillen die beste Ernährung** des Säuglings; immer sollte eine **ausgewogene Mischkost** mit ausreichenden Ballaststoffen, Vitaminen und Spurenelementen verabreicht werden. Diäternährungen können besonders im Kindesalter Entwicklungsstörungen und Krankheiten bewirken, z. B. durch mangelnde Zufuhr von resorbierbarem Eisen, Vitamin B_{12} oder fettlöslichen Vitaminen. Medizinisch notwendige Diäten, z. B. beim Diabetes mellitus, bei der Phenylketonurie (➤ Kap. 8.6.1), bei Glykogenosen, bestimmten Epilepsien oder beim Morbus Wilson (➤ Kap. 8.6.5), sollten mit ausgebildeten Ernährungsberatern/innen ausgearbeitet und zusammengestellt werden. Im Übrigen wird die Bedeutung von Nahrungsmittelunverträglichkeiten oft überschätzt. Nahrungsfarbstoffe, z. B. Tartrazin, haben offensichtlich eine negative Auswirkung auf das kindliche Verhalten; die Rolle von anderen Konservierungsstoffen und synthetischen Detergenzien (Netzmitteln) in der Ernährung ist nicht befriedigend geklärt. Nur in seltenen Ausnahmefällen spielen komplexe Nahrungsunverträglichkeiten bzw. Nahrungsallergien bei Entwicklungs- und Verhaltensstörungen eine nachweislich wesentliche Rolle.

Grundsätzlich sollten alle Kinder mit Entwicklungsstörungen wie gesunde Kinder **geimpft** werden. Hier gelten die an den aktuellen medizinischen Stand angepassten Empfehlungen der ständigen **Impfkommission der Deutschen Gesellschaft für Kinderheilkunde (STIKO).** Unbestritten ist die Notwendigkeit der Impfung gegen Diphtherie, Tetanus, Pertussis, Pneumokokken, Haemophilus influenzae, Hepatitis B und Poliomyelitis (Kinderlähmung) bis zum Beginn des 2. Lebensjahres. Aktuell wird auch die Impfung gegen Varicella-Zoster-Infektionen empfohlen. Heute kann gesagt werden, dass weltweit keine gesicherten Zusammenhänge zwischen den Impfungen und gravierenden Nebenwirkungen nachweisbar sind. Lediglich bei Säuglingen und Kleinkindern mit neurologisch völlig unklarer Entwicklungsstörung sollte auf die Pertussis-Impfung verzichtet werden. Im 2. Lebensjahr sollte dann bei allen Kindern die Impfung gegen Masern, Mumps, Röteln und Meningokokken stattfinden, u. a. auch zur Vermeidung der subakut sklerosierenden Panenzephalitis infolge einer chronischen Maserninfektion (➤ Kap. 8.12.3) und zur Vermeidung einer Rötelnembryopathie in der nächsten Generation. Bei bewegungseingeschränkten, schwerbehinderten Kindern sollte im Herbst eines jeden Jahres eine Grippeschutzimpfung erfolgen. Frühgeborene sollten entsprechend ihrem chronologischen Alter geimpft werden.

Prinzipiell sollten besonders Kinder mit schweren Entwicklungsstörungen und Behinderungen sich soviel wie möglich frei bewegen können; die Räume, in denen sie sich aufhalten, sollten nicht überhitzt sein und sie sollten nicht durch zu viel Kleidung in ihren Bewegungsmöglichkeiten eingeschränkt werden. Es ist typisch, dass Menschen mit Bewegungsstörungen häufig kühle Extremitäten haben. Durch übertriebene Schutzmaßnahmen vor angeblicher Unterkühlung werden die Betroffenen zusätzlich in ihren Entwicklungsmöglichkeiten begrenzt. Dies gilt auch bei dem nicht selten übermäßigen Einsatz von Mützen, engen Strampelsäcken, einengenden Sitzen usw.

Die Förderung von **aktiver Körperbewegung** ist eines der wichtigsten Ziele bei allen Kindern mit Entwicklungsstörungen. Deshalb sollten alle Formen von sportlicher Betätigung unterstützt werden und **Sportbefreiungen,** besonders auch in der Schule, immer sehr kritisch bewertet werden. So müssen Kinder mit unterschiedlichsten motorischen Störungen und Epilepsien vom Sportunterricht oft gar nicht oder nur begrenzt befreit werden, wenn z. B. auf extreme Leistungsanforderungen (Lauftraining bis zur Erschöpfung) und natürlich auf eine Vielzahl von Risikosportarten (Schwimmen in unbekannten Gewässern, Bergsteigen usw.) verzichtet wird.

Lediglich bei seltenen Herzerkrankungen (Herzinsuffizienz, Herzrhythmusstörung) muss z. T. eine konsequente körperliche Schonung verordnet werden.

Sicher werden bei entwicklungsauffälligen Kindern viele Erkrankungen, z. B. der oberen Luftwege, medikamentös übertherapiert. Dies gilt insbesondere bei der Verordnung von so genannten schleimlösenden Mitteln, bei hustenstillenden Maßnahmen, häufig aber auch bei der Verordnung von Antibiotika. Anstelle der wiederholten und lang dauernden Medikamentenverordnung sind Untersuchungen der immunologischen Abwehrlage, auf Belastungen durch umweltbedingte Reizstoffe (z. B. Rauchen) und vor allem auf das Vorhandensein von Mikroaspirationen oft von größerer Bedeutung (➤ Kap. 9.4).

Bei vielen Kindern mit schweren Entwicklungsstörungen bestehen erhebliche **Ernährungsprobleme**, z. B. wegen Störung der aktiven Schluckfunktion, sensomotorischer Koordinationsstörungen des Schluckaktes, gastroösophagealen Refluxes oder unterschiedlicher Stoffwechselerkrankungen (Mukoviszidose, Glykogenose usw.). Hierbei hat sich die **perkutane endoskopische Gastrotomie (PEG)** sehr bewährt: Mittels einer Magenspiegelung erfolgt eine Inzision (Einschnitt) von Bauchhaut und Magenwand und das Einlegen einer geblockten Magensonde, die je nach Bedarf für unterschiedliche Ernährungsregimes eingesetzt werden kann. Wesentliche Vorteile hiervon sind, dass es nicht mehr zu Reizungen im Nasen-Rachen-Raum kommt, dass keine Operation notwendig ist, dass keine hygienischen Probleme, (selbst bei Aufenthalt im Wasser) bestehen und die Sonden offensichtlich auch über längere Zeit gut toleriert werden.

Bei schweren Entwicklungsstörungen, vor allem in Verbindung mit neurogener Blasenentleerungsstörung, ist die Verhinderung **rezidivierender Harnwegsinfekte** von wesentlicher Bedeutung. Bewährt haben sich hierzu die vorbeugende Chemoprophylaxe mit einem Antibiotikum wie Co-trimoxazol oder Trimethoprim in niedriger abendlicher Dosis, bei unvollständiger Harnblasenentleerung vor allem aber die wiederholte Einmalkatheterisierung. Zu beachten ist, dass durch häufiges Hantieren mit Latex-haltigen Materialien **Latex-Allergien** auftreten können, die vor allem bei Patienten mit Meningomyelozelen während Operationen zu gefährlichen Komplikationen führen und z. T. auch Kreuzallergien gegen andere Substanzen auslösen können.

Ein weiteres wichtiges Problem vieler schwer entwicklungsgestörter Kinder ist die **chronische Obstipation** (➤ Kap. 9.6). Besonders sedierende und muskelrelaxierende Medikamente können die Darmtätigkeit negativ beeinflussen; auch an das Vorliegen neuronaler Dysfunktionen in der vegetativen Darmversorgung oder hormoneller Störungen (z. B. Schilddrüsenunterfunktion) muss gedacht werden. Wichtigste Grundvoraussetzungen für eine regelmäßige Darmentleerung sind ausreichende körperliche Bewegung, insbesondere die Aktivierung der Bauch-Beckenmuskulatur, die Ernährung mit genügend Ballast- und Quellstoffen sowie die ausreichende Flüssigkeitszufuhr.

Im Säuglingsalter sollten ein pressendes Exspirium (Ausatmung) und wiederholte Schreizustände nicht mit Obstipationsproblemen verwechselt werden; insbesondere sollte möglichst eine Manipulation im Analbereich, z. B. mit einem Fieberthermometer bei einer scheinbaren Obstipation vermieden werden. Manchmal genügt es, den Analbereich mittels Schleimhaut-schonender Salben (Panthenol) vor Einrissen zu schützen; evtl. kann mit der rektalen Einführung von Gleitmitteln (Glycilax®, Microclist®) bei Säuglingen und Kleinkindern eine Darmentleerung eingeleitet werden. Die häufig verordnete Gabe von Milchzucker in der Nahrung ist nicht sehr effektiv, besser wirken osmotisch wirksame Laxanzien, z.B. nicht-resorbierbare Zucker (Lactulose) und Macrogol. Auch die Verordnung von so genannten „Entblähungsmitteln" (z. B. Sab-Simplex®, Lefax®) besonders bei vermehrter Unruhe von Säuglingen und Kleinkindern ist in der Regel entbehrlich – vermehrte Luft im Darm führt alleine nicht zu Beschwerden.

Eine grundsätzliche Ablehnung von Psychopharmaka ist gerade auch bei Kindern mit Lern- und Verhaltensstörungen heute nicht mehr zu rechtfertigen, sollte aber immer von einem damit erfahrenen Arzt überprüft werden. Die Verordnung von unspezifisch die Hirnfunktionen steigernden Substanzen (so genannte Nootropika) hat sich nicht durchgesetzt.

Insgesamt wird zunehmend versucht, das Konzept einer **Salutogenese** umzusetzen. Krankheiten gehören zum Leben jedes Menschen und können in Abhängigkeit von vielen Faktoren, die nur sehr partiell zu beeinflussen sind, auftreten. Nach A. Antonovsky steht jeder Mensch in einem Kontinuum von Gesundheit und Krankheit, Vulnerabilität und Resilienz, so dass Schicksalsschläge und Belastungen in unterschiedlicher Form verarbeitet werden. Schützende Faktoren im Sinne von **Coping-Strategien** sind:
- Anpassungsfähigkeit und Intelligenz,
- weibliches Geschlecht,
- gute Beziehungen zumindest zu einem Elternteil,
- das Erlernen von Bewältigungs-Strategien,
- Bestätigung auch außerhalb der Familie.

Nach dem Konzept des Kohärenzgefühls wird ein Ur- und Selbstvertrauen am ehesten dann aufgebaut, wenn folgende Voraussetzungen erfüllt sind:
- Verstehbarkeit, z.B. von Krankheitsursachen,
- Handhabbarkeit, z.B. Mobilisierung von Ressourcen und
- Sinnhaftigkeit, dass z.B. auch eine Krankheit eine positive Herausforderung ist und damit sinnvoll sein kann.

Diese Faktoren spielen vor allem bei psychosomatischen Erkrankungen eine wichtige Rolle [34, 43, 51, 60].

KAPITEL 12

W. Dacheneder

Psychologische Beurteilung und Grundsätze der Betreuung

12.1	Geschichte der psychologischen Entwicklungsdiagnostik	218
12.2	**Psychologische Konzepte**	220
12.2.1	Kognitive Entwicklungstheorie von Piaget	220
12.2.2	Neuropsychologische Ansätze	223
12.3	**Anamnese und Verhaltensbeobachtung in der psychologischen Diagnostik**	228
12.3.1	Psychologische Anamnese	228
12.3.2	Verhaltensbeobachtung	230
12.4	**Psychologische Tests**	235
12.4.1	Psychologische Testtheorie	235
12.4.2	Allgemeine Entwicklungstests	241
12.4.3	Intelligenztests	251
12.4.4	Tests zur Sprachentwicklung	270
12.4.5	Frostigs Entwicklungstest der visuellen Wahrnehmung (FEW und FEW-2)	275
12.4.6	Motorik-Tests	277
12.4.7	Tests für schulbezogene Fertigkeiten	285
12.4.8	Neuropsychologische Tests	292
12.4.9	Projektive Tests	297
12.5	**Diagnosemitteilung**	299
12.6	**Psychologische Befunde bei Entwicklungsstörungen**	302
12.6.1	Geistige Behinderung	302
12.6.2	Teilleistungsstörungen	303
12.6.3	Psychologische Befunde bei ausgewählten Entwicklungsstörungen	308
12.7	**Psychologische Betreuung in Institutionen**	315
12.7.1	Frühförderung	316
12.7.2	Regelkindergarten und Regelschule	316
12.7.3	Sondereinrichtungen	316
12.7.4	Integrative Einrichtungen	317
12.7.5	Heime	317
12.8	**Psychologische Therapie**	318
12.8.1	Psychotherapie	318
12.8.2	Verhaltenstherapie	320
12.8.3	Familientherapie	322

12.1 Geschichte der psychologischen Entwicklungsdiagnostik

Entwicklungsdiagnostik und allgemeine Diagnostik in der wissenschaftlichen Psychologie beginnen im Wesentlichen im ersten Jahrzehnt dieses Jahrhunderts, als 1905 in Frankreich A. Binet und Th. Simon ihre Aufgabensammlung zur Messung der Intelligenz, die *échelle métrique de l'intelligence* veröffentlichten. Wenn wir ihre Quellen zurückverfolgen, so laufen in der Psychodiagnostik vor allem drei wissenschaftliche Wurzeln zusammen, nämlich aus der

- Astronomie und Physik,
- Biologie,
- Psychologie und Pädagogik.

Ende des 18. und zu Beginn des 19. Jahrhunderts wurde in der **Astronomie** und in der **Physik** der Vorgang der Messung selbst zum Gegenstand wissenschaftlicher Betrachtungen. Der Königsberger Astronom F. W. Bessel untersuchte 1816 die damals übliche *Auge-Ohr-Methode*, die die Durchgangszeiten von Sternbewegungen erfassen sollte. Bei seinen Untersuchungen wurde deutlich, dass die Beobachtung selbst nicht fehlerfrei ist, sondern durch die Person des Beobachters beeinflusst wird. Die individuellen Abweichungen wurden in einer so genannten *persönlichen Gleichung* ausgedrückt, das ist jene intraindividuell (relativ) konstante Abweichung von einem Beobachter zum anderen. Die persönliche Gleichung stellt einen *systematischen Fehler* dar, einen **bias**.

Darüber hinaus wurde aber auch deutlich, dass es *unsystematische, zufällige Fehler* bei jeder Messung (in der Physik) gibt, so dass sich ein empirischer Messwert immer aus dem *wahren Messwert* und dem *Messfehler* zusammensetzt. Der wahre Messwert lässt sich erst ermitteln, wenn die Messungen beliebig wiederholt werden können, so dass er als der *Erwartungswert (Mittelwert)* der wiederholten Messungen *berechnet* werden kann.

Diese Methodik ist als Fehler- und Ausgleichsrechnung bekannt geworden; in der psychologischen Testtheorie taucht sie als Idee der *Reliabilität* wieder auf (> Kap. 12.4.1).

In der **Biologie** hatte die Evolutionstheorie von Ch. Darwin auch Konsequenzen für das Studium menschlichen Verhaltens. Gewissermaßen ein Nebenprodukt der Darwinschen Theorie ist die große Bedeutung, die Vergleichsstudien erfahren haben. Der englische Biologe Sir Francis Galton versuchte die Gesetze der Variation, Selektion und Anpassung auf die Beurteilung des Menschen zu übertragen. Seine Studien brachten es mit sich, dass er eine große Zahl von Individuen untersuchte, um Ähnlichkeiten und Unterschiede festzustellen. Dabei wurde ihm schnell klar, dass für die Bearbeitung der gesammelten Daten statistische Methoden eingesetzt werden mussten: Galton fand, dass viele der von ihm gemessenen Merkmale sich nach der *Gaussschen Glockenkurve* verteilten.

Er richtete 1882 in London ein anthropometrisches Labor ein, in dem vor allem sensorische Differenzierungsfähigkeiten und motorische Fähigkeiten untersucht wurden. Entsprechend der vorherrschenden Theorie vom menschlichen Geist als einer *tabula rasa* (d. h. einer zunächst leeren Tafel) wurden Sinnesdifferenzierungen auch als geeignete Indikatoren für menschliche Intelligenz betrachtet.

Die frühe **Kinderpsychologie** bestand aus den anekdotischen Berichten pädagogisch interessierter Personen, aus Tagebüchern und aus Biographien (J. J. Rousseau, J. H. Pestalozzi). Im Umfeld vergleichender Studien wurde bis zum Ende des 19. Jahrhunderts deutlich, dass die Entwicklung bei der Mehrzahl der Kinder nach ähnlichen Mustern verläuft, dass aber gleichzeitig unterschiedliche Entwicklungsgeschwindigkeiten und Variationen für die individuellen Verhaltensausprägungen verantwortlich sind.

Die psychologisch/pädagogische Wurzel hat einen weiteren Ausgangspunkt in der Psychiatrie Frankreichs: J. E. D. Esquirol legte 1836 eine Publikation unter dem Titel *Des maladies mentales* vor, in der er deutlich die Geisteskrankheiten von den Schwachsinnsformen unterschied und auch objektive Erfassungsmethoden forderte. Einige Jahre vorher hatte in Frankreich der Arzt J. M. Itard sich um die Erziehung des *Wilden von Aveyron* gekümmert, eines Kindes, das bis zum Alter von 12 Jahren völlig verwildert und ohne menschliche Kontakte im Wald aufgewachsen war. Der Junge hatte viele Gewohnheiten von Tieren übernommen, er hatte keine Sprache erlernt. Über die Entwicklung dieses Kindes verfasste Itard Gutachten, die auch heute noch lesenswert sind. Einerseits war er deprimiert, da er erken-

Tab. 12.1 Beispielaufgaben aus den Binet-Tests zum geistigen Entwicklungsstand von Kindern.

Altersgruppe 6 Jahre:
1. Kennt rechts und links (Bezeichnung durch Anfassen der Ohren).
2. Wiederholt einen Satz von 16 Silben.
3. Wählt das hübschere Gesicht aus jedem von 3 Paaren.
4. Kennt Morgen und Nachmittag.

Altersgruppe 7 Jahre:
1. Erzählt, was in einem unvollständigen Bild fehlt.
2. Kennt die Zahl der Finger an jeder Hand und an beiden Händen, ohne sie zusammenzuzählen.
3. Wiederholt 5 Ziffern.
4. Beschreibt Bilder als Szenen.
5. Kennt die Namen von vier häufig gebrauchten Münzen.
6. Malt einen Diamanten unter Gebrauch von Federhalter und Tinte ab.

Altersgruppe 8 Jahre:
1. Liest eine Textpassage und erinnert sich an zwei Details.
2. Benennt vier Farben – rot, gelb, blau, grün.
3. Zählt rückwärts von 20 auf Null.
4. Schreibt einen kurzen Satz nach dem Diktat unter Verwendung von Federhalter und Tinte.
5. Kennt die Unterschiede zwischen zwei Gegenständen aus dem Gedächtnis.

nen musste, dass eine Normalisierung des Jungen nicht gelingen konnte, andererseits berichtet er über erstaunliche Entwicklungen und Fortschritte, die im Jahr 1837 E. Seguin, einen Schüler Itards und Esquirols, veranlassten, eine Schule für geistig behinderte Kinder zu gründen. In Deutschland wurde die Beeinflussbarkeit der Entwicklung des Kindes u. a. am Beispiel des *Kaspar Hauser* von P. J. A. Feuerbach und G. F. Daumer diskutiert.

Bis zum Ende des 19. Jahrhunderts wurde in Frankreich ein geradezu modern anmutendes Problem deutlich, dass nämlich in die Schule für geistig Behinderte auch unbequeme, unmotivierte und verhaltensauffällige Kinder *abgeschoben* wurden. Die Schule war aber nur für Schwachbegabte gedacht, und so benannte der französische Minister für Unterricht eine Kommission zur Behebung dieses Problems. Sehr schnell kamen der beauftragte Psychologe A. Binet (1857–1911) und seine Mitarbeiter auf die Idee, dass eine Überweisung nur nach entsprechender Untersuchung der Kinder möglich sein sollte. Ziel einer solchen Untersuchung sollte die Identifikation jener Schüler sein, die aufgrund intellektueller Beeinträchtigungen dem normalen Unterricht nicht folgen konnten. Den direktesten Zugang zu diesem Problem eröffnete die psychologische Methode (und nicht die medizinische oder die pädagogische). Das Dilemma der Alltagsbeobachtung und der Lehrerbeurteilung sollte durch psychologische Tests (> Tab. 12.1) bewältigt werden.

Binet definierte: „Gut zu urteilen, gut zu verstehen und gut zu denken, sind die wesentlichen Bestandteile der Intelligenz." Diese Fähigkeit wächst mit dem Alter der Kinder und unterscheidet verschiedene Kinder voneinander. Binet wählte einen direkten Weg zur Messung der Intelligenz, er verließ die Idee Galtons der indirekten Erfassung mittels sensorischer Differenzierungen. So mussten nur geeignete Aufgaben gefunden werden, in denen Probleme des *Urteilens, Verstehens und Denkens* angeboten werden.

Neben diesem *inhaltlichen* Aspekt der Intelligenzdiagnostik wurde aber auch eine neue *formale* Idee verwirklicht: Eine Aufgabe ist nur dann für die Entwicklungsdiagnostik geeignet, wenn mit ihr auch die Altersabhängigkeit der Intelligenz gezeigt werden kann. Eine Aufgabe muss für eine *bestimmte* Altersgruppe geeignet sein, während sie für die jüngeren Kinder zu schwer und für die älteren Kinder zu leicht sein muss. Diese Bedingung wird empirisch geprüft, indem die fraglichen Testaufgaben einer Stichprobe von Kindern vorgelegt werden. Dieser Vorgang wird heute als *Normierung* bezeichnet und bedeutet, dass vor der Individualdiagnostik eine Aufgabenanalyse stattzufinden hat, eine *Diagnostik der Testaufgabe*. Eine Testaufgabe oder auch *Item* wurde einer Altersgruppe zugeordnet, wenn sie von 60% der Kinder in dieser Altersstufe gelöst werden konnte.

Aus den gelösten Aufgaben wurde für ein Kind der geistige Entwicklungsstand, ein so genanntes **Intelligenzalter** ermittelt. Im Vergleich mit dem Lebensalter konnte so beurteilt werden, ob ein Vorsprung oder ein Rückstand bestand, wobei die Differenz aus Lebensalter und Intelligenzalter beurteilt wurde. Diese Methode hatte und hat auch heute den Vorteil, dass sie intuitiv leicht verständlich erscheint. Wahrscheinlich wird deshalb in der Elternaufklärung auch gern dieses Argumentationsmuster verwendet. Die Normierung durch Zuordnung von Testaufgaben zu einem Intelligenzalter bezeichnet man als *Äquivalenznormierung*.

Später wurde kritisiert, dass diese Differenz unterschiedliche Bedeutung habe, je nachdem, wie hoch das Ausgangsalter sei: Ein Rückstand von einem Jahr ist für ein vierjähriges Kind viel bedeutsamer als ein gleich großer Rückstand für ein 14-jähriges Kind. W. Stern schlug deshalb 1911 vor, das Intelligenzalter durch das Lebensalter zu dividieren, um den **Intelligenzquotienten** zu erhalten. Um Dezimalzahlen zu vermeiden, wird dieser Bruch mit 100 multipliziert.

In Analogie zum Intelligenzquotienten **(IQ)** wurde von C. Bühler und H. Hetzer 1932 ein so genannter **Entwicklungsquotient (EQ)** vorgeschlagen. Im Unterschied zu den Intelligenztests gehen in das Entwicklungsalter (EA) die Aufgaben aus verschiedenen (auch nicht-intellektuellen) Entwicklungsbereichen ein. Bei Bühler und Hetzer sind das:
1. Sinnliche Rezeption
2. Körperbewegungen
3. Sozialität
4. Lernen
5. Materialbetätigung
6. Geistige Produktivität.

Wahrnehmungsquotienten wurden bei M. Frostig gebildet (➤ Kap. 12.4.5), *Motorikquotienten* bei E. J. Kiphard (➤ Kap. 12.4.6).

In der Literatur der 30er-Jahre taucht auch an dieser Quotientenbildung Kritik auf: Wie groß müssen die Abweichungen vom Quotienten 100 sein, damit man einen bestimmten Wert als unter- oder überdurchschnittlich bezeichnen darf? Da sich aus der Ermittlung des Intelligenzalters bzw. Entwicklungsalters hierauf keine Antwort ableiten lässt, wurde nach einer anderen Normierung gesucht.

Heute werden so genannte *Abweichungsquotienten* gebildet. Dabei wird für ein Aufgabenset *einer Altersgruppe* die Verteilung der *Rohwerte* ermittelt. Aus dem Mittelwert und der Standardabweichung wird jetzt auf die durchschnittliche Leistung/Entwicklung geschlossen. Werte kleiner als *eine* Standardabweichung unter dem Mittelwert gelten als unterdurchschnittlich und kleiner als *zwei* Standardabweichungen als weit unterdurchschnittlich.

Hiermit werden aus den Äquivalenznormen die so genannten **Abweichungsnormen** entwickelt. Obwohl der IQ heute fast ausschließlich über die Abweichungsnormen ermittelt wird, hat sich der Ausdruck *Quotient* erhalten!

12.2 Psychologische Konzepte

12.2.1 Kognitive Entwicklungstheorie von Piaget

Das Werk des Schweizer Psychologen Jean Piaget (1896–1980) ist für die Entwicklungspsychologie von großer Bedeutung. In seiner kognitiven Entwicklungspsychologie ist er vor allem an der *Entwicklung der Erkenntnisfähigkeit* interessiert. Er hat eine psychologische Erkenntnistheorie, eine genetische Epistemologie, aufgestellt, die er vor allem durch umfangreiche Einzelbeobachtungen an seinen eigenen Kindern gewonnen hat.

Wenn Erkenntnis in ihren Ursprüngen begriffen werden soll, müssen auch jene Früh- und Vorstufen erfasst werden, die traditionellerweise nicht als höhere geistige Tätigkeiten bezeichnet werden. Das geistige Wachstum muss dann nicht nur bis zur Geburt zurückverfolgt werden, sondern auch in die Embryologie hinein, denn bereits dort gibt es *präperzeptives Verhalten*.

Die kognitive Entwicklung ist nach Piagets umfänglicher Begriffsdefinition immer *aktive Anpassung (Adaptation)* des Individuums an seine Umwelt; die Anpassung gelingt durch Tätigkeiten, das sind *handelnde und symbolische Operationen*.

Die Struktur einer komplexen, organisierten Handlungssequenz wird als *Schema* bezeichnet. Der Anpassungsprozess selbst kann auf zweierlei Weise geschehen, durch *Assimilation* und durch *Akkommodation*.

„Assimilation" heißt, jede neue Beziehung wird in ein bereits bestehendes Schema oder in eine bereits bestehende Struktur integriert.

Assimilation ist also das Anwenden alter Gewohnheiten und Gedanken auf neue Objekte und bedeutet, dass neue Ereignisse als ein Teil bestehender Schemata angesehen werden. Ein junger Säugling, der automatisch an allem saugt, was den Weg in seinen Mund findet (z. B. Finger, Schnuller) hat ein *Saugschema*, er assimiliert die Gegenstände im Mund in sein Saugschema.

Im Gegensatz dazu ist *Akkommodation* „die Tendenz, sich an ein neues Objekt anzupassen, sein Aktionsschema durch Abändern auf das neue Ding einzustellen". Durch die Akkommodation wird das Schema modifiziert, meist differenziert und erweitert.

Am Beispiel der frühen Sprachentwicklung sollen diese Vorgänge verdeutlicht werden:

Ein Kind verfügt über das Schema *Ball* und assimiliert alle runden Gegenstände in diesen Begriff, so dass auch ein Mond oder ein Apfel als Ball begriffen werden (in der Sprachentwicklungspsychologie spricht man auch von Übergeneralisierung).

Wenn der Mond ausgegliedert wird, weil er hoch am Himmel steht und scheint, dann wird das Schema durch die Akkommodation neu gegliedert und differenziert.

Zur kognitiven Entwicklung, zum geistigen Wachstum, gehört, „das Lösen der Spannung zwischen Assimilation und Akkommodation"; dadurch wird ein besser passendes Schema, eine besser angepasste Struktur erzeugt. Dieser Vorgang wird auch *Äquilibration* genannt.

Die kognitive Entwicklung folgt bei Piaget einer festen Ordnung; die niedrigen Stufen sind Vorbedingungen für die höheren Stufen und werden in diese integriert und modifiziert. Die Stufen sind kontinuierlich, jede baut auf der früheren auf und ergibt sich aus ihr; kein Kind kann eine Stufe überspringen.

Diese Reihung ermöglicht es festzustellen, in welchem Stadium der kognitiven Entwicklung sich ein Kind befindet. Piaget selbst war an einer genauen Zuordnung der Stadien zu Altersangaben nicht interessiert, die Altersangaben aus der Literatur sind deshalb eher als grobe Orientierung gedacht. Klinische Diagnostik ist bei Piaget also die Identifikation der aktuellen kognitiven Stadien.

Die Reihenfolge der kognitiven Stadien ist nicht umkehrbar. Da die niedrigeren Stufen in den höheren Stufen aufgegriffen, modifiziert und integriert werden, ist es aus der Sicht von einer höheren Stufe schwer nachvollziehbar, wie ein Kind auf einer niedrigeren Stufe argumentiert. Diese Tatsache muss man sich vor Augen halten, wenn die Denkgewohnheiten und Denkstrukturen von Kindern betrachtet werden; sie sind *kognitiv anders* als die von Erwachsenen.

Die Reihenfolge der Entwicklung gilt im Prinzip auch für entwicklungsgestörte Kinder, von denen dann angenommen wird, dass sie u. U. nicht die höchsten Stufen erreichen, z. B. weil die Kapazität begrenzt oder die Reihenfolge zeitlich gedehnt ist.

1. Sensomotorische Intelligenz (ca. 0–24 Monate)
   – Übung der angeborenen Reflexmechanismen
   – Primäre Kreisreaktionen
   – Sekundäre Kreisreaktionen
   – Koordination sekundärer Schemata und Anwendung auf neue Situationen
   – Tertiäre Kreisreaktionen
   – Übergang zur symbolischen Repräsentation
2. Präoperationales Stadium (ca. 2–7 Jahre)
   – Stufe des symbolisch-vorbegrifflichen Denkens (ca. 2 – 4 Jahre)
   – Stufe des anschaulichen Denkens (ca. 4–7 Jahre)
3. Stufe der konkreten Operationen (ca. 7–12 Jahre)
4. Stufe der formalen Operationen (etwa ab 12 Jahren)

1. Stufe – Sensomotorische Intelligenz

- *Übung angeborener Reflexmechanismen* (erster Lebensmonat): Der Begriff *Reflex* wird hier nicht wie in der Medizin üblich verwendet; man sollte besser von einfachen, angeborenen *Reaktionen* sprechen. Angeborene Reaktionen wie das Saugen oder das Greifen werden durch die Übung sicherer, schneller und gezielter. Nach einigen Tagen saugt das Neugeborene mit mehr Sicherheit, es findet die Brustwarze, nachdem es sie verloren hat, schneller wieder. Eine Assimilation findet statt, indem das Kind lernt, auch an neuen Gegenständen zu saugen oder leeres Saugen zwischen den Mahlzeiten zeigt. Piaget misst diesen Reaktionen eine große Bedeutung zu, da sie die angeborene Basis der kognitiven Entwicklung darstellen.

- *Primäre Kreisreaktionen* (ca. 2.–4. Monat): Es bilden sich einfache Gewohnheiten, indem Handlungen aus der *Funktionslust* heraus wiederholt werden. Funktionslust bedeutet dabei die Tendenz, einen Zustand aufrechtzuerhalten, weil die Empfindungen aufrechterhalten werden sollen. Piaget analysiert einfachste Handlungen und nennt als Beispiel für eine primäre Kreisreaktion den Versuch, eine bewegte Lichtquelle zu finden. In seiner Terminologie ist die Teilhandlung, die Lichtquelle im Auge zu behalten, eine Assimilation und der Versuch, die Lichtquelle wieder zu finden, eine Akkommodation (s. o.).
- *Sekundäre Kreisreaktionen* (ca. 4.–8. Monat): Während auf der vorherigen Stufe die Handlungen aus Funktionslust aufrechterhalten werden, scheint der Säugling jetzt eine interessante Tätigkeit gezielt zu wiederholen. Das Muster beginnt, wenn es dem Säugling gelingt, eine motorische Bewegung auszuführen, die zufällig ein für die Wahrnehmung interessantes Resultat zeigt. Das Kind hält erstaunt bzw. erfreut inne und wiederholt die Handlung, um den Effekt nochmals zu erleben. Das Baby zeigt ein wachsendes Interesse an den Wirkungen seiner Handlungen auf Objekte; es treten damit erste Zweck-Mittel-Differenzierungen auf; Piaget nennt das *Intentionalität*.
- *Koordination sekundärer Schemata und Anwendung auf neue Situationen* (ca. 8.–12. Monat): Die verschiedenen sekundären Zirkulärreaktionen sind zunächst voneinander getrennt. Jetzt können sie so koordiniert werden, dass eine Tätigkeit zum Mittel wird, um eine andere auszuführen, beispielsweise wenn das Kind in der Lage ist, ein Hindernis aus dem Weg zu räumen, um an ein Spielzeug heranzukommen. Die größte Neuerung auf dieser Stufe ist das eindeutig absichtliche Zweck-Mittel-Verhalten.
- *Tertiäre Kreisreaktionen* (ca. 12.–18. Monat): Die Zirkulärreaktionen können jetzt erstmals systematisch variiert werden, es kommt zum aktiven Experimentieren. Piaget beschreibt beispielsweise, wie Kinder verschiedene Gegenstände absichtlich fallen lassen und die Fallbewegungen untersuchen, nachdem ursprünglich zufällig beobachtet wurde, dass Gegenstände herunterfallen.
- *Übergang zur symbolischen Repräsentation* (ca. 18.–24. Monat): Mit dem Aufkommen der frühen Sprache ist das Kind in der Lage, innere geistige Vorstellungen zu entwickeln. Ein wichtiger Hinweis hierauf ist bei Piaget die aufgeschobene oder verzögerte Nachahmung, denn sie setzt ein geistiges Bild voraus. Ein Kind muss auch nicht mehr alle möglichen Umstände ausprobieren, um die Folgen zu bestimmen, sondern es kann einige Folgen geistig vorwegnehmen, voraussehen. Das Kind kann Symbole wie z. B. Wörter gebrauchen, um sich auf nicht gegenwärtige Gegenstände zu beziehen.

2. Stufe – Präoperationales Stadium

Das Denken in dieser Phase scheint häufig ein mentales Analogon zur sensomotorischen Handlung der ersten Phase zu sein. Die Kinder experimentieren erstmals im Geist in der gleichen Sequenz wie in der realen Handlung, anstatt mit den Gegenständen tatsächlich zu hantieren. Wegen der engen Verbindung zum realen Handeln wird diese Phase *präoperativ* genannt. Dieses mentale Repräsentieren läuft gewissermaßen wie ein innerer Film der realen Handlung ab, aber diesem Denken fehlt noch die Flexibilität und Reversibilität des symbolischen Denkens späterer Phasen.

Das Denken in der präoperativen Phase ist *zentriert*, d. h., dass das Kind sich nur auf *einen* Aspekt eines Problems bezieht und nicht gleichzeitig auf andere. Bei der Aufgabe, Wasser von einem Glas in eine flache Schale umzufüllen, würde ein Kind beispielsweise argumentieren, dass das Wasser in der

Schale weniger sei, weil es nicht so hoch steigt; das Kind könnte aber auch äußern, dass es mehr geworden sei, weil die Schale so breit ist. Die Konstanz der Menge wird noch nicht erkannt.

Das Denken ist *egozentrisch*: Das Kind kann noch nicht die Perspektive anderer Personen einnehmen, sich noch nicht in die Lage anderer Kinder versetzen und aus ihrer Position urteilen. Im so genannten Drei-Berge-Versuch sehen die Kinder eine einfache Landschaft, die aus Pappmaschée aufgebaut ist. Die Kinder in der präoperativen Phase sind nicht in der Lage zu erkennen, dass ein Kind auf der anderen Seite des Tisches eine andere Perspektive dieses Szenarios hat. Im sozialen Kontext macht sich die Egozentrizität als mangelndes Einfühlungsvermögen bemerkbar.

3. Stufe der konkreten Operationen

Das bisher anschauungsgebundene Denken der präoperativen Phase erhält die Qualität geistiger Handlungen. Das Denken ist zwar noch an anschaulich erfahrbare Inhalte gebunden, aber nicht mehr unmittelbar an den sinnlichen Eindruck. Die wahrgenommenen Erscheinungen können von der erschlossenen Wirklichkeit abgelöst werden.

Sinnliche Eindrücke erhalten den Charakter von Merkmalen, sie können nun zueinander in Beziehung gesetzt werden, so dass das Denken jetzt *dezentriert* wird (s. o.): Die Umfüllaufgabe gelingt auf dieser Stufe, weil gleichzeitig mehrere Aspekte berücksichtigt werden können (Höhe und Durchmesser der Wassergläser). Gleichzeitig argumentieren die Kinder dieser Phase damit, dass die Konstanz deshalb besteht, weil kein Wasser vergossen wurde; sie berücksichtigen also auch den *Vorgang* des Umschüttens, nicht nur den Anfangs- und Endzustand in den Gläsern.

Die *Reversibilität des Denkens* ist ein weiteres wesentliches Kennzeichen der Stufe der konkreten Operationen. Im Denken können die Operationen rückgängig gemacht und der Ausgangszustand wieder erreicht werden. Die Kinder wissen zugleich, dass die Umkehrung oft nur in Gedanken möglich ist, sie wissen, dass die Zeit nicht zurückgedreht werden kann.

4. Stufe der formalen Operationen

Während das konkrete Denken auf das Greifbare und Wirkliche beschränkt ist, können formale Operationen auf abstrakte Größen ausgedehnt werden. Hypothetisch-deduktives Denken wird möglich, und das reife intellektuelle Funktionieren des Erwachsenenalters wird sichtbar.

Große Kinder bewältigen jetzt Schlussfolgerungen vom Allgemeinen zum Besonderen (Syllogismen), weil sie logisch zwingend sind, und nicht weil sie aus der Erfahrung abgeleitet werden, wie in der Stufe der konkreten Operationen.
Ein Beispiel nach Lurija verdeutlicht dies:
„Baumwolle kann nur dort wachsen,
wo es heiß und trocken ist.
In England ist es kalt und feucht.
Kann dort Baumwolle wachsen?"
Auf der konkret operationalen Stufe könnte ein Kind argumentieren, dass es das nicht wüsste, weil es noch nicht in England gewesen sei, während auf der formal-operationalen Stufe die Frage aufgrund der Schlussfolgerung beantwortet werden kann [111, 113, 124, 129, 151, 153].

12.2.2 Neuropsychologische Ansätze

Die Neuropsychologie versucht die Zusammenhänge zwischen den Funktionen des ZNS und dem Verhalten, Erleben sowie den psychischen Funktionen aufzuklären. Den historischen Grundstein zur heutigen Neuropsychologie legte die klassische Hirnpathologie mit ihrer Lehre von den „Werkzeugstörungen" am Ende des 19. und Beginn des 20. Jahrhunderts. Diese Werkzeugstörungen waren:
- Aphasien: Störungen der höheren (symbolischen) Sprachleistungen
- Apraxien: Störungen bei der Ausführung von Zweckbewegungen, Gesten oder Handlungen
- Agnosien: Störungen des Erkennens vertrauter Objekte.

Heute werden in der Neuropsychologie sowohl die Zusammenhänge zwischen ungestörten Gehirnfunktionen und dem Verhalten (*allgemeine* Neuropsychologie) als auch die Zusammenhänge bei gestörten oder abweichenden Hirnfunktionen (*klinische* Neuropsychologie) behandelt.

In der Neuropsychologie der 30er- und 40er-Jahre spielte die Suche nach psychologischen Methoden zur Unterscheidung von hirngeschädigten und nicht-hirngeschädigten Patienten eine große Rolle. Es wurden verschiedene Tests entworfen, die eine möglichst gute Trennung (Diskriminanzfunktion) zwischen diesen beiden Gruppen ermöglichen sollten. Hierbei wurde vor allem auf kognitive Funktionen zurückgegriffen, die heute zum Teil als Wahrnehmungsfunktionen verstanden werden. Beispielsweise wurde im Rahmen der Gestaltpsychologie nach K. Wertheimer und K. Goldstein der so genannte *Gestaltzerfall* bei hirngeschädigten Patienten beschrieben, dem die Fähigkeit zur *Gestalterfassung* oder *Gestaltschließung* beim Gesunden gegenübersteht.

Die Verbindungen von Gehirnfunktionen mit Verhalten und Erleben dürfen nicht einseitig als Ursache-Wirkungsverhältnis verstanden werden. In der heutigen Neuropsychologie wird nicht mehr die Auffassung vertreten, dass eine definierte Hirnregion für verschiedene kognitive Funktionen und perzeptive Fähigkeiten allein verantwortlich sei. Vielmehr wird die zentralnervöse Grundlage als eine Partialbedingung, als eine notwendige Bedingung für Verhalten und Erleben betrachtet und nicht als einzige oder hinreichende Bedingung.

Die Bezugnahme auf die hirnorganische Grundlage darf sich also nicht in einer materialistischen Psychologie erschöpfen; der Hinweis auf die Gehirnfunktionen ist in der Neuropsychologie mehr als nur der Hinweis auf die materielle Basis.

In diesem Sinne tritt heute allerdings öfters ein inflationärer Gebrauch des Begriffs Neuropsychologie auf, und *Neuropsychologie* wird nicht mehr von *kognitiver Psychologie* unterschieden. Wir meinen, dass die Neuropsychologie den Zusammenhang von Verhalten mit den Gehirnfunktionen näher spezifizieren muss, während die kognitive Psychologie die Informationsverarbeitung, die Wahrnehmungs-, Denk-, Lern- und Gedächtnisprozesse analysiert, ohne auf das neurophysiologische und neuroanatomische Substrat zurückzugreifen.

Die Neuropsychologie des Kindesalters muss darüber hinaus die Entwicklungskomponenten berücksichtigen. Viele Differenzierungs- und Reifungsvorgänge sind noch nicht abgeschlossen, so dass nicht automatisch davon ausgegangen werden darf, dass die Hirnorganisation und -funktion des Erwachsenenalters auf Erscheinungen des Kindesalters übertragen werden können.

Die Zusammenhänge von Gehirnfunktion und psychischen Funktionen werden in der Neuropsychologie meist an drei verschiedenen Basistheoremen abgehandelt. Die Korrelationen werden von der hirnorganischen Grundlage aus nach den Gesichtspunkten

- Hierarchie,
- Lokalisation und
- Lateralisation

spezifiziert.

Hierarchie

Nach verschiedenen hirnanatomischen und neurologischen Überlegungen seit John Hughlings Jackson ist das menschliche Gehirn hierarchisch aufgebaut, d. h. niedrige Funktionsebenen bedingen umschriebene Verhaltensweisen, die durch höhere Ebenen integriert und modifiziert werden.

Die enge Korrelation von (niedrigen) ZNS-Funktionen und umschriebenen Verhaltensweisen ist die Grundlage für die Topologie in der neurologischen Diagnostik. Die Neuropsychologie befasst sich traditionell mit höheren Funktionsebenen des ZNS und damit mit komplexeren Verhaltensweisen.

Bei einer hierarchischen Organisation ist zu erwarten, dass Funktionsstörungen in niedrig organisierten Strukturen zu einem Funktionszerfall in höher organisierten Strukturen führen werden. Störungen in höher organisierten Strukturen werden auch dazu führen, dass die betroffene Person auf hierarchisch niedriger organisierte Strukturen zurückgreift, ausweicht. Im Kapitel über den Hydrozephalus bei Meningomyelozele (➤ Kap. 12.6.3) wird beispielsweise gezeigt, dass Kinder mit *semantisch-pragmatischem Syndrom* ihren Mangel an semantischen Fähigkeiten (d. h. die gestörte Erkennung der Wortbedeutungen) spontan durch Rückgriff auf phonologische Strukturen (Lautähnlichkeiten) zu kompensieren versuchen, was zu eigenen Sprachgebilden führt. Diese Modellvorstellung hat in der Dysphasie- und Dyslexieforschung ihre Parallelen.

In der allgemeinen Neuropsychologie werden solche Modellvorstellungen eingesetzt, um die Sprachproduktion zu verstehen (Neurolinguistik), etwa durch die Analyse von „Versprechern".

Lokalisation

Die topologische Zuordnung vieler psychischer Funktionen im menschlichen Gehirn kann heute als gesichert gelten. Primäre und sekundäre sensorische und motorische Rindenfelder lassen sich in diesem Sinne lokalisatorisch fassen. Man denke an den sensiblen oder an den motorischen Homunkulus mit ihrer differenzierten Lokalisation der Empfindung und Steuerung einzelner Körperteile (> Kap. 2.5).

Noch höhere psychische Funktionen sind dagegen nicht mehr so klar topologisch zuzuordnen. Der russische Neuropsychologe A. R. Lurija (1902–1977) hat das bereits vor vielen Jahren in seiner Überlegung von der *dynamischen Lokalisation von Funktionskreisen* zum Ausdruck gebracht: Da sich elementare Funktionseinheiten in vielfältiger Weise zu höher organisierten Funktionskreisen zusammenschließen, wirken sich umschriebene Funktionsstörungen variabel auf die Leistungen in verschiedenen komplexeren Verhaltensformen aus. Elementare Funktionseinheiten sind somit Teile in verschiedenen *funktionellen Systemen* (Ganzheiten).

Durch moderne bildgebende Methoden (z. B. fMRT, EEG-Brain-Mapping) in der Hirnforschung erhalten die Ansätze der Lokalisation wieder Auftrieb, da gezeigt werden kann, dass mit bestimmten psychischen Aktivitäten (meist Problemlöseaufgaben) biochemische und bioelektrische Aktivitäten verknüpft sind, die lokalisiert werden können. Durch diese Methoden werden den psychischen Tätigkeiten biochemische bzw. bioelektrische Aktivitätszentren zugeordnet.

In der klinischen Neuropsychologie musste man häufig von Funktionsverlusten bei umschriebenen Hirnschädigungen ausgehen. In diesem Sinne werden die hirnorganischen Zentren negativ durch den Funktionsverlust definiert.

Lateralisation

Unter *Lateralität* oder *Seitigkeit* versteht man die Unterschiede in Bau oder Funktion von paarig angelegten Organen auf den beiden Körperseiten, während man als *Dominanz* die Überlegenheit der einen Seite (des Gehirns) in Bezug auf eine bestimmte Funktion bezeichnet.

Die Überlegenheit muss immer als *relative Überlegenheit* verstanden werden, sowohl beim individuellen Menschen als auch in Bezug auf eine Population.

Beim Einzelfall bedingt die relative Überlegenheit, dass sich die Dominanz erst im Laufe der Entwicklung oder Reifung des Gehirns voll ausprägt. Dies wurde von F. Schilling am Beispiel der Händigkeit gezeigt. Wahrscheinlich ist auch die relative Überlegenheit im Einzelfall die Bedingung dafür, dass bei frühkindlichen Hirnschädigungen eine Funktionsübernahme durch die kontralaterale Seite möglich ist.

In Bezug auf Populationen gilt, dass die relative Überlegenheit sich in der Dominanzverteilung zeigt. Bei der (lexikalischen) Sprachfunktion wurde von Rasmussen und Millner mithilfe des Wada-Tests (Funktionsblockierung einer Hemisphäre mit dem Narkosemittel Natrium-Amytal) folgende Verteilung (> Tab. 12.2) nachgewiesen:

Es ist keine Funktion bekannt, bei der eine 100-prozentige Dominanz der rechten oder linken Hemisphäre besteht.

Die linkshemisphärische Sprachdominanz ist seit P. P. Broca (1864) und C. Wernicke (1870) bekannt; heute wird man allerdings differenzierter bemerken, dass paraverbale und prosodische Aspekte der Sprache (Sprechmelodie, Dynamik, Rhythmus) meist rechtshemisphärisch dominant sind (> Kap. 14.2).

Eine weitere wichtige Dominanz stellt die Händigkeit dar (> Kap. 9.12, > Kap. 12.4.6).

Auch bei vielen anderen psychischen Phänomenen ist eine Lateralisation bekannt, wenn auch nicht in so klaren Verhältnissen wie bei der Sprache. Dies zeigt sich in verschiedenen Untersuchungen: Bei Funktionen der visuellen Wahrnehmung wird häufig mit apparativer Darbietung von Bildern gearbei-

Tab. 12.2 Sprachdominanz bei Links- und Rechtshändern.

	Sprachdominanz		
	linkshemisphärisch	bilateral	rechtshemisphärisch
Rechtshänder	95%	1%	4%
Linkshänder	70%	15%	15%

tet, die sich für das rechte und das linke Gesichtsfeld unterscheiden; bei akustischen Ereignissen werden mit der Methode des dichotischen Hörens gleichzeitig unterschiedliche Schallreize oder Sprechreize auf das rechte und das linke Ohr gegeben.

In der klinischen Neuropsychologie wurde die Lateralisation häufig bei einseitigen Hirnschädigungen und bei *Split-Brain*-Patienten (Zustand nach Durchtrennung des Balkens, ➤ Kap. 2.5) untersucht.

Relativ eindeutige Verhältnisse hinsichtlich der Lateralisation liegen bei Rechtshändern vor; Linkshänder sind meist diffuser lateralisiert. Knaben und Männer sind meist deutlicher lateralisiert als Mädchen und Frauen.

Die Kenntnis von Lateralisationsverhältnissen ist für die neuropsychologische Diagnostik von hirngeschädigten Kindern unerlässlich, da sich daraus oft eine syndromatische Ordnung ergibt. Bisweilen sind dazu die neurologischen Befunde über die Bewegungsstörung, Befunde aus bildgebenden Verfahren, aber auch über epileptische Foci richtungsweisend.

Auf der anderen Seite werden die Befunde zur Lateralisation heute oft sehr populärwissenschaftlich vertreten („Das linke Gehirn denkt analytisch – das rechte Gehirn denkt ganzheitlich"); dadurch geht die Differenziertheit und die Komplexität der Beobachtungen verloren. Zum Teil werden wissenschaftlich kontroverse Phänomene vorschnell entschieden und diese Überlegungen dann in populären Therapieformen wie z. B. der Edukinästhetik eingesetzt (➤ Kap. 17.3.3) [111, 113, 121, 129, 136, 146, 151, 162].

CHC-Theorie

Die CHC-Theorie ist nach den Psychologen und Intelligenzforschern Cattell, Horn und Carroll benannt. Sie stellt ein Konsens-Modell der Intelligenzforschung dar, in der die wichtigen historischen Ansätze zur Psychometrie der Intelligenz aufgegriffen und neu bewertet werden.

Ausgangspunkt ist das Generalfaktormodell von Spearman (g-factor), ihm standen historisch und sachlich die Überlegungen von Thurston gegenüber, der ein Modell der „multiplen Faktoren" postulierte (7 „pimary mental abilities").

Bei Cattell und Horn werden die Intelligenzfaktoren in eine Hierarchie gebracht, die Dichotomie von *fluider Intelligenz (Gf)* und *kristalliner Intelligenz (Gc)* wird besonders hervorgehoben. Die Theorie der fluiden und kristallinen Intelligenz ist aber keine Zwei-Faktoren-Theorie, wie die ursprünglichen Formulierungen von Cattell (1941) nahe legten, sondern seit der Mitte der 1960er-Jahre ist die *Gf-Gc*-Dichotomie Teil eines Ensembles von 9–10 „breiten Fähigkeiten" [111, 132, 154].

Fluide Intelligenz wird verstanden als
- die Fähigkeit über Neues nachzudenken und Probleme zu lösen,
- die Fähigkeit nachzudenken, Konzepte zu formulieren und Probleme zu lösen, die oft neuartige Informationen enthalten,
- die Fähigkeit mit Abstraktionen, Regeln und logischen Beziehungen umzugehen,
- basale Denkprozesse, die nur in geringem Maße vom Lernen und der Sozialisation abhängen.

Im Gegensatz dazu ist *kristalline Intelligenz*
- das breite und tiefe Wissen einer Kultur,
- die Fähigkeit, die durch den Einsatz von Bildung und Erfahrung gebildet wird,

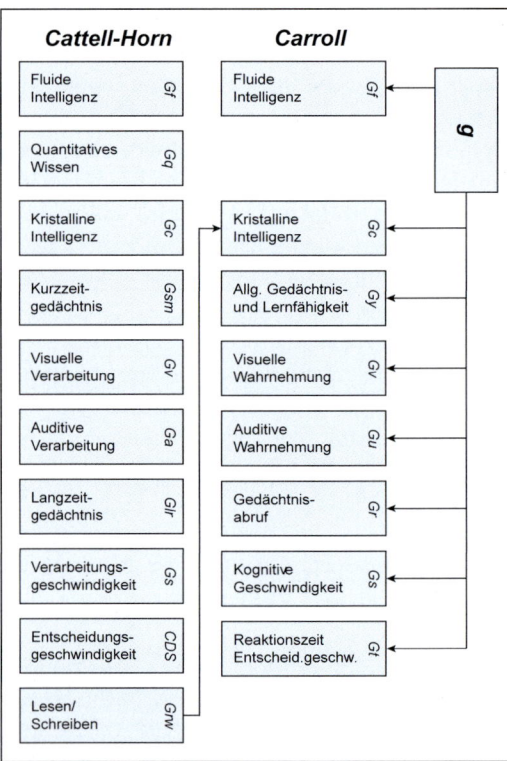

Abb. 12.1 Struktur der CHC-Theorie (nach McGrew 2004, Übersetzung vom Autor).

- das Behalten von Informationen im deklarativen und prozedurale Wissen,
- die Fähigkeit (v.a. verbal) zu kommunizieren,
- vernünftig mit den vorausgegangenen Lernerfahrungen umzugehen und
- die Fähigkeit, die Rolle des Lernens und der Akkulturation zu reflektieren.
- kristalline Intelligenz ist nicht mit Leistung gleichzusetzen.

Erst die *three stratum theory of cognitive abilities* von Carroll (1993) brachte die heutige Gestalt der CHC-Theorie und relativiert auch die Rolle von fluider und kristalliner Intelligenz (> Tab. 12.3).

Viele Darstellungen der CHC-Theorie belassen die Varianten von Cattell und Horn einerseits und Carroll andererseits und stellen deshalb auf der Schicht II 10 „breite Fähigkeiten" nach Cattell/Horn und 7 „breite Fähigkeiten" nach Carroll dar. Die 70 „engen Fähigkeiten" der Schicht I sind hier nicht grafisch dargestellt.

Vor einigen Jahren hätte man verschiedenen Faktoren dieses Intelligenzmodells noch den Status von Stütz- und Randfaktoren zugewiesen (etwa dem Gedächtnis oder der Verarbeitungsgeschwindigkeit). Durch viele Arbeiten aus der kognitiven Psychologie wurde deutlich, dass die Korrelationen mit anderen Intelligenzfaktoren so hoch sind, dass aus den Stütz- und Randfaktoren heute *integrale Bestandteile* des Intelligenzkonzepts wurden.

Carrolls Drei-Schichten-Hierarchie

Die „breiten Fähigkeiten" der Schicht II bei Carroll

Gf *Fluide Intelligenz*: Basale Prozesse des schlussfolgernden, logischen Denkens und andere mentale Aktivitäten, die nur minimal durch Lernen und Akkulturation beeinflusst werden.

Gc *Kristalline Intelligenz*: Mentale Prozesse, die nicht nur von der fluiden Intelligenz, sondern auch von Erfahrung, Lernen und Akkulturation abhängen.

Gy *Allgemeines Gedächtnis und Lernfähigkeit*: Fähigkeit zum Lernen und Behalten neuer Inhalte oder neuen Verhaltens.

Gv *Visuelle Verarbeitung*: Fähigkeit, die bei allen Aufgaben eine Rolle spielt, die die Wahrnehmung visueller Formen erfordern.

Gu *Auditive Wahrnehmung*: Fähigkeit zur Wahrnehmung oder Unterscheidung auditiver Klangmuster oder gesprochener Sprache.

Gr *Abruffähigkeit*: Fähigkeit, Konzepte, Inhalte oder Ideen aus dem Langzeitgedächtnis abzurufen.

Gs *Kognitive Verarbeitungsgeschwindigkeit*: Geschwindigkeit der kognitiven Verarbeitung von Informationen.

Gt *Entscheidungsgeschwindigkeit*: Entscheidungsgeschwindigkeit in verschiedenen Reaktionszeitaufgaben.

Gq *quantitatives Wissen*: Die Fähigkeit mit nummerischen Symbolen umzugehen und aus quantitativen Informationen und Beziehungen Schlüsse zu ziehen;

Tab. 12.3 Carrolls Drei-Schichten-Hierarchie.

Level	Anzahl der Fähigkeiten	Beschreibung
Schicht III „generelle Fähigkeiten"	1	Ähnlich zu Spearmans g-Faktor; Carroll nimmt an, dass es sich um ein valides Konstrukt handelt, dass durch eine überwältigende Anzahl von Faktorenanalysen evident ist.
Schicht II „breite Fähigkeiten"	8	Entspricht weitestgehend Horns „breiten Fähigkeiten" und zeigt grobe Entsprechungen zu Gardners „sieben Intelligenzen".
Schicht II „breite Fähigkeiten"	10	Bei Cattell/Horn werden in dieser Schicht 10 „breite Fähigkeiten" genannt.
Schicht I „enge Fähigkeiten"	70	Sie werden durch die „breiten Fähigkeiten" organisiert, mit welche jede (enge F.) engstens assoziiert ist. Viele von ihnen zeigen das Leistungsniveau einer Person entlang einer Schwierigkeitsskala, die Geschwindigkeit, mit der ein Individuum Aufgaben bewältigt oder das Maß des Lernens in Lern- und Gedächtnisaufgaben. Die Schicht I ist durch die Operationalisierung in Testverfahren der Beobachtung zugänglich.

Speicherung vom quantitativem deklarativen und prozeduralen Wissen; Rechenfertigkeiten und Wissen.

Gc crystallized intelligence: s. S. 226

Gsm Kurzzeitgedächtnis: Die Fähigkeit Informationen in der unmittelbaren Aufmerksamkeit zu halten und innerhalb kurzer Zeit (einige Sekunden) sie zu bearbeiten; das ist eine Gedächtnis- und Lernfähigkeit.

Gv visuelle Verarbeitung: Fähigkeit zur Analyse und Synthese visueller Reize; Wahrnehmung und Umgang mit visuellen Formen; denkender Umgang mit visuell vorgestellten Reizen.

Ga auditive Verarbeitung: Fähigkeit zur Analyse und Synthese auditiver Reize; Wahrnehmung und Unterscheidung auditiver Muster bei Geräuschen und in der Sprache, speziell es schwierig ist durch die feine Unterscheidung, auditive Verzerrungen oder bei komplexen Strukturen der Musik. Diese Fähigkeit verlangt kein Sprachverständnis.

Glr Abruf aus dem Langzeitspeicher: Fähigkeit Informationen im Langzeitgedächtnis zu speichern und später mit Leichtigkeit abzurufen; assoziatives speichern und abrufen; diese Fähigkeit ist nicht zu verwechseln mit dem Speichern von erworbenem Wissen (Gc und Gq).

Gs Verarbeitungsgeschwindigkeit: Auffassungsgeschwindigkeit; wird normalerweise beurteilt bei Aufgaben, die Schnelligkeit, aber wenig Nachdenken verlangen. Geschwindigkeit der automatisierten Verarbeitung besonders wenn fokussierte Aufmerksamkeit aufrechterhalten werden soll.

CDS Entscheidungsgeschwindigkeit: Schnelligkeit richtige Antworten zu geben; Schnelligkeit, sich für eine Antwort zu entscheiden; Entscheidungsgeschwindigkeit; wird typischerweise bei Problemen mit geringer Schwierigkeit beurteilt.

Grw Lesen/Schreiben: Lesen und Schreiben der Sprache; Sprachfähigkeit, Sprachverständnis.

Neueste Intelligenztestverfahren werden in Bezug auf die CHC-Theorie konstruiert oder die CHC-Theorie wird als Interpretationsrahmen angeboten. Das ist insbesondere beim WISC-IV/HAWIK-IV und bei der K-ABC-II der Fall.

In der K-ABC-II werden fünf Fähigkeiten der Schicht II abgebildet; in den Bezeichnungen wird auf die Ausdrücke von Cattell/Horn zurückgegriffen.

Auf der Basis der CHC-Theorie stellt Ottensmeyer et al. (2006) die **Würzburger Psychologische Kurz-Diagnostik (WÜP-KD)** vor, eine neuropsychologische Testbatterie, die für Kinder mit zerebralen Erkrankungen, wie z. B. Tumoren optimiert ist. Es werden die Faktoren Gf, Gv, Gsm, Gs und CDS (Gt) der Schicht II zeitökonomisch erfasst.

12.3 Anamnese und Verhaltensbeobachtung in der psychologischen Diagnostik

12.3.1 Psychologische Anamnese

Die Anamnese ist in der Anfangsphase des diagnostischen Prozesses meist von zentraler Bedeutung. Das initiale Anamnesegespräch gilt bei den meisten klinischen Psychologen als sehr universelle und flexible Methode: Die Offenheit der Methode ermöglicht ihnen, ein nahezu unbegrenztes Themenfeld in nahezu beliebiger Differenziertheit anzusprechen.

Neben dem Begriff der Anamnese finden wir in der Literatur auch verwandte Bezeichnungen wie biographisches Interview, Exploration, problemzentrierte Exploration, Problemgeschichte, anamnestische Exploration, biographische Analyse usw. Die Begriffe sind zum Teil nicht deutlich voneinander abgegrenzt: Die Bezeichnungen „Anamnese" für retrospektive Daten und „Exploration" für derzeitige Krankheitserscheinungen werden leider nicht immer konsequent benutzt.

Bei psychiatrischer Problematik und bei Verhaltensstörungen bildet die Anamnese zusammen mit der Exploration die wichtigste diagnostische Methode. Rund 70% aller klinisch-psychiatrischen Diagnosen können so gestellt werden.

Nach Schmidt und Kessler dient die psychologische Anamnese der *Sammlung, Systematisierung und diagnostischen Verarbeitung von Informationen*, sie ist damit im Prinzip breiter angelegt als eine reine Krankengeschichte.

Die primäre Aufgabe einer Anamnese ist die Datengewinnung und nicht die therapeutische Wirkung eines Gesprächs, auch wenn der zweite Aspekt nicht vernachlässigt werden darf, vor allem weil das Anamnesegespräch meist in der Initialphase der Kontakte mit den Ärzten und Psychologen stattfindet.

In der Literatur existieren viele Vorschläge zur Anamneseerhebung. Teilweise wird die Anamnese durch Ausfüllen eines *Fragebogens* ermittelt: Diese Methode spart in der klinischen Praxis viel Zeit und ermöglicht vergleichbare Anamneseerhebungen. Allerdings wird die Komplexität möglicher Zusammenhänge nicht durch die festgelegte Form des Anamnesebogens abgedeckt; meist werden deshalb die Anamnesebögen nur zur ersten Orientierung benutzt.

Dem steht ein mehr oder weniger strukturiertes Gespräch bzw. Interview gegenüber. In der sozialpädiatrischen und kinderpsychologischen Praxis spielt die *Fremdanamnese* eine größere Rolle, d. h. die Datenerhebung mit den Eltern des kleinen Patienten; u. U. müssen aber auch andere Betreuungspersonen der Kinder (z. B. Kindergarten-Erzieherinnen, Lehrer, Therapeuten etc.) um Informationen gebeten werden.

Die *Eigenanamnese*, das Gespräch mit dem Betroffenen selbst, kann bei etwas älteren Kindern (ca. ab dem 6. Lebensjahr) eingesetzt werden, um die individuelle Situation aus der Kindperspektive aufzuhellen, z. B. wenn Probleme in der Auseinandersetzung mit den eigenen Eltern oder der Schule auftreten. Der Begriff *Eigenanamnese* wird manchmal auch für die Erfassung der Patientenprobleme verwendet und steht dann im Gegensatz zur *Familienanamnese*.

Ein solches Gespräch mit Kindern verlangt vom Untersucher, dass er über kindliche Vorstellungen von Gesundheit/Krankheit und von der Entstehung ihrer Probleme/Krankheiten informiert ist. Wir begegnen immer wieder der Vorstellung, dass Kinder ihre (psychischen oder somatischen) Probleme/Krankheiten als Bestrafung interpretieren. Kinder haben auch andere Vorstellungen von ihrem Körper und seinem Aufbau; einige befürchten beispielsweise, dass sie durch das Blutabnehmen sterben könnten, weil sie die Haut wie einen Körpersack interpretieren, der durch die Spritze ein Loch bekommt, aus dem dann das ganze Blut ausläuft. Das muss besonders auch bei Familien aus anderen Kulturkreisen berücksichtigt werden.

Als mögliche **Gliederung der Exploration und Anamnese** schlagen wir folgende Reihung vor:

Augenblicklicher Vorstellungsgrund bzw. Entwicklung des Problemverhaltens oder der Erkrankung. Weitere Beschwerden, Störungen und Erkrankungen

Familienanamnese
Leiblicher Vater des Kindes
Eltern des Vaters
Ehe der Eltern des Vaters
Geschwister des Vaters
Leibliche Mutter des Kindes
Eltern der Mutter
Ehe der Eltern der Mutter
Geschwister der Mutter
Familienstand
Ökonomische Verhältnisse
Geschwister des Kindes
Wohnung
Wohnort

Patientenvorgeschichte
Schwangerschaft
Geburt
Stillzeit
1. Lebensjahr des Kindes
Frühkindliche Entwicklung
Temperament und Verhalten in den ersten drei bis vier Lebensjahren
Kinderpflege und -erziehung in den ersten drei bis vier Lebensjahren
Ernsthafte Erkrankungen
Kindergarten
Schule
Verhaltensprobleme in der Schule bzw. im Leistungsbereich
Trennung des Kindes von den Eltern
Berufswunsch
Geschätztes Begabungsniveau
Freizeit
Taschengeld
Verhältnis zu den Geschwistern
Verhältnis zu den Eltern
Verhältnis zu Gleichaltrigen und Erwachsenen
Erziehung
Ehe der Eltern
Sexualanamnese
Verhaltens- und Persönlichkeitseinstufung des Kindes in den letzten 6 Monaten
Sonstige Probleme oder Behinderungen

Im Einzelfall muss entschieden werden, ob die genannten Punkte der Problemlage des vorgestellten Kindes angemessen sind und immer erhoben werden müssen. Gerade bei Fragen zur Privatsphäre der Eltern muss berücksichtigt werden, dass ein für die Eltern erkennbarer Zusammenhang mit den Problemen des Kindes bestehen muss [116, 161].

12.3.2 Verhaltensbeobachtung

Die Verhaltensbeobachtung liefert in der Psychodiagnostik unmittelbar Informationen über ein Kind sowie die anwesenden Eltern oder Betreuer.

Der Diagnostiker kann damit Auffälligkeiten erst einmal feststellen, er kann die Aussagen der betroffenen Kinder und ihrer Eltern prüfen und Abhängigkeiten erkennen.

Wir unterscheiden zwei Arten der Verhaltensbeobachtung: Die *unsystematische Verhaltensbeobachtung* (auch freie Beobachtung oder Gelegenheitsbeobachtung) und die *systematische Verhaltensbeobachtung*.

Spontan wird die *unsystematische Beobachtung* während der Untersuchungsgespräche, der Interaktion mit den Eltern bei der Vorstellung, in Leistungssituationen (z. B. beim Test), beim Verhalten gegenüber Psychologen und Arzt, u. U. gegenüber Mitpatienten auf der Station und beim Verhalten in Familie und Schule bzw. Kindergarten eingesetzt.

Die unsystematische Beobachtung hat von daher eine zentrale heuristische Funktion, d. h. sie ist ein wichtiger Weg zur Gewinnung neuer Erkenntnisse. Verhaltensweisen können spontan auffallen und dann im Sinne einer Hypothesenprüfung einer genaueren systematischen Beobachtung zugeführt werden.

Für die *systematische Verhaltensbeobachtung* sind objektive Abgrenzungen von Verhaltensweisen, deren Abstraktion, Klassifizierung und Kodierung notwendig.

Da unsere Wahrnehmung nicht ohne weiteres in der Lage ist, objektive Untergliederungen vorzunehmen, muss der Beobachter für die Objektivität sorgen.

Je nach Art der Maßnahmen lassen sich verschiedene Methoden unterscheiden.

Beobachtungsrahmen (Setting)

Das Verhalten des beobachteten Kindes wird durch die Umgebungsbedingungen wesentlich beeinflusst.

Die Verhaltensbeobachtung kann nicht die Gesamtheit des Verhaltens und die Gesamtheit der möglichen Einflüsse erfassen, sondern nur eine repräsentative Stichprobe interessierender Verhaltensweisen.

Dazu muss geklärt werden,
a) wie strukturiert die Situation ist und
b) in welchem Ausmaß der Beobachter an der Situation teilnimmt.

Strukturierung der Situation
Die Beobachtungssituation kann unter natürlichen, kontrollierten oder geplanten Bedingungen stattfinden.

Unter *natürlichen* Bedingungen sind Situationen im Alltagsleben des Kindes gemeint, z. B. in Familie, Kindergarten, Schule oder in der Freizeitumgebung.

In den natürlichen Situationen werden normalerweise die Reizbedingungen und deren Auswirkungen auf das Verhalten untersucht, weniger die Verhaltensweise selbst. Das bedeutet, dass der Beobachter sich auf die Suche nach auslösenden und aufrechterhaltenden Bedingungen bzw. Personen macht.

Bei den *kontrollierten* Bedingungen werden durch eine künstliche Beobachtungssituation die Verhaltensmöglichkeiten so eingeschränkt, dass nur eine oder wenige klar definierte und unterscheidbare Verhaltensweisen auftreten können. Die Einschränkungen erfolgen durch Instruktionen (wie z. B. beim Test) oder durch mehr oder weniger experimentelle Anordnungen. Natürlich muss für die kontrollierten Bedingungen geklärt werden, ob sie für bestimmte Verhaltensaspekte repräsentativ sein können (Validitätsprüfung).

Bei den *geplanten* Bedingungen erstreckt sich der Einfluss auf die vorherige Gestaltung der Umgebungsbedingungen, ein Eingreifen in das Geschehen im Verlauf der Beobachtung wird nicht vorgenommen. Dieses Setting ist angezeigt, wenn die interessierende Verhaltensweise unter natürlichen Bedingungen nur sehr selten auftritt und dann provoziert werden muss oder wenn das Verhalten für den Beobachter normalerweise unzugänglich ist. Man kann

12.3 Anamnese und Verhaltensbeobachtung in der psychologischen Diagnostik

mit diesen Bedingungen aber auch den Einfluss bekannter Reizbedingungen auf das Verhalten überprüfen.

Position des Beobachters

Der Beobachter verhält sich normalerweise *passiv* gegenüber dem beobachteten Kind, d. h. er geht keine Interaktionen mit dem Kind ein. Solche Beobachtungen sind gut möglich, wenn das Kind sich mit anderen Personen oder mit Material auseinandersetzen kann. Es ist jedoch zu bedenken, dass bereits die Anwesenheit einer relativ fremden Person ein milder aversiver Reiz sein kann und so die Verhaltensweisen beeinflusst.

U. U. leiden die Eltern oder Lehrkräfte darunter, dass sie das (provozierende) Verhalten eines Kindes in der Beobachtungssituation nicht „vorführen" können.

Bei einer *nicht-teilnehmenden* Beobachtung hat das Kind keine Kenntnis von dem Beobachter, z. B. weil der Beobachter vom Geschehen entfernt ist oder über eine Einwegscheibe aus dem Nebenraum beobachten kann. Die Videotechnik z. B. macht es möglich, Beobachtungen auch zu Hause unter natürlichen Bedingungen durchzuführen, um sie anschließend in Ruhe auszuwerten.

Bei der *teilnehmenden* Beobachtung geht der Beobachter mit dem Kind Interaktionen ein, er spielt mit ihm oder ist als Testleiter direkter Interaktionspartner. Oft ist es nicht möglich, sich gleichzeitig mit dem Kind zu beschäftigen und Protokoll zu führen („Was machst Du da?"); deshalb müssen die Beobachtungen meist im Nachhinein aufgezeichnet werden. Oftmals leidet darunter die Genauigkeit, die Beobachtungen werden als globale Schätzurteile erfasst.

Eine Sonderrolle im Ausmaß der Teilnahme an der Beobachtung spielt die *Selbstbeobachtung*; hier sind Beobachter und Beobachteter ein und dieselbe Person. Die Selbstbeobachtung kann sich auf nicht zugängliche innerpsychische Ereignisse oder Erlebnisse beziehen und ist dann schwer überprüfbar; bei äußerlich beobachtbaren Verhaltensweisen ist die Zuverlässigkeit leicht zu kontrollieren.

Die Selbstbeobachtung ist stark von der Reife und Intelligenz des beteiligten Kindes abhängig, sie verbietet sich deshalb bei jungen sowie lern- oder geistig behinderten Kindern. Die Selbstbeobachtung kann auch mit therapeutischen Ambitionen eingesetzt werden, z. B. zur Selbstkontrolle von impulsivem Verhalten.

Instrumente der Verhaltensbeobachtung

Bei jeder Verhaltensbeobachtung stellt sich die Frage nach der Abgrenzung von Verhaltenseinheiten. Die objektive Untergliederung des Verhaltensstroms kann durch die besondere Gestaltung der Registrierung erfolgen.

Kodiersysteme

Das Medium der Registrierung durch den Beobachter ist die Sprache oder eventuell ein spezifisches Zeichensystem. Das bedeutet, dass zur Abgrenzung der Verhaltenseinheiten die Beschreibungsbegriffe durch den Beobachter vorgegeben sein müssen. Die Begriffe müssen auf einem annähernd gleichen Abstraktionsniveau gebildet werden, das sich vor allem durch die Zielsetzung der Beobachtung definiert.
Man unterscheidet im Detail weiterhin:
Zeichen-System: Der Beobachter hat die Aufgabe, nur das Auftreten eines oder mehrerer, vorher festgelegter Ereignisse zu registrieren. Der Beobachter wird nur tätig, wenn eines der vorher definierten Ereignisse auftritt, er führt eine Strichliste.

Mit Zeichen-Systemen können Hypothesen über die Auftretenshäufigkeit von bestimmten Verhaltensweisen erstellt und überprüft werden.
Kategorien-System: Dieses System ist so angelegt, dass jede mögliche Verhaltensweise, die in der Beobachtungszeit auftritt, registriert und damit einer Kategorie zugeordnet wird. Es soll ein möglichst vollständiges Abbild des Verhaltensstroms erfolgen.

Je mehr Kategorien das System umfasst, desto konkreter und detaillierter kann der Ablauf registriert werden, desto höher sind aber auch die Anforderungen an den Beobachter.

Kategorien-Systeme sind vor allem für die Interaktionsbeobachtung entwickelt worden.

Schätz-Skalen (Rating-Skalen)

Die Schätz-Skalen dienen in der Regel dazu, die Eindrücke des Beobachters im Anschluss an Beobachtungsphasen zu erfragen und u. U. zu quantifizieren. Die Beobachtungen werden also nicht sofort und unmittelbar registriert, sondern als summarischer

Eindruck über die Beobachtungszeit. Damit sind selbstverständlich größere Quellen für Beobachtungsfehler gegeben. Dennoch spielen die Schätz-Skalen in der Praxis eine große Rolle; vor allem können Schätz-Skalen auch den Eltern oder Betreuungspersonen an die Hand gegeben werden, um bestimmte Verhaltensaspekte zu erfassen.

Conners Skalen

Die *Conners' Rating Scale* von Conners et al. 1978 wurden zur Diagnostik des Aufmerksamkeitsdefizit-/Hyperaktivitäts-Syndroms entwickelt und zur Beurteilung von komorbiden Störungen des ADHS.

Sie liegt in verschiedenen deutschen Übersetzungen vor. Der *Eltern-Fragebogen* enthält 48 Items, die auf einer vierstufigen Skala von „überhaupt nicht" (0) bis „sehr stark" (3) beurteilt werden (➤ Tabelle 12.4). Die Items gliedern sich in vier Bereiche:
- Verhaltenprobleme: 20 Items,
- Hyperaktivität/Aufmerksamkeitsdefizit: 8 Items,
- Angst: 7 Items,
- Psychosomatische Beschwerden: 6 Item.

Alle Items können zu einem Gesamtwert verrechnet werden.

Der *Lehrer-Fragebogen* von Goyette, Conners u. Ulrich 1978 hat eine ähnliche Intention wie der Eltern-Fragebogen. Er ermittelt mit 28 Fragen die Bereiche:
- Verhaltensprobleme (8 Items),
- Hyperaktivität (7 Items),
- Unaufmerksamkeit – Passivität (8 Items).

Es wird ebenfalls ein Gesamtwert ermittelt.

Die größte Verbreitung hat zweifellos die Kurzform des Conners-Fragebogens.

Der *Eltern-Lehrer-Fragebogen (Kurzform)* enthält 10 Items und dient einer Überblickbeurteilung des hyperkinetischen Syndroms. Dazu wird ein Cut-off-Score von 15 zur Diagnose des hyperkinetischen Syndroms angegeben (➤ Tab. 12.4).

Diese Kurzform wird auch in der Begleitung der Methylphenidatbehandlung häufig eingesetzt, damit kurzfristig beurteilt werden kann, ob Kinder Responder sind und im weiteren Therapieverlauf, ob und welche Verbesserungen eintreten.

Tab. 12.4 Conners-Skala zur Erfassung eines hyperkinetischen Syndroms – Eltern/Lehrer-Fragebogen (Kurzform).

Bitte beurteilen Sie das Kind...
hinsichtlich der aufgeführten Verhaltensweisen!
Datum:...

	überhaupt nicht	ein wenig	ziemlich stark	sehr stark
	0	1	2	3
1. ist unruhig oder übermäßig aktiv	☐	☐	☐	☐
2. ist erregbar, impulsiv	☐	☐	☐	☐
3. stört andere Kinder	☐	☐	☐	☐
4. bringt angefangene Dinge nicht zu einem Ende – kurze Aufmerksamkeitsspanne	☐	☐	☐	☐
5. ist ständig zappelig	☐	☐	☐	☐
6. ist unaufmerksam, leicht abgelenkt	☐	☐	☐	☐
7. Erwartungen müssen umgehend erfüllt werden, ist leicht frustriert	☐	☐	☐	☐
8. weint leicht und häufig	☐	☐	☐	☐
9. zeigt schnellen und ausgeprägten Stimmungswechsel	☐	☐	☐	☐
10. hat Wutausbrüche, explosives und unvorhersagbares Verhalten	☐	☐	☐	☐
ausgefüllt von: Mutter/Vater/Lehrer(in)				

Die amerikanische Normierung wurde nie auf deutsche Verhältnisse angepasst; wie überhaupt die Normangaben der Conners Skalen keine große Rolle spielen.

Die *Conners' Rating Scales* liegen seit 1998 in einer *revidierten* Fassung vor. Die deutsche Übersetzung ist in Vorbereitung.

Die Fragebogen gibt es als Eltern-Fragebogen, als Lehrer-Fragbogen und als Selbstreport sowohl in einer langen, als auch in einer kurzen Version.
- Conners' Parent Rating Scale – Revised: Long Version
- Conners' Parent Rating Scale – Revised: Short Version
- Conners' Teacher Rating Scale – Revised: Long Version
- Conners' Teacher Rating Scale – Revised: Short Version
- Conners-Wells' Adolescent Self-Report Scale: Long Version
- Conners-Wells' Adolescent Self-Report Scale: Short Version

Die Items gliedern sich in die folgenden Skalen:
- Oppositionelles Verhalten (10 Items),
- Kognitive Probleme/Unaufmerksamkeit (12 Items),
- Hyperaktivität (9),
- Ängstlich schüchternes Verhalten (8 Items),
- Perfektionismus (7 Items),
- Soziale Probleme (5 Items),
- Psychosomatische Beschwerden (6 Items).

Die Normierung in USA und Kanada erfolgte zwischen 1993 und 1996 an insgesamt über 8000 Kindern, es wurden 3-Jahres-Altersgruppen gebildet: 3–5, 6–8, 9–11, 12–14, 15–17.

In der Auswertung werden Prozentränge und T-Werte ermittelt, sowohl für die einzelnen Skalen als auch für den Gesamtwert.

Child Behavior Check List (CBCL)

Die CBCL ist ein System von Fragebogen für Eltern, Lehrer und betroffene Jugendliche bzw. junge Erwachsene.

Dieses System geht auf Achenbach zurück und wurde zuletzt von ihm 1992 revidiert. Die Arbeitsgruppe Deutsche Child Behavior Checklist ist für die offiziellen Übersetzungen und Normierungen zuständig.

Derzeit besteht dieses Fragebogensystem aus 7 Fragebogen:

Der Elternfragebogen über das Verhalten von Kindern und Jugendlichen CBCL 4–18 stellt den Kern des Fragebogensystems dar, die deutschsprachige Version existiert seit 1999, daneben gibt es Übersetzungen in ca. 60 weitere Sprachen.

Der erste Teil des Fragebogens soll drei *Kompetenzskalen* erfassen:
- Aktivitäten,
- Soziale Kompetenz,
- Schule.

Im zweiten Teil werden acht Problemskalen in drei übergeordneten Faktoren ermittelt:

Internale Störungen
- *Sozialer Rückzug:* Kinder mit hoher Ausprägung auf der Skala möchten lieber alleine sein, sind verschlossen, weigern sich zu sprechen, sind eher schüchtern, wenig aktiv und häufiger traurig verstimmt.
- *Körperliche Beschwerden:* Verschiedene somatische Beschwerden wie Schwindelgefühle, Müdigkeit, Schmerzzustände und Erbrechen.

Tab. 12.5 CBCL-Fragebogensystem.

CBCL 1½–5	Elternfragebogen für Klein- und Vorschulkinder	1½–5	Elternurteil
CBCL 4–18	Elternfragebogen über das Verhalten von Kindern und Jugendlichen	4–18	Elternurteil
CRF 1½–5	Fragebogen für Erzieherinnen von Klein- und Vorschulkindern	1½–5	Erzieherurteil
TRG	Lehrerfragebogen über das Verhalten von Kindern und Jugendlichen	6–18	Lehrerurteil
YRS	Fragebogen für Jugendliche	11–18	Selbsturteil
YASR	Fragebogen für junge Erwachsene	18–30	Selbsturteil
YABCL	Fragebogen über das Verhalten junger Erwachsener	18–30	Fremdurteil

- *Angst/Depressivität:* Neben der allgemeinen Ängstlichkeit und Nervosität werden auch Klagen über Einsamkeit und soziale Ablehnung, Minderwertigkeits- und Schuldgefühle sowie traurige Verstimmung berichtet.

Externale Störungen
- *Dissoziales Verhalten:* Verhaltensweisen, wie Lügen, Stehlen, Schule schwänzen sowie Verhaltensweisen, die häufig mit Dissozialität verbunden sind (z.B. ist lieber mit Älteren zusammen).
- *Aggressives Verhalten:* Verbale und körperliche aggressive Verhaltensweisen sowie Verhalten, das häufig in Verbindung mit Aggressivität auftritt.

Gemischte Störungen
- *Soziale Probleme:* Ablehnung durch Gleichaltrige sowie unreifes und erwachsenenabhängiges Sozialverhalten.
- *Schizoid/zwanghaft:* Tendenzen zu zwanghaftem Denken und Handeln sowie psychotisch anmutende Verhaltensweisen (Halluzinationen) und eigenartiges, bizarres Denken und Verhalten.
- *Aufmerksamkeitsstörungen:* Die Skala setzt sich zusammen aus Item zur motorischen Unruhe, Impulsivität und Aufmerksamkeitsstörungen und aus Items, die häufig in Verbindung mit hyperkinetischem Verhalten auftreten.

Die Normierung erfolgte an ca. 2900 Kindern und Jugendlichen. Es liegen für Jungen und Mädchen im Alter von 4–11 und von 12–18 Jahren getrennte Normen (Prozentränge und T-Werte) vor.

Die CBCL wird sehr häufig in der Basisdiagnostik bei kinder- und jugendpsychiatrischen Fragestellungen eingesetzt, damit sich Ärzte und Psychologen einen Überblick über mögliches Problemverhalten und Komorbiditäten verschaffen.

Vielen Eltern fällt die Bearbeitung des Fragebogens schwer, da sie eine konzentrierte Abfrage von Problemverhalten erleben und nicht gleichzeitig die Stärken der Kinder/Jugendlichen berücksichtigt werden.

Fragebogen zu Stärken und Schwächen (SDQ-Deu), Strengths and Difficulties Questionaire SDQ.

Der SDQ ist ein Fragebogensystem, das von Robert Goodman (1997, 1999, 2001) entwickelt wurde.

Neben dem Elternfragebogen existiert zusätzlich ein Lehrerfragebogen sowie ein Selbstbeurteilungsbogen für Kinder/Jugendliche als 11 Jahren.

Die Elternfragebogen gibt es in einer Version für jüngere Kinder von 3 und 4 Jahren und in einer Version für Kinder und Jugendliche im Alter von 5 bis 18 Jahren. Für wiederholte Befragungen ist eine Follow-up-Version gedacht (Abstand mindestens vier Wochen).

Die Fragen werden dreistufig beantwortet mit „nicht zutreffend", „teilweise zutreffend" oder „eindeutig zutreffend"; sie sind dadurch leicht zu beantworten und leicht auszuwerten.

Im SDQ werden folgende Skalen gebildet:
- Gesamtproblemwert,
- Emotionale Probleme,
- Verhaltensprobleme,
- Hyperaktivität,
- Probleme mit Gleichaltrigen,
- Prosoziales Verhalten.

Im Gesamtproblemwert geht selbstverständlich der Summenscore für das prosoziale Verhalten nicht ein.

In Zusatzfrage soll eingeschätzt werden, wie belastend die Probleme sind (für das betroffene Kind, für seine Familie), wie lange sie bestehen und in welchen Bereichen des Alltags sie auftreten.

Da der Fragebogen aus nur 25 Items besteht, sind alle Skalen auf einer schmalen Basis und sollten deshalb in der Eingangsdiagnostik eingesetzt werden, die bei auffälligen Werten zu einer vertiefenden, weiterführenden Diagnostik fortgesetzt werden muss.

Die Auswertung des Verfahrens sieht Grenzwerte vor, so dass 80 % der Gleichaltrigen als „normal" gelten, 10 % als „grenzwertig auffällig" und 10 % als „auffällig".

Die deutsche Normierung des SDQ-Deu erfolgte an der Universität Göttingen (Woerner et al. 2002).

Aufgrund der geringen Itemzahl sind die Reliabilitäten der Skalen nicht sehr hoch, erst die Reliabilität für den Gesamtproblemwert ist mit .82 zufriedenstellend.

Die Validitätsstudien zeigten zufriedenstellende Zusammenhänge mit der CBCL; die Unterscheidung von klinischen Gruppen (kinder- und jugendpsychiatrischen Inanspruchnahmestichprobe) mit einer unauffälligen Kontrollgruppe ist sehr gut.

Der SDQ ist im Internet veröffentlicht und kann dort frei bezogen werden, einschließlich der Auswerteschablonen und der Auswertung (www.sdqinfo.com). Der SDQ ist in 65 Sprachen der Welt veröffentlicht.

Weitere Beispiele für Rating-Skalen sind nach Steinhausen [74]:
- Eltern- und Lehrerfragebogen nach Rutter zur Erfassung von emotionalen und dissozialen Störungen,
- Autismus-Beurteilungsskala (CARS) nach Schopler,
- Beobachtungsbogen für aggressives Verhalten von Petermann.

Eine besondere Form bilden die Selbsteinschätzungs-Skalen (Self-Rating). Sie können vor allem im Jugendlichenalter eingesetzt werden, z. B. Youth Self Report von Achenbach (deutsch von Remschmidt und Walter), Körperwahrnehmung von Steinhausen, Einstellung zum Essen (EAT) von Garner.

Diagnostik-System für psychische Störungen im Kindes- und Jugendalter (DISYPS-KJ)

Das **DISYPS-KJ** von Döpfner, M. und Lehmkuhl, G. ist ein **Di**agnostik-**Sy**stem für **p**sychische Störungen im **K**indes- und **J**ugendalter. Es erfasst die wichtigsten psychischen Störungen, wie sie durch die ICD-10 und die DSM-IV definiert und in den Leitlinien zur Diagnostik und Therapie von psychischen Störungen (Deutsche Gesellschaft für Kinder- und Jugendpsychiatrie und Psychotherapie 2000) weiter ausgeführt sind.

Die Beurteilung erfolgt in einem multimodalen Ansatz, d.h. es werden das klinische Urteil des Psychologen oder Arztes mit den Fremdbeobachtungen durch Eltern oder Lehrer/Erzieher und mit der Selbstbeobachtung des Jugendlichen kombiniert. Für jede dieser methodischen Ebenen liegen eigene Instrumente vor:
- für das klinische Urteil: Diagnose-Checklisten,
- für die Eltern/Erzieher: Fremdbeurteilungsbögen,
- für die Jugendlichen: Selbstbeurteilungsbögen.

Die Diagnose-Checklisten enthalten neben den Fragen zur klinischen Beobachtung und Beurteilung auch noch Entscheidungsbäume zur Diagnosefindung. Es sind hier Cut-off-Scores für die einzelnen Störungen definiert, wie sie sich auch der ICD-10 bzw. DSM-IV ergeben.

Bei einigen Störungsbereichen liegen keine Fremd- und/oder Selbstbeurteilungsbögen vor, da sich dieser Bereiche nicht für solche Einschätzungen eignen.

Die Selbstbeurteilungsbögen sind für Jugendliche von 11–18 Jahren vorgesehen. Bei Kindern werden ausschließlich die Diagnose-Checklisten und die Fremdbeurteilungsbögen eingesetzt.

Der multimethodale Zugang kann zu einer wechselseitigen Bestätigung der Beurteilungen führen. Auf der anderen Seite sind auftretende Diskrepanzen häufig, sie sind im diagnostischen und therapeutischen Prozess aufklärungsbedürftig.

Diskrepanzen zwischen Beurteilern können entstehen durch:
- situationsspezifische Aspekte,
- unterschiedliche Informationsbasis,
- unterschiedliche Urteilsanker,
- Simulations-/Dissimulationstendenzen usw. [74, 76, 114, 119, 135, 151, 153].

12.4 Psychologische Tests

12.4.1 Psychologische Testtheorie

In der psychologischen Diagnostik gehören die psychometrischen Tests zu jenen Verfahren, die die

Tab. 12.6 (DISYPS-KJ)-Diagnostik-System.

Diagnose-Bereich	Diagnose-Checkliste	Fremdbeurteilung	Selbstbeurteilung
Hyperkinetische Störungen	DCL-HKS	FBB-HKS	SBB-HKS
Störungen des Sozialverhaltens	DCL-SSV	FBB-SSV	SBB-SSV
Angststörungen	DCL-SNG	FBB-ANG	SBB-ANG
Depressive Störungen	DCL-DES	FBB-DES	SBB-DES
Tief greifende Entwicklungsstörungen	DCL-TES	FBB-TES	
Tic-Störungen	DCL-TIC		
Störungen sozialer Funktionen	DCL-SSF		

höchsten methodologischen Ansprüche erfüllen. Die Theorie psychologischer Tests wird im Wesentlichen in der so genannten *klassischen Testtheorie* formuliert, die von G. A. Lienert zusammengefasst wurde. Die klassische Testtheorie wird als deterministisches Modell betrachtet; sie befasst sich im Wesentlichen mit den Messfehlern, d. h. sie formuliert das Verhältnis von Messwert (Testwert) und der zugrunde liegenden psychischen Eigenschaft als Problem der Messgenauigkeit.

Daneben existieren inzwischen weitere testtheoretische Entwürfe, insbesondere die *probabilistische Testtheorie* nach G. Rasch. Hier wird unterstellt, dass die beobachtbare manifeste Reaktion (der Testwert) mit der latenten, nicht beobachtbaren Eigenschaft in einem wahrscheinlichkeitstheoretischen Zusammenhang steht.

Ein **Test** ist ein wissenschaftliches Routineverfahren zu Untersuchung eines oder mehrerer empirisch abgrenzbarer Persönlichkeitsmerkmale mit dem Ziel einer möglichst genauen quantitativen Aussage über den relativen Grad der individuellen Merkmalsausprägung.

Zur methodischen Absicherung dieses Anspruches soll ein Test folgenden *Testgütekriterien* entsprechen:
- Objektivität,
- Reliabilität,
- Validität,
- Normierung,
- Vergleichbarkeit,
- Ökonomie,
- Nützlichkeit.

Objektivität

Unter *Objektivität* eines Tests versteht man den Grad der Übereinstimmung verschiedener Diagnostiker hinsichtlich seiner Durchführung, Auswertung und Interpretation. Die nummerische Größe dafür ist ein Korrelationskoeffizient.

Dieses Kriterium soll durch genau definierte und im Testhandbuch festgelegte Bedingungen sichergestellt werden. In der Praxis bedeutet das, dass sich der Diagnostiker streng an diese Vorgaben zu halten hat.

Tatsächlich jedoch berichten immer wieder einzelne Diagnostiker davon, dass sie aufgrund ihrer klinischen Erfahrung von den Bedingungen abweichen, in der gut gemeinten Absicht, den Informationsgehalt ihrer Untersuchung weiter zu erhöhen.

Die Durchführungsobjektivität steigt im Allgemeinen mit der Erfahrung des Testleiters, sie kann bei einzelnen Tests durch computerunterstützte Darbietung sichergestellt werden.

Auch in der Auswertung ergeben sich häufig Schwierigkeiten. Bisweilen sind die Auswertungsregeln nicht eindeutig festgelegt (oder festzulegen), z. B. bei projektiven Tests (etwa Rorschach-Test, Wartegg-Zeichentest, ➤ Kap. 12.4.9).

Eigene Untersuchungen zu HAWIK-R-Protokollen (➤ Kap. 12.4.3) haben gezeigt, dass zwischen 7 und 20% der Protokolle falsch ausgewertet sind (fehlerhafte Berechnung des Testalters; fehlerhaftes Ablesen der Normtabellen; fehlende Umrechnung von 6 auf 5 Tests im Verbalteil usw.). Ca. ein Drittel der vorkommenden Fehler sind für den Einzelfall tatsächlich relevant. Hierbei ist nicht berücksichtigt, wie komplexe Auswertungskategorien erfasst werden (z. B. signifikante Differenzen zwischen Testteilen, Profilinterpretation u. Ä.). Zur Vermeidung der *einfachen* Fehler kann eine computerunterstützte Auswertung nützlich sein.

Reliabilität

Das Kernstück der *klassischen Testtheorie* bildet die Lehre von der Reliabilität, denn die Testtheorie geht in Anlehnung an physikalische Experimente davon aus, dass der Messwert eines psychischen Merkmals aus der wahren Größe dieses Merkmals und der Größe eines zufälligen Messfehlers zusammengesetzt ist.

Reliabilität oder *Zuverlässigkeit* eines Tests meint den Grad der Genauigkeit, mit dem er ein bestimmtes Persönlichkeits- oder Verhaltensmerkmal misst, gleichgültig, ob er dieses Merkmal auch zu messen beansprucht. Eine Messung wäre vollkommen reliabel, wenn sie fehlerfrei ein zu messendes Merkmal widerspiegelte. Eine hohe Reliabilität sichert, dass verschiedene Menschen einer Population hinsichtlich eines bestimmten Merkmals gut unterschieden werden können.

In der Testkonstruktion wird die Reliabilität durch folgende Maßnahmen ermittelt:

1. Testwiederholung: Test-Retest-Reliabilität = Stabilität.
2. Testwiederholung mit einer Parallelform, d. h. einer zweiten Version desselben Tests mit geringfügig anderen Aufgaben gleichen Schwierigkeitsgrades = Paralleltest-Reliabilität.
3. Testhalbierungsmethode = Split-half-Reliabilität.
4. Interne Konsistenz, d. h. ein Test wird in mehrere äquivalente Teile untergliedert und dann analysiert.

In der praktischen Diagnostik sind die Maße der Reliabilität in verschiedenen Situationen von Bedeutung.

Der Reliabilitätskoeffizient wird benötigt, um den Messfehler zu bestimmen und damit das *Konfidenzintervall*, d. h. jenen Bereich um den Messwert (Testwert), in dem mit bestimmter Wahrscheinlichkeit (meist 95%) der wahre Wert eines Probanden liegt. Ein Messwert (z. B. ein IQ) kann nicht nur als Zahl angegeben werden, sondern ist ein *Bereich*.

Die Reliabilität wird auch benötigt, um die Unterschiede zweier Messwerte zu prüfen, die so genannte *kritische Differenz*. Das Erreichen der kritischen Differenz ist die nummerische Voraussetzung dafür, dass Unterschiede psychologisch interpretiert werden dürfen – dass also beispielsweise Aussagen darüber gemacht werden dürfen, ob ein Kind besser oder schwächer abschneidet als ein anderes Kind; ob sich ein Kind nach einer bestimmten Zeit verbessert oder verschlechtert hat im Vergleich zum Vorzustand.

Gerade die Beschreibung von Veränderungen gelingt mithilfe der klassischen Testtheorie nur sehr unvollkommen.

Bei einer einzelnen Messung bezieht sich eine solche Differenz auf die Unterschiede zwischen verschiedenen Merkmalsaspekten (Subtests, Testteile); es geht z. B. darum, ob ein Unterschied zwischen den Subtests „Allgemeines Wissen" und „Gemeinsamkeitenfinden" behauptet werden darf oder ob ein Unterschied zwischen dem Verbal- und dem Handlungsteil beim HAWIK-R (➤ Kap. 12.4.3) besteht.

Auch komplexere diagnostische Situationen verlangen die Berücksichtigung der kritischen Differenzen. Wenn die ICD-10 bei den *umschriebenen Entwicklungsstörungen*, z. B. der Lese- und Rechtschreibstörung (F81.0) verlangt, dass „eine umschriebene und eindeutige Beeinträchtigung in der Entwicklung der Lesefertigkeiten" vorliegt, „die nicht allein durch das allgemeine Entwicklungsalter ..." erklärbar ist, dann heißt das in der Testdiagnostik, dass die kritische Differenz zwischen dem Lese-Rechtschreib-Testergebnis und einem Intelligenztestergebnis bestehen muss.

In der psychometrischen Einzelfalldiagnostik wird mit Hilfe der Reliabilitätskoeffizienten die Echtheit eines Profils bestimmt, das ist der Verlauf der

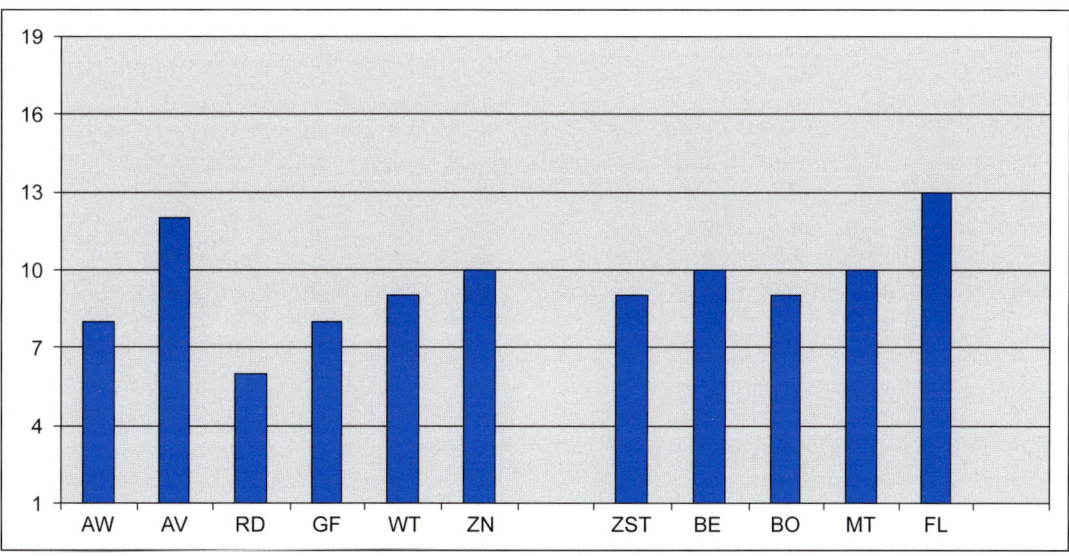

Abb. 12.2 Signifikantes Profil im Verbalteil mit Scheinprofil im Handlungsteil des Hamburg-Wechsler-Intelligenztests für Kinder (HAWIK-R, ➤ Kap. 12.4.3, Abkürzungen siehe Kasten S. 253).

einzelnen Subtestwerte. Ein Profil ist *echt*, wenn diese Schwankungen auf die Merkmalsunterschiede der Person zurückgeführt werden können. Ein Profil ist ein *Scheinprofil*, wenn diese Schwankungen ausreichend durch die Messungenauigkeiten erklärt werden können. Die Unterscheidung der Profilarten kann nur in trivialen Fällen visuell vorgenommen werden; normalerweise muss die Signifikanz mit einer statistischen Analyse (Chi-Quadrat) bestimmt werden.

Bei einem Scheinprofil bekommt der Gesamtmesswert ein höheres Gewicht (in der ➤ Abb. 12.2 der Handlungs-IQ), und die beteiligten Subtests können nicht voneinander abgegrenzt werden, während bei einem echten Profil der Gesamtwert eine ungeeignete Charakteristik ist und die Unterschiede zwischen Subtests betont werden können (in der ➤ Abb. 12.2 der Verbalteil).

Validität

Die *Validität* oder *Gültigkeit* eines Tests gibt den Grad der Genauigkeit an, mit dem dieser Test dasjenige Persönlichkeitsmerkmal oder diejenige Verhaltensweise, das (die) er messen oder vorhersagen soll, tatsächlich misst oder vorhersagt. Zweifellos ist dieser Aspekt für den inhaltlichen Anteil der Testauswertung von großer Bedeutung. Es könnte nämlich Tests geben, die mit großer Objektivität und Reliabilität ein Merkmal messen, welches aber mit dem Gegenstand der Untersuchung (z. B. der Intelligenz) nicht viel zu tun hat.

In der Praxis der Testkonstruktion wird die Validität überwiegend als *Kriteriumsvalidität* bestimmt, das ist die Korrelation mit anderen inhaltsgleichen Testverfahren. Oft darf man allerdings von einer so genannten *inhaltlichen* Validität (manchmal auch Augenscheinvalidität) ausgehen. Hier ist der Gültigkeitsanspruch offenkundig, trivial und sofort einsehbar, beispielsweise wenn die Rechtschreibefertigkeit durch ein Diktat im Rechtschreibtest geprüft wird.

Wie schwierig aber in manchen Fällen Validitätsfragen zu klären sind, belegen interpretierende (Test-)Verfahren wie z. B. die Auswertung von Kinderzeichnungen oder der Rorschach-Test u. v. a. m. Es lässt sich nicht immer zweifelsfrei feststellen, ob es eindeutige Beziehungen zwischen den Beobachtungen und den psychologisch relevanten Merkmalen gibt.

Die Validität eines Test erweist sich in der zunehmenden praktischen Anwendung des Verfahrens als akkumulierte Erfahrung mit ihm. In den empirischen Untersuchungen mit dem Test muss sich zeigen, ob die inhaltlichen Ansprüche, wie sie von dem Testautoren formuliert wurden, sich auch in wiederholten Untersuchungen erfüllen lassen. So ist der psychologische Diagnostiker darauf angewiesen, sich ein Bild über die verschiedensten empirischen Untersuchungen zu den wichtigsten Testverfahren zu machen.

Nur selten wird in den Testhandbüchern der aktualisierte Stand der Empirie wiedergegeben. Vorbildlich in dieser Hinsicht ist der FEW (Frostigs Entwicklungstest der visuellen Wahrnehmung, ➤ Kap. 12.4.5): Hier wurden in jeder Neuauflage des Testhandbuchs auch die zwischenzeitlich veröffentlichten Untersuchungen referiert.

Normierung

Unter dem Güte-Kriterium der *Normierung* versteht man, dass über einen Test Angaben vorliegen sollen, die als Bezugssystem für die Einordnung des individuellen Testergebnisses dienen können. Danach werden die Ergebnisse verschiedener Tests vergleichbar.

Im Allgemeinen beruhen die Normierungen auf unausgelesenen, repräsentativen Stichproben. Einschränkungen werden hinsichtlich der Altersstruktur vorgegeben; die Aussagemöglichkeit besteht demnach darin, dass ein Testergebnis verglichen mit den Gleichaltrigen als unterdurchschnittlich, durchschnittlich oder überdurchschnittlich eingestuft wird. Die Güte dieser Einstufung hängt von der Güte der Normierungsgruppe ab, insbesondere von ihrem Umfang und ihrer Repräsentativität.

Beispielsweise ist es notwendig, dass ein Testverfahren an die verschiedenen sozio-kulturellen Bedingungen angepasst wird. Ein Testverfahren, das in den USA entwickelt wurde, muss hinsichtlich der Repräsentativität der Normierungsstichprobe in Deutschland überprüft und angepasst werden; eine bloße Übersetzung des Testhandbuches ist nicht ausreichend. Für wichtige psychologische Tests gibt es diese interkulturellen Adaptationen, so dass kulturvergleichende Untersuchungen möglich werden.

12.4 Psychologische Tests

Der Vorgang der Normierung erlaubt dem Diagnostiker, die individuellen Testleistungen in Normwerten oder **Skalenwerten** auszudrücken. In einfachen Fällen sind dies Prozentränge, d. h. mit dem Prozentrang X wird ausgedrückt, dass X% der Kinder eine gleich große oder geringere Leistung erbringen. Diese Skala ist in der Handhabung einfach und in der Diagnosevermittlung auch leicht zu erklären. Allerdings ist aufgrund von Verteilungseigenschaften die Prozentrangskala nicht gleich abständig, so dass eine Beschreibung von Entwicklungsfortschritten oder der Vergleich zwischen zwei Kindern nicht ganz korrekt erfolgen kann. Gleich abständige Skalen berücksichtigen die Verteilungseigenschaften der Gauß'schen Normalverteilung.

Leider gibt es eine Vielzahl von verschiedenen Skalen (> Abb. 12.3); deshalb ist eine genaue Kennzeichnung bei der Darstellung der Testergebnisse notwendig.

Normierungen von psychologischen Tests können *altern*: Die Normierung des Hamburg-Wechsler-Intelligenztests (HAWIK, > Kap. 12.4.3) im Jahr 1956 ist für die Kinder der 90er-Jahre nicht mehr repräsentativ. Die Kinder heute leben unter deutlich veränderten sozio-kulturellen Bedingungen verglichen mit den 50er-Jahren; auch biologische Faktoren (z. B. Ernährung) haben sich verändert.

Derartige Faktoren haben es mit sich gebracht, dass die Testuntersuchungen mit dem HAWIK in den frühen 80er-Jahren meistens erstaunlich gute Testergebnisse ergaben. Im Bereich der Entwicklungsstörungen mussten wir feststellen, dass immer mehr Kinder im Alltag Auffälligkeiten zeigten, aber in den Testuntersuchungen sich als normal begabt darstellten. Heute wissen wir, dass es sich hierbei nur um ein Artefakt handelte und dass regelmäßig neue Normierungen eines Testes stattfinden müssen.

Im Bereich der sonderschulbedürftigen Kinder führte dieses Phänomen zum *intelligenten Sonder-*

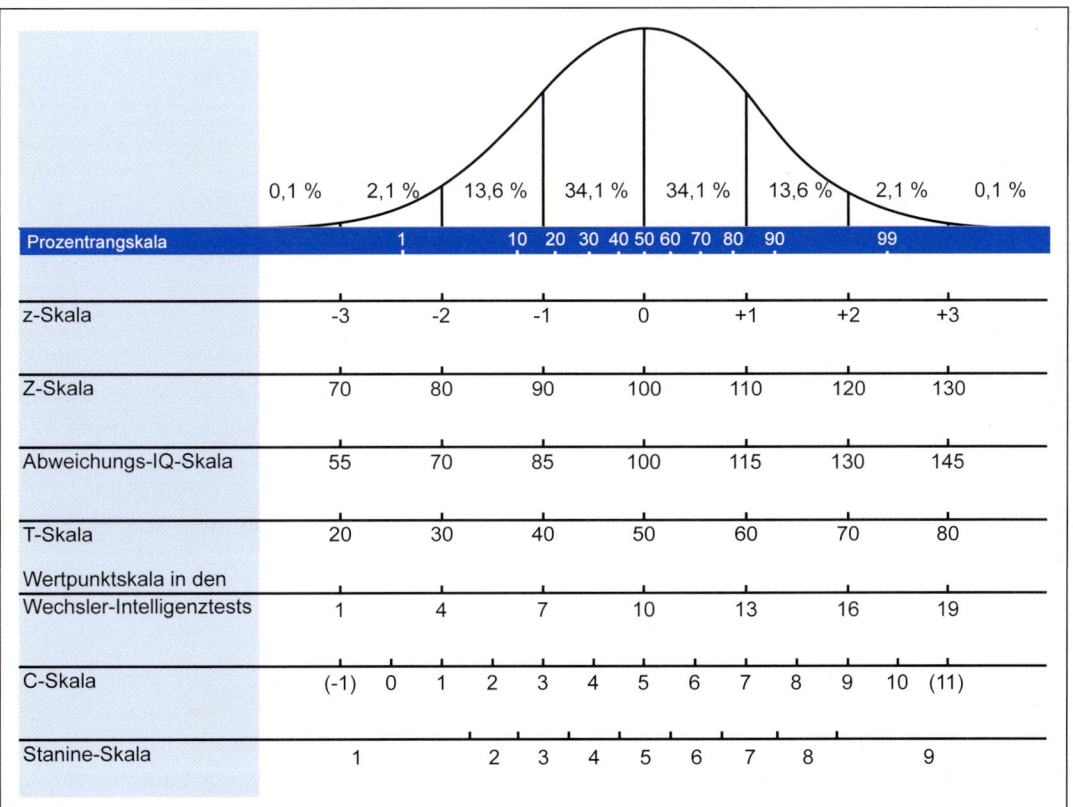

Abb. 12.3 Verschiedene Standardskalen und ihre Beziehung zur Gauß-Normalverteilung.

Tab. 12.7 Beispiel für eine Normverschiebung: Intelligenzverteilung im Sonderschul-Überweisungsverfahren in Hamburg, getestet mit dem HAWIK und ab 1984 mit dem HAWIK-R.

Jahr	1977	1978	1979	1983	1984	1985
N	493	417	343	339	347	282
> 110	–	0.5	0.6	0.6	–	– %
90 – 109	17.6	18.4	22.6	25.1	7.2	3.5%
80 – 89	47.1	48.9	44.9	46.3	27.1	23.8%
70 – 79	26.8	25.7	26.7	19.8	32.6	33.0%
< 69	8.5	6.5	5.2	8.2	33.1	39.7%

schüler, der trotz durchschnittlicher oder guter Intelligenz zum Schulversager wurde.

Die ➤ Tabelle 12.7 soll diesen Sachverhalt verdeutlichen:

Ähnliche Normverschiebungen werden auch für andere Tests beschrieben.

Auf der Ebene der einzelnen Subtests stellt sich die Normverschiebung z. B. beim HAWIK sehr differenziert dar, so dass verschiedene Autoren aus ihren Untersuchungen eine so genannte *Problemkinderkurve* (typische M-Form im Verbalteil) beschrieben. Da diese Problemkinderkurve ein echtes Profil darstellte, mussten die Untersucher davon ausgehen, dass signifikante, interpretierbare Muster von Stärken und Schwächen bei diesen Kindern vorliegen. Die (damals unerkannte) Normverschiebung hatte weitreichende inhaltlich-psychologische Folgen.

Diesem Phänomen wurde durch die Neunormierung des HAWIK zum revidierten HAWIK-R 1983 Rechnung getragen; andererseits haben sich kurz nach der Veröffentlichung des HAWIK-R einige Autoren über seine besondere Strenge beklagt.

Dies soll an zwei Beispielen verdeutlicht werden:
Beispiel 1: Ein Kind wird im Abstand von 2 Jahren einer Intelligenztestuntersuchung unterzogen. Das Ergebnis der zweiten Untersuchung ist deutlich schlechter, so dass die Mitarbeiter der Klinik den Verdacht auf eine zerebrale Abbauerscheinung (z. B. durch einen Tumor) äußern.

Der Verdacht löst sich in Wohlgefallen auf, nachdem erkannt wurde, dass bei der ersten Untersuchung der *HAWIK* und bei der zweiten Untersuchung der *HAWIK-R* eingesetzt wurde. Allein durch die Normverschiebung treten im Durchschnitt kritische Differenzen (s. o.) auf.
Beispiel 2: Eine Jugendliche wird im Alter von 14 und im Alter von 17 Jahren untersucht, wobei sich in der Nachuntersuchung eine bemerkenswerte Verbesserung der Intelligenztestwerte herausstellt. Da bei der jungen Frau ein Turner-Syndrom (XO) vorliegt, wird die Intelligenzverbesserung mit der Stabilisierung der hormonellen Bedingungen erklärt.

In Wirklichkeit handelt es sich jedoch um ein Artefakt, denn die Erstuntersuchung wurde mit dem *HAWIK-R* durchgeführt, während die Zweituntersuchung mit dem *HAWIE (Hamburg-Wechsler-Intelligenztest für Erwachsene)* erfolgte. Zum damaligen Zeitpunkt war die Neunormierung des HAWIE zum HAWIE-R noch nicht veröffentlicht; der zweite Test war also tendenziell leichter.

Der Vergleich von neu normierten Tests mit anderen älteren Tests zeigt ähnliche Probleme, so dass zwischen dem HAWIK-R und den CPM (Coloured Progressive Matrizen) von Raven (➤ Kap. 12.4.3) im Durchschnitt Differenzen von 12–15 IQ-Punkten auftreten.

Vergleichbarkeit

Man bezeichnet einen Test als vergleichbar, wenn
- eine oder mehrere Parallelformen vorhanden sind,
- validitätsähnliche Tests verfügbar sind.

Dieses Nebengütekriterium ermöglicht wiederholte Testungen eines Merkmals mit verschiedenen Verfahren, ohne dass Lern- und Gewöhnungseffekte bei Kindern befürchtet werden müssen.

Ökonomie

Ein Test ist dann *ökonomisch*, wenn er
- eine kurze Durchführungszeit beansprucht,
- wenig Material verbraucht,
- einfach zu handhaben ist,

- als Gruppentest durchführbar und
- schnell und bequem auszuwerten ist.

Nützlichkeit

Von einem *nützlichen* Test wird erwartet, dass es ein praktisches Bedürfnis gibt, das durch diesen Test befriedigt wird; ein Test ist sehr nützlich, wenn die betreffende Fragestellung nicht oder nur sehr schlecht auf andere Weise beantwortet werden kann. Dieses Kriterium steht in einem Gegensatz zur Vergleichbarkeit.

Die Nebengütekriterien Normierung, Vergleichbarkeit, Ökonomie und Nützlichkeit werden nicht durch einen nummerischen Kennwert dargestellt.

Die Kritik an psychometrischen Tests hat in der psychologischen und vor allem in der sonderpädagogischen Öffentlichkeit zum Teil dazu geführt, auf Tests zu verzichten und die diagnostischen Urteile aus der Beobachtung und der (klinischen) Erfahrung der Diagnostiker abzuleiten. So werden zunehmend Beobachtungsverfahren veröffentlicht, die eine hohe Augenscheinvalidität und Plausibilität aufweisen, zu denen aber keine empirische Prüfung der Testgüte vorgelegt wird [111, 112, 114, 144, 152, 153].

12.4.2 Allgemeine Entwicklungstests

Unter allgemeinen Entwicklungstests verstehen wir jene Verfahren, die die Entwicklung der Kinder in verschiedenen Entwicklungs- und Funktionsbereichen beschreiben. Diese Tests sind vor allem für das Säuglings- und Kleinkindalter entwickelt worden, weil man davon ausgeht, dass eine isolierte Betrachtung der verschiedenen Funktionsbereiche noch nicht zulässig ist. Allgemeine Entwicklungstests sind *mehrdimensional*.

Bei vielen allgemeinen Entwicklungstests werden zusammengefasste Aussagen über den *globalen Entwicklungsstand* getroffen und teilweise als *Entwicklungsquotient EQ* ausgedrückt. Bei den neueren Tests wird die relative Unabhängigkeit der Entwicklungsdimensionen betont und deshalb auf die Angabe von zusammenhängenden Maßen verzichtet.

Bayley Scales of Infant Development

Nancy Bayley hat 1969 die erste Version der *Bayley Scales of Infant Development (BSID)* veröffentlicht und unter Berücksichtigung aktueller Forschungen aus der Kleinkindforschung 1993 die zweite Version *BSID-II.* 2006 erschien die dritte Version, die *Bayley Scales of Infant and Toddler Development (Bayley III).*

Die Darstellung hier bezieht sich auf die BSID-II; sie ist international und im deutschen Sprachraum weit verbreitet. Eine autorisierte deutsche Übersetzung liegt seit 2007 vor (Reuner, G., Rosenkranz, J., Pietz, J. und Horn, R.). Die Übertragbarkeit der US-Normen scheint durch Vergleichsuntersuchungen (US-Normen und niederländische Referenznormen) und durch klinische Vergleichsdaten aus Heidelberg gerechtfertigt.

Die Bayley Scale ist ein Individualtest zur Untersuchung des Entwicklungsniveaus von Kindern zwischen 1 Monat und 3,6 Jahren (42 Monaten). Diese Einschätzung dient vor allem der Diagnose von Entwicklungsverzögerungen und -störungen sowie der Planung und Evaluation von frühen Interventionen. Die BSID-II besteht aus drei Teilen

- Kognitive Skala,
- Motorische Skala und
- Verhaltensbeurteilung.

In der deutschen Bearbeitung von Reuner et al. (2007) liegen nur die Übersetzungen der kognitiven und der motorischen Skalen vor.

In den einzelnen Teilen sollen folgende Fähigkeiten erfasst werden:

Kognitive Skala
- frühe Gedächtnisleistungen,
- Habituation,
- Problemlösefähigkeiten,
- frühe Zahlkonzepte,
- Klassifikation und Kategorisierungsfähigkeit,
- Vokalisation und sprachliche Kompetenzen,
- Frühe sozial-kommunikative Fähigkeiten.

Motorische Skala
- Bewegungskontrolle beim Rollen, Krabbeln und Kriechen, Sitzen, Stehen, Gehen, Rennen und Springen,
- feinmotorische Manipulation beim Greifen,
- altersgemäßer Gebrauch von Stiften und
- das Imitieren von Handbewegungen.

Verhaltensbeurteilung
- qualitative Einschätzung des kindlichen Verhaltens während der Testuntersuchung,
- kindliche Aufmerksamkeit,

- Aufgabenorientierung,
- Orientierung am Untersucher und anderen Bezugspersonen
- emotionale Regulation.

In der Durchführung orientiert sich der Test an *altersbezogene Aufgabengruppen (Item-Sets):*

Im Handbuch der BSID-II sind altersbezogene Aufgabenbereiche festgelegt, die von einem Kind zu bearbeitet sind.

➤ Tab. 12.8 zeigt einen Ausschnitt zu den altersbezogenen Aufgabenbereichen, d.h. die Itemnummern für Ein- und Ausstieg.

Die Auswertung ist möglich, wenn in dieser Aufgabengruppe das Einsteigs- und das Ausstiegskriterium erfüllt sind.

Innerhalb dieser altersbezogenen Aufgabengruppe werden die Rohwerte als Grundlage für die Normwerte ermittelt. Die Auswahl des angepassten Item-Sets bringt aber bei entwicklungsgestörten Kindern immer dann Probleme, wenn der Entwicklungsstand deutlich vom chronologischen Alter abweicht. Für diesen Fall schlägt N. Bayley vor, dass aufgrund von Verhaltensbeobachtungen der wahrscheinlich zutreffende Aufgabenbereich ausgewählt wird.

Innerhalb der richtigen Item-Sets darf der Untersucher die Aufgabenreihenfolge relativ frei wählen, etwa in Abhängigkeit von den kindlichen Interessen, den inhaltlichen Beziehungen der Aufgaben (eine „Item-Serie" fasst Items zusammen, „von denen zu erwarten ist, dass sie die gleiche Fertigkeit messen" (p. 38) oder der Benutzung des gleichen Materials.

Insgesamt erweist sich der Umgang mit den altersbezogenen Aufgabengruppen als relativ anfällig für Durchführungsfehler (s. u. Bayley-III).

Die BSID-II ist nicht geeignet für die Beurteilung einer umschriebenen, isolierten Sprachentwicklungsstörung, denn dazu sind Sprachkompetenzen viel zu sehr mit kognitiven Anteilen konfundiert.

Kinder mit schweren sensorischen oder körperlichen Behinderungen können nicht standardisiert untersucht werden, so dass sich mehrere Strategien für eine Beurteilung anbieten:
a) vergleichende Beurteilung unter Standardbedingungen und Durchführung mit Hilfestellungen;
b) Anpassung des Testmaterials an die besondern Bedürfnisse behinderter Kinder, wie z. B. eine größeren Würfel verwenden, um den Greifbedingungen des zerebralparetischen Kindes entgegenzukommen.

Die Normierung beruht auf einer amerikanischen Stichprobe von 1700 Kindern, 100 Kinder je Altersgruppe. Die Repräsentativität ist natürlich nur nach amerikanischen Verhältnisse gegeben.

Unter dem Gesichtspunkt der Reliabilität werden gute bis sehr gute Werte referiert (Reliabilitätskoeffizienten zwischen .75 und .93); die kognitive Skala misst im Durchschnitt etwas genauer als die motorische Skala (.88 im Vergleich zu .84).

Die Stabilitätswerte sind erwartungsgemäß ebenfalls für die kognitive Skala höher als für die motorische Skala.

Eine Neunormierung an Kindern aus Deutschland erfolgte nicht. Hier werden im Handbuch eine Reihe von Untersuchungen referiert, die zeigten, dass keine oder keine relevanten Normverschiebungen stattgefunden haben.

Aus dem Zentrum für Kinder- und Jugendmedizin der Universität Heidelberg werden orientierende Daten aus neun verschiedenen Diagnosegruppe vorgelegt. Einzig der Wert auf der „gesunden Kontrollgruppe" ist im Mental-Scale-Index (MDI) mit 105,11 unplausibel hoch (p. 196).

Bayley-III

In der dritten Auflage der Bayley Scales wurde das Grundkonzept gründlich verändert, so dass ein neu-

Tab. 12.8 Altersbezogene Aufgabenbereiche (Item-Sets).

Altersgruppe	Kognitive Skala		Motorische Skala	
Monate	Start	Ende	Start	Ende
1	1	22	1	18
2	13	37	7	21
3	20	40	11	29
4	30	52	17	35
5	42	66	25	41

es Testverfahren entstanden ist, das nur noch grobe Ähnlichkeiten zur BSID-II aufweise.

In Anlehnung an Anforderungen aus der amerikanischen Gesetzgebung (IDEA: The Individuals with Disabilities Education Act, 1990) werden folgende Bereiche als eigene Dimensionen erfasst:
- *kognitive Entwicklung* (91 Aufgaben)

Aspekte der Sensomotorik, Explorationsverhalten und Handhabung von Gegenständen, Objektbeziehungen, Begriffsbildung, Gedächtnis
- *Sprache*
  - rezeptive Sprache (49 Aufgaben)

  präverbale Leistungen, Entwicklung des Wortverständnisses (Identifikation von Gegenständen, Kleidungsstücken, Körperteilen in natura und im Bild), Satzverständnis (Befolgen kurzer Anweisungen), Grammatikverständnis (Pronomen, Plural, Verneinung, Komparation), Verständnis für sprachliche Kategorienbildung
  - expressiv Sprache (48 Aufgaben)

  präverbale Leistungen (Lautproduktion, Bemühen um Aufmerksamkeit, Gesten), Wort-, Satz- und Grammatikentwicklung.
- *Motorik*
  - Grobmotorik (72 Aufgaben)
  - Motorik der Gliedmaßen und des Rumpfes, wie statische Haltungskontrolle (Kopfkontrolle, Sitzen, Stehen), Bewegungssteuerung (Kopfbewegungen, Drehung um die Körperlängsachse), Fortbewegung (Krabbeln, unterstütztes und freies Gehen), Balance (Treppe steigen, Schritte rückwärts und seitwärts, Balancieren), grobmotorische Handlungsplanung.
  - Feinmotorik (66 Aufgaben)

  Greifentwicklung, sensomotorische Integration (z.B. Augenbewegungen, Umblättern einer Buchseite), feinmotorische Handlungsplanung (z.B. Imitation von Handbewegungen), Geschwindigkeit (Fingertapping).
- *sozial-emotionale Entwicklung (Fragebogen)*

altersgemäße emotionale Regulation, Interesse an Dingen und Geschehnissen, Kommunikationsbedürfnis, Beziehung zu anderen Menschen, angemessener Einsatz von Emotionen in der Interaktion und bei der Lösung von Problemen.
- *Alltagsverhalten (Fragebogen)*

Teilnehme an der Gesellschaft (Interesse und Wahrnehmung von Möglichkeiten außerhalb der heimischen Umgebung); Vorsicht in Bezug auf Gesundheit und Unversehrtheit; Freizeitverhalten, Selbstständigkeit, Eigenantrieb, funktionale vorschulische Leistungen, heimische Integration, sozialer Bereich. Gegenüber der BSID-II wurden die Items zu einem sehr großen Teil überarbeitet und neu geordnet und ergänzt, so dass Vermischungen durch motorische und sprachliche Einflüsse auf die kognitive Skala verringert wurden.

Auch die Durchführung wurde dadurch erleichtert, indem nicht mehr so genannte Itemsets (altersbezogene Aufgabenbereiche) gebildet werden, sondern eine feste Aufgabenreihenfolge vorgegeben ist, mit einheitlichen Einstiegs- und Ausstiegs*regeln*.

Diese Veränderungen kommen nicht nur der Durchführungssicherheit entgegen, sondern wirken sich auch positiv auf die Testgütekriterien und die Interpretierbarkeit aus.

Die Normierung erfolgte (wie auch bei der BSID-II) an 1700 amerikanischen Kindern; die Reliabilitäten sind im Durchschnitt etwas höher als in der BSID-II (.71–.98).

Es ist zu hoffen und zu wünschen, dass es bald zu einer deutschen Adaptation oder autorisierten Übersetzung dieses Verfahrens kommen möge.

Die **McCarthy-Scales of Children's Abilities** wurde 1972 von McCarthy veröffentlicht. Sie erfasst die kindliche Entwicklung im Alter von 2½ bis 8½ Jahren unter folgenden Aspekten:
- Verbale Skala (z. B. Wortschatz, verbales Gedächtnis, Wortflüssigkeit),
- Handlungsskala (z. B. Puzzle, Musterabzeichnen, Rechts-links-Orientierung),
- Quantitative Skala (z. B. Zählen und Sortieren, nummerisches Gedächtnis),
- Allgemein kognitive Skala (verschiedene kognitive Aufgabenfolgen),
- Gedächtnisskala (z. B. Bildgedächtnis, verbales und nummerisches Gedächtnis),
- Motorische Skala (z. B. Arm- und Beinkoordination, Bewegungseinleitung).

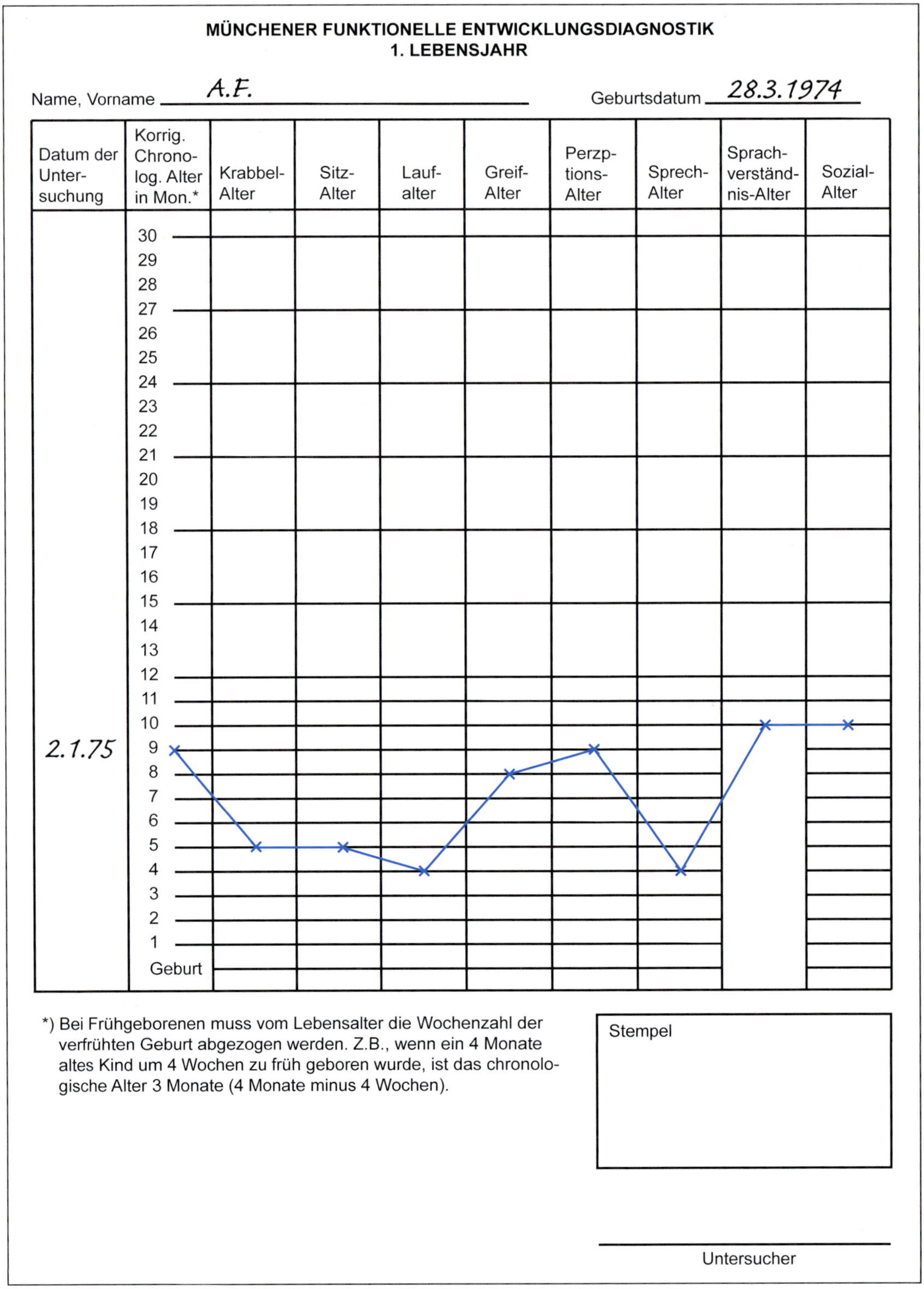

Abb. 12.4 Entwicklungsprofil eines Säuglings mit zerebraler Bewegungsstörung in der Münchener Funktionellen Entwicklungsdiagnostik.

Münchener Funktionelle Entwicklungsdiagnostik (MFED)

Hellbrügge und Pechstein veröffentlichten 1968 die *Entwicklungsphysiologischen Tabellen für das Säuglingsalter*. Aus der Literatur hatten sie für das erste Lebensjahr für acht Dimensionen die Aufgaben zusammengestellt. Im Rahmen einer Längsschnittuntersuchung wurde deutlich, dass einige Items ungeeignet waren oder in der Entwicklungsskala falsch platziert waren. Aus dieser Überarbeitung entstand die *Münchener Funktionelle Entwicklungsdiagnostik* von Hellbrügge et al. im Jahr 1978.

Ziel des Verfahrens ist die Aufdeckung von Entwicklungsrückständen bzw. die Klärung des Verdachts auf einen Entwicklungsrückstand.

1984 wurde eine weitere Version für das 2. und 3. Lebensjahr von Köhler und Engelkraut veröffentlicht.

Für das 1. Lebensjahr werden in acht Entwicklungsbereichen Aufgaben vorgelegt, aus deren Erfüllung das jeweilige Entwicklungsalter festgestellt wird:
- Krabbelalter: Maß für die Entwicklung des Kriechens und Krabbelns,
- Sitzalter: Maß für die Entwicklung des Sitzens,
- Laufalter: Maß für die Entwicklung des Stehens und Gehens,
- Greifalter: Maß für die Entwicklung des Greifens,
- Perzeptionsalter: Maß für die Entwicklung der Wahrnehmung und des Auffassungsvermögens,
- Sprechalter: Maß für die Entwicklung der Lautäußerungen und des Sprechens,
- Sprachverständnisalter: Maß für die Entwicklung des Sprachverständnisses,
- Sozialalter: Maß für die Entwicklung des sozialen Verhaltens.

Die Normierung des Verfahrens wurde im Rahmen einer längsschnittlichen Untersuchung an 85 Kindern durchgeführt. Die Autoren bemühten sich um eine repräsentative Stichprobe, bemerken aber, dass bei solchen Untersuchungen eine Beteiligung von Unterschichtsfamilien schwer zu erreichen ist. Diese Kritik wurde später von Ernst 1983 aufgenommen, die feststellt, dass die Normen tendenziell zu streng seien.

Entsprechend dem Untersuchungsziel des Tests, der Aufdeckung von Entwicklungsrückständen, wurden als Norm nicht Durchschnittsfähigkeiten, sondern Mindestfähigkeiten ermittelt, d. h. eine Testaufgabe wurde einem bestimmten Entwicklungsalter zugeordnet, wenn 90% der gleichaltrigen Kinder diese Aufgabe lösen konnten (> Abb. 12.4).

Die Zusammenfassung zu einem Gesamtmaß der Entwicklung (z. B. EQ) ist nicht vorgesehen; eine Profildarstellung zur Zusammenschau und Interpretation wird vorgeschlagen.

In der **Version für das 2. u. 3. Lebensjahr** werden die Entwicklungsdimensionen etwas anders angeordnet:
- Statomotorische Entwicklung,
- Sensomotorische Entwicklung (Handmotorik),
- Sensomotorische Entwicklung (Wahrnehmungsverarbeitung),
- Sprachentwicklung (aktive Sprache),
- Sprachentwicklung (Sprachverständnis),
- Sozialentwicklung (Kontaktverhalten),
- Sozialentwicklung (Selbstständigkeit).

Dem veränderten Untersuchungsziel entsprechend werden nicht nur Mindestnormen, hier *95%-Normen*, sondern auch Altersmittelwerte, also *50%-Normen* angegeben.

Auch hier ist eine Profildarstellung vorgeschlagen.

Griffiths Entwicklungsskalen (GES)

Die Griffiths-Entwicklungsskalen wurden von Ruth Griffiths erstmals 1954 und in einer Revision 1970 veröffentlicht. Im englischen Original wird die Entwicklung von Kindern bis zum Alter von 8 Jahren beurteilt.

Die deutsche Bearbeitung für die Entwicklungsbeurteilung der ersten beiden Lebensjahre erfolgte von I. Brandt (1983) und Brandt/Sticker (2001).

Es werden fünf Entwicklungsdimensionen erfasst (A–E in > Abb. 12.5):
A. Motorik
B. Persönlich-soziale Entwicklung
C. Hören und Sprechen
D. Auge und Hand
E. Leistungen (im Umgang mit Gegenständen).

Die Normierung des Tests erfolgte im Rahmen einer pädiatrischen Längsschnittuntersuchung an 58 Reifgeborenen mit unkomplizierter Schwanger-

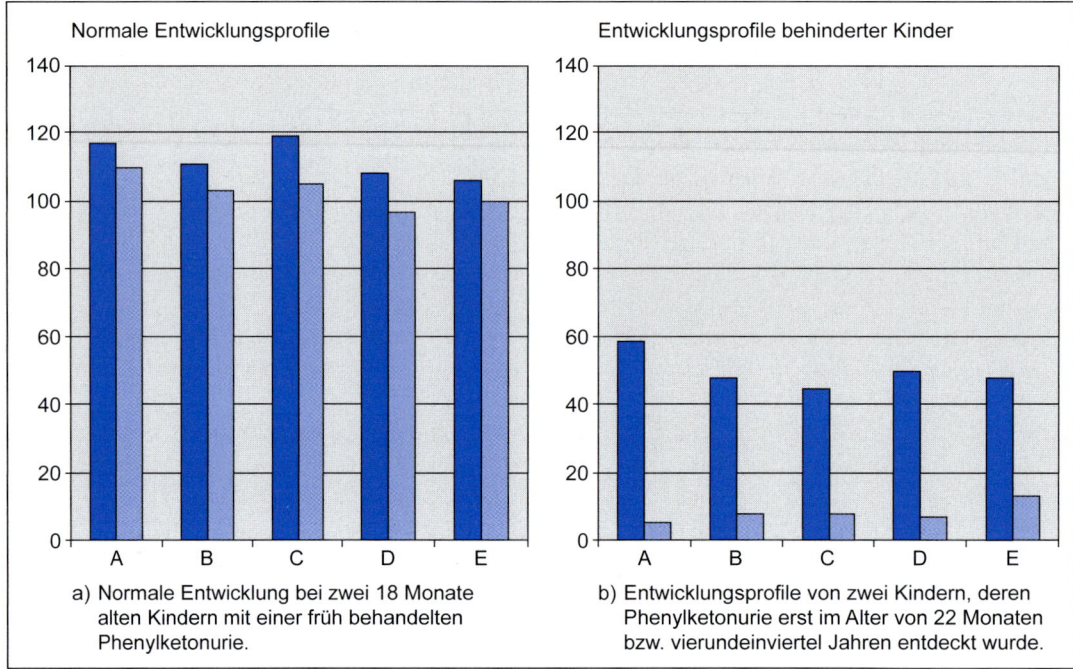

Abb. 12.5 Entwicklungsprofile mit den Griffiths-Entwicklungsskalen; Entwicklungsdimensionen A–E, siehe Text.

schaft sowie 44 Frühgeborenen. Bei den Frühgeborenen wird das Lebensalter korrigiert.

Für die meisten Altersstufen (in Monaten) stehen zwei Aufgaben je Dimension zur Verfügung.

Die Auswertung erfolgt nach den fünf Dimensionen getrennt, d. h. es werden Entwicklungsalter je Dimension ermittelt. Es können aber auch zusammengefasste Maße, nämlich ein Entwicklungsquotient, errechnet werden. Darüber hinaus wird eine Profildarstellung der Ergebnisse vorgeschlagen.

Denver-Entwicklungs-Screening (DES)

Das Denver-Entwicklungs-Screening (DES von W. K. Frankenburg) ist eine der weltweit am häufigsten eingesetzten und am besten standardisierten Methoden zur Erfassung von Entwicklungsauffälligkeiten im Säuglings- und Kleinkindesalter. Die deutsche Fassung wurde von I. J. Flehmig erarbeitet. In seiner Kurzform werden
- Großmotorik,
- Sprache,
- Feinmotorik – Adaptation und
- sozialer Kontakt

überprüft.

Die Anteile eines Normalkollektivs, die ein bestimmtes Niveau erreicht haben, werden in Balkendiagrammen mit „Perzentilen" für 25, 50, 75 und 90% dargestellt.

Liegt ein untersuchtes Kind in mehr als einem Bereich außerhalb der 90. Perzentile, sollten genauere Untersuchungen angeschlossen werden. Das Screening nimmt nicht für sich in Anspruch, eine spezielle Diagnose stellen zu können. Die Stärke dieser Methode liegt vor allem in der Beurteilung der Entwicklung innerhalb der ersten drei Lebensjahre. Zwischen dem 4. und 6. Lebensjahr ist nur eine begrenzte Differenzierung der Entwicklung möglich. 1992 wurde eine Revision und Restandardisierung des Denver-Entwicklungs-Screenings veröffentlicht, bei der vor allem die Sprachentwicklung stärker berücksichtigt wird. Leider erfolgte bisher noch keine Übertragung ins Deutsche.

Der Wiener Entwicklungstest

Ursula Kastner-Koller und Pia Deimann veröffentlichen 1998 ein allgemeines Entwicklungstestverfahren für Kinder von 3 bis 6 Jahren. Sie stellen sich mit ihrer Arbeit in die Tradition des Wiener psychologischen Instituts zur Entwicklungsdiagnostik mit Charlotte Bühler und Hildegard Hetzer (Kleinkindertests, Entwicklungstests vom 1. bis 6. Lebensjahr, 1953).

Entwicklung besteht im Erwerb von Handlungskompetenzen und vollzieht sich in einer ständigen Interaktion zwischen dem Individuum und der Umwelt. Optimale Entwicklung kann nach diesem Verständnis stattfinden, wenn es zu einer optimalen Passung von Individuum und Lernumwelt kommt, so die Grundaussagen der kontextualistischen, ökologischen Entwicklungstheorie.

Daneben wird bei der Beurteilung des Zusammenhangs von biologischen und Umwelteinflüssen auf die Entwicklung des Kindes auf das so genannte Schaufelmodell der Entwicklung von Kopp und McCall (1982) zurückgegriffen. Es geht davon aus, dass die Entwicklung in den ersten beiden Lebensjahren interindividuell sehr einheitlich verläuft, weil zu diesem frühen Zeitpunkt genetische und biologische Einflüsse stärker dominieren als in späteren Lebensjahren. Schon bei Zweijährigen haben Umwelteinflüsse zunehmend stärkere Bedeutung. Mit zunehmender interindividueller Varianz erhöht sich die Vorhersagbarkeit des Verhaltens, zugleich lässt sich aber daraus auch eine gezieltere Einflussnahme auf das Entwicklungsgeschehen ableiten, z. B. Fördermaßnahmen.

Über den Altersbereich (von 3 bis 6 Jahren) verläuft die Entwicklung in den einzelnen Funktionsbereichen relativ kontinuierlich, d. h. ohne auffällige Sprünge, in Richtung zunehmender Kompetenz, wobei die Entwicklung der einzelnen Funktionsbereiche nicht notwendigerweise synchron verläuft.

Entwicklungsrelevante Funktionsbereiche:
- Visuelle Wahrnehmung/Visuomotorik,
- Kognitive Entwicklung,
- Sprache,
- Gedächtnis und Lernen,
- Sozial-emotionale Entwicklung,
- Motorik.

Zu jedem Entwicklungsbereich wurden mehrere Subtests/Skalen entwickelt, so dass insgesamt 13 Subtests plus ein Elternfragebogen zur sozial-emotionalen Entwicklung zusammengestellt wurden.

Kurzbeschreibung der Subtests
In Klammer steht die Vorgabeposition des Subtests

Visuelle Wahrnehmung/Visumotorik
Bilderlotto (3): Bilder sind auf einer Bildertafel mit 6 Feldern zuzuordnen; die Bilder unterscheiden sich durch die räumlichen Beziehungen der dargestellten Gegenstände.

Nachzeichnen (11): Einfache Strichzeichnungen sind graphomotorisch zu reproduzieren.

Kognitive Entwicklung
Bunte Formen (6): Prüft Aspekte des induktiven Denkens durch logische Multiplikation von Klassen, anhand von Matrizenaufgaben.

Muster Legen (8): Erfasst das räumliche Denken, wobei eine starke Anlehnung an Wahrnehmungsprozesse gegeben ist; die Vorgaben sind ähnlich dem Mosaiktest im HAWIVA.

Gegensätze (12): Es werden sprachlich sehr einfache Analogieschlüsse verlangt, z. B. „Der Würfel ist eckig, der Ball ist?"

Quiz (2): Es werden 11 Fragen zur Orientierung in der Lebenswelt gestellt, z. B. „Warum darf man nicht auf der Straße spielen?"

Sprache
Puppenspiel (4): Erfasst syntaktisch-morphologische Regelkenntnis. Das Kind soll mit dem Spielmaterial die vorgesprochenen Sätze darstellen, z. B. „Der Vater streichelt den Hund."

Wörter erklären (9): Das Wissen um Wort- und Satzbedeutung wird erfragt. „Ich sage dir jetzt immer ein Wort, und du sagst mir, was du darüber weißt." „Bilderbuch".

Gedächtnis
Schatzkästchen (5): Prüft den visuell-räumliche Speicher. In 6 Schubladen eines Kastens mit 20 bemalten Schubkästen sind Gegenstände versteckt. Es wird die unmittelbare Reproduktion bewertet, die Zahl der Lerndurchgänge bis zum vollständigen Wiederfinden und die Reproduktion nach 20 Minuten.

Zahlen Merken (7): Prüft das phonologische Gedächtnis mit Zahlennachsprechaufgaben; es werden Ziffernfolgen von 2 bis 6 Ziffern angeboten.

Motorik
Turnen (10): 10 Aufgaben prüfen großmotorische Bewegungsfähigkeiten vom Ball werfen bis zum Hampelmannsprung.

Lernbär (1): Zur Erfassung feinmotorischen Fähigkeiten werden 4 verschieden schwierige Kleidungsverschlüsse vorgegeben, die zu schließen sind.

Sozial-emotionale Entwicklung
Fotoalbum (13): Es wird die Fähigkeit, den mimischen Gesichtsausdruck zu verstehen, erfasst.

Elternfragebogen: Fragen zur Selbstständigkeitsentwicklung, z. B. „Mein Kind zieht sich ohne Hilfe an".

Aufgabensammlung
Die Aufgaben wurden zum Teil aus bekannten Entwicklungstests entlehnt und neu normiert, aber auch zum Teil neu konstruiert.

Von der Testkonstruktion her ist bemerkenswert, dass die Homogenität und Dimensionalität der Subtests durch Rasch-Analysen überprüft wurde.

Testdurchführung
Das Material ist kindgerecht und motivierend; die Durchführung dauert ca. 1 Stunde bis 1½ Stunden; nach ca. 1 Stunde sollte die Untersuchung unterbrochen werden und ein neuer Überprüfungstermin verabredet werden. Manchmal ist es aber auch mög-

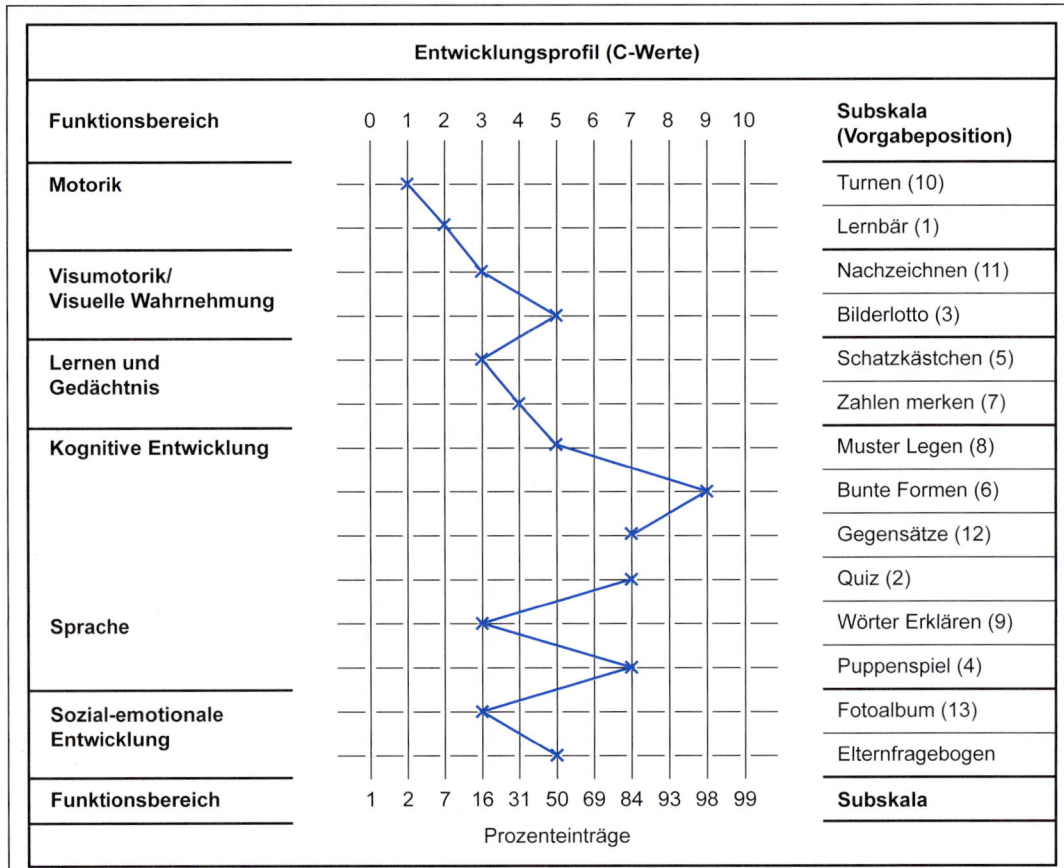

Abb. 12.6 Protokollbogen des Wiener Entwicklungstests bei einem 5-jährigen Kind mit motorischem Entwicklungsrückstand.

lich, die Untersuchung fortzusetzen, da das Material auch kleinere Kinder stark motiviert.

Die Testdurchführung ist durch die Vorgabe der Instruktion weitgehend objektiv, auch wenn der Psychologe die Freiheit erhält, die Formulierung der Frage kindgerecht umzustellen.

Die Auswertungsobjektivität ist durch die Beispiellösungen weitgehend objektiv.

Reliabilität

Die Split-half-Reliabilitäten sind befriedigend bis gut. Die Stabilität (Retestreliabilität) ist bei Entwicklungstests problematisch, da gerade mit zwischenzeitlichen Entwicklungsfortschritten gerechnet wird.

Normierung

Der Test wurde für Kinder von 3,0 bis 5,11 Jahren normiert; die Altersgruppen umfassten zwischen 41 und 51 Kinder; sie sind für österreichische Verhältnisse repräsentativ für die Wohnortgrößen und die soziale Schichtzugehörigkeit (Beruf der Vaters/der Mutter) zusammengestellt.

Normen/Ergebnisdarstellung

Die Rohwerte werden in C-Werte transformiert (Mittelwert 5, Standardabweichung 2).

Ein Gesamtwert, analog einem Entwicklungsquotienten ist möglich, darauf sollte aber zugunsten der Profildarstellung und Interpretation verzichtet werden.

Zusätzlich wird der Unterschied zwischen intraindividuellen Stärken und Schwächen bewertet, der Range stellt ein Maß für die Ausgewogenheit des Profils dar.

Validität

Zur differenziellen Validität liegen erste Untersuchungen über entwicklungsgestörte Kinder vor. Frühgeborene Kinder (< 1500 g Geburtsgewicht), autistische Kinder und Kinder mit Down-Syndrom wurden untersucht. Die klinischen Gruppen weisen in fast allen Subtests Entwicklungsrückstände auf; der Vergleich der autistischen Kinder mit den Down-Syndrom-Kindern zeigt, dass auch syndromspezifische Unterschiede abgebildet werden.

Entwicklungsprofil vom Protokollbogen

> Abbildung 12.6 zeigt das Entwicklungsprofil eines 5-jährigen Kindes mit einem motorischen Entwicklungsrückstand.

Kritik

Das Material und der Testaufbau sind kindgerecht, ansprechend und spielerisch. Das Verfahren steht in der Tradition bewährter Entwicklungsdiagnostik und ist testtheoretisch gut fundiert. Bisher liegen allerdings noch wenig publizierte Erfahrungen vor, so dass nur von Einzelerfahrungen berichtet werden kann.

Leider ist der Test nur an österreichischen Kindern normiert worden; so ist es dringend geboten an anderen deutschsprachigen Kindern (Deutschland, Schweiz) die Normierung zu überprüfen.

Entwicklungstest ET 6-6

Der **Entwicklungstest von sechs Monaten bis sechs Jahren (ET 6-6)** von Petermann erfasst quantitative Aspekte und qualitative Veränderungen im Laufe der kindlichen Entwicklung.

Ziel dieses Verfahrens ist es, die normale Entwicklung differenziert zu erfassen, individuelle Stärken der Kinder zu erkennen, um diese für die Beratung zu nützen. Gleichzeitig sollen Entwicklungsdefizite frühzeitig diagnostiziert und Entwicklungsprognosen ermöglicht werden.

Dabei ist es für die Qualität von Prognosen wichtig zu wissen, dass die allgemeine Korrelation zwischen Entwicklungsquotienten (EQ) im ersten Lebensjahr und IQ im Schulalter gering ist, während bei Risikogruppen (z.B. Frühgeborenen mit schwachen Testergebnissen) eine Prognose eher möglich ist.

Prognostisch wichtig sind vor allem die Entwicklungsbereiche Kognition und Sprachentwicklung und nicht ausschließlich der Bereich der motorischen Fertigkeiten.

Die Reliabilität von Elternangaben bei der Befragung ist hoch, wenn anstelle von *Interpretationen* kindlicher Verhaltensweisen von den Eltern *konkret beobachtbares Verhalten* erfragt wird.

Dimensionen des ET 6-6

Die einzelnen Dimensionen des ET 6-6 umfassen verschiedenste inhaltlich zusammengehörige Beobachtungen oder Items. Sie repräsentieren quantitativen Fortschritt und qualitative Veränderungen. Dadurch ist es nicht ohne weiteres möglich, diese Items zu einer Skala zusammenzufassen, wie es in der traditionellen Entwicklungsdiagnostik üblich ist.

Nicht jede Entwicklungsdimension ist in allen Altersgruppen gleich bedeutsam. Während im Säuglingsalter die Körper- und Handmotorik genau beschrieben werden kann, werden andere Dimensionen in dieser Altersgruppe eher global beurteilt.

Körpermotorik: Diese Dimension ist am Konzept der Grenz- oder Meilensteine orientiert; sie werden als notwendige Schritte in der Entwicklungsfolge postuliert, wie z. B.
- Erlangen der Kopfkontrolle,
- Einnahme einer aufrechten Rumpfhaltung,
- freies Gehen,
- Erlangen von Fertigkeiten für typische Alltags- und Spielsituationen.

Handmotorik: Diese Dimension bezieht sich auf die Fähigkeiten des Greifens und Agierens mit Händen und Fingern; im späteren Verlauf der Entwicklung kommen Aspekte der visuellen Kontrolle dazu:
- gezieltes Greifen,
- gezieltes Loslassen,
- Manipulation und Gebrauch von Gegenständen,
- korrekte Stifthaltung vor der Einschulung.

Kognitive Entwicklung: Diese Dimension orientiert sich im Wesentlichen an den Prinzipien nach Piaget
- Gedächtnis: Es werden verschiedene Aspekte des Kurzzeitgedächtnisses erhoben, dabei wird sowohl das phonologische, wie auch das visuell-räumliche Gedächtnis berücksichtigt,
- Handlungsstrategien: Im Säuglingsalter wird die wahrnehmungsgebundene Steuerung von Handlungen und das Kausalverständnis erfasst, während im Kleinkind- und Vorschulalter, die visuell-räumlichen und die räumlich-konstruktiven Prozesse sowie das planerische Handeln von Interesse sind,
- Kategorisieren: Es werden folgende Teilbereiche erfasst:
  – Erkennen und Benennen unterschiedlicher Kategorien,
  – Gruppieren nach Oberbegriffen und Funktionsverwandtheit,
  – Differenzierung hinsichtlich mehrdimensionaler Kriterien,
  – Reihenbildung und Entwicklung des Zahlbegriffs,
  – Spezifikation und Klasseninklusion.
- Körperbewusstsein: Diese Skala beinhaltet Aspekte von Vorstellungen und Wissen um den eigenen und fremde Körper sowie der räumlichen Orientierung anhand des eigenen Körpers.

Sprachentwicklung: Die Beschreibung der Sprachentwicklung orientiert sich an Wortverständnis, Wortproduktion, Wortexplosion, Wortkombination und Grammatikentwicklung (ELFRA, auch ➤ Kap. 12.4.4).
- Sozialentwicklung
  – Interaktion mit Erwachsenen,
  – Interaktion mit Gleichaltrigen,
  – Verhalten in Gruppen,
  – Soziale Eigenständigkeit.

Emotionale Entwicklung: Hier soll das emotionale Erleben des Kindes differenziert erfasst werden, indem die Ausbildung der Primäremotionen (Freude, Angst, Wut, Trauer, Ekel, Überraschung), die Entwicklung des Selbst, die Entwicklung der sekundären Emotionen und das Ausdifferenzieren kognitiv-emotionaler Kompetenzen (Regelverständnis) erfasst werden.

Nachzeichnen: Diese Aufgabengruppe wird ab dem Alter von vier Jahren eingesetzt; die Kinder werden aufgefordert, einfache Striche und Figuren nachzuzeichnen.

Durchführung

Je nach Alter des Kindes werden unterschiedliche und unterschiedlich viele Aufgaben angeboten. Damit soll dem quantitativen und dem qualitativen Aspekt Rechnung getragen werden. Das bedeutet in der Praxis, dass der Untersucher für die einzelnen Altersgruppen auch verschiedene Protokollbogen verwenden soll. In der Dimension Körpermotorik werden beispielsweise Kombinationen aus 7–13 verschiedenen Aufgaben zur Skalenbildung herangezogen.

Es werden zwischen 9 und 14 verschiedene Bereiche (Subskalen) aus den Entwicklungsdimensionen untersucht.

Im Alter von 6 Monaten bis 24 Monaten sind die Altersgruppen in 3-Monatsschritten gestaffelt, von 2 Jahren bis 6 Jahren in 6-Monatsschritten; es gibt demnach 12 Protokollbogen.

Ein Teil der Items wird vom Psychologen oder Arzt direkt geprüft, während der andere Teil durch Befragung der Eltern ermittelt wird.

Je nach Alter des Kindes dauert die Durchführung zwischen 20 und 60 Minuten. Das Material ist so gestaltet, dass sich die Kinder gut motivieren lassen.

12.4 Psychologische Tests

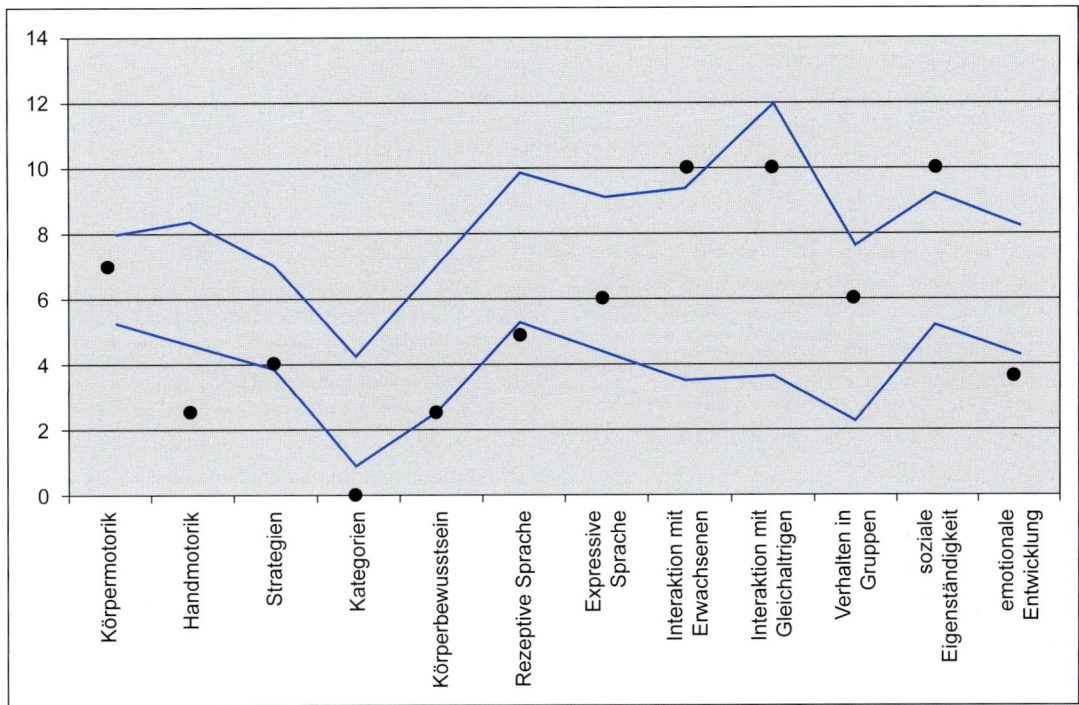

Abb. 12.7 Beispiel eines 2,5 Jahre alten Jungen (zwischen den Kurven liegt der Normbereich).

Auswertung

Die Testergebnisse werden auf dem Protokollblatt nummerisch und graphisch erfasst. Dort sind die Mittelwerte und die Standardabweichungen der einzelnen Dimensionen dargestellt, in eine Graphik wird der individuelle Messwert eingetragen. So können an der Normkurve und dem Normbereich die individuellen Abweichungen beurteilt werden (➤ Abb. 12.7).

Plausibel wird diese Vorgehensweise, wenn die untersuchten Kinder in mehreren Entwicklungsbereichen durchschnittliche Ergebnisse erzielen und nur in einzelnen Dimensionen aus dem Bereich einer Standardabweichung herausfallen.

Problematisch wird diese Vorgehensweise aber bei massiv entwicklungsgestörten Kindern, bei denen die Testergebnisse sehr weit von der Altersnorm abweichen. Hier ist es angebracht, einen Protokollbogen für wesentlich jüngere Kinder einzusetzen, damit das Testergebnis positiv wird, d. h. sich auf erbrachte Leistungen bezieht und nicht nur darstellt, dass ein Kind die angebotenen Items alle nicht bewältigt.

Daraus folgt, dass die Testdurchführung mit verschiedenen orientierenden Items eine erste, grobe Zuordnung zu einem Entwicklungszustand leisten muss, um anschließend eine genauere Überprüfung der individuellen Stärken und Schwächen zu erlauben.

Die Normierung des ET 6-6 erfolgte an einer großen Gruppe von insgesamt 950 Kindern.

Erste orientierende Untersuchungen bei größeren Kindergartenkindern mit Entwicklungsauffälligkeiten zeigen, dass gute Übereinstimmungen zwischen den Testergebnissen des ET 6-6 und den Ergebnissen der K-ABC bestehen [126, 134, 151, 153, 193].

12.4.3 Intelligenztests

Intelligenztests nach Wechsler HAWIVA, HAWIK, HAWIE

Die Intelligenztests nach David Wechsler stellen in Theorie und Praxis die wohl bedeutendsten Instrumentarien zur allgemeinen Intelligenzdiagnostik dar. Eine riesige Menge an Literatur existiert hierzu. Da sie in verschiedenen Sprachen erschienen sind und in verschiedenen Ländern und Kulturkreisen normiert wurden (inzwischen in 13 europäischen Ländern), gibt es in verschiedenen soziokulturellen Umfeldern Erfahrungen und Vergleiche mit diesen Tests.

Bei unterschiedlichsten Entwicklungsstörungen wurden empirische Fakten mit den Wechsler-Tests gesammelt.

Wie in der amerikanischen Ursprungsversion gibt es auch in Deutschland drei Versionen, die nach dem Alter der Klienten/Patienten gestaffelt sind:
- HAWIVA, HAWIVA-III (Hannover-Wechsler-Intelligenztest-für-das-Vorschulalter)
  4,6–6,6 Jahre
- HAWIK, HAWIK-R, HAWIK-III, HAWIK-IV (Hamburg-Wechsler-Intelligenztest-für-Kinder)
  6,0–15,11 Jahre
- HAWIE, HAWIE-R (Hamburg-Wechsler-Intelligenztest-für-Erwachsene)
  16,0–70 Jahre

Eine Revision der alten Testversionen (HAWIK 1956, HAWIK-R 1983 bzw. HAWIE 1949, HAWIE-R 1991) wurde notwendig, da die alten Testvarianten zu fehlerhaften Messergebnissen und damit zu falschen diagnostischen Schlussfolgerungen führten. Die älteren Testversionen führten zu Überschätzungen von 10–15 IQ-Punkten und auch auf der Ebene der Subtests war das Ausmaß der Fehleinschätzung sehr unterschiedlich, so dass sich bereits aufgrund der Normverschiebung Testprofile ohne klinische Bedeutung zeigten. Allerdings war die Irrelevanz dieser Testprofile vor der Revision noch nicht bekannt, sondern diese Profile wurden als *Problemkinderkurve* diskutiert.

Im Einzelfall sind immer wieder Probleme beobachtet worden, wenn in einem Befund nicht ausreichend gekennzeichnet wurde, mit welcher Version gearbeitet wurde. Wenn heute noch mit den alten Testversionen gearbeitet wird, dann disqualifizieren sich diese Untersucher und es wird unbedingt nötig, dass eine Nachdiagnostik erfolgt.

Allein die Verwendung der neuen Version des HAWIK hat zur Folge, dass aufgrund der Normverschiebung mit durchschnittlich 10–15 IQ-Punkten weniger zu rechnen ist. Vergleichsuntersuchungen zum HAWIE mit dem HAWIE-R liegen derzeit noch nicht vor.

Im Jugendalter war bis vor kurzem die Situation noch verwirrender: Im Alter bis 16 Jahren konnte der HAWIK-*R* eingesetzt werden; jenseits dieser Altersgrenze der HAWIE. In dieser Situation wurden scheinbar Intelligenzsprünge diagnostiziert. Im Einzelfall konnte das z. B. mit einem Reifungsschub nach der Pubertät begründet werden. Auch hier liegt ein Artefakt vor, wenn der HAWIK-*R* mit dem HAWIE (ohne *R*) verglichen wurde.

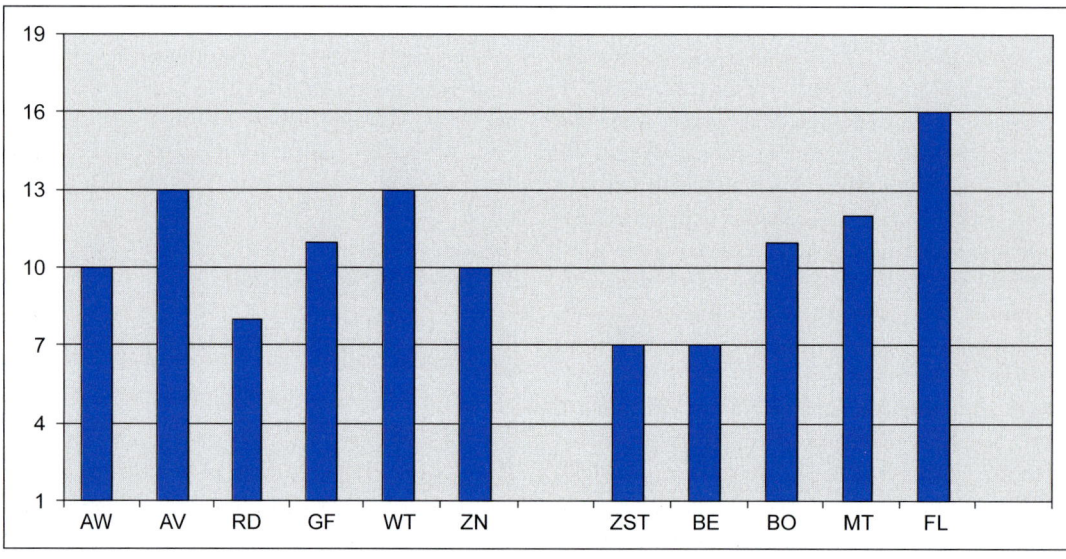

Abb. 12.8 Typisches Verbalteilprofil im HAWIK-R für einen Lese-Rechtschreibschwachen 9-jährigen Knaben. Abkürzungen siehe Kasten S. 253.

HAWIK, HAWIK-R

Der HAWIK bzw. HAWIK-R besteht aus 11 Subtests: Die ersten sechs Subtests bilden den Verbalteil, die weiteren fünf Subtests den Handlungsteil.

Reihenfolge in der Darbietung	
Verbalteil	
Allgemeines Wissen (AW)	2
Allgemeines Verständnis (AV)	7
Rechnerisches Denken (RD)	6
Gemeinsamkeitenfinden (GF)	10
Wortschatz Test (WT)	4
Zahlennachsprechen (ZN)	3
Handlungsteil	
Zahlen-Symbol-Test (ZST)	11
Bilderergänzen (BE)	1
Bilderordnen (BO)	9
Mosaik-Test (MT)	5
Figurenlegen (FL)	8

Verbalteil

Allgemeines Wissen: Dieser Subtest erfasst den Umfang des erworbenen allgemeinen Wissens, insbesondere das Faktenwissen, er prüft aber auch die Aufgeschlossenheit des Patienten gegenüber seiner Umwelt.
Beispiel: Wie heißen die vier Jahreszeiten? Wie entsteht beim Klavier der Ton?

Allgemeines Verständnis: Dieser Subtest wurde als Test des *gesunden Menschenverstandes* bezeichnet; er erfordert praktisches Wissen und die Fähigkeit frühere Erfahrungen auszuwerten, er gibt einen Einblick, wie sich ein Kind mit Situationen des Lebensalltags auseinandersetzt.
Beispiel: Warum hat jeder Mensch einen Namen? Warum schreibt man auf einen Brief seinen Absender?

Rechnerisches Denken: Dieser Subtest erfasst die Fähigkeit, einfache nummerische Operationen im Kopf durchzuführen. Die Aufgaben werden als einfache Textaufgaben vom Kind selbst vorgelesen.
Beispiel: Peter verdient 3 Euro am Tag. Er arbeitet 2 Tage. Wie viel verdient er insgesamt?

Gemeinsamkeitenfinden: Dicser Subtest erfasst logisches und abstraktes Denken auf sprachlicher Ebene. Beispiel: Was ist das Gemeinsame bei Schmetterling und Fliege?

Wortschatz-Test: Hier erhält man Einblick in die allgemeine Sprachentwicklung und den Bestand an sprachlichen Kenntnissen, indem der Patient Wörter erklären soll.
Beispiel: Du kennst doch das Wort *Brot*, was ist ein *Brot*? Was ist *Streik*?

Zahlennachsprechen: Der Subtest erfasst akustische Merkfähigkeit, Gedächtnisspanne und Aufmerksamkeit; es werden einfache Ziffernfolgen vorgegeben, die reproduziert werden sollen, in einem zweiten Teil sollen die Ziffern in umgekehrter Reihenfolge wiedergegeben werden, so dass hier Gedächtnisstrategien wichtig werden.

Handlungsteil

Zahlen-Symbol-Test: Es wird die Assoziation von Zahlen mit Symbolen verlangt, gleichzeitig wird das visuelle Kurzzeitgedächtnis und die psychomotorische Geschwindigkeit erfasst.

Bilderergänzen: Auf visuellem Wege sollen bekannte Figuren oder Gegenstände erkannt und fehlende Teile identifiziert werden. So werden optische Differenzierungsfähigkeit und das Unterscheiden von Wichtigem von Unwichtigem geprüft.
Dieser Subtest wird in der Darbietungsreihenfolge als erster Test angeboten: Ängstliche Kinder zeigen hier häufiger besondere Schwächen und erst im Verlauf der HAWIK-R-Durchführung stabilisieren sie sich.

Bilderordnen: Bildserien werden in einer verkehrten Reihenfolge vorgegeben und sollen zu einer sinnvollen Geschichte geordnet werden. Es wird die Fähigkeit verlangt, soziale Gesamtsituationen und Handlungsabläufe zu erfassen.

Mosaik-Test: Aus Holzwürfeln mit verschiedenfarbigen Flächen sollen abstrakte Muster nach einer Bildvorlage nachgelegt werden. Erfasst wird dadurch räumliches Vorstellungsvermögen und Kombinationsfähigkeit.

Figurenlegen: Verschiedene Figuren (Haus, Auto) werden als Puzzleteile vorgelegt und müssen nach Vorlage zusammengesetzt werden. Es muss von einem Kind vor allem das Verhältnis von Teilen zueinander und zum Ganzen erfasst werden.

Für den gesamten Test, sowie für den Verbal und den Handlungsteil können getrennte Intelligenzquotienten (IQs) ermittelt werden.

Für den Diagnostiker ist relevant, ob die Streuung der Subtestwerte bedeutsam ist, d. h. ob ein Profil echt ist oder ob es ein Scheinprofil ist. Bei einem Scheinprofil können die Subtestschwankungen ausreichend durch die Reliabilitäten erklärt werden.

Bei einem Scheinprofil sind somit die IQ-Maße befriedigende Messungen und Beschreibungen der kindlichen Leistung, während bei echten Profilen die abweichenden Subtestleistungen interpretiert werden können und die IQ-Werte unbefriedigende Globalmaße darstellen.

Die Echtheit von Profilen erfolgt methodisch durch statistische Analysen, z. B. mit dem Chi-Quadrat-Test; in der Praxis bedient man sich der Computerunterstützung.

Darüber hinaus werden gerade beim HAWIK-R verschiedene Subtestkombinationen gebildet, die sich als Interpretationshypothesen anbieten.

Diese Hypothesen sind von A. S. Kaufman (1979), allerdings in leicht veränderter Form, übernommen worden.

Inwieweit Subtestkombinationen bestimmte klinische Gruppen charakterisieren, muss noch weiter geprüft werden: Für rechtschreibschwache Knaben wurden spezifische Subtestkombinationen gefunden, die sich in Diskriminanzanalysen als hochsignifikant erwiesen und damit für die Einzelfalldiagnostik relevant sind.

HAWIK-III

Im Jahr 1991 erschien in den USA die dritte Version des Wechsler-Tests, der WISC-III, die Bearbeitung erfolgte von J. D. Matarazzo. Gegenüber den Vorversionen wurden sowohl Veränderungen auf der Itemebene (veraltete Items wurden eliminiert, Bilder wurden anschaulicher und farbig gestaltet) als auch auf der Skalenebene durchgeführt (zwei neue Subtests wurden hinzugefügt).

Da die Revision des HAWIK bereits auf die Jahre um 1983 zurückging, musste von Normverschiebungen ausgegangen werden, d. h. von einer Tendenz zur Überschätzung der IQ-Werte der untersuchten Kinder. Durchschnittlich beträgt der Anstieg 0,3–0,5 IQ-Punkte pro Jahr (Flynn-Effekt). Solche Veränderungen müssen zur regelmäßigen Bearbeitung und Neunormierung von Intelligenztests führen.

Die deutsche Bearbeitung des WISC-III von U. Tewes, P. Rossmann und U. Schallberger liegt inzwischen vor.

In der Durchführung des Tests wurde die Reihenfolge der Subtests verändert: Es wird abwechselnd je ein Subtest des Handlungs- und des Verbalteils vorgegeben. Beim HAWIK-III gibt es bis zu vier differenzierte Einstiegsstufen je nach dem Alter der untersuchten Kinder, so dass vor allem die Zeitökonomie berücksichtigt wurde. Daneben wurde aber auch eine so genannte Umkehrregel eingeführt: Löst ein Kind das Item seiner Einstiegsstufe nicht, so werden in umgekehrter Reihenfolge die leichteren Items angeboten, bis das Kind zwei Items in Folge löst.

Es wurden zwei neue Subtests in den HAWIK-III aufgenommen.

Reihenfolge in der Darbietung	
Verbalteil	
Allgemeines Wissen (AW)	2
Gemeinsamkeitsempfinden (GF)	4
Rechnerisches Denken (RD)	6
Wortschatz Test (WT)	8
Allgemeines Verständnis	10
Zahlennachsprechen (ZN)	12
Handlungsteil	
Bilderergänzen	1
Zahlen-Symbol-Test	3
Bilderordnen (BO)	5
Mosaik-Test (MT)	7
Figurenlegen (FL)	9
Symbolsuche (SS)	11
Labyrinth-Test (LAB)	13

Die Beschreibung der Subtests entspricht dem HAWIK-R (siehe S. 253).

Neu hinzugekommen sind:

Symbolsuche: Gepaarte Gruppen von abstrakten Formen und Symbolen, die das Kind daraufhin vergleichen muss, ob beide Gruppen ein gemeinsames Symbol enthalten.

Labyrinth-Test: Eine Serie von unterschiedlich komplexen gezeichneten Labyrinthen, die das Kind zu lösen hat, indem es mit einem Bleistift eine Linie vom Zentrum zum Ausgang zieht.

Die Signierung der Aufgabenantworten des Verbalteils erfolgt meist durch die Vergabe von einem oder zwei Punkten; neben den Lösungskriterien sind viele Beispielantworten im Handbuch zu finden.

Der Normierungsbereich wurde in zweierlei Hinsicht erweitert und ergänzt. Das Altersspektrum reicht jetzt von 6,0–16,11 Jahren; die Normierung

12.4 Psychologische Tests

erfolgte für Deutschland (natürlich einschließlich der neuen Bundesländer), für Österreich und die deutschsprachige Schweiz an insgesamt 1570 Kindern und Jugendlichen. Die Normwerte sind in Viermonatsschritten gestaffelt; in jeder dieser Normgruppen sind damit ca. 40–50 Kinder.

In der Normierung wurden auch verschiedene Schultypen berücksichtigt, und im Hinblick auf die sonderpädagogische Diagnostik wurden bis zu 10% Sonderschüler in einzelnen Jahrgangsstufen in die Normstichprobe aufgenommen.

Die Auswertungsmöglichkeiten wurden standardmäßig erweitert.

Neben dem Gesamt-IQ, dem Verbal-IQ und dem Handlungs-IQ (wie bisher) werden vier Teilleistungsbereiche bestimmt.

Sie bestehen aus folgenden Subtestkombinationen (> Tab. 12.9):

Die referierten Werte zur Reliabilität der Skalen entsprechen in etwa den bekannten Werten aus dem HAWIK-R, d. h. .95 für den Verbal-IQ, .91 für den Handlungs-IQ und .96 für den Gesamt-IQ. Für die vier Teilleistungsbereiche liegen die Reliabilitäten zwischen .85 und .94.

HAWIK-IV

Im Jahr 2003 ist in den USA die neue Version der Wechsler-Tests erschienen, der WISC-IV; die deutsche Version ist 2007 von F. Petermann und U. Petermann erscheinen.

Gegenüber den Vorgängerversionen ist am meisten die bessere theoretische Begründung hervorzuheben. Der WISC-IV bezieht sich ausdrücklich auf

Tab. 12.9 Teilleistungsbereiche – Subtestkombinationen.

Sprachliches Verständnis	Wahrnehmungsorganisation	Unablenkbarkeit	Arbeitsgeschwindigkeit
Allgemeines Wissen	Bilderergänzen	Rechnerisches Denken	Zahlen-Symbol-Test
Gemeinsamkeitenfinden	Bilderordnen	Zahlennachsprechen	Symbolsuche
Wortschatz-Test	Mosaik-Test		
Allgemeines Verständnis	Figurenlegen		

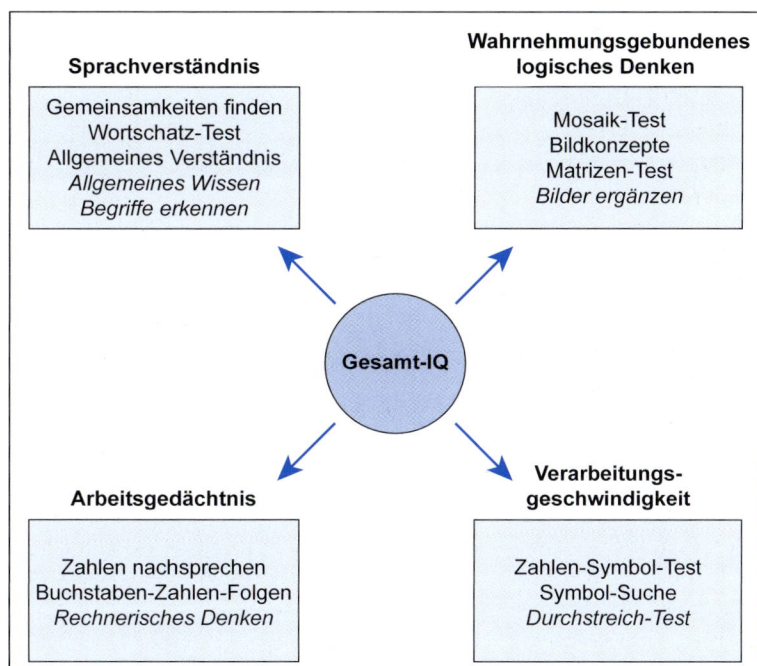

Abb. 12.9 Struktur des HAWIK-IV (Williams et al. 2003, Petermann 2006); die Subtestbezeichnungen sind dem veröffentlichten Test entnommen; die kursiv gesetzten Subtests werden optional durchgeführt.

Tab. 12.10 Beschreibung der Subtests (mit freundlicher Erlaubnis von F. Petermann und U. Petermann, U. 2007, p. 27f).

Abk.	Untertest	Inhaltliche Beschreibung
Kerntests		
MT	Mosaik-Test	Mithilfe von zweifarbigen Würfeln soll das Kind unterschiedlich komplexe Mustervorlagen (Modell oder Bildvorlage) innerhalb einer vorgegebenen Zeitspanne nachbauen.
GF	Gemeinsamkeiten finden	Das Kind soll das Gemeinsame von mündlich vorgegebenen Begriffspaaren benennen oder beschreiben. Die Begriffe beziehen sich auf Konzepte oder Gegenstände des Alltags.
ZN	Zahlen nachsprechen	Dem Kind wird eine Zahlenreihe vorgelesen, die es in derselben Reihenfolge (ZN vorwärts) oder in umgekehrter Reihenfolge (ZN rückwärts) nachsprechen soll.
BK	Bildkonzepte	Das Kind soll aus zwei oder drei Bildreihen (mit je zwei bis vier Bildern) jeweils ein Bild auswählen, um daraus eine Gruppe mit einer gemeinsamen Eigenschaft zu bilden.
ZST	Zahlen-Symbol-Test	Einer Serie einfacher geometrischer Figuren (ZST-A) oder Ziffern (ZST-B) soll das Kind abstrakte Symbole zuordnen. Es zeichnet in einer begrenzten Zeit die Symbole in die dazugehörigen Figuren bzw. unter die Ziffern, indem es einen vorgegebenen Schlüssel verwendet.
WT	Wortschatz-Test	Bei den Bildaufgaben benennt das Kind Objekte, die ihm als Bild vorgelegt werden. Bei den verbalen Aufgaben gibt das Kind Definitionen für die vom Testleiter vorgegebenen Worte.
BZF	Buchstaben- Zahlen-Folgen	Dem Kind wird eine Reihe von Nummern und Buchstaben vorgelesen. Es gibt die Nummern in aufsteigender und die Buchstaben in alphabetischer Reihenfolge wieder.
MZ	Matrizen-Test	Das Kind betrachtet eine unvollständige Matrize und wählt das fehlende Teil aus fünf Antwortmöglichkeiten.
AV	Allgemeines Verständnis	Das Kind beantwortet Fragen, die das Verständnis von allgemeinen Prinzipien und sozialen Situationen oder Regeln erfordern.
SYS	Symbol-Suche	Das Kind vergleicht in einer begrenzten Zeit eine Gruppe von abstrakten Symbolen mit einem Zielsymbol und gibt an, ob sich das Zielsymbol in der Suchgruppe befindet.

Tab. 12.11 Optionale Untertests.

BE	Bilder ergänzen	Das Kind sieht eine Reihe von Bildern und zeigt oder benennt das wichtige Teil/Detail, das auf dem jeweiligen Bild fehlt.
DT	Durchstreich-Test	Das Kind betrachtet eine unstrukturierte beziehungsweise eine strukturierte Bilderanordnung und markiert in einer begrenzten Zeit die Zielbilder (Tiere).
AW	Allgemeines Wissen	Das Kind beantwortet Fragen über allgemein bekannte Ereignisse, Sachverhalte, Orte und Persönlichkeiten.
RD	Rechnerisches Denken	Das Kind löst eine Serie von mündlich vorgegebenen Rechenaufgaben.
BEN	Begriffe erkennen	Das Kind entschlüsselt den allgemeinen Begriff, der mit einer Reihe von Sätzen (Satzteilen) umschrieben wird.

die CHC-Theorie der psychometrischen Intelligenzforschung und bietet dieses Konzept als Interpretationsrahmen an.

Im Grundkonzept des HAWIK-III werden bekanntlich neben dem Gesamt-IQ die Verbal- und Handlungs-IQs ermittelt und vier so genannte Indexwerte, nämlich *sprachliches Verständnis, Wahrnehmungsorganisation, Unablenkbarkeit* und *Arbeitsgeschwindigkeit*.

Diese Indexwerte gewinnen im WISC-IV/HAWIK-IV größere Bedeutung und wurden weiterentwickelt.

HAWIK-III Teilleistungsbereiche	HAWIK-IV Index-Werte
Sprachliches Verständnis →	Sprachverständnis
Wahrnehmungsorganisation →	Wahrnehmungsorganisation und logisches Denken
Unablenkbarkeit →	Arbeitsgedächtnis
Arbeitsgeschwindigkeit →	Verarbeitungsgeschwindigkeit

Die Gruppierung zu einem Verbal- und einem Handlungs-IQ erfolgt nicht mehr, d.h. die Diagnostiker müssen auf (liebgewordene) Gewohnheiten und Interpretationsmuster verzichten.

Aus den vier Indexwerten wird nach wie vor ein Gesamt-IQ ermittelt.

Mit Bezug auf die CHC-Theorie bekommen sowohl das Arbeitsgedächtnis als auch die Verarbeitungsgeschwindigkeit eine zentrale Bedeutung. Wären früher diese Komponenten noch als Stützfaktoren der Intelligenz betrachtet worden, werden sie heute als integraler Bestandteil der Intelligenz gesehen und sollen deshalb in der Diagnostik auch durch mehr Subtests vertreten sein.

Die Struktur und relative Unabhängigkeit der vier Indexwerte ist durch explorative und konfirmatorische Faktorenanalysen der gesamten Normstichprobe bestätigt; die Stabilität der Faktoren konnte durch getrennte Faktorenanalysen für 6 verschiedene Altersgruppen (jeweils zwei Altersjahrgänge) gezeigt werden.

Der Vergleich zwischen WISC-III und WISC-IV bringt erwartungsgemäß wenige Überraschungen. Die Korrelationen zwischen den vergleichbaren Indexwerten und den Gesamt-IQs sind hoch; die Mittelwerte der Indexwerte aus dem WISC-III fallen höher aus als die entsprechenden Mittelwerte aus dem WISC-IV, so wie es aufgrund des Flynn-Effektes zu erwarten war.

Die deutsche Normierung beruht auf einer repräsentativen Stichprobe von Kindern und Jugendlichen aus Deutschland, Österreich und der deutschsprachigen Schweiz; der Altersbereich reicht von 6,0–16,11 Jahren.

Hannover-Wechsler-Intelligenztest für Kinder im Vorschulalter (HAWIVA)

Der **Ha**nnover-**W**echsler-**I**ntelligenztest für das **Vor**schul**al**ter ist eine deutsche Bearbeitung der Wechsler Preschool and Primary Scale of Intelligence.

Die Bearbeitung wird von den Autoren Eggert und Schuck als Experimentalform bezeichnet, da die Normierung nur in begrenztem Umfang durchgeführt wurde (in einigen Altersgruppen bestanden zu kleine Normierungsstichproben). Dennoch hat sich der HAWIVA in der Praxis wie ein korrekt normierter Test durchgesetzt, der für die Intelligenzbeurteilung von Kindern zwischen 4 und 6½ Jahren verwendet wird. Viele Jahre gab es keine adäquatere Alternative zur Intelligenzbeurteilung in dieser Altersgruppe.

Der Test besteht, dem Wechslerschen Konzept folgend, aus einem Verbal- und einem Handlungsteil sowie so genannte Zusatztests (diese Zusatztests sind im amerikanischen Original dem Verbal- bzw. Handlungsteil zugeordnet). In der deutschen Bearbeitung werden diese Tests als Zusatztests aufgenommen, weil sie sich nicht nach den faktorenanalytischen Untersuchungen in den Verbal- bzw. Handlungsteil eingliedern lassen. Erst bei älteren Kindern ist im HAWIK bzw. HAWIK-R diese Zuordnung möglich.

Verbalteil:	Allgemeines Wissen (AW)
	Allgemeines Verständnis (AV)
	Wortschatz-Test (WT)
Handlungsteil:	Labyrinthe (LA)
	Figurenzeichnen (FA)
	Mosaik-Test (MT)
Zusatztests:	Tierhäuser (TH)
	Rechnerisches Denken (RD)

Verbalteil

Allgemeines Wissen: Dieser Subtest erfasst erworbenes allgemeines Wissen, Faktenwissen.

Beispiel: Welches Tier gibt uns Milch?

Allgemeines Verständnis: Dieser Subtest erfordert praktisches Wissen und die Fähigkeit, frühere Erfolge auszuwerten und anzuwenden.

Beispiel: Was machst du, wenn deine Suppe zu heiß ist?

Wortschatz: Es wird die allgemeine Sprachentwicklung und der Bestand an sprachlichen Kenntnissen geprüft, indem das Kind Wörter erklären soll.

Beispiel: Du kennst doch sicher das Wort „Hund"; Hund – was ist das?

Handlungsteil

Labyrinthe: Aus den vorgegebenen Labyrinthen soll mit dem Bleistift der Ausweg gefunden und gezeichnet werden.

Figurenzeichnen: Einfache geometrische Figuren sollen nach Vorlage abgezeichnet werden.

Zur Auswertung liegen im Handbuch viele Beispiellösungen vor.

Mosaik-Test: Aus quadratischen Holzplättchen mit verschiedenen Farben sollen vorgelegte und vorgedruckte Mosaikmuster nachgebaut werden.

Zusatztests

Tierhäuser: Vier verschiedenen Tieren sind in der Vorgabe verschiedenfarbige Stecker zugeordnet. Das Kind soll den weiteren Tierbildern die Stecker mit den richtigen Farben zuordnen.

Rechnerisches Denken: Verschiedene Aufgaben zu Größen und Mengen, zum Abzählen und zu einfachen Additionen und Subtraktionen werden vorgegeben.

Die Auswertung des Tests ist an verschiedenen Stellen nicht befriedigend; es wird auch hier deutlich, dass es sich nur um eine Experimentalform handelt:

Für den Verbalteil und für den Handlungsteil werden die Rohwerte der jeweiligen Subtests addiert und in einen Normwert umgewandelt. Korrekterweise müssten die Normwerte der jeweiligen Subtests addiert werden und in einen Normwert höherer Ordnung (Verbal-, Handlungs-IQ) transformiert werden.

Die Normwerte des HAWIVA sind als C-Werte skaliert, d. h. der Mittelwert ist 5 und die Standardabweichung beträgt 2 (auch ➤ Abb. 12.3). Diese Skala ist für einen Leistungstest sehr grob, trägt aber der Vorläufigkeit der Normierung Rechnung. Eine Umwandlung dieser C-Werte in IQ-Werte wird angeboten, bringt aber auch nur Scheingenauigkeit.

In den Aussagemöglichkeiten wird neben dem Gesamtniveau der Kinder auch der Unterschied zwischen dem Verbal- und dem Handlungsteil beurteilt.

Die Erfahrungen der letzten Jahre zeigen deutlich, dass offensichtlich bei diesem Verfahren eine Normverschiebung stattgefunden hat; der Test ist tendenziell zu leicht.

HAWIVA-III

Hannover-Wechsler-Intelligenztest für das Vorschulalter III

Dieser Test von G. Ricken, A. Fritz, K.D. Schuck und U. Preuß (2007) beruht auf dem WPPSI-III (Wechsler Preschool and Primary Scale of Intelligence) von D. Wechsler (2002).

Der HAWIVA-III kennt die Unterscheidung zwischen obligatorisch durchzuführenden *Kernuntertests* und optional durchzuführenden *zusätzlichen Untertests*.

Die Kernuntertests stellen die Basis für die Ermittlung der Skalenwerte dar. Die zusätzlichen Untertests dienen einerseits der weiteren Differenzierung kognitiver Fähigkeiten. Andererseits bieten sie dem Testleiter Alternativen, wenn die Kinder konkrete Anforderungen nicht erfüllen können (Kinder mit feinmotorischen Störungen können anstelle des Untertests *Kodieren* den Untertest *Symbol-Suche* bearbeiten). Maximal ein Kernuntertest einer Skala kann durch einen zusätzlichen Untertest ersetzt werden.

Der HAWIVA-III kann im Altersbereich von 2,6–6,11 Jahren eingesetzt werden, er ist demnach gerade für die jüngeren Kinder erweitert worden.

In der Altersgruppe von 2,6–3,11 Jahren werden bis zu fünf Subtests durchgeführt; es können drei bis vier Kennwerte ermittelt werden.

Die fünf Subtests

- *Passiver Wortschatz (PW):* Den Kindern wird ein Stimulusbuch mit Bildkarten vorgelegt und das Kind soll auf Aufforderung eines von vier Bildern zeigen: „Zeige mir **Fuß**".
- *Mosaik-Test (MT):* Den Kindern werden aus roten, weißen und rotweißen Steinen einfache Muster aus zwei bis vier Steinen vorgebaut, die sie nachbauen sollen. Ab der Aufgabe 16 dienen

12.4 Psychologische Tests

Tab. 12.12 HAWIVA-III-Subtests (in der Altersgruppe 2,6–3,11 Jahre).

	Verbalteil	Handlungsteil	Gesamtskala	Allgemeine Sprachskala
Passiver Wortschatz (PW)	X		X	X
Mosaik-Test (MT)		X	X	
Allgemeines Wissen (AW)	X		X	
Figuren legen (FL)		X	X	
Aktiver Wortschatz	(X)		(X)	X

Bildkarten als Vorlage. Das Kind hat 30, 45 oder 60 Sekunden Zeit.
- *Allgemeines Wissen (AW):* Das Kind soll einfache Sachfragen beantworten. Die ersten vier Items werden über Bildkarten abgefragt, dann werden verbale Antworten erwartet. „Welche Tiere kennst du?" (Kind muss drei Tiere benennen).
- *Figuren legen (FL):* Aus zwei bis sieben Teilen sollen Bilder (Puzzles) zusammengesetzt werden. Ab dem Item 7 wird die Bearbeitungsgeschwindigkeit mit berücksichtigt.
- *Aktiver Wortschatz (AK):* Mit einem Stimulusbuch werden dem Kind Bilderkarten vorgelegt, die es benennen soll. „Was ist das?"

Dieser Subtest muss nicht obligatorisch durchgeführt werden. Zur Ermittlung des Verbalteils und der Gesamtskala kann er einen anderen verbalen Subtest ersetzen; für die allgemeine Sprachskala ist er notwendig.

In der Altersgruppe von 4,0–6,11 Jahren werden 8 bis 14 Subtests durchgeführt.
- *Mosaik-Test* (MT): siehe S. 258
- *Allgemeines Wissen* (AW): siehe oben
- *Matrizen-Test (MZ):* Die Kinder betrachten eine Vierfeldermatrix und sollen das eine leere Feld mit einer von vier/fünf Antwortalternativen ergänzen.
- *Begriffe erklären (BEL):* Das Kind definiert Wörter, die der Testleiter laut vorliest: „Was ist ein Schuh?" Die Antworten werden nach dem Grad der Genauigkeit mit 0, 1 oder 2 Punkten bewertet.
- *Klassen bilden (KB):* Den Kindern werden Bilder in zwei Reihen gezeigt und sie sollen aus jeder Reihe ein Bild auswählen, so dass ein Paar nach einer gemeinsamen Kategorie gebildet wird.
- *Symbol-Suche (SS):* Die Kinder sollen ein vorgegebenes graphisches Symbol in einer Reihe von Symbolen anstreichen. Die Kinder haben 120 Sekunden Zeit.
- *Begriffe erkennen(BEN):* Anhand einer Umschreibung sollen die Kinder den gesuchten Begriff erkennen. „Errate, woran ich denke. Das ist ein Tier, das macht miau'. Was ist das?"
- *Kodieren (KO):* Die Kinder sollen einfache Striche (waagrecht, senkrecht, Kreis) nach einer festen Zuordnung in einfache geometrische Muster eintragen.
- *Allgemeines Verständnis (AV):* Die Kinder sollen Fragen zum Verständnis allgemeiner Prinzipien und sozialer Situationen beantworten. „Was kann passieren, wenn du etwas Heißes anfasst?"
- *Bilder ergänzen (BE):* Die Kinder sollen in den Bildern wichtige fehlende Teile entdecken, z. B. bei einem Teddybären, dem ein Bein fehlt.
- *Gemeinsamkeiten finden (GF):* Zu einem Begriffspaar sollen die Kinder den Oberbegriff nennen. „Beende, was ich sage. Hunde und Katzen, beides sind …?".
- *Passiver Wortschatz* (PW): siehe S. 258.
- *Figuren legen* (FL): siehe oben.
- *Aktiver Wortschatz* (AK): siehe oben.

Es können insgesamt bis zu fünf *Skalen* gebildet werden.

Normierung

In 10 Bundesländern Deutschlands 960 Kinder und in 6 Kantonen der Schweiz 362 Kinder.

Knaben sind etwas häufiger vertreten als die Mädchen; Geschlechtsunterschiede ergaben sich nur im Subtest *Kodieren* von 4,6–6,5 Jahren zugunsten der Mädchen.

Tab. 12.13 HAWIVA-Subtests (in der Altersgruppe 4,0–6,11 Jahre).

	Verbalteil	Handlungsteil	Verarbeitungsgeschwindigkeit	Gesamtskala	Allgemeine Sprachskala
Mosaik-Test (MT)		X		X	
Allgemeines Wissen (AW)	X			X	
Matrizen-Test (MZ)		X		X	
Begriffe erklären (BEL)	X			X	
Klassen bilden (KB)		X		X	
Symbol-Suche (SS)			X	(X)	
Begriffen erkennen (BEN)	X			X	
Kodieren (KO)			X	X	
Allgemeines Verständnis (AV)	(X)			(X)	
Bilder ergänzen (BE)					
Gemeinsamkeiten finden (GF)	(X)			(X)	
Passiver Wortschatz (PW)					X
Figuren legen (FL)		(X)		(X)	
Aktiver Wortschatz (AK)					X

Kaufman-Assessment-Battery for Children (K-ABC)

Die **K**aufman-**A**ssessment-**B**attery for **C**hildren (K-ABC) ist ein neuartiges Testverfahren, das von A. S. Kaufman und N. L. Kaufman 1983 in den USA veröffentlicht wurde und in deutscher Bearbeitung von P. Melchers und U. Preuss 1991 vorgelegt wurde.

Der Test (s. a. ➤ Tab. 12.14) besticht vor allem durch seine theoretische Basis, die auf aktuellen kognitions- und neuropsychologischen Forschungen beruht.

Im Rahmen der intellektuellen Fähigkeiten gruppiert er die Skalen nach
- ganzheitlichem Denken und
- einzelheitlichem Denken.

Mit *ganzheitlichem Denken* wird ein kognitiver Verarbeitungsstil gekennzeichnet, der eher wahrnehmungsgebunden, räumlich-gestalthaft und simultan ist und der Analogieschlüsse verlangt. Im Gegensatz hierzu ist das *einzelheitliche Denken* eher sequenziell und analytisch; bei ihm steht in den Schlussfolgerungen jeder Aspekt in sachlicher und logischer Beziehung zum vorhergehenden, so dass das folgerichtige Kurzzeitgedächtnis hier beansprucht wird.

Unter neuropsychologischen Aspekten gibt es viele Befunde, vor allem aus dem Erwachsenenalter, die nahe legen, dass mit der Zweiteilung von ganzheitlich und einzelheitlich die dominanten Verarbeitungsstile der rechten bzw. linken Großhirnhemisphäre korrelieren (➤ Kap. 12.2.2).

Natürlich sind sich die Autoren bewusst, dass an realen Denk- und Problemlöseprozessen praktisch immer beide kognitiven Stile beteiligt sind, so dass sich nur ein *relatives* Übergewicht bei bestimmten Aufgaben und Personen ergibt.

Eine weitere diagnostische Dimension ist in die K-ABC mit der Unterscheidung von *intellektuellen Fähigkeiten* und *Fertigkeiten* eingeführt worden: Während die intellektuellen *Fähigkeiten* dem relativ kulturfairen, lernunabhängigen Potenzial entsprechen (siehe auch CFT), das in neuartigen Situationen verlangt wird, werden als so genannte *Fertigkeiten* erworbene Leistungen abgefragt, wie sie gewöhnlich in der Schule gelernt werden (auch *fluid* vs. *crystallized ability*).

Die Skalen der Fähigkeiten erweisen sich in den Untersuchungen als relativ kulturunabhängig, so dass Angehörige verschiedener ethnischer Gruppen und Minderheiten damit besser untersucht werden können, ein Aspekt, der in modernen, multikulturellen Gesellschaften Bedeutung gewinnt.

Aus den Diskrepanzen von Fähigkeiten und Fertigkeiten kann geschlossen werden, wie weit ein

Tab. 12.14 Kaufman-Assessment-Battery for Children-Skalen.

Skalen intellektueller Fähigkeiten	ganzheitlich	einzelheitlich	sprachfrei
Zauberfenster	+		
Wiedererkennen von Gesichtern	+		+
Handbewegungen		+	+
Gestaltschließen	+		
Zahlennachsprechen		+	
Dreiecke	+		+
Wortreihe		+	
Bildhaftes Ergänzen	+		+
Räumliches Gedächtnis	+		+
Fotoserie	+		+
Fertigkeitsskalen Wortschatz Gesichter und Orte Rechnen RätselLesen/Buchstabieren (fakultativ) Lesen/Verstehen			

Kind in seiner Umgebung gefördert wurde, ob es gute Förderpotenziale gibt oder ob ein Kind bereits längst an bzw. über seiner Leistungsgrenze arbeitet (overachiever).

Allerdings warnen die Autoren auch davor, deshalb die intellektuellen Fähigkeiten verkürzt als angeborenes und unveränderbares Potenzial zu interpretieren.

Kurzbeschreibungen der Subtests

Skalen intellektueller Fähigkeiten
Zauberfenster: Geprüft wird die Fähigkeit eines Kindes, ein Objekt zu erkennen und zu benennen, dessen Bild in einer Drehbewegung hinter einem kleinen Schlitz so gezeigt wird, dass das Bild stets nur zu einem kleinen Teil zu sehen ist.

Wiedererkennen von Gesichtern: Geprüft wird die Fähigkeit des Kindes, sich einem oder zwei Gesichtern intensiv zuzuwenden, deren Fotografien kurz dargeboten werden, und die richtigen Personen auf einem Gruppenfoto wiederzuerkennen, das sie in einer anderen Positur zeigt.

Handbewegungen: Geprüft wird die Fähigkeit, präzise die Folge von Bewegungen nachzumachen, die der Versuchsleiter mit seiner Hand vorgibt, indem er die Tischplatte mit Faust, Handfläche oder der Handkante berührt.

Gestaltschließen: Geprüft wird die Fähigkeit, Lücken in einer teilweise unvollständigen „Tintenkleckszeichnung" durch geistige Verarbeitung zu schließen und diese Zeichnung adäquat zu benennen oder zu beschreiben.

Zahlennachsprechen: Gemessen wird die Fähigkeit eines Kindes, eine vom Versuchsleiter vorgesprochene Folge von Zahlen richtig zu wiederholen.

Dreiecke: Geprüft wird die Fähigkeit, eine Anzahl gleicher Gummidreiecke, deren eine Seite blau und die andere gelb ist, so zusammenzulegen, dass diese dem Bild einer abstrakten Figur entspricht.

Wortreihe: Geprüft wird die Fähigkeit, auf die Umrisse von Objekten in derselben Reihenfolge zu zeigen, wie diese vom Versuchsleiter zuvor genannt wurden. Bei Schulkindern wird diese Fähigkeit auch unter Verwendung einer zusätzlichen interferierenden Aufgabe gemessen.

Bildhaftes Ergänzen: Geprüft wird die Fähigkeit, aus einer Auswahl die Abbildung oder die abstrakte Figur auszuwählen, die eine Analogie am besten vervollständigt.

Räumliches Gedächtnis: Geprüft wird die Fähigkeit, sich an die Stellung von Bildern, die nach dem

Zufallsprinzip auf einer Seite angeordnet sind, zu erinnern und sie auf der folgenden Seite den Kästchen in einem Raster zuzuordnen.

Fotoserie: Geprüft wird die Fähigkeit, eine ungeordnete Reihe von Fotografien, die ein Ereignis darstellen, zu organisieren und die Fotografien dann in zeitlich richtiger Reihenfolge anzuordnen.

Fertigkeitsskalen
Wortschatz: Geprüft wird die Fähigkeit des Kindes, den richtigen Namen für einen Gegenstand anzugeben, der auf einer Fotografie abgebildet ist.

Gesichter und Orte: Geprüft wird die Fähigkeit, auf der Grundlage einer Abbildung den Namen einer Comicfigur, einer berühmten Persönlichkeit oder eines bekannten Ortes anzugeben.

Rechnen: Gemessen wird die Fertigkeit, Zahlen zu erkennen, zu zählen, zu rechnen sowie das Verständnis für mathematische Konzepte.

Rätsel: Geprüft wird die Fähigkeit des Kindes, den Namen eines konkreten oder abstrakten sprachlichen Konzepts herzuleiten und zu nennen, von dem ihm einige Charakteristika vorgegeben werden.

Lesen/Buchstabieren: Geprüft wird die Fertigkeit des Kindes, Buchstaben zu erkennen, Wörter zu lesen und auszusprechen.

Lesen/Verstehen: Geprüft wird die Fähigkeit des Kindes, sein Leseverständnis darzustellen, indem es die im zu lesenden Text gegebenen Anweisungen ausführt.

Die K-ABC ist für Kinder im Alter von 2,6 bis 12,5 Jahren normiert; die Normen sind in Dreimonatsschritten gestaffelt. Es wurde versucht, in die Standardisierungsstichprobe verschiedene Bildungsgrade und Schulformen sowie den gesamten deutschen Sprachraum (Deutschland, Österreich, Schweiz und Südtirol [Italien]) einzubeziehen. Darüber hinaus wurden gezielt auch auffällige Kinder aus Erziehungsberatungsstellen und mit medizinischen und/oder psychologischen Diagnosen aufgenommen.

Zur Auswertung werden zunächst die Rohwerte eines jeden Subtests in Skalenwerte umgerechnet; sie sind, wie die Subtests des HAWIK mit dem Mittelwert 10 und der Standardabweichung 3 normiert (auch ➤ Abb. 12.2).

Im nächsten Auswertungsschritt werden die Zusammenfassungen in die Skalen *einzelheitliches* und *ganzheitliches Denken*, sowie *intellektuelle Fähigkeiten* und *Fertigkeiten* vorgenommen und die Summen der Skalenwerte ermittelt. Diese Skalen sind, wie üblicherweise Intelligenzskalen, mit dem Mittelwert 100 und der Standardabweichung 15 normiert.

Auf dieser Ebene können dann diagnostisch relevante Differenzen zwischen diesen Skalen erkannt und die intraindividuellen Stärken und Schwächen innerhalb der zusammengefassten Skalen erkannt werden. Sind in den Fertigkeitsskalen schwächere Leistungen erzielt worden als in den Fähigkeitsskalen, so muss man davon ausgehen, dass das Kind nicht genügend Anregungen aus seiner Umwelt (Familie, Kindergarten, Schule) erhalten hat. Im umgekehrten Fall geht man davon aus, dass ein Kind gut gefördert wurde und eher an seiner Leistungsgrenze oder darüber arbeitet (over-achiever); hier sind Anzeichen chronischer Überforderung zu befürchten.

Als eine zweite Stufe der Interpretation werden die *Profilinterpretationen* vorgeschlagen. Als *Profile* werden hier *Untertestkombinationen* verstanden, die sich durch gemeinsame Merkmalsaspekte auszeichnen.

Interpretationen auf dieser Ebene sind in einem viel engeren Sinne Anwendungen psychologischer Theorie; diese Interpretationen können dringend empfohlen werden.

Die Analyse auf dieser Ebene ist psychologisch vielversprechend, aber auch arbeitsaufwendig. Es kann hier nur die Verwendung von Computerprogrammen angeraten werden, die von Kaufman als „Hypothesengeneratoren" bezeichnet werden; u. U. müssen sich psychologische Dienste an Institutionen diese Auswertesysteme selbst programmieren.

K-ABC-II
Die Kaufman-Assessment Battery for Children (K-ABC-II) ist 2004 in neuer überarbeiteter Version in den USA veröffentlicht worden. Alan S. Kaufman und Nadeen L. Kaufman haben das Verfahren von Anwendungsbereich her erweitert, so dass jetzt Kinder und Jugendliche von 3 bis 18 Jahren untersucht werden können.

Dazu werden wie bei der K-ABC gewohnt, je nach Alter verschiedene Sets von Subtests angeboten.

Das Material ist kindgerecht und motivierend; es ist so gestaltet, dass es als weitgehend kulturfair angesehen werden kann; im amerikanischen Handbuch werden dazu eine Reihe von Untersuchungen mit angehörigen verschiedener Ethnien genannt.

Viel wichtiger aber ist der theoretische Hintergrund des Verfahrens: Es werden jetzt zwei Theorien als Interpretationsrahmen angeboten (dual-theoretical model), das sind namentlich der Ansatz von A. R. Lurija und die CHC-Theorie der Intelligenz (> Tab. 12.15). Der Anwender ist damit aufgerufen, sich explizit für eine Rahmentheorie zu entscheiden, die ggf. von der diagnostischen Fragestellung abhängig sein kann und in der diagnostischen Praxis bedingt, den einen oder anderen Subtest durchzuführen bzw. wegzulassen.

Die neuropsychologische Orientierung von A. Lurija ist bereits bisher in der K-ABC bei der Betonung von zwei Arten mentaler Funktionen herangezogen worden, insbesondere bei der Interpretation der Testteile als *einzelheitliches* bzw. *ganzheitliches Denken*, bzw. in der Ausdrucksweise von Lurija, der *sukzessiven* und der *simultanen Verarbeitung*.

In der K-ABC-II werden jetzt vier Komponenten der Lurija-Theorie bemüht:
- Lernfähigkeit,
- Sequenzielle Verarbeitung,
- Simultane Verarbeitung,
- Planungsfähigkeit.

Sie sind den funktionellen Einheiten II und III zugeordnet.

Als Gesamtwert gibt es einen *Index Mentale Verarbeitung*.

Demgegenüber steht die CHC-Theorie: Kaufman u. Kaufman machen deutlich, dass sie diesem Interpretationsansatz den Vorzug geben.

Aus der Sicht der CHC-Theorie der Intelligenz werden fünf Komponenten angesprochen; es sind fünf Komponenten aus der Schicht II, die in der Terminologie von Cattell und Horn bezeichnet werden:
- Langzeitspeicherung und Abruf (Glr),
- Kurzzeitgedächtnis (Gsm),
- Visuelle Verarbeitung (Gv),
- Fluide Intelligenz (Gf),
- Kristalline Intelligenz (Gc).

Als Gesamtwert gibt es hier den Index fluide kristalline Intelligenz.

Die Komponenten der beiden Theorien sind so weit parallelisiert, dass dieselben Subtests herangezogen werden. Nur für die Komponente *kristalline Intelligenz (Gc)* nach der CHC-Theorie gibt es kein Gegenstück im Lurija-Ansatz, das bedeutet, dass im Rahmen des Lurija-Ansatzes die Subtests zum erworbenen Wissen, nämlich *Rätsel, expressiver Wortschatz* und *sprachliches Wissen* nicht durchgeführt werden.

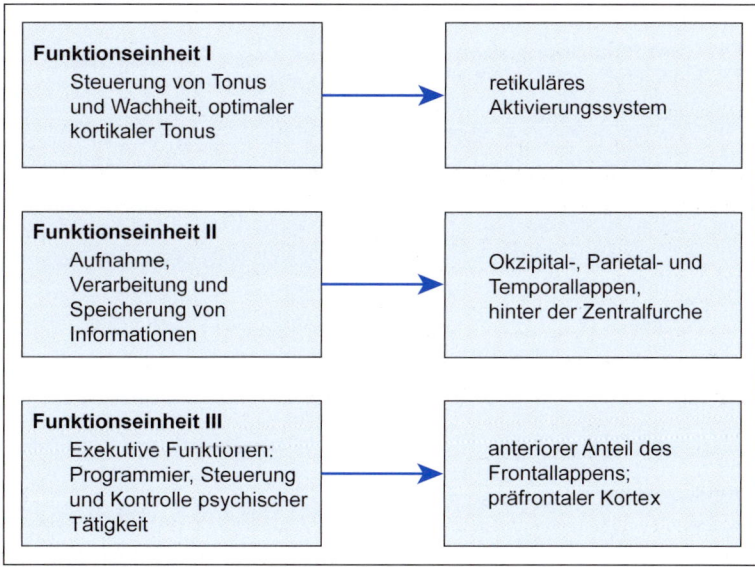

Abb. 12.10 Die drei fundamentalen Funktionseinheiten (Blöcke) und Gehirnstrukturen bei Lurija (1973, dt. 1992).

Tab. 12.15 CHC-Theorie und Lurija-Modell.

pro CHC-Theorie	pro Lurija-Modell
• die Mehrheit der Fälle, • Kinder mit (oder Verdacht auf) Störungen des Lesens, Schreibens oder Rechnens, • Kinder mit geistiger Behinderung, • Kinder mit ADHS, • Kinder mit emotionalen Störungen oder Verhaltensstörungen, • begabte Kinder.	• Kinder mit zwei- oder mehrsprachigem Hintergrund, • Kinder, die kulturellen Minderheiten angehören und von denen man annimmt, dass damit ihr Wissenserwerb und ihre Sprachentwicklung beeinflusst wird, • Kinder mit Sprachentwicklungsstörungen (expressiv, rezeptiv, gemischt), • Kinder mit Autismus, • taube oder schwerhörige Kinder, • wenn der Untersucher eine besondere Affinität zur Lurija-Theorie hat und überzeugt ist, dass erworbenes Wissen bei den kognitiven Scores ausgeschlossen bleiben sollte.

Tab. 12.16 Vergleich von K-ABC und K-ABC-II.

beibehaltene Subtests	neue Subtests	eliminierte Subtests
• Wortreihe • Zahlennachsprechen • Dreiecke • Gesichter erkennen • Rätsel • Handbewegungen • Gestaltschließen • Wortschatz	• Atlantis, Fantasieland • Bilderrätsel • Atlantis, verzögert • Bilderrätsel verzögert • Muster erkennen • Geschichten vervollständigen • Würfel zählen • Rover • Begriffliches Denken • Sprachliches Wissen	• Zauberfenster • Räumliches Gedächtnis • Bildhaftes Ergänzen • Fotoserie • Gesichter und Orte • Rechnen • Lesen • Lesen/Verstehen

Tab. 12.17 Neue Subtests der K-ABC-II.

Atlantis[1]	Es werden Bilder von einzelnen Fantasiefiguren gezeigt; anschließend sollen diese Fantasiefiguren in einer Gruppe von Figuren wiedererkannt werden.
Geschichten vervollständigen	In einer Bildergeschichte fehlt ein Bild. Das Kind soll aus einem von zwei (mehreren) Bildern das fehlende Teil zeigen.
Rover	Ein streunender Hund sucht den kürzesten Weg zum Knochen.
Atlantis, verzögert	Nach einer Zeit von 10–60 Minuten (in Abhängigkeit vom Alter) sollen die Fantasiefiguren wiedererkannt werden.
Expressiver Wortschatz	Es werden Bilder von Gegenständen gezeigt, die zu benennen sind.
Rebus	Abstrakte Zeichen (z.B. ω,¢,Ö) werden Worten zugewiesen. Dann soll eine Zeichenkombination „gelesen" werden (Ö,¢,ω).
Würfel zählen	Komplexere Gebilde sind aus Würfeln zusammengesetzt. Das Kind soll die Anzahl der Würfel zählen.
Muster erkennen	In einer Zeichenreihe fehlt ein Teil und das Kind soll aus mehreren Zeichen das Fehlende einfügen.
Begriffliches Denken	Das Kind sieht vier Bilder und soll entscheiden, welches Bild nicht dazugehört.
Rebus, verzögert	Nach einer Zeit von 10–60 Minuten (in Abhängigkeit vom Alter) sollen Zeichenkombinationen „gelesen" werden.

[1] Es werden noch die amerikanischen Substestbezeichnungen bei Atlantis, Rover und Rebus benutzt.

12.4 Psychologische Tests

Tab. 12.18 Zuordnung der Subtests zu den beiden Interpretationsrahmen.

Lurija-Theorie	CHC–Theorie	Bezeichnung in der K-ABC-II
Lernfähigkeit Atlantis[1] Bilderrätsel	**Langzeitspeicherung und Abruf (Glr)** Atlantis Bilderrätsel	**Lernen / Glr**
Sequenzielle Verarbeitung Zahlennachsprechen Handbewegungen Wortreihe	**Kurzzeitgedächtnis (Gsm)** Zahlennachsprechen Handbewegungen Wortreihe	**Sequenzielles Denken / Gsm**
Simultane Verarbeitung Dreiecke Begriffliches Denken Gesichter erkennen Rover Würfel zählen Gestaltschließen	**Visuelle Verarbeitung (Gv)** Dreiecke Begriffliches Denken Gesichter erkennen Rover Würfel zählen Gestaltschließen	**Simultanes Denken / Gv**
Planungsfähigkeit Muster erkennen Geschichten vervollständigen	**Fluide Intelligenz (Gf)** Muster erkennen Geschichte vervollständigen	**Planerisches Denken / Gf**
	Kristalline Intelligenz (Gc) Rätsel Expressiver Wortschatz Sprachliches Wissen	**Wissen / Gc**
Index Mentale Verarbeitung	**Index fluide kristalline Intelligenz**	

[1] Es werden noch die amerikanischen Subtestbezeichnungen bei *Atlantis*, *Rover* und *Rebus* benutzt.

Snijders-Oomen Non-verbaler Intelligenztest (SON-R 2½–7)

Der *Snijders-Oomen Non-verbale Intelligentest (SON-R 2½–7)* ist ein Einzeltest zur Erfassung der allgemeinen, sprachfreien Intelligenz (s. ➤ Abb. 12.11). Er wurde 1996 in der revidierten Fassung von Tellegen, P. J., Winkel, M. u. Wijnberg-Williams, B. J. veröffentlicht. Das Verfahren beruht auf den Vorarbeiten von Snijders und Snijders-Oomen von 1975, dieses wurde ursprünglich für die psychologische Untersuchung von hörbehinderten und tauben Kindern entwickelt, d. h. die Instruktionen sind so vorgesehen, dass der Testleiter auch non-verbal arbeiten kann, also mit hinweisenden Gesten und Handlungen.

Das prädestiniert auch heute den SON-R 2½–7 für die Diagnostik von Kindern, die sprach- und kommunikationsgestört sind (einschließlich hörgeschädigt/taub) und für die vielen Kinder aus fremdsprachigem Hintergrund.

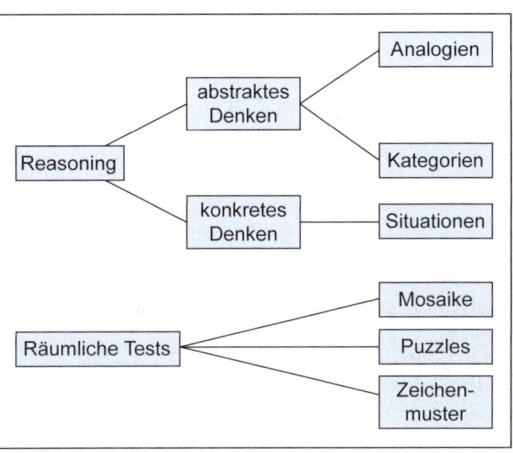

Abb. 12.11 Struktur des SON-R 2 ½–7 (nach P. J. Tellegen, M. Winkel und B. J. Wijinberg-Williams, 1996).

Beschreibung der Subtests:
Subtest 1: Mosaike
Aus quadratischen Plättchen sollen einfache Muster/Formen nachgelegt werden. Bei den einfachen Aufgaben werden rote Quadrate verwendet; bei den

schwierigeren Aufgaben werden rot, gelbe und rot/gelbe Quadrate vorgegeben.

Subtest 2: Kategorien
Das Kind muss vier oder sechs Karten in Gruppen sortieren, bzw. den zugehörigen Kategorien zuordnen, z.B. Blumen – Obst.

Subtest 3: Puzzles
Dreiteilige bis sechsteilige Puzzles sollen mit Vorbild in einem Rahmen nachgelegt oder ohne Vorbild zusammengelegt werden.

Subtest 4: Analogien
Das Kind muss drei, vier oder fünf Steine nach Form und/oder Farbe und/oder Größe in zwei Kästen einsortieren.

Subtest 5: Situationen
Von Zeichnungen ist nur die Hälfte vorgegeben und die fehlenden Teile müssen ergänzt werden. Bei den schwierigeren Aufgaben fehlen ein oder zwei Teile in einer bildhaft dargestellten Situation, sie sollen herausgesucht werden.

Subtest 6: Zeichenmuster
Es werden einfache Strichzeichnungen vorgegeben, die vom Kind nachzumalen sind. Zum Teil werden die Strichzeichnungen frei reproduziert, zum anderen Teil sind sie in einem Punktefeld einzuzeichnen. Zur Auswertung gibt es im Handbuch eine Reihe von Beispiellösungen, durch die die Beurteilung deutlich wird.

Auswertung: Die Rohwerte werden für jeden Subtest in Normwerte umgewandelt mit dem Mittelwert 10 und der Standardabweichung 3 (s.a. HAWIK, K-ABC u.a.). Aus der Summe der standardisierten Subtestwerte wird der IQ bestimmt. Die Normtabellen sind im Monatsabstand (!) ermittelt, so dass sehr gut graduierte Werte vorliegen.

Bisher hat der Diagnostiker die Normen aus der niederländischen Standardisierung von 1996 benutzt. Seit neuestem liegt die deutsche Standardisierung vor (Tellegen, Laros und Petermann, 2007). Die Normierung beruht auf einer Stichprobe von 1027 Mädchen und Jungen aus vier Bundesländern. Die Normierungsgruppen wurden in Altersgruppen von jeweils 6 Monaten hinsichtlich Geschlecht, Wohnregion und Migrationshintergrund überprüft.

Demgegenüber enthalten die Normtabellen (wie bereits in der niederländischen Version) getrennte Normen im Monatsabstand. Dann sind allerdings die einzelnen Normgruppen doch sehr klein.

Die Reliabilitäten sind auf der Ebene der Subtests zufriedenstellend, für die IQ-Werte gut.

Ein orientierender Vergleich zwischen den niederländischen und den deutschen Normen ergibt sehr geringe Unterschiede, so dass auch ohne Abstriche die niederländischen Normtabellen weiterverwendet werden könnten.

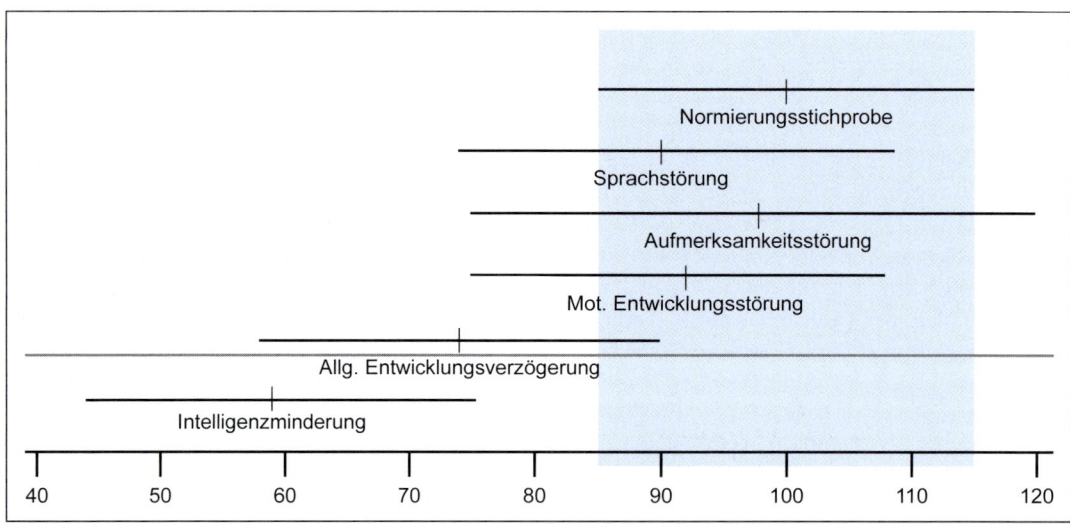

Abb. 12.12 Intelligenztestwerte einiger klinischer Gruppen; Mittelwerte und Standardabweichungen (aus den Normierungsstichproben von Tellegen, Laros und Petermann 2007).

Culture Fair Intelligence Test (CFT 20)

Der Culture Fair Intelligence Test – Scale 2 von R. B. Cattell (1960) liegt in überarbeiteter deutscher Fassung als CFT 20 von R. Weiss (1978) vor.

Nach den Absichten der Testautoren soll mit dem CFT 20 eine valide Diagnose der grundlegenden geistigen Leistungsfähigkeit („g"-Faktor) möglich sein. Von einem „kultur-fairen" Test wird erwartet, dass er frei von Einflüssen des soziokulturellen, erziehungsspezifischen und rassistischen Hintergrundes ist. Es soll dadurch möglich werden, die Ursachen eines niedrigen oder hohen Leistungsniveaus zu verstehen und personspezifische Komponenten von den sozialen, schulischen und milieuspezifischen Komponenten zu trennen.

Natürlich kann auch dieses Verfahren nicht restlos die genannten Bedingungen erfüllen, denn schon der Umgang mit Papier und Bleistift spiegelt beispielsweise schulisches Erleben wider.

Die Testaufgaben sind in vier Gruppen gegliedert und auf zwei Testteile verteilt (> Abb. 12.13):

Reihenfortsetzen
Klassifikationen
Matrizen
Topologische Schlussfolgerungen

Reihenfortsetzen: Eine Serie von drei graphischen Elementen muss durch ein viertes Element fortgesetzt werden. Das vierte Element wird aus fünf Möglichkeiten ausgewählt (multiple choice).

Klassifikation: In einer Reihe von fünf graphischen Elementen haben vier Elemente wesentliche Gemeinsamkeiten, bilden eine Klasse. Das fünfte Element soll als Unpassendes aussortiert werden.

Matrizen: In einer Matrix aus vier Plätzen fehlt eine Stelle. Durch logische Multiplikation (s. S. 268) muss die Stelle gedanklich ergänzt und aus einer Reihe von fünf Elementen ausgewählt werden.

Topologische Schlussfolgerungen: Es müssen topologische Relationen allgemein erkannt werden; diesen Bedingungen entsprechend ist ein Element aus fünf Elementen auszuwählen.

Im Teil 2 des Tests werden in der gleichen Reihenfolge die vier Skalen nochmals angeboten, entweder nach einer kurzen Pause oder an einem anderen Tag.

Der Test ist für Kinder von 8,6 bis 18 Jahren normiert. Neben den Altersnormen sind noch Normen für die Klassenstufen und die Schulzugehörigkeit ermittelt worden. Die Standardisierung erfolgte in der Bundesrepublik Deutschland, die damalige Verteilung der Schulformen wurde berücksichtigt. Der Test ist hinsichtlich seiner Reliabilität sehr gut. Eine differenzierte Interpretation nach den vier Skalen und den beiden Testteilen wird im Handbuch nicht nahegelegt.

Eine Vielzahl empirischer Untersuchungen zeigt den CFT als brauchbares Instrument zur Beurteilung pädagogischer Maßnahmen (z. B. eines kognitiven Trainings) bei normal begabten und lernbehinderten Kindern.

Auch im Überweisungsverfahren an Sonderschulen wird der CFT häufig eingesetzt, leider gelegentlich auch als einziges Intelligenztestverfahren. Der Einsatz in diesem Entscheidungsfeld ist möglich, da gerade im unteren Leistungsbereich der CFT 20 gut differenziert.

In den letzten Jahren erweist sich der CFT wegen seiner relativen Kulturunabhängigkeit als ein geeignetes Instrumentarium zur Untersuchung fremdsprachiger Kinder.

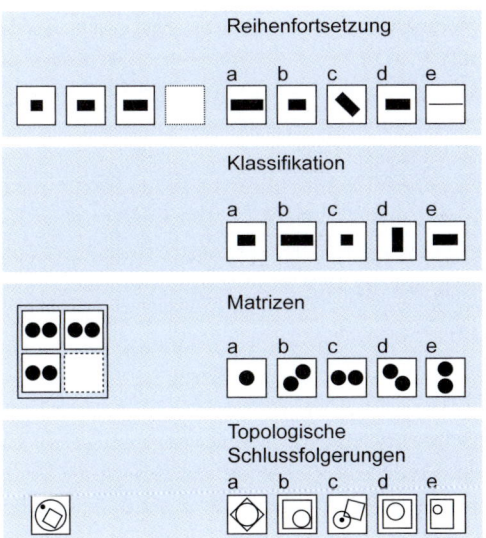

Abb. 12.13 Bildbeispiele aus dem Culture Fair Intelligence Test (CFT 20).]

Raven-Matrizentests

Erstmals im Jahr 1938 hat J. C. Raven einen so genannten Matrizentest veröffentlicht, die *Standard*

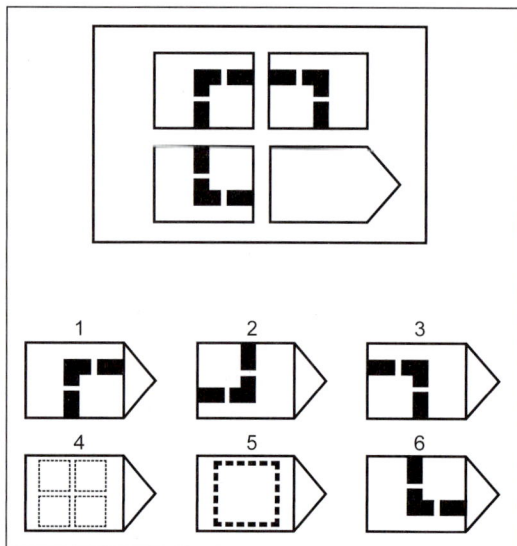

Abb. 12.14 Bildbeispiel aus der Serie AB der Coloured Progressiven Matrizen (CPM).

Progressiven Matrizen (SPM). Als Matrix bezeichnet man dabei eine geometrische Anordnung oder Darstellung, die durch visuelle oder logische Analyse in der horizontalen *und* in der vertikalen Richtung gleichzeitig zu lösen ist. Der Vorgang wird meist als logische Multiplikation bezeichnet (➤ Abb. 12.14).

Dieser Test besteht aus 5 Serien (A, B, C, D und E) von jeweils 12 Aufgaben, die innerhalb jeder Serie der Schwierigkeit nach geordnet sind.

Für klinische Zwecke und für die Anwendung bei jüngeren Kindern wurden ebenso wie zur Anwendung bei alten Menschen die *Coloured Progressiven Matrizen (CPM)* entwickelt. Die Aufgabenserien A und B aus den Standard Progressiven Matrizen wurden durch eine Serie AB ergänzt und das Material farbig gestaltet. Die Serie AB ist in ihrem Schwierigkeitsgrad zwischen den Serien A und B angesiedelt. Die CPM wurden 1949 veröffentlicht, 1956 neu geordnet und revidiert.

In Deutschland existiert noch eine Serie von 10 sehr leichten Aufgaben, die den CPM vorgeschaltet werden können. Sie sind im allgemeinen Gebrauch als *warming up* einsetzbar oder für die Diagnostik von lern- oder geistig behinderten Kindern gedacht. Für diese zwei Gruppen existieren Normen im Rahmen der *Testbatterie für geistig behinderte Kinder (TBGB, s. u.)*. Diese Serie von 10 sehr leichten Aufgaben heißt *Bunte Matrizen (BM)*.

Für höher begabte Menschen wurde eine insgesamt schwierigere Version, die *Advanced Progessiven Matrizen (APM)* entwickelt.

Die CPM gelten als Test zur Messung der allgemeinen Intelligenz („g"-Faktor nach Spearman); er ist sprachfrei, gilt als kulturfrei, ideologieunabhängig und unbeeinflussbar durch den sozioökonomischen Status.

Der Anwendungsbereich des Tests ist weit gestreut. Es wurden Vergleichsuntersuchungen mit motorisch Behinderten, Sehbehinderten, Hörbehinderten und psychisch Gestörten durchgeführt. Im Gesamtergebnis konnte eine relative Unabhängigkeit von den spezifischen Störungen festgestellt werden.

Eine relevante Ausnahme ergibt sich bei Personen mit zerebralen Dysfunktionen, bei denen es aufgrund der „allgemeinen Gestaltschwäche" nicht zum adäquaten Ausdruck ihrer Allgemeinbefähigung kommt. Zahlreiche Untersuchungen belegen diesen Sachverhalt, so dass die CPM in den 50er- und 60er-Jahren häufig zur Differenzierung von hirngeschädigten und nicht hirngeschädigten Menschen eingesetzt wurden.

Anhand der CPM sollen kurz Möglichkeiten der **Fehleranalyse** dargestellt werden, denn durch sie kann es gelingen, jenem Prozess auf die Spur zu kommen, der Kinder zu *andersartigem Denken* veranlasst. Gleichzeitig sind wir überzeugt, dass durch Fehleranalysen Förderansätze gewonnen werden können.

Bei den CPM gibt es zwei relevante Fehlerklassen:
- Fehler durch Gestaltschließung,
- Raum-Lage-Fehler.

Fehler durch Gestaltschließung: Dieser Fehler ist eine extrem seltene Alternative. Die Kinder geben hier die Lösungsgestalt in verkleinerter Form wieder und halten das als ihre Lösung fest (Alternative 5 in ➤ Abb. 12.14).

Dieser Fehler kommt normalerweise bei sehr kleinen Kindern vor, für die allerdings der Test noch nicht vorgesehen ist.

Bei vielen Kindern, speziell bei impulsiven Kindern, werden diese Alternativen gezeigt; die Kinder korrigieren sich spontan und zeigen dann eine bessere Antwort.

Die Auftretenswahrscheinlichkeit von zweien (oder mehr) dieser Fehler ist geringer als 1%, so dass hier schnell diagnostische Relevanz erreicht ist.

Raum-Lage-Fehler: Dieser Fehler ist nicht so selten wie der Fehler durch Gestaltschließung, er ist also ein weniger schwerwiegender Fehler!

Der Patient gibt eine Alternative an, die mit der korrekten Lösung gestaltidentisch ist, aber in der räumlichen Orientierung gedreht oder geklappt ist (Alternativen 1, 3 und 6 in ➤ Abb. 12.14).

Es ist möglich, dass in den CPM bei 21 (von 36) Aufgaben dieser Fehler gezeigt wird, so dass eine Skalierung und damit die Angabe eines diagnostisch relevanten Grenzwertes erfolgen kann (Dacheneder, 1981).

Eigene Verlaufsbeobachtungen zeigen, dass die Fehler durch Gestaltschließung früher vorkommen und bei behinderten Kindern nach 1–2 Jahren durch die Raum-Lage-Fehler abgelöst werden; erst danach werden einige Zeit später korrekte Lösungen gewählt. Das bedeutet, dass auch durch die Veränderung der Fehlerarten ein Entwicklungsvorgang zum Ausdruck kommen kann.

Wir empfehlen deshalb die Anwendung dieses Verfahrens bei zerebral geschädigten Kindern gerade wegen der Möglichkeit der Fehleranalyse; ihr kognitives Anderssein kann so beschrieben werden.

Neue Normierungen zur SPM liegen seit 1998 und zur CPM seit 2002 vor.

Testbatterie für geistig behinderte Kinder (TBGB)

Die **T**est**b**atterie für **g**eistig **b**ehinderte Kinder (TBGB) von Bondy, Cohen, Eggert und Lüer wurde 1969 erstmals veröffentlicht.

Die TBGB ist eine Zusammenstellung von sieben Testverfahren, die zum Teil auch als Einzeltests Verwendung gefunden haben:

CMM	Columbia Mental Maturity Scale
BM+CPM	Bunte und Progressive Matrizen (s. o.)
PPVT	Peabody Picture Vocabulary Test
BA	Befolgen von Anweisungen
KP	Kreise Punktieren
LOS	Hamburger Version der Lincoln Oseretzky Motor Development Scale (➤ Kap. 12.4.6)
VSMS	Vineland Social Maturity Scale

Die CMM umfasst Aufgaben zur Klassifikation. Beispielsweise soll aus einer Reihe von drei Dreiecken und einem Viereck herausgefunden werden, welche Form nicht dazugehört.

Der PPVT ist ein Bilderwortschatztest. Präsentiert werden dabei Seiten mit jeweils vier Abbildungen; das Kind soll ein Bild davon nach Aufforderung zeigen, etwa aus vier Gesichtern mit verschiedenem Ausdruck dasjenige auswählen, das Freude zeigt.

Beim BA sollen die Kinder ein- und mehrteilige Aufträge erfüllen. Beispiel: „Nimm das Auto und die Puppe und lege beides auf den Tisch."

Die VSMS soll eine Abschätzung des sozialen Entwicklungsstandes erlauben, indem Fertigkeiten der Selbstständigkeit beobachtet werden, z. B. das Ausziehen der Kleidung.

Die Besonderheit dieses Verfahrens liegt darin, dass es an geistig behinderten und lernbehinderten Kindern normiert wurde. Das bedeutet, dass die Aussagemöglichkeiten auf diese speziellen Normierungsgruppen zu beziehen sind; es werden also keine IQ-Werte (oder andere Quotienten) gebildet, sondern ein Kind wird als über- oder unterdurchschnittlich in Bezug auf die Gruppe der geistig Behinderten klassifiziert. Der Mittelwert wird mit dem T-Wert 50 bei einer Standardabweichung von 10 gebildet (auch ➤ Abb. 12.3)

Die Normierungsangaben über die Gruppe der Lernbehinderten sind nur eingeschränkt verfügbar (Mittelwerte und Standardabweichungen). Diese Angaben erlauben aber die diagnostische Unterscheidung zwischen dieser Gruppe und den geistig behinderten Kindern (➤ Abb. 12.6).

Bei der Auswahl der kognitiven Tests ist kritisch anzumerken, dass sie ausschließlich im Antwortmodus des Multiple-choice konstruiert sind. Das hat zur Folge, dass Probleme und Störungen, die in der freien Produktion von Lösungen liegen, z. B. dyspraktische Störungen, überhaupt nicht miterfasst werden können.

Da wir davon ausgehen, dass die Probleme mit der freien Produktion von Lösungen bei vielen geistig behinderten Kindern in Schule und Alltag eine große Rolle spielen, ist die Validität im Sinne von Alltagstauglichkeit eingeschränkt. Die Testergebnisse führen aus diesem Grund zu einer tendenziellen Überschätzung der Kinder.

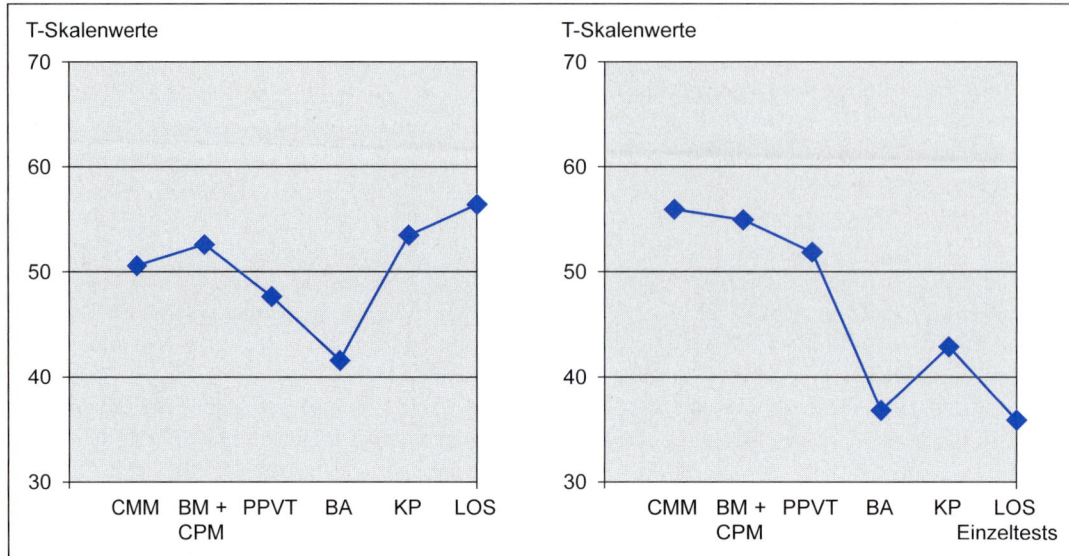

Abb. 12.15 Profil eines geistig behinderten Kindes (links) und Profil eines lernbehinderten Kindes mit spezifischen motorischen Schwächen in der Testbatterie für geistig behinderte Kinder (TBGB). Man beachte, wie gering die Unterschiede der beiden Profile in den kognitiven Tests sind! Abkürzungen siehe Kasten S. 269.

Die Normierung der TBGB erfolgte 1965–1967 an Kindern im Alter von 7 bis 13 Jahren (9 bis 13 Jahre bei den Lernbehinderten). Wir müssen heute damit rechnen, dass diese Normen nicht mehr sehr zuverlässig sind, sondern zu Überschätzungen führen [42, 111, 114, 121, 134, 136, 144, 149, 153, 154, 156, 157, 165, 193].

12.4.4 Tests zur Sprachentwicklung

Elternfragebögen für die Früherkennung von Risikokindern (ELFRA)

Die Elternfragebögen von H. Grimm und H. Doil wurden 2000 veröffentlicht, sie dienen der Früherkennung von Risikokindern. Aus den Erfahrungen mit den Früherkennungsuntersuchungen („Gelbes Heft") wurde deutlich, dass diese bestenfalls ansatzweise geeignet sind, frühe Auffälligkeiten in der Sprach- und Kommunikationsentwicklung zu identifizieren, um diese Kinder dann ausführlicheren Entwicklungsuntersuchungen und der Einleitung einer Behandlung früher Störungen zuzuführen.

Da Mütter/Eltern in der Regel sehr gute Auskünfte über die Entwicklung ihrer Kinder geben können, wenn sie nur geeignet befragt werden, wurde ein Instrument entwickelt, das differenziert die Kommunikations- und Sprachentwicklung im Alter von einem Jahr und im Alter von zwei Jahren erfassen soll.

Im Elternfragebogen **ELFRA-1** werden die Bereiche
- Sprache (zusammengesetzt aus „produktiver Wortschatz" und „Produktion von Lauten"),
- Sprachverständnis,
- Gesten,
- Feinmotorik

erfasst.

Im Elternfragebogen **ELFRA-2** werden die Bereiche
- Produktiver Wortschatz,
- Syntax,
- Morphologie

abgefragt.

ELFRA-1

Wortschatz (produktiv): Es wird eine Wortschatzliste von 164 Wörtern vorgegeben; diese Wortschatzliste ist in 13 semantische Kategorien geordnet [von Menschen (Mama, Baby, Doktor ...), Tiere (Hase, Wau-Wau, Schwein ...), ... Haushaltsgegenstände (Brille, Dose, Flasche...) ... Tätigkeiten (bauen, essen, waschen ...)]. Die Eltern sollen angeben, ob ihr Kind diese Wörter versteht und ob es sie versteht und spricht.

Produktion von Lauten: Dieser Bereich gehört zu den sprachspezifischen Vorläuferfähigkeiten. Es werden Fragen vorgelegt zur gerichteten Aufmerksamkeit und Nachahmung von Reimen, Musik usw. (Beispiel: „Mein Kind singt oder summt von sich aus"), zur Nachahmung von Geräuschen, kanonischen Lallsequenzen usw. (Beispiel: „Mein Kind macht Geräusche nach wie Husten, Telefonklingeln, Motorgeräusche usw."), und zum so genannten Spielen mit Sprache (Beispiel: „Mein Kind probiert für sich verschiedene Wörter aus, die es kennt.").

Sprachverständnis (rezeptiver Wortschatz und Reaktion auf Sprache): Der rezeptive Wortschatz wird mit der Wörterliste s.o. erfasst.

Die Reaktion auf Sprache zeigt sich in einfachen Verhaltensäußerungen auf sprachliche Angebote (Beispiel: „Mein Kind reagiert auf seinen Namen, indem es sich herumdreht und den Sprecher/die Sprecherin anschaut.").

Gesten: Sie bilden eine Art Brückenfunktion für den Übergang von der vorsprachlichen Fähigkeit zum produktiven Wortschatz. Insgesamt werden 30 Gesten abgefragt, die zu den Spielen (Beispiel: „Auf die Frage ‚wie groß ist [Name des Kindes]?' streckt mein Kind den Arm in die Höhe, um anzuzeigen, wie groß es ist"), referenzielle Gesten (Beispiel: „Mein Kind zeigt auf einen Gegenstand, den es haben möchte"), konventionellen Gesten (Kopfschütteln, Nicken), Nachahmung von Erwachsenentätigkeiten (Beispiel: „Die Puppe/den Teddy ins Bett bringen") usw.

Feinmotorik: In 13 Fragen werden einfache handmotorische Tätigkeiten ermittelt, die die Kinder ohne fremde Hilfe gezeigt haben (Beispiel: „Kann ihr Kind *mit jeder Hand* einen Gegenstand aufnehmen? *Beispiel:* Das Kind nimmt mit jeder Hand ein Klötzchen vom Tisch.").

Für die vier erfassten Entwicklungsbereiche sind Grenzwerte ermittelt worden, die jenem Leistungsniveau entsprechen, das von 80% der Altersstichprobe erreicht wird.

Identifizierte Risikokinder können längsschnittlich mit 24 und 36 Monaten mit dem ELFRA-2 und dem *Sprachentwicklungstest für zweijährige Kinder (SETK-2,* Grimm, 2000) nachuntersucht werden. Falsch positive Diagnosen können so korrigiert werden; falsch negative Diagnosen treten hinreichend selten auf (Spezifität 74%).

Der ELFRA-1 kann im produktiven und rezeptiven Wortschatz bis zum Alter von 18 Monaten wiederholt werden.

ELFRA-2

Produktiver Wortschatz: Es wird eine Wortschatzliste aus 260 Wörtern vorgegeben (die Wortschatzliste aus ELFRA-1 plus 96 weitere Wörter aus weiteren Kategorien wie Fragewörter, Mengenwörter, Präpositionen usw.).

Syntax: Mit einer so genannten Passierfrage wird festgestellt, ob das Kind überhaupt Zwei- und Mehrwortkombinationen verwendet. Wenn diese Frage verneint werden muss, dann endet hiermit der Fragebogen.

Fragen zur Syntax können qualitativ unterschiedlich ausfallen und werden deshalb mit verschiedenen Punktzahlen signiert.

Beispiel: „Wenn ihr Kind sagen will, wo sich etwas befindet oder befinden sollte, sagt es dann so etwas **Ähnliches wie**
- Papa Garten
- Papa ist im Garten
- Papa weg
- Papa ist weg
- Mein Kind sagt so etwas noch nicht."

Signierungsbeispiel:

Mein Kind sagt so etwas noch nicht	0 Punkte
Papa Garten	1 Punkt
Papa weg	1 Punkt
Papa ist im Garten	2 Punkte
Papa ist weg	2 Punkte

Morphologie: Es wird abgefragt, ob das Kind semantische Bedeutungen wie Besitz, Mehrzahl, Vergangenheit und Tätigkeiten sprachlich kenntlich machen kann.

Beispiel: „Hat ihr Kind schon begonnen, die Mehrzahl zu bilden (z.B. *Kinder, Schuhe, Häuser* oder auch *Kindern, Schuhen, Häusers*)?"

Auch für diese Sprachbereiche werden Grenzwerte für Risikokinder angegeben, beispielsweise ist ein produktiver Wortschatz von 50 Wörtern im Alter von 24 Monaten auffällig.

Die Reliabilität ist im ELFRA-2 sehr gut, die Validität der mütterlichen Antworten ist gegeben, das zeigt sich in den hohen Interkorrelationen der einzelnen Sprachbereiche und den Korrelationen mit anderen Entwicklungstesten, so wie es von der Literatur her zu erwarten ist.

Die prädiktive Validität für den Sprachentwicklungsstand mit 36 Monaten ist vorhanden. Dabei ist aber zu berücksichtigen, dass die Kinder mit verzögerter Sprachentwicklung im Alter von 18 und 24 Monaten („late talkers", „späte Sprecher") nicht alle eine dauerhafte Sprachentwicklungsstörung entwickeln werden. Dieser Zusammenhang ist in der Literatur oft berichtet worden: Von den „late talkers" mit 24 Monaten werden ca. 50% der Kinder sprachentwicklungsgestört mit 3–4 Jahren sein, während die anderen ca. 50% „late bloomers" sind. Das bedeutet, dass bei einem auffälligen Kind mit 24 Monaten neben weiterer Diagnostik (Hören!) konsequent Kontrolluntersuchungen veranlasst werden sollten.

Wie bereits zum ELFRA-1 erwähnt, ist die Spezifität dieser Fragebögen hoch, d. h es werden wenige Risikokinder übersehen, die Sensitivität ist aber wegen der „late bloomers" geringer.

Psycholinguistischer Entwicklungstest (PET)

Der **P**sycholinguistische **E**ntwicklungs**t**est (PET) von M. Angermaier (1974) ist die deutsche Version des *Illinois Test of Psycholinguistic Abilities (ITPA)* von Kirk und McCarthy. Der Test wurde ursprünglich entwickelt, um die kognitiven Fähigkeiten geistig behinderter Kinder zu messen und pädagogische Maßnahmen einzuleiten.

Die theoretischen Grundlagen lieferte das Kommunikationsmodell von Osgood (1957). Dieses Modell postuliert drei Ebenen kognitiv-sprachlicher Funktionen:

1. Ebene der Kommunikationskanäle: Damit sind in erster Linie die Sinnesorgane und die expressiven Organe, die die kommunikative Antwort gewährleisten, gemeint.
2. Ebene der psycholinguistischen Prozesse: Zu den *rezeptiven* Prozessen gehören das Erkennen und Verstehen. Unter *Organisations- und Vermittlungsprozessen* versteht man die interne Manipulation von Wahrnehmung, Konzepten und linguistischen Symbolen. Die *expressiven* Prozesse sind die Fertigkeiten, die es ermöglichen, dass Ideen stimmlich, gestisch oder mimisch ausgedrückt werden.
3. Organisationsebene: Der Grad der Automatisierung oder Habituation psycholinguistischer Abläufe. Auf der *Repräsentationsstufe* werden Symbole als Träger der Bedeutung eines Gegenstandes benutzt, und auf der *Integrationsstufe* laufen weniger reflektierte und willentliche Reaktionen ab, also Automatismen, Sequenzbildung und Wahrnehmungsgeschwindigkeit.

Entsprechend dieser Rahmenvorstellung werden beim PET die einzelnen Subtests geordnet (wenn auch etwas anders gegliedert):

Tests auf der Repräsentationsstufe:

A. Rezeptiver Prozess (Entschlüsselung)
   Wortverständnis (WV)
   Bilder deuten (BD)
B. Organisations- und Vermittlungsprozess (Assoziation)
   Sätze Ergänzen (SE)
   Bilder Zuordnen (BZ)
C. Expressiver Prozess (Verschlüsselung)
   Gegenstände Beschreiben (GB)
   Gegenstände Handhaben (GH)

Tests auf der Integrationsstufe:

A. Automatik
   Grammatik-Test (GT)
   Wörter Ergänzen (WE)
   Laute Verbinden (LV)
   Objekte Finden (OF)
B. Sequenzen
   Zahlenfolgen-Gedächtnis (ZFG)
   Symbolfolgen-Gedächtnis (SFG)

Kurze Beschreibung der Subtests:

Wortverständnis: Es wird die Fähigkeit festgestellt, Gehörtes zu verstehen. Ein vorgelesener Satz muss mit ja oder nein beantwortet werden.

Beispiel: Können Berge niesen? Können Tempel einstürzen?

Bilder deuten: Es wird geprüft, ob ein Kind in der Lage ist, optisch dargebotene Information zu erfassen. Es werden Bildassoziationen verlangt.

Sätze ergänzen: Es wird die Fähigkeit geprüft, aus Gehörtem Beziehungen abzuleiten, Beziehungen zu stiften.

Beispiel: Berge sind hoch, Täler sind …?

Bilder zuordnen: Jetzt wird die Fähigkeit geprüft, aus Gesehenem Beziehungen abzuleiten. Das Kind hat ein Bild mit vier Antwortobjekten zu vergleichen, von denen eines zum Reizobjekt passt.

Gegenstände beschreiben: Dem Kind werden vier bekannte Gegenstände vorgelegt, und es soll hierüber alles erzählen. Es müssen also Gedanken in Worten ausgedrückt werden.

Gegenstände handhaben: Das Wissen um den Gebrauch von Gegenständen soll durch Gesten zum Ausdruck gebracht werden. Es werden dazu die Fotos von 15 Objekten gezeigt.

Grammatik-Test: Es wird die Fähigkeit geprüft, syntaktische und grammatische Regeln automatisch zu benutzen.
Beispiel: Dieses Pferd ist *groß*. Aber dieses Pferd ist noch …?

Wörter ergänzen: Nach dem Vorsprechen von Wörtern sollen die ausgelassenen Laute ergänzt werden.
Beispiel: Flugzeu/. Wie heißt das Wort richtig?

Laute verbinden: Die Laute eines Wortes werden isoliert gesprochen, und das Kind muss das ganze Wort erkennen und aussprechen.
Beispiel: a-l-t ; F-isch

Objekte finden: Auf einem Bildstreifen müssen verschiedene versteckte Gegenstände innerhalb von 30 Sekunden gesucht werden, z. B. Schuhe.

Zahlenfolgen-Gedächtnis: Ziffernfolgen von 2–7 Ziffern werden vorgelesen, und das Kind soll sie aus dem Gedächtnis reproduzieren.

Symbolfolgen-Gedächtnis: Geometrische Symbole werden auf Bildkarten für 5 Sekunden gezeigt und sollen dann nachgelegt werden.

Einige der Subtests werden sprachfrei durchgeführt, da hier nicht nur die Sprachbenutzung geprüft wird, sondern auch jene non-verbalen kognitiven Prozesse, die für die sprachliche Entwicklung von Bedeutung sind.

Bei der Testdurchführung ist besondere Vorsicht geboten, denn es sind in Abhängigkeit vom Alter differenzierte Testanfänge je Subtest vorgesehen, so dass die älteren Kinder nicht mit allen leichteren Items getestet werden.

Der PET ist für Kinder von 3,0 bis 9,11 Jahren normiert. Die Normtabellen sind in 3-Monatsschritte gegliedert, getrennt nach Geschlecht. Die Rohwerte werden in T-Werte umgewandelt, mit dem Mittelwert 50 und der Standardabweichung 10.

Es ist ein Maß für die gesamte psycholinguistische Entwicklung vorgesehen, das als Mittelwert aus den T-Werten der Subtests gebildet wird. Auch ein Profil kann dargestellt werden.

Die Reliabilitäten sind im Allgemeinen hoch, bei einzelnen Subtests aber nur befriedigend.

Der Psycholinguistische Entwicklungstest ist relativ weit verbreitet. Kritisch ist heute anzumerken, dass die Normierung inzwischen veraltet ist und deshalb mit entsprechender Vorsicht zu behandeln ist. Ebenso muss die theoretische Basis dieses Verfahrens heute als weitgehend überholt betrachtet werden; neuere Verfahren werden deshalb auf psycho- und neurolinguistischer Grundlage entwickelt.

Heidelberger Sprachentwicklungstest (H-S-E-T)

Der H-S-E-T wurde von H. Grimm und H. Schöler 1978 veröffentlicht und 1991 verbessert.

Die Autoren beziehen sich ausdrücklich auf linguistische und entwicklungspsychologische Grundlagen. Sprache wird als grammatisches System *und* als kommunikatives Handeln verstanden. Die Beherrschung des grammatischen Systems wird als sprachlich-linguistische Kompetenz bezeichnet und das kommunikative Handeln als sprachlich-pragmatische Kompetenz.

Die linguistische Grammatik beschäftigt sich mit den drei Bereichen
- Phonologie,
- Syntax (+ Morphologie) und
- Semantik (s. o.).

Diesen sind die Komponenten *Phonem*, *Morphem* (➤ Kap. 14.2), *Wort* und *Satz* zugeordnet, wobei der Satz als die klassische Grundeinheit gelten darf.

Die interpersonelle Grammatik oder Pragmatik umfasst das System von Regeln, das dem Sprecher die Verständigung mit anderen und zugleich die Selbstverständigung ermöglicht. Ihre Grundeinheit ist der *Sprechakt*.

Nach diesen Komponenten gegliedert ist der H-S-E-T aus 13 Subtests aufgebaut:

A. **Satzstruktur**
  1. Verstehen grammatischer Strukturformen
  2. Imitation grammatischer Strukturformen
B. **Morphologische Struktur**
  1. Plural-Singular-Bildung
  2. Bildung von Ableitungsmorphemen
  3. Adjektivableitungen

> **C. Satzbedeutung**
> 1. Korrektur semantisch inkonsistenter Sätze
> 2. Satzbildung
>
> **D. Wortbedeutung**
> 1. Wortfindung
> 2. Begriffsklassifikation
>
> **E. Interaktive Bedeutung**
> 1. Benennungsflexibilität
> 2. In-Beziehung-Setzen von verbaler und nonverbaler Information
> 3. Enkodierung und Rekodierung gesetzter Intentionen
>
> **F. Integrationsstufe**
> 1. Textgedächtnis

A.1. Verstehen grammatischer Strukturen
Der Subtest gibt Auskunft über das erworbene grammatische (linguistische) Regelwissen, indem überprüft wird, wie ein Kind verschieden komplexe Sätze versteht.
Beispiel: „Die Mutter wird von dem kleinen Kind gewaschen." Bei oberflächlicher, wahrnehmungsgebundener Strategie wird fälschlich „Die Mutter wäscht das kleine Kind" verstanden.

A.2. Imitation grammatischer Strukturformen
Bei diesem Subtest müssen vorgegebene Sätze reproduziert werden. Bewertet wird vor allem die grammatische Exaktheit in der Wiederholung, es geht natürlich auch Genauigkeit der Artikulation ein.

B.1. Plural-Singular-Bildung
Dem Kind werden auf Bildtafeln einzelne Zeichnungen vorgelegt, die vom Testleiter benannt werden (zum größten Teil Kunstwörter); sie sollen dann in der Mehrzahl benannt werden und umgekehrt.
Beispiel: „Ein Buch, zwei …?; ein Naloß, zwei …?; viele Plabeln, ein …?"

B.2. Bildung von Ableitungsmorphemen
Es wird die Fähigkeit geprüft, von einem Stammwort aus verschiedene regelhafte Ableitungen vorzunehmen. Die Aufgabe wird mit Bildern verdeutlicht.
   Beispiel: „Der Mann arbeitet. Er backt. Wie kann man denn zu einem Mann sagen, der sehr viel backt? Der Mann ist ein …?
Und das ist die Frau vom Bäcker. Die Frau backt auch sehr viel. Die Frau ist eine …?
Wo backt der Bäcker? Der Bäcker backt in einer …?"

B.3. Adjektivableitungen
Es sollen die Steigerungsformen von Adjektiven (z. T. Kunstworten) gebildet werden. Die Aufgaben werden durch Bilder veranschaulicht.
Beispiel: „Das Kleid ist schmutzig (Testleiter zeigt), aber dieses Kleid ist [schmutziger] und das Kleid ist am [schmutzigsten]."

C.1. Korrektur semantisch inkonsistenter Sätze
Es werden sinnwidrige Sätze vorgelesen; das Kind soll die falschen Worte erkennen und selbstständig verbessern.
Beispiel: „Die Leute *schwimmen* über die Straße." Wie heißt der Satz richtig?

C.2. Satzbildung
Das Kind hat die Aufgabe, aus zwei oder drei vorgegebenen Wörtern sinnvolle Sätze zu bilden.
Beispiel: „Mädchen – spielen – Puppe." Welche Geschichte kann man daraus machen? Daraus kann man den Satz machen: „Das Mädchen spielt mit der Puppe."

D.1. Wortfindung
Das Kind hat die Aufgabe, zu jeweils drei vorgegebenen Wörtern ein viertes, passendes zu finden. Geprüft wird die semantische Organisation des subjektiven Lexikons.
Beispiel: „Birne, Apfel, Pfirsich" Was passt hier dazu?

D.2. Begriffsklassifikation
Zu vorgegebenen Oberbegriffen sollen aus Fotografien die jeweils passenden Bilder gewählt werden.

E.1. Benennungsflexibilität
Eine Person soll unter Berücksichtigung ihrer Beziehungen verschieden benannt werden, d. h. von einem Bekannten mit dem Vornamen, einem Fremden mit dem Nachnamen, vom eigenen Kind als Mama oder Papa usw.

E.2. In-Beziehung-Setzung von verbaler und nonverbaler Information
Das Kind hat die Aufgabe, zu vorgesprochenen Äußerungen aus vier Gesichtsbildern den jeweils passenden Gesichtsausdruck auszuwählen.

E.3. Enkodierung und Rekodierung gesetzter Intentionen
Dem Kind werden drei Bilder mit Gesichtern vorgelegt; es wird eine kleine Geschichte erzählt, die die Gefühlsausdrücke erklären soll. Das Kind wird aufgefordert, sich einzufühlen und eine Aussage zu formulieren.

Beispiel: Bildkarte mit dem Gesicht eines wütenden Mannes. „Dieser Mann ist von einem Kind mit einem Dreirad angefahren worden. Was, glaubst du, sagt er zu dem Kind?"

F.1. Textgedächtnis
Eine kleine Geschichte wird erzählt, und nach einiger Zeit soll das Kind die Geschichte nacherzählen. Ähnliche Geschichten werden häufig in den Gedächtnisuntersuchungen verwendet.

Die Zahl der durchzuführenden Tests variiert je nach Alter, deshalb dauert der Test bei den kleinen Kindern ca. 40 Minuten und bei den Kindern über 5 Jahren 70–80 Minuten.

Der H-S-E-T ist für Kinder von ca. 3½ bis 9 Jahren geeignet. Die Normtabellen sind in Halbjahresstufen gegliedert und ab 6 Jahren in Jahresstufen. Für jede Aufgabe werden 0–2 Punkte vergeben. Die Rohwerte werden in T-Werte umgewandelt, mit dem Mittelwert 50 und der Standardabweichung 10, oder in Prozentränge.

Für die Zusammenschau der einzelnen Subtests ist ein Profil vorgesehen.

Die Auswertungsobjektivität des Verfahrens ist sehr hoch. Die Reliabilität ist für die Kinder von 3,3 bis 6,11 Jahren hoch. Bei den älteren Kindern ist sie nur bei den Subtests zu den Bereichen *Satzstruktur* und *morphologische Struktur* hoch, sonst (Bereiche *Satzbedeutung, Wortbedeutung, interaktive Bedeutung*) nur mittelhoch; daraus lässt sich schließen, dass die Subtests für diese Altersgruppe tendenziell zu leicht sind und zu wenig differenzieren.

In verschiedenen empirischen Untersuchungen wurde die Brauchbarkeit in der Vorhersage von schulischem Erfolg, in der Beschreibung von entwicklungsdysphasischen Kindern und beim Vergleich von muttersprachlich deutschen Kindern mit ausländischen Kindern (Deutsch als Zweitsprache) gezeigt [42, 126, 137, 153, 200, 203].

12.4.5 Frostigs Entwicklungstest der visuellen Wahrnehmung (FEW und FEW-2)

Der Entwicklungstest der visuellen Wahrnehmung wurde 1961 entwickelt, damit dem Anspruch auf ganzheitliche Basisdiagnostik in der heilpädagogischen und therapeutischen Arbeit nach dem Konzept von Marianne Frostig Rechnung getragen werden konnte. Ihrer Entwicklungstheorie nach entfalten sich die Funktionsbereiche Motorik, Wahrnehmung, Sprache und höhere geistige Fähigkeiten in geordneter Weise, eingebettet in emotionale und soziale Faktoren. In der Basisdiagnostik von lerngestörten Kindern sollen entsprechende Testuntersuchungen durchgeführt werden.

Der **Developmental Test of Visual Perception (DTVP)** wird bei Frostig zur Basisdiagnostik der Wahrnehmung benutzt. In deutscher Bearbeitung liegt er von Lockowandt unter dem Namen *Frostigs Entwicklungstest der visuellen Wahrnehmung (FEW)* vor.

Der DTVP bzw. FEW besteht aus fünf Aufgabengruppen, deren Auswahl mit faktorenanalytischen Forschungen begründet wird. Diese Wahrnehmungsfähigkeiten stellen eine Basis für die intellektuelle Entwicklung dar; die Aufgaben sollen insbesondere im Hinblick auf den Erwerb des Lesens und Schreibens Auskunft geben können.

- Visuo-motorische Koordination
- Figur-Grund-Wahrnehmung
- Form-Konstanz-Beachtung
- Erkennen der Lage im Raum
- Räumliche Beziehungen

Die Unabhängigkeit dieser fünf Subtests (Faktoren) voneinander wird in verschiedenen Untersuchungen sehr bezweifelt; empirische Untersuchungen konnten Ein- oder Zwei-Faktorenlösungen zeigen.

Auch für die deutsche Bearbeitung gibt es ein Zwei-Faktoren-Modell, bestehend aus einem Faktor der *graphomotorischen Kompetenz* und dem Faktor der *Form- und Gestalt-Erfassung*. Während bei jüngeren Kindern die graphomotorische Kompetenz die größere Varianz aufweist, ist es bei den älteren Kindern die Form- und Gestalt-Erfassung.

Die Messgenauigkeit (Reliabilität) lässt bei einigen Subtests in einigen Altersstufen zu wünschen übrig; bei älteren Kindern (8,0–8,11-jährigen) sind die Aufgabengruppen *Lage im Raum* und *räumliche Beziehungen* generell zu leicht *(ceiling effect)* und können deshalb nicht ausreichend differenzieren.

Gerade die graphomotorischen Abhängigkeiten im FEW führen zu Unsicherheiten in der Bewertung der Lösungen (Mängel in der Auswertungsobjektivität).

Diese große Abhängigkeit der verschiedenen Aufgabenlösungen von der Graphomotorik im FEW (DTVP) hat amerikanische Forschergruppen dazu veranlasst, eine Neubearbeitung vorzulegen, die deutlich zwischen motorikfreien *(motor-reduced)* und motorikabhängigen *(motor-enhanced)* Aufgaben unterscheidet.

Dieser **DTVP-2** von Hamill et al. (1993) bietet 4 motorikfreie und 4 motorikabhängige Subtests an.

motorikabhängige Subtests	motorikfreie (-reduzierte) Subtests
• Auge-Hand-Koordination	• Lage im Raum
• Abzeichnen	• Figur-Grund
• Räumliche Beziehungen	• Gestaltschließen
• Visuo-motorische Geschwindigkeit	• Formkonstanz

Die motorikfreien Skalen werden als die bestmögliche Abschätzung der Fähigkeiten der visuellen Wahrnehmung angesehen, während bei den motorikabhängigen Skalen die Wahrnehmung im Zusammenhang mit graphomotorischen Fertigkeiten gesehen werden muss. Bei bewegungsbeeinträchtigten Kindern ist deshalb bei diesen 4 Subtests eine schwächere Leistung zu erwarten. Die umgekehrte Situation mit schwächeren Leistungen in den motorikfreien Skalen haben wir vor allem bei impulsiven oder emotional gestörten Kindern beobachtet, aber auch bei Kindern, die durch aktives Ausprobieren kompensieren können.

Der Test ist für Kinder im Alter von 4,0 bis 10,11 (in der deutschen Version 4,0–8,11) Jahren geeignet. Die Testgütekriterien, vor allem die Reliabilität, werden in allen Altersgruppen gut bis sehr gut erfüllt.

Die deutsche Standardisierung dieses Tests erfolgte von Büttner, G., Dacheneder, W., Schneider, W. und Weyer, K. (2007) und wird als *Frostigs Entwicklungstest der visuellen Wahrnehmung-2 (FEW-2)* erscheinen. Die Normierung erfolgte an einer Stichprobe von 1436 Kindern aus Deutschland und Österreich; Stadt-Land-Verhältnis, Geschlecht, Händigkeit und Ausländeranteil wurden so berücksichtigt, dass von einer repräsentativen Gruppe ausgegangen werden kann.

Die konzeptionellen Vorgaben des DTVP-2 wurden übernommen. Durch unsere Voruntersuchungen zeigte sich einerseits, dass die Items neu geordnet werden mussten und dass es deutlichere Unterschiede zwischen Mädchen und Jungen gibt, so dass geschlechtsgetrennte Normen herangezogen werden sollten. Auch einige kleinere Veränderungen in der Signierung wurden vorgenommen.

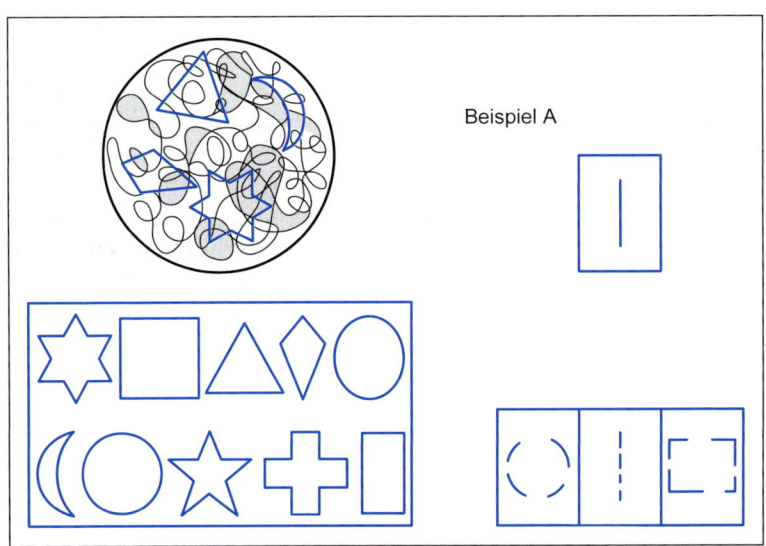

Abb. 12.16 Beispielaufgaben aus den Subtests Figur-Grund und Gestaltschließen.

12.4 Psychologische Tests

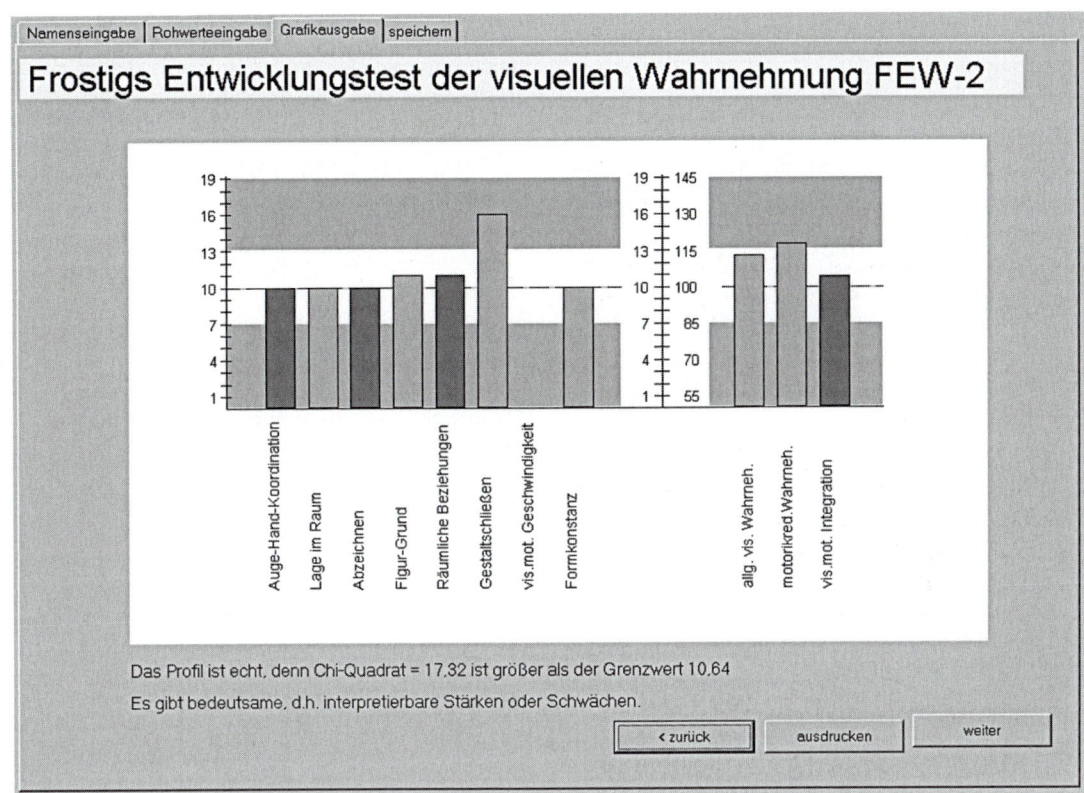

Abb. 12.17 Graphische Ergebnisdarstellung im Computerauswerteprogramm zum FEW-2 von W. Dacheneder (2007).

Im Vergleich zum DTVP-2 zeigen sich vor allem in den motorikabhängigen Subtests Veränderungen: Die Kinder in der deutschen Normierung lösten mehr Aufgaben als ihre amerikanischen Altersgenossen, insbesondere die Mädchen.

Aus den motorikabhängigen und den motorikfreien Subtests werden Wahrnehmungs*quotienten* berechnet und alle 8 Subtests werden zu einem Quotienten *allgemeine visuelle Wahrnehmung* zusammengefasst.

12.4.6 Motorik-Tests

Die Lincoln-Oseretzky-Skala (LOS KF 18)

N. I. Oseretzky entwickelte ab 1929 seine ersten Verfahren zur Erfassung des motorischen Entwicklungsstandes. Vom Grundgedanken her argumentierte er wie A. Binet (➤ Kap. 12.1), indem er eine *metrische Stufenleiter* der motorischen Entwicklung entwarf.

Wie bei Binets Intelligenzskala wurden den gelösten Aufgaben motorische Altersstufen zugeordnet. Dennoch musste an den ursprünglichen Skalen von Oseretzky kritisiert werden, dass die Normierung und damit die Alterszuordnung nur sehr oberflächlich erfolgt war. In den USA wurden von W. Sloan Überarbeitungen durchgeführt, die als *Lincoln-Oseretzky-Motor-Development-Scale* bekannt wurden.

Die deutsche Bearbeitung erfolgte im Rahmen der Entwicklung einer Testbatterie für geistig behinderte Kinder (TBGB, ➤ Kap. 12.4.3); sie wird als *Hamburger Version der Lincoln-Oseretzky-Motor-Development-Scale* bezeichnet und besteht aus 36 Aufgaben.

Im Interesse einer ökonomischen und reliableren Testung wurde daraus die Kurzform mit 18 Items entwickelt, die jetzt als eigenständiger Test *LOS KF 18* vorliegt.

Die Aufgaben sollen, wie bereits bei Oseretzky, sechs Komponenten der motorischen Entwicklung erfassen:

- Statische Koordination
- Dynamische Koordination der oberen Extremitäten
- Dynamische Koordination des ganzen Körpers
- Bewegungsgeschwindigkeit
- Gleichzeitige Bewegungen
- Präzision der Ausführung isolierter Bewegungen

Kurzbeschreibung der Aufgaben in der vorgegebenen Reihenfolge:
- Nase berühren,
- Klopfen mit den Fingern und Füßen im Takt,
- Rückwärtsgehen,
- Über ein Seil springen,
- Stehen auf einem Bein,
- Kreise in die Luft schreiben,
- Ball fangen,
- Streichhölzer sortieren,
- Hochspringen und Fersen berühren,
- Fingerbewegungen,
- Beidhändig Pfennige und Streichhölzer einsammeln,
- Labyrinth durchfahren,
- Balancieren auf Zehenspitzen mit geschlossenen Augen,
- Kreise ausschneiden,
- Öffnen und Schließen der Hände mit Drehen,
- Klopfen mit den Füßen und Beschreiben von Kreisen mit den Zeigefingern,
- Stehen auf einem Bein mit geschlossenen Augen
- Hochsprung mit dreimaligem Händeklatschen.

Die Aufgaben werden als gelöst oder als nicht gelöst beurteilt. Es wird nicht die Ausführungsqualität bewertet oder die Durchführung in abnormen, pathologischen Haltungs- und Bewegungsmustern. Auf diese Weise wird ein motorischer Leistungsstand festgestellt, der (relativ) unabhängig von der Bewegungsqualität ist, denn diese wird in der neurologischen und/oder krankengymnastischen Diagnostik ermittelt.

Der Test ist für Kinder von 5,0 bis 13,11 Jahren normiert. Geschlechtsunterscheidungen werden bei der Beurteilung nicht vorgenommen. Die Zahl der gelösten Aufgaben (Rohwert) wird in T-Werte umgewandelt (auch > Abb. 12.3), mit dem Mittelwert 50 und der Standardabweichung 10. Nach der Klassifikation des Tests werden T-Werte kleiner als 40 als *unternormal* und kleiner als 30 als *behindert* bezeichnet.

Es wird beim LOS KF 18 nur ein Gesamttestwert ermittelt; spezifische Komponenten der Motorik (s. o.) werden nicht getrennt ausgewertet.

Besonders wichtig ist beim LOS KF 18, dass es *unterschiedliche* Normen für drei verschiedene *Begabungsstufen* gibt, für Normalbegabte, Lernbehinderte und geistig Behinderte. Das bedeutet, dass die Beurteilung der motorischen Entwicklung hier nur in Abhängigkeit von der Gesamtentwicklung bzw. Intelligenzentwicklung erfolgen kann. Es können auf diesem Wege *spezifische* motorische Entwicklungsstörungen diagnostiziert werden.

Motoriktest für vier- bis sechsjährige Kinder (MOT 4 – 6)

Der Motoriktest für vier- bis sechsjährige Kinder (MOT 4 – 6) wurde von R. Zimmer und M. Volkamer 1984 veröffentlicht. Dieses Verfahren wurde speziell für die Motorik von Vorschulkindern entwickelt, da in dieser Altersstufe die LOS wenig differenziert.

Die nummerierten Einzelaufgaben werden verschiedenen Bereichen der Motorik zugeordnet:

Gesamtkörperliche Gewandtheit
und Koordinationsfähigkeit   7, 1, 14, 16, 18
Feinmotorische Geschicklichkeit   3, 4, 10
Gleichgewichtsvermögen   2, 8, 12, 17, 18
Reaktionsfähigkeit   6, 13
Sprungkraft   15, 18
Bewegungsgeschwindigkeit   3, 5, 7
Bewegungssteuerung   9, 10

Kurzbeschreibung der Aufgaben:
1. Sprung in einen Reifen
2. Balancieren vorwärts
3. Punktieren (Tapping)
4. Mit den Zehen ein Tuch aufgreifen
5. Seil seitlich überspringen
6. Stab auffangen
7. Tennisbälle in Kartons legen
8. Balancieren rückwärts
9. Zielwurf auf eine Scheibe
10. Streichhölzer einsammeln

11. Durch einen Reifen winden
12. Einbeiniger Sprung in Reifen
13. Tennisring auffangen
14. Hampelmannsprung
15. Sprung über Seil
16. Rollen um die Längsachse
17. Aufstehen und Setzen mit Halten eines Balles
18. Drehsprung in Reifen

Der Test ist für Kinder von 4,0 bis 6,11 Jahren normiert, die Normtabellen sind in Halbjahresschritten gestaffelt.

Für die Bewältigung jeder Aufgabe gibt es 2, 1 oder 0 Punkte. Neben der Umwandlung der Rohwerte in Motorikquotienten (MQ) mit dem Mittelwert (μ) 100 und der Standardabweichung (σ) 15 werden auch andere Skalierungen angeboten, z. B. T-Werte (μ 50, σ 10), C-Skala (μ 5, σ 2), Stanine-Skala (μ 5, σ 2) und Prozentränge (auch ➤ Abb. 12.3).

Eine getrennte Beurteilung nach dem Geschlecht oder nach dem Begabungsniveau ist hier nicht vorgesehen.

Obwohl eine explizite Zuordnung der einzelnen Aufgaben zu den Bereichen der Motorik genannt wird, ist eine getrennte Beurteilung der Bereiche nicht vorgesehen. (Sie könnte aus testtheoretischen Gründen auch nicht erfolgen, da teilweise nur 2 (!) Items einen Bereich repräsentieren.)

Eine frühzeitige Erfassung motorischer Probleme oder Behinderungen soll dazu beitragen, geeignete Fördermaßnahmen wie Motopädagogik oder Mototherapie einzuleiten und Verhaltensauffälligkeiten vorzubeugen.

Der Test beansprucht nicht, spezielle motorische Behinderungen im Sinne einer differenzierten Krankheitsdiagnostik zu erfassen.

Körperkoordinationstest für Kinder (KTK)

Der **K**örperkoordinations**t**est für **K**inder (KTK) wurde ursprünglich entwickelt, um motorische Defizite hirnorganisch geschädigter und verhaltensgestörter Kinder subtiler zu erfassen. Die jetzt vorliegende Version wurde 1974 von F. Schilling und E. J. Kiphard veröffentlicht.

An den vorhandenen Motorik-Tests, speziell den Oseretzky-Skalen wurde kritisiert, dass die Absicht, möglichst übungsunabhängige motorische Fähigkeiten zu messen, verfehlt werde und speziell in den oberen Altersgruppen des Tests nicht eine motorische Funktionsreife, sondern in erster Linie eine Lernleistung erfasst werde.

Die Aufgabenanalysen brachten für die Endform des Tests folgende relativ *übungsunabhängige* Aufgaben:

Balancieren rückwärts: Auf Balancierbalken von 3 m Länge und jeweils 6, 4,5 und 3 cm Breite soll das Kind rückwärts balancieren; die Anzahl der Schritte auf dem Balken wird gezählt.

Monopedales Überhüpfen: Rechteckige Schaumstoffplatten von je 5 cm Höhe werden aufeinandergelegt und das Kind aufgefordert, monopedal darüber zu hüpfen; die Wahl des bevorzugten Beines ist freigestellt.

Seitliches Hin- und Herspringen: Eine Holzplatte (60 × 100 cm) ist in der Mitte durch eine Holzleiste unterteilt. Das Kind soll zwischen den beiden Hälften hin- und herhüpfen, wie beim Umsetzen in der Skigymnastik. Es wird die Anzahl der Sprünge in der Zeitgrenze gewertet.

Seitliches Umsetzen: Holzbrettchen (25 × 25 cm), die mit Gummipuffern erhöht sind, sollen seitlich umgesetzt werden, und das Kind soll auf das nächste Brettchen steigen. Die Anzahl der Umsetzungen wird gewertet.

Der Test ist für Kinder von 5,0 bis 14,11 Jahren normiert. Die Rohwerte in jeder Aufgabe werden in Normwerte, d. h. Motorikquotienten (MQ) mit dem Mittelwert 100 und der Standardabweichung 15 umgewandelt.

Beim Subtest *Seitliches Hin- und Herspringen* gibt es eine deutliche Geschlechtsabhängigkeit, so dass getrennte Normen für Mädchen und Jungen vorliegen.

Die getrennte Normierung der einzelnen Aufgaben erlaubt bei größeren Unterschieden auch eine Feststellung intraindividueller Stärken oder Schwächen.

Die Motorikquotienten der vier Aufgaben werden zu einem Gesamt-Motorikquotienten (Gesamt-MQ) verrechnet.

Die Gesamt-Motorikquotienten sind *getrennt für verschiedene Bezugsgruppen* normiert: Für Normalentwickelte, für Lernbehinderte, für Hirngeschädigte und für Verhaltensgestörte.

Diskriminanzanalysen zeigten, dass Kinder mit leichter frühkindlicher Hirnschädigung (was auch immer darunter verstanden wurde!) und einem IQ > 85 zu 92% korrekt von normal entwickelten Vergleichkindern mittels des KTK unterschieden werden können (der Mittelwert liegt 45 MQ-Punkte unter dem Mittelwert für Normalentwickelte!). Die Unterschiede zwischen den Normalentwickelten und den Lernbehinderten sind deutlich geringer (25 MQ-Punkte). Bei den Verhaltensgestörten ist im Test ganz offensichtlich an ängstlich-gehemmte Kinder gedacht; der Mittelwertsunterschied beträgt 14 MQ-Punkte.

Für die Anwendung der verschiedenen Normtabellen muss im Regelfall zusätzliches Wissen über die Gruppenzugehörigkeit vorliegen. Auf der anderen Seite können die Normen für Hirngeschädigte auch versuchsweise und hypothesenbildend eingesetzt werden; die Verdachtsdiagnose muss dann aber durch andere Daten untermauert werden.

Züricher Neuromotorik

Verschiedene epidemiologische Untersuchungen haben gezeigt, dass ca. 6 % der Kinder im Schulalter groß- und/oder feinmotorische Störungen der Koordination haben. Zur Beurteilung dieser ungeschickten (clumsy) Kinder liegt nur mit der Züricher Neuromotorik von Fischer, J. Caflisch, J. und LARGO, R. (2003) eine standardisierte Beurteilung von motorischer Leistungsfähigkeit und Bewegungsqualität vor. Sie ist gestaffelt von einfachsten zu komplexeren, adaptiven Bewegungen und geeignet für Kinder und Jugendlichen von 5–18 Jahren. Die Entwicklung dieses Testinstrumentariums beruht auf der Züricher Längsschnittuntersuchung zu Wachstum und Entwicklung.

- Repetitive Bewegungen (Finger, Hand, Fuß)
- Alternierende Bewegung (Hand, Fuß)
- Sequenzielle Bewegung (Finger)
- Adaptive Leistung (Steckbrett, dynamische Balance)
- Gleichgewicht (statische Balance)
- Haltung (Stressgaits)

Die Ausführung der Bewegungsaufgaben werden hinsichtlich der *Ausführungsgeschwindigkeit* und hinsichtlich des Auftretens von *kontralateralen Mitbewegungen, ipsilateralen Mitbewegungen* und *Mitbewegungen im Mundbereich* beurteilt.

Während die Beurteilung der Ausführungsgeschwindigkeit relativ zuverlässig geschieht, nämlich mit Stoppuhr und u. U. mit Videoaufzeichnungen,

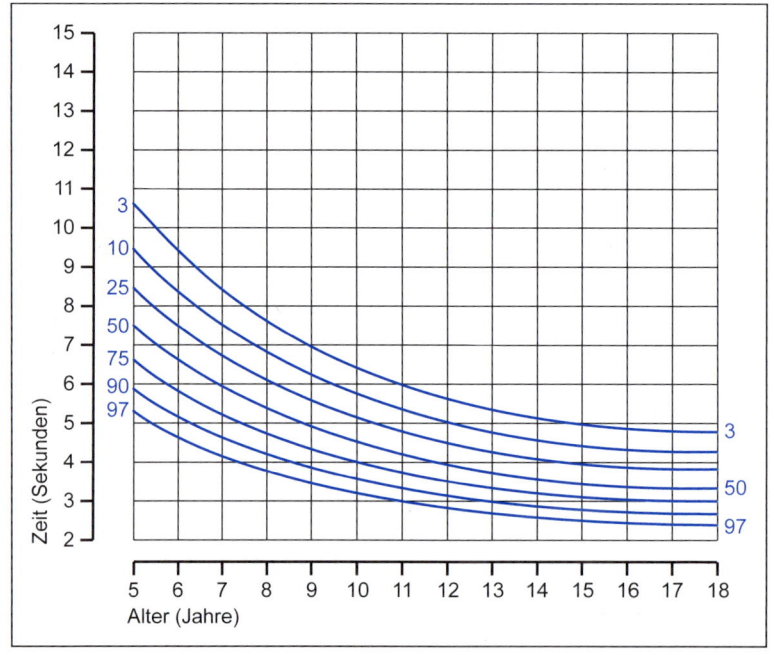

Abb. 12.18 Leistungsentwicklung Geschwindigkeit: 20 repetitive Handbewegungen bei Knaben, dominante Hand (aus R. Largo et al. 2007, mit freundlicher Genehmigung der Autoren).

12.4 Psychologische Tests

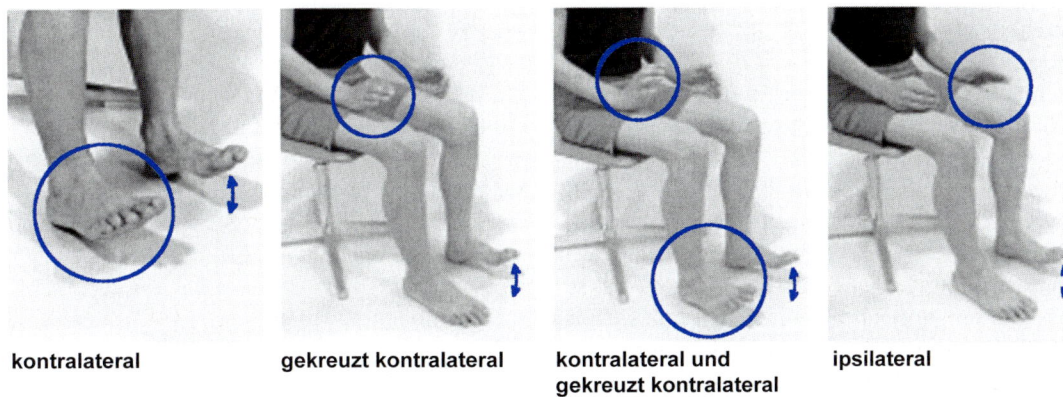

kontralateral   gekreuzt kontralateral   kontralateral und gekreuzt kontralateral   ipsilateral

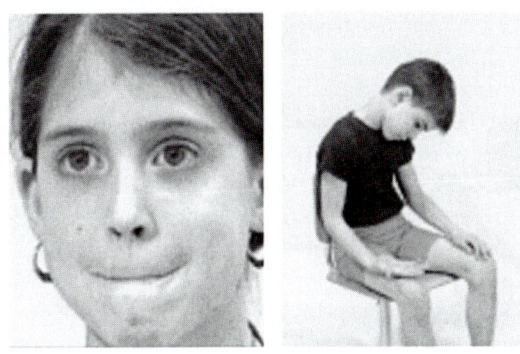

Mimik   Oberkörper/Kopf

Abb. 12.19 Beispiel für verschiedene Mitbewegungen (aus R. Largo et al. 2007, mit freundlicher Genehmigung der Autoren).

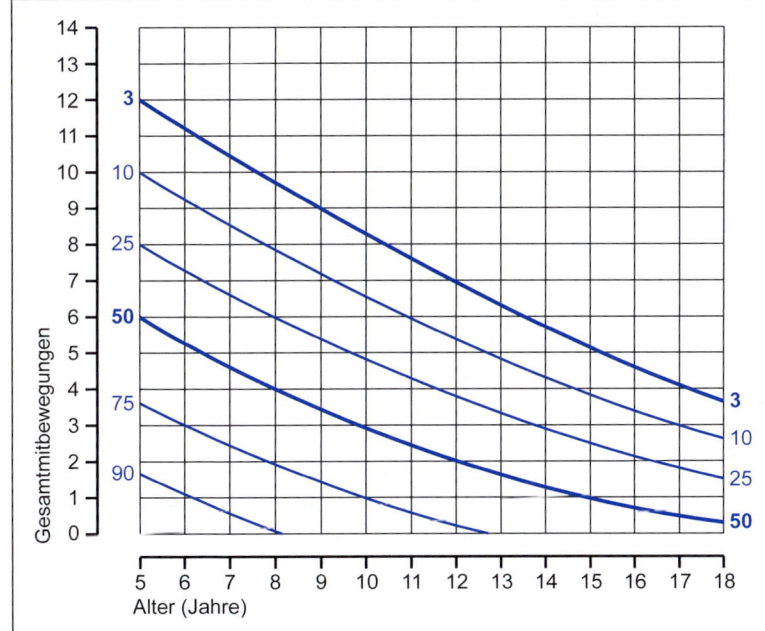

Abb. 12.20 Anzahl der Gesamtmitbewegungen bei Knaben bei der Diadochokinese (mit der dominanten Seite ausgeführt) (aus R. Largo et al. 2007, mit freundlicher Genehmigung der Autoren).

gestaltet sich die Beurteilung der Mitbewegungen doch etwas schwieriger. Sie setzt beim Untersucher ein gezieltes Beobachtertraining voraus.

Gerade bei den Mitbewegungen ergibt sich dadurch eine neuere Sichtweise. Vor einigen Jahren hätten noch viele Beobachter das Auftreten schon einiger weniger Mitbewegungen für ein Zeichen abweichender neuromotorischer Entwicklung gehalten, so wird durch die Arbeit von R. Largo deutlich, dass Mitbewegungen bei Bewegungsaufgaben unter „Stressbedingungen" bei den jüngeren Kindern häufig sind und keineswegs ein zuverlässiger Hinweis auf eine Pathologie. Auch für die Mitbewegungen gibt es in der Züricher Neuromotorik deshalb Normangaben über die Häufigkeit.

Die Entwicklung der Mitbewegungen vom Kindesalter zum Jugendalter zeigt einen ähnlichen Verlauf wie die Bewegungsgeschwindigkeit: Je älter das Kind ist, desto weniger Mitbewegungen treten auf.

Gleichzeitig ist die Zahl der Mitbewegungen auch von der Komplexität der Bewegungsaufgaben abhängig, bei einfachen repetitiven Aufgaben treten weniger Mitbewegungen auf, als bei den komplexen adaptiven Leistungen und den Haltungen unter Stressbedingungen (stress gait).

Im Kindergartenalter und im frühen Schulalter besteht die größere interindividuelle Variabilität; die Variabilität nimmt mit dem Alter je nach Aufgabe unterschiedlich ab.

Gross Motor Function Measure und Gross Motor Function Classification System

Gross Motor Function Measure (GMFM)

Die Gross Motor Function Measure wurde ursprünglich in Kanada von Dianne J. Russel, Peter L. Rosenbaum, Lisa M. Avery und Mary Lane (1989, dt. 2006) als klinisches Messinstrument entwickelt, um bei Kindern mit Zerebralparesen die Veränderungen in den großmotorischen Fähigkeiten zu untersuchen. Dabei muss man natürlich berücksichtigen, dass die kindliche Entwicklung von großer Variabilität ist und auch die individuelle Entwicklung von Kindern mit einer Zerebralparese sehr verschieden verlaufen kann.

Das bedeutet, dass die Aufgaben klinisch relevant sein müssen, zeitökonomisch durchgeführt werden müssen und zuverlässig (reliabel) sein müssen, auch für Veränderungsmessungen.

Dieses Instrument soll vor allem bei der Beurteilung von Veränderungen durch die Behandlung eingesetzt werden, denn nach Ansicht der Autoren muss sich der Effekt einer Therapie auch in einer quantitativen Verbesserung der motorischen Fähigkeiten darstellen lassen.

Beschreibung der GMFM-Dimensionen
- Liegen und Rollen,
- Sitzen,
- Krabbeln und Knien,
- Stehen,
- Gehen, Rennen, Springen.

Die getesteten motorischen Fähigkeiten reichen bis etwa zu den Fähigkeiten eines normal entwickelten fünfjährigen Kindes.

Ursprünglich bestand die GMFM aus 88 Aufgaben (GMFM-88) ist aber heute auf 66 Aufgaben gekürzt worden (GMFM-66) (Russell et al. 2000). Die beiden Versionen bestehen heute nebeneinander.

Jede Aufgabe wird mit Punkten bewertet (0–3 Punkte). Im Handbuch liegen detaillierte Richtlinien für die Vergabe der Punkte vor. Daraus wird in der GMFM-88 für jede der fünf Dimensionen ein Score errechnet, in dem zum Ausdruck kommt, wie viel Prozent dieser Dimension bewältigt wird.

Für vergleichende Untersuchungen ist mehrfach geprüft worden, dass Veränderungen um ca. 4% von Eltern und Therapeuten auch subjektiv wahrgenommen werden können, die Dimensionen demnach veränderungssensibel und valide sind. Der Vorteil dieser GMFM-88 liegt darin, dass für die fünf Dimensionen oder Zielbereiche getrennte Scores ermittelt werden können. Problematisch hingegen bleibt die teststatistische Absicherung der einzelnen Dimensionen.

Gerade für die teststatistische Absicherung wurden Neuanalysen durchgeführt. Im Reduktionsprozess von der GMFM-88 zur *GMFM-66* wurden folgende Anforderungen erfüllt:
- Festlegung einer Hierarchie der einzelnen GMFM-Aufgaben mithilfe von *Rasch-Analysen*. (Die Rasch-Skalierung gilt als eine methodisch sehr anspruchsvolle Prüfung von Fähigkeitstests. Damit kann die strenge Eindimensionalität einer Skala überprüft werden und eine klare Zuordnung von Itemschwierigkeit zum personenbezogenen Fähigkeitsindex getroffen werden.)

- Verbesserung der Interpretation der Gesamt-Scores und der Veränderung der GMFM-Scores durch eine intervallskalierte Darstellung.
- Streichung von Aufgaben, die nicht das eindimensionale Konstrukt für grobmotorische Funktion erfüllen.
- Berechnung bzw. Schätzung eines Gesamt-Scores, auch wenn nicht alle Aufgaben durchgeführt worden sind.

Jede Aufgabe wird mit Punkten bewertet (0–3 Punkte). Im Handbuch liegen detaillierte Richtlinien für die Vergabe der Punkte vor. Die Ermittlung des Fähigkeitsparameters für die gesamtmotorische Entwicklung erfolgt dann immer über ein Computerprogramm.

Jetzt ist es aber auch nicht mehr möglich, die fünf Einzeldimensionen getrennt zu beurteilen.

- Diese Version empfiehlt sich bei jenen Kindern, die keine schwerste Ausprägung einer Zerebralparese haben, nicht auf der Stufe 5 der GMFCS, denn die Analysen haben gezeigt, dass insbesondere die Items aus der Dimension *Liegen und Rollen* den Kriterien nicht genügen.

Gross Motor Function Classification System (GMFCS)

Das GMFCS dient der Klassifikation des Schweregrades einer Zerebralparese bei der Beoachtung von selbst eingeleiteten Bewegungen. Insbesondere die Rumpfkontrolle und das Gehen werden beachtet.

Die fünf einzelnen Klassifikationsstufen richten sich nach dem Schweregrad der funktionellen Beeinträchtigung und der Notwendigkeit von Hilfsmitteln, die Qualität der Bewegungen wird weniger berücksichtigt.

Da in den unterschiedlichen Altersgruppen auch unterschiedliche Ansprüche an die Bewegungsfähigkeiten zu stellen sind, werden auch vier Altersgruppen gebildet:

- vor dem 2. Geburtstag,
- vom 2. Lebensjahr bis zum 4. Geburtstag,
- vom 4. Lebensjahr bis zum 6. Geburtstag,
- vom 6. Lebensjahr bis zum 12. Geburtstag.

Die fünf Klassifikationsstufen:

Stufe 1: Gehen ohne Einschränkungen; Einschränkungen in den höheren motorischen Fähigkeiten.

Stufe 2: Freies Gehen ohne Gehhilfen; Einschränkungen beim Gehen außerhalb der Wohnung und auf der Straße.

Stufe 3: Gehen mit Gehhilfen, Einschränkungen beim Gehen außerhalb der Wohnung und auf der Straße.

Stufe 4: Selbstständige Fortbewegung eingeschränkt; Kinder werden geschoben oder benützen E-Rollstuhl für draußen auf der Straße.

Stufe 5: Selbstständige Fortbewegung selbst mit elektrischen Hilfsmitteln stark eingeschränkt.

Handdominanz

Im Rahmen der feinmotorischen Diagnostik taucht verschiedentlich die Frage nach der *dominanten Hand* auf (auch ➤ Kap. 9.12). Im Zusammenhang mit dem Schreiblernprozess muss für ein Kind die Händigkeit bestimmt werden; das bedeutet aber nicht, dass für andere Tätigkeiten ein Kind veranlasst werden sollte, die gleiche Hand zu benutzen.

Die Fragestellung der Händigkeit kann unter zweierlei Aspekten behandelt werden, unter dem Aspekt des *bevorzugten* Handgebrauchs, also der *Präferenzdominanz*, und unter dem Aspekt der *geschickteren, leistungsstärkeren* Hand, der *Leistungsdominanz*.

Präferenz-Dominanz-Test (P-D-T)

Die Präferenzdominanz wird üblicherweise mit verschiedenen Gestik- und Handlungsproben überprüft: Das Kind wird gebeten, verschiedene Handlungen gestisch oder real vorzuführen, und dabei wird beobachtet, welche Hand spontan zuerst eingesetzt wird.

Der Präferenz-Dominanz-Test (P-D-T) von Schilling prüft 20 Gestikproben, die der Proband nach entsprechender Aufforderung durch den Untersucher (gegenüber sitzend) durchführen soll:

1. Blumen gießen,
2. Nähen,
3. Würfeln,
4. Kämmen,
5. Hämmern,
6. Korken ziehen,
7. Zähne putzen,
8. Kugel stoßen,
9. Ball schlagen,

10. Peitsche knallen,
11. Ball mit einer Hand fangen,
12. Wecker aufziehen,
13. Rhythmus klopfen,
14. Blumen abpflücken,
15. Farbtopf umrühren,
16. Reißverschluss öffnen,
17. Buch aus einem hoch stehenden Regal holen,
18. Waschbeckenstöpsel herausziehen,
19. Papier in Umschlag stecken,
20. Streichholz anzünden.

Aus der Anzahl der Rechtsbevorzugungen wird dann die Händigkeit bestimmt:
- Linkshänder: Bis zu 8 Rechtsbevorzugungen, also 12 oder mehr Linksbevorzugungen,
- Beidhänder: 9 bis 11 Rechtsbevorzugungen,
- Rechtshänder: 12 oder mehr Rechtsbevorzugungen.

Der Präferenz-Dominanz-Test von Schilling kann nicht im engeren Sinn als psychometrischer Test bezeichnet werden, sondern eher als eine Beobachtungsliste; entsprechend sind auch die Klassifikationen der Händigkeit nicht als Normen aus einer Standardisierung zu werten.

Listen und Gestikproben dieser Art haben ihre Berechtigung, denn die alleinige Frage an das Kind oder seine Eltern nach der Händigkeit führt häufig zu Fehleinschätzungen; oft können die betroffenen Personen ohne reale Handlung gar nicht sagen, welche Hand sie tatsächlich primär benutzen.

Hand-Dominanz-Test (H-D-T)

Der Hand-Dominanz-Test von H.-J. Steingruber und G. A. Lienert ist ein Test zur Bestimmung der Leistungsdominanz für Vorschul- und Schulkinder. Das bedeutet, dass eine feinmotorische Tätigkeit sowohl mit der rechten als auch mit der linken Hand durchgeführt werden soll und aus dem Vergleich von Schnelligkeit und Menge auf die Leistungsüberlegenheit einer Hand geschlossen wird.

Im H-D-T werden drei Aufgaben vorgegeben. Jede Aufgabe wird zunächst in einem Probedurchgang sowohl mit der rechten als auch mit der linken Hand ohne Zeitmessung ausprobiert.

Die grobe Linienführung geht für die rechte Hand von links nach rechts (Schreibrichtung) und für die linke Hand umgekehrt.

Spurennachzeichnen: In einer gewundenen Spur (ca. 5 mm breit) soll eine Bleistiftlinie gezogen werden. Die Länge der Linie wird mit einer Schablone gemessen. Das Kind hat dafür 30 Sekunden Zeit.

Kreise punktieren: Kleine Kreise (ca. 5 mm Durchmesser) sollen fortlaufend mit einem Bleistift punktiert werden; die Kreise sind auf einer gewundenen Linie angeordnet. Die Zahl der punktierten Kreise innerhalb von 30 Sekunden wird gezählt.

Quadrate punktieren: Auf Geraden angeordnete Quadrate (ca. 7 mm Kantenlänge) müssen punktiert werden. Die Anordnung ist sehr regelmäßig. Die Zahl der punktierten Quadrate innerhalb von 30 Sekunden wird gezählt.

Für jede Aufgabe wird getrennt ein Dominanzwert nach der Formel ermittelt:

$$D = \frac{\text{Leistung rechte Hand} - \text{Leistung linke Hand}}{\text{Leistung rechte Hand} + \text{Leistung linke Hand}} \times 100$$

Die drei Dominanzwerte werden zu einem Gesamtwert addiert. Die so ermittelten Rohwerte können in Prozentränge umgewandelt werden, nach denen die Leistungsdominanz klassifiziert wird. Der Test ist für Kinder von 6,0 bis 10,6 Jahren normiert.
- Prozentränge < 3   starke Linkshändigkeit
- Prozentränge 3–8   Linkshändigkeit
- Prozentränge 9–16   Beidhändigkeit
- Prozentränge 17–79   Rechtshändigkeit
- Prozentränge > 79   starke Rechtshändigkeit.

Im Gegensatz zu den meisten Tests wird die Umwandlung der Rohwerte in Normwerte (Prozentränge) anhand einer Graphik vorgenommen. Der Kurvenverlauf für Mädchen und Jungen unterscheidet sich geringfügig.

Punktiertest für Kinder (PTK)

Der Punktiertest für Kinder von Schilling enthält eine Hampelmannfigur, auf deren Umrisslinie kleine Kreise (2 mm Durchmesser) angeordnet sind. Die Figur ist kindgerechter und deshalb als Alternative zum H-D-T vorgeschlagen worden. Die Kinder sollen mit einem Bleistift (ursprünglich ein Spezialstift mit eingebauter Feder zur konstanten Druckstärke) die Kreise punktieren. Die Zeit für den gesamten Hampelmann wird gemessen und das Punktieren mit der anderen Hand wiederholt.

Wenn die Zeit konstant vorgegeben wird (z. B. 60 Sekunden), wird die Leistungsdominanz entsprechend der Formel für Dominanzwerte (s. o.) berechnet.

Dieser Test ist nicht im engeren Sinn ein psychometrischer Test, da er nicht normiert ist [42, 115, 141, 142, 143, 207, 208, 209, 210, 214, 215].

12.4.7 Tests für schulbezogene Fertigkeiten

Bielefelder Screening (BISC)

Das **Bielefelder Screening** gehört zu einer neueren Form von Testverfahren, die sich vor allem durch ihre theoretische Begründung auszeichnen. Ziel dieses Verfahrens ist die spezifische Vorhersage von Erfolg und Misserfolg im Schriftspracherwerb, speziell von Lese-Rechtschreib-Schwierigkeiten bereits im Kindergartenalter. Im Anschluss daran soll dann primäre Prävention betrieben werden können.

Für den Schriftspracherwerb können heute vier Leistungsbereiche identifiziert werden:

- *Phonologische Bewusstheit:* Einsicht in die phonologische Struktur der Sprache und die Analyse und Synthese phonologischer Einheiten.
- *Schneller Abruf aus dem Langzeitgedächtnis:* Schneller Zugriff zum phonologischen Code im Langzeitgedächtnis.
- *Phonetisches Rekodieren im Kurzzeitgedächtnis:* Verbale Information muss im Arbeitsgedächtnis mit hinreichender Genauigkeit phonetisch rekodiert werden.
- *Visuelle Aufmerksamkeitssteuerung:* Verarbeitung von Schrift erfordert die aufmerksamkeitskontrollierte Beachtung von relevanten, die aktive Nichtbeachtung von irrelevanten Informationen und die Bewusstmachung der Verarbeitungsrichtung.

Die Umsetzung dieser Modellvorstellung in Subtestaufgaben erfolgt in neuen Aufgabenarten.

1. *Pseudowörter Nachsprechen:* Kunstwörter werden segmentiert von einer CD vorgegeben vorgesprochen und sollen von den Kindern nachgesprochen werden.
   - Beispiel: „Ich sag dir jetzt ein Zauberwort vor und du sagst es einfach nach. Ich sage jetzt *Zippelzack*. Sag es mal nach!"

2. *Reimen:* Das Kind bekommt Wortpaare vorgesprochen (von der CD) und soll im Anschluss daran entscheiden, ob sich die Wörter klangähnlich sind.
   - Beispiel: „Bei dem nächsten Spiel geht es um Wörter, die sich fast gleich anhören: Z. B. Maus – Haus – Klaus – raus. Jetzt hör mal gut zu: Ich sage dir zwei Wörter, die sich fast gleich anhören: Buch – Tuch. Hören die sich gleich an?"

3. *Wort-Vergleich-Suchaufgabe:* Das Kind bekommt jeweils ein Kärtchen vorgelegt, auf dem in der Mitte der oberen Hälfte ein Wort und unten auf der Karte vier Wörter stehen. Das Kind hat die Aufgabe das Wort mit den vier Testwörtern (visuell) zu vergleichen.

4. *Laute Assoziieren:* Ein Wortbild auf der Karte repräsentiert ein vorgesprochenes Wort und ein weiteres Bild (von 4 Bildern) repräsentiert ein klangähnliches Wort.
   - Beispiel: „Wir machen nun ein Ratespiel. Ich sage dir jetzt etwas und du sollst raten, was das wohl ist. Du sagst es mir dann und zeigst es mir." (auf der Bildkarte). „Nun hör zu: Ei – s. Von was habe ich gesprochen?"

5. *Farbabfrage:* Schnelles Benennen der richtigen Farben von Gegenständen.
   - Beispiel: „Hier auf der Karte hat ein Maler Obst- und Gemüsebilder gemalt." „Das ist ein Salat, das ist eine Tomate ... Gut. Jetzt sag' mir, welche Farben das sind."

6. *Schnelles Benennen von Farben (schwarz/weiß Objekte):* Vier verschiedene Gegenstände sind in Konturen dargestellt, es sollen schnell ihre Farben benannt werden.
   - „Gut auf dieser Karte hat der Maler vergessen, die Obst- und Gemüsebilder farbig anzumalen. Jetzt sollst du hier anfangen und in dieser Richtung, so schnell du kannst, nur die richtigen Farben für die Obst- und Gemüsebilder nennen, bis du hier unten bist."

7. *Schnelles Benennen von Farben (farbig inkongruente Objekte):* Die vier Gegenstände sind in falschen Farben dargestellt, es sollen schnell ihre natürlichen Farben genannt werden.
   - „Auf dieser Karte hat der Maler alle Obst- und Gemüsebilder in der falschen Farbe angemalt. Oder hast du schon mal eine blaue Zitrone oder einen gelben Salat gesehen? Jetzt sollst du

hier anfangen und in dieser Richtung, so schnell du kannst, nur die richtigen Farben für die Obst- und Gemüsebilder nennen, bis du hier unten bist."
8. *Silben-Segmentieren:* Unter Zuhilfenahme des Silbenklatschens sollen die Prüfwörter in Sprechsilben untergliedert werden.
   - Beispiel: „Wir machen nun ein Nachsprechspiel. Sag' mal finden. Man kann es auch so sagen: find – den. Sag' es mal genau so: find – den und klatsche dabei."
9. *Laut-zu-Wort-Vergleich:* Das Kind soll entscheiden ob ein isoliert vorgesprochener Vokal als Anlaut eines sinnvollen Wortes vorkommt.
   - „Wir machen nun ein Spiel, bei dem du genau zuhören musst! Ich sage dir jetzt etwas und du sagst mir dann, ob da darin etwas Bestimmtes hörst. Hörst du /au/ in Auto?"
   - Es folgt Beispiel 2: „Hörst du /au/ in Schwein?".

Zuordnung der Subtests zu den Leistungsbereichen:
Phonologische Bewusstheit:
- Reimen (Subtest 2)
- Silben-Segmentieren (8)
- Laut-zu-Wort-Vergleich (9)
- Laute-Assoziieren (4)

Schneller Abruf aus dem Langzeitgedächtnis:
- Farbabfrage (5)
- Schnelles-Benennen-Farben (schwarz/weiß-Objekte) (6)
- Schnelles-Benennen-Farben (farbig inkongruente Objekte) (7)

Phonetisches Rekodieren im Kurzzeitgedächtnis:
- Pseudowörter Nachsprechen (1)

Visuelle Aufmerksamkeitssteuerung:
- Wort-Vergleich-Suchaufgabe (3)

Auswertung:
Für jeden Subtest kann ein so genannter Risikopunkt vergeben werden. Erreicht ein Kind vier oder mehr Risikopunkte zum Testzeitpunkt 10 Monate vor der Einschulung bzw. drei oder mehr Risikopunkte vier Monate vor der Einschulung, dann ist die Prädiktion einer Lese-Rechtschreib-Schwierigkeit zulässig.

Die Zahl der Risikopunkte entspricht ca. dem Prozentrang 15.

Das BISC ist in erster Linie ein Screening auf Störungen und deshalb ist das Verfahren von den Itemkennwerten relativ leicht, d. h. es ist in der Lage im unteren Leistungsbereich gut zu differenzieren. Gleichzeitig bedeutet das aber auch, dass mittlere oder gute Testleistungen nicht mit gleicher Genauigkeit das Niveau der zukünftigen Lese-Rechtschreib-Leistungen vorhersagen können. Die prädiktive Validität ist durch mehrere längsschnittliche Untersuchungen bestätigt. Die Gesamttrefferquote wird mit 92% angegeben.

Im Rahmen der primären Prävention wurden vor allem mit dem Programm von Schneider, W., Küspert, P. u. Roth, E.: „Hören, Lauschen, Lernen" nachhaltige Effekte dokumentiert; dieses Programm setzt vor allem an der Schulung der phonologischen Bewusstheit im letzten Kindergartenjahr an.

Diagnostischer Rechtschreibtest 1, 2, 3, 4, 5

DRT 1: Normierung 1990	lautgetreue Einzelwörter
DRT 2: Neunormierung 1996	Lückendiktat
DRT 3: Neunormierung 1996	„
DRT 4: Normierung 1994	„
DRT 5: Normierung 1995	„

Die Reihe der **d**iagnostischen **R**echtschreib**t**ests wurde von K. Ingenkamp begründet. Sie stellen einfach durchzuführende Diktate dar, die dem Wortschatz der Schüle am Ende der jeweiligen Schuljahrgänge entspricht.

Für die Testkonstruktion ist zu prüfen, ob der getestete Wortschatz dem Lehrstoff der aktuellen Lehrpläne entspricht und ob er dem jeweiligen Grundwortschatz entnommen ist.

Außerdem kommt hinzu, dass der Rechtschreibetest auch entsprechend den Richtlinien der Rechtschreibereform gestaltet sein muss.

In der praktischen Durchführung wird das Prüfwort deutlich vorgelesen, danach ein Satz in dem das Prüfwort eingebettet ist und dann wird erneut das Prüfwort vorgelesen und das Kind aufgefordert, das Prüfwort niederzuschreiben.

Beispiel aus dem DRT 3: „schnell – Laufe nicht so schnell über den Damm – schnell".

Jedes kritische Wort wird also dreimal diktiert.

Aus der Zahl der falsch geschriebenen Wörter ergibt sich der Rohwert, der in einen klassenspezischen Normwert umgewandelt wird.

Im Anschluss an ein unterdurchschnittliches Ergebnis kann eine quantitative Analyse und eine Fehleranalyse durchgeführt werden, wobei der Testleiter die Fehler kategorisiert. Es wird auf diese Weise ein Fehlerprofil ermittelt, das auch als Ansatz für eine diagnosespezifische Förderung gesehen wird.

Beispiel: Fehlerkategorien des DRT 3:
Wahrnehmungsfehler:
a) Wortdurchgliederung nicht gelungen
b) Trennschärfe beeinträchtigt
Merkfehler, Speicherfehler:
Sehr häufige Wörter oder Silben werden falsch geschrieben
Regelfehler:
a) Groß- und Kleinschreibung
b) Dehnung/Doppelung
c) Ableitungsfehler
d) St-Fehler; /st/ wird als scht verschriftet oder das /sch/ wird nur als ‚s' geschrieben.
e) V/Q: Vertauschungen von ‚v' mit ‚f' und umgekehrt; /qu/ wird als ‚kw' oder ‚gw' verschriftet.

Die mitgeteilten Reliabilitäten sind gut bis sehr gut.

KNUSPEL-L

Knuspels-Leseaufgaben ist ein Einzel- und Gruppenlesetest von H. Marx.

Er beruht auf einem theoretischen Modell des Leselernprozesses, in dem sowohl Vorläuferfähigkeiten des Lesens, als auch spezifische Lesefertigkeiten integriert sind, wobei vorschulische und schulische Aspekte berücksichtigt werden. Ausgangspunkt sind eine Reihe unspezifischer Merkmale, wie z. B. soziale und ethnische Zugehörigkeit, intellektuelle Fähigkeiten, mündlicher Sprachgebrauch und Arbeitsgedächtnis. Sie sind auch für die Entwicklung anderer kognitiver Fertigkeiten von Bedeutung. Spezifische Vorläuferfertigkeiten sind phonologische Fähigkeiten sowie die Buchstabenkenntnis (Buchstaben-Laut-Zuordnung).

Die Bezeichnung **Knuspels-Lesetest** kommt von einer Fabel- und Zauberfigur, die die Kinder durch die Testdurchführung begleiten.

„*Knuspel* sind kleine Zauberwesen, die nur aus Kopf, Armen und Beinen bestehen. Sie lachen und haben viele gute Ideen" (Strichmännchenzeichnungen im Testheft). Den Kindern soll damit der Zugang zu neuartiger und ungewöhnlicher Wortdarbietung erleichtert werden.

Lesen als Rekodierfertigkeit: Als Rekodieren wird hier die Fertigkeit verstanden, beim stillen Lesen und Verarbeiten von Schriftsymbolen auf der Buchstaben- und Wortebene von der graphischen und orthographischen Information zur intern repräsentierten phonologischen Information zu gelangen. Die korrekte Graphem-Phonem-Zuordnung äußert sich im lauten Lesen in der Benutzung der Standardlaute der Buchstaben und/oder der stellungsbezogenen Lautvarianten. Diese Fertigkeit ist unabhängig vom semantischen Gehalt, setzt also nicht voraus, dass das Kind das gelesene Wort auch versteht.

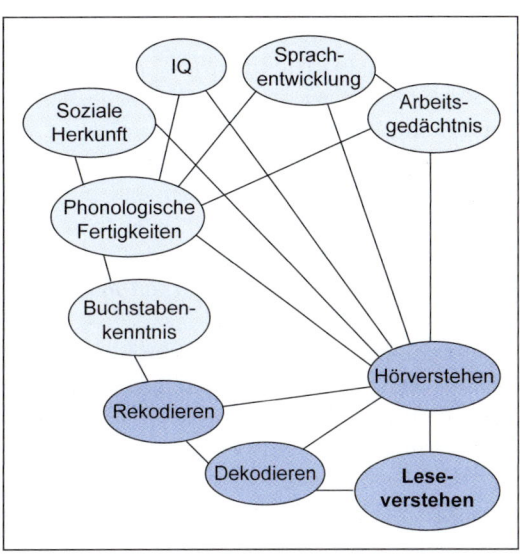

Abb. 12.21 Prozessmodell des Lesenlernens nach Marx.

Lesen als Dekodierfertigkeit: Über das Rekodieren hinaus, wird das Erfassen der Wortbedeutung als Dekodierfertigkeit bezeichnet. Um die Wortbedeutung zu erfassen, ist am Anfang eine laute Rekodierung und später eine subvokale phonologische Repräsentation der Rekodierung vorzunehmen. Diese gehörte und/oder gedachte Information muss in Verbindung zum semantischen Lexikon des Kindes gebracht werden.

Lesen als Verstehen (Leseverstehen): Im Gegensatz zum Dekodieren geht es um das Erfassen von Sinnzusammenhängen auf der Satz- und Textebene.

Hörverstehen: Das Hörverstehen oder Sprachverständnis ist eine Vorläuferfähigkeit zum Leseverstehen, es beruht auf mündlichen Mitteilungen. Im Hörverstehen wird der semantische Gehalt auditiv aufgenommener Informationen erfasst. Während das Hörverstehen noch modalitätsspezifisch ist, ist das Lesen ein nachgeordneter, modalitätsunspezifischer Verarbeitungsprozess.

Subtest 1: Hörverstehen: Verstehen mündlich gestellter Fragen und Aufforderungen.

Beispiele: Das Kind wird mündlich befragt: „Wie heißt Du mit Vornamen? Schreibe nur die *drei ersten* Buchstaben Deines Vornamens in *Schreibschrift* auf die Linie! Haben die auf dieser Seite gemalten Knuspel *glatte* oder *lockige* Haare? Unterstreiche mit *zwei* Linien das Wort, das passt."

Subtest 2: Rekodieren: Erkennen von lautgleichen Wörtern.

Es wird jeweils ein Wortpaar vorgegeben und das Kind soll das Wortpaar lesen und entscheiden, ob sich die beiden Wörter wohl gleich anhören, obwohl sie verschieden geschrieben werden, oder ob sie sich unterschiedlich anhören.

Beispiel: Meer – mehr; alte – alle; Kiepe – Kippe; frisst – Frist.

Die Kinder sollen nun 40 Wortpaare beurteilen; wobei je nach Schuljahrgang unterschiedliche Zeiten vorgegeben werden.

Subtest 3: Dekodieren: Erkennen von Wortbedeutungen.

Das Kind soll jetzt Wörter lesen und „prüfen, ob sie sich wirklich wie deutsche Wörter anhören oder nicht. Dazu musst Du sie Dir leise richtig vorlesen."

Beispielaufgabe: „Da steht ‚ROGG' (zu lesen wie ‚Rock', also kurzes ‚o' und ‚k'-Laut betonen). Hört sich das wie ein Wort an, das Du kennst?" Nur etwa 5 Sekunden warten. „Ja. Es ist zwar nicht wie ein deutsches Wort geschrieben, das Du kennst. Aber wenn man es richtig liest, hört sich der Name wie das Wort für das Kleidungsstück ‚Rock' an."

Die Kinder sollen nun 40 Wörter lesen und entscheiden, ob sie sich wie richtige Wörter anhören.

Die Bearbeitungszeiten sind je nach Schuljahrgang gestaffelt.

Subtest 4: Leseverstehen: Verstehen schriftlich gestellter Fragen und Aufforderungen.

Beispiel: Das Kind soll folgende Frage lesen: „Hattest Du heute schon große Pause? Wenn ja, schreibe ein ‚j' vor die Linie; wenn nein, schreibe ein ‚n' vor die Linie."

Die Kinder sollen 14 Fragen oder Aufforderungen bearbeiten. Die Zeiten sind je nach Schuljahrgang gestaffelt.

Die gesamte Testdurchführung dauert ca. 35–45 Minuten.

Der Test kann als Einzel- oder als Gruppentest durchgeführt werden. In der Einzeluntersuchung sollte aus diagnostischen Gründen die Aufgabenbearbeitung laut vorlesend erfolgen (u. U. wird die kindliche Vorleseleistung mit einem Kassettenrekorder aufgezeichnet). Der Test kann ab dem Ende der 1. Schulklasse bis zum Ende der 4. Schulklasse eingesetzt werden. Die Normierungsgruppen beziehen sich auf die jeweilige Mitte und das Ende eines Schuljahres; damit gibt es 7 Normierungszeitpunkte.

Für die Bildung der Normierungsstichproben wurde auch die sprachliche und nationale Herkunft herangezogen. Neben den rein deutschsprachigen (monolingualen) Kindern wurden auch ca. 18% bilinguale Kinder (Aussiedlerkinder, türkische Kinder u.a.) einbezogen.

Die monolingualen Normen sollten herangezogen werden, wenn die Kinder in einer Klasse, die ausschließlich oder nahezu ausschließlich monolinguale Kinder beschult werden; sonst sollten die so genannten multikulturellen Normen benutzt werden.

Die Rohwerte sind für jeden Subtest in T-Werte und Prozentränge transformierbar.

Es werden aus den Subtests kombinierte, subtestübergreifende Kennwerte gebildet, so genannte *Knuspel-Scores* gebildet.

Für Kinder im ersten Schuljahr und für alle bilingual aufwachsenden Kinder wird ein als „*Vorläuferfertigkeit für das verstehende Lesen* bezeichnete **Knuspel-Score I**" gebildet. Er setzt sich zusammen aus den Werten der Subtests Hörverstehen + Rekodieren + Dekodieren.

Beim zweiten Score werden die Leistungen aller drei Lesefertigkeiten in gleichem Maße berücksichtigt. Diese bilden den als Lesefähigkeit bezeichneten **Knuspel-Score II**. Dieser setzt sich aus Rekodieren + Dekodieren + Leseverständnis zusammen.

Würzburger Leise Leseprobe (WLLP)
Die *Würzburger Leise Leseprobe (WLLP)* ermöglicht eine einfache und schnelle Erfassung der Leseleistung im gesamten Grundschulbereich. Das Verfahren beruht auf der Idee, dass in der ersten und zweiten Grundschulklasse der Erwerb des Lesens als Grundfertigkeit stattfindet: Die Kinder erwerben die Übersetzung der Grapheme in Phoneme und das Zusammenlauten, sie *erlesen* die Wörter Buchstabe für Buchstabe. Ab der zweiten Klasse spielt die Ge-

dächtnisrepräsentation und der Automatisierungsgrad von Buchstabenfolgen eine zunehmende Rolle, es findet vor allem eine Zunahme des *Lesetempos* bzw. der *Dekodiergeschwindigkeit* statt. Leseschwache Kinder müssen nach wie vor über synthetisches Lesen die Aussprache generieren, um zu Wortbedeutung zu kommen.

Schwache Leser im Grundschulalter unterscheiden sich von normalen Lesern in erster Linie durch das Lesetempo und weniger durch die Lesegenauigkeit.

Mit der Zunahme der Lesegeschwindigkeit werden die wesentlichen Voraussetzungen dafür geschaffen, dass das Leseverständnis von der Wortebene voranschreitet zum Leseverständnis auf der Satz- und Textebene.

Das impliziert allerdings nicht, dass damit eine separate Erfassung des Leseverständnisses sich völlig erübrigt (mehr dazu KNUSPEL-L).

Der Test kann als Papier- und Bleistift-Test im Klassenzimmer stattfinden, um das Abschauen zu verhindern sind zwei Testformen A und B möglich.

Das Verfahren ist als Multiple-choice-Verfahren konzipiert. Die reine Testdurchführung dauert fünf Minuten.

Aufgaben: Die Kinder sollen ein Wort lesen und ein Bild aus vier Bildern ankreuzen, das dieses Wort repräsentiert:

Gemessen wird die Zahl der richtig bearbeiteten Items in fünf Minuten. Die Normwerte sind für männliche und weibliche Schüler getrennt, zum Ende einer jeden Schuljahrgangsstufe vorgegeben.

Wie die Beispiele zeigen ist auch ansatzweise eine Fehleranalyse möglich: Einerseits sind ein dem Zielwort phonologisch-orthographisch ähnlicher Distraktor [z. B. Ei – Eis (Eimer)] und andererseits, ein Distraktor, der mit dem Zielwort semantisch verknüpft ist (z. B. Ei – Huhn).

Bei der Einzeldurchführung der WLLP können darüber hinaus auch die Leistungen in jeder Minute erfasst werden, um so einen kleinen Einblick in die Leistungskonstanz zu gewinnen.

Die Reliabilität des Testverfahren ist gut; die Validität, d. h. die Übereinstimmung mit Außenkriterien wie dem Lehrerurteil oder den Ergebnissen anderer Testverfahren, ist hoch.

Testbatterie für Zahlenverarbeitung und Rechnen bei Kindern (ZAREKI und ZAREKI-R)

Der ZAREKI ist eine neuropsychologische Testbatterie für **Za**hlenverarbeitung und **Re**chnen bei **Ki**ndern, er wurde 2001 von M. von Aster und M. Weinhold veröffentlicht; 2006 wurde eine geringfügig veränderte Version von M. v. Aster, M. Weinhold Zulauf und R. Horn als ZAREKI-R publiziert. Die Testdarstellung bezieht sich auf die ZAREKI-R.

Es handelt sich um ein theoriegeleitetes Verfahren, das sich auf eine Modellvorstellung des rechnerischen Denkens bezieht und weniger am schulischen Lehrplan orientiert ist. Hierbei werden drei mentale Repräsentationen von Zahlen und Mengen postuliert, die in Interaktion miteinander stehen (so genanntes Triple-Code-Modell von Stanislau Dehaene). Der Test sollte vor allem bei Verdacht auf umschriebene Rechenstörungen eingesetzt werden.

Die *analoge Repräsentation* meint eine anschauliche Größen- und Mengenvorstellung. Kleine Mengen können auf einen Blick erfasst werden, bei größeren Mengen erfolgt ein Abschätzen oder eine Überschlagsrechnung. Man kann mit dieser Denkform erfassen, ob durch rechnerische Operation eine Menge oder Größe zu- oder abnimmt. Die bekannteste analoge Repräsentation ist der Zahlenstrahl, z. B. von 1 bis 100.

Die *auditiv-sprachliche Repräsentation* ist der verbale Ausdruck für Zahlen. Wir kennen bestimmte

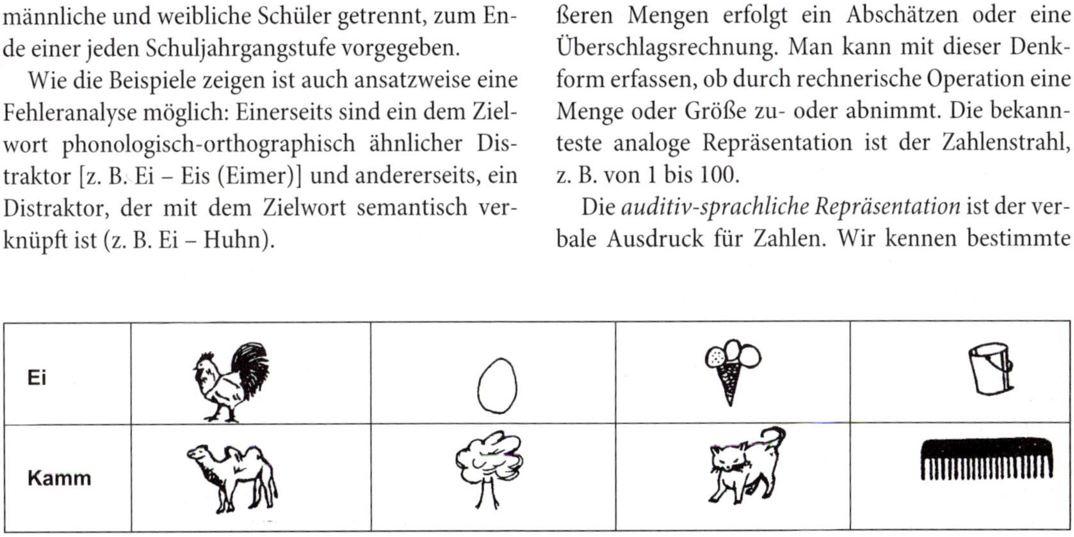

Abb. 12.22 Beispielaufgaben aus der Würzburger Leise Leseprobe (WLLP).

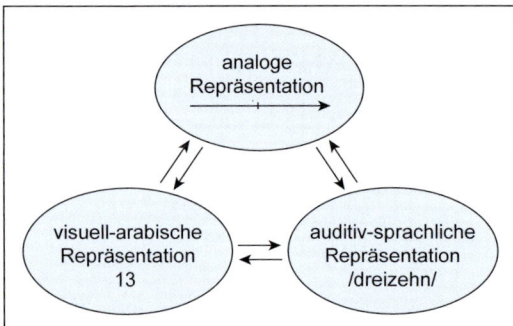

Abb. 12.23 Die 3 Repräsentationen von Zahlen und Mengen im Triple-Code-Modell (nach S. Dehaene 1999).

Zahlwörter wie die Eigennamen „ein, zwei, drei … zwölf", dann kommen zusammengesetzte Zahlwörter „dreizehn, vierzehn" usw. weitere Eigennamen sind Hundert, Tausend, Million …

In der deutschen Sprache besteht eine große Schwierigkeit in der auditiv-sprachlichen Repräsentation in der Zehner-Einer-Inversion.

Der auditiv-sprachlichen Repräsentation werden auch die Additionsreihen und das Ein-mal-Eins zugerechnet, sowie das Kopfrechnen.

Die *visuell-arabische Repräsentation* betrifft die Zifferndarstellung der Zahlen, mit ihrem Stellenwertsystem, aber auch andere Zahleneigenschaften, wie z.B. Teilbarkeit durch 2 u. Ä.

In dieser Repräsentation erfolgen die schriftlichen Berechnungen.

Neben diesen drei Repräsentationen müssen sich die wechselseitigen Verbindungen und Transformationen entwickeln.

Dieses Modell von Dehaene ist für erwachsene Menschen gut bestätigt; als neuropsychologisches Modell lässt es sich auch mit isolierten Hirnschädigungen in Beziehung setzen, d. h., eine umschriebene Hirnschädigung kann den isolierten Ausfall eines Moduls bedingen. Befunde aus bildgebenden Verfahren (fMRT) liegen inzwischen auch von Kindern vor.

Beschreibung der Subtests:
Abzählen: Kinder sollen mit dem Finger eine Punktmenge laut abzählen und das Ergebnis aufschreiben.
Zählen rückwärts mündlich: Die Kinder sollen rückwärts von 23 bis 1 und von 67 bis 54 zählen.
Zahlenschreiben: Nach Diktat sollen zwei- bis vierstellige Zahlen geschrieben werden.
Kopfrechnen (Additionen, Subtraktionen und Multiplikationen): Kopfrechenaufgaben mit ein- und zweistelligen Zahlen werden vorgegeben; das Ergebnis soll vom Kind gesagt werden.
Zahlenlesen: Zwei- bis vierstellige Zahlen sollen vorgelesen werden.
Anordnung von Zahlen auf einem Zahlenstrahl: Auf einer Strecke von 0–100 soll eine Markierung gezeigt werden, die der Größe einer vorgegeben Zahl entspricht, in einer zweiten Variante soll die Markierung am Zahlenstrahl selbst gezeichnet werden.
Zahlennachsprechen (vorwärts, rückwärts): Wie der Subtest Zahlennachsprechen im HAWIK werden Zahlenfolgen aus zwei bis sechs (fünf) Ziffern vorgelesen, die vom Kind vorwärts bzw. rückwärts memoriert werden sollen.
Zahlenvergleich (Worte): Es werden jeweils zwei Zahlen vorgesprochen und das Kind soll entscheiden, welche Zahl größer ist.
Perzeptive Mengenbeurteilung: Eine Menge von Punkten oder von Gegenständen soll abgeschätzt werden; sie wird so kurz gezeigt, dass ein Abzählen nicht möglich ist.
Kognitive (kontextuelle) Mengenbeurteilung: Die Kinder sollen einfache Aussagen beurteilen, indem sie die Menge beurteilen. Beispiel: „Fünfzig Kinder auf einem Geburtstagsfest": Viel – wenig?
Textaufgaben: Es werden einfache Textaufgaben vorgegeben, die das Kind ausrechnen soll. Der Lösungsprozess sollte durch lautes Denken beobachtbar werden; das Ergebnis ist mündlich zu geben.
Zahlenvergleich (Ziffern): Zahlenpaare werden in Ziffernform vorgegeben und das Kind soll beurteilen, welche Zahl die größere ist.
Auswertung: Für jede Aufgabengruppe wird der Rohwert in Prozentränge umgerechnet; Prozentränge ≤16 sind im kritischen Bereich. Aus der Summe aller Rohwerte wird ein Normwert für den Gesamttest ermittelt.

Die Normen sind für Kinder am Ende der 1., 2., 3. und 4. Klasse (schulklassenbezogene Normen) vorgegeben.

Die Reliabilitäten für den Gesamttest sind sehr gut, für einzelne Aufgabengruppen allerdings nicht (das ist aufgrund der geringen Itemanzahl und des niedrigen Schwierigkeitsgrades dieser Aufgabengruppen nicht verwunderlich).

12.4 Psychologische Tests

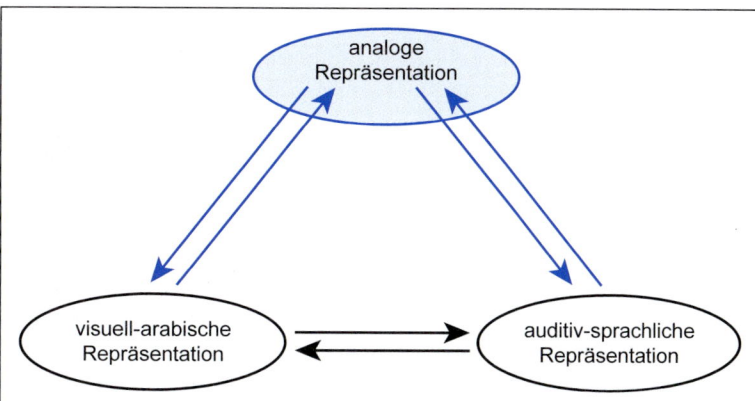

Abb. 12.24 Befund eines Mädchens (blau die problematischen Repräsentationen): Dieses Mädchen rechnet arithmetisch korrekt, hat aber praktisch keine Vorstellungen von Größen und Mengen.

Tab. 12.19 Deutscher Mathematiktest (DEMAT).

DEMAT 1+	DEMAT 2+	DEMAT 3+	DEMAT 4
• Mengen und Zahlen	• Zahleneigenschaften	• Zahlenstrahlen	• Zahlenstrahlen
• Zahlenraum	• Längenvergleich	• Additionen	• Additionen
• Addition, Subtraktion	• Addition, Subtraktion	• Subtraktionen	• Subtraktionen
• Zahlenzerlegung, Zahlenergänzung	• Verdoppeln	• Multiplikationen	• Multiplikationen
• Teil-Ganzes	• Division	• Sachrechnungen	• Divisionen
• Kettenaufgaben	• Halbieren	• Spiegelaufgaben	• Größenvergleiche
• Ungleichungen	• Rechnen mit Geld	• Formen legen	• Sachrechnungen
• Sachaufgaben	• Sachaufgaben	• Längen schätzen	• Lagebeziehungen
	• Geometrie	• Längen umrechnen	• Spiegelzeichnungen

Die *Interpretation* der Testergebnisse erfolgt innerhalb der Triple-Code-Modells, d. h. es wird festgestellt, ob ein Kind in einer oder mehreren der Repräsentationen Schwierigkeiten hat und ob die internen Übersetzungen (Transkodierungen) in die verschiedenen Repräsentationen schwierig verläuft.

Die Anteile der Repräsentationen und Transkodierungen bei den einzelnen Subtests sind im Handbuch benannt.

Als Test für die Diagnose von Rechenstörungen ist der ZAREKI-R für den unteren Leistungsbereich optimiert, die Itemschwierigkeiten sind gering. Das bedeutet, dass man Rechenstörungen gut differenzieren und ihre Komponenten identifizieren kann. Weniger geeignet ist der ZAREKI-R für die Feststellung einer normalen oder guten Entwicklung im rechnerischen Denken, hier werden schnell Deckeneffekte erzielt.

Die clusteranalytischen Untersuchungen an rechengestörten Kindern ergaben drei Subtypen von Rechenstörungen [42, 117, 118, 123, 129, 138, 147, 162, 166]:

- *Tief greifende Rechenstörung*: Ausgeprägte Rechenstörungen in nahezu allen Fertigkeitsbereichen (Subtests).
- *Arabischer Subtyp*: Schwierigkeiten bei Zahlenlesen und Zahlenschreiben; Schwierigkeiten beim Vergleichen von Zahlen in Wort und Ziffernform.
- *Sprachlicher Subtyp*: Schwierigkeiten in den Zählfertigkeiten und beim Kopfrechnen.

Deutscher Mathematiktest (DEMAT) für die 1. bis 6. Klassen

Die Reihe der Deutschen Mathematiktests besteht aus sechs Testverfahren für die 1. bis 6. Klasse. Diese Verfahren sollen am Ende der jeweiligen Klasse die Leistungen im Rechnen erfassen und damit Schwächen und Stärken identifizieren.

Um den Leistungsstand fair zu beurteilen, sind die Verfahren *lehrplanorientiert*, d. h. die Autoren stellen die Validität der Verfahren durch die Analysen der Lehrpläne aller Bundesländer sicher.

- DEMAT 1 und 2: Lehrpläne aller 16 Bundesländer (W. Schneider, Würzburg).

- DEMAT 3 und 4: Schnittmenge der Lehrpläne aller 16 Bundesländer (M. Hasselhorn, Göttingen).
- DEMAT 5 und 6: Extrakt aus 31 (!) Lehrplänen aller Bundesländer; z.T. wird Klasse 5 und 6 zusammengefasst (H. Marx, Leipzig).

Die beiden Versionen DEMAT 5 und DEMAT 6 sind noch nicht veröffentlicht.

Der Test ist sowohl in der Einzeldurchführung als auch in der Schulklasse möglich, dazu existieren Parallelformen.

Die Normierung erfolgte bundesweit an großen Normierungsstichproben von 2900 bis ca. 5200 Kindern. Bei den jüngeren Kindern gibt es deutliche Geschlechtsunterschiede.

Das Gesamtergebnis eines Kindes kann über Prozentränge und T-Werte beurteilt werden; für die Ergebnisse der einzelnen Subtests liegen Prozentränge vor.

Daneben ist aber auch ausdrücklich vorgesehen, dass dieses Instrumentarium auch zur Beschreibung des Leistungsvermögens einer Schulklasse dient, hinsichtlich des Niveaus und hinsichtlich der Heterogenität. Damit kann dieser Test auch zur Reflexion des Lehrerverhaltens eingesetzt werden (Hinweise dazu vor allem im DEMAT 3+ und im DEMAT 4).

Im Vergleich zum ZAREKI muss der konzeptionelle Unterschied beachtet werden: Während der ZAREKI eine Abbildung zugrunde liegender Prozesse des rechnerischen Denkens erfassen will, zielt die DEMAT-Reihe auf die Beschreibung der Leistungen im Hinblick auf die Lehrpläne. Beide Verfahren sind zur Erfassung der niedrigen Leistungsniveaus optimiert.

12.4.8 Neuropsychologische Tests

Tübinger Lurija-Christensen Neuropsychologische Untersuchungsreihe für Kinder (TÜKI)

Die TÜKI ist ein neuropsychologisches Untersuchungsverfahren, das sich auf die Theorien von Alexander R. Lurija gründet (➤ Kap. 12.2.2).

Er beschreibt als Hauptziel seines Diagnostizierens die „Qualifikation der Symptome" und die Suche nach dem primären Defizit. Dadurch glaubte man lange Zeit, dass sich Lurijas Untersuchungspraxis der Psychometrie entziehen würde.

Die neuropsychologische Untersuchung im Sinne Lurijas geht von den Symptomen aus, die ja sehr unterschiedliche Ursachen haben können. Es wird ein individualisiertes, von Arbeitshypothesen über zugrunde liegende Primärdefekte geleitetes Vorgehen gewählt. Systematische Variation der Aufgaben ermöglicht es, nacheinander alle an der beeinträchtigten Handlung beteiligten Teilfunktionen zu überprüfen und so dasjenige Element des funktionalen Systems herauszufinden, welches gestört ist.

Auf diesem Hintergrund kann man den TÜKI auch als Screening-Verfahren verstehen bzw. als „untersuchungsleitende Struktur". Es werden, ganz im Sinne der Diagnostik von Lurija, Aufgabenvariationen und Individualisierungen zugelassen; natürlich sind Variationen unter testtheoretischen Gesichtspunkten Abweichungen von der Durchführungsobjektivität.

Unter diesem Aspekt ist die TÜKI mehr als eine reine Screening-Batterie und notwendigerweise weniger als eine vollständige Untersuchungsanleitung für jeden Einzelfall oder eine allumfassende neuropsychologische Testbatterie.

Lateralität
- Präferenzdominanz: 6 einfache Proben,
- Leistungsdominanz: Einbeinstand und Tapping-Versuch rechts wie links.

Motorische Funktionen
- Gesamtkörperkoordination: 4 Aufgaben wie im KTK oder MOT 4 – 6 (➤ Kap. 12.4.6),
- Feinmotorik: Tracing: Wege sollen mit einem Bleistift durchfahren werden, ohne dass die seitliche Begrenzung berührt wird; Tapping: In einer vorgegebenen Zeit sollen mit einem Stift möglichst viele Punkte in ein abgegrenztes Feld eingezeichnet werden,
- Motorische Funktionen der Hände: 25 einfache Aufgaben (ohne visuelle Kontrolle), wie sie aus der Apraxie-Diagnostik bekannt sind; beispielsweise muss eine spezifische Fingerstellung ohne visuelle Kontrolle nachgemacht werden,
- Orale Praxie: 14 einfache Aufgaben, z. B. Berühren des rechten Mundwinkels mit der Zungenspitze,

- Sprachliche (innere und äußere) Regulation motorischer Vollzüge: 5 Aufgaben, verbale Selbstkontrolle.

Akustisch-motorische Koordination
- Wahrnehmung und Reproduktion von Tonhöhenverhältnissen: 4 Tonhöhenvergleiche, Singen/Nachsingen von Kinderliedern,
- Wahrnehmung und Reproduktion von rhythmischen Strukturen: 7 Aufgaben über Rhythmen.

Höhere hautkinästhetische Funktionen
- Hautempfindungen: Berührungen am Unterarm (in Pronation und in Supination), Fingeridentifikation und Zeichnen in die Handfläche,
- Muskel- und Gelenksensibilität: Finger bzw. Arm wird passiv bewegt,
- Stereognosie: Gegenstände werden in die Hand gegeben bzw. sind mit geschlossenen Augen zu ertasten.

Höhere visuelle Funktionen
- Visuelle Wahrnehmung: Gegenständliche und geometrische Bilder werden verglichen und teilweise benannt,
- Räumliche Orientierung: 6 Aufgaben (z. T. ähnlich Frostigs Raum-Lage, ➤ Kap. 12.4.5),
- Räumliches Denken: Mosaiktestaufgaben, Fortsetzung geometrischer Muster.

Rezeptive Sprache
- Wortverständnis: Auf verbale Aufforderung hin sollen Gegenstände im Bild und real gezeigt werden,
- Verständnis einfacher Sätze,
- Verständnis für logisch-grammatikalische Strukturen: Flexionen, Präpositionen und Komparativkonstruktionen werden geprüft.

Expressive Sprache
- Artikulation von Sprachlauten: Konsonanten und Konsonantenverbindungen in Wörtern werden geprüft,
- Reproduzierende Sprache: Komplexe Wörter sollen nachgesprochen werden,
- Normative Funktion des Sprechens: Benennen von Gegenständen nach verbaler Beschreibung,
- Erzählende Sprache: Die Kinder sollen frei erzählen, aber auch mit festgelegten Zielwörtern.

Mnestische Prozesse
- Lernprozess: Eine Wortreihe aus 8 Wörtern wird gelernt und dabei die Lernkurve ermittelt,
- Behalten und Wiedererinnern: Unmittelbare Reproduktion von visuellen, akustischen und kinästhetischen Spuren, Reproduktion von sinnlosen Silben und von Sätzen.

Denkprozesse
- Verständnis für Situationsbilder und Texte: Handlung im Bild erkennen, Reihenfolge legen und eine Geschichte nacherzählen,
- Begriffsbildung: Begriffsdefinitionen, logische Klassenbildung.

In den einzelnen Diagnosebereichen sind immer sehr wenige Aufgaben zur Prüfung vorgesehen, so dass das Verfahren eher einen orientierenden Charakter (Screening) hat. Bei Auffälligkeiten muss dann mit ausführlicheren, normierten Verfahren nachgeprüft werden.

Im umfangreichen Handbuch zum TÜKI sind dazu viele Vorschläge gemacht worden.

Diese Vorgehensweise entspricht der Auffassung von Lurija, der *klinische Beobachtungen* und weniger psychometrische Testungen durchführte.

Eine ausführliche Testung aller interessierenden Funktionsbereiche ist auch aus Gründen der Belastbarkeit eines Kindes, der Zeit und Ökonomie kaum zu rechtfertigen.

Die aufgeführten „Normwerte" der TÜKI sind nach Angaben der Testautoren im Sinne der Grobnormierung eines Screening-Verfahrens zu verstehen und gestatten u. U. eine hinreichende „quantitative" Einschätzung der Leistungsfähigkeit eines jeweiligen Probanden. Die „Normen" im Anhang des Handbuches sind als Prozentwert*verteilungen* abgedruckt und nicht als Prozent*ränge*! Das bedeutet, dass der Diagnostiker immer erst selbst errechnen muss, ob eine gezeigte Leistung unterdurchschnittlich, normal oder überdurchschnittlich ist.

Die Reliabilitäten der einzelnen Skalen für die Funktionsbereiche sind befriedigend, für einzelne Bereiche hoch. Die Werte für die Stabilität (Retest-Reliabilität) sind in mehreren Bereichen allerdings gering.

Berliner-Lurija-Neuropsychologisches Verfahren für Kinder (BLN-K)

Das BLN-K wurde von Neumärker u. Bzufka 1988 veröffentlicht und dient vor allem der qualitativen Analyse von Hirnfunktionsstörungen. Die Autoren haben eine deutschsprachige Überarbeitung der *Lurija-Nebraska-Neuropsychological Battery for Children (LNNB-C)* von C. Golden (1981) vorgenommen.

Die Aufgaben des Verfahrens sind entsprechend Lurijas Konzeption nach 11 Funktionsbereichen gegliedert (➤ Abb. 12.25):

Zur Erinnerung: Die Sprachzentren liegen bei Rechtshändern gewöhnlich links-temporal, d. h. im linken Schläfenlappen des Gehirns bzw. in dessen Nachbarschaft (vgl. ➤ Abb. 2.2).

1. Motorische Funktionen (MOT)
   - Bewegungsfunktionen der Hände (z. B. Berühren des Daumens nacheinander mit allen Fingern)
   - Bewegungsfunktionen der Finger (z. B. Fingerstellungen imitieren)
   - Räumliche Organisation von Handbewegungen (z. B. räumliche Anordnung von Stellungen imitieren)
   - Dynamische Organisation der Hände (z. B. rhythmische Bewegungsfolgen)
   - Einfache Bewegungen des Mundes (z. B. Zunge herausstrecken)
   - Einfache Bewegungen der Hände (z. B. einfache Figuren abzeichnen)
   - Sprachliche Regulation motorischer Handlungen (z. B. auf einfache verbale Kommandos reagieren).
2. Akustisch-motorische Koordination (AUD)
3. Höhere taktile und kinästhetische Funktionen (TAK)
   - Tastwahrnehmung
   - Stereognosie (Erkennen von Gegenständen durch Betasten mit geschlossenen Augen).
4. Höhere visuelle Funktionen (VIS)
   - Wahrnehmung von Gegenständen und Abbildungen
   - Raumorientierung.
5. Sprachverständnis (REZ)
   - Phonetische Analyse
   - Wortverständnis
   - Satzverständnis.
6. Expressive Sprache (EXP)
   - Sprachreproduktion
   - Sprachreproduktion nach optischer Vorgabe
   - Sprachproduktion.
7. Schrift-Sprach-Produktion (Schreiben, SCR)
   - Buchstabenanalyse
   - Schrift-Sprach-Produktion nach optischer Vorgabe
   - Schrift-Sprach-Produktion nach akustischer Vorgabe.
8. Schrift-Sprach-Perzeption (Lesen, LES)
9. Arithmetische Fähigkeiten (KAL)
   - Zahlenverständnis
   - Rechenoperationen.

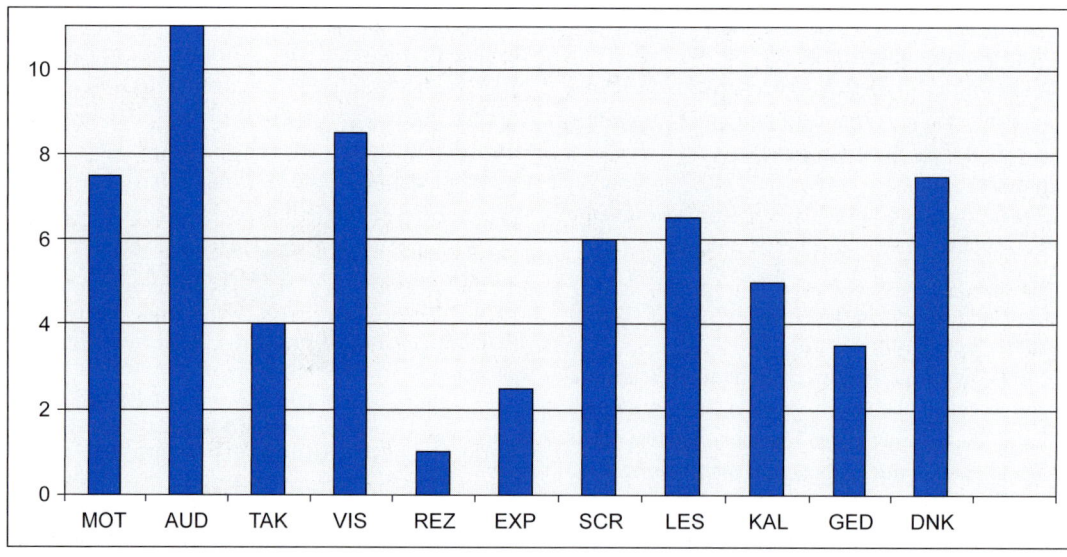

Abb. 12.25 Profil eines Patienten mit aphasischer Störung bei linkstemporaler Raumforderung im Berliner-Lurija-Neuropsychologischen Verfahren für Kinder (BLN-K) Abkürzungen siehe 1.–11. im Text.

Tab. 12.20 Dimensionen und Komponenten der Aufmerksamkeit.

Dimension	Aufmerksamkeitskomponente	Untersuchungsprinzip
Intensität	Aufmerksamkeitsaktivierung = Alertness	Einfache visuelle oder auditive Reaktionsaufgaben mit und ohne Warnreiz
	Daueraufmerksamkeit	Lang andauernde einfache Signalentdeckungsaufgaben, hohe Anzahl kritischer Reize
	Vigilanz	Lang andauernde einfache Signalentdeckungsaufgaben, geringe Anzahl kritischer Reize
Selektivität	Selektive oder fokussierte Aufmerksamkeit	Wahlreaktionsaufgaben, Aufgaben mit ablenkenden Störreizen
	Wechsel des Aufmerksamkeitsfokus	Aufgaben mit Anforderungen an den Wechsel des räumlichen Aufmerksamkeitsfokus
	Geteilte Aufmerksamkeit	„Dual-Task"-Aufgaben, Aufgaben zur kognitiven Flexibilität

10. Gedächtnisfunktionen (GED)
11. Denkprozesse (DNK)
    - Bild- und Textverständnis
    - Verarbeitung von Begriffen.

In Verbindung mit morphologischen und neurophysiologischen Untersuchungsverfahren können hiermit u. U. Aussagen über die Lokalisation und das Ausmaß einer Hirnschädigung getroffen werden.

Bei Patienten mit Hirntumoren, Gefäßprozessen und anderen Beeinträchtigungen des ZNS empfehlen die Autoren die Kontrolle der Bewusstseinslage mit einer modifizierten Form der *Glasgow Coma Skala*.

Das BLN-K ist für Kinder von 8 bis 12 Jahren normiert. Die Altersuntergrenze ergibt sich aus der Annahme, dass bis zum Alter von 8 Jahren die Entwicklung und Reifung des Gehirns soweit abgeschlossen sei, dass resultierende neuropsychologische Leistungen geprüft werden können.

Die Rohwerte der getesteten Kinder werden in C-Werte umgewandelt (Mittelwert 5, Standardabweichung 2). Die Normtabelle gilt für die Altersspanne von 8 bis 12 Jahren. Die Testergebnisse eines Kindes werden graphisch dargestellt (➤ Abb. 12.25).

Die Reliabilitäten sind befriedigend, in einzelnen Skalen hoch.

Aufmerksamkeit

In der klinischen Psychologie der letzten Jahre wurde die Diagnostik der Aufmerksamkeit fast völlig durch die Diskussion über Kinder mit Aufmerksamkeitsstörungen (ADHS) geprägt. So wurde bei vielen Klinikern die Aufmerksamkeitsstörung eher zu einer Anmutungsdiagnose bzw. globalen Beurteilung; das legen etwa die ICD-10- und die DSM-IV-Kriterien nahe.

Demgegenüber steht die Tradition der experimentell orientierten Psychologie, die seit den 50er-Jahren verschiedene Theorieentwürfe zur Aufmerksamkeit vorlegte und bis heute davon ausgeht, dass Aufmerksamkeit kein einheitliches Konstrukt sei, sondern sich aus mehreren Komponenten zusammensetzt.

Nach diesen Ansätzen gliedert sich das Konzept Aufmerksamkeit nach den Dimensionen Intensität und Selektivität.

Aufmerksamkeitsaktivierung oder *Alertness* meint eine allgemeine Reaktionsbereitschaft oder kurzfristige Aktivierung der Aufmerksamkeit. Diese Aufmerksamkeitskomponente wird benötigt, wenn ein Kind einem relativ schnellen und häufigen Tätigkeitswechsel ausgesetzt ist („wenn viel Aktion ist"). Das ist in der klinischen Praxis etwa bei den Untersuchungen der Kinder regelmäßig der Fall.

- *Phasische Alertness* meint dabei die Fähigkeit, die Aufmerksamkeit auf einen Warnreiz oder Hinweisreiz hin kurzfristig zu steigern.
- *Tonische Alertness* dagegen meint die Fähigkeit zur Aufmerksamkeitssteigerung ohne Hinweisreiz, also schnell aufgabenbezogen zu reagieren.

Die Komponente der Aufmerksamkeitsaktivierung/Alertness ist bei vielen Kindern mit der Diagnose ADHS unbeeinträchtigt, bzw. wenig beeinträchtigt.

Daueraufmerksamkeit und *Vigilanz* meinen längerfristige Aufmerksamkeit bei hochfrequenten oder bei niedrigfrequenten Reizen. Das bedeutet, dass Vigilanz unter eher monotonen Bedingungen erbracht werden muss, gewissermaßen die Langeweile bekämpft.

Diese Aufmerksamkeitskomponenten werden von den Kindern verlangt, wenn sie über längere Zeiträume, wie etwa eine Unterrichtseinheit aufmerksam dem Geschehen folgen sollen.

Selektive oder *fokussierte Aufmerksamkeit* meint die Fähigkeit, schnell und zuverlässig auf bedeutsame Informationen zu reagieren und irrelevante Reize nicht zu beachten, bzw. Störreize zu unterdrücken. Eine Beeinträchtigung der fokussierten Aufmerksamkeit ist die *Ablenkbarkeit*, die ablenkbaren Kinder sind der Reizvielfalt ausgeliefert.

Diese Aufmerksamkeitskomponente wird im Alltag permanent beansprucht, da wir meist multiplen Reizen ausgesetzt sind.

Wechsel des Aufmerksamkeitsfokus ist die Fähigkeit relativ schnell von einem Reiz oder von einer Aufgabe zur anderen zu shiften, also die Fähigkeit zur *Flexibilität*. Dabei soll natürlich das Anspruchsniveau der Tätigkeiten erhalten bleiben.

Geteilte Aufmerksamkeit findet sich in der Fähigkeit wieder, gleichzeitig zwei Tätigkeiten zu erledigen, etwa wenn der Schüler dem Lehrer zuhören und gleichzeitig die Anschrift auf der Tafel beachten muss, d. h. gleichzeitig zuhören und zuschauen sollen.

Zu beachten ist, dass die beiden Tätigkeiten nicht interferieren, etwa durch zu große Ähnlichkeit. Musik hören beim Lesen interferiert mehr als das Musik hören beim Fahrrad fahren.

Bei Störungen der Aufmerksamkeit ist im Allgemeinen davon auszugehen, dass mehrere, aber nicht alle Komponenten beeinträchtigt sind. Wahrscheinlich ist darauf die Tatsache zurückzuführen, dass die klinische Diagnose einer Aufmerksamkeitsstörung (ADHS) in knapp $1/3$ der Fälle nicht mit den Testergebnissen der Aufmerksamkeitskomponenten übereinstimmt.

Die Betrachtung der Aufmerksamkeitskomponenten könnte ebenso relevant sein, wenn die Zielsymptomatik bei der Behandlung von aufmerksamkeitsgestörten Kindern festgelegt wird. Einige Beobachtungen zeigen, dass die Methylphenidatbehandlung vor allem die Daueraufmerksamkeit positiv beeinflusst [150, 164]

Testbatterie zur Aufmerksamkeitsprüfung für Kinder KITAP

Die *Testbatterie zur Aufmerksamkeitsprüfung für Kinder KITAP* von Zimmermann, P., Gondan, M. und Fimm, B. (2002) stellt eine kindgemäße Adaptation der *Testbatterie zur Aufmerksamkeitsprüfung TAP* von Zimmermann und Fimm (1993) dar.

In dieser Testbatterie wird explizit auf die Erfassung verschiedener Aufmerksamkeitskomponenten abgezielt, um eine differenzierte und neuropsychologisch begründete Diagnostik zu ermöglichen.

Die Testbatterie wird computerbasiert durchgeführt und kindgemäß wird die Darstellung von Gespenstern, Hexen, Drachen und Eulen verwendet, um eine gute Motivation und Kooperation zu erreichen.

Ablenkbarkeit: „*Das fröhliche und das traurige Gespenst*": Ein grundlegender Aspekt der fokussierten Aufmerksamkeit ist die Fähigkeit, den Fokus auch in komplexen Situationen und unter ablenkenden Bedingungen willkürlich unter Kontrolle zu halten.

Instruktion: „In einer Tür erscheint von Zeit zu Zeit ein Gespenst, das manchmal lacht und manchmal traurig ist. Das traurige Gespenst soll wieder fröhlich gemacht werden. Dazu muss man so schnell wie möglich auf die Taste drücken, um es wieder aufzuheitern, aber Achtung: Man darf sich nicht von irgendwelchen Geistererscheinungen ablenken lassen, die von Zeit zu Zeit auftauchen." Es werden vor allem die Anzahl der Auslassungen erfasst und insbesondere der Unterschied mit und ohne Distraktor (Störreiz).

Alertness: „*Die Hexe*": Das ist ein zentraler Aspekt der Intensität der Aufmerksamkeit, d. h. der Steigerung der Reaktionsbereitschaft durch unmittelbar vorausgehende Ereignisse.

Instruktion: „Eine Hexe soll so schnell wie möglich vertrieben werden, bevor es ihr gelingt einen bösen Zauber oder eine Verwünschung auszusprechen." Gemessen werden die mittleren Reaktionszeiten und die Variabilität der Reaktionszeiten.

Daueraufmerksamkeit: „*Der Tanz der Geister*": Es handelt sich darum, dass die selektive Aufmerksamkeit unter Anspannung aufrechterhalten wird.

Instruktion: „In den Fenstern des Geisterschlosses tauchen nacheinander die Geister bei ihrem Tanz auf. Diese Geister haben verschiedene Farben und erscheinen immer wieder an einem anderen Fenster. Doch Achtung: Manchmal kommen sie durcheinander und es erscheinen hintereinander zwei Geister gleicher Farbe." Hier ist die Zahl der Auslassungen der entscheidende Indikator.

Flexibilität: „Das Haus der Drachen": Dieser Subtest beinhaltet die Fähigkeit, den Aufmerksamkeitsfokus schnell zu wechseln.

Instruktion: „Vor einer Tür stehen zwei Drachen, ein grüner und ein blauer. Diese Drachen gehören zu verschiedenen Familien, nämlich die der grünen bzw. die der blauen Drachen. Die Drachen haben Hunger und sollen so schnell wie möglich zum Fressen ins Haus gelassen werden, aber immer abwechselnd ein grüner und dann ein blauer, denn sonst gibt es Streit."

Geteilte Aufmerksamkeit: „Die Eulen": Es geht darum, mehrere Dinge gleichzeitig im Auge zu behalten oder beachten zu müssen. Dies erfordert die Fähigkeit zur Verteilung der Aufmerksamkeit.

Instruktion: „Die Eulen sollen darüber wachen, dass kein Mensch in das Schloss kommt, während die Geister unterwegs sind. Die eine Eule sitzt am Fenster und schaut, dass niemand kommt, zwei andere fliegen außen herum und rufen sich wechselseitig zu. Doch manchmal werden die Eulen müde. Dann fallen der einen Eule die Augen zu oder eine der anderen Eulen antwortet nicht gleich auf den Ruf der anderen. Dann sollen sie schnell geweckt werden!" Gezählt wird die Anzahl der verpassten Signale im visuellen oder im akustischen Informationskanal.

Go/Nogo: „Die Fledermaus": Im eigentlichen Sinne ist das kein Prozess der Aufmerksamkeit, sondern der Reaktionskontrolle. Insbesondere bei impulsiven Kindern sind hier Auffälligkeiten zu erwarten.

Instruktion: „Wie zu sehen ist, hat die Katze Angst vor der Vampirfledermaus. Daher: Wenn die Fledermaus auftaucht, diese schnell vertreiben, bevor sie der Katze ein Leid zufügt. Aber Achtung: Nicht die Katze vertreiben." Die zentralen Parameter bei diesem Subtest sind die Anzahl der falschen Reaktionen und die Reaktionszeit.

Scanning: „Der Ausflug der Hexen": Hinschauen und Absuchen im visuellen Feld sind wohl die effektivsten Prozesse der fokussierten Aufmerksamkeit. In diesem Sinne ist das Scanning ein Teilprozess innerhalb der fokussierten Aufmerksamkeit.

Instruktion: „Die Hexen fliegen gemeinsam zu einem Hexenball, doch von Zeit zu Zeit hat sich eine Hexe in der Richtung geirrt, dann soll sie so schnell wie möglich gewarnt werden, damit sie sich nicht verfliegt." Es sollte darauf hingewiesen werden, ob die Matrix zeilen- oder spaltenweise abgesucht werden soll.

Zur Beurteilung der Scanningleistung werden sowohl die Fehlerzahlen als auch die Inspektionsgeschwindigkeit herangezogen.

Vigilanz: „Der Spiegel": Diese Aufmerksamkeitskomponente verlangt die Überwindung von Müdigkeit, die durch die Habituationsprozesse unter monotonen Untersuchungsbedingungen ausgelöst wird; ein gewisses Maß an Anstrengungsbereitschaft.

Instruktion: „In einem Zauberspiegel erscheint das Bild eines Gespenstes. Von Zeit zu Zeit taucht jedoch sein böser Zwillingsbruder auf. Den Zwillingsbruder erkennt man daran, dass er rote Augen hat. Es kommt darauf an, das böse Gespenst so schnell wie möglich zu vertreiben."

Es wird das so genannte „Vigilanz-Dekrement" beurteilt, also die Abnahme der Erkenntnisleistung mit dem Fortschritt der Beobachtungszeit.

Die Normierung der KITAP wurde an 535 Kindern im Alter von 6–10 Jahren durchgeführt, aber es liegen nicht von allen Subtests die Ergebnisse der kompletten Normierungsstichprobe vor. Die Reliabilitäten für die einzelnen Testparameter sind befriedigend bis sehr gut.

Das Testergebnis wird vom Computer als T-Werte-Graphik dargestellt.

Sehr viele Erfahrungen mit der KITAP existieren bei Kindern nach Schädel-Hirn-Verletzungen.

Kinder mit der Diagnose ADHD unterscheiden sich im Gruppenmittel deutlich von einer unauffälligen Kontrollgruppe; allerdings ist auch eine bedeutsame Gruppe unter ADHD-Kindern, die in der KITAP weitgehend unauffällige Testwerte haben, so dass doch die Frage aufgeworfen werden muss, auf welche Beobachtungsdaten die Diagnose gestellt werden soll, wenn klinisches Urteil und Testergebnisse bei einem bedeutsamen Anteil nicht übereinstimmen [42, 111, 113, 123, 136, 146, 153, 168].

12.4.9 Projektive Tests

Projektive Tests nehmen in der Psychodiagnostik eine besondere Stellung ein. Es ist nicht immer klar, ob diese Verfahren als Tests bezeichnet werden sollen, denn sie entziehen sich weitgehend den Kriterien der Testtheorie.

Ihre Besonderheit liegt in dem Vorgang der *Projektion*: Dem Kind wird Reizmaterial vorgelegt, das es veranlassen soll, Gedanken und Gefühle in Zeichen, Handlungen und Worten zu äußern.

Diese Äußerungen müssen vom Untersucher *gedeutet* werden, d. h. einen Rückschluss auf die kindliche Persönlichkeit zulassen.

Dabei ist der Vorgang der Projektion nur unscharf definiert:

In der *psychoanalytischen* Tradition wird damit ein unbewusster Vorgang bezeichnet, eine Abwehr, in der das Subjekt einer anderen Person oder Sache (dem Testmaterial) Qualitäten, Gefühle und Wünsche unterstellt, die es ablehnt oder in sich selbst verleugnet. Demnach wird beispielsweise eine Gestalt in den Bildvorlagen vom Kind als aggressiv bezeichnet, *weil* dieses Kind seine eigenen aggressiven Impulse nicht zulassen kann.

In einer *allgemeinen Bedeutung* meint Projektion, dass das Subjekt eigene Interessen, Fähigkeiten, Gewohnheiten, Emotionen, Erwartungen oder Wünsche in das Material hineindeutet. Demnach würden von einem hungrigen Kind besonders häufig Nahrungsmittel erwähnt werden, wenn es Bildergeschichten zu ergänzen hätte. Eine Person wird u. U. als aggressiv bezeichnet, *weil* das Kind selbst aggressive Impulse verspürt.

Die Differenz dieser Ansätze ist höchst bedeutsam beim Umgang mit den kindlichen Äußerungen.

Die projektiven Verfahren werden in drei Gruppen gegliedert:

- Formdeuteverfahren
- Verbal-thematische Verfahren
- Zeichnerische und gestalterische Verfahren

Unter den **Formdeuteverfahren** nimmt der Rorschach-Test eine besondere Stellung ein. Symmetrische Klecksgestalten werden dabei als Reizvorlage vorgelegt, und die Testperson wird um Stellungnahme gebeten, was das sein könne.

Im Kindesalter und speziell bei entwicklungsgestörten Kindern spielt dieses Verfahren eine untergeordnete Rolle.

Verbal-thematische Verfahren sind in der Grundgestalt als *Thematischer Apperzeptions-Test (TAT)* bekannt. Dabei werden der Testperson Schwarz-weiß-Bilder vorgelegt; es soll berichtet werden, wie es zu dieser Szene gekommen ist, was gerade passiert und wie es wohl weitergehen wird.

Der TAT existiert auch in Kinderversionen, als *Childrens Apperception Test (CAT)* von Bellak und Bellak oder als *Schwarzfuß-Test* von Corman; bei dieser Version wird das Schweinchen Schwarzfuß als Identifikationsfigur angeboten.

Thematisch auf Schul- und Leistungssituationen sind die Bilder im *Schulangst-Test (SAT)* von Husslein bezogen.

Bei anderen verbal-thematischen Tests werden unvollständige verbale Äußerungen angeboten, die von den Kindern zu ergänzen sind, etwa beim *Satzergänzungstest* von Rotter oder beim *Thomas-Erzähltest*.

Bei den **zeichnerischen Verfahren** ist vor allem an den *Mann-Zeichen-Test* von Ziler zu denken, an den *Baum-Test* von Koch und an die *Familie-in-Tieren* von Brehm-Gräser.

Aus den Zeichnungen der Testperson soll dabei auf psychische Merkmale geschlossen werden; beispielsweise wird der Baum als idealer Projektionsträger gesehen, da er zu den ältesten Symbolen der Menschheit überhaupt gehört. Aus der Seitneigung des Baumes sowie der Darstellung von Stamm und Ästen wird auf eine mehr emotionale oder mehr rationale Haltung geschlossen.

Bei der *Familie-in-Tieren* soll der Symbolgehalt der Tiere herangezogen werden. Die Testautorin hat dazu viele Bedeutungen aus den Befragungen von Kindern ermittelt. Die Größe der Tiere und die räumliche Anordnung auf dem Zeichenblatt sollen zusätzliche Aufschlüsse über die familiäre Struktur geben.

Von der Verwendung von Zeichnungen in projektiven Verfahren sollte die Analyse der Zeichnungen im Hinblick auf die allgemeine Entwicklung und speziell die graphische Entwicklung abgegrenzt werden. Solche Analysen sind sehr viel leichter möglich und sind im Prinzip empirisch prüfbar.

Beim Mann-Zeichen-Test werden Gestaltungs- und Differenzierungsmerkmale auch dazu herangezogen, auf Merkmale des allgemeinen Entwicklungsstandes zu schließen. Zweifellos ist es richtig, dass sich bei einem deutlich retardierten Kind auch in der Menschzeichnung Auffälligkeiten im Sinne von Unreifezeichen feststellen lassen. Solche Auffälligkeiten erlauben bestenfalls grobe Einschätzungen. So ist es keinesfalls zulässig, die Menschzeichnung als Ersatz zu einer Intelligenzuntersuchung heranzuziehen.

Das bekannteste **gestalterische Verfahren** ist der *Sceno-Test* von Staabs: Dem Kind werden verschiedene Spielmaterialien wie Puppen, Tiere, Bäume, Bausteine usw. angeboten, und es wird aufgefordert, damit eine Situation zu erschaffen. Die Darstellung erlaubt nach der Autorin einen Rückschluss auf die Vorstellungen, Affekte und Konflikte in der „großen" Welt. Die Auswertung setzt die Kenntnis tiefenpsychologischer Symbolik voraus.

Eine spezielle Bedeutung der projektiven Verfahren für die Diagnostik könnte in einer *heuristischen Funktion* liegen. Es werden dem Untersucher dabei Äußerungen angeboten, die sonst kaum getan werden. Im Gespräch und in der Verhaltensbeobachtung kann später gezielt darauf eingegangen werden. Die Äußerungen in der projektiven Diagnostik bekommen dann den Charakter von Hypothesen, die anderweitig zu überprüfen sind.

Die *Probleme* der projektiven Verfahren beziehen sich auf die theoretische Begründung und die Testgütekriterien.

Die Bild-, Text- oder Materialvorgaben sind mehrdeutig. Das ist einerseits gewollte Voraussetzung für den Vorgang der Projektion, erschwert aber auch eine Abschätzung des Reizwertes.

Die Antworten der Kinder müssen interpretiert werden. Das setzt aber ein definiertes Verhältnis von Zeichen zum Bezeichneten voraus; somit sind Validitätsfragen ungeklärt.

Die Auswertungsobjektivität ist kaum gesichert, denn es ist oft keine Übereinstimmung unter den Diagnostikern herzustellen; theoretische und persönliche Vorlieben spielen in die Beurteilungen mit hinein.

Eine besondere Brisanz gewinnen die methodischen Mängel beim Einsatz der projektiven Verfahren in der forensischen Psychologie. Dennoch werden in den letzten Jahren projektive Verfahren häufiger bei der Aufklärung von Gewalt gegen Kinder und von sexuellem Missbrauch benutzt [42, 144, 151, 153, 163, 167].

12.5 Diagnosemitteilung

Die meisten Eltern haben schon vor der psychologischen Diagnostik ein zuverlässiges Gefühl, dass die Entwicklung ihres Kindes auffällig ist. Wenn sie selbst dieses Gefühl nicht haben, dann sind sie zumindest durch Informationen aus ihrem Umfeld über die Entwicklung verunsichert.

Das Gespräch über die psychologische Diagnose ist für die Eltern oft ambivalent (➤ Kap. 1.6.3): Auf der einen Seite wollen und müssen sie erfahren, in welchem Ausmaß die Entwicklung ihres Kindes aus psychologischer Sicht gefährdet ist. Die Diagnostik bringt ihnen also Klärung und Orientierung. Auf der anderen Seite bedeutet die Diagnosemitteilung u. U. ein Abschiednehmen von optimistischen Erwartungen über die Zukunft; sie kann deshalb eine narzisstische Kränkung sein und Trauer um die eigene Lebensperspektive oder um die des Kindes auslösen. Die Eltern erkennen u. U., dass ihre Kinder lange, oft ein Leben lang, auf fremde Hilfen angewiesen sind. Sie müssen akzeptieren, dass ihr Kind „kein Kind zum Vorzeigen" ist.

Oft ist die psychologische Diagnostik mit der besonderen Schwierigkeit verbunden, dass die psychische und/oder geistige Entwicklung angesprochen wird. Wir haben häufig erfahren, dass Eltern die körperlichen Aspekte einer Behinderung schneller und leichter erkennen und akzeptieren als die kognitiven. So argumentieren viele Eltern, ihr Kind könne ja körperlich beeinträchtigt sein, sei aber wenigstens „gescheit im Kopf". Störungen in der geistigen Entwicklung wirken für diese Eltern wie eine *zweite Behinderung*.

Die Haltung des Psychologen und Arztes den Eltern gegenüber muss von Achtung und emotionaler Wärme getragen sein. Die Eltern müssen erleben können, dass ihnen zwar schwierige Nachrichten übermittelt werden, dass aber die Wertschätzung ihres Kindes damit nicht infrage gestellt ist.

Prinzipiell sollte die Diagnosemitteilung mit beiden Elternteilen erfolgen. Die Eltern sollen auf den gleichen Informationsstand gebracht werden und Gelegenheit haben, sich miteinander auszutauschen und Fragen zu stellen.

Wenn nur ein Elternteil anwesend sein kann, besteht die Gefahr, dass die Weitergabe an den Partner nur ausschnittsweise und damit verkürzt erfolgt. Da es nicht selten passiert, dass die Übermittler von „schlechten" Nachrichten dafür kritisiert werden, provoziert das Gespräch mit nur einem Partner innerfamiliäre Konflikte. Oft ist es dem Partner auch nicht verständlich, wieso die/der Anwesende eine wichtige Frage gerade nicht gestellt hat, oder wieso sie/er sich nicht gegen eine Einschätzung zur Wehr gesetzt hat.

Gegebenenfalls sollten in diesem Gespräch auch Ideen zu Gründen oder Verursachung der Entwicklungsstörung angesprochen werden, die sonst als Schuldzuweisung zwischen den Partnern auftauchen können.

In der Praxis stellt die Diagnosemitteilung einen mehrstufigen Prozess dar. Wir müssen über

- den aktuellen Stand, die Beobachtungen,
- die Bewertung und Beurteilung der Beobachtungen sowie
- die Perspektiven und Behandlungsmöglichkeiten sprechen.

Aktueller Stand, Beobachtungen
Mit den Eltern werden die Erlebnisse mit ihrem Kind und die Verhaltensbeobachtungen besprochen.

Bei Testanwendungen heißt das, dass wir über die Testsituation sprechen (z. B. darüber, wie schnell sich das Kind anpassen konnte), dass wir das Testmaterial und eine Reihe von Aufgaben vorstellen und über die Antworten ihres Kindes berichten. Es sind vor allem die Antworten im Grenzbereich des Leistungsvermögens interessant, jene Aufgaben, die das Kind gerade noch lösen kann, aber auch die nicht mehr lösbaren.

Soweit das Kind uns systematische Alternativen angeboten hat, muss auch über sein anderes Denken gesprochen werden (Fehleranalyse ➤ Kap. 12.4.3, Raven-Matrizentests).

Diese Beobachtungen sollen auch dazu anregen, dass die Eltern ihrerseits Erfahrungen aus den Verhaltens- und Leistungsbereichen ansprechen. Oft fragen wir die Eltern, ob sie erwartet haben, dass ihr Kind die gestellten Aufgaben lösen konnte oder nicht. Verschiedentlich berichten uns Eltern, dass ihre Kinder sich im häuslichen Umfeld anders verhalten. Diese Unterschiede müssen aufgegriffen und sehr ernst genommen werden, zeigen sie doch die Situationsabhängigkeit vieler Verhaltensweisen und die emotionale Flexibilität bzw. Empfindlichkeit eines Kindes in neuen Situationen.

Wir halten die Phase der Berichte über den aktuellen Stand für äußerst wichtig, da hier mit den Eltern zusammen eine gemeinsame Erfahrungsbasis gelegt werden kann, auf die wir immer wieder miteinander zurückkehren können. Die Eltern müssen ihr Kind hier gut wiedererkennen können.

Vor allem für diese Phase sollte im Gespräch viel Zeit zur Verfügung stehen.

Das Gespräch über die Beobachtungen und Erfahrungen mit einem Kind kann immer anschaulich und konkret gehalten werden. Überforderungen durch eine fachspezifische Sprache sind hier relativ leicht zu vermeiden.

Bewertung und Beurteilung der Beobachtungen
In einem zweiten logischen Schritt werden die Beobachtungen bewertet, d. h. sie werden hinsichtlich ihrer Entwicklungsbedeutung von uns eingeordnet und auf den Entwicklungsstand hin interpretiert.

Die Eltern erfahren, ob die Beobachtungen einem altersgemäßen Verhalten entsprechen oder mit welchen Entwicklungsrückständen oder -störungen zu rechnen ist.

Häufig muss erkannt werden, dass der Entwicklungsstand in den verschiedenen Entwicklungsbereichen sehr heterogen ist.

Im Wesentlichen greifen wir für die Eltern auf zwei Vergleichsmaßstäbe zurück:

Mit den so genannten *Altersnormen* werden den Beobachtungen Altersäquivalente zugeordnet und die Eltern auf die Übereinstimmung mit bzw. die Abweichungen vom Lebensalter aufmerksam gemacht. Auf die Problematik dieser Normen wurde im Unterkapitel 12.1 hingewiesen, dennoch sind diese Erklärungsformen sehr anschaulich.

Mit den so genannten *Prozentrangnormen* wird erklärt, wie viele Kinder derselben Altersstufe gleich gut oder schlechter im Test abschneiden. Es wird erklärt, ob die Leistung als unterdurchschnittlich, normal oder überdurchschnittlich einzuordnen ist und wie weit sie von der mittleren Leistung abweicht.

Unter Umständen muss der Psychologe auch kurz erklären, wie er zu diesen Angaben kommt, d. h. er muss die Grundprinzipien der Normierung in einfachen Worten erläutern.

In Ausnahmefällen kann die Angabe von *Intelligenzquotienten* erfolgen, auch deshalb, weil diese Information inzwischen sehr popularisiert ist. Das setzt aber voraus, dass wichtige Merkmale wie „der mittlere IQ beträgt 100" und „der Normalbereich reicht von 85 bis 115" ebenfalls vermittelt werden.

Wir haben in der Diagnosemitteilung verschiedentlich erlebt, dass in der Phase der Bewertung und Beurteilung die Eltern mit Widerständen reagieren; sie wehren sich gegen die „zu strenge" Beurteilung. Im Einzelfall kommt es vor, dass die Eltern in ihrer Not mit dem Psychologen oder Arzt um einige zusätzliche Monate im Entwicklungsstand verhandeln.

An dieser Stelle erweist sich, ob das Gespräch über die Beobachtungen ausführlich genug war, um auf diese gemeinsame Basis und die erzielte Übereinstimmung zurückzugehen.

Es ist aber auch möglich, dass die Eltern ihre Bedenken nicht artikulieren.

Gelegentlich empfehlen wir Eltern, sich an eine weitere Stelle zu wenden, wenn sie unsere Entwicklungsbeurteilung nicht teilen können. Bei einer guten Diagnostik dürfen wir erwarten, dass keine gravierend anderen Ergebnisse zustande kommen werden. Wir demonstrieren damit den Eltern auch unser Selbstbewusstsein, die Überzeugung, dass unsere Arbeit fachlicher Kritik standhalten wird. Andererseits muten wir mit diesem Vorschlag den Eltern und den Kindern erneute Untersuchungen zu, und dem Gesundheitssystem werden evtl. zusätzliche Kosten angetragen. Wir bitten in diesem Fall, dass uns die Eltern die anderen Beobachtungen und Beurteilungen mitteilen, so dass wir mit den Kollegen Kontakt aufnehmen und die möglichen Unterschiede aufklären können.

Perspektiven und Behandlungsmöglichkeiten

Die meisten Eltern möchten nicht nur die Diagnose kennenlernen, sondern auch erfahren, was diese für den Umgang mit ihrem Kind bedeutet, welche Perspektive oder Prognose ihr Kind hat.

Aussagen über die zukünftige Entwicklung sind äußerst problematisch. Unser Wissen dazu haben wir im günstigsten Fall aus der Kenntnis anderer Kinder oder der Literatur; oft bezieht sich das Wissen auf Stichproben von Kindern mit der entsprechenden Diagnose.

Die Festlegung eines *einzelnen* Kindes auf die wahrscheinlichste Entwicklung (wie sie sich in einer Stichprobe von Kindern dargestellt hat) ist nicht möglich und zulässig.

Wir können den Eltern vorschlagen, dass die Entwicklung ihres Kindes wiederholt beobachtet und beurteilt wird und aus dem individuellen Verlauf weitere Schlussfolgerungen gezogen werden; d. h. wir können den Eltern Begleitung anbieten.

Aus der psychologischen Diagnostik kann bei einem niedrigen kognitiven Entwicklungsstand u. U. nicht beurteilt werden, ob es sich *nur* um einen *Rückstand* handelt oder ob mit einer dauerhaften Störung zu rechnen ist. Verlaufsuntersuchungen erlauben meist diese Entscheidung, weil jetzt auch die Entwicklungsgeschwindigkeit mit einbezogen werden kann.

Dieses Angebot ist besonders wichtig, wenn die bisherige Diagnostik nicht als abgeschlossen betrachtet werden kann und wenn eine genaue Zuordnung zu einem Syndrom nicht gelingt.

Es ist besonders wichtig, aufgrund der Beobachtungen und der daraus gezogenen Schlussfolgerungen Wege aufzuzeigen, wie die Eltern ihr Kind zukünftig erziehen und welche Maßnahmen sie ergreifen können.

Die Wege zur Eigenaktivität können den Eltern beim Umgang („Bewältigung" ist wahrscheinlich zu hoch gegriffen) mit der Entwicklungsstörung helfen, es kann Fatalismus vermieden werden.

Aus dem Muster von Stärken und Schwächen und aus dem kognitiven Anderssein (Fehleranalyse) können in Verbindung mit einer Entwicklungstheorie Fördermaßnahmen abgeleitet werden.

Diese bestehen nicht allein darin, die Entwicklungsdefizite *auszugleichen*, vielmehr muss die „Schlüssel- oder Gelenkstelle der Entwicklung" (Frostig) gefunden werden. Es kann auch an den Stärken angesetzt werden, oder es können kompensatorische Maßnahmen ergriffen werden.

Beispiel: Die initiale Sprachentwicklungsverzögerung beim frühkindlichen Hydrozephalus (bei Meningomyelozele) kann nicht automatisch dazu führen, Logopädie zu verordnen. Vielmehr sollten in Kenntnis des semantisch-pragmatischen Syndroms (➤ Kap. 12.6.3) die Wahrnehmungsentwicklung, die Handlungsentwicklung und das handlungsbegleitende Sprechen angebahnt werden.

Aus der Frühförderarbeit ist bekannt, dass die ärztliche Erstaufklärung über die Behinderung weitreichende Konsequenzen für die Akzeptanz und das Durchhaltevermögen bezüglich Frühfördermaßnahmen hat [42, 66, 88, 123, 168, 196].

12.6 Psychologische Befunde bei Entwicklungsstörungen

12.6.1 Geistige Behinderung

Geistige Behinderung (mental deficiency, mental retardation) wurde von der Weltgesundheitsorganisation und der American Association for Mental Deficiency als unterdurchschnittliche allgemeine Intelligenz, die während der Entwicklungsperiode entsteht und mit einer Beeinträchtigung des adaptiven Verhaltens verbunden ist, definiert.
Wichtig sind die Bestimmungsbestandteile
- allgemeine Intelligenz,
- Entwicklungsperiode und
- adaptives Verhalten.

Bei der Betrachtung der allgemeinen Intelligenz wird ein Kontinuum unterstellt, das von hoher Intelligenz über durchschnittliche Intelligenz und alle Grade einer Beeinträchtigung bis hin zur schwersten geistigen Behinderung reicht. Geistige Behinderung in diesem Sinne ist am unteren Ende eines quantitativen Kontinuums angesiedelt.

In der ICD-10 ist bei diesen Störungen von **Intelligenzminderung** die Rede (F70 – F73). Die Klassifikation umfasst die folgenden Graduierungen:

F70	leichte Intelligenzminderung	IQ 69–50
F71	mittelgradige Intelligenzminderung	IQ 49–35
F72	schwere Intelligenzminderung	IQ 34–20
F73	schwerste Intelligenzminderung	IQ 19–20

Der Ausdruck **leichte Intelligenzminderung** darf nicht mit dem Begriff der **Lernbehinderung** verwechselt werden. Bei der Zuordnung von IQ-Werten ist die Lernbehinderung in dem Bereich von 85–70 (65) angesiedelt (vgl. Gutachten des deutschen Bildungsrates, 1970). Als klinische Klassifikation wird in der ICD-10 die Lernbehinderung nicht aufgeführt.

Eine verbindliche Definition von allgemeiner Intelligenz kann nicht gegeben werden. In einer Synopsis verschiedener Definitionsversuche kann man sich auch heute auf Wechsler beziehen, der Intelligenz als allgemeine *und* zusammengesetzte Fähigkeiten ansah.

Bei der Messung der Intelligenz ist deshalb relevant, ob die Minderung durch Schwächen in mehreren (oder allen) Teilen der zusammengesetzten Fähigkeit zustande kommt oder ob eine signifikante Schwäche in einem (oder wenigen) der Teilbereiche vorliegt.

Im letzten Fall würde man auch von *Teilleistungsschwäche/Teilleistungsstörung* sprechen (➤ Kap. 8.17, ➤ Kap. 12.6.2). Die Teilleistungsstörung stellt sich hier als intraindividueller Tiefpunkt in einem Testprofil dar. Im umgekehrten Fall sprechen isolierte Stärken *(Teilleistungsstärken)* bei sonstiger Minderbegabung nicht gegen das Vorliegen einer geistigen Behinderung.

Von der geistigen Behinderung im eigentlichen Sinne werden andere intellektuelle Einschränkungen abgegrenzt, die sich nicht in der frühen Kindheit manifestieren, sondern Folge von hirnorganischen Schädigungen sind – z. B. von Tumoren, Schädel-Hirn-Verletzungen, degenerativen Prozessen u. Ä. Man spricht dann u. U. von *Demenz*.

Im klinischen Alltag kann die Intelligenz nie ganz von den Methoden ihrer Erfassung getrennt betrachtet werden. Das bedeutet, dass je nach verwendeter Methode unterschiedliche Fähigkeitskombinationen erfasst werden, so dass es durchaus zu unterschiedlichen Klassifikationen der allgemeinen intellektuellen Begabung bzw. Intelligenzminderung kommen kann. Auf diese Aspekte der inhaltlichen Struktur (Validität der Tests) wird in den ➤ Kapiteln 12.4.1 und ➤ Kap. 12.4.3 eingegangen.

Die Erfassung der allgemeinen Intelligenz dient in der psychologischen Diagnostik dem Ermitteln der Referenzpunkte: Je nach dem Grad der allgemeinen Begabung können in anderen Funktionsbereichen spezifische oder allgemeine Entwicklungsstörungen diagnostiziert werden.

In der geistigen Entwicklung beeinträchtigte Kinder zeigen so gut wie immer auch eine verzögerte bzw. beeinträchtigte motorische Entwicklung. Analoges kann über die Entwicklung der Wahrnehmung, der Sprache, der sozialen Fähigkeiten usw. gesagt werden.

In der Diagnostik bedeutet das, dass die Beurteilung motorischer, perzeptiver, sprachlicher u. a. Rückstände erst im Kontext der allgemeinen intellektuellen Entwicklung möglich ist. Bei einigen motorischen, perzeptuellen und sprachlichen Tests wird ausdrücklich darauf hingewiesen, dass die untersuchten Kinder normal begabt sein müssten; bei anderen Tests gibt es differenzielle Normen, je nach dem Grad der allgemeinen Begabung.

Bei jüngeren Kindern (unter vier Jahren) ist die Anwendung eines Intelligenztests im engeren Sinne meist nicht möglich. Als Maß für die allgemeine Intelligenz wird dann häufig das psychologische Profil der verschiedenen Entwicklungsbereiche herangezogen. Ist das Entwicklungsniveau erniedrigt und relativ homogen, wird von einer allgemeinen Entwicklungsstörung bzw. Minderbegabung ausgegangen, während bei heterogenen Entwicklungsprofilen – z. B. Teilleistungsstörungen – eine solche Minderbegabung nicht diagnostiziert werden darf.

Besonders bei jüngeren Kindern stößt die Beurteilung der Homogenität bzw. Heterogenität eines Profils schnell an methodische Grenzen, die durch die Dynamik der Entwicklung einerseits und die relativ geringen Reliabilitäten andererseits bedingt sind. Deshalb ist auch aus methodischen Gründen äußerste Vorsicht bei der Diagnosestellung geboten.

Wiederholte Untersuchungen sind gerade bei jüngeren Kindern unabdingbar, denn sie ermöglichen eine Abschätzung der Entwicklungsgeschwindigkeit. Eine geistige Behinderung zeigt sich dann als immer deutlicherer Rückstand hinter der Normalentwicklung, eben als verminderte Entwicklungsgeschwindigkeit.

12.6.2 Teilleistungsstörungen

Der Begriff der Teilleistungsstörungen wird in der Literatur auf sehr unterschiedliche Weise gebraucht und muss deshalb in seinen Bedeutungsaspekten geklärt werden, damit keine unnötigen Missverständnisse entstehen. Zwei grundlegende Bedeutungsvarianten dieses Begriffs sollen hier dargestellt werden; sie unterscheiden sich darin, was jeweils als das Ganze und was als die Teile verstanden wird.

Teilleistungsstörung in der Neuropsychologie Lurijas

J. Graichen definierte 1973 Teilleistungsstörungen als „Leistungsminderungen einzelner Faktoren oder Glieder innerhalb größerer funktioneller Systeme, die zur Bewältigung komplexer Anpassungsaufgaben erforderlich sind". In seinem Konzept wird von den neuropsychologischen Vorstellungen von L. S. Wygotsky, A. R. Lurija und anderen russischen Psychologen ausgegangen.

Unter Funktion wird hierbei eine Tätigkeit des „biologischen und psychischen Organismus" verstanden, die auf unterschiedliche Weise ausgeführt werden kann und die von der gestellten Aufgabe bestimmt ist. Eine Funktion wird durch einen ganzen Komplex wechselseitig gekoppelter Aktionen gewährleistet; man spricht von einem funktionellen System. Der wesentliche Zug des funktionellen Systems besteht darin, dass es auf einer komplizierten dynamischen Konstellation von Gliedern oder Einzelbausteinen beruht, die an der Verwirklichung der Aufgabe beteiligt sind.

Die Teilfunktionen oder Einzelbausteine sind demnach halbautonome Subsysteme des Zentralnervensystems; sie sind empirisch abgrenzbar, aber nicht einfach für sich funktionsfähig. Sie sind in einer internen, externen und hierarchischen Integration miteinander verbunden.

Die funktionellen Teilglieder beruhen nicht auf der Tätigkeit umschriebener Hirnareale (darin grenzen sich Wygotsky und Lurija von den engen Lokalisationstheorien ab), vielmehr ist sowohl die Funktion der Teile als auch die des Ganzen integrale Aktivität von untereinander in Beziehung gebrachten Hirnzonen.

Die Teilfunktionen können gleichzeitig in viele verschiedene funktionelle Einheiten eingebunden sein (Polyvalenz), so dass im Störungsfall Ausfälle in verschiedenen funktionellen Systemen sichtbar werden. In der Neuropsychologie wird dies üblicherweise als doppelte Dissoziation bezeichnet. Weiterhin bleibt die integrierende Aktivität der gekoppelten Hirnzonen auf den einzelnen Entwicklungsstufen nicht gleich; man spricht von dynamischer Lokalisation. Dieser Vorgang ermöglicht wiederum im Störungsfall u. U. eine Neuorganisation der Teilfunktionen zum veränderten Ganzen.

Lurija geht von drei funktionellen Hirneinheiten aus:
- Die erste Einheit ist für *Aufnahme, Analyse* und *Speicherung von Information* zuständig.
- Die zweite Einheit ist für *Programmierung*, Regulation und *Ausführung von Aktivitäten* verantwortlich. Ihre Leistungen umfassen die Planung von Tätigkeiten.
- Die dritte Einheit dient der *Regulierung von Tonus*, *Aktivierung* und *Bewusstheit*.

Die Teilleistungsstörungen der ersten und zweiten Einheit werden als *strukturelle* und die der dritten Einheit als *funktionale Teilleistungsstörungen* bezeichnet.

Die neuropsychologische Diagnostik geht von den beeinträchtigten höheren kortikalen Funktionen aus und sucht nach der Schnittmenge von gestörten Teilfunktionen, den Teilleistungsstörungen. Welche Beeinträchtigungen dann als Teilleistungsstörungen anerkannt werden, hängt von der Analyse der höheren kortikalen Leistungen ab.

Eine Legasthenie wäre in diesem Sinne keine Teilleistungsstörung, sondern die Störung eines funktionellen Systems bzw. einer höheren Hirnfunktion, die zur Untersuchung der zugrunde liegenden Teilleistungsstörung(en) Anlass gäbe.

Die Teilleistungsstörungen sind von umschriebenen Leistungsausfällen abzugrenzen, die erst im Laufe der Entwicklung auftreten, den so genannten Werkzeugstörungen der klassischen Neurologie. Man spricht dort bei erworbenen Störungen im Handlungsablauf von einer Apraxie, bei erworbenen Sprachstörungen von einer Aphasie, bei erworbenen Wahrnehmungsstörungen von einer Agnosie und bei erworbenen Lesestörungen von einer Alexie.

Unter dem Entwicklungsaspekt wird aber auch von *Entwicklungsdysfunktionen*, z. B. Entwicklungsdysphasie (developmental dysphasia) gesprochen. Es wird vor allem in der angloamerikanischen Literatur auf die strukturellen Ähnlichkeiten zwischen diesen Entwicklungsstörungen und den spät erworbenen Störungen hingewiesen.

Teilleistungsstörungen und umschriebene Entwicklungsstörungen

Die Diagnose *Teilleistungsstörung* wird häufig synonym mit dem Begriff der *spezifischen* oder *umschriebenen Entwicklungsstörung* verwendet. Damit steht der Begriff im Kontrast zur *globalen Entwicklungsstörung*.

Mit einer umschriebenen Entwicklungsstörung werden Leistungsschwächen in einem begrenzten Funktionsbereich bezeichnet, die nicht auf Schwächen in der allgemeinen Intelligenz, neurologischer oder sensorischer Funktionen, auf psychische Erkrankungen oder mangelhafte Förderung zurückzuführen sind.

In der ICD-10 und im multiaxialen Klassifikationsschema für psychische Störungen des Kindes- und Jugendalters werden umschriebene Entwicklungsstörungen als eigene Gruppe beziehungsweise Achse behandelt.

Die umschriebenen Entwicklungsstörungen nach der ICD-10	
F80	umschriebene Entwicklungsstörungen des Sprechens und der Sprache
F80.0	Artikulationsstörungen
F80.1	expressive Sprachstörung
F80.2	rezeptive Sprachstörung
F80.3	erworbene Aphasie mit Epilepsie
F80.8	sonstige Entwicklungsstörungen des Sprechens und der Sprache
F80.9	nicht näher bezeichnete Entwicklungsstörungen des Sprechens und der Sprache
F81	umschriebene Entwicklungsstörungen schulischer Fertigkeiten
F81.0	Lese- und Rechtschreibstörung
F81.1	isolierte Rechtschreibstörung
F81.2	Rechenstörung
F81.3	kombinierte Störung schulischer Fertigkeiten
F81.8	sonstige Entwicklungsstörungen schulischer Fertigkeiten
F81.9	nicht näher bezeichnete Entwicklungsstörung schulischer Fertigkeiten
F82	umschriebene Entwicklungsstörung der motorischen Funktionen
F83	kombinierte umschriebene Entwicklungsstörungen

Im Gegensatz zur neuropsychologischen Definition von Teilleistungsstörung werden hier komplexe

Verhaltensformen und Fertigkeiten als Teile bzw. Teilleistungen bezeichnet.

Das Ganze, die Referenz, ist das globale Entwicklungsniveau, operationalisiert als Intelligenzniveau. Daraus folgen zwei Bedingungen:
- Die *Normalitätsannahme* besagt, dass eine normale allgemeine Intelligenz vorliegt (in der ICD-10 heißt das, ein IQ > 70; die Lernbehinderung ist in der Normalitätsannahme mitenthalten), keine Sinnesschädigungen und keine neurologischen Störungen.
- Die *Diskrepanzannahme* beinhaltet einerseits, dass die Teilleistung in Bezug auf die Altersnorm unterdurchschnittlich ausfällt und andererseits, dass eine Diskrepanz zwischen dem Intelligenzniveau und der Teilleistung besteht. Dieser zweifache Aspekt der Diskrepanz wird auch als „doppelte Diskrepanzdefinition" bezeichnet.

Damit sind umschriebene Entwicklungsstörungen wesentlich durch methodische Bedingungen definiert.
- Die Diagnostik der Teilleistung soll mit einem standardisierten Test für diese Teilleistung erfolgen; das Testergebnis muss unterdurchschnittlich ausfallen.
- Die Diagnostik der allgemeinen Intelligenz soll mit einem Individualtest erfolgen, der IQ muss über 70 liegen.
- Zwischen diesen beiden diagnostischen Teilergebnissen muss eine kritische Differenz erreicht werden, die über 12 T-Wert-Punkten liegt.

In der Literatur über umschriebene Entwicklungsstörungen werden die Grenzwerte nicht ganz einheitlich benannt: Die Teilleistung soll 1–2 Standardabweichungen unter dem Mittelwert liegen; die Diskrepanz soll 1–2 Standardabweichungen betragen. Je nach Ausmaß dieser Abweichungen ist eine unterschiedliche Prävalenz der umschriebenen Entwicklungsstörungen zu erwarten. Für die meisten der genannten umschriebenen Entwicklungsstörungen wird von eine Häufigkeit zwischen 3 und 6% ausgegangen, es handelt sich also um praktisch häufige Fragestellungen von großer schul- und sozialpolitischer Bedeutung.

In der praktischen Diagnostik ist häufig festzustellen, dass es nicht ganz trivial ist, die einzelnen Funktionsbereiche nach diesen Bedingungen ausreichend klar zu untersuchen. Für die Untersuchung der Artikulation liegen keine standardisierten Tests vor, bei der Motorik sind die standardisierten Tests relativ alt, d. h. diese Störungen sind schlecht definiert.

Im Gegensatz dazu liegen für die rezeptiven und die expressiven Sprachstörungen sowie für die schulischen Fertigkeiten relativ viele Testverfahren vor, so dass diese Verhaltensbereiche zuverlässig diagnostiziert werden können.

Bei der Wahl des Intelligenztestverfahrens ist zu beachten, dass verschiedene Anteile der gestörten Teilleistung auch im Intelligenztest gemessen werden können. So soll etwa für die Diagnostik der „umschriebenen Lese-Rechtschreib-Störung" möglichst die non-verbale Intelligenzmessung als Bezug verwendet werden.

Im Übrigen ist die Diagnostik einer umschriebenen Entwicklungsstörung *Differenzialdiagnostik*, d. h. sie schließt andere Bedingungen als relevant für diese Störung aus, insbesondere Sinnesschädigungen, neurologische und psychische Erkrankungen, aber auch ungünstige Sozialisations- und Förderbedingungen.

Bei den umschriebenen Entwicklungsstörungen schulischer Fertigkeiten taucht regelmäßig die Diskussion darüber auf, ob die Definitionen der ICD-10 den entwicklungspsychologischen Gegebenheiten tatsächlich gut entsprechen. Konkret: Unterscheiden sich die Kinder mit einer Lese-Rechtschreib-Störung (= Legasthenie – F 81.0 nach ICD-10) wesentlich von Kindern mit Lese-Rechtschreib-Schwächen, bei denen das Diskrepanzkriterium nicht erfüllt wird? Verschiedene entwicklungspsychologische Befunde legen nahe, dass die Definition nach ICD-10 eine willkürliche Grenze in einem Kontinuum dieser Störung darstellt.

In Analogie zu diesen methodischen Vorgaben für eine *Teilleistungsstörung* kann auch von Teilleistungsstärken gesprochen werden, das ist jenes Begabungsprofil, bei dem ein Verhaltensbereich sich überdurchschnittlich gut gegenüber der allgemeinen Entwicklung darstellt.

Kurze Beschreibung der Störungen:

F 80 Umschriebene Entwicklungsstörungen des Sprechens und der Sprache

F 80.0 Artikulationsstörungen

Eine Artikulationsstörung liegt vor, „wenn der Lauterwerb verzögert oder abweichend ist, mit Artikulationsfehlern in der Sprache des Kindes, so dass andere Verständnisschwierigkeiten haben; es kommt zu Auslassungen, Verzerrungen oder Ersetzungen von Lauten und inkonsistenten Lautfolgen." (ICD-10, p. 248).

Die Normalitätsannahme bedingt, dass folgende Beeinträchtigungen ausgeschlossen sind: Beeinträchtigungen durch Gaumenspalte oder andere Störungen der für das Sprechen notwendigen anatomischen Strukturen; Folgen des Hörverlustes, der Intelligenzminderung oder Apraxie oder Aphasie, Artikulationsstörungen in Verbindung mit der Entwicklungsstörung der expressiven oder rezeptiven Sprache (F 80.1 und F 80.2).

F 80.1 Expressive Sprachstörung
Eine expressive Sprachstörung ist im Vorschulalter relativ häufig (ca. 8% aller Kinder) und liegt vor, wenn ein eingeschränktes aktives Vokabular, Schwierigkeiten in der Auswahl passender Begriffe und zahlreiche syntaktisch-grammatikalische und morphologische Fehler bestehen.

Die expressive Sprachstörung wird nur festgestellt, wenn die sprachlichen Kompetenzen nicht mehr als Normvarianten zu fassen sind und wenn die rezeptiven Sprachfertigkeiten innerhalb der normalen Grenzen des Alters liegen.

F 80.2 Rezeptive Sprachstörungen
Störungen des Sprachverständnisses zeigen sich vor allem darin, dass nur eine im Vergleich zum Alter geringe Zahl von Begriffen verstanden wird und inhaltsähnliche Begriffe häufig verwechselt werden. Es bestehen Schwierigkeiten Routineinstruktionen zu folgen, grammatikalische Strukturen zu entschlüsseln und ein mangelndes Verständnis für paraverbale Aspekte (Stimmlage, Gestik etc.). In den meisten Fällen ist auch die expressive Sprache deutlich beeinträchtigt, es besteht eine breite Überlappung mit Formen der allgemeinen Intelligenzminderung.

F 80.3 Erworbene Aphasie mit Epilepsie (Landau-Kleffner-Syndrom)
Das ist eine Störung, bei der ein Kind mit zuvor (weitgehend) normaler Sprachentwicklung, sowohl rezeptiv als auch expressive Sprachfähigkeiten verliert, wobei meist die allgemeine Intelligenz erhalten bleibt; der Beginn der Störung ist begleitet von paroxysmalen Auffälligkeiten im EEG und in der Mehrzahl der Fälle auch von epileptischen Anfällen.

Es ist nicht restlos plausibel, wieso das Landau-Kleffner-Syndrom in die Gruppe der umschriebenen Entwicklungsstörungen aufgenommen wurde, denn die neurologischen Auffälligkeiten verstoßen gegen die Normalitätsannahme (s.o.).

F 81 Umschriebene Entwicklungsstörungen schulischer Fertigkeiten

F 81.0 Lese- und Rechtschreibstörung
Mit Lese- und Rechtschreibstörung, auch Legasthenie ist „eine umschriebene und eindeutige Beeinträchtigung in der Entwicklung der Lesefertigkeiten, die nicht allein durch das Entwicklungsalter, durch Visus-Probleme oder unangemessene Beschulung erklärbar ist" gemeint. Das Leseverständnis, die Fähigkeit, gelesene Worte wiederzuerkennen, vorzulesen und die Leistungen bei Aufgaben, für welche Lesefähigkeiten benötigt wird können sämtlich betroffen sein. Mit der Lesestörung gehen häufig Rechtschreibstörungen einher.

Die Schwierigkeiten des Lesens zeigen sich in verschiedensten Lesefehlern, aber auch im Leseverständnis. Ebenso sind die Fehler in der Rechtschreibung höchst variabel.

Die Suche nach Vorläuferfähigkeiten für die Prognose einer Lese-Rechtschreibstörung zeigt, dass es in vielen Fällen möglich ist, erfolgreich Prävention im Kindergartenalter zu betreiben (➤ Kap. 12.4.7).

Die Lesefertigkeiten, sowie die Rechtschreibeleistungen sind mit standardisierten Tests zu überprüfen.

F 81.1 Isolierte Rechtschreibstörung
Es handelt sich um eine Störung, bei der das Hauptmerkmal in der Beeinträchtigung der Entwicklung von Rechtschreibfertigkeiten besteht ohne Vorgeschichte einer umschriebenen Lesestörung.

F 81.2 Rechenstörung
Das ist eine umschriebene Beeinträchtigung von Rechenfertigkeiten; sie betrifft die Beherrschung grundlegender Rechenfertigkeiten wie Addition, Subtraktion, Multiplikation und Division, weniger die höheren mathematischen Fertigkeiten, die für Algebra, Trigonometrie, Geometrie, Differenzial- sowie Integralrechnung benötigt werden.

Inzwischen sind einige Vorläuferfähigkeiten für die Rechenstörung identifiziert; ob erfolgreiche Prävention möglich sein wird, bleibt abzuwarten (➤ Kap. 12.4.7).

F 81.3 Kombinierte Störung schulischer Fertigkeiten
Diese Beeinträchtigung berücksichtigt vor allem die Tatsache, dass eine hohe Komorbidität zwischen den Lese- und Rechtschreibstörungen, isolierten Rechtschreibstörungen einerseits und den Rechenstörungen besteht.

F 82 Umschriebene Entwicklungsstörung der motorischen Funktionen
Diese Entwicklungsstörung wird auch als *Syndrom des ungeschickten Kindes* bzw. *Entwicklungsdyspraxie* bezeichnet.

Hier besteht eine schwerwiegende Beeinträchtigung der Entwicklung der motorischen Koordination, die nicht durch Intelligenzminderung oder umschriebene angeborene oder erworbene neurologische Störung erklärbar ist.

Die motorische Koordination ist bei fein- und grobmotorischen Aufgaben deutlich beeinträchtigt.

Zur Prüfung können Testverfahren zur motorischen Entwicklung eingesetzt werden. Zu berücksichtigen ist, dass viele dieser Verfahren über relativ alte Normwerte verfügen. Largo hat mit der *Züricher neuromotorischen Beurteilung* einen standardisierten Untersuchungsgang vorgeschlagen, zu dem zunehmend Längsschnitt-Daten veröffentlicht werden.

Auditive Verarbeitungs- und Wahrnehmungsstörungen (AVWS)

Auditive Verarbeitungs- und Wahrnehmungsstörungen sind Teilleistungsstörungen, die das Leitsymptom Hören betreffen.

Ptok et al. definieren AVWS als Störungen im gesamten Prozess der Verarbeitung, Wahrnehmung und Verwertung akustischer Signale, wenn zentrale Prozesse des Hörens gestört sind.

Verarbeitung meint dabei „die neuronale Weiterleitung sowie Vorverarbeitung und Filterung von auditiven Signalen bzw. Informationen auf verschiedenen Ebenen (Hörnerv, Hirnstamm, Kortex). Die Wahrnehmung (Perzeption) wird als Teil der Kognition, die sich auf alle Prozesse bezieht, die durch die Wahrnehmungen transformiert, reduziert, verarbeitet, gespeichert, reaktiviert und verwendet wird, verstanden."

Damit ist AVWS ein Aggregat verschiedener Teilleistungsstörungen, die für das Zustandekommen komplexerer Funktionen verantwortlich sind. Teilleistungsstörung wird hier in neuropsychologischer Bedeutung, im Sinne von Lurija oder Graichen verwendet.

Beteiligte auditive Wahrnehmungsfunktionen sind:

- *Auditive Aufmerksamkeit* und Konzentration, d. h. die Fähigkeit, die selektive Aufmerksamkeit für auditive Stimuli kurz- oder langfristig aufrechtzuerhalten,
- *Auditive Merkfähigkeit* von Klanggestalten, d. h. die Fähigkeit zur kurzfristigen Speicherung und Reproduktion auditiver Stimuli (phonologische Schleife des Arbeitsgedächtnisses),
- *Sequenzierung*, die Fähigkeit, akustische Stimuli in der vorgegebenen Reihenfolge zu reproduzieren,
- *Lokalisation* ist die Fähigkeit, die Richtung und Entfernung einer Schallquelle korrekt zu bestimmen.
- *Diskrimination*, die Fähigkeit auf sprachlicher Ebene auditive Stimuli richtig voneinander zu unterscheiden, z. B. Minimalpaare, aber auch außersprachliche Reize,
- *Selektivität* ist die Fähigkeit die relevante akustische Information von Neben- und Hintergrundgeräuschen zu trennen und zu verarbeiten (akustische Figur-Grund-Wahrnehmung),
- *Dichotisches Hören* ist die Erfassung gleichzeitig auf je einem Ohr eintreffender konkurrierender Reize (Wörter, Tonsequenzen),
- *Analyse* ist die Fähigkeit akustische Elemente (z. B. Laute, Silben, Wörter) aus größeren Einheiten (Silben, Wörter, Sätze) herauszuhören,
- *Synthese* ist die Fähigkeit, Wörter korrekt aus Silben und Einzellauten zusammenzusetzen,
- *Auditive Ergänzung* von unvollständigen Klanggestalten ist die Fähigkeit, fragmentarische Äußerungen (unvollständige Wörter, Sätze) zu sinnvollen Äußerungen zu ergänzen,
- *Lautheitsempfinden* ist die subjektive Empfindlichkeit für Lautstärken, oft im Sinne einer Überempfindlichkeit (Hyperakusis).

Die Analogie zu Wahrnehmungsstörungen im visuellen Bereich ist unverkennbar.

Für die praktische Diagnostik der AVWS gibt es verschiedene Untersuchungsverfahren. Die meist apparativen Verfahren stehen in erster Linie für die Untersuchung der Verarbeitungsstörungen zu Verfügung.

Die auditiven Wahrnehmungsstörungen können zum Teil testmäßig erfasst werden, unter Umständen auch als Subtest aus etablierten Testverfahren.

Zum Teil haben die verwendeten Verfahren aber auch experimentellen Charakter.

Die auditiven Verarbeitungs- und Wahrnehmungsstörungen stehen zzt. in der fachlichen Diskussion, ob ihnen eine eigene Entität zugestanden werden soll. Dieser ungeklärte Zustand ist der Tatsache geschuldet, dass viele Komponenten der AVWS auch als Teile in anderen funktionellen Einheiten auftauchen, z. B. in den Aufmerksamkeitsstörungen, den Gedächtnisstörungen, der phonologischen Bewusstheit u. a.

Als Teilleistungsstörung im Sinne von Lurija oder Graichen kommt ihnen *Polyvalenz* zu.

Ptok et al. schlagen vor, die AVWS auch als umschriebene Entwicklungsstörung im Sinne der ICD-10 zu sehen, als „sonstige Entwicklungsstörung" [42, 64, 73, 74, 78, 88, 122, 141, 142, 143, 146, 166, 168].

12.6.3 Psychologische Befunde bei ausgewählten Entwicklungsstörungen

1. Hydrozephalus

Zur psychischen Entwicklung von Kindern mit Hydrozephalus (bei Meningomyelozele, MMC, ➤ Kap. 7.2) liegt eine Reihe von Befunden vor, die Ähnlichkeiten erkennen lassen, so dass wir von einigen spezifischen kognitiven Effekten des Hydrozephalus ausgehen können.

Sprache
Bereits in den 70er-Jahren wurde das so genannte *Cocktail-Party-Syndrom* beschrieben.
Diese sprachliche Besonderheit ist durch
- flüssige und gut artikulierte Sprache,
- verbale Perseverationen (Echolalien und Wiederholungen),
- exzessiven Gebrauch sozialer Redewendungen,
- irrelevanten Wortreichtum und
- aufdringliches Benehmen bis zur Distanzlosigkeit gekennzeichnet.

Bei Rapin wird dieses Phänomen linguistisch zutreffender (aber nicht so anschaulich) als *semantisch-pragmatisches Syndrom* bezeichnet.

Nach initial verzögertem Sprachbeginn kommt es bei den betroffenen Kindern zu einer Phase der sprachlichen Imitation mit meist ausgeprägter Echolalie.

Die Sprachbildung hat bei diesem Syndrom unter semantischem Aspekt deutliche Lücken: Das Bedeutungsfeld der Begriffe erscheint reduziert. Dies führt in der Kommunikation mit Erwachsenen regelmäßig dazu, dass diese Kinder in ihrer sprachlichen Kompetenz überschätzt werden, was für Eltern ebenso wie für viele Fachleute zutrifft!

Sehr häufig greifen diese Kinder bei Problemen in der Bedeutungserfassung auf phonematische Aspekte der Sprache zurück, d. h. sie versuchen die Bedeutung eines Wortes mithilfe eines klangähnlichen Wortes zu ermitteln.

Beispiele aus Wortschatztests (HAWIVA, HAWIK-R):

Was ist eine *Motte*? – Meine Kla*motten*.

Was ist *teilnehmen*? – Wenn ich mir einen *Teil* nehme.

Was ist *mitteilen*? – Wenn du *mit* mir was *teilst*.

Was ist *Neid*? – Nacht , good *night*.

Die Vorlieben für die phonematischen Aspekte werden auch in der Spontansprache deutlich, wenn die Kinder betont auf Reime und Klangähnlichkeiten zurückgreifen: „Was *suchst* du hier, hier ist doch keine Ver*such*sanstalt?" oder „Pass auf, in dem Fisch sind *Gräten*, und dann *kräht* der Hahn."

Solche Wortspielereien wirken oft recht amüsant.

Die Störung in der Pragmatik der Sprache beeinträchtigt aber vor allem die Kommunikation mit anderen und die Koordination von Sprechen und Handeln. In der zwischenmenschlichen Kommunikation wird z. B. der Fragecharakter einer Phrase des Kindes nicht erkannt, so dass die Frage unbeantwortet bleibt. Auf der anderen Seite kann ein so beeinträchtigtes Kind eine „Frage" stellen und ist nicht im Geringsten an einer Antwort interessiert. Dieses Verhalten beeinträchtigt die sozialen Kontakte, wirkt z. T. ungehorsam.

Die schlechte Koordination von Sprechen und eigenem Handeln verhindert häufig, dass betroffene Kinder über aktuelle Ereignisse oder Gefühle berichten. Unter kognitivem Aspekt entfällt das handlungserleichternde kindliche Selbstgespräch (Selbstinstruktion). Diese Kinder können u. U. rein verbal *zählen*, aber nicht *abzählen*, d. h. gleichzeitig sprechen und mit dem Finger die Mengen antippen.

Das „Cocktail-Party-Syndrom" lässt sich bei bis zu 40% der 5-jährigen Kinder mit Hydrozephalus (bei MMC) nachweisen, im Alter von 10 Jahren immerhin noch bei 20–25%. Das Bestehenbleiben dieses Syndroms ist für die gesamte kognitive Entwicklung ein ungünstiger Prädiktor; liegt im Alter von 10 Jahren das semantisch-pragmatische Syndrom noch vor, so müssen die Kinder fast immer als geistig behindert eingestuft werden.

Die Überschätzung der kognitiven Entwicklung beim semantisch-pragmatischen Syndrom ist Quelle möglicher diagnostischer Fehleinschätzungen und stellt in der Elternaufklärung ein wichtiges Problem dar, da der spontane Eindruck dieser Kinder günstiger erscheint als nach der Psychodiagnostik festgestellt werden darf. Eine durchschnittliche Überschätzung von 10–25 IQ-Punkten durch die Eltern wurde empirisch ermittelt.

Intelligenz
Die kognitive Entwicklung ist im Wesentlichen vom Schweregrad des frühkindlichen Hydrozephalus und den Spätkomplikationen, z. B. Hirndruckkrisen oder Shunt-Infektionen abhängig.

Durchschnittlich wird beim shuntpflichtigen Hydrozephalus ein Gesamt-IQ von 80 gefunden.

Bei Testaufgaben nach dem Intelligenzkonzept von Wechsler (HAWIK-R usw.) zeigt sich, dass eine deutliche bis hochsignifikante Differenz zwischen dem Verbal- und dem Handlungs-IQ zugunsten des Verbal-IQ besteht. In eigenen Stichproben erreichten wir Diskrepanzen bis zu 52 IQ-Punkten! Kinder mit MMC und mit gleichem VIQ und HIQ hatten in unserer Stichprobe keinen (diagnostizierten) Hydrozephalus!

Die Korrelation der kognitiven Entwicklung mit dem Schweregrad des Hydrozephalus lässt im Einzelfall dennoch bedeutsame Ausnahmen zu. Lorber fragte bei einer Falldarstellung über einen Jungen mit massivem Hydrozephalus und guter Begabung: „Is your brain really necessary?".

Bisher unerklärt ist der Befund, dass bei Hydrozephalus und MMC die Mädchen einen durchschnittlich niedrigeren IQ aufweisen – vor allem im Verbal-IQ unterscheiden sie sich von den Jungen durch schwächere Ergebnisse. Deshalb sind auch bei den Mädchen die Unterschiede zwischen VIQ und HIQ nicht so groß.

Untersucht man kognitive Teilstrukturen, so zeigen sich im Verbalteil vor allem relative Stärken bei den rein reproduktiven Leistungen. Das sind die Subtests „Allgemeines Wissen" (AW), „Wortschatz-Test" (WT) und „Zahlennachsprechen" (ZN) (idealtypisch im Beispiel der ➤ Abb. 12.26).

In der deutschsprachigen Literatur ist die Monographie von Hemmer (1986) bekannt geworden. Die dort referierten IQ-Ergebnisse sind im Vergleich zur übrigen Literatur besonders günstig. Diese Tatsache ist wesentlich auf die Verwendung des (alten) HAWIK zurückzuführen, der zum Zeitpunkt der Untersuchung eine deutliche Normverschiebung aufwies (auch ➤ Kap. 12.4.1, ➤ Tab. 12.7).

Dyspraxie

Kinder mit Hydrozephalus bei MMC haben häufig Probleme bei visuell-räumlichen und visuell-konstruktiven Aufgaben.

Das kann einerseits in den Intelligenzuntersuchungen an kognitiven Teilstrukturen nachgewiesen werden, zeigt sich aber auch im Alltag, wenn wir die Spielgewohnheiten beobachten. Diese Kinder können wenig mit Material anfangen, das zum Bauen, Gestalten und Konstruieren geeignet ist; Puzzles werden häufig vermieden. Auf der Erlebens- und Verhaltensebene erscheint das oft als Abneigung gegen bzw. als Interesselosigkeit an bestimmten Spielformen. Rollenspiele und Imitationsspiele dagegen werden eher gesucht.

Als Erklärung dieses Verhaltens finden wir oft, dass diesen Kindern die Ideen für die beabsichtigten Spiele fehlen („Was soll ich bauen?"). Tests, in denen die Gestaltschließung (Gestaltzerfall) überprüft wird (z. B. entsprechende Subtests im K-ABC, ➤ Kap. 12.4.3, oder im DTVP-2, ➤ Kap. 12.4.5), zeigen dieses Problem. Ziel- und planloses Beschäftigen kann beim Bauen dann zu verblüffenden Gebilden führen, aber die Kinder können auf Aufforderung hin diese Konstruktionen nicht noch einmal bauen.

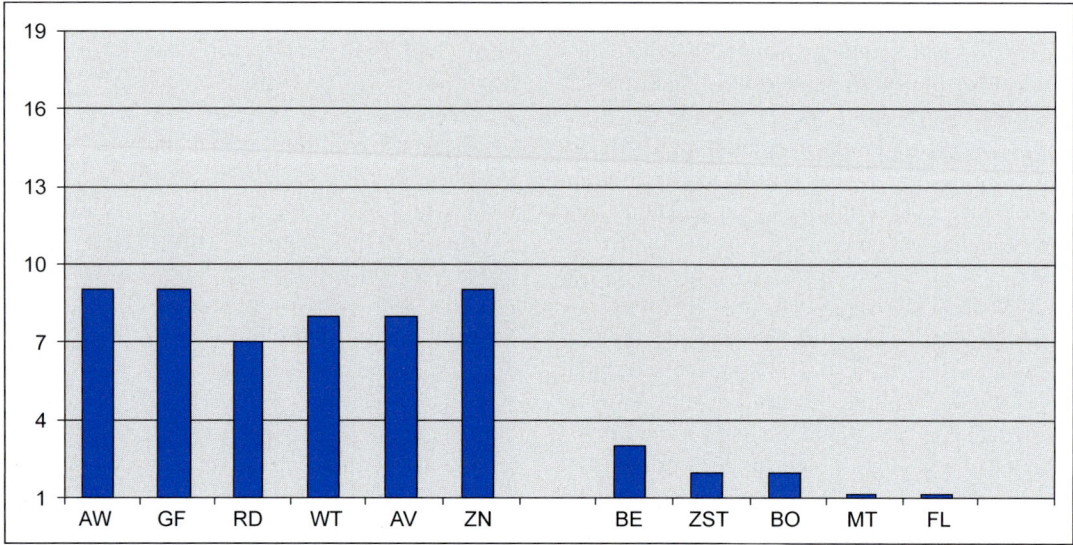

Abb. 12.26 HAWIK-III-Profil eines 14,1-jährigen Jungen mit Hydrozephalus bei Meningomyelozele: Verbal-IQ 89, Handlungs-IQ 54, Gesamt-IQ 72. Abkürzungen siehe S. 253.

Zusätzlich können sich diese Kinder wegen ihrer Sprachstörung im Sinne des semantisch-pragmatischen Syndroms spontan meist nicht durch verbale Selbstinstruktion helfen.

Die Probleme in der Handlungsplanung limitieren immer wieder die Möglichkeiten im Selbstständigkeitstraining der Patienten [42, 81, 123, 134, 136, 137, 151, 153].

2. Duchennesche Muskeldystrophie

Bei Jungen mit Duchenne-Muskeldystrophie (DMD, ➤ Kap. 7.3.1, ➤ Kap. 10.5.2) ist deutlicher als bei anderen motorischen Behinderungen eine *psychische Beeinträchtigung* zu erwarten, die als Reaktion auf die Diagnose und die Kenntnis des Verlaufs der Erkrankung mit begrenzter Lebenserwartung angesehen wird.

Psyche und Sozialverhalten

So treten bei vielen DMD-Betroffenen krisenhafte Entwicklungsphasen auf, die mit dem markanten Bewusstwerden des Verlustes von Fähigkeiten einhergehen, insbesondere durch den Verlust des freien Gehens und die daraus resultierende Rollstuhlabhängigkeit.

Häufig wird der Rollstuhl erst dann angeboten, wenn die motorischen Fertigkeiten besonders gering geworden sind, so dass der Rollstuhl bewusstseinsmäßig als „Notlösung" erlebt wird. Einen leichteren Zugang können die betroffenen Kinder jedoch dann haben, wenn der Rollstuhl bei noch vorhandener Gehfähigkeit eher spielerisch und zum Experimentieren angeboten wird. Der Rollstuhl kann dann sporadisch benutzt und auch wieder verlassen werden. Eine Neigung zur Bequemlichkeit und damit zum beschleunigten Verlust der Gehfähigkeit befürchten wir dadurch nicht.

Unglücklicherweise ist besonders häufig mit der Phase der beginnenden Rollstuhlabhängigkeit ein Wechsel der Schule (hin zur Körperbehindertenschule) verbunden. Das bedeutet sehr oft gleichzeitig einen Verlust wichtiger Sozialkontakte, der ebenfalls krisenhaft erlebt werden kann.

Die Krise durch Verlust der Gehfähigkeit kann u. U. längere Zeit anhalten. In der Schule wird sie oft als Leistungs- und Motivationsverlust bemerkbar. In ihrer Trauer können die Kinder bzw. Jugendlichen nicht erkennen, wozu sie schulisch lernen sollten. Sehr häufig kann jedoch diese Krise überwunden und das schulische Leistungsniveau auf dem vorherigen Stand wieder etabliert werden.

Eine Auseinandersetzung mit der begrenzten Lebenserwartung findet bei einem Teil der DMD-Patienten sehr deutlich im Jugendalter statt. Diese Krisen können alle Phasen durchlaufen, die bei

Kübler-Ross oder bei Schuchardt beschrieben wurden.

Allerdings muss diese Auseinandersetzung mit dem Transzendenten, mit Tod und Sterben auch unter alterstypischen Aspekten gesehen werden. Eltern und Betreuer von DMD-Patienten neigen dazu, die alterstypische Beschäftigung zu vernachlässigen, weil sie um die begrenzte Lebenserwartung wissen.

In den Familien mit DMD-Betroffenen besteht häufig eine wechselseitige Sprachlosigkeit über die Krankheit und ihren Verlauf. Sowohl die Betroffenen als auch die Angehörigen kennen im Wesentlichen den Verlauf der Erkrankung, sprechen aber miteinander nicht über dieses Thema, sei es, weil sie nicht wissen, ob der andere den Verlauf ebenfalls kennt, sei es aus falsch verstandener Rücksichtnahme. U. U. kann hier der Arzt oder der Psychologe Vermittler sein und dabei helfen, die wechselseitige Sprachlosigkeit zu überwinden (➤ Kap. 1.6.5, ➤ Kap. 1.6.6).

Sprache

Neben den verschiedenen psychoreaktiven Aspekten bei der DMD gibt es offensichtlich auch behinderungsspezifische organisch bedingte, kognitive Entwicklungsstörungen.

Zur frühen kognitiven Entwicklung von DMD-Patienten wurde in eigenen Untersuchungen beobachtet, dass besonders häufig der Sprachbeginn etwa um ein Jahr verzögert ist. Dieses Phänomen ist bei Kindern mit Beckerscher Muskeldystrophie weniger deutlich nachzuweisen.

In mehrdimensionalen Entwicklungstests (z. B. Griffiths Skalen, ➤ Kap. 12.4.2) zeigt sich, dass neben der motorischen Beeinträchtigung die Sprache bei DMD-Kindern im Kindergartenalter am meisten verzögert ist. Die Durchführung der Entwicklungstests erfolgte hier im Rahmen der Frühdiagnostik, die dann auch zur Diagnosestellung Duchennesche Muskeldystrophie führte.

Der verzögerte Sprachbeginn erweist sich allerdings in bis zu 30% der Fälle bei der Diagnosefindung als Hindernis, wenn nämlich die motorische Verzögerung als Begleiterscheinung der Sprachbehinderung betrachtet wird und nicht als Leitsymptom für die Muskeldystrophie.

Der verzögerte Sprachbeginn ist spezifisch, er lässt sich nicht ausreichend durch die gesamte kognitive Entwicklung erklären.

Intelligenz

Die kognitive Entwicklung bei DMD-Betroffenen ist oft insgesamt beeinträchtigt. Bereits Duchenne de Boulogne wusste um die Minderbegabung vieler seiner Patienten. Empirische Untersuchungen zeigen, dass die IQ-Verteilung bei DMD um ca. eine Standardabweichung nach unten verschoben ist, d. h. der Mittelwert der IQs beträgt 85 (Spanne 14!–138).

Bei der Mehrzahl der Untersuchungen mit den Wechsler-Tests (WISC, HAWIK) zeigt sich, dass der Verbal-IQ niedriger ausfällt als der Handlungs-IQ. Diese Diskrepanz ist angesichts der initialen Sprachverzögerung nicht überraschend.

In den schulischen Leistungen korrespondiert diese Begabungsverteilung besonders häufig mit einer Lese-Rechtschreib-Schwäche. Die Rechtschreib-Probleme lassen sich nicht auf die Schwierigkeiten in der Graphomotorik und Schreibgeschwindigkeit aufgrund der motorischen Beeinträchtigung zurückführen.

Die querschnittlichen Vergleiche von DMD-Betroffenen in verschiedenen Altersstufen zeigen aber, dass mit dem Abbau motorischer Fertigkeiten kein intellektueller Abbau stattfindet.

Es konnte im Gegenteil häufiger der Befund erhoben werden, dass die älteren Gruppen einen etwas höheren IQ aufweisen. Die Interpretation ist schwierig: Einige Autoren verweisen auf Selektionseffekte; möglicherweise haben die schwächer Begabten auch eine geringere Lebenserwartung [42, 81, 88].

3. Down-Syndrom

Die Trisomie 21 oder das Down-Syndrom ist die häufigste bekannte chromosomale Ursache für geistige Behinderung (➤ Kap. 8.2).

Die Darstellung der intellektuellen und psychischen Besonderheiten ist in der Literatur sehr variabel: Vor allem in den letzten Jahren hat sich das Bild deutlich geändert, da in früheren Untersuchungen überwiegend Kinder mit Down-Syndrom beschrieben wurden, die in Heimen aufwuchsen. Kinder mit Trisomie 21 sind jedoch oft das „Spiegelbild" ihrer Umgebung und greifen das meist anregungsreichere Milieu in Familien begierig auf. Vergleichende Untersuchungen haben gezeigt, dass beim Verbleib in der Familie und nach rechtzeitig einsetzender Frühförderung der Verlauf bei den Betroffenen wesentlich günstiger ist.

Beim Down-Syndrom sind die verschiedenen Entwicklungsbereiche in ähnlichem Ausmaß beeinträchtigt, so dass wir von einer relativ homogenen oder harmonischen Behinderung ausgehen müssen.

Intelligenz und Motorik

Die *intellektuelle Beeinträchtigung* ist seit frühester Kindheit nachweisbar. Meist erreicht die Entwicklungsgeschwindigkeit ca. die Hälfte der Entwicklungsgeschwindigkeit nicht behinderter Kinder. Mit den Bayley-Scales of Infant Development (> Kap. 12.4.2) lässt sich zeigen, dass die frühe motorische Entwicklung verglichen mit der Intelligenzentwicklung noch langsamer abläuft. Diese Studie zeigt auch, dass die Entwicklungsgeschwindigkeit im Mittel leicht negativ beschleunigt ist, d. h. im Laufe der Zeit leicht abfällt. Einzelne Kinder können einen sehr unterschiedlichen Verlauf zeigen. Die Gesamtprognose wird z. T. vom Ausmaß der muskulären Hypotonie abhängig gemacht, aber auch von der Komplexität zusätzlicher Fehlbildungen, insbesondere des Herzfehlers.

Bei der Überprüfung mit Intelligenztests im Schulalter zeigen verschiedene Untersuchungen Mittelwerte um 50 IQ-Punkte, d. h. eine leichte bis mittelgradige Intelligenzminderung (F70, F71 in der ICD-10) bzw. leichte bis mäßige geistige Behinderung.

Die Redeweise von der „mongoloiden Idiotie" ist unter diesen Umständen keinesfalls gerechtfertigt.

Kinder mit Down-Syndrom sind lernfähig und lernwillig, sie lernen aber langsamer als nicht behinderte Kinder. Ihre meist ausgeprägte Tendenz zur Nachahmung und das relativ gute Gedächtnis unterstützen ihren Lernprozess. Zahlreiche Vorgänge werden einfach imitiert und bei wiederholter Übung schließlich gelernt.

Natürlich ist die Variation auch hier relativ groß. Im Einzelfall können Kinder mit Down-Syndrom nur leichte intellektuelle Beeinträchtigungen vom Ausmaß der Lernbehinderung zeigen und dann auch die Schule für Lernbehinderte besuchen; aber auch schwerste Intelligenzminderung (F73 in der ICD-10) kommt vor. Vereinzelte Testbefunde mit durchschnittlichen Intelligenztestergebnissen (z. B. IQs von 87–94 bei Schamberger u. Zimmermann, 1988)

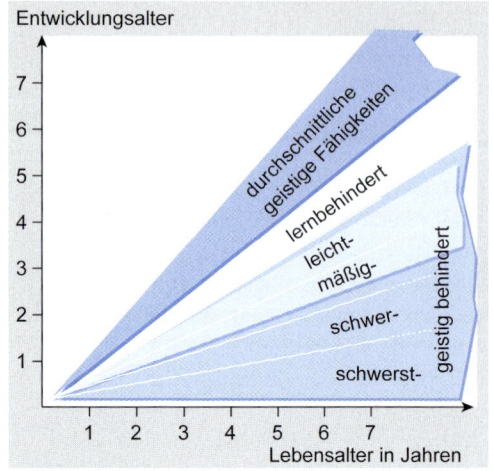

Abb. 12.27 Zusammenhang von Entwicklungs- und Lebensalter bei unterschiedlicher Begabung.

sind wahrscheinlich Artefakte aufgrund der Normverschiebung des HAWIK; es hätte zu diesem Zeitpunkt der HAWIK-R eingesetzt werden müssen, um zu einer realistischen Einschätzung zu kommen.

In der Gruppe der besser begabten Kinder mit Down-Syndrom wurde der HAWIK (WISC, WISC-R) zur Intelligenzdiagnostik eingesetzt. Die intraindividuellen Schwächen treten insbesondere beim Subtest „Rechnerisches Denken" auf, intraindividuelle Stärken bei den Subtests „Allgemeines Wissen" und „Gemeinsamkeiten finden".

Im abstrakt-logischen Denken sind also meist besondere Probleme zu finden. Zellweger stellt dazu fest: „Einfache Handlungen können assimiliert werden, komplexe Vorgänge werden mit Staunen quittiert, aber nicht erfasst."

In der schulischen Beurteilung korrespondiert diese Struktur mit speziellen Leistungsschwächen beim Rechnen und im Sachunterricht. Das Erlesen einfacher Texte ist oft gut möglich.

Bei vielen Kindern mit Down-Syndrom wird eine große Vorliebe für Musik und Rhythmus beobachtet; diese Kinder singen und tanzen gern, bisweilen lernen sie auch Instrumente spielen.

In der älteren Literatur wurde dargestellt, dass mit dem Eintritt in die Pubertät in der kognitiven Entwicklung ein Plateau eintrete. Diese Auffassung wird heute so nicht mehr geteilt; vielmehr geht man von einer weiteren Lernfähigkeit aus, die im Erwachsenenalter durch entsprechende Angebote und Anforderungen erhalten werden kann.

Sprache

In der *Sprachentwicklung* ist der primäre Sprachbeginn meist deutlich verzögert.

Die Mehrzahl der Kinder beginnt zwischen dem 2. und 3. Lebensjahr mit den ersten Worten und verwendet kurze Sätze mit 3–10 Jahren.

Oft bleiben die Sätze einfach und knapp und werden auch gerne wiederholt. Dysgrammatische Strukturen kommen häufiger vor als bei nicht behinderten Kindern, sind aber nicht für das Down-Syndrom typisch.

Aufgrund der mundmotorischen Probleme und anatomischer Veränderungen im Nasen-Rachen-Raum ist die Artikulation oft undeutlich, abgehackt und verwaschen, die Stimme manchmal rau und heiser, so dass oft nur die Angehörigen und gute Bekannte das Kind ausreichend verstehen. Zunehmend wird versucht, auch nicht-sprachliche Kommunikationsformen, z. B. Gebärden, bei Menschen mit Down-Syndrom einzusetzen.

Das Sprachverständnis der Betroffenen ist neben der allgemeinen Verzögerung beim Down-Syndrom oft zusätzlich durch Einschränkungen im Hörvermögen beeinträchtigt. Schallleitungsstörungen und Innenohrschwerhörigkeit kommen oft vor und müssen frühzeitig festgestellt und behandelt werden.

Psyche und Sozialverhalten

Die *psychische und emotionale Entwicklung* von Kindern mit Down-Syndrom ist sehr variabel; es gibt kein starres typisches Verhaltensmuster, so dass sich heute viele Autoren zu Recht scheuen, von einer „mongoloiden Psyche" zu sprechen.

Das Verhalten ist stark abhängig von dem gesamten Grad der Intelligenzminderung; insbesondere die Wahrnehmung und Einordnung sozialer Situationen wird dadurch mitbedingt.

Von der Stimmungslage her sind Kinder mit Down-Syndrom in der Regel heiter und froh, sie sind oft besonders zärtlich und liebesbedürftig. Dieser eher sanfte und stille Typ ist oft leicht lenkbar und neigt bei sozialen Konflikten seiner Umgebung dazu, schlichtend und besänftigend einzugreifen. Von ihren Eltern und Erziehern in Behinderteneinrichtungen wird diese einfühlende und hilfsbereite Haltung meist sehr geschätzt.

Daneben können aber auch Kinder mit einer anderen Grundstimmung angetroffen werden: Lebhafte bis hyperaktive Kinder, impulsiv im Denken, teils mit störrischer bis aggressiver Haltung, oft auch von der Stimmungslage her traurig gefärbt.

Kinder mit Down-Syndrom sind oft auf feste Strukturen im Tagesablauf und in ihren Handlungsabläufen angewiesen; Abweichungen von den gewohnten Strukturen irritieren sie. Wird frühzeitig auf die Neuerungen und Abweichungen hingewiesen, so zeigen sich die Kinder meist tolerant, ansonsten kann eine erziehende Person schnell die Grenzen der Lenkbarkeit erreichen.

In den eigenen Handlungen tritt die Orientierung an festen gewohnten Strukturen als ausgeprägter Ordnungssinn auf, bisweilen mit fast zwanghaftem Charakter. Diese Tendenzen müssen von den Betreuern respektiert werden, da sie den betroffenen Kindern die gewohnte Übersicht geben und damit Angst und Unsicherheit reduzieren.

In einer angstvollen Stimmung verfestigen sich viele Kinder mit Down-Syndrom und wirken starrsinnig. Die Neigung zu verfestigender Enge scheint mit dem Alter zuzunehmen.

Von dieser Haltung ist eine entwicklungsgemäße Trotzphase abzugrenzen. Bei Kindern mit Down-Syndrom ist aber zu berücksichtigen, dass diese Phase aufgrund der langsameren Entwicklung wesentlich später und auch wesentlich länger auftritt. Es ist daher oft besonders quälend, wenn das Trotzverhalten bei größeren und relativ kräftigen Kindern im Alter von 4 bis 6 Jahren vorkommt [76, 82, 99, 155, 159].

4. Fragiles-X-Chromosom

Das Syndrom des Fragilen-X-Chromosoms ist die zweithäufigste bekannte genetische Ursache für mentale Behinderung bei Knaben (➤ Kap. 8.3, ➤ Kap. 10.5.2) nach dem Down-Syndrom.

Leider existieren bis heute nur wenige Darstellungen psycho-intellektueller Aspekte in der deutschsprachigen Literatur.

Aufgrund der X-chromosomalen Schädigung sind im Verhaltensprofil deutliche Geschlechterunterschiede zu erwarten. Bei den heterozygoten Mäd-

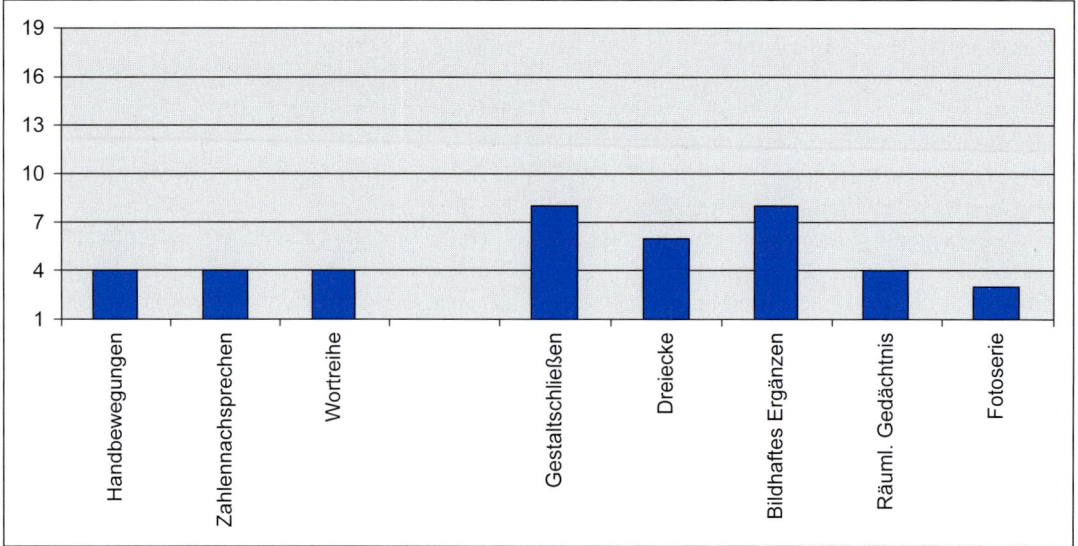

Abb. 12.28 Profil der Fähigkeitsskalen in der Kaufman-Assessment-Battery for Children (K-ABC) eines 7-jährigen Jungen mit Fragilem-X-Chromosom. Der Gesamt-IQ beträgt 67; die einzelheitlichen Skalen (Handbewegungen, Zahlennachsprechen und Wortreihe) zeigen typischerweise besonders schwache Ergebnisse.

chen ist die Variation der Symptome wesentlich größer; es gibt Mädchen mit dem fragilen X-Chromosom, die klinisch fast unauffällig sind, aber auch Merkmalsträgerinnen mit sehr ausgeprägten Symptomen.

Die nachfolgenden Verhaltensbeschreibungen beziehen sich, soweit nicht besonders vermerkt, auf Jungen; über Mädchen mit fragilem X-Chromosom gibt es nur wenige Untersuchungen.

Intelligenz

Die Überprüfung der *intellektuellen Entwicklung* erfolgte mit den weitverbreiteten Individualtests zur Intelligenz (Wechsler-Tests, K-ABC u. a.). Nach diesen Untersuchungen ist eine geistige Behinderung mit einem mittleren IQ von 50 zu erwarten; das bedeutet, dass über 90% der Kinder mit fragilem X-Chromosom geistig behindert sind. Alle Untersuchungen zeigen eine große Variabilität in den IQ-Werten, die von leichter intellektueller Beeinträchtigung bis zu schwerer geistiger Behinderung reichen. Einzelne Kinder mit nur leichter Beeinträchtigung erreichen IQ-Werte über 80.

Vergleicht man Untersuchungsgruppen verschiedener Altersstufen, so wird deutlich, dass sich bei einem bedeutenden Anteil (ca. 40%) die kognitive Entwicklung verlangsamt, d. h. dass bei den älteren Betroffenen (Jugendlichen und Erwachsenen) mit einem niedrigeren IQ zu rechnen ist als bei den Vorschulkindern und Schülern.

Dieser Effekt ist nicht ausreichend durch verbesserte Förderungsbedingungen erklärbar, von denen die älteren Kinder noch nicht profitierten; vielmehr muss man von einer behinderungsspezifischen Entwicklungsgestalt ausgehen.

Bei den Untersuchungen mit den *Wechsler-Tests* (WISC, HAWIK u. a.) konnten Tendenzen zugunsten des Verbalteils festgestellt werden, allerdings keine eindeutigen Unterschiede zwischen Verbal- und Handlungsteil. Bei Menschen mit so niedriger Begabung ist das aus testspezifischen Gründen auch nicht zu erwarten, denn im unteren IQ-Bereich differenzieren die Wechsler-Tests nicht gut.

Die Tendenz zugunsten verbaler Kompetenzen kann teilweise mit der *Kaufman-Assessment-Battery for Children (K-ABC)* bestätigt werden.

Bei den *einzelheitlichen Skalen* schneiden Patienten mit fragilem X-Chromosom durchschnittlich schwächer ab als bei den ganzheitlichen Skalen (▶ Kap. 12.4.3).

Zu den intraindividuellen Schwächen gehören die sequenzielle Verarbeitung und das „Kurzzeitgedächtnis" (auditiv wie visuell). Das „sprachliche Verständnis" ist stärker beeinträchtigt als der „sprachliche Ausdruck".

Bei kognitiven Ansprüchen zeigen sich diese Kinder ablenkbar und aufmerksamkeitsgestört, sie reagieren häufig ängstlich.

Schulischerseits wirken sich die geschilderten Faktoren am deutlichsten in den extrem niedrigen rechnerischen Fertigkeiten aus; bereits die Mengenauffassung und das Abzählen sind gestört.

Sprache und Kontaktverhalten

In der frühen Entwicklung der Kinder mit fragilem X-Chromosom fällt der verspätete Sprachbeginn und die *verzögerte Sprachentwicklung* auf. Häufig sind das auch die ersten Entwicklungsauffälligkeiten, die zur Vorstellung in der kinderärztlichen Praxis führen. Im späten Vorschulalter und im Schulalter können einige Charakteristika der Sprechweise beobachtet werden: Das Sprechtempo ist meist erhöht, der Rhythmus oft unregelmäßig, das Sprechen wirkt dadurch polternd. Begünstigt wird diese Störung durch den impulsiven Denkstil.

In der Artikulation treten häufiger Wiederholungen von Wortteilen und ganzen Wörtern sowie die Umstellung von Silben auf. Wahrscheinlich sind diese Probleme mit den Schwierigkeiten der Sequenzverarbeitung verbunden.

Die Impulsivität des Sprechens und die Neigung zu Wiederholungen scheinen stark abhängig vom erlebten Anspruchsniveau zu sein. In Situationen der Überforderung ist die Redemenge eher erhöht, Wort-Klang-Assoziationen werden eingesetzt; möglicherweise dienen sie dazu, den Redefluss aufrechtzuerhalten.

Dennoch ist die Sprache oft nicht partnerbezogen kommunikativ; denn gerade in der zwischenmenschlichen *Kommunikation* bestehen häufig Störungen. Besonders oft ist zu beobachten, dass der Blickkontakt schlecht ist bzw. vermieden wird (bei über 90% der Kinder).

Bei vielen Betroffenen kommt hinzu, dass der körperliche Kontakt zu den Eltern und anderen Kindern im Sinne einer taktilen Scheu oder taktilen Abwehr beeinträchtigt ist. Das bedeutet, dass diese Kinder nicht berührt werden möchten, dass sie sich gegen das Halten und Aufnehmen wehren und dass sie das Schmusen meist ablehnen.

Sie bringen damit auch ihre Eltern in eine emotionale Not.

Das Kontaktverhalten ist oft so massiv gestört, dass es bei 16–54% der Kinder mit Fragilem-X-Chromosom als frühkindlicher Autismus bezeichnet werden kann. Die Häufigkeit von autistischem Verhalten nimmt mit dem Alter ab.

Im Vorschulalter wird besonders häufig von *hyperaktivem* Verhalten berichtet, das zum Schulalter und Jugendalter hin in ticartiges Verhalten, speziell mit Handstereotypien wie Handwedeln oder Beißen in den Handrücken übergeht. Die Hyperaktivität hat auf der kognitiven Ebene ihre Entsprechung im impulsiven Denkstil und der Aufmerksamkeitsstörung [42, 88, 99, 159, 160, 192, 193].

12.7 Psychologische Betreuung in Institutionen

Bei der psychologischen Betreuung in den Institutionen muss unterschieden werden, ob die Betreuung und Beratung durch externe Psychologen erfolgt oder durch eigene psychologische Dienste der Institutionen.

Eine externe Betreuung und Beratung ist oft punktuell möglich, z. B. in der Phase der Diagnosefeststellung und -mitteilung, aber auch bei krisenhafter Zuspitzung von Verhaltensproblemen. Dann können mit den beteiligten Institutionen die Art der Diagnosemitteilung an die Eltern und das weitere Vorgehen besprochen werden.

Für die weitere Betreuung eines entwicklungsgestörten Kindes ist es oft notwendig, mit den Familien eine geeignete Beratungs- und Betreuungsstelle zu finden.

Neben den Regeleinrichtungen Kindergarten und Schule muss auch an Spezialeinrichtungen wie Frühförderstellen, sonderschulische Einrichtungen, integrative Einrichtungen und Heime gedacht werden.

Die Entscheidung über geeignete Institutionen richtet sich nach den Bedürfnissen der Kinder, den Wünschen und Möglichkeiten der Eltern und den Bedingungen der jeweiligen Einrichtungen.

Die *Entwicklungsbedürfnisse der Kinder* sollen aus der Diagnose abgeleitet werden. Aus dem Muster von intraindividuellen Schwächen und Stärken ergeben sich oft Ansatzpunkte für verschiedene Fördermaßnahmen, wobei die Dynamik der vorliegenden Entwicklungsstörung berücksichtigt werden muss.

Die *Wünsche und Möglichkeiten der Eltern* sind in den Gesprächen zur Familienanamnese, aber auch im Rahmen der Diagnosemitteilung abzuschätzen. Die Wünsche der Eltern hängen auch von ihren eigenen Zukunftsperspektiven ab; sie spiegeln oft gesellschaftliche Bewertungen wider, z. B. die „Hierarchie" der Behinderungen. Eine Klärung solcher Vorstellungen und Bewältigungsstrategien kann oft erst mit familientherapeutischen Maßnahmen erfolgen.

Die *Bedingungen der Institutionen* sind stark von ihrem institutionellen Auftrag abhängig. So sind viele Sondereinrichtungen nur für bestimmte Behinderungsgruppen nach dem Bundessozialhilfegesetz oder den Schulgesetzen zuständig und können nicht eigenständig Kinder mit „anderen" Behinderungen zur Betreuung aufnehmen. Zu den Bedingungen zählen die Größe der Gruppen, in denen die Kinder betreut werden, die Zeiten der Betreuung und die personelle Ausstattung unter Berücksichtigung der Fachkompetenz.

Regeleinrichtungen können mit der Betreuung eines entwicklungsgestörten Kindes überfordert sein und deshalb rechtlich durchsetzen, dass dieses Kind an einer anderen Institution weiterbetreut wird.

Bei den Sondereinrichtungen besteht ein Anspruch auf Betreuung nur, wenn gutachterlich festgestellt wurde, dass ein Kind der entsprechenden Behinderung zugeordnet werden kann. Ein geistig behindertes Kind kann deshalb nicht ohne weiteres in einer Schule für Körperbehinderte betreut werden, wenn nicht gleichzeitig eine Körperbehinderung attestiert wurde.

12.7.1 Frühförderung

Frühförderstellen betreuen entwicklungsgestörte Kinder von der Geburt bis zum Schuleintrittsalter. Meist sind die Frühförderstellen für Kinder mit unterschiedlichsten Behinderungen zuständig, es gibt aber auch behinderungsspezifische Stellen (meist bei Sinnesbehinderungen).

Die Frühförderstellen sind überwiegend durch interdisziplinäre Teams gekennzeichnet, in die häufig auch psychologische Dienste eingebunden sind. Dadurch kann längerfristig gewährleistet werden, dass entwicklungsgestörte Kinder und ihre Familien psychologisch begleitet und beraten werden.

Auf den verschiedenen Betreuungsebenen können Diagnostik und Therapie des Kindes stattfinden, aber auch Elternberatung oder -therapie.

Bei seltenen bzw. schwerwiegenden Erkrankungen ist die Kooperation mit sozialpädiatrischen Zentren oder Fachkliniken notwendig, damit die Verhaltensweisen eines Kindes auf dem Hintergrund der Diagnose eingeordnet werden können und die Therapie bzw. Erziehungspläne entsprechend modifiziert werden.

12.7.2 Regelkindergarten und Regelschule

Entwicklungsgestörte Kinder sind in diesen Institutionen eher selten anzutreffen, sie bilden die Ausnahme. Die Betreuung entwicklungsgestörter Kinder in den Regeleinrichtungen ist stark vom Engagement beteiligter Eltern und LehrerInnen (Erzieherinnen in Kindergärten usw.) abhängig.

Kindergärten und Schulen verfügen im Allgemeinen nicht über eigene psychologische Dienste, sondern müssen sich konsiliarisch an andere Stellen wenden.

Im Rahmen von Entwicklungsstörungen werden vor allem die psychologischen Dienste von sozialpädiatrischen Zentren und Frühförderstellen angesprochen. Darüber hinaus stehen oft Erziehungsberatungsstellen und schulpsychologische Dienste zur Verfügung.

Eine Erziehungsberatungsstelle wird eingeschaltet, wenn sich im Verhalten und in der familiären Bewältigung Probleme zeigen. Die schulpsychologischen Dienste (auch Schulberater, Schullaufbahnberater) werden schwerpunktmäßig bei Leistungsschwächen konsultiert.

12.7.3 Sondereinrichtungen

In der Bundesrepublik Deutschland besteht ein gegliedertes Sonderschulwesen, das nach Behinderungsarten geordnet ist.

Da die Bildungspolitik der Länderhoheit unterliegt, sind je nach Bundesland etwas unterschiedliche Gliederungen und Namensgebungen anzutreffen; beispielsweise werden die Bezeichnungen „Schule für geistig Behinderte", „Schule für praktisch Bildbare", „Schule zur individuellen Lebensbewältigung" weitgehend synonym verwendet.

Den Zugang zu den Sonderschulen regelt ein *Sonderschulüberweisungsverfahren*, bei dem durch die Schulbehörde rechtsverbindlich festgestellt wird, ob das Kind die entsprechende Sonderschule besuchen kann. Die Schulbehörde bedient sich dazu der Stellungnahmen von Pädagogen (meist Sonderpädagogen), Ärzten und Psychologen.

Oft sind an die Sonderschulen weitere Institutionen angeschlossen, wie z. B. Tagesbetreuung oder Internatsbetreuung. Der Zugang zu diesen Einrichtungen wird über die überörtlichen Träger der Sozialhilfe geregelt und genehmigt.

Die psychologische Betreuung in Sondereinrichtungen zeigt sich überwiegend in zwei Varianten:

Bei der *kindzentrierten* Form sind die Psychologen in Bezug auf bestimmte Kinder direkt in die Diagnose, Therapie und Elternarbeit eingeschaltet. Die psychologischen Dienste sind dann Teil des interdisziplinären Fachteams; die Besprechung und Beratung mit weiteren MitarbeiterInnen geschieht in Form von Fallbesprechungen und Fallsupervision. Oft haben Psychologen besondere Aufgaben in der Erziehungsleitung.

Auf der anderen Seite nehmen viele Psychologen ihre Arbeit *mitarbeiterzentriert* wahr. Das bedeutet, dass sie im Teamgespräch oder in der Teamsupervision die allgemeinen Voraussetzungen für eine günstige Zusammenarbeit im Team schaffen und damit Voraussetzungen für ein gutes erzieherisches und therapeutisches Klima.

Die Ansätze können selbstverständlich auch kombiniert werden.

12.7.4 Integrative Einrichtungen

In integrativen Einrichtungen soll den entwicklungsgestörten Kindern eine Umgebung der vermehrten sozialen Integration geboten werden, die ein gemeinsames Lernen von behinderten und nicht behinderten Kindern ermöglicht.

Integrative Einrichtungen können ihrem Anspruch besser gerecht werden, wenn durch Wohnortnähe der soziale Zusammenhalt der Kinder auch im Alltag, außerhalb von Kindergarten und Schule, stattfindet.

Integrative Einrichtungen stehen prinzipiell vor der Frage, ob die spezifischen Bedürfnisse der entwicklungsgestörten Kinder hinreichend wahrgenommen werden, da unter den MitarbeiterInnen nicht so viele spezifische Erfahrungen mit Kindern bestimmter Entwicklungsstörungen gesammelt werden können.

Integrative Einrichtungen stehen daher allgemeinpädagogischen Überlegungen meist näher als sonderpädagogischen Strategien.

Integrative Einrichtungen sind aufgrund ihrer Größe meist nicht in der Lage, eigene psychologische Dienste anzubieten, und müssen deshalb wie die Regeleinrichtungen die psychologischen Dienste von Sozialpädiatrischen Zentren, Frühförderstellen, Erziehungsberatungsstellen und schulpsychologischem Dienst, aber auch psychologische Dienste von Sondereinrichtungen konsultieren.

Die psychologische Betreuung durch externe Dienste ist dann überwiegend punktuell.

12.7.5 Heime

Heime oder Internate für entwicklungsgestörte und behinderte Kinder werden einerseits angeboten, um den betreffenden Kindern und Jugendlichen den Schulbesuch (meist in einer Sonderschule) zu ermöglichen, wenn die Entfernung zwischen Wohnort und Schulbesuchsort für eine tägliche Fahrt zu groß ist. Dies ist eine der Konsequenzen der Zentrenbildung.

Andererseits werden Heime angeboten, wenn die erzieherischen, sozialen und gesundheitlichen Kompetenzen der Herkunftsfamilie durch die Entwicklungsstörung überstrapaziert werden. Die Heime haben für diese Familien Entlastungsfunktion. Oft ist allerdings zu erleben, dass die Entscheidung zur Heimunterbringung für die Familie mit großen Schmerzen und Schuldgefühlen verbunden ist. Einige Familien glauben, dass sie damit ihre behinderten Kinder abschieben, andere Familien gestehen sich die eigene Überforderung nicht zu.

In Heimen oder Internaten sind häufig psychologische Dienste eingerichtet, die hier wie in den sonderschulischen Einrichtungen mehr kind- oder mehr mitarbeiterzentriert arbeiten [29, 39, 50, 74, 219].

12.8 Psychologische Therapie

12.8.1 Psychotherapie

Unter dem Begriff der Psychotherapie werden zahlreiche unterschiedliche Behandlungsansätze zusammengefasst, deren gemeinsames Ziel es ist, die Beeinträchtigungen und *Störungen des emotionalen Befindens und Verhaltens* zu behandeln.

Als bedeutsamste Strömungen haben sich die Psychoanalyse und die aus ihr hervorgegangene dynamische bzw. tiefpsychologisch orientierte Psychotherapie sowie die klientzentrierte Psychotherapie entwickelt; dazu existieren Varianten für das Kindesalter.

Im **psychoanalytischen** Modell geht man von einigen Grundannahmen aus:

Gestörtes Erleben und Verhalten wird wesentlich durch *unbewusste psychische Vorgänge* bedingt. Gestörtes Erleben und Verhalten entsteht aus der Kompromissbildung zwischen den Wünschen der frühen psychischen Entwicklung des Kleinkindes und der Abwehr, die ihrerseits durch die Anforderungen der Realität bedingt ist.

Typische Konfliktkonstellationen werden in der psychoanalytischen Persönlichkeits- und Entwicklungstheorie dargestellt, z. B. die ödipale Konstellation.

Die widerstreitenden Wünsche werden durch die Kompromissbildung verknüpft und *internalisiert*. Sie können sich im Laufe der Entwicklung wiederholen und zur Manifestation drängen, z. B. in Form von emotionalen Störungen oder Verhaltensproblemen. Darin verbinden sich aktuelle Konflikte mit den frühen Repräsentationen. In der Therapie müssen sie dann im Zusammenhang mit den frühen Erfahrungen behandelt werden.

Durch den Vorgang der *Übertragung* projiziert der Patient seine Einstellungen und Gefühle auf den Therapeuten. Es sind Gefühle, die aus der persönlichen Erfahrung und den Erlebnissen mit frühen Bezugspersonen stammen, meist mit den Eltern.

Der Patient kann mit den Inhalten der Übertragung konfrontiert werden und damit die irrationalen Anteile seines Erlebens und Verhaltens erkennen. Er soll damit in die Lage versetzt werden, außerhalb der Therapie neue, sinnvollere Verhaltensweisen und Konfliktlösungen einzusetzen.

In der Psychoanalyse wird damit durch Interpretation und Einsicht zur Heilung beigetragen.

In der Kinderpsychotherapie spielt darüber hinaus die Zuwendung des erwachsenen Therapeuten dem Kind gegenüber eine große Rolle, die als stützende Aufmerksamkeit Ermutigung und Hilfe bedeutet.

In der **klientzentrierten Psychotherapie** stehen Forderungen an das Therapeutenverhalten im Vordergrund, durch die der Patient zu seinen Äußerungen im Sinne einer Selbstexploration angehalten werden soll. Diese Forderungen hat C. Rogers frühzeitig als drei notwendige Bedingungen formuliert:

1. *Empathisches Verstehen* der Innenwelt des Klienten oder Verbalisieren emotionaler Erlebnisinhalte des Klienten.

Diese Bedingung ist ein charakteristisches äußeres Merkmal des sprachlichen Verhaltens des Psychotherapeuten. Der Therapeut verbalisiert die persönlich-emotionalen Erlebensinhalte des Klienten, so wie sie vom Klienten in der unmittelbar vorhergehenden Äußerung ausgedrückt wurden *(Spiegeln)*. Die Selbstexploration des Klienten wird also dadurch unterstützt, dass der Therapeut versucht, die Probleme von „der Innenseite des Klienten" her zu betrachten.

2. *Wertschätzung-Wärme-Achtung*

Diese Bedingung charakterisiert wesentlich das emotionale Verhalten des Psychotherapeuten und seine zwischenmenschliche Beziehung zum Klienten. Dem Klienten soll damit die emotionale Sicherheit für die Selbstöffnung gegeben werden. Die Wertschätzung ist in hohem Maße vorhanden, wenn der Therapeut die Äußerungen seines Klienten mit Wärme akzeptiert, ohne diese Annahme und Wärme von Bedingungen abhängig zu machen.

3. *Echtheit-Selbstkongruenz*

Die beiden vorhergehenden Verhaltensmerkmale wären wertlos, wenn der Klient bemerkte, dass empathisches Verstehen und Wertschätzung des Psychotherapeuten unecht, fassadenhaft und gespielt sind.

Echtes, kongruentes Verhalten des Therapeuten kann den Klienten auch auf dem Weg des Imitationslernens beeinflussen.

Der klientzentrierten Psychotherapie liegt kein Modell über die Entstehung und Aufrechterhaltung von Problemen zugrunde wie den anderen Therapien; vielmehr werden durch die Orientierung an der Selbsterkenntnis, der Veränderung des Selbstkonzepts und der Selbstbestimmung des Verhaltens jene innerpsychischen Kräfte mobilisiert, die zum seelischen Wachstum und damit zum therapeutischen Erfolg beitragen.

Beim Kind stellt das **therapeutische Spiel** das Äquivalent zur analytischen oder klientzentrierten Behandlung dar. Das Spiel entspricht dem kindlichen Denken und Fühlen und ist deshalb auch angemessener Ausdruck innerpsychischer Konflikte.

Aus psychoanalytischer Sicht erlaubt das therapeutische Spiel die Auseinandersetzung mit unerlaubten Triebregungen, denn das Spiel ist die Symbolsprache des Kindes.

Der Therapeut ist beim therapeutischen Spiel unmittelbarer Zeuge des innerpsychischen Geschehens und kann dabei helfen, dass das Kind seine Äußerungen frei von rationalisierenden Abwehrstrategien darstellt.

Das angebotene Spielmaterial soll möglichst unstrukturiert sein und dadurch die Spielideen des Kindes provozieren. Der Therapeut kann den Spielausdruck des Kindes mehr oder weniger sprachlich reflektieren. Bei M. Klein werden die Spieläußerungen direkt gedeutet, eine Haltung, mit der man heute eher vorsichtig ist.

Die **nicht-direktive Spieltherapie** wurde 1947 von V. Axline begründet. Sie geht davon aus, dass das Kind sich aufgrund von Selbstregulierungs- und Selbstentwicklungskräften entfalten kann.

Dazu wurden Prinzipien aufgestellt, die analog zur *klientzentrierten Psychotherapie* zu sehen sind:
- Der Therapeut nimmt eine warme, freundschaftliche Beziehung zum Kind auf.
- Der Therapeut akzeptiert das Kind, so wie es ist.
- In einer Atmosphäre des Gewährenlassens soll das Kind seine Gefühle frei äußern.
- Der Therapeut erkennt die Gefühle, die das Kind ausdrücken möchte, und verhilft ihm durch sein Reflektieren, Einsicht in das eigene Verhalten zu bekommen.
- Der Therapeut nimmt die Selbstheilungskräfte des Kindes ernst.
- Das Kind weist den Weg, der Therapeut folgt ihm.
- Nur das Kind kann das Entwicklungstempo in der Therapie bestimmen.
- Grenzen in der Therapie werden nur gesetzt, um Realitätsverankerung und Mitverantwortung des Kindes zu erreichen.

Alternativ zum Spiel arbeiten viele Therapeuten auch mit kindlichen **Zeichnungen**.

Indikationen der Psychotherapie bei Kindern

Psychotherapie im beschriebenen Sinne ist vor allem bei emotionellen Störungen indiziert. Dazu zählen Angst- und Verstimmungszustände, Probleme der Anpassung, Schulverweigerung, Eltern-Kind-Konflikte, Selbstwertprobleme usw.

In Verbindung mit Entwicklungsstörungen ist auch an sekundäre Störungen bzw. sekundäre Neurotisierung als Reaktion auf die organischen Beeinträchtigungen zu denken.

Entwicklungsgestörte Kinder müssen sich mit ihren eigenen Grenzen auseinandersetzen und die Trauer bzw. Wut über das Unvermögen integrieren. Dadurch können sie lernen, mit ihrer eigenen Schwäche bzw. Störung besser umzugehen und die Grenzen nicht nur als Limitationen aus einer „feindlichen" Umwelt wahrzunehmen.

Kontraindiziert ist die Psychotherapie bei schweren dissozialen Störungen, tief greifenden Entwicklungsstörungen (z. B. frühkindlichem Autismus) und Psychosen.

Bei Intelligenzminderung, hirnorganischen Schädigungen oder Hyperaktivität ist zu prüfen, ob die Kinder die geforderten Voraussetzungen der Introspektionsfähigkeit, Einsicht und Beziehungsfähigkeit mitbringen.

Die Psychotherapie mit Kindern und Jugendlichen wird fast immer durch parallele Elternarbeit begleitet. Die Eltern geben anamnestische und diagnostische Informationen; sie sollen ein erweitertes und vertieftes Verständnis für die kindlichen Probleme entwickeln und den therapeutischen Prozess durch angemessene Erziehungshaltung absichern und unterstützen.

Bei sehr jungen Kindern ist u. U. die Anwesenheit einer Bezugsperson in der Therapie erforderlich [128, 163, 167].

12.8.2 Verhaltenstherapie

Die Verhaltenstherapie ist auf das Engste mit der Lernpsychologie verknüpft und versteht sich im Wesentlichen als klinische oder angewandte Lernpsychologie. Unter der Prämisse, dass menschliches Verhalten erlernt wird, geht die Verhaltenstherapie davon aus, dass bei Entwicklungsstörungen Lernprozesse gezielt unterstützt werden können und müssen. Die Entwicklung der Verhaltenstherapie hat ihre Ursprünge im frühen Behaviorismus, als M. C. Jones (1924) die Angstbehandlung des *kleinen Peter* übernahm. Später wurden mit der Verbreitung des Behaviorismus viele neue Methoden entwickelt und in jüngerer Zeit durch Überlegungen aus der kognitiven Psychologie ergänzt.

Grundsätzlich beginnt die Verhaltenstherapie mit einer Phase der *Verhaltensanalyse* (verhaltenstherapeutische Diagnostik), in der ein funktionales Modell für das Erlernen von Verhalten und das Aufrechterhalten des Problemverhaltens entwickelt wird. Dieses Modell hat hypothetischen Charakter.

In der Phase der *Intervention* werden angepasste Maßnahmen durchgeführt, also Lernvorgänge induziert. Durch den Erfolg der Maßnahmen wird gleichzeitig (ganz pragmatisch) das funktionale Verhaltensmodell bestätigt. Bei fehlendem Erfolg stehen sowohl die Maßnahmen als auch das Modell zur Disposition.

Die individuellen Lernvorgänge beziehen sich auf drei (bis vier) Lerntypen.

Im Modell der **klassischen Konditionierung** werden *neutrale Reize* mit *spezifischen* (unbedingten) *Reizen* gekoppelt, d. h. mehrfach gemeinsam dargeboten. Der ursprünglich neutrale Reiz wird schließlich auch allein die Reaktion auslösen; er wird jetzt als *bedingter Reiz* bezeichnet.

Das Experiment von Pavlov mit der Speichelsekretion des Hundes auf den Glockenton hin ist ein Musterbeispiel für diese Lernform:

Futterpräsentation (unbedingter Reiz) *plus* Glockenton (neutraler Reiz)	→	Speichelsekretion (unbedingte Reaktion)
Glockenton (bedingter Reiz)	→	Speichelsekretion (bedingte Reaktion)

Vor allem affektive und autonome (vegetative) Reaktionen werden auf dieser Grundlage gelernt.

Unter therapeutischen Aspekten gehört hierher vor allem die Methode der *systematischen Desensibilisierung* bei Ängsten, manchmal auch als *Gegenkonditionierung* bezeichnet:

Die Darbietung von angstauslösenden Reizen wird dabei mit angenehmen Zuständen (Entspannung, bei Kleinkindern auch Essen) gekoppelt, bis die Reize keine Angst mehr auslösen. Der Grad der Angstauslösung kann beispielsweise durch unterschiedliche Nähe des Angstreizes variiert werden oder durch die Konfrontation mit vorgestellten, bildhaften oder realen Angstauslösern abgestuft werden.

Auch die Behandlung von Enuretikern mit der Klingelmatte (vgl. ➤ Kap. 9.5) erfolgt nach dem Modell der klassischen Konditionierung.

Im Modell der **operanten** oder **instrumentellen Konditionierung** wird die Häufigkeit einer Verhaltensweise durch die Konsequenzen bestimmt. Bei *Verstärkung* tritt das Verhalten zukünftig häufiger auf, während bei *Bestrafung* die Häufigkeit nachlässt. Im Einzelfall bedeutet dies, dass der Therapeut herausfinden muss, welche Konsequenzen für ein Kind verstärkend sind und welche bestrafend sind. Der Charakter von verstärkenden Reizen ist von der Bedürfnislage des Kindes abhängig; so kann man ein hungriges Kind mit Essen oder Süßigkeiten locken, während man ein sattes Kind damit nicht beeinflussen kann.

Unter *negativer Verstärkung* versteht man das Wegfallen von unangenehmen Konsequenzen, z. B. wenn eine befürchtete Strafe nicht eintritt. Als *negative Bestrafung* bezeichnet man das Ausbleiben von positiven Konsequenzen; eine erwartete Belohnung oder Zuwendung tritt nicht ein („Liebesentzug").

Auch das so genannte *Time-out* ist eine negative Bestrafung: Ein Kind wird aus seiner sozialen Gruppe herausgenommen und für kurze Zeit (ca. 5 Minuten) isoliert.

In der Therapie wird die operante Konditionierung zur Behandlung von Verhaltensdefiziten und von Verhaltensexzessen durchgeführt.

Bei *Verhaltensdefiziten* tritt die gewünschte Verhaltensweise überhaupt nicht bzw. viel zu selten auf.

Tritt die Verhaltensweise selten auf, so wird mit Verstärkung gearbeitet: Das können materielle Verstärker sein, u. U. auch Nahrung oder Süßigkeiten, aber auch symbolische Verstärkung, z. B. ein Symbolsystem (tokens), bei dem die Verstärker angesammelt werden, die bei einer bestimmten Häufigkeit in reale Verstärker (Erfüllung eines Wunsches) umgetauscht werden können.

Bei der Behandlung von nächtlichem Einnässen kann z. B. auf dem Verstärkerplan für eine trockene Nacht eine Sonne und für eine nasse Nacht eine Regenwolke aufgemalt werden. Bei fünf Sonnen darf das Kind z. B. ins Kino gehen.

Mithilfe der Verstärkertechnik kann ein *komplexes Verhalten* aufgebaut werden. Zuerst werden einzelne Verhaltenselemente verstärkt und im weiteren Fortgang die Kombination mit einem weiteren Element der Verhaltenskette; diese Technik heißt *shaping*. Oft ist auch zunächst Hilfestellung durch den Therapeuten notwendig, die dann wieder ausgeblendet werden muss.

Die Verkettung von Verhaltenselementen ist auch bei stark entwicklungsgestörten und geistig behinderten Kindern mit Erfolg eingesetzt worden, z. B. zum Aufbau von Lenkbarkeit, zum selbstständigen Essen, zum selbstständigen Aus- und Anziehen usw.

Bei Abbau von *Verhaltensexzessen* wird gelegentlich das Verhalten „gelöscht" oder mit Bestrafungstechniken zu reduzieren versucht. Bei der Löschung wird versucht, die im Alltag wirksamen Verstärker zu identifizieren und zukünftig konsequent zu vermeiden bzw. zu ignorieren. Bei Kindern beispielsweise, die in der Schulklasse herumalbern, liegt die ungewollte Verstärkung meist in der Zuwendung durch die LehrerIn bzw. durch das Gelächter der Mitschüler.

Bestrafungstechniken bei Verhaltensexzessen werden selten eingesetzt, meist nur wenn von dem Verhaltensexzess Selbst- oder Fremdgefährdung ausgeht.

Sehr viel häufiger wird bei Verhaltensexzessen der Versuch unternommen, Alternativverhalten aufzubauen. Das *Alternativverhalten* soll zum Exzess *inkompatibel* sein, also nicht gleichzeitig ausgeführt werden können. Beispielsweise werden 20 Minuten friedliches Spiel (prosoziales Verhalten) mit einem anderen Kind verstärkt, weil nicht gleichzeitig die aggressiven Ausbrüche aufgetreten sind. Beim Abbau von Verhaltensexzessen ist wichtig, dass das betroffene Kind weiß, welches Alternativverhalten es einsetzen könnte. Ein schwerbehinderter Junge war beispielsweise nicht in der Lage, das Verbot „du sollst nicht spucken" beim Essen zu befolgen, konnte aber auf die Aufforderung „du sollst kauen und runterschlucken" adäquat reagieren und verstärkt werden.

Zur Behandlung verschiedener Störungen haben sich die Techniken des **Modell-** bzw. **Imitationslernens** bewährt. Die Wirksamkeit dieser Lernprozesse beruht darauf, dass Kinder dazu neigen, spontan Verhaltensweisen zu übernehmen, die sie bei attraktiven anderen Personen wahrnehmen: Das können andere Kinder sein, aber auch die Eltern oder Erzieher, auch Film- und Comicfiguren. Wahrgenommene Attraktion bedeutet ein hohes Verstärkerpotenzial.

Auf diese Weise kann soziales Rollenverhalten, aber auch störendes oder kriminelles Verhalten gelernt werden.

In der Therapie hat das Imitationslernen vor allem bei der Gestaltung komplexer Verhaltensweisen und Einstellungen seine Bedeutung. Der Prozess der Verhaltensverkettung kann durch geeignete soziale Vorbilder deutlich verkürzt werden. Am wirksamsten sind imitative Lernprozesse, wenn das ausführende Kind auch für seine Nachahmung belohnt werden kann.

Eine Abkehr vom strengen Behaviorismus ist in die Verhaltenstherapie durch das Modell des **kognitiven Lernens** eingeführt worden. Hier wird anerkannt, dass Vorstellungen, Gedanken, Selbstinstruktionen usw. das Verhalten mitformen. Verzerrte Einstellungen und Gedanken sowie Störungen der (Selbst-)Wahrnehmung führen zu Verhaltens- und emotionalen Problemen.

Vor allem bei komplexen Verhaltensweisen, die *Selbstkontrollmechanismen* erfordern, werden diese Methoden eingesetzt.

Hyperaktive und impulsive Kinder werden in dieser Therapie dazu angehalten, durch selbstgesetzte „Stoppbefehle" zu langsamerer und kontrollierter Ausführung zu gelangen. Die Reihe der an sich selbst gerichteten Befehle könnte etwa lauten: *Ich muss warten, zuhören, mich hinsetzen und nachdenken, bevor ich antworte.* Oft werden diese Selbstinstruktionen durch Bilder und Instruktionskarten unterstützt.

Verhaltenswiederholungen im Rahmen der kindlichen Selbstgespräche, während der Selbstanweisung oder bei Gruppenaktivitäten erweisen sich als unverzichtbarer Bestandteil dieser Trainingsmethode.

Im Jugendalter werden Selbstkontrollmethoden etwa zur Kontrolle des Essverhaltens bei Adipositas oder Bulimia nervosa eingesetzt sowie zur Bewältigung von Angststörungen.

In den letzten Jahren wurden zunehmend verhaltenstheoretisch orientierte Elterntrainings entwickelt, zu denken ist hier an *Triple P* oder an *Stepping Stones*.

Ziel solcher Programme ist es, den Eltern Wissen und Kompetenz für eine gute Erziehung mit einer positiven und liebevollen Beziehung zu geben. Dabei werden die Eltern in Grundtechniken der Verhaltensmodifikation eingeführt [114, 128, 129, 148, 151, 153, 160].

12.8.3 Familientherapie

Im Gegensatz zu Psychotherapie und Verhaltenstherapie ist die Familientherapie nicht der individualpsychologischen Perspektive verpflichtet. Das Erleben und Verhalten einer einzelnen Person existiert demnach nicht für sich, sondern ist auf das *Verhalten der Mitmenschen* bezogen, umso mehr, je bedeutsamer der jeweilige Partner ist. So bekommen für Kinder vor allem die Eltern, das *System Familie*, Bedeutung bei der Entstehung und Aufrechterhaltung von Problemen.

Das darf allerdings nicht dahingehend missverstanden werden, dass dadurch die Eltern zur „Ursache" von Problemen deklariert werden.

Die Systemtheorie kehrt sich von linearen, kausalen Abhängigkeiten ab und begreift das Verhalten (auch das Problemverhalten) als funktionale Abhängige in einem komplexen Netzwerk.

Die Person mit einem Problemverhalten ist demnach „nur" Kristallisationspunkt für die Dysfunktion des Systems Familie.

Da alle Interaktionen aufeinander bezogen sind, ist ihre Dynamik zu betrachten. Bei *komplementären Interaktionen* werden sich wechselseitig ergänzende Verhaltensweisen beobachtet; z. B. provoziert in diesem Sinne ein autoritärer Erziehungsstil braven Gehorsam, oder Überbehütung provoziert Unselbstständigkeit. Im letzten Beispiel wird deutlich, dass trotz bester Absicht eine unheilvolle Dynamik beginnen kann und in Verhaltensstörungen endet.

Bei *symmetrischen Interaktionen* wird mit gleichartigem Verhalten geantwortet; Aggressionen zum Beispiel rufen Gegenaggressionen hervor.

Unter einer längerfristigen Perspektive ist zu fragen, ob solche Interaktionsmuster in pathologische Bindungen hineinführen und dann einzelne Mitglieder des Systems zu Problemträgern machen.

Eine besondere Rolle in der Pathologie von Kommunikationssystemen spielt die *paradoxe Kommunikation*, in der Beziehungsfallen gestellt werden. Am bekanntesten ist wohl das „Sei-spontan-Paradox". Beziehungsfallen sind durch widersprüchliche Signale an eine Bezugsperson gekennzeichnet; dadurch wird es dieser Person unmöglich gemacht, beide Wünsche zu erfüllen und den anderen zufriedenzustellen, da sie beispielsweise nicht auf Kommando spontan reagieren kann.

Die familiäre Interaktion kann aber auch durch *individuelle Störungen* verändert werden, z. B. durch Entwicklungsstörungen, die organisch bedingt sind. Das Familiensystem wird dann durch die Probleme eines einzelnen Kindes belastet und in seiner Dynamik verändert.

Familientherapie hat unter dieser Perspektive vor allem unterstützende Funktion. Sie soll dazu beitragen, dass sich die Familie besser auf die Erkrankung und Behinderung einstellen kann und pathologische Familienstrukturen verhindert bzw. aufgebrochen werden können.

Von *Familientherapie* im engeren Sinne soll dann gesprochen werden, wenn der Schwerpunkt der Therapie auf der *Veränderung der familiären Beziehungen* liegt.

Ausgangspunkt der Familientherapie ist die Diagnostik der Interaktionen und Struktur des Systems.

Das System Familie besteht aus *verschiedenen Subsystemen*. In der *Generationenhierarchie* werden die Grenzen der Subsysteme meist durch kulturelle Normen definiert. Unklare Statuspositionen und Wechsel in der Generationenhierarchie gefährden das System, z. B. die Auflösung der Differenz zwischen Eltern und Kindern. Hierzu kommt es, wenn etwa ein Kind zum Partnerersatz in Krisensituationen gebraucht wird; aber auch wenn ein behindertes Kind im Ehebett mitschläft, stellt dies meistens ein Überschreiten der Generationengrenze dar. In anderen Familien leistet sich „die böse Schwiegermutter" Interventionen in die junge Familie.

Die Klarheit der Grenzen reguliert die *Nähe und Distanz* der Familienmitglieder. Diese Klarheit kann zwischen den Polen „diffus" und „rigid" variieren; mögliche Folgen sind Bindungslosigkeit oder auch totale Abhängigkeit, Einmischung und Symbiose. Die Autonomie der Mitglieder ist in den letzteren Fällen gefährdet.

Unter der Lebensperspektive hat das System Familie verschiedene Entwicklungsaufgaben zu bewältigen. Stichwortartig seien genannt: Die Paarbildung, Familiengründung, der Übergang von der Zweierbeziehung zur Triade nach der Geburt eines Kindes, Übergangssituationen durch ein Kind, das in den Kindergarten und die Schule geht, Pubertät, Lösung der Kinder vom Elternhaus usw.

Aber auch nicht vorhersehbare Entwicklungsaufgaben wie Krankheit, Behinderung, Tod oder Trennung gehören dazu.

Die Entwicklungsaufgaben wiederholen sich unter der Mehrgenerationenperspektive; oft werden sich auch die Kommunikationsstrukturen und die Problemlösungen in auffällig gleicher Weise wiederholen.

Bei Entwicklungsstörungen und Behinderungen beispielsweise kann die Versorgung eines schwerbehinderten Kindes der Betreuungsperson die Legitimation geben, ihre Rolle als Mutter nur in einer bestimmten Weise auszufüllen, und begünstigt, dass etwa eine berufliche Orientierung nicht gesucht wird. Die Selbstständigkeitsentwicklung dieses Kindes könnte dann diesem System neue Entwicklungsmöglichkeiten geben und andere Orientierungen zulassen.

Die Konzentration auf die Probleme von entwicklungsgestörten Kindern kann aber auch verhindern, dass sich die Eltern mit ihren eigenen Beziehungsproblemen auseinandersetzen und diese Probleme lösen.

Struktur einer Familientherapie

Ausgangspunkt einer konkreten Familientherapie ist die *familiensystemische Diagnose*.

Hierbei soll die Familienstruktur und -interaktion erfasst werden. Welche Kommunikationsmuster bestehen, welche Regulation von Nähe und Distanz, welche Koalitionen oder Subsysteme?

Die Erfassung der Familienstruktur kann in Einzelinterviews geschehen, in denen die Familienmitglieder zur eigenen Person, zu den anderen Mitgliedern und zu den wahrgenommenen Interaktionen befragt werden. U. U. eignen sich dazu auch Fragebogenmethoden oder das so genannte subjektive Familienbild.

Im Rahmen einer gemeinsamen Familiendiagnostik kann ein Gespräch mit allen Familienmitgliedern gemeinsam geführt werden oder die Familie bei der Bewältigung einer gemeinsamen Aufgabe beobachtet werden. Willi (1995) führt z. B. einen gemeinsamen Rorschach-Test oder thematischen Apperzeptions-Test (> Kap. 12.4.9) durch.

Durch eine so genannte Familienaufstellung werden die Struktur und die Interaktionen dargestellt; die beteiligten Personen verkörpern etwa durch die räumliche Zuordnung ihre Beziehungsdichte oder durch die Zuwendung oder Abwendung die Qualität der Beziehungen.

Die Grenze zur therapeutischen Intervention ist bei diesen Methoden schwer auszumachen.

Für das gesamte familientherapeutische Setting ist es notwendig, dass der Therapeut bestimmte Haltungen einnimmt:

- Transparenz: Überschaubarkeit der Therapiesituation und vollständige Information der Familie.
- Neutralität: Jeder ist wichtig. Der Therapeut spricht reihum mit allen Familienmitgliedern und vermeidet dabei, in seiner Einstellung Partei für oder gegen ein Mitglied zu ergreifen.

- Wahrnehmung, Verstehen und Akzeptieren: Der Therapeut verlässt sich auf die Wahrnehmungen der Familie, er kritisiert und bewertet die Familienmitglieder nicht, sondern nimmt die Darstellung als persönlichen Ausdruck ernst.
- Positive Konnotation und Orientierung an möglicher Veränderung. Bei der *positiven Konnotation* wird gegen allen Anschein einem negativen Verhalten eine positive Absicht unterstellt; damit können Widerstände gegen Veränderung vermieden werden.

Die *Interventionen* zielen sowohl auf die Interaktion während der Therapiesitzungen als auch auf die Zeiten zwischen den Therapiesitzungen.

In der Therapie stehen aktionale Methoden (z. B. Familienaufstellung, siehe S. 323) sowie bestimmte Gesprächstechniken im Vordergrund. Bei der zirkulären Befragung beispielsweise werden ausnahmslos alle Mitglieder der Familie zur Stellungnahme aufgerufen. Durch positive Umdeutung (s. o.) wird eine Störung in einen neuen Zusammenhang gestellt und erhält damit eine neue „positive" Bedeutung; auf diese Weise soll ein verändertes Verhalten mit dieser gleichen Bedeutung ermöglicht werden.

Für die Zeiten zwischen den Sitzungen werden u. U. direkte Ratschläge, „Verträge" oder „Verschreibungen" gegeben. Solche Interventionen können auch „paradoxe Verschreibungen" sein, etwa die Aufforderung an die Familie, sich nicht zu verändern. Das Ziel dieser Intervention besteht darin, dass die Familie sich diesem Vorschlag widersetzt und sich gerade dadurch günstig entwickelt [128, 153, 167].

KAPITEL 13

H.-M. Straßburg

Physiotherapie

13.1	Aufgaben der Physiotherapie	326
13.2	Beurteilung der Motorik	326
13.3	Die Förderung der selbstständigen Bewegung	327
13.4	Das Bobath-Konzept	328
13.5	Das Vojta-Konzept	330
13.6	Weitere Therapiemethoden	333
13.7	Konservative Maßnahmen bei Fußfehlstellungen	335
13.8	Weitere Hilfsmittel	337
13.9	Orthopädische Operationen	338

13.1 Aufgaben der Physiotherapie

Wesentliche Aufgabe der **Physiotherapie** (früherer Name Krankengymnastik) ist die **Erkennung und Verbesserung gestörter Körperfunktionen, insbesondere der Motorik.** Die Wurzeln der heutigen Physiotherapie liegen zum einen in militärisch-sportlichen Übungen, wie sie in der Tradition von F. Jahn u. a. von D. Neumann-Neurode zu Beginn des 20. Jahrhunderts auch bei Säuglingen und Kleinkindern bereits eingesetzt wurden. Andere Wurzeln liegen in der Entwicklung von Behandlungsmethoden für bestimmte Erkrankungen: Seit W. J. Little haben sich Orthopäden mit operativen und konservativen Methoden zur Verbesserung der Gelenkbeweglichkeit bei Zerebralparesen beschäftigt, wobei man sich neben der Gipsbehandlung (Quengelung) und unterschiedlichen Operationsmaßnahmen (z. B. Sehnendurchtrennungen) auf das passive Durchbewegen der Gelenke beschränkte. Auch in der Betreuung geistig Behinderter wurden bereits im 19. Jahrhundert (z. B. von E. Seguin) Bewegungsübungen zur allgemeinen Entwicklungsförderung eingesetzt.

Seit den 40er-Jahren des letzten Jahrhunderts wurden vor allem bei Patienten mit kriegsbedingten Hirnverletzungen und apoplektischem Insult (Schlaganfall) Methoden zur Verbesserung spastischer Bewegungsstörungen entwickelt und dabei die Bedeutung von Entspannung, Gleichgewichtsübungen, Gegenspieler-Aktivierung und alternierenden Kriechbewegungen herausgestellt.

Erst durch die Arbeit von B. und K. Bobath und ihrer Schweizer Schülerin E. Köng sowie durch V. Vojta wurde nach 1960 das Konzept der **krankengymnastischen Behandlung auf neurophysiologischer Grundlage** aufgebaut. In den letzten Jahren haben sich zunehmend mehr differenzierte Methoden und Spezialisierungen entwickelt, wobei sich viele Überschneidungen mit den Arbeitsbereichen der Ergotherapie, der Heilpädagogik und der Logopädie ergeben.

Grundsätzlich können die Ziele einer Physiotherapie wie folgt definiert werden:
1. Vermeidung von Kontrakturen (Gelenkversteifungen),
2. Förderung der Kraft,
3. Förderung der Körperwahrnehmung,
4. Vermeidung störender unwillkürlicher Bewegungsabläufe,
5. Förderung sinnvoller willkürlicher Bewegungsabläufe,
6. Förderung von Bewegungsübergängen,
7. Förderung eigener Aktivitäten,
8. Förderung von sozialer Teilhabe (Partizipation),
9. Förderung vielfältigere Bewegungen.

Hierzu werden bei Kindern verschiedene *Methoden* eingesetzt:
- Beobachtung und psychosoziale Stützung,
- Verbesserungen aller selbstständigen Bewegungsmöglichkeiten (➤ Kap. 13.3),
- Vermeidung abnormer Bewegungsmuster,
- Stimulation erwünschter Bewegungsabläufe mit unterschiedlichen Techniken
  – Adäquate Lagerung,
  – Anwendung spezifischer Methoden zur Gewebslockerung und Funktionsverbesserung,
  – Sinnvoller Einsatz von Hilfsmitteln und Prothesen,
  – Anleitung der Eltern zu einem sinnvollen Umgang.

13.2 Beurteilung der Motorik

Wesentliche Grundlage jeder Physiotherapie ist eine sehr genaue *Beobachtung, Analyse und Beschreibung der motorischen Fähigkeiten* eines Kindes. Da Motorik jedoch nie isoliert, sondern nur im Zusammenhang mit allen Wahrnehmungsbereichen und der Gesamtentwicklung des Kindes gesehen werden kann, muss die krankengymnastische Beurteilung eng in die gesamte Entwicklungsdiagnostik vor allem beim Säugling und Kleinkind eingebunden sein.

So wird eine Physiotherapeutin vor Einleitung jeglicher spezieller, z. B. manipulativer Behandlung zuerst die Vorgeschichte des Kindes und seiner Eltern und den Grund der Vorstellung wissen müssen. Die Beobachtung des spontanen Verhaltens, vor allem auch der Interaktionsfähigkeit und des Reagierens auf bestimmte Maßnahmen (z. B. Ausziehen), ist von großer Bedeutung. Viel Zeit sollte man sich für die ruhige Beobachtung der spontanen Motorik des Kindes lassen, dabei auf die Variabilität der Bewegungen, die Bewegungsübergänge, die Symmetrie der Extremitäten, die Position des Rumpfes und die Gesamthaltung achten. Die Muskulatur sollte auf ihre Konsistenz und ihr Volumen abgetastet werden, der Muskeltonus bei passiven und aktiven Bewegungen geprüft werden, die Kraft z. B. nach Aufforderungen zu bestimmten Bewegungen oder im Rahmen der natürlichen Bewegungsabfolge beurteilt werden. Schließlich sollten die Bewegungen in unterschiedlichen Positionen (Rückenlage, Bauchlage, Aufrichtung, Sitzen, Stehen, Gehen, Laufen usw.) geprüft werden.

Bei diesen ersten Bewegungsbeobachtungen haben sich zusätzliche Dokumentationen, z. B. mittels einer Videokamera, sehr bewährt.

Darüber hinaus gibt es verschiedene **Tests** zur qualitativen und quantitativen Beurteilung der Motorik: Während in den ersten zwei bis drei Lebensjahren die motorische Entwicklung als unabtrennbarer Teil der Gesamtentwicklung anzusehen ist und deshalb im Rahmen der allgemeinen Entwicklungstests untersucht wird (> Kap. 12.4.2), wurden für ältere Kinder einige Tests entwickelt, die sich speziell mit den motorischen Fähigkeiten befassen (> Kap. 12.4.6). Zur Objektivierung der Qualität großmotorischer Fähigkeiten von Kindern zwischen einem und 12 Jahren beim Liegen, Sitzen, Krabbeln, Stehen und Gehen wurden *Skalierungstests* wie der Motorik-Test MOT, der Körperkoordinationstest für Kinder KTK, die Functional Mobility Scales FMS, der Züricher Neuromotorik-Test und vor allem das Gross-Motor-Function-Classification-System entwickelt. Hiermit sollen Vergleichsuntersuchungen und Überprüfungen von Therapieeffekten besser durchgeführt werden können.

Weiterhin haben sich verschiedene Techniken zur **Ganganalyse** bewährt, wobei die Dokumentation definierter Bewegungsabläufe mit der **Videokamera** und ggf. zusätzliche Techniken, z. B. raschere Bildfolgen zur differenzierten Bewegungsanalyse für die Routine-Diagnostik sinnvoll sind. So werden z. B. bei Patienten mit neuromuskulären und zentralmotorischen Erkrankungen eine bestimmte Gehstrecke mit unterschiedlichen Geschwindigkeiten, das Einbeinstehen, das Gehen auf den Fußspitzen und auf den Hacken, das Aufrichten aus der Hocke, das Treppauf- und das Treppabsteigen an definierten Treppenstufen, das Aufsetzen aus Rückenlage und das Aufstellen aus Bodenlage aufgenommen. Hierzu können je nach Ausmaß der Bewegungsstörung z. B. die Aufnahme des raschen Laufens, des Werfens und Fangens eines Balles und das Herabspringen aus einer größeren Höhe (bis 80 cm) kommen. Zur differenzierten Analyse von Bewegungsstörungen, insbesondere auch von Bewegungsasymmetrien, hat sich der **Trampolintest** (TKT) bewährt. Objektive Messungen von Kraft, Leistung und Arbeit bei Bewegungen sind durch spezielle Kraftmesser **(Vigorimeter)**, vor allem aber durch das **Fahrradergometer** mit spezieller Adaptation an das Kindesalter oder durch aufwendige Laufbandmessungen möglich. Eine neue Dimension bei der Beurteilung von Bewegungsabläufen hat R. Largo mit dem **Züricher Neuromotorik-Test** eröffnet. Hiermit werden bei Kindern zwischen 5 und 16 Jahren u. a. die Zeiten für einfache, möglichst rasch durchzuführende repetitive, alternierende und sequenzielle Bewegungen gemessen (Daumen-Zeigefinger, Diadochokinese, Fuß-Tapping). Interessanterweise zeigen Knaben höhere Geschwindigkeiten bei einfachen Wiederholungsbewegungen und mehr Mitbewegungen, während Mädchen bei Folgebewegungen besser sind. Noch ist offen, ab wann von pathologischen Bewegungsstörungen gesprochen werden muss oder ob noch ein Ergebnis im unteren Normbereich der natürlichen Verteilung vorliegt [52, 54, 141, 142, 169, 175, 176].

13.3 Die Förderung der selbstständigen Bewegung

Die ungarische Kinderärztin **E. Pikler** hat sich in den 50er-Jahren des letzten Jahrhunderts sehr eingehend mit den spontanen Bewegungsmöglichkeiten des jungen Säuglings, die sich aus der Rückenlage entwickeln, beschäftigt und differenzierte Analysen der unterschiedlichen Bewegungsabläufe bis zum selbstständigen freien Gehen erarbeitet. Nach ihrer Erfahrung gibt es eine Vielzahl von Möglichkeiten, um diese selbstständige Entwicklung der freien Körperbewegungen zu fördern, aber auch um sie zu hemmen. Wichtige Grundprinzipien dabei sind:

- Keine beengende Kleidung anlegen, z. B. engen Strampelsack oder die Bewegungen behindernde Windeln beim Säugling,
- Keine (oder so wenig wie möglich) Decken überlegen,
- Keine weichen Unterlagen (z. B. Schaumstoffmatratze) verwenden,
- Kein Fixieren des Kindes in bestimmten Positionen (Wippe, Gehfrei),
- Das Kind nie passiv in Positionen bringen, die es aktiv nicht erreichen kann (z. B. vorzeitiges Hinsetzen, vorzeitiges Hinstellen, vorzeitige Gehübungen),
- Dem Kind viel Gelegenheit geben, sich in Ruhe mit sich selbst zu beschäftigen; Vermeidung von Reizüberflutung (Fernsehen!) und vielfältigen Spielgeräten gerade beim Säugling,
- Sich viel Zeit für die Pflege und das Füttern des Säuglings nehmen, z. B. beim Aus- und Anziehen mit dem Kind sprechen und es früh zur Mitarbeit auffordern,
- Frühzeitig, d.h. im 2. Lebensjahr, auf Saugflaschen und Schnuller verzichten,
- Das Kind frühzeitig aus einem Glas trinken (ab 8. Monat) oder selbstständig mit einem Löffel essen lassen (ab 18. Monat),
- Dem Kind ausreichend große, abgegrenzte Räume (großen Laufstall) geben,
- Dem Kind frühzeitig eine Erkundung seiner natürlichen Umwelt (z. B. Unebenheiten in Haus, Garten oder in einem Sandkasten, Treppenstufen, Haushalt) ermöglichen.

Unter Umständen kann vor allem bei vorübergehenden neurologischen Auffälligkeiten eine Orientierung an diesen Prinzipien genügen und eine stabile Grundlage für eine sinnvolle weitere Entwicklung bieten (➤ Kap. 3.4) [183, 227, 232, 233].

13.4 Das Bobath-Konzept

Die Physiotherapie auf neurophysiologischer Grundlage nach dem **Konzept von Berta (1907–1991) und Karel Bobath (1906–1991)** beruht auf der praktischen Erfahrung, dass bei erwachsenen Patienten mit spastischer Hemiparese Manipulationen im Bereich der Schulter die spastische Bewegungsstörung des dazugehörigen Armes positiv beeinflussen.

Für die Entwicklung des Kindes sind die phylogenetischen Bewegungsfolgen wie Kriechen, Robben und Krabbeln sowie die Halte- und Gleichgewichtsreaktionen, das Saugen, Greifen und Festhalten, von wesentlicher Bedeutung. Infolge einer Schädigung der kortikalen und subkortikalen ZNS-Funktionen kommt es zu einer Störung der Kontrolle motorischer Funktionen, und der Organismus greift auf angeborene Bewegungsmuster, z. B. tonische „primitive" Reflexmuster wie den asymmetrisch-tonischen Nackenreflex (ATNR) und den symmetrisch-tonischen Nackenreflex (STNR) zurück (➤ Tab. 3.4 und ➤ Abb. 3.3). Zusätzlich werden unterschiedliche Stellreaktionen wie die lotrechte Einstellung von Kopf, Hals und Oberkörper bei Seitabkippungen und die Gleichgewichtsreaktion beeinträchtigt. Durch die zentralnervöse Schädigung kommt es zu einer Störung der Aktivierung von Arm- und Beinmuskulatur mit überwiegendem Strecktonus der Beine und Beugetonus der Arme, und zum Auftreten begleitender Reaktionen, z. B. einer persistierenden MORO-Reaktion, komplexeren Schreckreaktionen, einem Schreitreflex usw. (➤ Tab. 3.4).

Durch die Benutzung der bereits erwähnten proximalen **Schlüsselpunkte,** z. B. an Schultern, Becken, Brustbein, soll erreicht werden, den Tonus besonders der peripheren Muskulatur zu regulieren, **Stell-** und **Gleichgewichtsreaktionen** zu bahnen und einen möglichst normalen **Haltetonus** zu erreichen (Faszilitation). Durch die Regulation des Muskeltonus soll eine Kompensation der spastischen Bewegungsstörungen unterstützt werden. E. Köng übertrug dieses Konzept in die Behandlung von Säuglingen.

Von großer Bedeutung ist das **Handling,** d. h. die Anleitung der Eltern im Umgang mit ihrem Kind, vor allem im Säuglings- und frühen Kleinkindalter. Hierbei werden Vorschläge gemacht, wie das Kind z. B. sinnvoll aufgenommen, getragen und gehalten werden kann. So ist es günstig, beim Aufnehmen aus der Rückenlage den Rumpf des Kindes zur Seite zu drehen und damit dem Kind eine bessere Kopfkontrolle und Rotation zu ermöglichen.

Beim Tragen ist darauf zu achten, dass die Arme des Kindes nicht nach hinten gebeugt sind, dass der

13.4 Das Bobath-Konzept

Form des **tapping** („Klopfens") als Technik der tiefensensiblen Reizung. Auch hierdurch kann eine Regulation des Muskeltonus erreicht werden.

Nach dem Säuglingsalter spielen in Abhängigkeit vom klinischen Befund Übungen zur Verbesserung der Stell- und Gleichgewichtsreaktionen, Krabbel- und Drehbewegungen sowie dosierte Aufrichtebewegungen, tapping (mittels Druck, streichelnder, vibrierender oder klatschender Handbewegungen) zur Beeinflussung des Muskeltonus und eine Verbesserung der Bewegungsqualität eine wesentliche Rolle.

Das Bobath-Konzept wird auch in großem Umfang zur Förderung der Mundmotorik, als Ess- und Sprachtherapie eingesetzt (➤ Kap. 14).

Das Bobath-Konzept versteht sich nicht als eine festgeschriebene, dogmatische Vorschrift, wie Eltern mit Kindern umzugehen haben, sondern als ein offenes System auch für andere Therapiemaßnahmen, die individuell auf das Kind abgestimmt sein sollen. Es ist damit eine ganzheitliche Förderung nicht nur der Motorik, sondern aller Sinne. Das Ziel ist immer das Erreichen einer größtmöglichen Selbstständigkeit; dem Patienten sollen trotz eingeschränkter Bewegungsmöglichkeiten Funktionen erhalten bleiben bzw. neu aufgebaut werden, die komplexe und willentliche Bewegungsabläufe ermöglichen. Heute spricht man von einem adaptiv-epigenetischen, Aufgaben-orientierten Modell des motorischen Lernens.

Da dieses Behandlungskonzept sehr variabel und individuell durchgeführt werden kann, ist es bei Patienten jeden Alters mit völlig unterschiedlichen motorischen Entwicklungsstörungen einsetzbar. Prinzipiell gibt es keine Kontraindikation. Von einfachen Anleitungen im Handling über Behandlungsmaßnahmen mittels Faszilitation zur Verbesserung des Muskeltonus, sowie zur Auslösung von Gleichgewichts- und Stellreaktionen bis zu differenzierten Lagerungstechniken zur Vermeidung tonischer Muster ist für praktisch jeden Schweregrad einer motorischen Anomalie eine Betreuung möglich.

Gerade beim Bobath-Konzept ist der Erfolg der Behandlungsmaßnahme ganz entscheidend von der Persönlichkeit der Therapeutin, der Aufnahme und Umsetzungsbereitschaft der Eltern und der Akzeptanz von Grenzen in der Entwicklung abhängig. Kri-

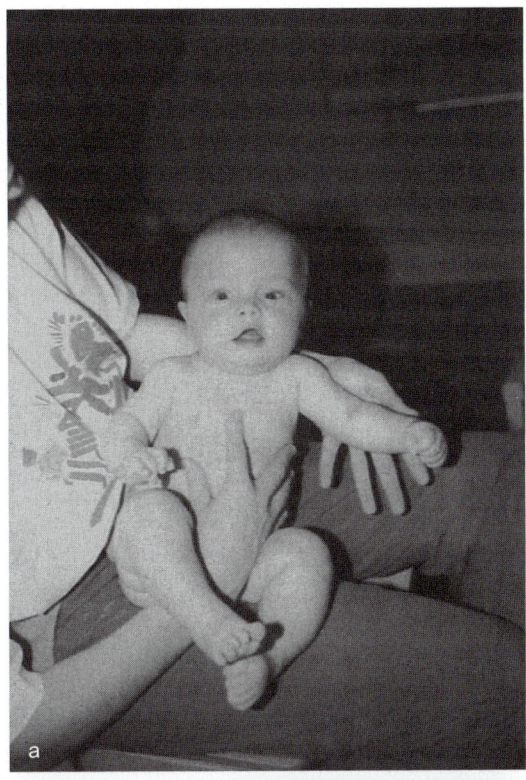

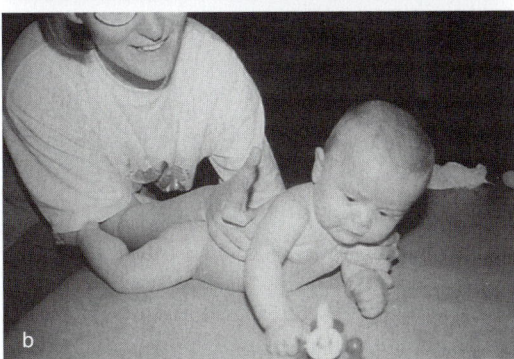

Abb. 13.1 Physiotherapie nach Bobath.
a) Rotationsanbahnung auf dem Schoß bei einem 6 Monate alten Säugling.
b) Stabilisierung in der Bauchlage.

Rumpf stabilisiert ist und die Hüftgelenke abgespreizt sind; weiter kann das Kind in schwebender Bauchlage getragen und in Abhängigkeit von Alter und klinischer Symptomatik sinnvoll gelagert werden.

Neben reflexhemmenden Ausgangsstellungen und proximaler Stimulation (s. o.) werden auch periphere taktile Stimulationen eingesetzt, z. B. in

tiker werfen der Methode vor, dass sie besonders im Frühstadium einer spastischen Zerebralparese nicht zum Aufbau ausreichender Kompensationsmechanismen in der Lage sei, dass der Muskeltonus und die zentralen Reaktionen überbewertet würden und vor allem, dass keine festgelegten Vorschriften im Sinne eines Behandlungskonzepts vorhanden sind, an das sich die praktisch tätigen Therapeuten und die Eltern halten könnten. Aus diesem Grund gibt es bisher auch keine Möglichkeit einer objektiven Effizienzbeurteilung der Methode [28, 37, 46, 56, 171, 175, 184].

13.5 Das Vojta-Konzept

Die **Physiotherapie auf neurophysiologischer Grundlage nach Vaclav Vojta (1917–2000)** steht in mancher Hinsicht in klarem Gegensatz zum Bobath-Konzept, was bei Ärzten, Therapeuten und Eltern immer wieder zu teilweise ideologischen Grundsatzdiskussionen und heftigen Auseinandersetzungen geführt hat.

Nach Vojtas Vorstellung entwickelt sich die Motorik des Menschen aufgrund eines angeborenen Planes im Sinne eines gesetzmäßigen Ablaufs der Fähigkeiten zur Aufrichtung und Fortbewegung *(Lokomotionsprinzip der posturalen Ontogenese)* bis zum sicheren aufrechten Gang. Normalerweise ist die ideale Motorik angeboren, jedes normal entwickelte Kind hat vergleichbare motorische Entwicklungsstufen zu durchlaufen. Die Kontaktaufnahme mit der Umwelt ist der wichtigste Bewegungsantrieb. Unter *posturaler Reagibilität* wird, in Anlehnung an Vorstellungen von A. Gesell, die gesetzmäßige Einstellung des Körpers auf unwillkürliche und willkürliche Lageveränderungen im Raum verstanden. Eine Störung der posturalen Reagibilität geht mit einer Beeinträchtigung der gesamten psychomotorischen Entwicklung vor allem im 1. Lebensjahr einher.

Vojta hat 7 Lagereaktionen in Abhängigkeit vom Alter des Kindes in ihrer idealen Ausprägung beschrieben:
1. die Traktion (Hochziehen an den Händen) aus Rückenlage (Vojta I),
2. die Seitkippreaktion, d. h. seitliches Abkippen bei Halten im Rumpfbereich (Vojta II),
3. die Vertikalsuspension (Annähern des senkrecht gehaltenen Kindes an die Unterlage),
4. die schwebende Bauchlage (Landau),
5. die Traktion (Hochziehen) an beiden Beinen (Peiper-Isbert),
6. die seitliche Hängelage, d. h. Halten an Arm und Bein (Collis I) und
7. die Traktion (Halten) an einem Bein (Collis II).

Bewertet werden u. a. der Tonus von Rumpf und Extremitäten, Asymmetrien und eine Entwicklung der Bewegungsmuster entsprechend dem Alter des Kindes.

Die Zahl der abnormen Reaktionen entspricht dem Ausmaß der motorischen Störung:
- Vier bis fünf abnorme Lagereaktionen werden als **leichte zentrale Koordinationsstörung** bezeichnet,
- sechs bis sieben abnorme Lagereaktionen als **mittelschwere zentrale Koordinationsstörung.**
- Von einer **schweren zentralen Koordinationsstörung** wird dann gesprochen, wenn alle Lagereaktionen abnorm sind und eine schwere Tonusstörung der Muskulatur besteht.

Nach Ansicht von Vojta ist die Entwicklung der posturalen Reagibilität eng mit der Entwicklung der Spontanmotorik verknüpft, so dass mithilfe der Auslösung der Lagereaktionen im Raum rasch und ohne ablenkende äußere Einflüsse eine Beurteilung der motorischen Entwicklung möglich ist.

Darüber hinaus wurden von Vojta und Mitarbeitern so genannte **„Primitivreflexe"** wie der gekreuzte Streckreflex, der suprapubische Streckreflex usw. beschrieben (➤ Tab. 3.4), die in den ersten sechs Wochen in der Regel nachweisbar sind, bis zur 13. Lebenswoche jedoch verschwunden sein sollten. Eine Persistenz bedingt eine Einübung falscher Bewegungsschablonen.

Nach Vojta werden die primären Fortbewegungsmöglichkeiten im 1. Lebensjahr, das Drehen und Kriechen, als reflektorische Bewegungsfolgen durch das Zusammenwirken von Hirnzentren unterhalb der Großhirnrinde mit dem Rückenmark gesteuert. Bei einer bleibenden motorischen Koordinationsstörung ist nicht diese „automatische Steuerung" der posturalen Reagibilität gestört, sondern die Möglichkeit der zentralen Koordinierung des Muskelspiels, die für die Bewegungsentwicklung entscheidend ist.

Das Prinzip der Physiotherapie nach Vojta besteht darin, dass in bestimmten Ausgangsstellungen durch Druckreizung, d. h. überwiegend über propriozeptive Empfindungen, immer die gleiche motorische Antwort als reziprokes Muster ausgelöst werden kann. Hierbei handelt es sich um Teilmuster des Fortbewegungssystems, vor allem den Koordinationskomplex des **Reflexkriechens** und des **Reflexumdrehens.** Im Rahmen der neurokinesiologischen Therapie werden also in bestimmten Auslösezonen Reize gesetzt, die zu motorischen Aktivitäten entsprechend der normalen posturalen Ontogenese führen. Dabei müssen, je älter die Patienten sind, umso mehr periphere Reize zur Auslösung der Bewegungsschablonen eingesetzt werden, wobei in insgesamt 10 Zonen die sich summierenden Reize gesetzt werden.

Nach der Vorstellung von Vojta ist es möglich, dass durch die frühzeitige und konsequente Behandlung die Grundfunktionen der posturalen Ontogenese auch bei definitiven Hirnschäden normalisiert werden können und damit zumindest leichtere Formen der Zerebralparese, z. B. die spastische Diparese und leichtere dyston-dyskinetische Paresen (➤ Kap. 7.1) heilbar sind. Für ihn ist deshalb bei der Feststellung von mehr als fünf abnormen Lagereaktionen eine unbedingte Indikation zur neurokinesiologischen Therapie gegeben, die umso wirksamer ist, je früher sie eingesetzt wird.

Die Behandlung mit dem Reflexkriechen und/oder Reflexumdrehen sollte mehrfach täglich (2- bis 4-mal) über ca. 15 Minuten von den Eltern durchgeführt werden; ansonsten sollte das Kind sich entsprechend seinen natürlichen Möglichkeiten bewegen. Wichtigstes Ziel der Physiotherapie ist das Erreichen einer flüssigen, bipedalen Fortbewegung. Durch die verschiedenen Stimulationsmethoden soll eine Verbesserung der allgemeinen Kraft und der Koordination, eine muskuläre Tonusregulierung und eine Verbesserung verschiedener vegetativer Funktionen (Atmung, Schlucken, Verdauung, Hautdurchblutung, Blutdruck, Miktion und Defäkation) erreicht werden.

Primäre *Indikationen* für die Vojta-Therapie sind
- alle spastischen Zerebralparesen,
- dyskinetische Zerebralparesen,
- asymmetrische Bewegungsstörungen,
- Ataxien und hypotone Syndrome.

Zur besseren Vergleichbarkeit und zur Überprüfung von therapeutischen Maßnahmen erfolgt eine *Einteilung des Schweregrades der infantilen Zerebralparesen:*

0 = holokinetische Motorik (Massenbewegungen), keine Zielmotorik; die Bewegungen sind mit denen eines Neugeborenen vergleichbar.

1 = Zuwendung und Betasten in Rückenlage – motorischer Entwicklungsstand von 3–4 Monaten.

2 = erstes Stützen und Greifen in Bauchlage – entspricht einem Lebensalter von 5–6 Monaten.

3 = Kriechen und Robben – entspricht einem Lebensalter ab 9 Monaten.

4 = homologes Hüpfen (Häschenhüpfen) – ist in der normalen kindlichen Entwicklung nicht nachweisbar.

5 = alternierendes Krabbeln – entspricht einem Lebensalter ab 10 Monaten.

6 = Aufrichten und seitliches Gehen mit Festhalten – entspricht einem Lebensalter von 12–13 Monaten.

7 = freies Gehen – entspricht einem Lebensalter von mehr als 15 Monaten.

8 = Einbeinstand nur einseitig – entspricht einem Lebensalter von mehr als 3 Jahren.

9 = Einbeinstand beidseitig – entspricht einem Lebensalter von mehr als 4 Jahren.

Darüber hinaus gelten viele motorische Störungen in der Säuglingszeit wie Rumpfasymmetrien, Schiefhals, Zustand nach Plexusparese, Meningomyelozelen, Hüftgelenksdysplasie, Aufrichtungsmängel, Rumpfhypotonie und Fußfehlstellungen als Indikation.

Zunehmend werden in den letzten Jahren die Prinzipien der Reflexlokomotion auch bei der Behandlung älterer Kinder und Erwachsener mit verschiedenen Verbiegungen der Wirbelsäule (Skoliosen, Kyphosen), Querschnittssyndromen, Lumboischialgien (Lenden- und Ischiasbeschwerden), Myopathien usw. eingesetzt.

Die Vorteile der Physiotherapie nach Vojta sind ein relativ klares und primär einleuchtend erscheinendes Konzept in der Diagnostik und in der Therapie. In den vergangenen Jahren wurden jedoch intensive *Diskussionen* darüber geführt, dass mittels der Untersuchungen auf eine Störung der Lagereak-

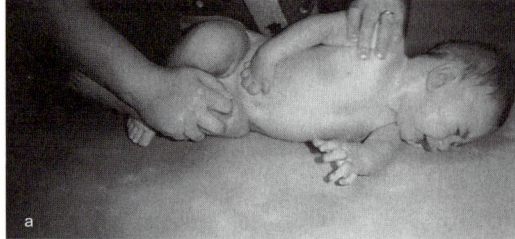
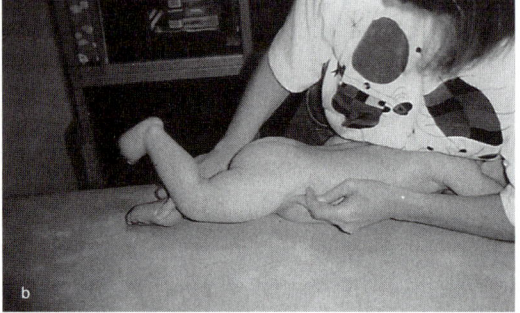

Abb. 13.2 Physiotherapie nach Vojta bei einem 5 Monate alten Säugling mit vollständiger Armplexusparese rechts (> Kap. 8.10.5). **a)** Phase des Reflexdrehens. **b)** Phase des Reflexkriechens.

tionen, so wie sie in der Praxis durchgeführt werden, viel zu viele Säuglinge mit nur diskreten neurologischen Auffälligkeiten als „von einer Zerebralparese bedroht" diagnostiziert werden und so bei vielen primär gesunden Kindern die belastende und eingreifende krankengymnastische Therapie eingeleitet wird. Da sich diese falsch-positiv diagnostizierten Kinder im weiteren Verlauf zu einem großen Prozentsatz motorisch normal entwickeln, wird der Methode fälschlicherweise eine hohe Erfolgsrate und damit eine hohe Effizienz zugesprochen.

Weiterhin wird kritisiert, dass eine differenzierte Beurteilung der Ursachen der Bewegungsstörung in dem Konzept nicht vorgesehen ist, dass es zu wenige individuelle Lösungsmöglichkeiten gibt und keine spezifischen Wertungen der einzelnen Lagereaktionen vorliegen. Das Entwicklungsmodell wird als zu hierarchisch mit einer Überbetonung der Rückenmarksebene angesehen. Ein unzureichender Therapieerfolg wird pauschal entweder durch eine mentale Entwicklungsstörung oder durch mangelnde Konsequenz in der täglichen Therapie erklärt. Bei lähmungsbedingten Entwicklungsstörungen, z. B. bei lumbosakralen Meningomyelozelen, besteht darüber hinaus durch die einseitige Aktivierung von Muskelgruppen das Problem der Entwicklung eines Muskelungleichgewichtes, z. B. in Form eines übermäßigen Beugetonus im Hüftgelenk bei gelähmten Hüftstreckern.

Heftige Kontroversen haben sich daran entzündet, ob durch die intensive Manipulation der Eltern an dem Kind, die oftmals mit Protest und Schreien sowie erheblichen körperlichen Anstrengungen des Therapeuten verbunden ist, eine Störung der Eltern-Kind-Beziehung mit lang dauernden Verhaltensproblemen entstehen könne. Leider gibt es hierzu keine überzeugenden unabhängigen Untersuchungen: Den Berichten von Eltern, die die Behandlung wegen der psychischen Belastung vorzeitig abbrachen, stehen Nachuntersuchungen gegenüber, die z. T. sogar eine stabilere Eltern-Kind-Beziehung bei nach der Vojta-Methode behandelten Kindern feststellten, ohne dass hierbei ein Vergleichskollektiv vorhanden war.

Insgesamt scheint sich das Behandlungskonzept nach Vojta besonders dann zu bewähren, wenn im frühen Säuglingsalter eine ausgeprägte muskuläre Imbalanz vorhanden ist und durch die Einleitung sinnvoller Bewegungsabläufe, insbesondere das Reflexdrehen und das Reflexkriechen, koordinierte Bewegungsfolgen rasch aufgebaut werden können, die für eine sinnvolle Weiterentwicklung notwendig sind. Dies gilt z. B. bei ausgeprägten Rumpfasymmetrien, beim Schiefhals, bei Rumpfhypotonien mit Extremitätenhypertonie und bei neuromuskulären Reifungsstörungen im Bereich der Hüftgelenke. Bei Zerebralparesen mit primärem Beugemuster sind die Ergebnisse relativ schlecht. Generell werden die besten Erfolge bei mental altersentsprechenden Kindern erzielt. Nachdem in den 70er- und 80er-Jahren die Vojta-Therapie vor allem in Deutschland weit verbreitet war, wird sie in der reinen Form im frühen Kindesalter immer weniger eingesetzt.

Grundsätzlich sollte heute die motorische Entwicklung nicht mehr allein mithilfe der Lagereaktionen und der Primärreaktionen beurteilt werden, sondern differenzierter nach den Ursachen der Bewegungsstörung gefahndet werden. Gerade bei offensichtlich vorübergehenden neurologischen Auffälligkeiten sollte jede Physiotherapie infrage gestellt werden. Bei Kindern mit Bewegungsauffälligkeiten, aber guter selbstständiger Bewegungsmotivation kann ab Ende des 1. Lebensjahres eine spezifische Physiotherapie entweder abgesetzt oder nur noch in Form einer Elternanleitung und Beobachtung der Entwicklung des Kindes eingesetzt werden, um eine Therapiemüdigkeit oder eine negative Beeinflussung der psychosozialen Entwicklung zu vermeiden.

Leider gibt es nur wenige Studien, in denen verschiedene Physiotherapie-Methoden kritisch und objektiv miteinander *verglichen* wurden. In der internationalen Literatur lassen sich keine Hinweise für die Überlegenheit einer Therapiemethode gegenüber einer anderen nachweisen. Die beste Möglichkeit zur Aussage über die Effizienz medizinischer Maßnahmen, möglicherweise auch von Physiotherapie sind epidemiologische Vergleichsuntersuchungen. Bei ersten Studien, in denen die Häufigkeit und Ausprägung der Zerebralparesen z. B. in Regionen von Skandinavien und Deutschland verglichen wurden, zeigen sich keine wesentlichen Unterschiede. Tendenziell waren Häufigkeit und Ausprägung der Störungen in Deutschland größer, wofür die Physiotherapie allein aber nicht als Erklärung herangezogen werden kann.

Deshalb sollten dogmatische Aussagen über Vor- bzw. Nachteile der einen gegenüber der anderen Methode immer skeptisch bewertet werden. In mehreren internationalen Studien konnte gezeigt werden, dass für das motorische Lernen wiederholte Handlungsabläufe, die aus eigener Motivation mit sinnvollen Aufgaben initiiert werden, die besten bleibenden Verbesserungen zeigen. Hierfür ist allerdings die kognitive Entwicklung und die Motivation des Patienten die entscheidende Voraussetzung.

Grundsätzlich muss gesagt werden, dass eine spastische Zerebralparese durch keine noch so intensive Physiotherapie geheilt werden kann, dass ihre Symptomatik aber auf sehr unterschiedliche Weise zu kompensieren ist. Die Diagnose einer bleibenden Zerebralparese kann in den ersten Lebensmonaten nur in Ausnahmefällen und in der Regel nur aus dem Verlauf gestellt werden. Wird durch bildgebende Verfahren bei einem Frühgeborenen eine periventrikuläre Leukomalazie diagnostiziert (➤ Kap. 7.1.2, ➤ Kap. 8.10.3), so muss mit sehr hoher Wahrscheinlichkeit eine manifeste Zerebralparese erwartet werden.

Insgesamt kann die Physiotherapie bei Kindern mit schwerer Zerebralparese keine wesentlichen Änderungen am langfristigen Verlauf bewirken. Dies bedeutet jedoch nicht, dass gerade auch bei schwer entwicklungsgestörten Kindern die krankengymnastische Behandlung nicht sinnvoll sei! Im Gegenteil: Durch unzureichende oder falsche Physiotherapie können sich Kontrakturen verstärkt ausbilden, insbesondere auch Fehlstellungen im Bereich der Hüftgelenke, der Füße und der Wirbelsäule. Durch regelmäßige Bewegungstherapie hingegen werden die Muskeln gekräftigt, die koordinierten Bewegungsübergänge geschult, es kommt zu einer verbesserten Lungenfunktion, zu Verbesserungen der Mundmotorik und der Verdauung. Vor allem werden durch die Physiotherapie alle Wahrnehmungsbereiche angesprochen, insbesondere Haut- und Tiefensensibilität sowie die Gleichgewichtssinne, die ohne diese Maßnahmen zunehmend verkümmern würden. Die Evaluation von Physiotherapie ist im Rahmen der Überprüfung von Gesundheitskosten von großer Wichtigkeit. Dabei hat sich die Unterscheidung zwischen realistisch erreichbaren Nahzielen (goal) im Gegensatz zu langfristigen Therapiezielen (aims) als wichtig erwiesen. Vor Beginn einer Therapie sollte deshalb schriftlich ein Nahziel definiert werden. Dieses kann z.T. durch phasenweise Therapieintensivierung (Blocktherapie, z.B. auch in einer speziellen Rehabilitationseinrichtung) besser erreicht werden. Neben den bereits erwähnten Methoden zur Quantifizierung der Bewegungsfähigkeit werden zunehmend besondere Tests zur Beurteilung der speziellen Bewegungsqualitäten wie die Hammersmith motor scales, das Motor-ABC, der Spasticity-Test und der Fine-Motor-Function-Test eingesetzt. Aufgaben einer Langzeit-Physiotherapie sind z.B. das Einüben von Coping-Strategien, das Aufdecken eigener Ressourcen und – oft am wichtigsten – das verständnisvolle Gespräch zwischen dem Patienten und seinen Eltern mit dem Therapeuten [16, 22, 37, 56, 172, 175, 186, 187].

13.6 Weitere Therapiemethoden

Die **Psychomotorik** beschäftigt sich mit den Zusammenhängen zwischen der Motorik und ihren Rückwirkungen auf das seelische Befinden. Sie ist eng mit der **Motopädie** verwandt, bei der Motorik in pädagogische Konzepte integriert wird. S. Naville und S. Weber haben einen **psychomotorischen Screening-Test** für „normal intelligente 6- bis 8-jährige Kinder" entwickelt. Hierbei werden Graphomotorik, Handkoordination, Auge-Hand-Koordination und Sprungsequenzen geprüft. Der Test kann u. U. als Erweiterung der motometrischen Beurteilung im Rahmen von Einschulungsuntersuchungen eingesetzt werden.

Sowohl in der Psychomotorik als auch in der pädagogischen Motopädie wird versucht, durch vielfältige Anreize therapeutische „Bewegungsanlässe" zu schaffen, die zu freiwilligen, Freude machenden Bewegungsabläufen führen. Hiermit sollen Kinder mit sensomotorischen Störungen, insbesondere motorischer Ungeschicklichkeit, taktil-kinästhetischen Problemen (d. h. Störungen des Bewegungsempfindens), aber auch Verhaltensproblemen und vermehrter Unruhe im Alter von mehr als 4 Jahren behandelt werden. Es ist das Ziel beider Methoden, den Kindern in kleinen Gruppen spontane Freude an Bewegung zu vermitteln, so ihre Selbstsicherheit zu stärken, Bewegungsübergänge und Geschicklichkeit zu fördern, aber auch ihr Sozialverhalten positiv zu beeinflussen.

Die **Hippotherapie** (Reittherapie) ist eine Form der Physiotherapie mit und auf dem Pferd, wobei vor allem die Prinzipien des Bobath-Konzeptes bei Patienten mit verschiedenen Formen der Zerebralparese, aber auch unterschiedlichen anderen Bewegungs- und Entwicklungsstörungen eingesetzt werden. Dabei stellt der Rücken des Pferdes einen „mobilen Therapeuten" dar, Voraussetzung ist allerdings eine gewisse Abspreizfähigkeit im Hüftgelenk. Folgende Aspekte spielen dabei eine positive Rolle:

- Das Sitzen auf dem Pferderücken bringt eine therapeutisch günstige, reflexhemmende Ausgangsstellung mit Abspreizen der Oberschenkel im Hüftgelenk.
- Das langsam schreitende Pferd bewirkt eine ständige Einübung von Gleichgewichtsreaktionen.
- Gerade für Kinder, die infolge ihrer motorischen Entwicklungsstörung (noch) nicht frei gehen können, bedeutet das Erlebnis der aufrechten Fortbewegung auf dem Pferd eine große Motivation.
- Der Umgang mit dem kooperierenden Tier und dessen Reaktion auf das Kind bzw. die Therapeutin ist eine besondere Herausforderung und Anregung.

Auch bei Kindern mit Lern- und Verhaltensstörungen, u. a. dem hyperkinetischen Syndrom, hat sich die Hippotherapie bewährt.

Für viele Menschen mit Bewegungsstörungen ist der Aufenthalt im **Wasser** eine angenehme Erleichterung. Spastische Tonus-Störungen werden u. a. durch den Auftrieb vermindert, Bewegungsabfolgen erleichtert. Für Therapien im Wasser gibt es eine Vielzahl von Anleitungen und Methoden, u. a. nach McMillan und C. Mertens.

Sowohl in der Akutphase nach einem zerebralen Insult als auch bei geeigneten Patienten mit ICP hat sich ein konsequentes Training auf dem **Laufband** bewährt. Neuerdings werden dabei Roboter-gestützte Trainingsmethoden mit zunehmender Dauer eingesetzt. Der Wert dieser und anderer physikalischer Reizmethoden, z. B. der peripheren und zentralen Elektrostimulation, ist bei Kindern noch nicht bewiesen. Gleiches gilt auch für das Vibrationssystem Galileo®, das eine Gewebslockerung, eine Muskelkräftigung und eine Verbesserung der Knochenstruktur bewirken soll.

Bei der **Constraint Induced Movement Therapy** wird die gesunde Hand eines Patienten mit Hemiparese durch einen starren Handschuh fixiert, so dass bei den Alltags-Tätigkeiten die gelähmte Hand eingesetzt werden muss. Hierdurch konnten in letzter Zeit vor allem bei älteren Patienten mit nur leichten Paresen eindeutige Verbesserungen erreicht werden.

Schon E. Köng hat nachweisen können, dass bei Kindern und Jugendlichen mit Zerebralparesen gute therapeutische Effekte durch **Skifahren** zu erreichen sind, u. a. weil

- durch einen breitspurigen Fahrstil der Hüftgelenksadduktion entgegengewirkt wird,
- die Sprunggelenke in den Skischuhen einen festen Halt haben und dadurch der Spitzfußtendenz entgegengearbeitet wird,
- ständige Gleichgewichtsreaktionen eingeübt werden und vor allem
- weil es Spaß macht.

Selbst Kinder mit schwerer Zerebralparese, die kaum frei gehen können, lernen sich auf Skiern z. T. erstaunlich gut zu bewegen.

Auch **Fahrradfahren,** ggf. mit Sonderanfertigungen (Haverich-Dreirad®), ist bei vielen Bewegungsstörungen (z. B. Spastik, Ataxie und Muskelkrankheiten) möglich und sinnvoll.

Darüber hinaus gibt es eine Vielzahl von weiteren sportlichen Bewegungsmöglichkeiten bei Entwicklungsstörungen jeglichen Ausmaßes. Dies reicht von speziellen **Sportarten für Körperbehinderte,** die z. T. auf dem Niveau des Leistungssports betrieben werden können (Schießsport bei Querschnittgelähmten, Rollstuhlfahrersport), über verschiedene **Kampfsportarten** (Karate, Judo) vor allem für Kinder mit Konzentrations- und Verhaltensproblemen, bis hin zu spielerischen **Familiensportangeboten** bei Kindern mit allgemeinen, überwiegend auch mentalen Entwicklungsstörungen, wie sie von T. Kapustin zusammengestellt worden sind. Zum Teil kann man bei Jugendlichen und Erwachsenen mit unterschiedlichen Formen von Entwicklungsstörungen und Behinderungen durch die Teilnahme an Wettkämpfen, z. B. Special Olympics und Paraolympics, eine enorme Motivation und die Aktivierung von nicht für möglich gehaltenen Fähigkeiten erreichen. Auf die Bedeutung von **Gruppensport,** z. B. Mannschaftsspielen aller Art bei verschiedensten Formen von Entwicklungsproblemen einschließlich der Adipositas, chronischen Krankheiten, Verhaltensproblemen und Teilleistungsstörungen, sei besonders hingewiesen.

Aus all den Gründen sollte bei der Behandlung von Kindern und Jugendlichen mit Bewegungsstörungen aller Art vor allem immer darauf geachtet werden, wie Eigenaktivitäten verbessert und Abhängigkeit in jeder Form vermieden werden kann. Deshalb wird zunehmend gefordert, so früh wie möglich Rollstühle, ggf. mit Elektromotor, Kommunikationshilfen oder andere Hilfsmittel zur selbstständigen Fortbewegung bzw. Aktivierung bereits Kleinkindern ab 3 Jahren zur Verfügung zu stellen. Bei der Beurteilung des Ausmaßes einer Bewegungsstörung werden international folgende Kriterien zunehmend berücksichtigt:
1. völlige Abhängigkeit,
2. deutliche Einschränkung funktioneller Bewegungen zur Alltagsbewältigung,
3. eingeschränktes Gehen ohne sonstige Einschränkungen im Alltag,
4. dem Alter entsprechende Unabhängigkeit bei den Verrichtungen des täglichen Lebens.

Bei der Beantragung gegenüber den Krankenkassen hilft es in zunehmendem Maße, die Kriterien der ICF (➤ Kap. 1.4.2 und ➤ Kap. 15.5) anzuwenden. Dennoch sollte mit solchen Aktivitäten die Realität einer Behinderung nicht negiert werden [27, 28, 56, 69, 180, 181, 184].

13.7 Konservative Maßnahmen bei Fußfehlstellungen

Eine wichtige Aufgabe der Physiotherapie ist die Versorgung mit Hilfsmitteln bei allen Formen von Entwicklungsstörungen.

Am häufigsten werden bei Störungen der Aufrichtung, des Stehens und freien Gehens Fragen nach **speziellen Schuhen** oder **Einlagen** gestellt. Im Gegensatz zu der Einstellung vieler Orthopäden, die mehr statische Einflussmöglichkeiten auf Fehlstellungen betonen, wird von physiotherapeutisch-neuropädiatrischer Seite nur selten die Indikation für spezielle Schuhe oder Einlagen gesehen. Dies gilt vor allem bei schweren, dekompensierenden Fußdeformierungen, bei denen immer mehr operative und aktiv-redressierende Therapiemaßnahmen im Vordergrund stehen.

Prinzipiell sollte von Seiten der Physiotherapie immer für die Sommermonate das Barfußlaufen bzw. in geschlossenen Räumen das Gehen in Hausstrümpfen, evtl. mit Gumminoppen, empfohlen werden. Nur durch die freie Bewegung des Fußes, die taktile Erfassung des Untergrundes mit der Fußsohle, das Anpassen an Unebenheiten im Gelände und die ungestörte Abrollfunktion kommt es zur bestmöglichen Ausbildung einer regulären Fußstellung.

Gerade in den ersten Lebensjahren sind **funktionelle Senkfüße, Sichelfüße** (mit Drehung des Vorfußes nach innen), **Valgusstellungen im Kniegelenk** („X-Bein"-Stellungen) und **vermehrte Innenrotationen im Hüftgelenk** häufig anzutreffen und meist ohne wesentliche pathologische Bedeutung. Wenn sich bei passiver Durchbewegung des Fußes keine Kontraktur nachweisen lässt, wenn das Kind beim Stand auf dem Vorderfuß ein Fußgewölbe entwickeln kann, wenn sich die Innenrotation der Füße beim raschen Laufen oder Treppensteigen zurückbildet, sind keine spezifischen Therapiemaßnahmen notwendig. Entscheidend ist der vielfältige Bewegungsanreiz, z. B. auf Gras, im Sand oder im unebenen Gelände. Häufig ist es zusätzlich sinnvoll, Sitzformen mit vermehrter Innenrotation im Hüftgelenk (Knie-Hacken-Sitz oder Najaden-Sitz) und evtl. das Schlafen auf dem Bauch zu unterlassen. Im frühen Säuglingsalter können manchmal Schaumgummirollen um die Unterschenkel die Ausbildung einer Vorfuß-Adduktion verhindern.

Sehr differenziert sollten Kinder mit persistierender **Spitzfüßigkeit** diagnostiziert und betreut werden. Hierunter können sich zum einen neuromuskuläre Erkrankungen, z. B. Muskeldystrophien, sensomotorische Nervenerkrankungen und spastische Zerebralparesen verbergen. Zum anderen kann eine persistierende Spitzfüßigkeit aber auch Ausdruck einer deutlich erhöhten inneren Anspannung und Bewegungsunruhe sein; dann sind neben der Lokalbehandlung u. U. auch Maßnahmen zur Verbesserung der psychosozialen Situation notwendig. Bei nur mäßiger Ausprägung der Spitzfüßigkeit empfiehlt sich außer der Physiotherapie eine mehrwöchige Gipstherapie mit zunehmender Redressierung, am besten in Kombination mit einer Botulinumtoxin-Behandlung. Die Verordnung von Nachtschienen u. Ä. ist bei spastischen Sprunggelenk-Kontrakturen meist nicht sinnvoll, da ein Druck auf die Fußsohle oft zur vermehrten Spitzfußhaltung führt und so dem gewünschten Effekt entgegenwirkt. Außerdem verursachen solche Schienen häufig Druckstellen. Bei schwereren Ausprägungen bzw. bei Therapieresistenz sollte rechtzeitig eine Achillessehnen-Verlängerungs-Operation durchgeführt werden (➤ Kap. 13.9). In dem Therapie-Konzept nach N. Hylton erfolgt eine Orthesenversorgung nicht nach dem Prinzip der optimalen Gelenkstellung, sondern der bestmöglichen Funktion und Tonusreduktion mittels einer individuell aus Kork oder Kunststoff geformten Fußplatte.

Bei Kindern mit neuromuskulären Erkrankungen, insbesondere Muskeldystrophien und -atrophien, sind spezielle Maßnahmen zur Verhinderung eines Spitzfußes notwendig. Am wichtigsten ist die Vermeidung des freien Herunterhängens eines Fußes, z. B. durch zu hohe Sitze. Die Füße sollten immer eine waagerechte Unterlage haben, entweder durch eine dem Kind angepasste Sitzhöhe des Stuhls oder durch Verwendung einer Fußbank.

Der Patient sollte möglichst viel stehen, da hierbei zum einen die Füße in orthograder Funktion gehalten werden, vor allem aber auch zur Aktivierung der Rumpfmuskulatur und zur Verhinderung einer raschen Skolioseentwicklung. Ausnahmsweise kann daher, z. B. bei Kindern mit spinaler Muskelatrophie, ein Stehständer oder ein therapeutisches „Gehfrei" indiziert sein. Patienten im Schulalter sollten immer wieder ein Schreib- und Lesepult verwenden.

Für viele Kinder ist das Fahrradfahren trotz erheblicher Muskelschwäche noch möglich, u. U. auch auf einem Tandem mit einem Erwachsenen. Dabei sollten Spezialpedale angebracht werden. Beim Sport und Spiel sollte auf abrupte Bewegungsübergänge, z. B. einen kräftigen Antritt beim raschen Laufen oder höhere Sprünge, verzichtet werden. Sinnvoll ist auch die Benutzung von Turnschuhen mit erhöhtem Schaft, wobei evtl. seitliche Plastikstäbe den Schaftbereich verstärken können (z. B. Addimed® Turnschuhe), evtl. mit neutralem oder negativem Fersenbett. Im Gegensatz zu Patienten mit spastischen Fußfehlstellungen kann bei Muskeldystrophien und -atrophien evtl. ein Fußkasten oder die Verwendung von Schaftschuhen für eine orthograde Stellung im Schlaf sorgen.

Bei schwereren **kontrakten Fußfehlstellungen,** z. B. angeborenem Klumpfuß, schwerer Zerebralparese oder Arthrogrypose (angeborener Versteifung zahlreicher Gelenke), muss evtl. ein **individueller orthopädischer Schuh,** oft mit so genanntem **Innenschuh,** angefertigt werden. Dabei sollten Beinlängendifferenzen, u. U. aber auch scheinbare Differenzen bei Beckenschiefstand oder Hüftgelenksanomalie beachtet werden. Spezielle Innen- bzw. Außenranderhöhungen, Stützung des Fußgewölbes u. Ä. sollten von einem erfahrenen Kinderorthopäden verordnet werden [27, 180, 181, 184].

13.8 Weitere Hilfsmittel

Bei Säuglingen und Kleinkindern mit hypertoner Bewegungsstörung im Schultergürtel kann durch Verwendung einer Schaumgummirolle die Bauchlage stabilisiert werden. Dies lässt sich evtl. auch durch Verwendung eines **Bauchliegekeils** erreichen, der u. U. individuell aus Schaumgummi ausgeschnitten werden kann. Kinder mit schweren, meist globalen Entwicklungsstörungen lassen sich oft günstig in einer **Hängematte** lagern und durch rhythmisch schwingende Bewegungen beruhigen. Zur Erprobung individueller Liegemöglichkeiten eignen sich für schwerstbetroffene Kinder auch mit kleinen Styroporkugeln gefüllte **Kissen** (z. B. Corpomed®). **Nachtliegeschalen** können bei Wirbelsäulenerkrankungen indiziert sein. Sie sind für Kinder meist sehr unbequem, da sie die Bewegungsmöglichkeiten stark einschränken; bei schnell wachsenden Kindern kommt es außerdem oft zu mangelnder Anpassung mit Druckstellen.

Durch die Verwendung von **Sitzschalen** können Kinder mit schweren motorischen Bewegungsstörungen vor allem in einem Rollstuhl in reflexhemmende Positionen gebracht werden. Durch zusätzliche Stützen aus weichem Material können weitere Positionskorrekturen erreicht werden. Bei einigen Patienten haben sich variable Sitzschalen aus Dreipunktbausteinen bewährt, die je nach Bedarf den Körperformen angepasst werden können.

Ein **Stehbrett** (> Abb. 13.3c) ist oft die einzige Möglichkeit, ein Kind mit schwerer motorischer Entwicklungsstörung, z. B. spastischer Tetraparese, in eine aufrechte Position zu bringen, ohne tonische Reflexmuster zu verstärken. Hierdurch kann das Kind meist besser an den Geschehnissen um es herum teilnehmen, seine Rücken- und Nackenmuskulatur kräftigen und die Handmotorik aktivieren; durch eine verfrühte Anwendung kann allerdings die Entstehung einer Skoliose gefördert werden.

Kinder mit fortschreitender Skoliose (seitliche Verbiegung der Wirbelsäule) benötigen oft ein spezielles **Korsett**, z. B. ein Milwaukee-Korsett. Neben einer genauen Untersuchung der Ursachen einer Skoliose sollte aber immer bedacht werden, dass durch eine Korsettbehandlung die Skoliose nicht rückgängig gemacht werden, sondern allenfalls ein Voranschreiten der Fehlstellung verhindert werden kann.

Kinder mit schweren Zerebralparesen, Querschnittlähmungen im Rahmen einer Meningomyelozele, ataktischen Bewegungsstörungen und anderen Anlagestörungen, denen das freie Gehen nicht oder nur über kurze Strecken möglich ist, können durch die Benutzung eines **Rollbretts,** einer **Vierpunktgehhilfe** oder eines **Rollators** sich selbstständig fortbewegen und u. U. relativ mobil sein (> Abb.

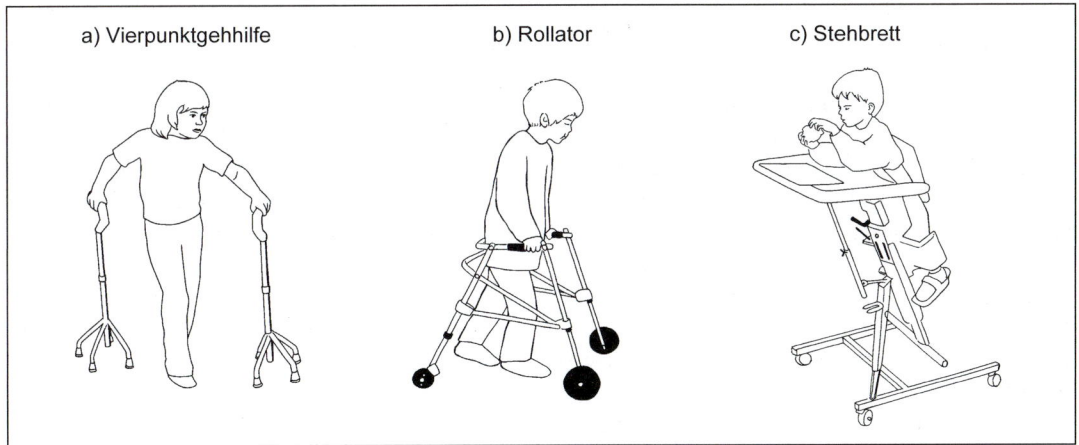

Abb. 13.3 Steh- und Gehhilfen.
a) Vierpunktgehhilfe bei einem Mädchen bei beinbetonter spastischer Zerebralparese.
b) Rollator zur Ermöglichung des aufrechten Ganges bei einem Kind mit Paraparese der Beine.
c) Stehbrett zur Ermöglichung der Aufrichtung mit Streckung der Hüft- und Rückenmuskeln sowie des Hantierens in Tischhöhe.

13.3a, b). Es ist sinnvoll und für die Gesamtprognose der Kinder oft von wesentlicher Bedeutung, dass sie trotz erheblicher Bewegungsstörungen sich weiter eigenständig mit solchen Hilfsmitteln fortbewegen können und nicht der Passivität eines Rollstuhls überlassen werden. Hierbei spielt die ständige Motivation und gezielte krankengymnastische Förderung eine wesentliche Rolle.

Die Anschaffung eines **Rollstuhls** ist immer ein schwerer, meist nicht mehr rückgängig zu machender Schritt im Leben eines Menschen mit früh erworbener schwerer Bewegungsstörung. Es ist zu erwarten, dass hierdurch rasch, trotz Sitzschale und verschiedenster anderer Vorkehrungen, vielfältige Gelenkfehlstellungen, insbesondere eine Skoliose, aber auch Hüftgelenks-, Knie- und Fußgelenks-Kontrakturen auftreten. Hinzu kommen Störungen der Atemfunktion durch Brustkorbdeformierungen und der Verdauung durch mangelnde Aktivierung der Bauchmuskulatur. Andererseits können Kinder mit ausgeprägter Querschnittsymptomatik bei Meningomyelozele durch geeignete Rollstühle, die von ihnen *mit der Hand angetrieben* werden, eine erstaunliche Mobilität erreichen. Patienten mit fortschreitenden neuromuskulären Erkrankungen, z. B. Muskeldystrophie oder spinaler Muskelatrophie, benötigen bald nach Erreichen des Stadiums der Gangunfähigkeit einen *Rollstuhl mit Elektroantrieb*.

Oft ist es sinnvoll, dass nur eine teilweise Rollstuhlverwendung, z. B. in der Schule oder bei bestimmten Gelegenheiten wie Aufenthalten im Freien, abgesprochen wird [27, 172, 173, 175, 177, 178, 179, 180, 181, 184].

13.9 Orthopädische Operationen

Grundsätzlich sollten alle Eingriffe bei bewegungsgestörten Kindern möglichst nur auf der Grundlage einer Zusammenarbeit von neurologisch versierten Kinderärzten, erfahrenen Physiotherapeut(inn)en und spezialisierten Orthopäden stattfinden.

Die Indikationen für orthopädische Operationen bei Patienten mit *Zerebralparesen* werden immer wieder kontrovers diskutiert. Es besteht allgemeine Übereinkunft darin, dass vor jedem operativen Eingriff eine intensive krankengymnastische Behandlung stattfinden muss, da in der Regel durch eine Operation keine wesentliche Verbesserung, sondern allenfalls eine Stabilisierung eines bereits bestehenden Zustandes erreicht werden kann. Die Entscheidung, wann, an welchen Körperteilen, nach welcher Methode operiert werden soll, stellt trotz umfangreicher Erfahrungen immer wieder eines der großen Probleme der medizinischen Behindertenversorgung dar. Dabei kann die Indikation zu funktionserhaltenden Weichteileingriffen, z. B. partieller **Adduktorentenomyotomie** (Sehnen- und Muskeldurchtrennung der Oberschenkel-Anlegemuskeln) oder **Achillotenotomie** (Achillessehnendurchtrennung zur Spitzfußbehandlung) meist rasch und in guter Übereinstimmung gestellt werden. Eingriffe an Knien oder der oberen Extremität sind im Kindesalter nur selten notwendig. Besonders umstritten sind alle operativen Eingriffe im Hüftgelenks- und Wirbelsäulenbereich. Deshalb ist es von so entscheidender Bedeutung, dass aufgrund regelmäßiger Röntgenkontrollen des Hüftgelenkes eine Aussage über die Progredienz einer Hüftgelenksfehlstellung gemacht werden kann, obwohl sich immer wieder sehr rasche Änderungen des Befundes innerhalb kurzer Zeit einstellen können. Entscheidend ist die Erhaltung einer funktionsgerechten Einstellung des Hüftgelenkes. Bei drohender **spastischer Hüftgelenksluxation** sollte immer eine Kombination von knöcherner Korrektur (z. B. mittels varisierender Umlagerungsosteotomie, d. h. einer Knochenumstellung, die den Schenkelhals-Schaft-Winkel des Oberschenkelknochens verkleinert), mit Weichteileingriffen (z. B. einer Adduktorendurchtrennung) stattfinden. Besonders der innenrotierende und hüftbeugende Musculus iliopsoas spielt eine wesentliche Rolle bei den oft frustrierenden und komplikationsbeladenen Versuchen, die Hüftstellung bei Patienten mit spastischer Zerebralparese zu verbessern. Es muss abgewartet werden, ob die zunehmend empfohlene Injektionsbehandlung mit dem lokal die Muskeln für ca. 4 Monate lähmenden Botulinumtoxin A die Ergebnisse orthopädischer Maßnahmen langfristig verbessert.

Angeborene Fehlstellungen der Füße (Klumpfuß) werden möglichst in der Neugeborenenzeit mit einem Unterschenkel-Gips redressiert. Schwere Fußfehlstellungen können entweder langwierig mittels einem äußeren Fixateur redressiert oder möglichst nach dem 10. Lebensjahr primär einer operativen Korrektur zugeführt werden.

Auch bei **Skoliosen** im Rahmen spastischer Zerebralparesen ist die Prävention sicher sinnvoller als die z. T. äußerst aufwendige und komplizierte Versteifungsoperation. Wichtig sind dabei die frühzeitige richtige Lagerung, die intensive krankengymnastische Aktivierung der Rückenmuskulatur und die Ausnützung aller Möglichkeiten zur symmetrischen Bewegungsförderung. Daneben sollte auch an die Möglichkeit eines gastroösophagealen Refluxes (➤ Kap. 9.4) mit und ohne Hiatushernie im Sinne eines Sutcliff-Sandifer-Syndroms gedacht werden; oftmals können hierdurch schwere Torsionsdystonien und schmerzbedingte Unruhezustände entstehen, die sich nach entsprechender Therapie, z. B. auch mit einer PEG-Sonde (➤ Kap. 11), deutlich verbessern.

Aufrichtungsoperationen der Wirbelsäule (z. B. mit Teleskopstäben) bei *neuromuskulären Erkrankungen* werden vor allem zur Verbesserung der Lungenfunktion zunehmend anerkannt. Auch die von Rideau empfohlenen ausgedehnten Operationen mit vielfältiger Faszienspaltung und Sehnenverlängerung bei Duchenescher Muskeldystrophie im Stadium vor Verlust der Gehfähigkeit werden zunehmend zur Verbesserung der Bewegungsqualität empfohlen [27, 180, 181, 184].

KAPITEL 14

H.-M. Straßburg

Logopädie

14.1	Bedeutung der Sprachentwicklung	342
14.2	Logopädische Nomenklatur	343
14.3	Logopädische Diagnostik	343
14.4	Einteilung der Sprach- und Sprechstörungen	345
14.5	Störung der Mundmotorik und orofaziale Therapie	346
14.6	Logopädische Therapie	347
14.7	Spezielle Indikationen für die logopädische Behandlung	348

14.1 Bedeutung der Sprachentwicklung

Senso- und psychomotorische Entwicklungsauffälligkeiten bei Kindern gehen häufig mit Sprachstörungen einher. Solche Sprachstörungen können organisch, funktionell oder psychisch bedingt sein; meist sind sie Ausdruck eines komplexen Störungssyndroms mit Beeinträchtigung von Wahrnehmung, Motorik und kognitiven Fähigkeiten, wozu sich häufig unterschiedliche psychosoziale Probleme addieren. Außerdem ist das Saugen und Schlucken im frühen Säuglingsalter ein wichtiger Prädiktor für die Gesamtentwicklung. Die Entwicklung der Sprache ist Ausdruck sehr unterschiedlicher Fähigkeiten des zentralen Nervensystems und abhängig von einer weitgehenden Intaktheit der primären und sekundären Hörbahnen, der sensomotorischen Ausreifung der Sprechwerkzeuge, der Funktionstüchtigkeit verschiedener Großhirnrindenstrukturen und dem Informationsaustausch zwischen den Hemisphären. Die Beurteilung der Sprachentwicklung ist darüber hinaus von der jeweiligen Landessprache abhängig, so dass eine internationale Vergleichbarkeit und Übereinkunft in grundlegenden Beurteilungskriterien nur begrenzt möglich ist. Zudem beschäftigen sich viele unterschiedliche Berufsgruppen aus jeweils spezifischen Blickwinkeln mit der Sprache und deren vielfältigen Störungen, neben den Logopäden u. a. die Phonaudiologen, die Sprachpsychologen, Sprachheilpädagogen, Sonderpädagogen für Sprachheilschulen, Linguisten und Mundtherapeuten. Neben vielen Gemeinsamkeiten können sich unterschiedliche Beurteilungen ergeben, die sich beispielsweise durch die mehr phonologische, d. h. vom Sprechen herrührende, oder die mehr linguistische, d. h. von der Sprache abgeleitete Betrachtungsweise erklären.

Wesentliche Voraussetzung für die Sprachentwicklung des Kindes ist die **Hörfähigkeit.** Es besteht heute kein Zweifel daran, dass bereits intrauterin eine differenzierte Hörfähigkeit vorhanden sein muss und dass gerade in den ersten Lebensmonaten wichtige sensitive Perioden in der Sprachentwicklung ablaufen. Ab dem 4. Lebensmonat sollte eine Reaktion auf Geräusche, z. B. durch Hinwendung zu einer Schallquelle, konstant beobachtbar sein. Schwere Hörstörungen sollten möglichst vor dem 6. Lebensmonat diagnostiziert werden; die Methoden der Früherkennung sind in ➢ Kap. 9.2.1 aufgeführt. Von einer **Hörbehinderung** spricht man bei einem Hörverlust über 40 Dezibel, von einer **Taubheit** bei einem Hörverlust von mehr als 100 Dezibel.

Ein gesundes Kind kann in den ersten Lebensjahren jede Sprache der Welt erlernen. Der sprachen-

Tab. 14.1 Zeittafel der Sprachentwicklung.

Phase der Sprachentwicklung	Alter
Spontane Artikulation, Kehllaute	Ca. bis 7. Woche
Erste Lallperiode mit Lippenschlusslauten	Ca. 6. Woche–6. Monat
Zweite Lallperiode mit R-Ketten, Silbenketten, Silbenverdoppelung	Ca. 6.–9. Monat
Nachahmung und erstes Wortverständnis	Ca. 8.–9. Monat
Zuordnung von lautlicher Äußerung, Geste und Situation	Ca. 9.–10. Monat
Beginn zielgerichteter Wortproduktion	Ca. 11.–12. Monat
Erkennung präziser Wortbedeutungen (Symbolfunktion der Sprache)	Ca. 13.–15. Monat
„Wortexplosion"	15.–18. Monat
Erstes Fragealter mit Zweiwortsätzen und umgeformten Mehrwortsätzen	18.–24. Monat
Zunehmend grammatikalisch korrekte Aussagesätze, spricht aktiv 50 Worte	Ende des 2. Lebensjahres
Geformte Mehrwortsätze (Übernahme erster grammatikalischer Beziehungsmittel)	3. Lebensjahr
Zweites Fragealter mit der Fortsetzung des Erwerbs des Wortschatzes und der grammatikalischen Formen; ca. 1500 Worte werden sinnvoll ausgesprochen, ca. 3000–4500 verstanden	4. Lebensjahr
Voller Sprachwortschatz (ca. 10 000 Wörter)	Erwachsene

Tab. 14.2 Phonem-Erwerb bei 75 und 90% Deutsch sprechender Kinder (nach A. Fox).

Alter in Jahren	75% Kriterium	90% Kriterium
1,6 – 1,11	m b p d t n	m p d
2,0 – 2,5	v h s/z	b n
2,6 – 2,11	f l j n x r g k pf	V f l t n x h k s/z
3,0 – 3,5	c ts	j r g pf
3,6 – 3,11	sch	t s
4,0 – 4,5		c
4,6 – 4,11		sch

spezifische Redefluss (Dialekt) manifestiert sich zwischen dem 6. und 10. Lebensjahr und bleibt meist lebenslang bestehen. Es gibt umfangreiche Gemeinsamkeiten zwischen der Entwicklung der Nahrungsaufnahme, der Bewegung und der Sprache; dabei ist bereits die vorsprachliche Kommunikation nicht nur für die psycho-emotionale, sondern auch für die sensomotorische, kognitive und soziale Entwicklung des Kindes von wesentlicher Bedeutung.

14.2 Logopädische Nomenklatur

In der Logopädie sind eine Vielzahl von Begriffen für ein gemeinsames Verständnis und eine sich daraus ableitende Beurteilung von wesentlicher Bedeutung.

Unter der **Artikulation** versteht man die Fähigkeit, Laute zu bilden, wobei der Kehlkopf- vom Mundbereich unterschieden wird. Jede Sprache hat eine ihr eigentümliche Artikulationsbasis.

Phoneme sind die kleinsten Lauteinheiten, z. B. Vokale und Konsonanten. Die Lehre von den Phonemen wird als Phonetik oder Phonologie bezeichnet.

Morpheme sind kleinste bedeutungstragende Einheiten, die zur Bildung von Worten führen, wie z. B. Doppellaute.

Die **Semantik** ist die Lehre von den Bedeutungen der Wörter und den Bezeichnungen der Sachen in einer Sprache; unter **Lexikon** versteht man die Sammlung aller Wörter zur Sprache.

Die Kombination von Worten wird als **Syntax** (Satzbau) bezeichnet; die **Grammatik** ist die Sprachlehre, die sich mit den sprachlichen Formen und deren syntaktischen Funktionen beschäftigt.

Unter **Prosodie** versteht man die Betonungsmuster und Tonhöhen beim Sprechen, unter **Diskurs** das Verbinden von Sätzen zu einem Text, unter **Pragmatik** die Fähigkeit, durch Sprache etwas mitzuteilen und zu bewirken. Alle drei Begriffe können als **Redefluss** zusammengefasst werden. **Phonologische Bewusstheit** ist die Fähigkeit, Laute zu sinnvollen Worten zusammenzusetzen und wieder zu trennen.

Für eine komplexere Beurteilung der **zentralen Hörverarbeitung** werden einige weitere Begriffe eingeführt, z. B.
- das **Richtungshören,** d. h. die Fähigkeit, eine Schallquelle (z. B. einen Sprecher) zu orten,
- die **Selektivität,** d. h. die Fähigkeit, aus komplexen Schallereignissen sprachliche Informationen herauszuhören,
- das **dichotische Hören,** d. h. die Fähigkeit, gleichzeitig auftretende, unterschiedliche Sprachinformationen zu verstehen,
- das **auditive Gedächtnis,** d. h. die Fähigkeit, sprachliche Informationen in ausreichendem Maße für eine Weiterverarbeitung zu speichern und
- die **Frequenzauflösung,** d. h. die Fähigkeit, die für die Sprachwahrnehmung bedeutsamen Frequenzen zu unterscheiden [191, 192, 195, 197, 198, 199, 200, 201, 202, 203, 204, 205].

14.3 Logopädische Diagnostik

Die logopädische Anamneseerhebung beginnt mit dem ersten kommunikativen Austausch zwischen Mutter und Kind spätestens kurz nach der Geburt. Wesentliche Bestandteile sind Nahrungsaufnahme (Saugen, Schlucken, Beißen) sowie Intensität, Frequenz und Ausdauer von Schreien und Weinen, verschiedene Formen des Lallens und der ersten Lautbildung bis zum Aussprechen erster sinnvoller Wörter, daneben Beobachtungen über die Hörfähigkeit, die Mundmotorik und Zungenmotilität sowie Veränderungen im Speichelfluss. Ganz wichtig sind Angaben über das soziale Kontaktverhalten, das Auf-

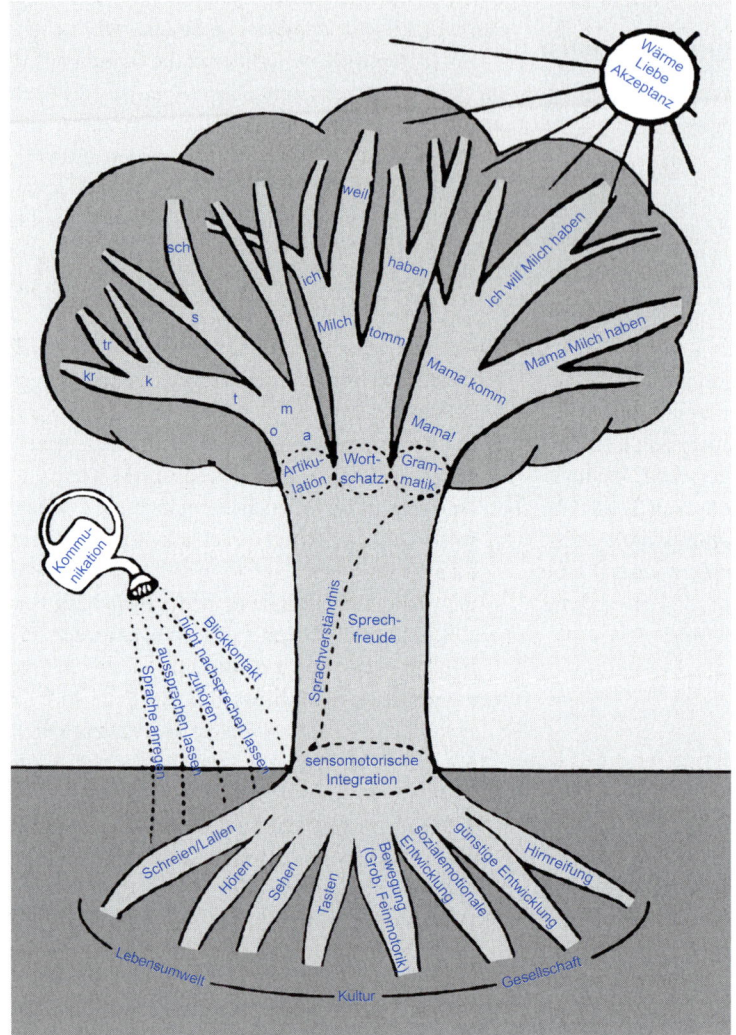

Abb. 14.1 „Sprachbaum" nach Wendlandt mit den verschiedenen Aspekten der Sprachentwicklung.

treten des reaktiven Lächelns, die Möglichkeit des Tröstens, die Entwicklung der emotionalen Differenzierung und des Fremdelns, vor allem erkennbar anhand der Mimik und Gestik des Kindes. Immer sollten auch spezielle Krankheiten, insbesondere der oberen Luftwege (Lippen-Kiefer-Gaumenanomalien, Kehlkopf- und Luftröhren-Erkrankungen), sowie Störungen der zentralen und peripheren motorischen Entwicklung berücksichtigt werden.

Die Diagnostik von Sprach- und Stimmstörungen beruht auf einer Beurteilung von
- Hören,
- Motorik,
- Lautdifferenzierung,
- Lautbildung,
- Sprachaufbau und sprachlicher Entwicklung,
- kognitiven Fähigkeiten und
- Verhalten.

In Deutschland wird die Häufigkeit von Sprachauffälligkeiten bei Kindern im Vorschulalter je nach Studie mit 4–40% angegeben, im Grundschulalter mit 0,7–30%! Heute wird davon ausgegangen, dass bei 10% aller Kinder eine zumindest vorübergehende Sprachentwicklungsauffälligkeit besteht, eine dauernde Therapiebedürftigkeit hingegen nur bei 0,5–1%. Bei 3-Jährigen kann von einer Inzidenz von

8% signifikanter Sprachauffälligkeit ausgegangen werden, wovon die Hälfte eine bleibende Sprachstörung, oft in Kombination mit anderen kognitiven, psycho-emotionalen und motorischen Störungen behält, bei der anderen Hälfte spricht man von „late talkers". Die großen Zahlenunterschiede resultieren vor allem aus unterschiedlichen Betrachtungsweisen durch die verschiedenen Berufsgruppen. Es gibt gute Belege dafür, dass die Zahl der Kinder mit Sprachentwicklungsstörungen in Deutschland zunimmt. Als Gründe hierfür werden u.a. das fehlende Sprechen mit dem Säugling und Kleinkind im Alltag, die Zunahme des Fernseh-Konsums, Migrations-bedingte Sprachenvielfalt und chronische Hörstörungen angegeben.

Für den Spracherwerb zwischen dem 12. und 24. Monat wichtige Grundbedingungen sind
- ein ausreichendes Hörvermögen,
- die aktive Artikulation von Doppellauten,
- ein basales Sprachverständnis, z. B. in Form einer Reaktion auf einfache Fragen,
- und die Fähigkeit, Bedürfnisse durch Gesten mitzuteilen.

Mit 2 Jahren sollte ein Kind außer „Mama" und „Papa" 50 Worte aktiv sprechen und mit spätestens 3 Jahren erste Dreiwortsätze. Dies kann von Eltern mit einem Fragebogen, z.B. ELFRA-2 oder ELAN, erfragt werden.

Eine differenziertere Sprachentwicklungsüberprüfung ist dann angezeigt,
- wenn nach dem 2. Geburtstag eine mangelnde Kommunikationsfähigkeit beobachtet wird,
- wenn sensomotorische Entwicklungsauffälligkeiten, vor allem eine muskuläre Dystonie oder Hypotonie bestehen,
- wenn Hörstörungen und
- wenn psychosoziale Störungen bekannt sind.

Vor dem 5. Lebensjahr sind standardisierte **Sprachtests** ganz wesentlich von der aktiven und konstanten Mitarbeit des Kindes abhängig; sie sind relativ gut bei Teilleistungsproblemen und geringem Störungsbewusstsein möglich. Sprachtests sind international kaum übertragbar und meist von der jeweiligen Landessprache abhängig. Weit verbreitete Sprachtests sind der HSET und der SETK (Sprachentwicklungstest) 3–5 nach H. Grimm und Hase (sowie das Heidelberger auditive Screening nach Brunner und Schöler) für 5- bis 6-jährige Kinder.

Weitere verbreitete deutschsprachige Tests werden in ➤ Kap. 12.4.4 dargestellt [188, 191, 192, 200].

14.4 Einteilung der Sprach- und Sprechstörungen

Auffälligkeiten der Sprachentwicklung und des Sprechens werden mit einer Vielzahl differenzierter, international aber z. T. uneinheitlich verwendeter Begriffe benannt. So versucht Ingram unter dem Begriff des **Sprachentwicklungs-Störungs-Syndroms** (developmental speech disorder syndrome) vier verschiedene Schweregrade zu unterscheiden. I. Rapin spricht von **Entwicklungsdysphasien,** die wie folgt aufgeteilt werden:
- expressives Syndrom bei gutem Sprachverständnis, wobei Störungen der Mundmotorik von Schlund- und Kehlkopfstörungen differenziert werden. Dieses Symptom ist häufig mit anderen Bewegungsstörungen verbunden.
- umschriebenes Syndrom der Wortfindungsstörung,
- Störung des Sprachverständnisses ohne Sprechstörung (semantisch-pragmatisches Syndrom),
- gemischt expressiv-rezeptives Syndrom mit variablen phonologischen und syntaktischen Störungen, die häufig mit Lernstörungen unterschiedlicher Art verbunden sind,
- globale Sprachstörung.

Die ICD-10 unterteilt die umschriebenen Entwicklungsstörungen des Sprechens und der Sprache in **Artikulationsstörungen, expressive Sprachstörungen** und **rezeptive Sprachstörungen.** Hierbei sind die normalen Muster des Spracherwerbs von frühen Entwicklungsstadien an beeinträchtigt. Die Zustandsbilder können nicht direkt neurologischen Veränderungen, sensorischen Beeinträchtigungen, einer Intelligenzminderung oder Umweltfaktoren zugeordnet werden. In bestimmten, sehr vertrauten Situationen kann das Kind besser kommunizieren und verstehen, die Sprachfähigkeit ist jedoch in jeder Situation beeinträchtigt. Viele Experten gehen davon aus, dass es in den vergangenen Jahren eine Zunahme von Sprachentwicklungsstörungen gegeben hat, was u.a. durch geringere sprachliche Kommunikation in den ersten Lebensjahren, Zweisprachigkeit aber auch genetische Einflüsse (z.B. Häufung bei Knaben) erklärt werden kann.

Häufigste Form der Artikulationsstörung ist die **Dyslalie** oder das **Stammeln**, wobei es zur fehlerhaften Aussprache einzelner Phoneme kommt. Im Deutschen sind Problemlaute vor allem sch, s, z (**Sigmatismus**), g, k, r, w und f.

Störungen im Satzaufbau werden als **Dysgrammatismus** bezeichnet.

Viele Kinder neigen in den ersten Lebensjahren phasenweise zu Wiederholungen der Laute beim Aussprechen vor allem komplizierter Worte oder bei Aufregung. Dieses **physiologische Stottern** (Entwicklungs-Stottern) muss vom chronischen Stottern abgegrenzt werden, das in eine tonische (Aussprachehemmung) und eine klonische Form unterteilt wird. Unter **Poltern** versteht man eine meist anlagebedingte sprachliche Gestaltungsschwäche mit zu hastigem und deshalb unverständlichem Sprechen.

Als **Dysarthrie** wird eine Störung der Aussprache, der Stimmgebung und der Atmung (z. B. aufgrund neurologischer Erkrankungen) bezeichnet.

Als **expressive Sprachstörung** wird eine umschriebene Entwicklungsstörung verstanden, bei der die Fähigkeit des Kindes, die expressiv gesprochene (nicht geschriebene) Sprache zu verwenden, deutlich unterhalb des seinem Intelligenzalter angemessenen Niveaus liegt, bei der jedoch das Sprachverständnis im Normbereich ist. Typisch sind Fantasieworte, semantisch-lexikalisch konstant unkorrekte Worte und ein nach dem 3. Lebensjahr persistierender Dysgrammatismus. Artikulationsstörungen können vorhanden sein. Nicht selten finden sich Hinweise für eine familiäre Häufung und EEG-Veränderungen, z. B. im Müdigkeits- bzw. Einschlaf-EEG. Therapeutisch können hierbei die Förderung der **phonologischen Bewusstheit** und andere Trainingsmethoden sinnvoll eingesetzt werden, um die im Schulalter häufig sich entwickelnde Lese-Rechtschreibstörung zu vermeiden bzw. zu reduzieren (Programm „Hören, Lauschen, Lernen" nach W. Schneider). Ca. 50% der Kinder mit eindeutiger expressiver Sprachentwicklungsstörung haben Schulprobleme.

Als **Paraphasien** bezeichnet man ein fehlerhaftes Benennen von Gegenständen, während das Wiederholen von Lauten oder Worten **Echolalie** genannt wird.

Unter einer **rezeptiven Sprachstörung** versteht man eine umschriebene Entwicklungsstörung, bei der das Sprachverständnis des Kindes unterhalb des seinem Intelligenzalter angemessenen Niveaus liegt. In fast allen Fällen ist auch die expressive Sprache deutlich beeinträchtigt, Störungen in der Wort-Laut-Produktion sind häufig. Die Übergänge zur allgemeinen Intelligenzminderung sind fließend, die Prognose ist eher schlecht.

Zunehmende Bedeutung bei allen Formen von Hör- und Sprachstörungen misst man **zentral-auditiven Wahrnehmungs- und Verarbeitungsstörungen** zu, deren Diagnose sich aber sehr schwierig gestalten kann. Immer muss sorgfältig eine Hörstörung ausgeschlossen und eine differenzierte neuropsychologische Testung durchgeführt werden (➤ Kap. 8.17). Eine **Aphasie** ist der Verlust schon vorhandener Sprachfähigkeit; man unterscheidet dabei eine motorische Aphasie (Sprachhemmung) von der amnestischen Aphasie (Wortfindungsstörung), der sensorischen Aphasie (Störung des Sprachverständnisses) und der globalen Aphasie (Störung aller Funktionen) [188, 192, 193, 194, 196].

14.5 Störung der Mundmotorik und orofaziale Therapie

Bei Störungen der Mundmotorik im weitesten Sinne sollte eine umfangreichere orofaziale (d. h. Mund und Gesicht betreffende) Diagnostik vorgenommen werden. Hierbei wird auf die Fähigkeiten zu verschiedenen Mundstellungen (Mundschluss, Mund öffnen, Lippen spitzen, Aufblasen der Backen), auf Besonderheiten der Zunge (Zungengröße, Beweglichkeit der Zunge, Vorstrecken der Zunge, Bewegung der Zunge entlang der Ober- und Unterlippe) und auf das Verhalten bei der Nahrungsaufnahme geachtet. Darüber hinaus wird die Empfindlichkeit des äußeren Mundbereichs, des Mundvorhofes, des Gaumens, des Rachens und der Zunge geprüft. Sehr wichtig ist dabei auch die Berücksichtigung kieferorthopädischer Besonderheiten.

Allein beim Down-Syndrom unterscheidet man viele Symptome im orofazialen Bereich wie enge Nasengänge, offene Lippen, vorstehende Zunge, Austrocknung des Mundraums, Anomalien des Gaumens, Zahnungsanomalien, Karies, Zahnfleischwucherungen, Muskelhypotonie in der Umgebung des Mundes, Fehlstellung des Unterkiefers, mangelhafte muskuläre Koordination und vermehrte Aspiration (Eindringen flüssiger oder fester Substanzen in die Atemwege); diese Störungen können einen erheblichen Einfluss auf Mundmotorik, Sprachentwicklung und Nahrungsaufnahme haben (auch ➤ Kap. 9.3).

Ein umfangreiches **orofaziales und neuromotorisches Therapiekonzept** wurde von R. Castillo-Morales vor allem für Kinder mit muskulärer Hypotonie entwickelt. Hierbei wird z. T. durch lokale Stimulationsmaßnahmen im Mundbereich, z. T. durch Stimulationen auch des Rumpfes und der Extremitäten Einfluss auf die Mundmotorik genommen. Hierzu gehören u. a. auch propriozeptive Stimulationsreize (d. h. Reizungen der Rezeptoren für Körperlage und -haltung), z. B. durch Vibration, Druck und Zug, Stabilisierungen der Körperhaltung bei abgestütztem Kopf und unterschiedliche Auslösungen des Schluckreflexes.

Eine umfangreiche mundmotorische Förderung wird auch mit dem Heidelberger Gruppenkonzept für myofunktionelle Störungen (GRUMS) angestrebt. Mithilfe spezieller Stimulatoren, u. a. den sensomotorischen Aktivatoren und Regulatoren nach H. Haberfellner lassen sich zusätzliche dauernde Aktivierungen der Mundmotorik besonders bei Patienten mit dystoner Zerebralparese und zentralen Hypotoniesyndromen erreichen. Hierzu gehören z. B. Stimulationsplatten für den Gaumen und den Mundvorhof, die jedoch nur in spezialisierten neuropädiatrisch-kieferorthopädischen Arbeitsgruppen angepasst werden sollten. Dadurch soll u. a. ein besserer Mundschluss und eine größere Lippen- und Zungenbeweglichkeit erreicht werden.

Zu den einfacheren Übungen, durch die ein Kind aktiv in die Therapie einbezogen werden kann, gehören beispielsweise:
- Ausspülen des Mundes mit Wasser,
- das Spritzen von Wasser aus dem Mund,
- Lippenspiele, z. B. „bumm bumm",
- Blasübungen (z. B. Watte pusten, Aufblasen von Luftballons, wobei Patienten mit spastischen Syndromen es leichter haben, wenn sie mehr nach oben blasen),
- Zielspucken.
- Eltern und Betreuer sollten nicht ständig abwischen, sondern versuchen, den Schluckakt auszulösen, z. B. durch Stimulation spezieller Punkte, Atemübungen und verbale Aufforderungen.
- Man sollte Einengungen der Luftwege und neurologische Fehlfunktionen gezielt therapeutisch angehen; z. B. durch eine Entfernung der Adenoide (Adenotomie, ➤ Kap. 9.2.4) oder operative Raffung des Gaumensegels,
- möglichst immer zusätzlich eine ganzheitliche Förderung der Motorik, z. B. durch Verordnung von Physiotherapie und ggf.
- eine Selbstkontrolle mittels eines Spiegels versuchen.

B. Padovan hat versucht, Elemente der Anthroposophie, der krankengymnastischen Behandlung und der kieferorthopädischen Regulation in einem gemeinsamen Konzept zu verbinden. Dabei werden Elemente der Eurhythmie, Kriech- und Krabbelbewegungen, aber auch zusätzliche Hilfsmittel wie spezielle Sauger, ein Kauschlauch oder verschiedene Blasgeräte eingesetzt. Ziel ist immer eine allgemeine Muskeltonussteigerung, eine Muskelfunktionsverbesserung, ein besserer Mundschluss sowie eine Koordination von Schluck- und Saugbewegungen. Bei schweren Kau- und Essstörungen können bei Kindern über 5 Jahre auch Methoden der psychologischen Verhaltenstherapie angewandt werden [188, 189, 195, 199].

14.6 Logopädische Therapie

Wegen der großen Variabilität der Sprachentwicklung und der vielfältigen, sie bedingenden Einflüsse ist in der Regel bis zum 4. Lebensjahr eine reine Artikulationsbehandlung nicht sinnvoll. Eine umfassende Diagnostik, eine die Gesamtentwicklung (insbesondere auch die sensomotorischen Fähigkeiten) beeinflussende Förderung, eine regelmäßige Registrierung der Sprachfähigkeit, z. B. auch in Form von Wortprotokollen, und eine unterstützende Elternanleitung sind die wichtigsten Maßnahmen. Große Bedeutung hat auch das handlungsbegleitende Sprechen, z.B. während der Pflege und der Nahrungsaufnahme. Dies sollte aber nicht übertrieben werden und möglichst immer mit Blickkontakt verbunden sein. Natürlich ist eine **optimale Hörversorgung**, z. B. mittels Adenotomie, Parazentese (Trommelfellschnitt zur Sekretentleerung des Mittelohres), Hörgeräten oder ggf. bereits am Ende des 1. Lebensjahres einer Kochlea-Implantation notwendig (➤ Kap. 9.2.4). Durch die Möglichkeit des frühzeitigen Innenohrersatzes lassen sich früher ungeahnte Erfolge erzielen.

Spätestens ab 3 Jahren sollte sowohl bei Artikulationsstörungen als auch bei Sprachentwicklungsstörungen versucht werden, durch logopädische Behandlungsmaßnahmen eine sprachliche Leistung aufzubauen, wobei verschiedene Formen der verbalen Kommunikation berücksichtigt werden. Dabei können Rollenspiele (Kaufladen, Telefonieren, Puppenspiele), aktives Vorsprechen und Interaktionen bis hin zu ausführlichem dramatischem Gestalten, evtl. auch verschiedene Formen der Psychotherapie, eingesetzt werden.

A. Fox unterteilt in Anlehnung an das Konzept von B. Dodd bei den Sprechstörungen
- die einfache Artikulationsstörungen,
- die verzögerte phonologische Entwicklungsstörung,
- die konsequente phonologische Entwicklungsstörung und
- die inkonsequente phonologische Entwicklungsstörung.

In Abhängigkeit von der Diagnose wird u. U. nur kurze Intensiv-Behandlung empfohlen. Nach ihrem Konzept wird eine Artikulationsstörung von einer Störung der phonologischen Bewusstheit unterschieden und deshalb konsequent den Kindern die richtige Aussprache vorgesprochen.

C. Bliss entwickelte vor 50 Jahren eine Symbolsprache für nicht sprechende Körperbehinderte, die auch heute noch verwendet und weiterentwickelt wird. Mittlerweile wurden weitere Symbolsammlungen (z.B. PCS- und METACOM-Symbole) entwickelt. Mit dem Einsatz von BIGMACK oder STEP-BY-STEP sowie dem Benutzen von Symboltafeln im Alltag kann zu einer **Computer-unterstützten Kommunikationstechnik** hingeführt werden. In dem Konzept MAKATON wird mithilfe der deutschen Gebärdensprache, speziellen Symbolen und der Lautsprache eine komplexe Kommunikationsform aufgebaut.

Die Diskussion, ob Kinder mit Sprachentwicklungsauffälligkeiten in Regeleinrichtungen betreut werden können, wenn eine spezielle Anleitung der Eltern und ggf. der Erzieher stattgefunden hat, oder ob eine frühzeitige Betreuung in einer Sondereinrichtung sinnvoll ist, wird immer wieder kontrovers geführt. Auch bei Kindern mit Hörstörungen ist die Entscheidung noch offen, ob – nach Optimierung der Hörfähigkeit – ein gemeinsames Aufwachsen mit normal entwickelten Kindern oder eine Rehabilitation mittels Erlernens zusätzlicher Kommunikationshilfen, z. B. der Gebärdensprache, am günstigsten ist.

In Langzeitstudien konnte gezeigt werden, dass bei Einsatz eines Trainingsprogramms zur Förderung der phonologischen Bewusstheit und zum Buchstabenerkennen im Kindergarten signifikant seltener gravierende Lese-Rechtschreib-Probleme in der Schule auftreten [189, 197, 198, 203, 204, 205].

14.7 Spezielle Indikationen für die logopädische Behandlung

Anatomische Veränderungen des Mundes und der oberen Atemwege:
- Lippenspalte,
- laterale Lippen-Kiefer-Gaumenspalte,
- mediane Gaumenspalte,
- kraniofaziale Fehlbildungssyndrome, z. B. Apert-Syndrom, Crouzon-Syndrom, Saethre-Chotzen-Syndrom (➤ Kap. 9.2.3, ➤ Kap. 9.9.1, ➤ Kap. 9.9.5),
- Pierre-Robin-Syndrom (➤ Kap. 9.2.3, ➤ Kap. 9.9.1),
- weitere Fehlbildungssyndrome von Unter- und Oberkiefer,
- weitere Anomalien von hinteren Nasenöffnungen und Kehlkopf.

Neuromuskuläre Erkrankungen:
- spastische Zerebralparesen,

- Erkrankungen mit Muskelhypotonie (> Kap. 7.3, > Tab. 7.2), z. B. myotone Dystrophie (> Kap. 7.3.2), Down-Syndrom,
- Myasthenie mit zunehmender Muskelschwäche bei Belastung (> Abb. 7.4),
- Neuropathien, z. B. Lähmung eines Kehlkopfnervs.

Zentrale Sprachstörungen:
- Aphasiesyndrome, z. B. nach Infarkt, bei schwerer Migräne, bei Mitochondriopathien (> Kap. 8.6.4), nach Enzephalitis (> Kap. 8.12.3), nach Tumor,
- Landau-Kleffner-Syndrom (> Kap. 8.14.3),
- DD-Mutismus, Autismus (> Kap. 8.15).

KAPITEL 15

H.-M. Straßburg

Ergotherapie

15.1	Aufgaben der Ergotherapie	352
15.2	Das Konzept von J. Ayres	352
15.3	Das Konzept von F. Affolter	354
15.4	Das Frostig-Konzept	355
15.5	Weitere Aufgaben und spezielle Krankheitsbilder	356

15.1 Aufgaben der Ergotherapie

Die **Ergotherapie (Beschäftigungstherapie)** hat sich historisch aus der Arbeitstherapie für psychisch Kranke entwickelt, ihre Konzeption jedoch völlig neu definiert und das Aufgabengebiet im Kindesalter wesentlich erweitert. Sie wird heute bei Kindern beispielsweise zur Behandlung von Aufmerksamkeits-, Konzentrations- und Verhaltensstörungen eingesetzt. Ergotherapie dient der „Wiederherstellung bzw. erstmaligen Herstellung normaler Funktionen von Körper, Seele und Geist, um den gesamten Menschen am Leben teilhaben zu lassen". Das Ziel ist, dass der Patient die alltäglichen Verrichtungen selbstständig ausführen kann.

Die Ergotherapie beschäftigt sich vor allem mit dem *Zusammenspiel verschiedener Formen der Motorik*, z. B. der Groß- und Feinmotorik und der Visomotorik, mit verschiedenen *Wahrnehmungsqualitäten*, z. B. der Oberflächen- und Tiefenperzeption, dem Gleichgewicht, der visuellen und akustischen Wahrnehmung sowie mit der *Kontrolle von Bewegung und Wahrnehmung durch den Intellekt*. Die Integration der verschiedenen Wahrnehmungsbereiche wird als **intermodale Funktion** bezeichnet.

Immer sollte versucht werden, die Wahrnehmungsprobleme im Kontext des gesamten Verhaltens zu verstehen. Gerade bei Kindern können „Wahrnehmungsstörungen" Ausdruck komplexer psychologischer Vorgänge sein, d. h. sie sind nicht oder nicht nur als Folge einer Störung des zentralen oder peripheren Nervensystems anzusehen, sondern können auch äußerer Ausdruck einer überwiegenden psychischen bzw. psychosozialen Belastung sein. Umgekehrt können natürlich auch primär organische Störungen von Motorik und Wahrnehmung das psychische Wohlbefinden beeinträchtigen, so dass bei der ergotherapeutischen Beurteilung und Therapie eine psychologische Mitbetreuung immer von großer Bedeutung ist.

Wichtigstes Medium der Ergotherapie ist, besonders bei Patienten mit Teilleistungsstörungen, das **Spiel**: Spielplanung und -gestaltung, das Geschick, spielerische Aufgaben zu bewältigen, die dabei stattfindende Kommunikation, das Gewinnen und Verlieren können sind von wesentlicher Bedeutung.

Rein übende Trainingsprogramme hingegen können gerade bei jüngeren Patienten die Symptomatik z. T. deutlich verstärken, vor allem wenn es zu einer „perversen Allianz" zwischen Therapeut und Eltern kommt, wie dies z. B. bei der Behandlung von Schreib-Leseschwächen entstehen kann.

Ergotherapie steht im Rahmen der Evaluation der Gesundheitskosten in besonderer Weise auf dem Prüfstand, da sie nach der Heilmittelverordnung in breitem Umfang bei vielen Formen von Bewegungs-, Lern- und Verhaltensstörungen eingesetzt werden kann. Nicht selten werden gerade in den letzten Jahren undifferenzierte Diagnosen, z. B. „Gleichgewichts- oder Wahrnehmungsstörungen" als Behandlungsindikation angegeben und sogar die betreuenden Ärzte unter Druck gesetzt, eine Therapieverordnung auszufüllen. Grundsätzlich ist es nicht gerechtfertigt, ohne differenzierte Voruntersuchungen Ergotherapie zu rezeptieren. Mangelnde initiale interdisziplinäre Diagnostik und fehlende Konzepte diskreditieren z. T. diesen wichtigen Therapiebereich.

15.2 Das Konzept von J. Ayres

Die heutige Ergotherapie wird ganz wesentlich von dem **Konzept der sensorischen Integrationsbehandlung (SI-Therapie) nach Jean Ayres (1920–1989),** einer amerikanischen Psychologin und Ergotherapeutin, geprägt, das sie ab 1973 entwickelte. Demnach ist die Wahrnehmung innerer und äußerer Reize in unterschiedlicher Form Voraussetzung für das Lernen und äußert sich in motorischen Aktivitäten. Störungen von Wahrnehmung und Motorik und damit der allgemeinen Lernfähigkeit werden als Abweichung von Gehirnfunktionen angesehen, die neurologisch oft nicht erkennbar und erklärbar sind. Hierbei werden Sinneswahrnehmungen nicht ausreichend geordnet, koordiniert und zu einer angepassten Reaktion organisiert. Dadurch sind die Reaktionen nicht mehr dem Reiz angemessen. Die Therapie erfolgt mittels einer **Stimulation der Körperwahrnehmung durch Aktivierung der Basissinne,** d. h. der Signale von Muskel- und Sehnenrezeptoren *(propriozeptiv)*, von Hautrezeptoren *(taktil)* und

Gleichgewichtsorgan *(vestibulär)*. Oft kann eine differenzierte Beurteilung der Probleme des Kindes nur mittels einer Therapie begleitenden „Prozessdiagnostik" ablaufen.

Störungen von Gleichgewichtssystem, Haltungsapparat, Handgeschicklichkeit, taktiler Abwehr, visueller Wahrnehmung und Lateralität (> Kap. 12.2.2) führen zu Auffälligkeiten der Motorik, der Sprache, der Emotion und des Sozialverhaltens und können sich z. B. als Hyperaktivität, vermehrte Ablenkbarkeit, verminderte Verhaltenssteuerung, erhöhte Aggressivität, Lernstörung usw. äußern. So kann es im Rahmen taktiler Abwehr zu aversiven Reaktionen auf ungefährliche Hautreize, z. B. Haare waschen, Nägel schneiden, eincremen besonders im Mundbereich, schmusen und kitzeln kommen.

Eine Störung des Handlungsablaufes bei mangelnder Handlungsplanung wird als **Dyspraxie** bezeichnet.

Grundlage der Diagnostik nach Jean Ayres ist der sprachfreie **Sensoric Integration Praxis Test (SIPT)** für Kinder im Alter von 4–9 Jahren. In 17 Subtests erfolgt eine Diagnostik von sensorischen Integrationsstörungen:

1. Räumliche Wahrnehmung
2. Figur-Grund-Wahrnehmung
3. Stellung im Raum
4. Nachzeichnung von Mustern
5. Kinästhetische Wahrnehmung, z. B. Bewegungsgefühl, Wahrnehmung der Gelenkbewegungen
6. Formwahrnehmung durch die Hände
7. Fingerunterscheidung
8. Graphische Wahrnehmung, z. B. Erkennen von Zeichen auf der Haut
9. Berührungslokalisation
10. Erkennen gleichzeitiger Hautberührung
11. Nachahmung mit Beurteilung von Schnelligkeit und Genauigkeit auch bei schwierigen Bewegungsabläufen
12. Überqueren der Körpermitte
13. Beidseitige motorische Koordination
14. Rechts-links-Unterscheidung, Konzeption eines Körperschemas
15. Einbeinstand bei offenen Augen
16. Einbeinstand bei geschlossenen Augen
17. Auge-Hand-Koordination.

Außerdem gilt die Dauer des postrotatorischen Nystagmus als Kriterium für die Funktionalität des ZNS. Eine genaue Befolgung des Testhandbuchs erfordert eine Durchführungszeit von ca. 1½ Stunden; manchmal kann die Testzeit bis zu 4 Stunden betragen, weshalb eine Aufteilung in zwei oder mehr Termine sinnvoll ist. Das Ergebnis der bewältigten Aufgaben wird, z. T. auch unter Berücksichtigung der benötigten Zeit, als Rohwert zusammengefasst, der mittels altersspezifischer Umrechnungstabellen in eine Normalverteilungskurve eingetragen werden kann. Reliabilität und Validität (> Kap. 12.4.1) sind nur begrenzt; besonders bei den taktil-kinästhetischen Aufgaben und den Tests zum Körperschema streuen die Ergebnisse sehr stark.

Als *Indikation für eine SI-Therapie* gelten vielfältige Verhaltens- und Bewegungsstörungen ab dem Kleinkindalter, vor allem Unruhezustände, motorische Ungeschicklichkeit, expressive Sprachentwicklungsstörungen, taktil-kinästhetische Störungen, evtl. auch autistische Verhaltensweisen.

Ziel der sensorischen Integrationstherapie ist es, vielfältige und dosierte Sinneseindrücke anzubieten. Durch eine Stimulation der Wahrnehmungsverarbeitung auf niedriger Ebene, nach J. Ayres auf Hirnstammniveau, soll die kortikale Verarbeitung, d. h. die bewusste Wahrnehmung, verbessert werden. Hierzu dienen vor allem Übungen des Gleichgewichts, der Tiefensensibilität, des Tastsinnes, der Sehleistung, der Augenbeweglichkeit und der Lateralität, was mit einer Vielzahl verschiedenster Bewegungs- und Spielgeräte erreicht werden soll. In einem möglichst großen Raum erhält das Kind vielfältige Anregungen in einer Spiellandschaft mit großen Kissen, Reifen, schiefer Ebene, speziellen Schaukeln, Bällebad, Rutschen, Ringen und Rollbrett. Hinzu kommt – je nach Möglichkeiten – die Verwendung verschiedener Materialien wie Papier, Kastanien, Nüssen, Sand, Schlamm, Körpercreme, Seifen usw. Kinder mit schweren Bewegungsstörungen erhalten Unterstützung durch Fixierung, z. B. im Bereich des Beckens, oder durch Ausführung von Bewegungen gegen Widerstand. Ziel ist es, beim Kind Freude an den ihm adäquaten Bewegungen zu wecken und es anzuregen, weitere Wahrnehmungs- und Bewegungs-Erfahrungen zu machen.

Im praktischen Vorgehen werden eine Basistherapie und drei aufbauende Förderstufen angeboten.

Zum Beispiel wird das Kind in der ersten Stunde mit vielfältigen Angeboten konfrontiert, und es wird zuerst beobachtet, was es besonders gerne akzeptiert, was es ablehnt und wofür es sich offensichtlich nicht interessiert. Hieraus wird für die weiteren Stunden ein gezieltes Angebot zusammengestellt, so dass das Kind seine eigenen Fähigkeiten im Spiel entwickeln kann. Es ist Aufgabe des Therapeuten, die spontanen Bewegungen des Kindes zunehmend zu lenken, z. B. durch Abgrenzen des Raumes, Zeitvorgaben, Konstruktionsaufgaben, bestimmte Wurf- und Balanceübungen usw.

Problematisch ist die leider nicht seltene unkritische Verwendung der Methode zur angeblichen Vermeidung von Lern- und Verhaltensstörungen. Objektive Therapieerfolge sind schwer messbar, gut belegte Studien liegen hierzu nicht vor [207, 208, 216, 217].

15.3 Das Konzept von F. Affolter

Das Konzept nach **Felicitas Affolter** ist eine Übertragung der kognitiven Entwicklungstheorie von J. Piaget (> Kap. 12.2.1) auf den Umgang mit entwicklungsauffälligen Kindern. Wahrnehmung (= Perzeption) ist ein Prozess der Verarbeitung von Informationen, der durch die Auseinandersetzung mit Reizen in einer gegebenen Situation in Gang gesetzt wird. Wahrnehmung bedeutet „etwas für sich wahrnehmen", d. h. es handelt sich nicht nur um einen passiven Vorgang, bei dem die Sinnesorgane Reize aufnehmen, die an das Gehirn weitergeleitet werden, sondern um einen Prozess der aktiven Aneignung und Schaffung einer subjektiven Realität. Wahrnehmung und Handlung sind also eng miteinander verknüpft. Wahrnehmung führt immer zu einer Veränderung der Umwelt und somit zu einer Interaktion, d. h. zu einer Reihenfolge von Handlungen, die auf ein Ziel ausgerichtet sind. Informationen, die durch die Ausführung einer Bewegung und Veränderung von Widerstand entstehen, sind taktil-kinästhetisch und bilden die Grundlage affektiver und kognitiver Erfahrungen. Hieraus entwickeln sich Leistungen wie Lokalisation, Blickkontakt, Greifen, Nachahmung und Sprache. Neben der Informationsaufnahme kann die Verbindung der Informationen miteinander sowie der zeitliche Ablauf der Informationsverarbeitung gestört sein.

Wahrnehmungsleistungen werden entsprechend der Entwicklung des Kindes über **„modale Stufen"** und **„intermodale Stufen"**, d. h. die Verknüpfung von mindestens zwei Perzeptionsbereichen, bis zu einer **Serialstufe,** der höchsten Entwicklung, aufgebaut. Frühe Stufen der Wahrnehmungs- und Interaktionsentwicklung müssen ausreichend vorhanden sein, damit sich die darauf aufbauenden Stufen entfalten können.

Beim gesunden Kind unterscheidet F. Affolter folgende Wahrnehmungs- und Interaktionsphasen:
1. **Gegenstandsberührung** und Gegenstandsbetätigung im Alter von 1–3 Monaten: Das Kind „erfasst" seine direkte Umgebung mit den Händen, dem Mund und dem ganzen Körper. Es handelt sich um primär vom Sehen unabhängige taktil-kinästhetische Erfahrungen.
2. Erkennung von **Funktionssignalen** im Alter von 3–12 Monaten: Hierbei werden über einen ersten Gegenstand weitere Gegenstände wahrgenommen, man spricht vom „Stockphänomen". Dies führt zur Schaffung einer Reihenfolge von Ursache-Wirkungsbezügen und ermöglicht Raumerfahrungen und die Erkennung der Funktion verschiedener Gegenstände. Zunehmende Augen-Hand-Koordination führt zu einer intermodalen Erfahrung. Ab dem 4. Monat kommt es zur Lokalisation durch regelmäßige Blickwendung nach Geräuschen und Berührungsreizen, was immer die Funktionstüchtigkeit von mindestens zwei einzelnen Sinnessystemen voraussetzt; d. h. es findet eine supramodale Stufe der Sinneswahrnehmung statt. Hierin liegt z. B. auch eine der Bedeutungen des frühen Blickkontaktes mit der Mutter. Hinzu kommen zunehmend Gewohnheitssignale, z. B. die Reaktion auf bekannte Gegenstände.
3. **Ereignisphase** im 2. und 3. Lebensjahr: Alltägliche Geschehnisse umfassen eine Reihenfolge von Funktionssignalen, die zu einem Ziel, dem Ereignisziel, führen. Verhaltensmuster der Aufmerksamkeit bzw. Verständnis für die Ereignisse, z. B. beim Erleben und Nachahmen von Alltagshandlungen im Haushalt, weiten die Aktivitäten des Kindes zunehmend aus; es kommt zum Wiedererkennen

von Ereignissen und zur ausführlicheren Aktionsplanung.
4. **Planungsphase** nach dem 3. Lebensjahr: Hierbei sind mehrere aufeinanderfolgende Handlungsschritte notwendig, wobei die dazu benötigten Gegenstände zunehmend nicht mehr im primären Tätigkeitsfeld liegen müssen. Das Kind unterscheidet deutlich vertraute und unvertraute Umgebung. Es entwickelt zunehmend Fähigkeiten im Sinne von Schulleistungen, z. B. Ausmalen, Konstruieren, Nachzeichnen, Wiedererkennen von Symbolen und Umgang mit Mengen.

Wahrnehmungsstörungen führen zu **Störungen des Handlungsmusters,** da die betroffenen Kinder „andersartige" Erfahrungen haben. Dies äußert sich z. B. in *Lokalisationsproblemen.* Hierbei fehlt das taktile Erkennen eines Gegenstandes, Muster können nicht unterschieden werden. Die Bewegungen sind unharmonisch und hastig, der Blickkontakt fehlt, die taktil-kinästhetische Wahrnehmung ist vermindert, und es gelingt keine Kompensation durch die Sprache.

Auffälligkeiten bei der Verarbeitung von Funktionssignalen führen zu Störungen der Reihenfolge von Wahrnehmungsleistungen. Das Kind hat Probleme, wenn mehr als ein Sinnesbereich beansprucht wird; beispielsweise dreht es sich beim Anrufen nicht um, hat Schwierigkeiten in der Nachahmung, beim Sprechen und beim selbstständigen Gestalten. Es entwickeln sich Veränderungen im problemlösenden Verhalten mit mangelnder Aktivität bei der Informationsgewinnung, bei der Hypothesenbildung, bei der Aufstellung von Folgerungen und beim Treffen von Entscheidungen, was bis zu autistischen Verhaltensweisen führen kann. Probleme bei der Nachahmung oder Erstellung von richtigen Reihenfolgen werden als *seriale Wahrnehmungsstörungen* bezeichnet. Sie treten oft in Kombination mit anderen Wahrnehmungsstörungen, vor allem auch mit Beeinträchtigung der Lernfähigkeit auf.

Demnach sind schwere Sprachstörungen und andere komplexe Entwicklungsstörungen oft mit Störungen der Wahrnehmungsleistungen verbunden. Verbesserungen des einen können zu Verbesserungen des anderen Bereiches führen. Vor allem bei Kindern mit Störungen der Sprachentwicklung gibt es Zusammenhänge mit dem Wahrnehmen, Wiedererkennen, Planen und Ausführen, wobei meist die auditiven Leistungen schlechter als die visuellen sind.

Grundsätzlich soll man in der *Behandlung* des wahrnehmungsgestörten Kindes immer von einem konkreten Ereignis ausgehen. Nachahmungsübungen sind nicht sinnvoll, hingegen Aktionen zur Förderung der Lokalisation und Wiedererkennung, der Planung und der Interaktion. Eine wesentliche Förderung geschieht durch Alltagstätigkeiten, bei denen einfache Gegenstände „begriffen" werden und strukturierte Handlungsabläufe, z. B. Schneiden eines Apfels, Schälen einer Banane, Auffädeln von Perlen, als Ereignisse stattfinden. Es ist Aufgabe des Therapeuten, herauszufinden, in welcher Planungsphase ein zu behandelndes Kind ist. Deshalb sollen Ereignisse mit unterschiedlichen Kontrollmöglichkeiten der Handlung durchgeführt und die Situationsbedingungen variiert werden, bis das Kind Verhaltensmuster zeigt, die für möglichst hohe Aufmerksamkeit sprechen. In der elementaren Planungsphase sollen möglichst wenige verbale Aufforderungen stattfinden, das Kind soll zum selbstständigen Überlegen kommen. Durch Änderungen des Materials können unterschiedliche Formen für die Ausführung von Tätigkeiten erarbeitet werden. Dies kann beim sprachgestörten Kind auch schriftlich erfolgen.

Die Konzeption nach Affolter wird vor allem bei Kindern mit ausgeprägten Wahrnehmungsstörungen bis hin zu schweren Mehrfachbehinderungen, aber auch bei Konzentrationsstörungen, Sprachentwicklungsstörungen und Verhaltensstörungen eingesetzt. Ein besonderer Aufgabenbereich wurde bei der Rehabilitation von Patienten nach schweren Schädel-Hirn-Verletzungen im Kindes- und Erwachsenenalter entwickelt [206, 216].

15.4 Das Frostig-Konzept

Das Konzept der Entwicklungstestung der visuellen Wahrnehmung nach **Marianne Frostig** (1906–1985) dient der Erfassung von Wahrnehmungsdefiziten, insbesondere zur Verhinderung von Schulschwierigkeiten (> Kap. 12.4.5). In der Ergotherapie spielt der auf dem Entwicklungstest der visuellen Wahrnehmung nach M. Frostig basierende PERTRA(Perzeptions-Training)-Spielsatz eine Rolle. Hier ist der Frostig-Test für Kinder im Alter von 2–6 Jahren zur umfassenderen Diagnostik und Therapie aus Holzteilen gestaltet worden. Dies ermöglicht einen Umgang mit Widerstand, mit verschiedenen Formen im Raum, mit unterschiedlichen Tasterfahrungen und der Untersuchung von Handlungsabläufen. Eine standardisierte Diagnostik ist hiermit nicht möglich. Eine Fortentwicklung gibt es in sensomotorischen Erlebnisspielen, z.B. mit der Holzspielbahn. Der Umgang mit sehr unterschiedlichen Materialien, Hautreizen, Geruchs- und Geschmackserlebnissen ist bei Kindern mit komplexen Wahrnehmungsstörungen immer wieder möglichst aus Alltagserfahrungen heraus zu fördern [145, 210].

15.5 Weitere Aufgaben und spezielle Krankheitsbilder

Die **Psychomotorik**, ein Teilbereich der Motopädagogik nach E. J. Kiphard, ähnelt in vielem den Konzepten der sensorischen Integration, berücksichtigt aber zusätzlich mehr das soziale Umfeld. Deshalb wird sie eher in Gruppen bei Kindern ab dem 4. Lebensjahr mit unterschiedlichen Entwicklungs- und Verhaltensauffälligkeiten eingesetzt (auch ➤ Kap. 13.6).

Zusätzliche Aufgabe der Ergotherapie ist eine umfassende Versorgung mit den vielfältigen Hilfsmitteln zur Bewältigung des Alltags. Dies kann von einfachen Hilfen beim Schreiben und Basteln (Stifthalterung, Schere für Linkshänder) über speziell adaptierte Werkzeuge bis zu aufwendigen Konstruktionen, z. B. auch am Arbeitsplatz von körperbehinderten Menschen führen. Hierzu gehören u. a. Alternativen zur Bedienung von Apparaten wie z. B. spezielle Tastaturen bei Computersystemen. Hierfür sind interdisziplinäre Vorgehensweisen unerlässlich.

Sinnvoll ist die Betreuung durch Ergotherapie (oft zusammen mit der Physiotherapie) auch bei vielen speziellen Krankheitsbildern wie
- Dysmelien, Amelien (d. h. gestörter oder fehlender Entwicklung von Extremitäten, z. B. aufgrund einer Thalidomid(Contergan®)-Schädigung oder einer vorgeburtlichen Abschnürung von Extremitäten durch Amnionstränge),
- komplexen angeborenen und erworbenen Fehlbildungen von Extremitäten, z.B. einer Spalthand oder ausgeprägten Syndaktylien beim Apert-Syndrom (➤ Kap. 9.9.5),
- Funktionsstörungen der Hände mit der Ausbildung von Kontrakturen, z. B. bei rheumatischen Erkrankungen, spastischen Paresen, Muskelerkrankungen,
- spezifischen Wahrnehmungsstörungen (Blindheit, Taubheit),
- komplexen Körperbehinderungen,
- und zunehmend kinder- und jugendpsychiatrischen Erkrankungen (schweres ADHS, schwere Teilleistungsstörungen, posttraumatische Gedächtnisstörungen etc.).

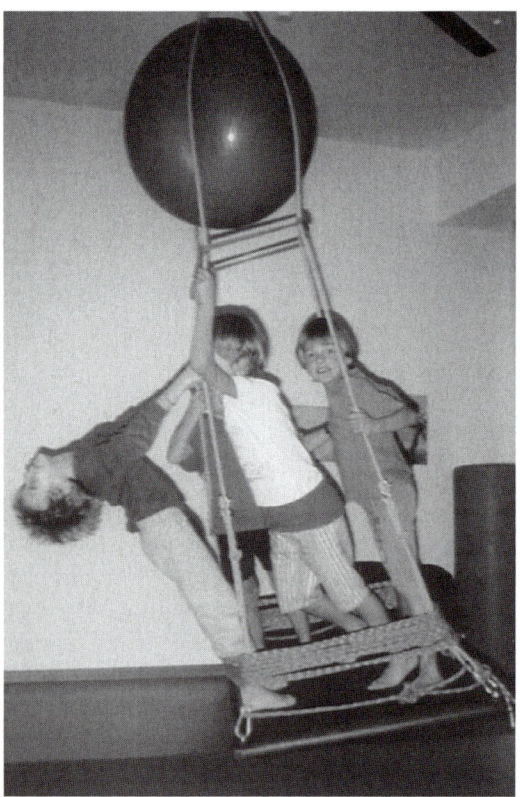

Abb. 15.1 Gemeinsames Schaukeln während einer Psychomotorik-Stunde.

Zunehmend werden ergotherapeutische Methoden sowohl in der objektiven Diagnostik von Störungen der Feinmotorik als auch in der Beurteilung der Notwendigkeit von Hilfsmittelverordnungen eingesetzt. Mithilfe des **AHA-Tests** (assisting hand assessment) können differenziert Bewegungsauffälligkeiten der Hände z. B. bei Hemiparesen festgestellt und ihre Veränderungen unter spezifischen Therapiemaßnahmen dokumentiert werden. Durch konsequentes Training, z. B. im Rahmen der **constraint induced movement therapy** konnten so bei Patienten mit leichten Paresen verbesserte motorische Fähigkeiten in Alltagssituationen nachgewiesen werden. Als Erklärung nimmt man an, dass so einerseits eine Minderbenutzung der betroffenen Hand („learned non-use") und andererseits die oft störenden Mitbewegungen (mirror movements) vermieden werden. Allerdings ist der Aufwand, um zu eindeutigen Verbesserungen zu kommen, nicht unbeträchtlich. Bei der Feststellung der Pflegebedürftigkeit und der Verordnung von Hilfsmitteln werden zunehmend komplexe Fragebögen und Tests wie **WeeFIM** und **PEDI** eingesetzt, die von Ergotherapeuten/innen aufgrund ihrer Kenntnisse alltagsrelevanter Tätigkeiten besonders gut beurteilt und ausgefüllt werden können. Diese Angaben sind auch in zunehmendem Maße Grundlage der Begutachtung bei der Beantragung von Hilfsmitteln nach der ICF bzw. ICFCY durch den Medizinischen Dienst der Krankenkassen [209, 211, 212, 213, 214, 215, 218].

KAPITEL 16

H.-M. Straßburg

Heilpädagogische Beurteilung und Betreuung

16.1 Grundlagen und Aufgaben der Heilpädagogik 360

16.2 Die Montessori-Heilpädagogik 361

16.3 Konduktive Erziehung nach Petö 362

16.4 Weitere Möglichkeiten von Heil- und Sonderpädagogik 363

16.1 Grundlagen und Aufgaben der Heilpädagogik

Die Heilpädagogik beschäftigt sich mit Kindern, deren Entwicklung sich unter „erschwerten Bedingungen" vollzieht bzw. bei denen die Gefahr einer beeinträchtigten Entwicklung gegeben ist. Wesentliche Aufgabe ist die frühzeitige Erkennung und pädagogische Förderung mit dem Ziel, Hilfen anzubieten, wenn die Entwicklung eines Kindes gefährdet erscheint. Wesentliches Anliegen ist das Finden und Mittragen eines Förderkonzeptes, das sich an den individuellen Bedürfnissen eines Kindes und an dessen eigenem Handeln orientiert und das gemeinsam mit den Eltern und in der Familie des Kindes umgesetzt wird. Nach heilpädagogischem Verständnis muss das methodische Vorgehen hierzu im diagnostischen, erzieherischen, beratenden, anleitenden und helfenden Bereich situationsabhängig und familiennah sein, sollte ganzheitlich gestaltet und immer wieder kritisch hinterfragt werden.

Konkrete Aufgaben in der Heilpädagogik sind:
- Ganzheitliche Erfassung der senso- und psychomotorischen Auffälligkeiten im Zusammenhang mit den psychosozialen Bedingungen,
- Vermittlung pädagogischer und sozialer Hilfen, besonders zu Hause,
- heilpädagogische Übungsbehandlung zur Förderung der Eigentätigkeit des Kindes im freien oder im strukturierten Spiel,
- Koordination der Frühfördermaßnahmen im Team mit Fachkräften anderer Disziplinen,
- Keine Betonung genormter Leistungsmessungen.

Auf die vielfältigen Aspekte der Sonderpädagogik kann im Rahmen dieser Ausführungen nicht eingegangen werden.

Nach O. Speck gibt es einen **entwicklungsnormativen** und einen **ökologischen Ansatz** in der Heilpädagogik. Ersterer orientiert sich an den Entwicklungsnormen, d. h. er basiert auf Untersuchungen der kindlichen Entwicklung. Beim zweiten Ansatz ist das Kind „Akteur seiner Entwicklung", d. h. die Beziehung des Kindes zu seiner Umwelt steht im Mittelpunkt, selbstständige Impulse der Eltern werden berücksichtigt und die Kinder als Teil eines Gesamtsystems angesehen. Beim ersten Konzept werden also die Ziele vorwiegend von außen vorgegeben, beim zweiten Konzept stärker vom Kind selbst und seiner Familie mitbestimmt. In der heilpädagogischen Praxis werden beide Ansätze wenn möglich miteinander verbunden.

Ausgehend von der **Hospitalismusforschung** und den vielfältigen Aspekten der **Deprivationsforschung** besteht heute kein Zweifel mehr daran, dass schwerwiegende psychische und physische Entwicklungsrückstände bei einem Mangel an sensorischen, sozial-emotionalen und sprachlichen Stimulationen im Säuglings- und Kleinkindesalter auftreten können.

Gerade in den letzten Jahren hat es wieder zunehmende Diskussionen über die praktischen Konsequenzen im pädagogischen Alltag gegeben:
- Inwieweit ist eine Fremdbetreuung von Kindern in den ersten Lebensjahren zu befürworten und sollte von staatlicher Seite unterstützt werden (Krippendiskussion)?
- Welche Bedeutung hat die Forderung nach mehr Disziplin im Umgang mit Kindern und Jugendlichen?
- Gibt es spezifische pädagogische Methoden, die Kindern größere Chancen für ihre Entwicklung geben?
- Ist eine Betreuung von Kindern mit Entwicklungsauffälligkeiten in sonderpädagogischen Einrichtungen oder die integrative Mitbetreuung in Regeleinrichtungen zusammen mit normal entwickelten Kindern zu befürworten und sollte staatlicherseits gefördert werden?
- Wie kann die Qualität der pädagogischen Betreuung von Kindern mit Entwicklungsauffälligkeiten auch unter Berücksichtigung der finanziellen Möglichkeiten sichergestellt werden?

Für die heutige Heilpädagogik können folgende Schwerpunkte genannt werden:
- Präventionspädagogik, z. B. Erziehungsberatung, Eltern-Kind-Spielkreise, Elterngesprächsgruppen,
- Früherziehung in der Familie,
- heilpädagogische Betreuung von Kleinkindern, z.B. in Kinderkrippen,
- heilpädagogische Kinderhorte,
- Integrationspädagogik in Schulen,
- pädagogische Betreuung chronisch kranker Kinder bzw. von Kindern nach schweren Krankheiten.

Ein wichtiger Schwerpunkt ist die heilpädagogische Betreuung ab dem frühen Säuglingsalter, z. B. im Rahmen der Frühförderung bei ehemaligen Frühgeborenen, bei Säuglingen mit chronisch-exzessivem Schreien, bei Kindern mit schweren Fehlbildungen und komplexen Entwicklungsstörungen, vor allem aber auch bei Kindern aus sozialen Risikofamilien. Das Zusammenspiel von frühzeitigen Erwartungen an das Kind bereits vor der Empfängnis und in der Schwangerschaft, die sich durch die Situation der Eltern, der Familie und die psychosozialen Umstände ergeben, führt zu vielen Risiken, aber auch zu Chancen. Die frühe Bindung an die Bezugspersonen ist bei diesen Kindern oftmals gestört, der emotionale Beziehungsaufbau wird durch vielfältige rationale Zwänge (Apparate, primäre Erkrankungen wie Atemnot-Syndrom und weitere Erkrankungsrisiken) erschwert. Zunehmend wurden heilpädagogische Betreuungskonzepte im Sinne der **„sanften Pflege"** bereits in die Tätigkeit von Kinderkrankenschwestern auf pädiatrischen Intensivstationen integriert, damit die Eltern möglichst früh entsprechend angeleitet werden. Viele Mütter von Frühgeborenen senden doppelte Botschaften an ihre Kinder aus, z. B. verbale Aufforderungen und Ermutigungen, aber gleichzeitig durch Mimik und Verhalten auch Ablehnung oder Überforderung. So entsteht in manchem Kind früh das Gefühl, etwas falsch zu machen, es kommt zu verzerrter Wahrnehmung und zu Verweigerungsverhalten (vulnerable-child-syndrome, Depression im Säuglingsalter).

Eine **interaktionsorientierte, heilpädagogische Hilfe** als Teil eines Nachbetreuungskonzeptes von Frühgeborenen könnte folgendermaßen aussehen:
- Ermöglichung einer frühen Kontaktaufnahme zum Kind, Gesprächsangebote und Beratung der Mutter,
- Gemeinsam mit Ärzten und anderen Therapeuten Beurteilung des Risikos einer Entwicklungsstörung aufgrund der Krankheit des Kindes, der Sicherheit und Stabilität der Mutter und der Stabilität der Familie (Resilienz- und Ressourcen-Diagnostik),
- Interaktionsorientierte Hilfen durch Unterstützung des elterlichen Selbstvertrauens, Beachtung der Selbstwahrnehmung und Kompetenz des Kindes, Förderung der spielerischen Aktivitäten des Kindes, Unterstützung harmonischer Kommunikationsformen zwischen Eltern und Kind und Ermutigung zur selbstständigen Problemlösung.

Schon differenzierte entwicklungsdiagnostische Beobachtung und Dokumentation kann eine positive Wirkung auf das Eltern-Kind-Verhältnis haben. Hierbei können z. B. Beobachtungsräume mit Einwegscheibe, Videodokumentationen und Kontakte mit anderen betroffenen Eltern von Bedeutung sein. Darüber hinaus können vielfältige positive Anregungen durch Vorschläge zum primären Umgang mit dem Kind, z. B. beim Tragen, bei der Ernährung und bei den Alltagsverrichtungen, gegeben werden. Die Heilpädagogik vertritt dabei keine spezielle Methode, das Kind ist kein „Objekt spezialisierter Therapie- und Trainingsmethoden"; wesentlich ist vor allem die vertrauensvolle Kooperation mit den Eltern und die Vermittlung bei eventuellen Irritationen mit anderen Berufsgruppen. Die heilpädagogische Diagnostik dient dem Erkennen von Handlungsansätzen (**Förderdiagnostik**) und nicht der Feststellung von Defiziten und Störungen, d. h. es werden möglichst Methoden mit therapeutisch-pädagogischen Konsequenzen eingesetzt. Wichtige Bereiche sind u.a. die Förderung der **„intuitiven elterlichen Kompetenzen"** wie Feinfühligkeit und Responsivität sowie die Stabilisierung der Eltern-Kind-Bindung. Nach diesem Konzept arbeiten viele Heilpädagogen/innen in Frühförderstellen, Beratungsstellen für entwicklungsauffällige Kinder und sonderpädagogischen Einrichtungen [219, 220, 223, 230, 231, 234, 235, 236, 237, 238].

16.2 Die Montessori-Heilpädagogik

Daneben gibt es vorgegebene Konzepte, z. B. die ärztliche Heilpädagogik nach **Maria Montessori (1870–1952)** in der Modifikation von Theodor Hellbrügge und seinen Mitarbeiterinnen ab 1967. Die Ursprünge hierzu liegen in Ideen, die von den Franzosen J. M. Itard, P. Seguin und C. Bernard auf den Grundlagen der Sinnesphysiologie zur Förderung von Menschen mit geistigen Behinderungen im 19. Jahrhundert entwickelt wurden (auch ➤ Kap. 1.1.2).

1907 gründete die Ärztin Maria Montessori das erste Kinderhaus in Rom, in dem durch kindgerechte Einrichtung und das Anbieten spezifischer, oft aus dem Alltagsleben entlehnter Materialien die Wahrnehmung, Motorik und Imitationsfähigkeit der Kinder gefördert wurde.

„Vom Greifen zum Begreifen, von der Wahrnehmung zur Entstehung der Idee". Nach Montessori's Ansicht verläuft die Entwicklung nach pädagogischen Gesetzmäßigkeiten durch **Prägung in sensiblen Phasen.** Die frühe Kindheit ist die schöpferischste Periode im Leben; *jedes Kind ist ein kreatives Wesen*, das am besten aus sich heraus lernen kann, es braucht die **Freiheit zur aktiven Selbstverwirklichung.** *„Hilf mir, es selbst zu tun"* und *„der Weg, auf dem die Schwachen stärker werden, ist der gleiche, auf dem die Starken sich vervollkommnen"* sind einprägsame, oft aber auch missverstandene Leitsätze. Je vollkommener die Umgebung dem Kind entspricht, umso mehr kann die Unterstützung durch Erwachsene zurücktreten. Die kognitiven Fähigkeiten des Kindes werden durch Unterstützung der sozialen Kompetenz, insbesondere der **Selbstständigkeit** und der **Gruppenfähigkeit** zusätzlich verbessert. Erstere soll lebenspraktisch durch Training von Groß- und Feinmotorik, Aufbau von konzentriertem Spiel- und Arbeitsverhalten, Wahrnehmungsübungen, begleitende Sprache und Gruppenarbeit gefördert werden. Die Kinder erhalten Sicherheit durch bekannte Materialien, z. B. Steckbretter, den „rosa Turm", verschiedene Stäbe, Rahmen für Knöpfe, Schleifen und Haken usw. Die Einbeziehung verschiedener Gegenstände aus dem Alltagsleben erleichtert Übungen der Sinneswahrnehmung, der Konzentration, der motorischen Abläufe und der Kognition. Aus einfachen Strukturen können höhere kognitive Leistungen abgeleitet werden, z. B. durch Beschreiben, Zählen und Erklären von Zusammenhängen. Sowohl die Zerbrechlichkeit als auch die Schönheit unserer Welt sollen mitgeteilt werden; den Kindern soll Freude an Sauberkeit, Ordnung, Erkennung einfacher Funktionen und sinnvoller Zusammenhänge vermittelt werden. Montessori spricht bewusst davon, das Kinder mit angebotenen Materialien nicht spielen, sondern arbeiten. Sie unterscheidet die **einleitende Arbeit, die große Arbeit** und die **freie Arbeit.** Die Erfahrung zeigt, dass sich unter derart strukturierten Voraussetzungen die meisten Kinder freiwillig ruhig und konzentriert verhalten.

Hellbrügge und seine Mitarbeiterinnen haben die Grundideen der Montessori-Pädagogik sowohl für Einzelbehandlungen als auch für die integrative Betreuung in Kindergarten und Schule modifiziert. Durch Anpassung des pädagogischen Materials an die Möglichkeiten und Bedürfnisse der Kinder mit Entwicklungsstörungen kann ganzheitliches Lernen in kleinsten Schritten und mit Übungen aus dem praktischen Leben stattfinden. Durch die gemeinsame Erziehung behinderter und nichtbehinderter Kinder kommt es so zum Aufbau wesentlicher sozialer Kompetenzen.

16.3 Konduktive Erziehung nach Petö

Von dem Arzt, Schriftsteller und Pädagogen **Andras Petö** (1893–1967) wurde ein ganzheitliches Betreuungssystem als **konduktive Erziehung** vor allem für Kinder mit nicht zu schwer ausgeprägten Körperbehinderungen wie spastische Zerebralparesen (➤ Kap. 7.1) und Meningomyelozelen (➤ Kap. 7.2) entwickelt. Es handelt sich um ein integriertes Erziehungssystem, bei dem speziell ausgebildete Konduktoren ein auf das behinderte Kind abgestimmtes Erziehungsprogramm nach den Anforderungen der Regelschule ausarbeiten. Dabei wird die lernbehindernde Dysfunktion der als Ziel anzustrebenden Orthofunktion gegenübergestellt. Es handelt sich um eine *zielorientierte* und nicht um eine ursachenorientierte *Förderung*, die wesentlich über Wahrnehmung, Kognition und Motivation und mit klaren Strukturen von Raum und Zeit abläuft. Ziel ist die gesellschaftliche Integration von Körperbehinderten und nicht ihre Abgrenzung durch die Sonderpädagogik. Zur Vermeidung unterschiedlicher Kompetenzen verschiedener Berufsgruppen wird ein(e) Konduktor(in) eingesetzt, der/die das Kind und seine Familie motorisch, intellektuell, sozial, emotional und lebenspraktisch fördern soll. Dabei sollen Fantasie, Kreativität und Motivation im Sinne des Entwicklungskonzeptes von Piaget (auch ➤ Kap. 12.2.1) zu einer Verinnerlichung des konkreten Handelns führen.

Hilfsmittel wie Krücken, andere Gehhilfen usw. werden abgelehnt, die Kinder werden in einer Gruppe zu möglichst viel Selbstständigkeit angeleitet. Sie haben eine Holzpritsche und spezielle Übungsstühle zur Verfügung, und die jeweils vorgegebenen Ziele werden durch vielfältige verbale Ansprachen und rhythmische Aufforderungen unterstützt.

Die konduktive Erziehung wurde primär für Ungarn konzipiert, mittlerweile aber in vielen Ländern eingesetzt, u. a. auch im Rahmen mehrerer Projekte in Deutschland. Neben individuellen Erfolgsberichten von Eltern und positiven Erfahrungen in unterschiedlichen Einrichtungen konnten im Rahmen eines groß angelegten und beispielhaft dokumentierten Modellprojektes am Sozialpädiatrischen Zentrum München bei Kindern mit Zerebralparesen im Vergleich mit anderweitig geförderten Kindern signifikante Verbesserungen bei den Alltagsfunktionen, aber keine entscheidenden Veränderungen der motorischen Kompetenzen nachgewiesen werden. Wie in vielen anderen Studien erwies sich auch hier die Vergleichbarkeit der verschiedenen Gruppen aufgrund der vielfältigen Einfluss-Parameter als das entscheidende Problem. Bis heute ist die Petö-Methode nicht als Krankenkassenleistung anerkannt, wird aber im Rahmen von Modellprojekten weiter gefördert.

16.4 Weitere Möglichkeiten von Heil- und Sonderpädagogik

Weitere heil- und sonderpädagogische Betreuungsmöglichkeiten werden in großem Umfang in vielfältigen Einrichtungen für Kinder und Jugendliche mit unterschiedlichen Ausprägungen von Entwicklungsstörungen und Behinderungen eingesetzt. Hierzu gehören u. a.:

- Anleitungen und Unterstützungsmaßnahmen bei den *alltäglichen Verrichtungen* z. B. beim Baden, Füttern, Tragen, bei der Körperpflege und dem Toilettentraining.
- Der Einsatz von **Medien**, z. B. sinnvolle Spiele, Bücher, Werkstoffe. Durch große Studien konnte mittlerweile eindeutig belegt werden, dass der übermäßige Konsum vor allem von Fernsehen und Videospiele einen negativen Einfluss auf die Entwicklung von Kindern hat, die signifikant häufiger adipös, aufmerksamkeitsgestört, depressiv und lernschwach sind.
- Vielfältige pädagogische Maßnahmen, vor allem aber das Spiel sind für die Unterstützung der Entwicklung eines jeden Kindes von entscheidender Bedeutung. Hierzu gehören alle Formen von Gesellschaftsspielen, Rollen- und Fingerspiele, aber auch das gemeinsame Singen, das Deklamieren von Versen oder das Erzählen von Märchen oder Fantasiegeschichten.
- **Musik und Tanzen** sind in besonderer Weise geeignet, auch bei schweren Behinderungen und Verhaltensstörungen positiv zu wirken, z. B. im Rahmen von Stimulationen mit Resonanzkörpern (Klangschalen), durch rhythmische Anregungen (Trommelgruppen!), musikpädagogische Behandlungen mit unterschiedlichen Instrumenten (z. B. nach C. Orff-Teirich), therapeutisches Tanzen und in der Eurhythmie.
- **Basale Stimulationen für Schwerstbehinderte** nach A. Fröhlich dienen der Vermittlung angenehmer Empfindungen, z. B. Schaukeln in einer Hängematte, Bestreichen der Haut, sanftes Singen.
- **Multisensorische Förderung** in speziell ausgestatteten Räumen, z. B. einem *Snoezel-Raum* mit vibrierenden, farbigen Geräten, Spielwand, Hängematte, Kugelbad, Wasserbett und Meditationsmusik.
- **Kunsttherapie**, z. B. mit verschiedenen Maltechniken, bildnerischem Gestalten und Objekten in der Kinder- und Jugendpsychiatrie, der Onkologie und bei anderen chronisch Krankheiten.

Die **Waldorf-Pädagogik** nach R. Steiner, die sich selbst als „heilende Erziehung" versteht, hat bei der Betreuung schwerbehinderter Menschen große Anerkennung erlangt. Die z. T. strikten weltanschaulichen Prinzipien können jedoch nicht von allen Menschen akzeptiert werden.

Auch positive Erfahrungen mit speziell ausgebildeten **Clowns** bei der Betreuung chronisch kranker und behinderter Kinder können dem Bereich der Heilpädagogik zugeordnet werden.

Bei hyperkinetischen, aggressiven und konzentrationsgestörten Kindern, insbesondere auch solchen mit autistischen Verhaltensweisen, wird immer wieder die **Festhaltetherapie** nach N. Tinbergen und J. Prekop propagiert. Diese kann im Einzelfall und in besonderen Situationen evtl. eine positive Wirkung für das Kind und einen Elternteil, meist die Mutter, haben, ist als hauptsächliches Therapiekonzept aber problematisch.

Schließlich ist ein wichtiger Bereich jeder Pädagogik auch die Bewertung und Beratung. So ist es immer wieder sinnvoll, dass erfahrene Pädagogen zusammen mit Ärzten, Psychologen und Therapeuten bei Kindern mit Entwicklungsproblemen und Behinderungen den pädagogischen Förderbedarf bzw. die Fördermöglichkeiten feststellen und daraus individuelle Schulempfehlungen ableiten. Dies kann immer nur in ausführlichen Absprachen mit den sorgeberechtigten Eltern stattfinden. Eine Hilfestellung bei diesen oft schwierigen Aufgaben können Erhebungsbögen wie die **School Function Assessment** sein [221, 223, 224, 226, 227, 228, 229, 230, 238].

KAPITEL 17

H.-M. Straßburg

Alternative Therapiemethoden

17.1	**Bedeutung wissenschaftlich nicht nachvollziehbarer Behandlung**	366
17.2	**Physikalische Therapiemethoden**	366
17.2.1	Atlastherapie	366
17.2.2	Manuelle Wirbelsäulentherapie und verwandte Entspannungstechniken	367
17.3	**Globale Behandlungskonzepte**	367
17.3.1	Programm nach Doman-Delacato	367
17.3.2	Kraniosakrale Therapie und Osteopathie	368
17.3.3	Edukinästhetik	368
17.3.4	Entspannungstechniken	368
17.3.5	Audio-Psycho-Phonologie nach Tomatis	369
17.3.6	Therapie mit Tieren	369
17.4	**Weitere Behandlungsmethoden**	370
17.4.1	Akupunktur und elektrische Reizungen	370
17.4.2	Homöopathie	370
17.4.3	Diäten	370
17.4.4	Sonstiges	371

17.1 Bedeutung wissenschaftlich nicht nachvollziehbarer Behandlung

Neben den besprochenen Konzepten werden zahlreiche alternative Methoden entweder mit dem Anspruch auf Ganzheitlichkeit oder mit spezifischen Zielsetzungen bei entwicklungsauffälligen und behinderten Kindern eingesetzt. Nicht selten spielen so genannte Elementargedanken wie das Lernen von Naturvölkern dabei eine Rolle. Oftmals werden große Erwartungen bei Eltern und Betreuern durch euphorische Berichte über Einzelerfahrungen geweckt, oder es stehen spirituell-metaphysische, z. B. fernöstliche, z. T. aber auch dogmatisch-ideologische Konzepte hinter den teilweise mit großem Aufwand propagierten Methoden. In aller Regel besteht keine Übereinstimmung mit naturwissenschaftlichen Prinzipien. Moderne, objektiv nachprüfbare Erkenntnisse werden nicht berücksichtigt, Gefahren nicht immer klar benannt, Wechselbeziehungen zwischen Maßnahmen und Wirkungen falsch bzw. irreführend gedeutet. Obwohl diese Methoden nach „schulmedizinischem Verständnis" nicht notwendig erscheinen, müssen sinnvolle Ansätze immer wieder überprüft und ggf. in modifizierter Form in anerkannte Behandlungsstrategien mit aufgenommen werden.

Unabhängig von einer kritischen Einstellung zu alternativen Therapiemethoden sollten alle, die Eltern von entwicklungsauffälligen und behinderten Kindern betreuen, Verständnis dafür aufbringen, dass die Kinder immer wieder solchen Behandlungen zugeführt werden, die oft kostspielig, zeit- und personal-intensiv sind.

Wenn sich Eltern nach einer alternativen Behandlungsmethode erkundigen, sollte man sich als Therapeut auch fragen,
- ob sie umfassend und gut verständlich über die Diagnose und die dieser zugrunde liegenden Ursachen, die bestehenden therapeutischen Möglichkeiten und die Prognose bei ihrem Kind informiert sind,
- ob die unserer Ansicht nach adäquate und etablierte Therapiemethode zum richtigen Zeitpunkt, in der richtigen Einrichtung und unter vertretbarem Aufwand eingesetzt wird,
- ob die betreuenden Therapeuten einen bestmöglichen Zugang zu den Eltern und den Patienten haben und
- ob die psycho-emotionale, soziale und/oder ökonomische Situation in der Familie eine Erklärung für das Interesse an einer alternativen Behandlungsmethode ist.

Hier ist es wichtig, entweder einen klaren Standpunkt zu vertreten oder die Eltern an eine andere, kompetente Stelle zu verweisen, u. a. auch um Auseinandersetzungen wegen Kostenübernahmen durch die Krankenkassen zuvorzukommen.

Unabhängig davon, ob solche alternativen Behandlungen befürwortet werden oder nicht, sollte von Seiten der Therapeuten immer wieder versucht werden, objektive Daten über den Zustand des Kindes zu Beginn der Maßnahmen und in ausreichendem Abstand nach Einleitung der Maßnahmen in einer qualifizierten Einrichtung, z. B. einem Sozialpädiatrischen Zentrum, zu erhalten.

In den vergangenen Jahren haben die großen wissenschaftlichen Gesellschaften, z. B. die Gesellschaft für Neuropädiatrie, die Deutsche Gesellschaft für Sozialpädiatrie oder die Deutsche Gesellschaft für Manualtherapie ausführliche Stellungnahmen zu wesentlichen alternativen Therapiemethoden veröffentlicht.

17.2 Physikalische Therapiemethoden

17.2.1 Atlastherapie

Grundlage verschiedener Methoden und Techniken ist die Vorstellung, dass vielfältige funktionelle und anatomische Veränderungen im Bereich des kraniozervikalen (Kopf-Hals-)Übergangs eine Erklärung für sehr unterschiedliche Entwicklungs- und Verhaltensauffälligkeiten sein können. So werden z. T. Röntgenaufnahmen des atlanto-okzipitalen Übergangs (d. h. der Verbindung des 1. Halswirbels (Atlas) mit dem Hinterhauptsbein) nach eigenen Kriterien ausgewertet, z. B. beim **KISS-Syndrom** (= Kopfgelenk-induzierte Symmetrie-Störung). Verschiedene Funktionsstörungen werden neu definiert und vorübergehende Haltungsanomalien im Säuglingsalter als definitive Entwicklungsstörung, z. B. Skoliose, bezeichnet.

Nach Arlen besteht die Therapie in wiederholten, kurzen Druckeinwirkungen auf den Atlasquerfortsatz; es werden jedoch auch andere Manualtherapien im Bereich des Schädels, der Wirbelsäule und des Beckens bei spastischen Zerebralparesen, neuromuskulären Erkrankungen, aber auch hyperkinetischen Verhaltensstörungen und allgemeinen motorischen Bewegungsstörungen angeboten. Meist wird empfohlen, zusätzliche Therapiemaßnahmen unverändert fortzuführen. Die bisher vorgelegten Ergebnisse sind wissenschaftlich nicht akzeptabel.

17.2.2 Manuelle Wirbelsäulentherapie und verwandte Entspannungstechniken

Die **manuelle Wirbelsäulentherapie nach Kozinjawkin** soll zur allgemeinen Reduzierung des Muskeltonus, zu einem Wärmegefühl und einem vergrößerten Bewegungsausmaß sowie zur „Beruhigung" des Patienten führen. Durch zusätzlichen Einsatz von Ganzkörpermassage, Akupressur, Wärmepackungen, Elektrostimulation, Injektion von Bienengiften bei Fortsetzung der bisherigen krankengymnastischen Behandlung soll es zur Lösung von Funktionsblockaden der Zwischenwirbelgelenke, zur Auflösung von Myotendinosen (Muskelhartspann) und zur Verbesserung vegetativer Funktionen kommen. Dadurch soll die Voraussetzung für nachfolgende therapeutische Ansätze geschaffen werden. Ziel ist eine Reorganisation der Bewegungsformen vor allem bei spastischen und hypotonen Zerebralparesen (z. B. durch lang dauernden Schlaf nach der Therapie) mit besserer Wahrnehmung, größeren Bewegungsmöglichkeiten und größerer Kraftentfaltung. Die Behandlung wird in Form mehrstündiger Therapieeinheiten phasenweise für 14 Tage eingesetzt. In der Literatur werden bisher nur unkritische Angaben zu den „Behandlungserfolgen" gemacht, angeblich wurden keine Komplikationen beobachtet. Eine neurophysiologische Grundlage des Behandlungskonzeptes besteht nicht, und es ist oft nicht erkennbar, ob und wie die genannten Patienten vorbehandelt waren. Dennoch kann eine Lösung muskulärer Verspannungen unter bestimmten Umständen bei Patienten mit fixierter Zerebralparese sinnvoll sein.

Neuerdings wird in weniger aufwendigen pragmatischen Ansätzen durch eine Kombination chiropraktischer Techniken mit Akupressur und Maßnahmen zur Muskelentspannung über einen ähnlichen Effekt berichtet.

17.3 Globale Behandlungskonzepte

17.3.1 Programm nach Doman-Delacato

Das **Therapiekonzept nach Doman-Delacato** – in Europa in den letzten Jahren überwiegend nur nach Delacato – ist ein umfangreiches Behandlungsprogramm für „gehirnbehinderte Kinder". Einerseits handelt es sich um die Anwendung primärer Kriechmuster aus der Krankengymnastik, die je nach Ausprägung der Behinderung passiv oder aktiv zum Einsatz kommen. Darüber hinaus werden vielfältige, aufwendige, sensorische Stimulationen auch bei schwerer organischer Hirnschädigung empfohlen, um so relevante Funktionsverbesserungen zu schaffen. In einem Rhythmus von jeweils 8 Minuten Therapie in halbstündigen Abständen werden (basierend auf einem veralteten Stufenkonzept der Hirnreifung und in Abhängigkeit vom aktuellen Entwicklungsstand), unterschiedliche Reize wie Lichtblitze, schrille Geräusche, aber auch komplexe Seh- und Hörreize angeboten, um ein „optimales physiologisches Milieu" zu schaffen. Darüber hinaus kommen Maßnahmen wie eine Reduktion der Flüssigkeitszufuhr, eine Anreicherung der Atemluft mit CO_2 und evtl. eine mehrere Minuten dauernde Hängelage des Kindes mit dem Kopf nach unten zur angeblichen Verbesserung der Hirndurchblutung zum Einsatz. Zur Durchführung des Programms sind z. T. mehrere Erwachsene notwendig. Auch hier stehen enthusiastische Erfahrungsberichte von Einzelpersonen einer durchgehend kritischen Grundeinstellung wissenschaftlich orientierter Mediziner gegenüber. Die Deutsche Gesellschaft für Neuropädiatrie hat sich in einer Stellungnahme eindeutig gegen die Anwendung dieser Methode bei Kindern mit Entwicklungsstörungen und Behinderungen ausgesprochen.

17.3.2 Kraniosakrale Therapie und Osteopathie

Eine zunehmende Verbreitung gewinnt die **kraniosakrale Therapie,** bei der angebliche „Blockierungen" in den Ileosakral-Gelenken gelöst und der Liquor-Fluss durch Verschiebung der Schädelknochen zueinander gefördert werden soll. Dies wird in Verbindung mit „Energie-Übertragungen" und speziellen Bewegungen angewendet.

Die **Osteopathie** wird in sehr unterschiedlicher Form eingesetzt, z. T. versteht man hierunter alle manualtherapeutischen Maßnahmen, die vor allem bei der Behandlung von Erwachsenen mit funktionellen Gelenk- und Bindegewebsproblemen zum Einsatz kommen. Bei Kindern werden, ähnlich wie bei der Kraniosakral-Therapie, mit speziellen Palpationstechniken „Schwingungen" im Gewebe erfasst und durch sanfte Manipulationen zu beeinflussen versucht. Dies wurde in den vergangenen Jahren in Deutschland vor allem bei Säuglingen mit Asymmetrien des Rumpfes und des Kopfes propagiert. Trotz erheblichem Aufwand bei der Dokumentation ist eine überzeugende Beweisführung der Wirksamkeit bei der häufigen, ätiologisch uneinheitlichen und in aller Regel sich spontan zurückbildenden Bewegungsanomalie bisher nicht gelungen, so dass unverändert von einer überwiegenden Suggestionswirkung ausgegangen werden muss

17.3.3 Edukinästhetik

Die **angewandte Kinesiologie** wird seit mehreren Jahren in zunehmendem Maße als „ganzheitliche Methode zum Sondieren und Ausgleichen oder Korrigieren des energetischen Zustandes des menschlichen Organismus" angeboten. Sie sollte nicht mit der Kinesiologie in den Sportwissenschaften und der Kinesiologie im physiotherapeutischen Konzept nach Vojta verwechselt werden. Grundlagen sind u. a.

- das „touch for health" (TFH)-Programm, d. h. die Entspannung durch besseres Körperbewusstsein,
- der Muskeltest nach G. Goodheart, und die Vorstellung, dass „der Körper nie lüge", dass der Organismus selbst am besten wisse, was ihm gut tut und dass er mitteilen könne, was zur Behebung eines Problems getan werden kann.

Als Erklärung werden Modelle der chinesischen Medizin herangezogen, die auch in der Akupunktur Anwendung finden und bei denen Energiebahnen im Körper eine wichtige Rolle spielen. Nach Ansicht ihrer Vertreter dient die angewandte Kinesiologie als „neue Kommunikationsform mit unbegrenzten Anwendungsmöglichkeiten bis hin zur Psychotherapie". In zunehmendem Umfang wird unter dem Begriff der **Edukinästhetik** Einfluss auf Pädagogen genommen. So sollen mit Hilfe bestimmter Übungen, z. B. mit Überkreuzen der Körpermitte und mit Darstellung der liegenden Acht, „neue Reizbahnen" im Gehirn entstehen; insbesondere soll die Funktion des Balkens als Verbindung zwischen den Großhirnhemisphären verbessert werden. Dies wird auch als „brain-gym" bezeichnet. Ähnliche Ansätze werden auch von der Osteopathie vertreten.

Kritik: Die angewandte Kinesiologie ist ein auf subjektiven Erfahrungen begründetes Konzept ohne wissenschaftliche Belege für eine spezifische Wirkung auf das zentrale Nervensystem. Es ist eine altbekannte Tatsache, dass bestimmte Körperbewegungen einen allgemein fördernden, evtl. auch beruhigenden Einfluss haben können. Bedenklich ist jedoch, dass völlig unhaltbare Vorstellungen über die Ursachen von Bewegungs-, Verhaltens- und Entwicklungsstörungen vorgegeben werden und dass stark vereinfachte und missverständliche Vorstellungen über die Hirnfunktionen verbreitet werden. Besonders der direkte Einfluss dieser Methode auf die Pädagogik unter Umgehung von Medizin und Psychologie muss als sehr problematisch angesehen werden.

17.3.4 Entspannungstechniken

Basierend auf den Erfahrungen des israelischen Physikers Moshe Feldenkrais sind Methoden entwickelt worden, die eine Verbindung von Bewegung und Gefühl einerseits mit Wahrnehmung und Denken andererseits suchen. Unter dem Motto „Der Weg ist das Ziel" wird versucht, durch innere Anteilnahme an Bewegungen und Wahrnehmungen eine Bewusstseinserweiterung und die Schaffung neuer Verhaltensweisen zu ermöglichen. In Einzelfällen kann die **Feldenkrais-Methode** sowohl bei betroffenen Kindern, evtl. auch solchen mit schwersten Behinderungen, als auch bei belasteten Eltern eine Entspannung und Beruhigung herbeiführen („Relax-Reise"). Ebenso können seriöse fernöstliche Entspannungstechniken, z.B. Qi Gong, positive Wirkungen entfalten.

Auch das **autogene Training** nach I. H. Schultz mit willentlicher Beeinflussung des Vegetativums, z.B. des Atmens oder der Durchblutung, kann sowohl bei Kindern mit chronischen Krankheiten und Verhaltensproblemen, z. B. Migräne, Asthma bronchiale, Colitis ulcerosa, als auch bei belasteten Eltern positive Wirkungen haben und in wenigen Anleitungsstunden vermittelt werden.

17.3.5 Audio-Psycho-Phonologie nach Tomatis

Diese Methode beruht auf den Verbindungen von Hören, Sprechen und seelischem Empfinden. Nach Untersuchungen des französischen HNO-Arztes Tomatis spielt die vorgeburtliche (intrauterine) Hör- bzw. Horch- und Kommunikationsfähigkeit auch für das weitere Leben eine wichtige Rolle. Veränderungen des Hörschemas führen zu Änderungen des stimmlichen und sprachlichen Ausdrucks und der Psyche. Zusätzlich wurde von Tomatis das Konzept der Lateralität und des rechten „Leitohres" bis zur Hemisphärendominanz entwickelt. Die menschliche Stimme enthält demnach nur die Frequenzen, die das Ohr zu hören bereit ist.

Mithilfe eines „elektronischen Ohres" erfolgt eine Gehörschulung; notwendig sind dazu ein Kopfhörer für Luft- und Knochenleitung sowie ein Verstärker für hohe Frequenzen und ein Filter für tiefe Frequenzen in zwei Kanälen, die wechselweise das jeweilige Ohr stimulieren. Hierdurch kommt es zu einer „auditiven Mikrogymnastik", die der „kortikalen Aufladung" zur Versorgung der Hirnrinde mit Energie dient. Die Tonaufnahme soll vergleichbar mit dem intrauterinen Zustand sein, soll vorgeburtliche Wahrnehmungen aktivieren und damit psychische Systeme, die blockiert waren, befreien. Speziell für Patienten mit apoplektischem Insult („Schlaganfall") oder anderen komatösen Zuständen wird ein individuelles Hörprogramm mit viel harmonischer Streichermusik, meist von Mozart, zusammengestellt.

Grundsätzlich soll es durch diese Methode zu Auswirkungen auf das Verhalten, insbesondere auf Hyperaktivität und Autismus, auf Muskeltonus, Gleichgewicht und Koordination kommen; die Kommunikationsfähigkeit soll verbessert und das Vegetativum besonders bei psychosomatischen Störungen harmonisiert werden. Die Methode könne auch zur Unterstützung verhaltenstherapeutischer und tiefenpsychologischer Behandlungen eingesetzt werden, aber auch zum besseren Erlernen von Fremdsprachen, die jeweils eigene Frequenzspektren besitzen.

Kritik: Die Erfahrung und zentrale Verarbeitung des Hörens ist sicher für die Entwicklung des Menschen von großer Wichtigkeit, das Ohr ist ein „Tor zur Seele", es kann beruhigen und stimulieren. Bei der Tomatis-Methode besteht aber eine Überbetonung von unbewiesenen Vorstellungen über die zentrale Bedeutung des Hörens. Sie ist außerdem in der propagierten Form aufwendig und teuer.

Bei zentral-auditiven Wahrnehmungs- und Verarbeitungsstörungen und bei Lese-Rechtschreibstörungen werden Systeme mit verschiedenen Hörreizen (z. B. zum Training der Hördiskrimination nach F. Warnke) angeboten, deren Wirksamkeit trotz vieler subjektiver Erfolgsberichte nicht belegt ist. Auch das akustische und visuelle Training der Antizipation, d. h. der möglichst frühen Erkennung, von welcher Seite ein Reiz abgegeben wird, nach B. Fischer bei Legasthenie und Dyskalkulie gehört hierzu.

17.3.6 Therapie mit Tieren

Ponys und Pferde sind hervorragend geeignet, sowohl Kindern mit Zerebralparese als auch mit Intelligenzminderungen und schwerwiegenden Verhaltensstörungen nicht nur sinnvolle Körperbewegungen, sondern auch verbessertes Selbstbewusstsein und vielfältige Sinneserfahrungen zu vermitteln. Bei ihrem Einsatz im Rahmen einer physio- oder ergotherapeutischen Behandlung sind erstaunliche Fortschritte bei einigen Kindern beschrieben worden. Auch speziell trainierte Hunde werden zunehmend zur Förderung von Kindern mit Verhaltensproblemen und Zerebralparesen (z. B. Hemiparesen) eingesetzt.

Viel diskutiert wird der Einsatz von Delphinen bei der Behandlung von Kindern mit schwerwiegenden Verhaltensstörungen, z. B. einer tief greifenden Entwicklungsstörung und Intelligenzminderung. Einige dieser Kinder zeigten z. B. zunehmend längeren Blickkontakt mit diesen zutraulichen Tieren, bei einigen wenigen haben sich deutliche Verbesserungen von Berührungsängsten und sozialen Hemmungen ergeben. In einem deutschen Modellprojekt profitierten die Kinder nicht nur vom Kontakt mit den Delphinen am Beckenrand und selten auch im Wasserbecken, sondern vor allem die Eltern von den intensiven gemeinsamen Gruppenangeboten während einer gemeinsamen Behandlungswoche.

17.4 Weitere Behandlungsmethoden

17.4.1 Akupunktur und elektrische Reizungen

Die vielfältigen Methoden der Akupunktur sind bei richtiger und kritischer Anwendung vor allem zur Schmerzbehandlung von nachweisbarer Bedeutung, evtl. auch zur muskulären Entspannung. Bei Verhaltens- und Entwicklungsstörungen können wir jedoch keine vernünftige Indikation hierfür erkennen. Mittlerweile ist die Akupunktur aufgrund großer Feldversuche als symptomatische Behandlungsmethode bei chronischen Rücken- und Kniebeschwerden anerkannt, allerdings ist die Hypothese, dass nur bei Punktion in bestimmten Meridian-Linien ein Effekt erzielt werden könne, nicht nachzuweisen gewesen.

Die Interferenzstrom-Regulationstherapie ist eine Reizstrom-Methode, die noch am ehesten einen nachvollziehbaren sinnvollen Therapieansatz bei Schmerzen und spastischen Bewegungsstörungen bietet. Mit der transkutanen elektrischen Nervenstimulation (TENS) lassen sich lokale Schmerzen behandeln.

Der Einsatz von Methoden der Traditionellen Chinesischen Medizin (TCM), z. B. mit verschiedenen Pflanzenextrakten, ist objektiv schwer prüfbar, wird aber z. T. als sinnvolle Ergänzung in der Praxis angesehen.

17.4.2 Homöopathie

Behandlungen mit homöopathischen Mitteln bei Kindern mit Entwicklungs- und Verhaltensstörungen sind ohne objektiv nachweisbare Wirkung. Eine „Energie-Übertragung" in hohen Verdünnungen, bei denen z. T. kein Wirkstoff-Molekül mehr im Heilmittel sein kann, ist wissenschaftlich nicht nachvollziehbar, und auch nicht durch mechanische Maßnahmen (Schütteln, Reiben) zu erreichen. Interessant ist, dass nach der Gebührenordnung für Ärzte (GOÄ) die Anamnese-Erhebung im Rahmen einer Homöopathie-Behandlung den höchsten Abrechnungsfaktor besitzt.

Auch bei der Gabe von Pflanzenstoffen, z. B. Bach-Blüten, handelt es sich um Vorstellungen der Erfahrungsmedizin. Dies gilt ebenso für die Anwendung verschiedener Steine und Düfte.

Auch wenn immer wieder von Anhängern der Homöopathie versucht wird, physikalische Erklärungen als Grund für die Wirkungsweise heranzuziehen, muss der überwiegende Anteil, selbst der Erfolge bei Kleinkindern und in der Veterinär-Medizin, durch Suggestion erklärt werden.

17.4.3 Diäten

Die **Feingold-Diät** ist Grundlage einer Ernährungsbehandlung bei Kindern mit hyperkinetischem Syndrom und scheint in Bezug auf die negative Wirkung von Farbstoffen begründet zu sein; ansonsten gehört sie ebenfalls in den Bereich der Erfahrungsmedizin.

Die **phosphatarme Ernährung** bei hyperkinetischen Kindern ist objektiv unwirksam und ernährungsphysiologisch aufgrund ihres hohen Fettgehaltes und des Mangels an verschiedenen Vitaminen unsinnig und nicht begründbar.

In Einzelfällen können **allergenarme Oligodiäten nach J. Egger** bei Kindern mit meist hyperkinetischen Verhaltensstörungen und einer Allergiedisposition sinnvoll sein. Sie müssen aber sehr aufwendig ausgetestet werden und sind für das betroffene Kind und seine Eltern mit großem Aufwand verbunden (➤ Kap. 8.16). Die **ketogene Diät** bei medikamentös schlecht behandelbaren Epilepsien und spezifischen Stoffwechselerkrankungen erlebt zurzeit eine Renaissance und verdient zunehmende Aufmerksamkeit.

Laktose- und Fruktose-Unverträglichkeiten können auch bei Kindern mit Entwicklungsauffälligkeiten und Behinderungen vorkommen, werden aber z. T. durch unkritische Anwendung der diagnostischen Methoden zu häufig diagnostiziert. Immer sollte bei Kindern mit Minderwuchs und dysphorischer Verstimmung auch an eine Zöliakie gedacht werden, was durch Diät rasch positiv beeinflusst werden kann. Die zusätzliche Gabe von ungesättigten Fettsäuren oder speziellen Salzen hat sich zur Behandlung von Verhaltens- und Entwicklungsstörungen nicht bewährt.

Immer wieder wird eine „**Darmsanierung**" mit unterschiedlichen Methoden zur Verbesserung von Verhaltensproblemen, z. B. beim hyperkinetischen Syndrom, empfohlen, u. a. auch in Verbindung mit medikamentösen Maßnahmen gegen den Hefepilz Candida albicans. Objektiv ist dies schwer nachvollziehbar.

17.4.4 Sonstiges

Eine **medikamentöse Behandlung** von mental-kognitiven Entwicklungsstörungen konnte sich bisher nicht durchsetzen, obwohl immer wieder auch in Doppelblind-Studien Effekte beschrieben wurden, z. B. mit Nootropika (Präparaten zur allgemeinen Verbesserung der Hirnleistungsfähigkeit) wie Piracetam.

Auch die Vorstellung, dass **Umweltgifte**, z. B. chlorierte Kohlenwasserstoffe aus der Holzbearbeitung für nach der Geburt entstandene Entwicklungs- und Verhaltensstörungen verantwortlich seien, ist bis heute nicht zu belegen. Vorstellungen, durch Umbaumaßnahmen oder Umzug würden sich Symptome verbessern, können in der Regel nicht befürwortet werden. Das Gleiche gilt für radioaktive Niedrigstrahlung und elektromagnetische Felder.

Die **Behandlungen mit Frischzellen,** meist von frisch geschlachteten Jungtieren (z. B. mit Thymusextrakten), die vor mehreren Jahren bei Chromosomen-Anomalien, Muskelerkrankungen und anderen Entwicklungsstörungen angepriesen wurden, sind nicht nur wissenschaftlich unbegründet und widerlegt, sondern z. T. auch wegen immunologischer Komplikationsmöglichkeiten bei Zufuhr durch Spritzen und wegen Infektionsrisiken sehr gefährlich. Die im Ausland angebotene Behandlung mit der Injektion fetaler Hirnzellen bei Entwicklungsstörungen im Kindesalter ist medizinisch ebenfalls nicht begründbar, immunologisch gefährlich und ethisch verwerflich.

Behandlungen mit „**Bioresonanz-Stimulation**", **Eigenblut-Injektionen** oder **Sauerstoff-Insufflation** werden immer wieder durchgeführt. Auch hier liegen bei Entwicklungsstörungen keinerlei Beweise für ihre Wirksamkeit vor.

Auf eine große Zahl weiterer, z. T. auch spezieller alternativer Behandlungsmethoden kann hier nicht eingegangen werden. Bei der Zusammenstellung dieses Kapitels wurde eine Vielzahl verschiedener Berichte berücksichtigt. Bezüglich weiterführender Informationen muss auf Spezialliteratur verwiesen werden.

Zusammenfassend lässt sich bei allen angeführten und vielen weiteren alternativen Behandlungsweisen keine spezifische Wirkung erkennen, die über den Plazebo- bzw. Nocebo-Effekt hinausgeht, – oft liegen darüber hinaus auch Selbsttäuschung und sogar Betrug vor. Seit 2001 gibt es eine öffentliche Ausschreibung der James Randi Educational Foundation (www.randi.org), wonach derjenige, der ein paranormales Phänomen nachweisen kann, 1 Mio. $ erhält – bisher hat es noch keinen Bewerber hierfür gegeben. Weitere Informationen sind durch das „Skeptische Zentrum" www.gwup.org erhältlich [217, 239, 240, 241].

KAPITEL 18

H.-M. Straßburg

Rechts- und Sozialberatung

18.1	Rechtsstellung des Kindes	374
18.2	Struktur des Krankenversicherungs- und Versorgungssystems	374
18.3	Pflegeversicherung	376
18.4	Betreuungsmöglichkeiten für Kinder mit Entwicklungsstörungen	378
18.5	Erziehungshilfen	379
18.6	Weitere Aufgaben der Sozialberatung	380

Viele Eltern von Kindern mit Entwicklungsstörungen benötigen eine Sozialberatung. Im Rahmen der Rechtsberatung werden den Eltern primär Informationen über Hilfen aus der Sozialgesetzgebung vermittelt. Dies umfasst insbesondere die Beratung nach dem Schwerbehinderten-Gesetz und der Pflegeversicherung, weiter über Krankenkassenleistungen wie z. B. Mutter-Kind-Kuren, bei Bedarf über Finanzierungsmöglichkeiten für den behindertengerechten Wohnungsumbau, Eingliederungshilfe nach dem SGB VIII oder XII oder über die Möglichkeit der Vermittlung von finanziellen Hilfen aus Stiftungen oder über Spenden.

Im Rahmen der Sozialberatung erhalten die Eltern Unterstützung bei der Krankheitsbewältigung ihres Kindes, Informationen über Selbsthilfegruppen vor Ort oder bundesweit und Informationen über Entlastungsmöglichkeiten vielfältiger Art, hier werden insbesondere die Ressourcen der Familie erfragt und gestärkt.

Wichtige Grundlage für eine umfassende Beratung ist die **Sozialanamnese,** um sich so ein genaues Bild von der Lebenssituation der Familie zu machen, Ressourcen herauszufinden und mit der Familie gemeinsam Lösungen zur Verbesserung der Gesamtsituation zu erarbeiten. Familien von Kindern mit Entwicklungsstörungen leben häufig unter schwierigeren Bedingungen, oft sind die Mütter allein erziehend, die Wohnverhältnisse sind unzureichend und die finanziellen Ressourcen stark eingeschränkt. Eine vermehrte Belastung insbesondere der Mütter durch nächtliche Schlafstörungen, längere Essenszeiten, häufige Arzt- und Therapietermine kennzeichnet ebenso die schwierige Lebenssituation. Hier kann eine umfassende Rechts- und Sozialberatung eine Hilfestellung für die Familien sein, mit ihren Kindern bestmöglich in die Gesellschaft integriert zu werden.

18.1 Rechtsstellung des Kindes

Nach dem Grundgesetz Art. 2, Abs. 2 ist das menschliche Leben ein Wert höchsten Ranges innerhalb unserer Rechts- und Sittenordnung. Sein Schutz ist staatliche Pflicht, seine Erhaltung vorrangige ärztliche Aufgabe. Ein Kind ist mit Vollendung der Geburt, d. h. mit der Abnabelung, nach dem Gesetz rechtsfähig. Kinder sind alle Personen, die jünger als 14 Jahre sind, Jugendliche solche zwischen 14 und 18 Jahren. Das Leben eines Neugeborenen und das eines Erwachsenen sind juristisch gleichwertig (Grundgesetz Art. 3, Abs. 1).

Jede Mutter hat einen Anspruch auf den Schutz und die Fürsorge des Staates. Besonders für in einem Arbeitsverhältnis stehende Frauen wird dics im Mutterschutzgesetz geregelt, – beide Eltern haben Anspruch auf Elternzeit und Elterngeld.

Nach Grundgesetz Art. 6, Abs. 2, sind „Pflege und Erziehung der Kinder das natürliche Recht der Eltern und die zuvörderst ihnen obliegende Pflicht". Nach seiner Geburt bis zur Volljährigkeit mit dem vollendeten 18. Lebensjahr steht das Kind unter dem Recht der elterlichen Sorge. Das Kindeswohl und das Elternrecht sind im Grundgesetz nur prinzipiell geregelt. Es handelt sich um unbestimmte Rechtsbegriffe ohne eine allgemeingültige Festlegung. Die Begriffe müssen im Einzelfall präzisiert werden, wobei die Interessen von Eltern und Kindern kollidieren können. Verletzungen der Erziehungs- und Fürsorgepflicht der Eltern werden nach § 171 StGB geahndet.

In Absatz 3 von Artikel 3 des Grundgesetzes ist angefügt: „Niemand darf wegen seiner Behinderung benachteiligt werden." Demnach verstößt eine Abstufung des Lebens nach sozialer Wertigkeit, der Nützlichkeit, dem Lebensalter, dem körperlichen oder dem geistigen Zustand gegen Sittengesetz und Verfassung. Nichteheliche Kinder sind den ehelichen vor dem Gesetz gleichgestellt.

18.2 Struktur des Krankenversicherungs- und Versorgungssystems

Grundlage des deutschen **Sozialversicherungssystems** sind die **Gesundheitsgesetze,** insbesondere die **Reichsversicherungsordnung** von 1911 (RVO) und das **Sozialgesetzbuch (SGB)** von 1975 in seinen Modifikationen von 1988 bis 2005.

18.2 Struktur des Krankenversicherungs- und Versorgungssystems

Wesentliche Sozialleistungen sind jetzt in dem Gesetzeswerk des Sozialgesetzbuches (SGB) zusammengefasst. Demnach werden

- im SGB V alle medizinischen Leistungen definiert, u.a. auch die Behandlung in den Sozialpädiatrischen Zentren,
- im SGB VIII die Aufgaben des Jugendamtes beschrieben (= früheres Kinder- und Jugendschutzgesetz [KJHG]),
- im SGB IX alle Frühförder- und Rehabilitationsmaßnahmen,
- im SGB XI die soziale Pflegeversicherung und
- im SGB XII alle Unterstützungsmöglichkeiten entsprechend dem früheren Bundessozialhilfegesetzes (BSHG) dargestellt.

Die §§ 182 ff. des SGB V geben den Rahmen für kurative Maßnahmen, d. h. die Erkennung und Behandlung von akuten und chronischen Erkrankungen. Demnach ist für die Finanzierung der medizinischen Behandlung kranker Menschen primär die **Krankenversicherung** zuständig. Hierzu gehören u.a. die ambulante Behandlung, die stationäre Behandlung, die Durchführung von Früherkennungsuntersuchungen sowie die Bezahlung von Medikamenten und Hilfsmitteln. Seit dem Gesundheitsreform-Gesetz von 2007 ist jeder Bürger in Deutschland verpflichtet, einer Krankenversicherung beizutreten, entweder einer gesetzlichen oder einer privaten Krankenkasse. Außerdem gibt es die **Pflegeversicherung**, die **Unfallversicherung**, die **Berufsgenossenschaftsversicherung** (z. B. bei Kindergarten- und Schulunfällen), die **Rentenversicherung** und die **Sozialhilfe**.

Die Kostenübernahme von Leistungen erfolgt nach dem so genannten **Subsidiaritätsprinzip**, d. h. Sozialhilfe wird in der Regel als letztes Mittel nach Erschöpfung aller anderen Möglichkeiten gewährt, wobei ein Rechtsanspruch vom Einzelfall abhängig ist. Entsprechend dem Antragsprinzip muss zur Gewährung einer Hilfe ein Antrag vorliegen.

So können bei Maßnahmen der **Rehabilitation** chronisch Kranker und Behinderter verschiedene Versicherungs- und Unterstützungssysteme als Kostenträger herangezogen werden. Besteht eine nur unzureichende oder fehlende Versicherung, ist bei medizinischer Indikation letztlich das zuständige Sozialamt verpflichtet, notwendige Maßnahmen zu finanzieren.

Rechtliche Grundlage für die verschiedenen Eingliederungshilfen ist das **SGB XII § 53 ff**, wonach dem Empfänger der Hilfe „die Führung eines Lebens ermöglicht werden soll, das der Würde des Menschen entspricht". Dabei ist eine Behinderung durch den Tatbestand der Hilfsbedürftigkeit bei allen Verrichtungen des täglichen Lebens definiert und die Hilfe soll ihn soweit wie möglich befähigen, unabhängig von ihr zu leben. Grundsätzlich ist das Sozialamt verpflichtet, jeden Antragsteller individuell zu beraten.

Eingliederungshilfen nach § 53 SGB XII werden wie folgt geregelt:

1. „Personen, die nicht nur vorübergehend körperlich, geistig oder seelisch wesentlich behindert sind, ist Eingliederungshilfe zu gewähren. Personen mit einer anderen körperlichen, geistigen oder seelischen Behinderung kann sie gewährt werden.
2. Den Behinderten stehen die von einer Behinderung Bedrohten gleich.
3. Aufgabe der Eingliederungshilfe ist es, eine drohende Behinderung zu verhüten oder eine vorhandene Behinderung oder deren Folgen zu beseitigen oder zu mildern und den Behinderten in die Gesellschaft einzugliedern …
4. Eingliederungshilfe wird gewährt, wenn und solange bei der Besonderheit des Einzelfalles, vor allem nach Art und Schwere der Behinderung, Aussicht besteht, dass die Aufgabe der Eingliederungshilfe erfüllt werden kann."

Zu den Eingliederungshilfen gehören

- ambulante und stationäre ärztliche Behandlungsmaßnahmen,
- die Versorgung mit orthopädischen Hilfsmitteln,
- heilpädagogische Maßnahmen für noch nicht schulpflichtige Kinder (= Frühförderung),
- Hilfen zur angemessenen Schulbildung,
- berufliche Ausbildung, Fortbildung und Umschulung,
- andere berufliche Eingliederungshilfen, z. B. beschützende Werkstätten,
- Beihilfe.

Eine Reihe von Maßnahmen für Behinderte unter 21 Jahren sind nicht oder nur z. T. an Einkommen und Vermögen gebunden. So richtet sich der Beitrag der Eltern bei der notwendigen Aufnahme ihres behinderten Kindes in einem Heim danach, was für den Lebensunterhalt zu Hause eingespart wird.

Es besteht weiterhin die Möglichkeit, **Pflegeleistungen nach dem Bundessozialhilfegesetz** zu beantragen. Darüber hinaus können andere Hilfen in besonderen Lebenslagen, z. B. als Krankenhilfe, Eingliederungshilfe, Hilfe zur Weiterführung des Haushaltes und Blindenhilfe gewährt werden.

Im **sozialen Entschädigungsrecht** und im **Schwerbehindertengesetz** sind die Anhaltspunkte für die Anerkennung einer Behinderung zusammengefasst. Werden diese erfüllt, wird eine Behinderung durch das zuständige Versorgungsamt anerkannt. Dabei erfolgt eine Eingruppierung nach dem **Grad der Behinderung** zwischen 30 und 100 – ab 50 wird ein **Schwerbehindertenausweis** ausgestellt. Die Ausstellung des Ausweises ist unabhängig von Einkommen oder Besitz.

Er ermöglicht u. a.
- die unentgeltliche Beförderung im öffentlichen Nahverkehr (auch für Begleitpersonen),
- einen steuerfreien Pauschalbetrag,
- einen Steuererlass für das eigene Kraftfahrzeug,
- u. U. Parkerleichterungen,
- Ansprüche auf Wohngeld und Wohnungsbauförderung,
- die Befreiung von Rundfunkgebühren und
- Ermäßigungen beim Hauptanschluss eines Fernsprechers.

Die Gewährung dieser Erleichterungen ist u. a. auch abhängig von den Zusatzmerkmalen, die mit Großbuchstaben im Behindertenausweis eingetragen werden:

H = Hilflosigkeit, mit der Notwendigkeit einer ständigen Beaufsichtigung
B = Begleitperson erforderlich
G = gehbehindert
aG = außergewöhnlich gehbehindert, (berechtigt zur Benutzung von Behindertenparkplätzen)
bl = blind.

Problematisch ist die im SGB IX vorgesehene **Komplexleistung.** Demnach sollen alle Rehabilitationsleistungen von der Institution übernommen werden, bei der primär ein Antrag auf Kostenübernahme gestellt wurde. Dies hat zu Unklarheiten bei der Finanzierung von gleichzeitig erfolgenden Leistungen in Frühförderstellen und Sozialpädiatrischen Zentren geführt, die derzeit in Verhandlungen auf Länderebene geklärt werden müssen.

18.3 Pflegeversicherung

In den Richtlinien zur Pflegeversicherung vom 7.11.1994 werden
- Merkmale der Pflegebedürftigkeit,
- verschiedene Pflegestufen und
- Verfahren zur Feststellung der Pflegebedürftigkeit festgelegt.

Sie sind für Pflegekassen und den Medizinischen Dienst der Krankenkassen verbindlich. Das Pflegeversicherungsgesetz gilt für alle pflegebedürftigen Menschen ab der Geburt. Es regelt überwiegend die Gewährung von Pflegesachleistungen und Pflegegeld, wofür bisher das Sozialamt und die Krankenkassen verantwortlich waren. Das Sozialamt ist weiterhin zuständig, wenn die Vorversicherungszeit von 5 Jahren nicht erfüllt ist. Die jetzige Pflegeversicherung ist unabhängig von Einkommen und Vermögen.

Pflegebedürftigkeit ist kein unveränderbarer Zustand, sondern ein Prozess, der durch präventive, therapeutische bzw. rehabilitative Maßnahmen und durch aktivierende Pflege beeinflussbar ist. Ziel ist es, trotz des Hilfsbedarfs eine möglichst weitgehende Selbstständigkeit des Pflegebedürftigen im täglichen Leben zu fördern, sie zu erhalten oder wieder herzustellen. Dazu gehören auch Verbesserungen in der Kommunikation sowie ein besseres Zurechtfinden von geistig und seelisch behinderten, psychisch kranken und geistig verwirrten Menschen.

Nach § 14 Sozialgesetzbuch XI sind Personen pflegebedürftig, die wegen einer körperlichen, geistigen oder seelischen Krankheit oder Behinderung für die gewöhnlichen und regelmäßig wiederkehrenden Verrichtungen im Ablauf des täglichen Lebens auf Dauer, voraussichtlich aber für **mindestens 6 Monate,** in erheblichem Maße der Hilfe bedürfen.

Krankheiten oder Behinderungen in diesem Sinne sind:
1. Verluste, Lähmungen und andere Funktionsstörungen am Stütz- und Bewegungsapparat,

2. Funktionsstörungen der inneren Organe und Sinnesorgane,
3. Störungen des zentralen Nervensystems wie Antriebs-, Gedächtnis- oder Orientierungsstörungen sowie endogene Psychosen, Neurosen und geistige Behinderungen.

Maßgeblich für die Beurteilung der Pflegebedürftigkeit ist ausschließlich die **Einschränkung der Fähigkeit, bestimmte Verrichtungen des täglichen Lebens auszuüben** und nicht Art und Schwere einer vorliegenden Erkrankung, z. B. die Diagnose von Krebs oder Aids oder einer Behinderung wie Taubheit oder Blindheit. Entscheidungen in einem anderen Sozialleistungsbereich über das Vorliegen einer Behinderung oder die Gewährung einer Rente haben keine bindende Wirkung für die Pflegekasse und sagen nichts über das Vorliegen von Pflegebedürftigkeit aus. Ein Hilfebedarf kann nicht allein deshalb verneint werden, weil sich der Pflegebedürftige tagsüber außerhalb der Wohnung aufhält.

Pflegebedürftigkeit ist auch dann gegeben, wenn der Pflegebedürftige die Verrichtungen zwar motorisch ausüben, jedoch deren Notwendigkeit nicht erkennen bzw. diese Einsicht nicht in sinnvolles, zweckgerichtetes Handeln umsetzen kann, z. B. bei geistiger Behinderung, verminderter Orientierung, Nichterkennen von Personen usw.

Regelmäßig wiederkehrende Verrichtungen im Ablauf des täglichen Lebens sind z. B.
- im Bereich der Körperpflege Waschen, Duschen, Zahnpflege, Kämmen, Rasieren, Darm- und Blasenentleerung,
- im Bereich der Ernährung das mundgerechte Zubereiten der Nahrung und die Aufnahme der Nahrung,
- im Bereich der Mobilität das Aufstehen und Zubettgehen, das An- und Auskleiden, Gehen, Treppen steigen, Verlassen und Wiederaufsuchen der Wohnung und
- im Bereich der hauswirtschaftlichen Versorgung das Einkaufen, Kochen, Reinigen der Wohnung, Spülen, Wechseln und Waschen der Kleider und das Beheizen.

Ziel der Pflegehilfe ist die möglichst eigenständige Übernahme der Verrichtungen durch die pflegebedürftige Person, wobei das häusliche und soziale Umfeld zu berücksichtigen ist. Zur Unterstützung gehören auch die Anleitung in der richtigen Nutzung von Hilfsmitteln sowie die Pflege unterstützende Maßnahmen (wie beispielsweise das Abklopfen bei Mukoviszidose-Kindern). Maßnahmen der Krankenbehandlung und der medizinischen Rehabilitation oder der Behandlungspflege können bei der Feststellung des Pflegebedarfs nicht berücksichtigt werden.

Beaufsichtigung und Anleitung kommen insbesondere bei geistig und seelisch Behinderten in Betracht und richten sich darauf,
- körperliche, psychische und geistige Fähigkeiten zu fördern und zu erhalten,
- Eigen- und Fremdgefährdungen zu vermeiden (z. B. durch unsachgemäßen Umgang mit Strom, Wasser und offenem Feuer) sowie
- Ängste, Reizbarkeit und Aggressionen abzubauen.

Kriterien für die Zuordnung zu einer Pflegestufe sind neben den genannten Punkten die Häufigkeit des Hilfsbedarfs und ein zeitlicher Mindestaufwand.

Folgende Pflegestufen werden unterschieden:

Pflegestufe I = erhebliche Pflegebedürftigkeit
Diese liegt vor, wenn mindestens einmal täglich Hilfebedarf bei mindestens zwei Verrichtungen aus einem oder mehreren Bereichen besteht. Der Zeitaufwand muss im Tagesdurchschnitt mindestens 1½ Stunden betragen.

Pflegestufe II = Schwerpflegebedürftigkeit
Hierbei müssen mindestens dreimal täglich zu verschiedenen Zeiten Pflegehilfen bei der Körperpflege, der Ernährung und der Mobilität benötigt werden. Der Aufwand muss im Tagesdurchschnitt mindestens drei Stunden betragen.

Pflegestufe III = Schwerstpflegebedürftigkeit
Sie liegt vor, wenn jederzeit bei Tag und Nacht konkreter Hilfsbedarf anfallen kann und der Tagesdurchschnitt mindestens fünf Stunden Pflegeaufwand beträgt.

Pflegebedürftige Kinder sind zur Feststellung des Hilfebedarfs mit einem gesunden Kind gleichen Alters zu vergleichen. Maßgebend für die Beurteilung des Hilfebedarfs bei einem Säugling oder Kleinkind ist nicht der natürliche, altersbedingte Pflegeaufwand, sondern nur der darüber hinausgehende Aufwand. Bei kranken und behinderten Kindern ist also der zusätzliche Hilfebedarf zu berücksichtigen, der sich z. B. als Folge einer angeborenen Erkrankung, einer intensiv-medizinischen Behandlung oder einer Operation im Bereich der Körperpflege, der Ernährung und der Mobilität ergibt und der u. a. in häufigen Mahlzeiten oder zusätzlicher Körperpflege bzw. Lagerungsmaßnahmen bestehen kann.

Im 1. Lebensjahr liegt Pflegebedürftigkeit im Sinne des Gesetzes nur ausnahmsweise vor, die Feststellung bedarf einer besonderen Begründung.

Die Leistungen bei Pflegebedürftigkeit sind bei der Pflegekasse zu beantragen. Diese trifft die Entscheidung unter maßgeblicher Berücksichtigung des Gutachtens des Medizinischen Dienstes der Krankenversicherung, aber auch der Aussagen von behandelnden Ärzten, insbesondere Hausärzten, und der Angaben verschiedener Personen, die den Betroffenen pflegen, ggf. auch externer Sachverständiger. In der Regel ist für die Überprüfung ein angekündigter Hausbesuch notwendig, dies gilt insbesondere auch im Widerspruchsverfahren.

Die Umsetzung des Pflegeversicherungsgesetzes stößt besonders bei der Beurteilung der Pflegebedürftigkeit von geistig behinderten Kindern und Jugendlichen, aber auch bei der Durchführung spezieller Behandlungen, z. B. Diäten, auf Probleme, während die Beurteilung von Kindern mit Körper- oder Sinnesbehinderungen offensichtlich recht einheitlich möglich ist. Seit dem 1.4.2002 soll mit dem Pflegeversicherungs-Ergänzungsgesetz gerade bei diesen Kindern eine qualifizierte Pflege finanziell unterstützt werden. Dies gilt auch für die Kostenübernahme von bisher sonderpädagogisch geführten Institutionen durch Pflegeeinrichtungen. Es wird versucht, die Kriterien der altersbezogenen Pflegebedürftigkeit bzw. der Alltagsbewältigung in altersadaptierten, standardisierten Fragebögen, z. B. PEDI oder WeeFIM zu erfassen. Darüber hinaus bemühen sich verschiedene Arbeitsgruppen, objektive Kriterien für eine Beurteilung der Lebensqualität zu finden.

Über die Pflegeversicherung hinaus müssen bei der Pflege und Förderung vor allem schwer Mehrfachbehinderter weiterhin auch die Sozialhilfeträger zur Finanzierung herangezogen werden.

Das Arbeitsamt bzw. der Arbeitgeber sind für die Gewährung des Kindergeldes zuständig, die Rentenversicherung für die Anerkennung der Kindererziehungszeiten. Pflegende Personen, z. B. Mütter, die auf die Ausübung eines Berufes verzichten, können so weitergehende Rentenansprüche geltend machen.

Bei entsprechender Anerkennung von gesetzlicher Blindheit, d. h. wenn das bessere Auge einen Visus < 0,02 aufweist, kann über das Versorgungsamt **Blindenpflegegeld** beantragt werden.

Bei besonderen familiären Belastungen kann u. a. in Bayern die Landesstiftung „Mutter und Kind" unterstützen und z. B. durch die Familienkasse des Versorgungsamtes Zuschüsse gewähren, wenn frühzeitig auf die Notlage hingewiesen wurde [244, 245, 248].

18.4 Betreuungsmöglichkeiten für Kinder mit Entwicklungsstörungen

Die Betreuung von Kindern mit Entwicklungsstörungen ist in Deutschland auf Landesebene sehr unterschiedlich geregelt.

Prinzipiell wird immer versucht, in den ersten drei Lebensjahren die Versorgung innerhalb der Familie, möglichst durch die Mutter, zu gewährleisten. Dies wird einerseits durch Verlängerung des Mutterschaftsurlaubs bzw. des Elternbetreuungsgeldes, andererseits durch verschiedene Therapie- und Betreuungsangebote, z. B. von Frühförderstellen mit einem Team verschiedener Therapeuten, durch Sozialpädiatrische Zentren oder durch spezielle Therapiepraxen unterstützt. In schwierigen Einzelsituationen können Familien-entlastende Dienste usw. eingesetzt werden.

Regelkindergärten nehmen üblicherweise ab dem vollendeten 3. Lebensjahr auf, hingegen Sonderkindergärten und schulvorbereitende Institutionen meist erst mit 4 Jahren. Letztere sind als schulische Einrichtung kostenlos, meist unterschiedlich spezialisierten Förderschulen angeschlossen und gewährleisten einen Fahrdienst zur Schulwegbeförderung. Zunehmend werden Kinder mit erhöhtem Förderbedarf in Regelkindergärten im Rahmen der sonderpädagogischen Einzelintegration betreut. Für die Schulbetreuung ist primär die Grundschule am Wohnort des Kindes zuständig. Eine Zurückstellung vom Schulbesuch kann nur dann erfolgen, wenn im darauf folgenden Jahr voraussichtlich die Aufnahme in der Regelschule möglich sein wird.

Sonderschulen bzw. **Schulvorbereitende Einrichtungen (SVE)** gibt es in Deutschland für eine Vielzahl verschiedener Störungen, insbesondere für
- Störungen der Sprachentwicklung,
- Hörbehinderungen bzw. Taubheit,
- Sehbehinderungen bzw. Blindheit,
- andere Körperbehinderungen,
- geistige Behinderungen und
- Verhaltensstörungen bzw. Erziehungsschwierigkeiten.

Eine Sonderschule kann die Aufnahme eines Kindes ablehnen, wenn seine Störung nicht ihrem Konzept entspricht. Während die Sonderschulen einerseits einen zunehmend hohen Spezialisierungsgrad aufweisen, wird andererseits versucht, die Spezialisierung der Einrichtungen zu überwinden und Kinder mit unterschiedlichen Entwicklungsstörungen gemeinsam zu betreuen. Dabei wird von unterschiedlicher Leitsymptomatik, z. B. in den o. g. Bereichen, ausgegangen. Neuerdings sollen **mobile sonderpädagogische Dienste** eine bessere Verbindung zwischen Förderschule und Regelschule ermöglichen.

Echte **integrative Schulen** mit Gesunden und Kindern mit unterschiedlichen Entwicklungsstörungen werden nur vereinzelt, meist im Rahmen eines Modells nach einer speziellen Pädagogik (z. B. nach Montessori, ➤ Kap. 16.2) betrieben. Oft ist dies nur in den ersten Schuljahren konsequent möglich. In einzelnen Bundesländern (z. B. Stadt-Staaten, Hessen, Saarland) wurde versucht, durch zusätzliche Betreuungsangebote möglichst viele Kinder mit Behinderungen und Entwicklungsstörungen in den Regelschulen zu integrieren. Andererseits wird aber auch versucht, in zunehmendem Maße nicht behinderte Kinder in Sonderschulen aufzunehmen, was jedoch nur bei einer Lernzielgleichheit möglich ist (z. B. in Sehbehinderten- und Sprachheilschulen).

In Bayern z. B. hat man für die ersten drei Schuljahre anstelle der Schule für Lernbehinderte eine Eingangsstufe als **„Diagnose- und Förderklasse"** eingeführt. Hier wird Kindern mit Entwicklungsproblemen der Stoff der ersten zwei Grundschuljahre innerhalb von drei Jahren vermittelt, um im Anschluss daran die endgültige Schullaufbahn besser festlegen zu können.

In der Regel erfolgt in der Sonderschule eine Betreuung für zehn Jahre. Viele Sonderschulen bieten am Nachmittag eine Hortbetreuung an, die über Eingliederungshilfe nach SGB XII finanziert werden kann (➤ Kap. 18.2). In dieser Zeit findet häufig auch eine medizinisch begründete Therapie statt. Über die Aufnahme in diese Einrichtung erfolgt ein Feststellungsbescheid, der in der Regel von der Beurteilung eines für die jeweilige Behinderung zuständigen Landesarztes abhängig ist. Zunehmend wird, mit einigen Unterschieden zwischen den einzelnen Bundesländern, eine Einzelintegration mit stundenweiser fachkundiger Anleitung von Erzieherinnen in Regel-Kindergärten und Lehrern in Regel-Schulen angeboten. Neben den Problemen mit der Finanzierung besteht das grundsätzliche Problem, welche Vorleistungen die Regeleinrichtungen zu erbringen haben (z. B. Klassengröße und -zusammensetzung, Lehrerqualifikation, Elternmitarbeit) und welche Kinder wirklich von einer Integration profitieren. Bei der Beantragung der Einzelintegration für den Regelkindergarten, Kinderkrippen und Horte muss festgestellt werden, dass das betroffene Kind von einer wesentlichen Behinderung bedroht bzw. behindert ist, weswegen es Anspruch auf Eingliederungshilfe nach §§ 53, 54 SGB XII habe. Gleiches gilt für die Beantragung eines Schulbegleiters, z. B. bei Kindern mit Autismus.

Insgesamt wird die Zuordnung der Kinder mit Entwicklungsstörungen zu den verschiedenen Einrichtungen immer schwieriger.

18.5 Erziehungshilfen

SGB VIII regelt Hilfen zur Erziehung, wenn eine dem Wohl des Kindes entsprechende Erziehung ansonsten nicht gewährleistet ist. Nach § 1 gilt: „Jeder junge Mensch hat ein Recht auf Förderung seiner Entwicklung und auf Erziehung zu einer eigenverantwortlichen und gemeinschaftsfähigen Persönlichkeit."

Die Hilfen zur Erziehung können z. B. sein:
- pädagogische und therapeutische Leistungen nach § 27,
- Erziehungsbeistandschaft, Betreuungshilfen (§ 30),
- Betreuung und Versorgung des Kindes in Notsituationen (§ 20),

- Tagesgruppen- und Heimerziehung (§ 32 und 34),
- sozialpädagogische Einzelbetreuung (§ 35),
- Eingliederungshilfe für seelisch behinderte und von seelischer Behinderung bedrohte Kinder (§ 35a).

Ein Beispiel für eine durch das Jugendamt nach § 35a SGBV III zu finanzierende Erziehungshilfe ist die zusätzliche schulische Betreuung von Kindern mit der Teilleistungsstörung „Legasthenie". Diese muss in einem Zusammenhang mit einer „drohenden seelischen Behinderung" stehen. Ein entsprechendes Gutachten kann entweder von einem Kinder- und Jugendpsychiater oder interdisziplinär durch einen Kinderarzt und einen Psychologen z. B. in einem Sozialpädiatrischen Zentrum erstellt werden. Die für das Gutachten notwendige Diagnostik sollte sich an dem multiaxialen Klassifikationsschema der ICD-10 (➤ Kap. 1.4.7) orientieren und darf nicht von dem Therapeuten vorgenommen werden.

Liegt bei einem Patienten die Diagnose einer Autismus-Spektrum-Störung mit einem IQ > 80 vor, ist der Patient von einer wesentlichen seelischen Behinderung bedroht und hat von daher Anspruch auf Eingliederungshilfe nach § 35a SGB VIII z. B. in Form eines Schulbegleiters, um die für ihn geeignete Schulform besuchen zu können. Liegt der IQ bei dieser Diagnose < 70, ist es sinnvoll, die Betreuung über die §§ 53, 54 SGB XIII zu beantragen.

Die Finanzierung einer Legasthenie-Behandlung durch die *Krankenkasse* ist in der Regel nur über ein kinder- und jugendpsychiatrisches oder ärztlich-psychologisches Gutachten zu erlangen, bei dem ebenfalls eine drohende seelische Behinderung attestiert wird und in dem der Begriff „Legasthenie" nicht erwähnt werden darf.

Seit 2001 ist das Sozialgesetzbuch IX verabschiedet, das die Rehabilitationsverfahren vereinheitlichen und beschleunigen soll. So werden jetzt z. B. so genannte Servicestellen bei den verschiedenen Behörden eingerichtet, die die oft schwierige Antrags- und Kostenübernahmeformalitäten für die Erbringung von **Komplexleistungen** koordinieren und regeln sollen. Wird z. B. ein Antrag abgelehnt weil sich die angegangene Stelle für nicht zuständig erklärt, ist bis zum endgültigen Entscheid die in zweiter Linie zuständige Stelle zur Kostenübernahme verpflichtet. Leider ist es jedoch bei der Interpretation des Gesetzes zu einem Streit über die Kostenzuständigkeit für Therapiemaßnahmen in der Frühförderung zwischen den Krankenkassen und den Sozialämtern gekommen. Dies hat zu erheblichen Verunsicherungen sowohl bei betroffenen Eltern als auch in den entsprechenden Einrichtungen geführt. Bis zu einer endgültigen Regelung ist die bisherige Praxis vorerst beibehalten worden. Es ist zu hoffen, dass möglichst bald zwischen den verschiedenen Ämtern, den ärztlichen und psychologischen Einrichtungen, den Frühförderstellen und sonderpädagogischen Institutionen einheitliche Regelungen für alle entwicklungsgestörten Kinder gefunden werden, um eine ausreichende Finanzierungsbasis für sinnvolle Förder- und Betreuungskonzepte zu erreichen.

Wird vom Jugendamt eine Gefährdung des Kindeswohls festgestellt, kann eine **sozialpädagogische Familienhilfe** eingesetzt werden. Wenn das Wohl des Kindes nicht gewährleistet werden kann, erfolgt als weitestgehende Maßnahme der **Entzug des Sorgerechts** und des **Aufenthaltsbestimmungsrechts** durch den Familienrichter [244, 245, 247, 248].

18.6 Weitere Aufgaben der Sozialberatung

In der Sozialberatung, die vor allem bei freien Trägern wie Caritas, Diakonie Arbeiterwohlfahrt und Lebenshilfe sowie in amtlichen Stellen (z. B. Sozialamt) und an vielen anderen Stellen (z. B. Kliniken, Sozialpädiatrischen Zentren usw.) stattfindet, können vielfältige weitere Aufgaben anstehen, z. B.
- die Vermittlung behinderter Kinder in geeignete **Ferienstätten** oder **Kurzzeitinternate**,
- die Beantragung von **Mutter-Kind- und Kind-Mutter-Kuren**,
- Familienhilfen.

Zur Haushalts-, Betreuungs- und Pflegeentlastung können entweder eine **Familienpflegerin, Haushaltshilfen** oder **familienentlastende Dienste** bei karitativen Einrichtungen beantragt werden. Verschiedene Wohlfahrtsverbände bieten spezielle Mutter-Kind-Dienste an. Nach einer Entbindung können Hausbesuche durch die Hebamme beantragt und finanziert werden.

Die Sozialberatung kann die Betreuung durch eine ambulante Sozialstation oder Haus- und Familienpflegestationen vermitteln. Hierfür sind überwiegend Wohlfahrts- und Behindertenverbände zuständig; die Finanzierung kann u. a. über die Krankenkasse und in Einzelfällen über das Jugendamt veranlasst werden. **Ambulante Kinderkrankenschwestern** können durch Hausbesuche langfristige Krankenhausaufenthalte bei komplexen chronischen Erkrankungen, z. B. mit Heimbeatmung oder Heimdialyse verhindern, die Kosten werden von den Krankenkassen übernommen.

Der Sozialdienst kann bei der Suche nach geeigneten Kindergärten, schulvorbereitenden Einrichtungen, Regel- und Sonderschulen, Tagesstätten, heilpädagogischen Kinderheimen usw. unterstützend tätig sein. Er kann Hilfestellung bei der Formulierung von Anträgen, bei der Beratung über finanzielle und rechtliche Probleme bieten und Kontakte mit Heimen, Jugendämtern und Sozialhilfeverwaltungen aufnehmen.

Vorsorgekuren für Mütter, **Familienerholung** und behindertengerechte Ferienmöglichkeiten werden von verschiedenen Wohlfahrtsverbänden angeboten; Kostenträger für Mutter-Kind-Kuren und Kind-Mutter-Kuren sind die Krankenkassen nach entsprechender Beantragung und Genehmigung. Der Aufenthalt in speziellen Rehabilitationskliniken oder Sozialpädiatrischen Kliniken wird ebenfalls von den Krankenkassen aufgrund einer Überweisung durch den Hausarzt übernommen.

Am **Arbeitsplatz** kann von beiden Eltern der Anspruch auf Sonderurlaub oder unbezahlte Freistellung wegen der Versorgung des kranken Kindes und auf Kinderpflegekrankengeld geltend gemacht werden. Den Lohnausfall trägt zu 80% die Krankenkasse.

Zur Verbesserung der **Wohnsituation** werden vom Wohnungsamt Wohngeld und eine Sozialwohnungsberechtigung gewährt. Außerdem können Dringlichkeitsschreiben zur Vorlage bei Wohnungsgesellschaften ausgestellt werden. Es gibt daneben vielfältige Beratungen für behindertengerechten Wohnungsbau, verschiedene Möglichkeiten der Wohnungsbauförderung und der Gewährung von Baudarlehen und Beihilfen.

Nicht zuletzt ist es Aufgabe der Sozialberatung, Eltern von behinderten bzw. chronisch kranken Kindern auf Wunsch die Adressen anderer betroffener Eltern zu vermitteln. Dies geschieht überregional z. B. durch das **Kindernetzwerk e. V.** Aschaffenburg, sowie durch regionale Selbsthilfegruppen, die u. a. in der Deutschen Arbeitsgemeinschaft Selbsthilfegruppen (DAG-SHG) zusammengefasst sind (Adressen im Anhang). In der Elterngruppe **ACHSE** (Allianz chronischer seltener Erkrankungen) haben sich viele Selbsthilfegruppen zusammengeschlossen, um eine höhere Aufmerksamkeit in der Öffentlichkeit für die besonderen Probleme dieser Menschen zu erreichen.

Von besonderer Bedeutung ist die **„Lebenshilfe für geistig Behinderte"**, die bundesweit in verschiedenen Einrichtungen mehr als 25 000 Mitarbeiter mit überwiegend pädagogischer Ausbildung zur Betreuung geistig behinderter Menschen in vorschulischen Einrichtungen, Schulen, Heimen und Werkstätten beschäftigt. Gerade hierbei schließen sich heilpädagogische Förderung und medizinische Pflege nicht aus, sondern ergänzen sich gegenseitig.

Wenn Kinder mit einer länger dauernden Erkrankung, z. B. nach schweren Operationen und Frühgeburt, bei Diabetes mellitus, Asthma bronchiale usw. mithilfe einer speziellen Betreuung vorzeitig aus dem Krankenhaus nach Hause entlassen werden können, kann dies nach § 43 b SGB V als **sozialmedizinische Nachsorge** mit den Krankenkassen abgerechnet werden.

Bei mehreren Erkrankungen, z. B. Epilepsien, ADHS; Asthma und Adipositas haben sich ambulante Schulungsprogramme sowohl für Eltern als auch für ältere Kinder und Jugendliche zur Stärkung des Selbstwertgefühls bewährt (z. B. FAMOSES, FLIP und FLAP, PACT und MOBY DICK).

Sehr wichtig sind auch die Betreuung behinderter Jugendlicher und Erwachsener bei der **Berufswahl** und bei der Vermittlung spezieller Berufsbildungszentren sowie der Ausbau behindertengerechter Arbeitsplätze und von Behindertenwerkstätten. Für viele Menschen mit Entwicklungsstörungen und Behinderungen ist das **beschützte Wohnen** in entsprechenden Einrichtungen, ggf. auch die Ermöglichung von Partnerschaft und Sexualität, eine wesentliche Erweiterung der Lebensqualität, die, wenn irgend möglich, erreicht werden sollte.

Nach § 36 SGB VIII muss für den Fall, dass Erziehungshilfen notwendig sind, ein **Hilfeplan** erstellt werden. Dies gilt besonders für seelisch behinderte junge Menschen und erfolgt in Kooperation durch den behandelnden Arzt, das Gesundheitsamt, den Landesarzt für die jeweilige Behinderung, den Träger der Sozialhilfe und die Bundesanstalt für Arbeit. Bei Maßnahmen der beruflichen Eingliederung soll die Bundesagentur für Arbeit beteiligt werden.

Über das Jugendamt können **Tages- und Wochenpflegen** in Pflegefamilien, Dauerpflegen und ggf. eine **Adoption** vermittelt werden. Auch bei schwer behinderten Kindern kann zur Vermeidung einer bleibenden Heimbetreuung eine Familienadoption veranlasst werden. Hierbei ist eine besonders intensive Vor- und Nachbetreuung durch den Sozialdienst notwendig.

Ein besonderes Problem der Sozialberatung stellt die offene und versteckte **Armut** dar. Ca. 10% der Kinder unter 6 Jahren in Deutschland beziehen Sozialhilfe, in über 40% stammen sie aus unvollständigen Familien. Diese Kinder haben 5-mal häufiger behandlungsbedürftige Gesundheitsstörungen und erhalten signifikant weniger Förderung, oft haben sie auch wesentlich schlechtere soziale Anbindung. Eine wirksame Verbesserung der Situation gerade dieser Kinder ist eine zentrale gesundheits- und sozialpolitische Aufgabe [244, 245, 247].

KAPITEL 19

H.-M. Straßburg

Ethische und rechtliche Probleme

19.1	Grenzen ärztlichen Handelns	384
19.2	Aufklärungspflicht	385
19.3	Gutachterliche Probleme	385
19.4	Zukünftige Konzepte zur Prävention und Akzeptanz von Behinderungen	386

19.1 Grenzen ärztlichen Handelns

Nach Art. 1 des Grundgesetzes sind alle Menschen rechtlich gleich gestellt, für alle Menschen besteht ein Recht auf Leben. Das Ende des Lebens wird vom wissenschaftlichen Beirat der Bundesärztekammer nach den Kriterien des Hirntodes definiert. Ebenso wie die Tötung des Menschen in den ersten Gestationswochen (§ 218 StGB) werden die Grenzen medizinischer Maßnahmen bei intensivmedizinisch betreuten Patienten, unheilbar Kranken und Neugeborenen mit schwersten Behinderungen, immer wieder intensiv diskutiert. Dabei besteht weitgehend Übereinstimmung darin, dass aktive Tötungsmaßnahmen von ärztlicher Seite nicht vertreten werden können, dass jedoch lebensverlängernde Maßnahmen, z. B. maschinelle Beatmung, antibiotische Behandlung oder nur vorübergehend wirksame Operationen nach gründlicher Abwägung abgelehnt werden können. Kein Arzt hat das Recht oder die Verpflichtung, Medikamente zu geben, wenn sie dem Patienten nicht mehr nützen. Situationen, in denen der Arzt die medizinischen Behandlungsmöglichkeiten, insbesondere solche zur Herstellung und Aufrechterhaltung der Vitalfunktionen und/oder schwerwiegende operative Eingriffe nicht ausschöpfen muss, wurden z. B. für das Neugeborene in den **Einbecker Empfehlungen** von 1987 zusammengefasst. Diese Empfehlungen wurden 1992 dahingehend revidiert, dass definierte Diagnosen nicht mehr genannt werden und die Bedeutung einer gemeinsamen Entscheidungsfindung aller Beteiligten (Eltern, Ärzte, Pflegepersonal u. a.) unterstrichen wird.

In Akutsituationen liegt die Entscheidung über lebenserhaltende Maßnahmen immer beim Arzt; juristisch können nur äußere Maßstäbe gesetzt werden, an denen der Arzt sein Ermessen orientiert. Hilfen können bei planbaren Entscheidungen so genannte **Ethik-Kommitees** anbieten, die sich z. B. in größeren Krankenanstalten aus verschiedenen Vertretern des ärztlichen und des pflegerischen Personals zusammensetzen, möglichst unter Hinzuziehung juristischer oder theologischer Berater. Diese bilden sozusagen eine stellvertretende Öffentlichkeit, um im Einzelfall gemeinsame Entscheidungen zu finden.

Ethik-Kommissionen, die entweder bei den Landesärztekammern oder bei den Medizinischen Fakultäten eingerichtet sind, sind ebenfalls von Ärzten verschiedener Fachgruppen, einem Juristen, einem Pharmakologen und einem Laien besetzt. Sie wurden nach den Erfahrungen der Nürnberger Ärzte-Prozesse gegen die Vertreter des Nationalsozialismus auf der Basis der Erklärung von Helsinki in den 80er-Jahren gebildet, um alle medizinischen Forschungsvorhaben am Menschen nur mit dessen Einwilligung nach ausführlicher Vorinformation (**informed consent**) und mit den aktuell bestmöglichen Behandlungsmethoden (**best clinical practice**) durchzuführen. Aufgrund des Arzneimittelgesetzes von 2004 müssen alle Forschungsvorhaben mit Medikamenten nach speziellen Verfahrenskriterien bei einer dafür befugten Ethik-Kommission beantragt und fristgerecht geprüft werden.

Medizinische Grenzen müssen immer wieder neu definiert werden. So werden z. B. bei Patienten mit fortschreitenden muskulären Erkrankungen wie der bösartigen Muskeldystrophie Duchenne, aber auch bei vielen anderen Erkrankungen des zentralen und peripheren Nervensystems Indikationen für Formen einer Langzeitbeatmung, Organtransplantationen z. B. des Herzens, nebenwirkungsreiche medikamentöse Behandlungen und verschiedene Gentherapien diskutiert.

Auch der Umgang mit menschlichen Embryonen bei In-vitro-Fertilisation (künstlicher Befruchtung außerhalb des mütterlichen Körpers) und die Behandlung mit experimentellen gentechnologischen Methoden an behinderten und beschränkt urteilsfähigen Menschen wird zurzeit in verschiedenen Ländern kontrovers gehandhabt.

Neuerdings wurde der Import embryonaler Stammzellen zu streng überwachten Forschungszwecken zwar erlaubt, die Präimplantations-Diagnostik und andere Manipulationen am intakten Embryo sind in Deutschland aber verboten.

Im revidierten § 218a StGB gibt es für den Schwangerschafts-Abbruch aus medizinischer Indikation keine zeitliche Begrenzung mehr, bei Abbruch bis Ende der 12. Woche besteht Straffreiheit. Andererseits hat das Bundesverfassungsgericht wiederholt ein schwer behindertes Kind als „Schaden" bezeichnet, der verhindert werden könnte, so dass gegenüber den betreuenden Ärzten Haftungsansprüche geltend gemacht werden können.

In breiter Übereinstimmung werden direkte Eingriffe in die körperliche Integrität eines chronisch kranken und behinderten Menschen ohne medizinische Notwendigkeit abgelehnt. Dies gilt z. B. für die operative Sterilisation geistig Behinderter, obwohl dies, vor allem von Angehörigen, immer wieder gefordert wird.

19.2 Aufklärungspflicht

Der Arzt hat die Pflicht zur Aufklärung über Indikation, Anlass, Umfang, Risiko, Folgen und Nebenwirkungen einer jeden von ihm veranlassten Maßnahme. Er muss aber nicht alle möglichen Folgen erörtern, sondern so vorgehen, dass der Patient bzw. seine sorgeberechtigten Vertreter die Tragweite einer Entscheidung erkennen können. Auch schwerwiegende Befunde, z. B. das Vorliegen einer unheilbaren Erkrankung, müssen in der Regel dem Patienten bzw. den Sorgeberechtigten mitgeteilt werden.

Bei allen nicht allgemein anerkannten Verfahren, z. B. der Abgabe von nicht offiziell zugelassenen Medikamenten an Kinder („Out-of-label"-Einsatz), bedarf es einer genauen Prüfung und einer möglichst schriftlichen Einverständniserklärung des Sorgeberechtigten bzw. des Betroffenen selbst („informed consent").

Der Arzt muss sich immer ein Bild über die Einsichts- und Urteilsfähigkeit des Patienten bzw. seines gesetzlichen Vertreters machen. Sollte es trotz ausführlicher Belehrung zu einer Verweigerung eines als notwendig erachteten ärztlichen Eingriffs kommen, kann wegen missbräuchlicher Ausübung des Sorgerechts über eine evtl. einstweilige vormundschaftliche Regelung im Sinne eines begrenzten Sorgerechtsentzugs eine Zustimmung erlangt werden. Beispiele hierfür sind angeborene, durch eine Operation wesentlich zu verbessernde Fehlbildungen bei Neugeborenen und die intensiv-medizinische Behandlung bei Frühgeborenen. Nicht mehr rückgängig zu machende ärztliche Eingriffe, z. B. eine Dauerbeatmung bei einer fortschreitenden Muskelerkrankung, sind abhängig von der Dringlichkeit und prinzipiell nicht ohne die Zustimmung des Patienten bzw. seiner gesetzlichen Vertreter vorzunehmen.

Gegenüber Dritten ist der Arzt, alle ärztlichen Mitarbeiter und Pflegepersonen primär zur Verschwiegenheit verpflichtet (Arztgeheimnis) und hat gegenüber Behörden und nicht-ärztlichen Betreuern eines Patienten eine Zeugnisverweigerungspflicht bzw. ein Zeugnisverweigerungsrecht. Bei Gefährdungen von Gesundheit und Leben, z. B. bei Verdacht auf das Vorliegen einer Kindesmisshandlung, muss er eine Güterabwägung im Einzelfall vornehmen und an die zuständigen Stellen eine Mitteilung machen. Dann sind detaillierte, schriftliche Darstellungen zum Sachverhalt und genaue Protokollierung der Abläufe notwendig.

Nach § 8a des SGB VIII hat das Jugendamt den Schutz des Kindes als zentrale Handlungsvorschrift. Nach §§ 1666 und 1666a kann das Familiengericht bei erheblicher Gefährdung des Kindswohls ganz oder teilweise die elterliche Sorge entziehen.

19.3 Gutachterliche Probleme

Immer häufiger werden bei Kindern mit Entwicklungsstörungen gutachterliche Stellungnahmen in außergerichtlichen, zivilrechtlichen und sogar strafrechtlichen Verfahren verlangt. Diese können sehr aufwendig und kontrovers sein, wobei Motivation und Veranlassung der Initiatoren, meist der Eltern, äußerst unterschiedlich sind. Oft geht es dabei um Schuldzuweisungen bei mangelnder Verarbeitung und Akzeptanz der Behinderung des Kindes. Große Probleme macht auch die objektive Einschätzung des Pflegebedarfs bei schwerbehinderten Patienten oder die Begutachtung auf die Gewährung von Blindengeld bei Patienten mit zentralen Sehstörungen und Mehrfachbehinderung. Im Vorfeld von Entscheidungsprozessen darüber, ob ein Gerichtsverfahren angestrebt werden soll, kann die Einschaltung einer **Schiedsstelle** zur Bearbeitung ärztlicher Kunstfehler der zuständigen Ärztekammer sinnvoll sein.

Immer wieder wird die *Geburt* als Ursache von bleibenden Entwicklungsstörungen angesehen: Der

Geburtsvorgang selbst, Komplikationen bei der Mutter und kurzfristige Zyanosen des Säuglings nach der Geburt sind heute praktisch nie ein Grund, einen ursächlichen Zusammenhang zu postulieren. Immer wieder lässt sich nachweisen, dass bei vielen Kindern mit Entwicklungsstörungen schon pränatal Probleme bestanden haben, die entweder anlagebedingt oder durch nicht erkennbare Versorgungsstörungen erklärt werden können. Oft wird von den Klägern vergessen, dass Kinder, die bereits intrauterin keine normale Entwicklung hatten, unter der Geburt zwangsläufig zusätzlich belastet sind. Möglicherweise werden in Zukunft immer häufiger Fragen nach der Richtigkeit einer Reanimation und intensivmedizinischen Betreuung gestellt werden, wobei das rasche Voranschreiten technischer und therapeutischer Möglichkeiten berücksichtigt werden muss. Die hohen Qualitätsansprüche an ein perinatales Zentrum werden eine Betreuung von Problempatienten in kleineren Einrichtungen oft nicht mehr zulassen, wodurch aber auch regionale Versorgungslücken entstehen können.

Von großer Bedeutung für derartige Begutachtungen ist eine sehr exakte Dokumentation aller Maßnahmen (z. B. unter der Geburt, bei der Reanimation, beim Transport, auf der Intensivstation und auf der allgemeinen Säuglingsstation), insbesondere auch von Ultraschall- und Röntgenbefunden.

Gutachten über die Frage eines Zusammenhangs von Entwicklungsstörungen mit einer *Impfung* spielen eine immer geringere Rolle, können u. U. aber auch heute noch schwierig sein.

Es muss dringend gefordert werden, dass in die Begutachtung der Ursache einer Entwicklungsstörung immer ein neuropädiatrisch erfahrener Kinderarzt mit einbezogen wird, der oft auch eine persönliche Nachuntersuchung des Kindes vorzunehmen hat. Immer wieder wird so erst nach vielen Jahren eine Anlagestörung, eine neurodegenerative Erkrankung oder ein Syndrom als Ursache diagnostiziert. Dabei muss sich der Gutachter bewusst sein, dass er keinen therapeutischen Auftrag hat.

Probleme können sich auch bei einer *späten Diagnosestellung* ergeben, da z. T. angenommen wird, eine frühere Diagnose und Therapie hätten z. B. das Krankheitsbild einer spastischen Zerebralparese verhindert. Während dies in Bezug auf die Grundkrankheit in der Regel verneint werden kann, muss die Frage nach der Vermeidbarkeit sekundärer Komplikationen, z. B. einer Hüftluxation oder von Kontrakturen, differenziert betrachtet werden.

Auch in der *Pränataldiagnostik* werden sich aller Voraussicht nach in der Zukunft besondere gutachterliche Probleme ergeben.

Zunehmend werden gutachterliche Stellungnahmen zum *Einsatz alternativer Behandlungsmethoden* gefordert, die nach Ansicht ihrer Vertreter und einiger Eltern von den öffentlichen Krankenkassen finanziert werden sollten. Auch hier sind in der Regel exakte Dokumentationen vor und nach einer solchen Therapiemaßnahme notwendig, um fundierte Aussagen zu ihrem Erfolg machen zu können. Grundsätzliche Bewertungen durch Fachgremien und wissenschaftliche Gesellschaften können im Einzelfall dabei helfen, solche Anträge entweder zu befürworten, oder – was meist der Fall ist – abzulehnen.

Es muss davor gewarnt werden, unkritische Parteigutachten gerade in dem so heiklen Gebiet der Erklärung von Entwicklungsstörungen zu erstellen. Es ist immer sinnvoll, sich nach Möglichkeit von einer unparteiischen Institution genaue Fragen vorlegen zu lassen, die möglichst klar und nachvollziehbar beantwortet werden sollten [243, 246, 249, 250, 251].

19.4 Zukünftige Konzepte zur Prävention und Akzeptanz von Behinderungen

Eine offene Diskussion ist beispielsweise auch bei Fragen der **Prävention von Behinderungen** durch eine humangenetische Beratung der Schwangeren notwendig. Es muss versucht werden, neue Kategorien für die Einschätzung einer Behinderung zu finden. Jedem Menschen muss bewusst sein, dass er selbst strukturelle Abweichungen in seinem Gensystem besitzt und dass nicht jede genetische Erkrankung ein großes Leid mit sich bringt. Auch Kurzsichtigkeit oder Farbenblindheit sind erblich. So zu fragen, ob jede invasive Pränataldiagnostik im positiven Fall den Schwangerschaftsabbruch nach sich ziehen muss. Deshalb wird auch vom „Paradigmenwechsel in der Humangenetik" gesprochen, wobei die Zielvorstellung vor allem die Beratung der Eltern **vor** einer Schwangerschaft ist und nicht die Ausbildung spezialisierter Fachkräfte zur Verhinderung der Geburt von behindertem Leben.

Große ethische Probleme bestehen bei der Diagnostik und Befundmitteilung von Anlagestörungen des Kindes vor der Geburt, z. B. einem Hydrozephalus, einer Meningozele oder einer auffallenden Nackenzyste in der frühen Fetalzeit. Heute entscheiden sich ca. 90% der Eltern, die pränatal von einer Chromosomenanomalie ihres Kindes erfahren, für einen Abbruch. Leider hat aber nicht in allen Fällen eine ausführliche Beratung der Eltern durch Ärzte, die eine hohe Kompetenz im Umgang mit der Anomalie haben oder durch andere betroffene Eltern stattgefunden.

O. Speck hat hierzu ausgeführt: „Einerseits ist die Vermeidung einer Schädigung plausibel. Aber das, was vermieden werden soll, ist etwas, was den Lebenswert des Betroffenen, aber auch anderer, von der gleichen Schädigung Betroffener herabsetzt und so ihre Lebensqualität beeinträchtigen kann. Wenn etwas verhindert werden soll, gilt es als etwas, das weniger wert ist, als Übel, als Nichtwert. Es besteht das Dilemma: Prävention von Behinderung und Verteidigung der Lebensrechte aller bilden einen Widerspruch."

Entwicklungsstörungen und Behinderungen sollten durch Maßnahmen der Schwangerenvorsorge und der Perinatalmedizin vermieden bzw. sinnvoll behandelt werden. Dies darf aber nicht zu einer Verunsicherung der Bevölkerung durch Überbetonung vorbeugender bzw. verhütender Maßnahmen führen, sondern sollte im Gegenteil eine wachsende Integration und normale Behandlung aller Menschen mit Entwicklungsstörungen bewirken. Von daher können Investitionen in Projekte zur pränatalen Diagnostik nur dann akzeptabel sein, wenn sie freiwillig sind und Eltern das Recht zugestehen, auch ein Kind mit Entwicklungsstörung und Behinderung anzunehmen bzw. diesem Kind sein Lebensrecht zuzubilligen. Darüber hinaus sollten in vergleichbarem finanziellem Umfang Verbesserungen bei der Betreuung entwicklungsauffälliger und behinderter Kinder ausgebaut werden.

Es besteht ansonsten die zunehmende Gefahr, vom „Recht auf Gesundheit" zur „Pflicht zur Gesundheit" zu kommen, z. B. in dem Fall, in dem intrauterin eine Krankheit mit möglicherweise zukünftiger Behinderung festgestellt wird. Hierbei muss auch die Rolle der Krankenkassen und der Sozialhilfe geregelt werden. Sonst wächst die Tendenz, dass gerade von Geburtshelfern aus Absicherungsgründen immer mehr Diagnostik zur Vermeidung einer Behinderung angeboten wird, damit sie nicht später zur Rechenschaft gezogen werden. Es müssen klare und vergleichbare Richtlinien für haftungsrechtliche und zivilrechtliche Verfahren, z. B. bei der Zuerkennung von Schmerzensgeld und Ausgleichszahlungen gefunden werden.

In Zukunft werden noch viele weitere medizinethische Probleme auf unsere zunehmend älter werdende Gesellschaft zukommen, z. B. wenn es um die Fragen der prädiktiven Erkennung von Krankheiten wie Malignomen oder Morbus Alzheimer geht und ob z. B. bei disponierten Personen Impfungen empfohlen werden sollen.

Mit den Thesen des Utilitarismus (➤ Kap. 1.1.5) sollte eine offene und sachliche Auseinandersetzung stattfinden, da Verheimlichung und Verdrängung nur zu einer zunehmenden Verunsicherung führen.

Ebenso wenig wie es eine einseitige „Pädagogisierung" oder eine „Psychotherapeutisierung" bei Entwicklungsstörungen und Behinderungen geben darf, soll in Zukunft eine „Medizinisierung" entstehen. Entscheidend ist das konsequente Bemühen um eine Verbesserung der **Lebensqualität,** sowohl des Betroffenen als auch seiner Familie sind interdisziplinäre Kontakte zwischen Hausärzten, Fachärzten, Therapeuten, Frühförderstellen, Kindergärten und Schulen, so dass ein **Netzwerk im gleichberechtigen Dialog** aufgebaut wird. Dabei wird vor allem für dezentrale praktische Hilfen in den Familien, z. B. durch einen weiteren Aufbau familienentlastender Dienste, plädiert, was Gemeinde-orientiert zu einem „Leben in Nachbarschaften" zwischen Behinderten und Nichtbehinderten führen soll. Dem entsprechen auch Modellprojekte, in denen möglichst bereits vor der Geburt Familien mit einem erhöhten Risiko für die Entwicklung des Kindes erfasst und niederschwellig einer Betreuung innerhalb eines sozialen Netzes zugeführt werden, z. B. bei alleinstehenden Müttern, bei Gewalterfahrung, bei Sucht und psychischer Krankheit der Eltern. Dabei spielen die konsequente Ausbildung von Eltern, regelmäßige Hausbesuche und eine Verbesserung der Lebenssituation eine wichtige Rolle, wobei insbesondere auch Vätern eine möglichst aktive Rolle übernehmen sollten.

Jeder Mensch hat ein Recht darauf, so angenommen zu werden wie er ist und in seinem Selbstwertgefühl gefördert zu werden. Menschen mit geistiger Behinderung sind auf dem Weg zu mehr Selbstbestimmung für ihren Alltag – alle sollen das Recht haben, am Leben in der Gemeinschaft teilzunehmen, d. h. vor allem in den Familien, aber auch in Kindergärten, Schulen und öffentlichen Einrichtungen.

Sicher spielt bei alledem auch eine ständig sich wandelnde Definition von dem, was die Gesellschaft und jeder Einzelne unter Gesundheit und Krankheit versteht und wie das Konzept einer Salutogenese besser etabliert werden kann, eine Rolle. Nach Thomas von Aquin ist „Gesundheit weniger ein Zustand als eine Haltung" und A. Milani Comparetti hat weniger eine heilende medizinischen Behandlung sondern mehr eine Vorsorgung des Patienten gefordert („from cure to care").

Unverändert gilt aber auch, dass **Mitleid** der Mittelpunkt aller Ethik ist (A. Schopenhauer). Die wichtigste Aufgabe im Umgang mit entwicklungsgestörten und behinderten Kindern sowie ihren Angehörigen ist für den Arzt und alle anderen Berufsgruppen, genau wie bei Schwerkranken, die **Einfühlungsbereitschaft** oder **Empathie.** H. G. Schlack hat dazu ausgeführt, dass Entscheidungen über den Umgang mit chronischen Krankheiten und Behinderungen gegenüber unseren Mitmenschen begründet und nachvollziehbar gemacht werden müssen.

Dabei sind Grundnormen wie das Recht auf Leben eines jeden Menschen und das Handeln zum Wohl des Kranken nie infrage zu stellen. Diese ethische Grundhaltung setzt Verantwortungsgefühl, Verschwiegenheit und Wahrhaftigkeit voraus. Gerade auch den entwicklungsgestörten und behinderten Kindern und ihren Eltern gegenüber sollten wir so handeln, wie wir erwarten, dass uns gegenüber gehandelt würde. Dies wurde von H. Jonas so ausgedrückt: „Handle so, dass die Wirkungen deiner Handlungen verträglich sind mit der Permanenz echten Lebens auf Erden bzw. handle so, dass die Wirkungen deiner Handlungen nicht zerstörerisch sind für die künftigen Möglichkeiten des Lebens auf der Erde." Vielleicht lässt sich mit dieser Einstellung auch eine Neubestimmung des sozialen Ehrenamtes erreichen, das nicht nur den bezahlten Einsatz für die Schwächeren in unserer Gesellschaft vorsieht.

Menschen mit Entwicklungsstörungen und Behinderungen benötigen gerade heute keine „Almosen", sondern menschliche Zuwendung, umfassende Förderung ihrer Fähigkeiten und eine allgemeine Akzeptanz. Der Umgang mit ihnen ist ein wesentliches Qualitätskriterium unserer Gesellschaft [242, 243, 250].

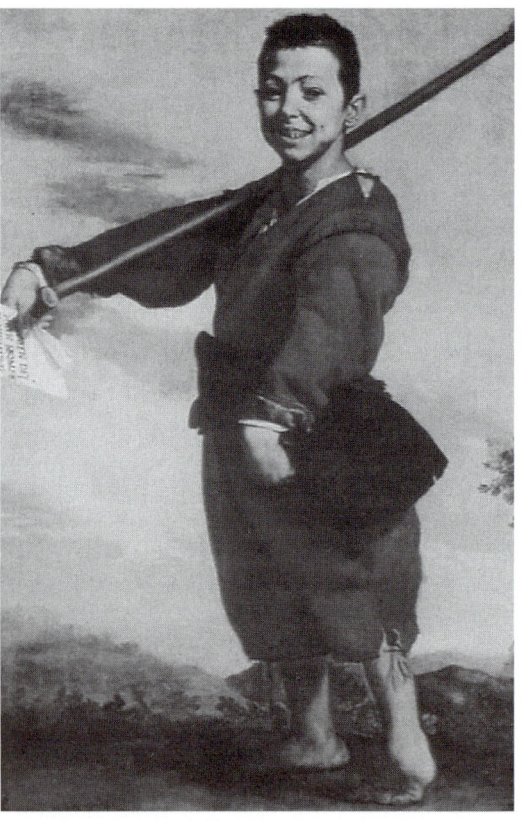

Abb. 19.1 J. de Ribera (1591–1652) – Der Junge mit dem Klumpfuß – medizinisch genauer: mit der linksseitigen spastischen Hemiparese [Louvre, Paris].
Die Inschrift des Zettels lautet: „Da mihi elimosinam propter amorem dei" – „Gib mir aus Liebe zu Gott ein Almosen".

Anhang

2007 gab es 129 anerkannte Sozialpädiatrische Zentren (SPZ) in Deutschland, so dass eine fast flächendeckende Versorgung mit dieser interdisziplinären Behandlungsstruktur besteht.

Die aktuellen Adressen aller SPZs in Deutschland finden Sie auf der Homepage der Deutschen Gesellschaft für Sozialpädiatrie und Jugendmedizin DGSPJ (www.dgspj.de).

Die SPZs sind in einer Bundesarbeitsgemeinschaft (BAG SPZ) zusammengefasst, die jährlich 2 Vollversammlungen abhält. Der gewählte Vertreter ist der Sprecher der BAG und seine 2 Stellvertreter. Außerdem gibt es für jedes Bundesland einen SPZ-Sprecher.

Die prinzipiellen Strukturen eines SPZ sind in dem so genannten Altöttinger Papier zusammengefasst.

2007 wurde darüber hinaus von einer Kommission „Qualität in den SPZ" eine Zusammenstellung von Qualitätsstandards für die wichtigsten Aufgaben und Krankheitsgruppen in den SPZs zusammengestellt [16].

Adressen wichtiger Selbsthilfegruppen und zentraler Kontaktstellen

Allianz chronischer seltener Erkrankungen (ACHSE) e.V.
Spandauer Damm 130
14050 Berlin
Telefon: 030/30201585
Email: info@achse-t-online.de
Internet: www.achse-t-online-de

Arbeitsgemeinschaft Adipositas im Kindes- und Jugendalter
Dr. F. Steiner-Straße 5
45711 Datteln
Telefon: 02363/975229
Email: t.reinair@kinderklinik-datteln.de
Internet: www.a-g-a.de

Arbeitsgemeinschaft Spina bifida und Hydrozephalus Bundesverband e.V. (ASbII)
Münsterstraße 13
44145 Dortmund
Telefon: 0231/8610500
Email: asbh@asbh.de
Internet: eww.asbh.de

Bundesarbeitsgemeinschaft zur Förderung der Kinder, Jugendlichen und Erwachsenen mit Teilleistungsstörungen (BAG-TL)
Wendelinstraße 64
50933 Köln
Telefon: 0221/14972719
Email: info@bag-tl.de
Internet: eww.bag-tl.de

Bundesselbsthilfeverband kleinwüchsiger Menschen VKM
Hauptstraße 14
56587 Oberhonnefeld
Email: info@kleinwuchs.de
Internet: www.kleinwuchs.de

Bundesverband Arbeitskreis Hyperaktives Kind (AÜK)
Poschinger Straße 16
12157 Berlin
Telefon: 030/85605902
Email: bv.auek@t-online.de

Bundesverband Aufmerksamkeitsstörung – Hyperaktivität e.V.
Postfach 60
91291 Forchheim
Telefon: 09191/34874
Email: bv-ah@t-online.de

Bundesverband behinderter Pflegekinder e.V.
Kirchstraße 29
26871 Papenburg
Telefon: 04635/292280
Internet: www.mittendrin-magazin.de

Bundesverband „Das frühgeborene Kind" e.V.
Kurhessenstr. 5
60431 Frankfurt/Main
Telefon: 01805/875877
Internet: www.fruehgeborene.de

Bundesverband für Körper- und Mehrfachbehinderte e.V.
Brehmstraße 5–7
40239 Düsseldorf
Telefon: 0211/640040
Email: info@bvkm.de
Internet: www.bvkm.de

Bundesverband zur Förderung von Menschen mit Autismus
Bebelallee 141
22297 Hamburg
Telefon: 040/5115604
Email: info@autismus.de
Internet: www.autismus.de

Adressen wichtiger Selbsthilfegruppen und zentraler Kontaktstellen

Bundesverband Legasthenie und Dyskalkulie e.V. (BVL)
Postfach 1107
30011 Hannover
Telefon: 0700/31873811
Email: beratung@bvl-legasthenie.de
Internet: www.legasthenie.net

Bundesverband Selbsthilfe Körperbehinderter e.V.
Altkrautheimer Straße 20
74238 Krautheim
Telefon: 06294/42810
Internet: www.bsk-ev.ork

Bundesvereinigung Lebenshilfe für Menschen mit geistiger Behinderung e.V.
Raiffeisenstraße 18
35043 Marburg
Telefon: 06421/4910
Email: bundesvereinigung@lebenshilfe.de
Internet: www.lebenshilfe.de

Bundesvereinigung Stotterer-Selbsthilfe e.V. (BVSS)
Dachverband der Selbsthilfegruppen stotternder Menschen in Deutschland
Telefon: 0221/1391106
Email: info@bvss.de

Deutsche Gesellschaft für Muskelkranke e.V. (GGM)
Im Moos 4
79112 Freiburg
Telefon: 07665/94470
Email: info@dgm.ork
Internet: www.dgm.ork

Deutsche Gesellschaft für Epileptologie
Informationszentrum
Herforder Straße 5–7
33602 Bielefeld
Telefon: 0521/124117
Email: ize@dgfe.info
Internet: www.izepilepsie.de

Deutscher Blinden- und Sehbehindertenverband e.V. (DBSV)
Rungestraße 19
10179 Berlin
Telefon: 030/285387-0
Email: info@dbsv.ork
Internet: www.dbsv.ork

Deutscher Kinderschutzbund – Bundesverband e.V.
Hinüberstraße 8
30175 Hannover
Telefon: 0511/304850
Email: info@dksb.de
Internet: www.kinderschutzbund.de

Deutsche Rheumaliga Bundesverband e.V.
Maximilianstraße 14
53111 Bonn
Telefon: 0228/766060
Email: bv@rheuma-liga.de
Internet: www.rheuma-liga.de

Elternhilfe für Kinder mit Rett-Syndrom
Wörsdorfer Straße 3
65110 Hünstetten-Wallrabenstein
Telefon: 06126/500306
Internet: www.rett.de

Gemeinsame Elterninitiative Plötzlicher Säuglingstod (GEPS)
Fallingbosteler Straße 20
30625 Hannover
Telefon: 0511/8386202
Email: geps-deutschland@t-online.de
Internet: www.sids.de

Interessengemeinschaft fragiles X e.V.
Goethering 42
24576 Bad Bramstedt
Telefon: 04192/4053
Email: info@frax.de
Internet: www.frax.de

Kindernetzwerk e.V. für kranke und behinderte Kinder und Jugendliche in der Gesellschaft
Hanauer Straße 15
63739 Aschaffenburg
Telefon: 06021/12030
Email: info@kindernetzwerk.de
Internet: www.kindernetzwerk.de

LEONA e.V.
Verein für Eltern chromosomal geschädigter Kinder
Auf der Klei 2
44263 Dortmund
Telefon: 0231/4271737
Email: info@leona-ev.de
Internet: www.leona-ev.de

Lernen fördern – Bundesverband
Gerberstraße 17
70178 Stuttgart
Telefon: 0711/6338438
Email: post@lernen-foerdern.de
Internet: www.lernen-foerdern.de

Nationale Kontakt- und Informationsstelle zur Anregung und Unterstützung von Selbsthilfegruppen (NAKOS)
Wilmersdorfer Straße 39
10627 Berlin
Telefon: 030/31018960
Email: selbsthilfe@nakos.de
Internet: www.nakos.de

Tuberöse Sklerose Deutschland e.V.
Gemeinsam ein Stück Himmel sehen
Langflecht 5b
65375 Oestrich-Winkel
Telefon: 070088237637
Email: info@tsdev.ork
Internet: www.tsdev.de

Von Recklinghausen-Gesellschaft e.V.
Bundesverband Neurofibromatose
Martinistraße 52 / Haus O 54
20246 Hamburg
Telefon: 040/46092414
Email: info@von-recklinghausen.ork
Internet: www.von-recklinghausen.ork

World Health Organisation (WHO)
Internet: www.who.int

Adressen wichtiger wissenschaftlicher Gesellschaften

Deutsche Gesellschaft für Sozialpädiatrie und Jugendmedizin
Internet: www.dgspj.de

Gesellschaft für Neuropädiatrie
Internet: www.neuropaediatrie.com

Leitlinien der Arbeitsgemeinschaft der wissenschaftlichen medizinischen Fachgesellschaften u. a. für Neuropädiatrie, Sozialpädiatrie, Kinder- und Jugendpsychiatrie, Pädaudiologie usw.
Internet: www.awmf.org und www.uni-duesseldorf.de/WWW/AWMF

Online Mendelian Inheritance in Man (OMIM)
Sammlung genetischer Erkrankungen der John's Hopkins Universität Baltimore
Internet: www.ncbi.nlm.nih.gof/OMIM

Orphanet-Europäische Datenbank seltener Krankheiten
Internet: www.orphanet.de

Berufsverband Deutscher Humangenetiker (BVDH)
Internet: www.bvdh.de

Deutsche Gesellschaft für Kinder- und Jugendmedizin e.V.
Internet: www.dgkj.de

Deutsche Akademie für Kinder- und Jugendmedizin e.V.
Dachverband der pädiatrischen Gesellschaften
Internet: www.dakj.de

Berufsverband der Kinder- und Jugendärzte
Email: info@kinderaerzte-im-netz.de

Abbildungsnachweis

Abb. 1.1:	S. Adler, Lübeck.
Abb. 1.2:	H. M. Straßburg, Würzburg.
Abb. 1.3:	H. M. Straßburg, Würzburg.
Abb. 1.4:	Simon, C.: Pädiatrie, Schattauer-Verlag Stuttgart, 1995.
Abb. 1.5:	Pädiatrische Praxis, Marseille Verlag München, H.M. Straßburg, Würzburg.
Abb. 1.6:	R. Largo, Springer-Verlag Berlin, 1993.
Abb. 1.7:	Verlag Schmidt Römhild, Lübeck, H. M. Straßburg, Würzburg.
Abb. 1.8:	H. M. Straßburg, Würzburg.
Abb. 1.9:	H. M. Straßburg, Würzburg.
Abb. 2.1:	Moore, K.L., W. B. Saunders Company, Philadelphia 1993.
Abb. 2.2:	K. H. Rempen, Schwäbisch-Hall.
Abb. 2.3:	W. Roggendorf, Würzburg.
Abb. 2.4:	G. Reichle, Ulm.
Abb. 2.5:	G. Reichle, Ulm.
Abb. 2.6:	S. Adler, Lübeck, D. Pongratz: Klinische Neurologie, Verlag Urban & Schwarzenberg, München, 1992.
Abb. 3.1:	Pädiatrische Praxis, Marseille Verlag München, H. M. Straßburg, Würzburg.
Abb. 3.2:	H. M. Straßburg, Würzburg.
Abb. 3.3:	H. M. Straßburg, Würzburg.
Abb. 3.4:	C. Larsson, Kunsthalle Göteborg.
Abb. 3.5:	Pädiatrische Praxis, Marseille Verlag München, M. Reismann, Pikler-Institut, Budapest, Ungarn.
Abb. 4.1 a–d:	H. M. Straßburg, Würzburg.
Abb. 4.2 a–b:	H. M. Straßburg, Würzburg.
Abb. 4.3 a–f:	H. M. Straßburg, Würzburg.
Abb. 4.4 a–h:	L. Solymosi, Abt. Neuroradiologie, Würzburg.
Abb. 4.5:	L. Solymosi, Abt. Neuroradiologie, Würzburg.
Abb. 4.6:	D. Hahn: Institut für Radiologie, Würzburg.
Abb. 4.7:	K. H. Reiners, Neurologische Universitätsklinik Würzburg.
Abb. 4.8:	D. Hahn, Institut für Radiologie, Würzburg.
Abb. 5.1:	H. M. Straßburg, Würzburg.

Abb. 7.1:	W. de Gruyter-Verlag, Berlin, 1994, H.M. Straßburg, Würzburg.		Hess, R. (Hrsg.): Handbuch der Psychologie, Bd. 6. Hogrefe-Verlag, Göttingen, Bern, Toronto, Seattle u. SRP Lübeck (DTP und Werbedienstleistungen).
Abb. 7.2:	H. M. Straßburg, Würzburg nach M. Bax, 2005		
Abb. 7.3:	Universitäts-Kinderklinik Freiburg.		
Abb. 7.4:	Novartis, The Ciba Collection, F. H. Netter, 1973, with permission.	Abb. 12.4:	Hellbrügge, Th. et al. (1978): Münchener funktionelle Entwicklungsdiagnostik (Abb. 15). Hansisches Verlagskontor.
Abb. 7.5:	H. M. Straßburg, Würzburg, SPZ Frühdiagnosezentrum Würzburg.		
Abb. 7.6:	Universitäts-Kinderklinik Würzburg, Ch. P. Speer.	Abb. 12.5:	Griffith, R. (1983): Skalen (GES) zur Beurteilung der kindlichen Entwicklung. Beltz Test GmbH, Göttingen, Weinheim.
Abb. 8.1:	Universitäts-Kinderklinik Freiburg.		
Abb. 8.2:	H. M. Straßburg, Würzburg, SPZ Frühdiagnosezentrum Würzburg.		
Abb. 8.3:	Universitäts-Kinderklinik Würzburg, Ch. P. Speer.	Abb. 12.7:	Petermann, F. , I. A. Stein (2005): Entwickungstests 6 Monate–6 Jahre (ET 6–6), 2. Aufl. Hogrefe Verlag, Göttingen.
Abb. 8.4:	Universitäts-Kinderklinik Freiburg.		
Abb. 8.5:	Universitäts-Kinderklinik Freiburg.	Abb. 12.8:	W. Dacheneder.
Abb. 8.6:	H. M. Straßburg, Würzburg, SPZ Frühdiagnosezentrum Würzburg.	Abb. 12.13:	Cattell, R. B., R. H. Weiss (1978): Grundintelligenztest CFT 20. Hogrefe Verlag, Göttingen, Bern, Toronto, Seattle.
Abb. 8.7:	H. M. Straßburg, Würzburg, SPZ Frühdiagnosezentrum Würzburg.		
Abb. 8.8:	Universitäts-Kinderklinik Würzburg, Ch. P. Speer.	Abb. 12.14:	Mit Druckerlaubnis J. C. Raven Ltd. Edinburgh.
Abb. 8.9:	S. Adler, Lübeck.	Abb. 12.15:	W. Dacheneder.
Abb. 8.10:	Universitäts-Kinderklinik Freiburg.	Abb. 12.16:	Büttner, G., W. Dacheneder, W. Schneider, K. Weyers (2007): Frostigs Entwicklungstest der visuellen Wahrnehmung FEW-2. Hogrefe Verlag, Göttingen.
Abb. 8.11:	H. M. Straßburg, Würzburg nach J. J. Volpe.		
Abb. 8.12:	Universitäts-Kinderklinik Würzburg, Ch. P. Speer.		
Abb. 8.13:	H. M. Straßburg, Würzburg.	Abb. 12.17:	W. Dacheneder.
Abb. 8.14:	Universitäts-Kinderklinik Würzburg, Ch. P. Speer.	Abb. 12.25:	W. Dacheneder.
		Abb. 12.26:	W. Dacheneder.
Abb. 8.15:	H. M. Straßburg, Würzburg.	Abb. 12.27:	W. Dacheneder u. SRP Lübeck (DTP und Werbedienstleistungen).
Abb. 8.16:	H. M. Straßburg, Würzburg.		
Abb. 8.17:	H. M. Straßburg, Würzburg, modifiziert nach R. Schmid.	Abb. 12.28:	W. Dacheneder.
		Abb. 13.1:	H. M. Straßburg, Würzburg, SPZ Frühdiagnosezentrum Würzburg.
Abb. 9.1:	H. M. Straßburg, Würzburg.		
Abb. 9.2:	Universitäts-Kinderklinik Würzburg, Ch. P. Speer.	Abb. 13.2:	H. M. Straßburg, Würzburg, SPZ Frühdiagnosezentrum Würzburg.
Abb. 9.3:	Universitäts-Kinderklinik Freiburg.	Abb. 13.3:	S. Adler, Lübeck.
Abb. 10.1 bis 10.13:	W. Kreß und T. Grimm, Institut für Humangenetik, Würzburg.	Abb. 14.1:	W. Wendlandt, G. Thieme Verlag Stuttgart, 1995.
Abb. 12.2:	W. Dacheneder.	Abb. 15.1:	H. M. Straßburg, Würzburg, SPZ Frühdiagnosezentrum Würzburg.
Abb. 12.3:	Michel, L. (1971): Allgemeine Grundlagen psychologischer Tests; S. 29. In:	Abb. 19.1 :	J. de Ribera, LOUVRE, Paris.

Literatur

A Bücher und Aufsätze

Medizin

(1) Aicardi, J. (1994): Epilepsy in children. International review of child neurology. Raven Press, New York.
(2) Aicardi, J. (1998): The diseases of the nervous system in childhood. Developmental Medicine, No 115/118. Mac Keith Press, London.
(3) Aksu, F. (2007): Neuropädiatrie – Diagnostik und Therapie, neurologische Erkrankungen im Kindes- und Jugendalter, Uni-Med Bremen.
(4) Baraister, M., R. M. Winter (2001): Missbildungssyndrome. Verlag H. Huber, Bern.
(5) Bassler, D. J. Forster, G. Antes (2001): Evidenz-basierte Pädiatrie. G. Thieme-Verlag Stuttgart.
(6) Baumann, T. (2006): Atlas der Entwicklungsdiagnostik – Vorsorgeuntersuchungen von U1–U10/J1. Thieme-Verlag Stuttgart.
(7) Deckers, M. (2005): Von Larven und Puppen – Soll man Kinder wie Menschen behandeln? BTB München.
(8) Doose, H. (1998): Epilepsien im Kindes- und Jugendalter. Desitin-Verlag, Hamburg.
(9) Dubowitz, V. (1995): Muscle disorders in childhood. W. B. Saunders Company, London.
(10) Eggers, C., O. Bilke (1995): Oligophrenien und Demenzprozesse im Kindes- und Jugendalter. Georg Thieme Verlag, Stuttgart.
(11) Ertl-Wagner, B. B., W. Reith (2007): Pädiatrische Neuroradiologie. Springer-Verlag, Berlin.
(12) Ettrich C., K.U. Ettrich (2006): Verhaltensauffällige Kinder und Jugendliche. Springer-Verlag Berlin.
(13) Fenichel, G. M. (2006): Neonatal neurology. Churchill Livingston, London.
(14) Forsythe, R. (2007): Pediatric neurology. Oxford University Press, New York
(15) Frankenburg, W. K., S. M. Thornton, M. E. Cohrs (1992): Entwicklungsdiagnostik bei Kindern – Trainingsprogramm zur Früherkennung von Entwicklungsstörungen. Georg Thieme Verlag, Stuttgart.
(16) Fricke, C., C. Kretzschmar, H. Hollmann, R. G. Schmid (2007) Qualität in der Sozialpädiatrie – Band 2. Bundesarbeitsgemeinschaft Sozialpädiatrischer Zentren Altötting.
(17) Friede, R. L. (1989): Developmental neuropathology. Springer-Verlag, Berlin.
(18) Garbe, W. (2001): Das Frühchenbuch. G. Thieme-Verlag, Stuttgart.
(19) Gérard, C., C. G. Lipinski, W. Decker (1996): Schädel-Hirn-Verletzungen bei Kindern und Jugendlichen. Trias Verlag, Stuttgart.
(20) Grandin, T. (1997): Ich bin die Anthropologin auf dem Mars – mein Leben als Autistin. Knaur Verlag, München.
(21) Greenspan, S. J., N. T. Greenspan (1988): Das Erwachen der Gefühle – die emotionale Entwicklung des Kindes. Piper-Verlag, München.
(22) Gross-Selbeck, G., D. Karch, E. Boltshauser u.a. (2007): Wie wirksam ist die Physiotherapie auf neurophysiologischer Grundlage nach Bobath und Vojta bei Kindern mit zerebralen Bewegungsstörungen. Stellungnahme der Gesellschaft für Neuropädiatrie und der Deutschen Gesellschaft für Sozialpädiatrie und Jugendmedizin. Kinderärztliche Praxis 78, 41–45.
(23) Hartmann, T. (2004): ADHS als Chance begreifen – nennen wir es das Edison-Gen. Schmitt-Römhild Lübeck.
(24) Hassenstein, B. (2001): Verhaltensbiologie des Kindes. 5. Auflage, Spektrum Akademischer Verlag, Heidelberg.
(25) Häussler, M. (1995): Mehrfachbehindert – sehgeschädigte Kinder – Behinderungsursachen, ärztliche Diagnosen und Prävention. Edition Bentheim, Würzburg.
(26) Haverkamp, F. (2007): Neurokognitive Entwicklung von chronisch kranken Kindern. Thieme-Verlag, Stuttgart.
(27) Hefti, F. (1997): Kinderorthopädie in der Praxis. Springer-Verlag, Berlin.
(28) Heinen, F., W. Bartens (2001): Das Kind und die Spastik – Erkenntnisse der evidence-based medicine zur Zerebralparese. Verlag H. Huber, Bern – Göttingen.
(29) Hellbrügge, Th. (1981): Klinische Sozialpädiatrie – ein Lehrbuch der Entwicklungs-Rehabilitation im Kindesalter. Springer-Verlag, Berlin.
(30) Herpertz-Dahlmann, B., F. Resch (2007): Entwicklungspsychiatrie – Biopsychologische Grundlagen und die Entwicklung psychischer Störungen. Schattauer-Verlag, Stuttgart.
(31) Hertl, M. (1994): Die Welt des ungeborenen Kindes. Unser Leben vor der Geburt – Entwicklung, Verhalten, Gefühle. Piper-Verlag, München.
(32) Hoffmann, V., K. H. Deeg, P. F. Hoyer (2005): Ultraschalldiagnostik in Pädiatrie und Kinderchirurgie – Lehrbuch und Atlas. Thieme-Verlag, Stuttgart
(33) Hoffmann, G. F., M. Köhler, L. Wagner (1996): Diagnostik angeborener Stoffwechselerkrankungen. Monatsschr Kinderheilkd 144, 1376–1394.
(34) Illingworth, R. S. (1991): The normal child – some problems in the early years and their treatment. Churchill-Livingstone, Edinburgh.

(35) Jansen, O., U. Stephani (2007) Fehlbildungen und frühkindliche Schädigungen des ZNS. Thieme-Verlag, Stuttgart.
(36) Jones, K. L. (1997): Smith's recognizable patterns of human malformations. W. B. Saunders, Philadelphia.
(37) Karch, D. (1994): Risikofaktoren der kindlichen Entwicklung – Klinik und Perspektiven. D. Steinkopff-Verlag, Darmstadt.
(38) Largo, R. H. (1993): Babyjahre – die frühkindliche Entwicklung aus biologischer Sicht – das andere Erziehungsbuch. Carlsen-Verlag, Hamburg.
(39) Largo, R. H. (1999): Kinderjahre – die Individualität des Kindes als erzieherische Herausforderung. Piper-Verlag, München.
(40) Largo, R., K. von Siebental (1997): Prognostische Aussagekraft von Entwicklungsuntersuchungen im 1. Lebensjahr. Kinderärztl. Praxis 4, 201–207.
(41) Lentze, M. J., J. Schaub, F. J. Schulte, J. Spranger (2001): Pädiatrie – Grundlagen und Praxis. Springer-Verlag, Berlin.
(42) Lösslein, H. (1998): Hirnfunktionsstörungen bei Kindern und Jugendlichen. Deutscher Ärzteverlag, Köln.
(43) Lust, F., M. Pfaundler (1997): Pädiatrische Diagnostik und Therapie. 29. Auflage, hrsg. v. H. Bartels, Urban & Schwarzenberg, München.
(44) Matthes, A., H. J. Schneble (1999): Epilepsien – Diagnostik und Therapie für Klinik und Praxis. Georg Thieme Verlag, Stuttgart.
(45) Michael T., A. von Moers, A. E. Strehl (Hrsg.) (1998): Spina bifida – interdisziplinäre Diagnostik, Therapie und Beratung. De Gruyter-Verlag, Berlin.
(46) Michaelis R., G. Niemann (2004): Entwicklungsneurologie und Neuropädiatrie. Thieme-Verlag, Stuttgart.
(47) Millner, M. (1998): Neuropädiatrie – Ursachen und Formen der Behinderung. Uni-Taschenbücher 1673. F. K. Schattauer Verlag, Stuttgart.
(48) Mortier, W. (1994): Muskelerkrankungen im Kindesalter. Georg Thieme Verlag, Stuttgart.
(49) Müller-Rieckmann, E. (2006): Das frühgeborene Kind in seiner Entwicklung. E. Reinhardt-Verlag München
(50) Neuhäuser, G., H. C. Steinhausen (2003): Geistige Behinderung – Grundlagen, klinische Syndrome, Behandlung und Rehabilitation. W. Kohlhammer-Verlag, Stuttgart.
(51) Niederhoff, H., R. Urbanek (2002): Unser Kind – das große Gesundheitsbuch von A – Z. Springer Verlag, Berlin.
(52) Niokiktjien, Ch. (2002): Pediatric behavioral neurology. Volume 1–3. Suyi Publicaties, Amsterdam.
(53) Pachler, M. J., H. M. Straßburg (1989): Der unruhige Säugling. Hansisches Verlagskontor, Lübeck.
(54) Palisano, R., T. Rosenbaum, S. Walter et al. (1997): Gross motor function classification system for cerebral palsy. Dev. Med. Child Neurol 39, 214–223.
(55) Palitzsch, D. (1999): Jugendmedizin. Urban & Fischer Verlag, München.
(56) Panteliadis, C., H. M. Straßburg (2004): Cerebral palsy – principals and management. Thieme-Verlag, Stuttgart.
(57) Papousek, M., M. Chieche, H. Wurmser (2004): Regulationsstörungen der frühen Kindheit. Huber-Verlag, Bern.
(58) Peiper, A. (1951): Chronik der Kinderheilkunde. G. Thieme-Verlag, Leipzig.
(59) Peiper, A. (1963): Die Eigenart der kindlichen Hirntätigkeit. Edition Leipzig.
(60) Reinhardt, D. (2007): Therapie der Krankheiten im Kindes- und Jugendalter. Springer-Verlag, Berlin.
(61) Remschmidt, H. (2005): Kinder- und Jugendpsychiatrie – Eine praktische Einführung. Thieme-Verlag, Stuttgart.
(62) Remschmidt, H., M. Schmidt (1986): Multiaxiales Klassifikationssystem für psychiatrische Erkrankungen des Kindes- und Jugendalters. H. Huber-Verlag, Bern.
(63) Riegel, K., B. Ohrt, D. Wolke (1995): Die Entwicklung gefährdet geborener Kinder bis zum fünften Lebensjahr – die Arvo Ylppö-Neugeborenen-Nachfolge-Studie in Südbayern und Südfinnland. Ferdinand Enke Verlag, Stuttgart.
(64) Ruf-Bächtiger, L., T. Baumann (2007): Entwicklungsstörungen – ADS / ADHD / POS: Das diagnostische Inventar. Thieme-Verlag, Stuttgart.
(65) Ruf-Bächtiger, L. (1998): Das frühkindliche psycho-organische Syndrom. G. Thieme Verlag, Stuttgart.
(66) Schlack, H. G. (2000): Sozialpädiatrie – Gesundheit, Krankheit, Lebenswelten. Urban & Fischer Verlag, München.
(67) Scriver, C. R., Beaudet, A. L. (1995): The metabolic and molecular bases of inherited disease. Mc Graw-Hill, New York.
(68) Siemes, H., B. F. D. Bourgeois (2001): Anfälle und Epilepsien bei Kindern und Jugendlichen. G. Thieme-Verlag, Stuttgart.
(69) Singer, H. S., E.H. Kosov (2005): Treatment of pediatric neurologic disorders, Butterworth, Heinemann Oxford.
(70) Sitzmann, F. C. (2002): Pädiatrie. G. Thieme-Verlag, Stuttgart.
(71) Speer, Ch. P., M. Gahr (2005): Pädiatrie. Springer-Verlag, Berlin.
(72) Spitz, R. A. (1987): Vom Säugling zum Kleinkind – Naturgeschichte der Mutter-Kind-Beziehungen im 1. Lebensjahr. Klett-Cotta-Verlag, Stuttgart.
(73) Steinhausen, H. C. (2002): Entwicklungsstörungen im Kindes- und Jugendalter – ein interdisziplinäres Handbuch. Kohlhammer-Verlag, Stuttgart.
(74) Steinhausen, H. C. (2006): Psychische Störungen bei Kindern und Jugendlichen – Lehrbuch der Kinder- und Jugendpsychiatrie. 6. Auflage, Urban & Fischer Verlag, München.
(75) Stier, B., N. Weissenrieder (2005): Jugendmedizin, Gesundheit und Gesellschaft. Springer-Verlag, Berlin.

(76) Storm, W. (1995): Das Down-Syndrom – Medizinische Betreuung vom Kindes- bis zum Erwachsenenalter. Wissenschaftliche Verlagsgesellschaft, Stuttgart.
(77) Straßburg, H.M. et al. (2006) Continuous documentation of the development of infants by means of a questionnaire for the parents. Early Child Dev Care 176, 493–504.
(78) Suchodoletz, W. von (2004): Welche Chancen haben Kinder mit Entwicklungsstörungen. Hogrefe-Verlag, Göttingen.
(79) Suchodoletz, W. von (2005): Früherkennung von Entwicklungsstörungen – Frühdiagnostik bei motorischen, kognitiven, sensorischen, emotionalen und sozialen Entwicklungsauffälligkeiten. Hogrefe-Verlag, Göttingen.
(80) Suchodoletz, W. von (2007): Prävention von Entwicklungsstörungen. Hogrefe-Verlag, Göttingen.
(81) Swaiman, K. F., S. Ashwal, D. M. Ferriero (2006): Pediatric neurology – principles and practice. Mosby, New York.
(82) Tolksdorf, M. (1994): Das Down-Syndrom. Ein Leitfaden für Eltern. Gustav Fischer Verlag, Stuttgart.
(83) Traupe, H., H. Hamm (2006): Pädiatrische Dermatologie. Springer Verlag, Berlin.
(84) Volpe, J. J. (1995): Neurology of the newborn. W. B. Saunders Company, Philadelphia.
(85) Gontard, A. von (2001): Einnässen im Kindesalter, Erscheinungsformen – Diagnostik – Therapie. G. Thieme-Verlag, Stuttgart.
(86) Wallace, S. (1996): Epilepsy in children. Chapman and Hall Medical, London.
(87) Weidtmann, V. (1996): Diagnoseschlüssel für die Pädiatrie – ICD-10. Springer-Verlag, Berlin.
(88) Whitmore, K., H. Hart (1999): A neurodevelopmental approach to specific learning disorders. Mac Keith Press, London.
(89) Wüsthof, A., V. Böning (2005): Früh geboren – Leben zwischen Hoffnung und Technik, Urban & Fischer-Verlag, München.
90) Zernikov, B. (2007): Palliativmedizin bei Kindern und Jugendlichen, Springer-Verlag Berlin.

Humangenetik

(91) Aretz, S. et al. (2006): Zertifizierte medizinische Fortbildung: Indikation zur molekulargenetischen Diagnostik bei erblichen Krankheiten. Dtsch Ärztebl 103A, 550–560.
(92) Becker, R. et al. (1995): Pränatale Diagnostik und Therapie. Wissenschaftliche Verlagsgesellschaft, Stuttgart.
(93) Buselmaier, W., G. Tariverdian (1999): Humangenetik. Springer-Verlag, Berlin.
(94) Donnai, D., Winter, R. M. (1995): Congenital malformation syndromes. Chapman and Hall Medical, Londons.
(95) Greenswag, L. R., R. C. Alexander (1995): Management of Prader-Willi-Syndrome. Springer-Verlag, New York.
(96) Leiber, B. (1996): Die klinischen Syndrome, Sequenzen und Symptomkomplexe. Urban & Schwarzenberg, München.
(97) Murken, J., T. Grimm, E. Holinski-Feder (2006): Taschenlehrbuch Humangenetik. Thieme-Verlag, Stuttgart.
(98) Murken, J., H. Cleve (1996): Humangenetik. Ferdinand Enke Verlag, Stuttgart.
(99) O'Brian, G., W. Yule (1995): Behavioral phenotypes. Mac Keith Press, London.
(100) Rieß, O, L. Schöls (2002): Neurogenetik. Kohlhammer Verlag, Stuttgart.
(101) Schinzel, A. (2001): Catalogue of unbalanced chromosome aberrations in man. DeGruyter-Verlag, Berlin.
(102) Schmidtke, J. (2002): Vererbung und Ererbtes – Ein humangenetischer Ratgeber. Verlag der GUC.
(103) Strachan, T., A. P. Read (1996): Molekulare Humangenetik. Spektrum Akademischer Verlag, Heidelberg.
(104) Tariverdian, G. (1999): Bildtafeln für die genetische Beratung. Springer-Verlag, Berlin.
(105) Wiedemann, H.-R., Kunze, J. (2001): Atlas der klinischen Syndrome. F. K. Schattauer Verlag, Stuttgart.
(106) Wissenschaftlicher Beirat der Bundesärztekammer (1998): Richtlinien zur pränatalen Diagnostik von Krankheiten und Krankheitsdispositionen. Deutsches Ärzteblatt 95, 2512–2517.
(107) Wissenschaftlicher Beirat der Bundesärztekammer (2003): Richtlinien zur prädiktiven genetischen Diagnostik. Dtsch Ärztebl 100A, 1297.
(108) Witkowski, R., O. Prokop , E. Ullrich (1999): Lexikon der Syndrome und Fehlbildungen. Ursachen, Genetik und Risiken. Springer-Verlag, Berlin.
(109) Zerres, K., R. Rüdel (1993): Selbsthilfegruppen und Humangenetik im Dialog. Ferdinand Enke Verlag, Stuttgart.
(110) Zerres, K (2003): Humangenetische Beratung. Dtsch Ärztebl 100A, 2720–2727.

Psychologie

(111) Anderson, J. R. (1996): Kognitive Psychologie. Spektrum Verlag, Heidelberg.
(112) Bartz, A. (1986): Untersuchungsverfahren zur Feststellung von Sonderschulbedürftigkeit an den Hamburger Schulen für Lernbehinderte im Schuljahr 1984/85. Zeitschr. Heilpädagogik 37, 259–276.
(113) Birbaumer, N., R. F. Schmidt (1999): Biologische Psychologie. Springer-Verlag, Berlin.
(114) Brack, U. B. (Hrsg.) (1993): Frühdiagnostik und Frühtherapie. Psychologische Behandlung von entwicklungs- und verhaltensgestörten Kindern. PVU, München.
(115) Büttner, G., W. Dacheneder, W. Schneider, K. Weyers (2007): Frostigs Entwicklungstest der visuellen Wahrnehmung FEW-2. Hogrefe-Verlag, Göttingen.
(116) Deegener, G. (1995): Anamnese und Biographie im Kindes- und Jugendalter. Hogrefe-Verlag, Göttingen.
(117) Dehaene, S. (1992): Varieties of numerical abilities. Cognition 44, 1–42.
(118) Dehaene, S. (1999): Der Zahlensinn oder warum wir rechnen können. Birkhäuser, Basel.
(119) Döpfner, M., G. Lehmkuhl, D. Heubrock, F. Petermann (2000): Diagnostik psychischer Störungen im Kindes- und Jugendalter. Hogrefe, Göttingen.
(120) Döring, W., W. Döring (2002): Störe meine Kreise nicht – von störenden und ungestörten Menschen. Borkmann-Verlag, Dortmund.
(121) Ellis, A. W., A. W. Young (1991): Einführung in die kognitive Neuropsychologie. Huber-Verlag, Bern.
(122) Esser, G., A. Wyschkon (2000): Umschriebene Entwicklungsstörungen. In: Petermann, F. (Hrsg.): Lehrbuch der Klinischen Kinderpsychologie und -psychotherapie, 409–429. Hogrefe, Göttingen.
(123) Gaddes, W. H. (1991): Lernstörungen und Hirnfunktion. Eine neuropsychologische Betrachtung. Springer-Verlag, Berlin.
(124) Ginsburg, H. S., S. Oppen (1989): Piaget's Theorie der geistigen Entwicklung. Klett-Cotta-Verlag, Stuttgart.
(125) Griffith, R. (2001): Skalen (GES) zur Beurteilung der kindlichen Entwicklung. Hrsg. J. Brandt. Beltz Test GmbH, Göttingen.
(126) Grimm, H., H. Schöler (1991): Heidelberger Sprachentwicklungstest, H-S-E-T. Beltz Test GmbH, Göttingen.
(127) Hasselhorn, M., H. Marx, W. Schneider (Hrsg.) (2005): Diagnostik von Mathematikleistungen. Hogrefe-Verlag, Göttingen.
(128) Heigel-Evers, A., F. Heigel, J. Ott (1994): Lehrbuch der Psychotherapie. Gustav Fischer Verlag, Stuttgart.
(129) Heubrock, D., F. Petermann (2000): Lehrbuch der Klinischen Kinderneuropsychologie. Grundlagen, Syndrome, Diagnostik und Intervention. Hogrefe, Göttingen.
(130) Heubrock, D., F. Petermann (2001): Aufmerksamkeitsdiagnostik. Hogrefe-Verlag, Göttingen.
(131) Hohnen, T. (2000): Kognitive Verhaltenstherapie mit Kindern – Wege zur Selbstkontrolle bei Störung der sozialen und emotionalen Entwicklung, Huber-Verlag, Bern.
(132) Holling, H., F. Preckel, F., M. Vock (2004): Intelligenzdiagnostik. Hogrefe-Verlag, Göttingen.
(133) Kasten, E. (2006): Einführung Neuropsychologie, E. Reinhardt-Verlag München.
(134) Kaufman, A. S. (1979): Intelligence testing with the WISC-R. Wiley & Sons, New York.
(135) Klasen, H., W. Woerner, A. Rothenberger, R. Goodman (2003): Die deutsche Fassung des Strenghts and Difficulties Questionaire (SDQ-Deu) – Übersicht und Bewertung erster Validierungs- und Normierungsbefunde. Praxis der Kinderpsychologie und Kinderpsychiatrie, 52, 491–502.
(136) Kolb, B., I. Q. Whishaw (1996): Neuropsychologie. Spektrum Verlag, Heidelberg.
(137) Kornadt, H. J., J Grabowski, R. Mangold-Allwinn (1997): Sprache und Kognition – Perspektiven moderner Sprachpsychologie. Spektrum Verlag, Heidelberg.
(138) Küspert, P., W. Schneider (2000): Die Würzburger Leise Lese Probe (WLLP). In: Hasselhorn, M., W. Schneider, H. Marx (Hrsg.) Diagnostik von Lese-Rechtschreibschwierigkeiten, 81–89. Hogrefe, Göttingen.
(139) Laut, G., M. Grünke, J. Prunstein (2004): Interventionen bei Lernstörungen. Hogrefe-Verlag, Göttingen.
(140) Lambeck, S. (1992): Diagnoseeröffnung bei Eltern behinderter Kinder. Verlag für Angewandte Psychologie, Göttingen.
(141) Largo, R. (2001): Neuromotor development form 5 to 18 years. Part 1: timed performance. Developmental Medicine & Child Neurology, 43, 436–443.
(142) Largo, R. (2001): Neuromotor development form 5 to 18 years. Part 2: associated movements. Developmental Medicine & Child Neurology, 43, 444–453.
(143) Largo, R. et al. (2007) Züricher Neuromotorik. AWE-Verlag Zürich.
(144) Lienert, G. A., Raatz, U. (1994): Testaufbau und Testanalyse. PVU, Weinheim.
(145) Lockowandt, O. (1996): Frostigs Entwicklungstest der visuellen Wahrnehmung. Manual. Beltz Test GmbH, Göttingen.
(146) Lurija, A. R. (1992): Gehirn in Aktion. Rowohlt-Verlag, Reinbeck.
(147) Marx, H. (2000): Knuspels Leseaufgaben: Theorie, Umsetzung und Überprüfung. In: Hasselhorn, M., W. Schneider, H. Marx (Hrsg.) Diagnostik von Lese-Rechtschreibschwierigkeiten, 35–61. Hogrefe, Göttingen.
(148) Meichenbaum, D. W. (1994): Kognitive Verhaltensmodifikation. Beltz-Verlag, PVU, Weinheim.
(149) Melchers, P., U. Preuss (1991): K-ABC, Durchführungs- und Interpretationshandbuch. Swets und Zeitlinger, Amsterdam.

(150) Neumann, O. (1996), Komponenten der Aufmerksamkeit und ihre Störungen. Kindheit und Entwicklung, 1996, 5, 75–79.
(151) Oerter, K., C. von Hagen, G. Röper, G. Noam (1999): Klinische Entwicklungspsychologie – ein Lehrbuch. Beltz-Psychologie Verlags-Union, Weinheim.
(152) Petermann, F., T. Macha (2005): Psychologische Tests für Kinderärzte. Hogrefe-Verlag, Göttingen.
(153) Petermann, F. (Hrsg.) (1999): Lehrbuch der Klinischen Kinderpsychologie. Hogrefe-Verlag, Göttingen.
(154) Petermann, F., U. Petermann (2007): HAWIK-IV, Hamburg-Wechsler-Intelligenztest für Kinder – IV. Huber, Bern.
(155) Puschel, S. M. et al. (1991): Kinder mit Down-Syndrom – Wachsen und Lernen. Große Schriftenreihe, Marburg.
(156) Rauchfleisch, U. (2001): Kinderpsychologische Tests – Ein Kompendium für Kinderärzte. G. Thieme-Verlag, Stuttgart.
(157) Ricken, G., A. Fritz, K. D. Schuck, U. Preuss (Hrsg.) (2007): HAWIVA-III. Hannover-Wechsler-Intelligenztest für das Vorschulalter. Huber, Bern.
(158) Russel, D.J., P. L. Posenbaum, L. M. Avery, M. Lane (2006): GMFM und GMFCS. Messung und Klassifikation motorischer Funktionen. Huber, Bern.
(159) Sarimski, K. (2003): Entwicklungspsychologie genetischer Syndrome. 3. Aufl. Hogrefe-Verlag, Göttingen.
(160) Sarimski, K. (2005): Psychische Störungen bei behinderten Kindern und Jugendlichen. Hogrefe-Verlag, Göttingen.
(161) Schmidt, L. R., B. H. Kessler (1976): Anamnese. Methodische Probleme, Erhebungsstrategien und Schemata. Beltz Test GmbH, Göttingen.
(162) Springer, S., G. Deutsch (1998): Linkes – Rechtes Gehirn. Spektrum Verlag, Heidelberg.
(163) Stieglitz, R.-D., U. Baumann (Hrsg.) (1994): Psychodiagnostik psychischer Störungen. Ferdinand Enke Verlag, Stuttgart.
(164) Sturm, W., P. Zimmermann, P.(2000), Aufmerksamkeitsstörungen. In: Sturm, W., M. Herrmann, C.-W. Wallesch (Hrsg.): Lehrbuch der Klinischen Neuropsychologie. Swets und Zeitlinger, Lisse, 345–365.
(165) Tellegen, P.J., J. A. Laros, F. Petermann (2007): SON-R 2½–7. Non-verbaler Intelligenztest. Testmanual mit deutscher Normierung und Validierung. Hogrefe-Verlag, Göttingen.
(166) Warnke, A., E. Roth (2000): Umschriebene Lese-Rechtschreibstörung. In: Petermann, F. (Hrsg.) Lehrbuch der Klinischen Kinderpsychologie und -psychotherapie. 4. Auflage, 453–476. Hogrefe, Göttingen.
(167) Willi, J. (1995): Die Zweierbeziehung. Spannungsursachen, Störungsmuster, Klärungsprozesse, Lösungsmodell. Rowohlt-Verlag, Reinbeck.
(168) Wygotsky, L. S. (1993): Denken und Sprechen. Fischer-Verlag, Frankfurt.

Physiotherapie

(169) Aly, M., G. Aly, M. Tummler (1991): Kopfkorrektur – oder der Zwang gesund zu sein. Ein behindertes Kind zwischen Therapie und Alltag. Rotbuch-Verlag, Berlin.
(170) Aly, M. (2002): Das Sorgenkind im ersten Lebensjahr – ein Ratgeber für Eltern. Springer-Verlag, Berlin.
(171) Bobath, B., K. Bobath (1977): Die motorische Entwicklung bei Cerebralparese. Georg Thieme Verlag, Stuttgart.
(172) Burns, Y., J. McDonald (1999): Physiotherapie mit Kindern und Jugendlichen. G. Thieme-Verlag, Stuttgart.
(173) Ferrari, A., C. Cioni (1998): Infantile Zerebralparese – Spontaner Verlauf und Orientierungshilfen für die Rehabilitation. Springer-Verlag, Berlin.
(174) Flehmig, I. (1987): Normale Entwicklung des Säuglings und ihre Abweichungen – Früherkennung und Frühbehandlung. Georg Thieme Verlag, Stuttgart.
(175) Hartmannsgruber, R., D. Wenzel (1999): Physiotherapie – Pädiatrie. Georg Thieme Verlag, Stuttgart.
(176) Hebestreit, H., R. Ferrari, J. Meyer-Holz et al. (2002): Kinder- und Jugendsportmedizin – Grundlagen, Praxis, Trainingstherapie. G. Thieme-Verlag, Stuttgart.
(177) Holtz, R. (1997): Therapie- und Alltagshilfen für zerebralparetische Kinder. Pflaum-Verlag, München.
(178) Kalbe, U. (1993): Cerebral-Parese im Kindesalter. Kurzer Leitfaden für ärztlich, therapeutisch, pädagogisch und sozialberatend Tätige. Gustav Fischer Verlag, Stuttgart.
(179) Kalbe, U. (1995): Hilfsmittelversorgung bei Kindern mit Körperbehinderungen. Gustav Fischer Verlag, Stuttgart.
(180) Matzen, P. (2007): Kinderorthopädie. Urban & Fischer-Verlag, München.
(181) Niethardt, T., C. Carstens, L. Döderlein (1994): Die Behandlung der infantilen Zerebralparese. Georg Thieme Verlag, Stuttgart.
(182) Palmer, F. T., B. K. Shapiro et al. (1988): The effect of physical therapy on cerebral palsy – controlled trial in infants with spastic diplegia. N. Engl. J. Med. 318, 803–808.
(183) Pikler, E. (1988): Laßt mir Zeit – die selbständige Bewegungsentwicklung des Kindes bis zum freien Gehen. Pflaum-Verlag, München.
(184) Stotz, S. (2001): Therapie der infantilen Zerebralparese – das Münchener Tageskonzept. Pflaum-Verlag, München.
(185) Tirosh, E., S. Rabino (1989): Physiotherapy for children with cerebral palsy – evidence for its efficiency. AJDC 142, 552–555.

(186) Vojta, V. (1999): Die cerebralen Bewegungsstörungen im Säuglingsalter – Frühdiagnose und Frühtherapie. Ferdinand Enke Verlag, Stuttgart.

(187) Vojta, V., A. Peters (1992): Das Vojta-Prinzip – Muskelspiele in Reflexfortbewegung und motorischer Ontogenese. Springer-Verlag, Berlin.

Logopädie

(188) Böhme, G. (2002): Klinik der Sprach-, Sprech-, Stimm- und Schluckstörungen. Urban & Fischer Verlag, München.
(189) Castillo-Morales, R. (1991): Die orofaziale Regulationstherapie. Pflaum-Verlag, München.
(190) Dickmann, C., I. Flossmann, R. Klasen et al. (1994): Logopädische Diagnostik von Sprachentwicklungsstörungen – sprachsystematisch konzipierte Prüfverfahren. Forum Logopädie. Georg Thieme Verlag, Stuttgart.
(191) Fox, A.V. (2004): Kindliche Aussprachestörungen – phonologischer Erwerb, Differentialdiagnostik, Therapie. Schulz-Kirchner-Verlag, Idstein.
(192) Grimm, H. (1999): Störungen der Sprachentwicklung – Grundlagen, Ursache, Diagnose, Intervention, Prävention. Hogrefe Verlag, Göttingen.
(193) Grimm, H., S. Weinert (1994): Intervention bei sprachgestörten Kindern. Voraussetzungen, Möglichkeiten und Grenzen. Gustav Fischer Verlag, Stuttgart.
(194) Lauer, N. (2001): Zentral-auditive Verarbeitungsstörungen im Kindesalter. Grundlagen – Klinik – Diagnostik – Therapie. G. Thieme-Verlag, Stuttgart.
(195) Papousek, M. (1994): Vom ersten Schrei zum ersten Wort – Anfänge der Sprachentwicklung in der vorsprachlichen Kommunikation. H. Huber-Verlag, Bern.
(196) Rapin, I. (1996): Preschool children with inadequate communication – developmental language disorder, autism, low IQ. Mac Keith Press, London.

(197) Schöler, H.,W. Fromm, W. Kany (1998): Spezifische Sprachentwicklungsstörung und Sprachlernen – Erscheinungsformen, Verlauf, Folgerungen für Diagnostik und Therapie. Edition Schindele, Heidelberg.
(198) Schrey-Bern, D., U. Stiller, C. Tockuss (2006): Sprachentwicklungsstörungen. Logopädische Diagnostik und Therapieplanung. Thieme-Verlag, Stuttgart.
(199) Siegmüller, J., H. Bartels (2006): Leitfaden Sprache – Sprechen – Stimme – Schlucken. Elsevier-Verlag, München.
(200) Szagun, G. (2006): Sprachentwicklung beim Kind. Beltz-Verlag, Göttingen.
(201) Tigges-Zuzok, C., U. Kohns (1995): Sprachdiagnostik und Therapieindikationen in der pädiatrischen Praxis. Kinderarzt 26, 358 – 366.
(202) Wendlandt, W. (2000): Sprachstörungen im Kindesalter – Materialien zur Früherkennung und Beratung. Georg Thieme Verlag, Stuttgart.
(203) Wirth, G. (1994): Sprachstörungen, Sprechstörungen, kindliche Hörstörungen. Lehrbuch für Ärzte, Logopäden und Sprachheilpädagogen. Deutscher Ärzteverlag, Köln.
(204) Wirth, G. (1991): Stimmstörungen – Lehrbuch für Ärzte, Logopäden, Sprachheilpädagogen und Sprecherzieher. Deutscher Ärzteverlag, Köln.
(205) Zollinger, B. (1994): Spracherwerbsstörungen – Grundlagen zur Früherfassung und Frühtherapie. Haupt-Verlag, Bern.

Ergotherapie

(206) Affolter, F. (1992): Wahrnehmung, Wirklichkeit und Sprache. Neckar-Verlag, Villingen-Schwenningen.
(207) Ayres, A. J. (1979): Lernstörungen – sensorisch-integrative Dysfunktionen. Springer-Verlag, Berlin.
(208) Ayres, A. J. (1992): Bausteine der kindlichen Entwicklung – Die Bedeutung der Integration der Sinne für die Entwicklung des Kindes. Springer-Verlag, Berlin.
(209) Fischer, K. (2004): Einführung in die Psychomotorik. G. Reinhardt-Verlag, München.
(210) Frostig, M., H. Müller (1981): Teilleistungsstörungen – ihre Erkennung und Behandlung bei Kindern. Urban & Schwarzenberg, München.
(211) Kiphard, E. J. (1983): Mototherapie Teil I und Teil II. Verlag Modernes Lernen, Dortmund.

(212) Kiphard, E. J. (1984): Motopädagogik. Verlag Modernes Lernen, Dortmund.
(213) Kiphard, E. J., J. Olbrich (1995): Psychomotorik und Familie. Verlag Modernes Lernen, Dortmund.
(214) Mertens, K. (1994): Körperwahrnehmung und Körpergeschick. Verlag Modernes Lernen, Dortmund.
(215) Mertens, K. (2002): Psychomotorik – Grundlagen und Wege der Förderung, Verlag Modernes Lernen, Dortmund.
(216) Nacke, A. (2005): Ergotherapie bei Kindern mit Wahrnehmungsstörungen. Thieme-Verlag, Stuttgart.
(217) Schlack, H. G. (Hrsg.) (1998): Welche Behandlung nützt behinderten Kindern? Kirchheim-Verlag, Frankfurt.
(218) Smits, R. (1994): Alles mit der linken Hand – Geschick und Geschichte einer Begabung. Rowohlt, Berlin.

Heilpädagogik

(219) Beuys, B. (1984): Am Anfang war nur Verzweiflung – wie Eltern behinderter Kinder neu leben lernen. Rowohlt-Verlag, Reinbeck.
(220) Bundschuh, K. (1995): Heilpädagogische Psychologie. UTB Reinhardt, München.
(221) Dank, S. (1992): Individuelle Förderung Schwerstbehinderter – konkrete Beispiele, Prognose, Übertragungsmöglichkeiten. Verlag Modernes Lernen, Dortmund.
(222) Dick, A., W. U. Weitbrecht, M. Lindroth (1999): Prävention von Entwicklungsstörungen bei Frühgeborenen. Pflaum-Verlag, München.
(223) Fischer, E. (Hrsg.) (2003): Pädagogik für Menschen mit geistiger Behinderung – Sichtweisen, Theorien, aktuelle Herausforderungen. Athena-Verlag, Oberhausen.
(224) Fröhlich, A. (1996): Basale Stimulation. Verlag Selbstbestimmtes Leben, Düsseldorf.
(225) Haug-Schnabel, G., J. Bensel, E. Kirkilionis (1997): Mein Kind in guten Händen – wie Kinderbetreuung gelingen kann. Herder-Verlag, Freiburg.
(226) Haupt, U. (2000): Leben ist jetzt – Spiritualität in der Zusammenarbeit mit körperbehinderten Kindern. Verlag Selbstbestimmtes Leben, Düsseldorf.
(227) Kapustin, T. (1981): Familie und Sport – Spiel – Spaß – Gemeinschaft. Meyer u. Meyer-Verlag, Aachen.
(228) Klein, F., G. Neuhäuser (2006): Heilpädagogik als therapeutische Erziehung. E. Reinhardt-Verlag, München.
(229) Mertens, K. (2005): Snoezelen – Anwendungsfelder in der Praxis. Verlag Modernes Lernen, Dortmund.
(230) Miller, N. B. (1997): Mein Kind ist fast ganz normal – Leben mit einem behinderten oder verhaltensauffälligen Kind: Wie Familien gemeinsam den Alltag meistern lernen. Trias-Verlag, Stuttgart.
(231) Oy, C. M. von, A. Sagi (1992): Lehrbuch der heilpädagogischen Übungsbehandlung – Hilfe für das behinderte und entwicklungsgestörte Kind. Edition Schindele, Heidelberg.
(232) Pikler, E. (1994): Miteinander vertraut werden – Erfahrungen und Gedanken zur Pflege von Säuglingen und Kleinkindern. Arbor-Verlag, Freiamt.
(233) Rohr, M. (1998): Freiheit lassen – Grenzen setzen. Wie Eltern Sicherheit gewinnen und ihren Kindern Halt geben – Empfehlungen eines Kinderarztes. Herder-Verlag, Freiburg.
(234) Speck, O. (1990): Menschen mit geistiger Behinderung und ihre Erziehung. Ein heilpädagogisches Lehrbuch. E. Reinhardt-Verlag, München.
(235) Speck, O. (1991): System Heilpädagogik – eine ökologisch reflexive Grundlegung. E. Reinhardt-Verlag, München.
(236) Tietze-Fritz, P. (1993): Elternarbeit in der Frühförderung – Begegnungen mit Müttern in einer besonderen Lebenssituation. Borgmann-Verlag, Dortmund.
(237) Tietze-Fritz, P. (1994): Handbuch der heilpädagogischen Diagnostik – Konzepte zum Erkennen senso- und psychomotorischer Auffälligkeiten in der interdisziplinären Frühförderung. Verlag Modernes Lernen, Dortmund.
(238) Trost, R. von, R. Walthes (1991): Frühe Hilfe für entwicklungsgefährdete Kinder – Wege und Möglichkeiten der Frühförderung entwicklungsgefährdeter Kinder aus interdisziplinärer Sicht. Campus-Verlag, Tübingen.

Alternative Therapiemethoden

(239) Dorsch, W., S. C. Sitzmann (1998): Naturheilverfahren in der Kinderheilkunde. Hippokrates-Verlag, Stuttgart.
(240) Jütte, R. (1996): Wege der alternativen Medizin. Verlag C. H. Beck, München.
(241) Stiftung Warentest (1996): Die andere Medizin – Nutzen und Risiken sanfter Heilmethoden. Selbstverlag, Berlin.

Sozial- und Rechtsberatung, Ethik

(242) Eser, A. M., P. von Lutterrotti (1992): Lexikon Medizin, Ethik, Recht – Darf die Medizin machen was sie kann? Herder-Verlag, Freiburg.
(243) Hick, C. (2007): Klinische Ethik. Springer-Verlag, Heidelberg.
(244) Jung, K., B. Preuss (1992): Rechtsgrundlagen der Rehabilitation – Sammlung des gesamten Rehabilitationsrechts, Bd. 1 u. 2. Verlag R. S. Schultz, Starnberg.
(245) Krug, H., H. Grüner, G. Dalichau (1992): Kinder- und Jugendhilfe-Sozialgesetzbuch (SGB VIII), Kommentar sowie Bundesrecht, internationales Recht und Landesrecht mit Hinweisen auf den Einigungsvertrag. Verlag R. S. Schultz, Starnberg.
(246) Marx, H. H. (1992): Medizinische Begutachtung – Grundlagen und Praxis. G. Thieme Verlag, Stuttgart.

(247) Schmid, R., I. Engelmohr, K. Maithof-Schmid (1999): Kindernetzwerk für kranke und behinderte Kinder und Jugendliche in der Gesellschaft. Band I, Elternselbsthilfegruppen – wer hilft weiter?, Band III Sexuelle Gewalt gegen Kinder und Jugendliche – wer hilft weiter? Verlag Schmidt-Römhild, Lübeck.
(248) Ritter, G. (1992): Handbuch für Behinderte und Helfer. Asgard-Verlag Dr. W. Hippe, St. Augustin.
(249) Warnke, A., G. E. Trott, H. Remschmidt (1997): Forensische Kinder- und Jugendpsychiatrie, H. Huber-Verlag, Bern.
(250) Welt-Ärztebund (1998): Deklaration des Welt-Ärztebundes von Ottawa zu den Rechten des Kindes auf gesundheitliche Versorgung. Der Kinderarzt 29, 1333–1336.
(251) Wissenschaftlicher Beirat der Bundesärztekammer (1998): Richtlinien zur Feststellung des Hirntodes. Deutsches Ärzteblatt 95, 1509–1516.

B Auswahl von Zeitschriften mit aktuellen Beiträgen zur normalen und gestörten Entwicklung bei Kindern und Jugendlichen

Aktuelle Neuropädiatrie – Jahrbuch mit den wichtigsten Beiträgen der Tagungen der Gesellschaft für Neuropädiatrie.
Developmental Medicine and Child Neurolgy. Mac Keith Press, London.
Die Rehabilitation – Zeitschrift für alle Fragen der medizinischen, schulisch-beruflichen und sozialen Eingliederung. Georg Thieme Verlag, Stuttgart.
European Journal of Pediatrics. Springer-Verlag, Berlin.
European Journal of Child Neurology, Springer-Verlag, Berlin.
Frühförderung interdisziplinär – Zeitschrift für Praxis und Theorie der frühen Hilfe für behinderte und entwicklungsauffällige Kinder. E. Reinhardt-Verlag, München.
Kinderärztliche Praxis – Zeitschrift für soziale Pädiatrie und Jugendmedizin – hrsg. von der Deutschen Gesellschaft für Sozialpädiatrie und Jugendmedizin. Kirchheim-Verlag, Mainz.
Kindheit und Entwicklung – Zeitschrift für Verhaltensmedizin und Entwicklungspsychologie. Quintessenz-Verlag, Ifenpfad.
Kinder- und Jugendmedizin. Verlag Neuer Merkur, München.
Medizinische Genetik. Zeitschrift des Berufsverbandes Medizinische Genetik e. V. und der Gesellschaft für Humangenetik e. V. (enthält Listen molekulargenetischer Labors). Selbstverlag.
Molecular Medicine Today. Elsevier Science Ltd., New York.
Monatsschrift für Kinderheilkunde – Organ der Deutschen Gesellschaft für Kinderheilkunde. Springer-Verlag, Berlin.
Nature Medicine (enthält Beiträge zur Humangenetik). Macmillan Magazines Ltd., London.
Neuropädiatrie in Praxis und Klinik. Verlag Schmidt-Römhild, Lübeck.
Neuropediatrics – Journal of Pediatric Neurobiology, Neurology and Neurosurgery. Hippokrates-Verlag, Stuttgart.
Pädiatrische Praxis – Zeitschrift für Kinder- und Jugendmedizin. H. Marseille Verlag, München.
Physiotherapie-Zeitschrift für Physiotherapeuten. Pflaum-Verlag, München.
Praxis der Kinderpsychologie und Kinderpsychiatrie. Vandenhoeck und Ruprecht-Verlag, Göttingen.
Sprache – Stimme – Gehör, Zeitschrift für Kommunikationsstörungen. Georg Thieme Verlag, Stuttgart.
Zeitschrift für Kinder- und Jugendpsychiatrie und Psychotherapie. H. Huber-Verlag, Bern.
Zeitschrift für Epileptologie – Organ der Deutschen Sektion der internationalen Liga gegen Epilepsie – Mitteilungsblatt der Stiftung Michael.

Register

A

ABA (applied behavioral analysis), Autismus 157
Absencen 152
– myoklonische 151
Absencen-Epilepsie 151
Abstützen, seitliches 65
Abweichungs-IQ-Skala 239
Abweichungsnormen 220
Abweichungsquotient 220
N-Acetylaspartat-Dehydrogenase-Mangel 126
Acetylcholin 44–45
Achillessehnen-Verlängerungsoperation, Spitzfuß 336
Achillotenotomie 338
Achondroplasie 96, 178
ACHSE (Allianz chronischer seltener Erkrankungen), Elterngruppe 381
Achselhängelage, Untersuchung, neurologische 64
Addison-Syndrom, Entwicklungsstörungen, mentale 149
Adduktoretenno-/-myotomie 338
Adenoide, hyperplastische 168
– ADHS 185
– hyperplastische 169
ADHS s. Aufmerksamkeits-Defizit-Hyperaktivitäts-Syndrom
Adipositas 99–101
– Bewegungsmangel 100
– Ernährung, hyperkalorische 99
– Grunderkrankungen 100–101
– psychische Faktoren 100
Adiposogigantismus 98
Adoleszenz 6
Adoption 382
Adrenalin 45
adrenogenitales Syndrom
– Großwuchs 99
– Klitorisvergrößerung 178
Adrenoleukodystrophie 127–128
ADS (attention deficit syndrome) 184
Advanced Progressive Matrizen (APM) 268
AEP (akustisch evozierte Potenziale) 85
Äquilibration 221
ärztliches Handeln, Grenzen 384–385
Ätiologie 13
Affolter-Konzept 354–355
– Ereignisphase 354
– Funktionssignale, Erkennung 354
– Gegenstandsberührung 354
– modale/intermodale Stufen 354
– Planungsphase 355

– Serialstufe 354
aggressives Verhalten, CBCL-Fragebogen 234
Agnosie 158–160, 223
Agyrie 131
AHA-Test (assisting hand assessment) 357
Ahornsirup-Erkrankung 127
Aicardi-Syndrom 131
Akkommodation 221
Aktionspotenzial, Nervenzelle 44
Aktivitätsgrade, Entwicklungsbeurteilung 56
Akupunktur 370
akustisch evozierte Potenziale AEP) 85
akustisch-motorische Koordination 294
Alertness 295
– phasische/tonische 295
Alexie 158–160
Alkoholsyndrom, embryofetales 134
– Kleinwuchs 97, 134
– Mikrozephalus 134
allergenarme Oligodiäten nach J. Egger 371
Alpha-EEG, normales 80
Alport-Syndrom, Nierenveränderungen 178
Alter
– biologisches, Knochenreifung 7
– korrigiertes, Frühgeborene 60
alternative Behandlungsmethoden, Einsatz, Gutachten 386
Alternativverhalten 321
Altöttinger Papier der DGSPJ 23
Amelien, Ergotherapie 356
Aminosäuren, organische, Stoffwechselstörungen 126–127
Amniozentese 19
Anamnese
– Fragebogen 229
– Gliederung 229–230
– psychologische 228–230
Anfälle
– fokale 153
– isolierte 151
– multifokale 153
– myoklonisch-astatische 151
– nicht-epileptische 154–155
– – Schellong-Test 155
– posttraumatische 152
– tonisch-klonische 152
– zerebrale 31
– – Ursachen 149
Angelman-Syndrom 121, 200–201
– EEG 81

– Epilepsie 151
– Mikrodeletionen 199
Angststörungen 187
– CBCL-Fragebogen 234
Anomalade 17
Anorexia nervosa, Dystrophie 98
Anorexie 187
Antireflux-Nahrung, Schreibabies 92
Aortenisthmusstenose, Turner-Syndrom 177
Apert-Syndrom 179
– kraniofaziale Dysplasie 168
– Logopädie 348
Apgar-Index/-Score 138
– Neugeborene 52–53
– Risiko-Kind 53
Aphasie 158–160, 223, 304, 346
– amnestische 346
– Beurteilung 56
– erworbene, mit Epilepsie 304, 306
– Logopädie 349
– motorische 346
– sensorische 346
Aphasie-Epilepsie-Syndrom
– Berliner-Lurija-Neuropsychologisches Verfahren für Kinder (BLN-K) 294
– (Landau-Kleffner) 151
Apnoe 144–145
Apoptose 51
Apraxie 158–160, 223, 304
– Beurteilung 56
Arbeitsplatz, Sonderurlaub 381
arithmetische Fähigkeiten (KAL) 294
Armplexusparesen, geburtsbedingte 141–142
Armut, Sozialberatung 382
Arthrogrypose, Schuh, orthopädischer 336
Artikulation 343
Artikulationsstörungen 304–306, 345, 348
Arztgeheimnis 385
Asperger-Autismus 156, 158
Asphyxie 139
Assimilation 221
Astrozytome 147
asymmetrischer tonischer Nackenreflex s. ATNR
Ataxie/Ataxia 107
– teleangiectatica 123
– Zahnanlagestörungen 169
Atemnotsyndrom, Frühgeborene 143
Athetose 106
Atlastherapie 366

ATNR (asymmetrischer tonischer Nackenreflex) 65–66, 328
attention deficit syndrome (ADS) 184
Audiometrie 86
Audio-Psycho-Phonologie nach Tomatis 369
auditive Verarbeitung 228
auditive Verarbeitungs- und Wahrnehmungsstörungen (AVWS) 307–308
Aufenthaltsbestimmungsrecht, Entzug 380
Aufgabengruppen, altersbezogene, BSID-II 242
Aufklärungspflicht 385
Aufmerksamkeit 49, 295
– Aktivierung 295
– Dimensionen und Komponenten 295
– fokussierte 296
– geteilte 296
– selektive 296
Aufmerksamkeits-Defizit-Hyperaktivitäts-Syndrom (ADHS) 184–187, 295
– s.a. hyperkinetisches Syndrom
– Atomoxetin 187
– klinische Diagnose 296
– Methylphenidat 186
– Montessori-Pädagogik 186
– Triple P (positive parenting program) 186
Aufmerksamkeitsfokus, Wechsel 296
Aufmerksamkeitsstörungen 295–296
– CBCL-Fragebogen 234
Aufwach-grand-mal-Epilepsie 151
Augen, Parallelstand 66
Augenerkrankungen 166–167
Augenspiegel 86–87
Auge-Ohr-Methode 218
Autismus 156–158
– ABA (applied behavioral analysis) 157
– atypischer 156
– Diagnostik 157
– EEG 157
– EIBI (early intensive behavioral intervention) 157
– frühkindlicher, Typ Kanner 156
– – Psychotherapie, Kontraindikation 319
– Kommunikation, unterstützte 157
– Prognose 158
– TEACCH 157
– Typ Asperger 156, 158
Autismus-Beurteilungsskala für Kinder (CARS) 235
autogenes Training 369
Autoritätskrise, Jugendalter 72
Autosomen 190
– Fehlverteilungen 197–198
AV-Kanal, offener 177
AVWS (auditive Verarbeitungs- und Wahrnehmungsstörungen) 307–308

Axone 42–43
Ayres-Konzept 352–354

B
Balkenagenesie/-mangel 130–131
– Autismus 156
Bárány-Zeigeversuch 72
Bardet-Biedl-Syndrom 124
– Adipositas 101
– Genitalhypoplasie 178
Barthel-Index 29
basale Stimulation, Schwerstbehinderung 363
Basenpaarung, DNA 192
Basissinne, Aktivierung, Körperwahrnehmung, Stimulation 352
Bauchlage, schwebende, Untersuchung, neurologische 64
Bauchliegekeil 337
Baum-Test von Koch 298
Bayley Scales of Infant Development (BSID) 69, 241–243
Bayley Scales of Infant and Toddler Development 241–243
Becker-Muskeldystrophie
– Dystrophin-Gen 206
– Genotyp-Diagnostik 205
Beckwith-Wiedemann-Syndrom, Großwuchs 99
Befunde
– Interpretation, falsche 16
– Nichtbeachtung 16
Begabung, überdurchschnittliche, Verhaltensstörungen 15
Begriffe erkennen (BEN), HAWIVA-III 259
Begriffe erklären (BEL), HAWIVA-III 259
behinderte Kinder/Behinderungen 15
– Akzeptanz 386–388
– Aufgaben und Konzepte, aktuelle 36–37
– Betreuung, Clowns 363
– Betreuungskonzepte seit dem 19. Jahrhundert 3–4
– Bewältigung 28–34
– Definition 13
– drohende 15
– Einfühlungsbereitschaft 388
– Empathie 388
– Epidemiologie 34–36
– Familiensituation 33
– Förderung 22
– Folgeprobleme 28–34
– Geschwistersituation 33
– Kompensation 27
– Lebensqualität 387
– manifeste 15
– Mitleid 388
– Partnerschaft 34
– Prävention 386–388
– – Dreistufenkonzept 18–19

– Rehabilitation 22
– Schicksal bis zur Neuzeit 3
– Schwangerenvorsorge 387
– Sexualität 34
– Verarbeitungsmöglichkeiten 31–33
– zweite 299
Beinahe-Kindstod 144–145
Belind-Klassifikation, Entwicklungsstörungen, umschriebene 159
Beobachterposition, Verhaltensbeobachtung 231
Beobachtung, Diagnosemitteilung 300
Beobachtungsrahmen (setting) 230–231
Beratung, genetische 207–209
Beratungsstellen 24
Berliner-Lurija-Neuropsychologisches Verfahren für Kinder (BLN-K) 293–297
Berufsgenossenschaftsversicherung 375
Berufswahl 381
Beschäftigungstherapie s. Ergotherapie
best clinical practice 384
Bestrafung, negative 320
– Time-out 321
Betreuungskonzepte, Entwicklungsstörungen 21–22
Bewegungen/Bewegungsaktivitäten
– assoziierte, Kindergarten-/Schulkindalter 73
– Entwicklung 60–61
– frühkindliche 60
– provozierte, Beurteilung 56
– selbstständige, Förderung 327–328
– spontane, Beurteilung 56
Bewegungsstörungen 106–108
– extrapyramidale 66
– zerebrale, Münchener Funktionelle Entwicklungsdiagnostik 244
Bewusstheit, phonologische 346
Bewusstsein 49
Bielefelder Screening (BISC) 285–286
Bilder ergänzen (BE)
– HAWIK(-R) 253
– HAWIVA-III 259
Bilderordnen, HAWIK(-R) 253
Bildkonzepte, HAWIK-IV 256
Binet-Tests, Beispielaufgaben 219
Biopsien 88
Bioresonanz-Stimulation 371
BISC (Bielefelder Screening) 285–286
Blasenentleerungsstörungen, neurogene 178, 214
Blastozyste 40
Blepharophimose 166
Blickfolge 66
Blindenpflegegeld 378
Blindheit 15, 165
BLN-K (Berliner-Lurija-Neuropsychologisches Verfahren für Kinder) 293–297

Register **405**

Blutbild-Veränderungen 179–180
Blutungen
– intraventrikuläre, Frühgeborene 143
– subdurale, körperliche Misshandlung 181
BNS-Anfälle 153–154
– Down-Syndrom 119
– therapierefraktäre, Balkenmangel 131
Bobath-Konzept 328–330
– Gleichgewichtsreaktionen 328
– Haltetonus 328
– handling 328
– Schlüsselpunkte 328
– Stellreaktionen 328
– tapping 329
Body-Mass-Index (BMI) 7
– Perzentilenkurve 8
bonding
– Eltern-Kind-Beziehung 53
– Neugeborene 53
Boten-RNA (mRNA) 192
Botulismus 110
Bourneville-Pringle-Syndrom 122
brain gym 368
Brocca-Sprachzentrum 225
Bronchitis, chronische 177
Brückner-Test, Sehstörungen 165
BSID (Bayley Scales of Infant Development) 241–243
– BSID-II 69, 241–242
Buchstaben-Zahlen-Folgen, HAWIK-IV 256
Bulimie/Bulimia nervosa 187
– Zähne, Erosionen 170
Bundessozialhilfegesetz, Pflegeleistungen 376
Bunte Matrizen (BM) 268
Burn-out-Syndrom 32

C

carbohydrate deficient glycoprotein-Syndrom s. CDG-Syndrom
Cardio-Facio-Cutanes-Syndrom s. CFC-Syndrom
Carrols Drei-Schichten-Hierarchie 227
Caspase-Gene 43
CAT (Children's Apperception Test) von Bellak und Bellak 298
CBCL-Fragebogensystem 233–235
CDG-Syndrom 130
– Ataxie 107
CFC-Syndrom, Kandidaten-Gene 203
CHARGE-Assoziation/-Syndrom 124
– Genitalhypoplasie 178
CHC-Theorie
– Gehirnfunktionen 226
– Lurija-Modell 264
– psychische Funktionen 226
Chiari-II-Malformation 109
– Adipositas 101

– Balkenmangel 131
– Hydrozephalus 133
Child Behavior Check List (CBCL) 233–235
Childrens Apperception Test (CAT) von Bellak und Bellak 298
Choanalstenose/-atresie 177
Cholestase, Frühgeborene 143
Chorea 106
– Huntington 107, 147
– – Genotyp-Diagnostik 205
– minor 107
Choreoathetose 105, 107
Chorionzottenbiopsie 19
Chromatin 192
Chromosomen 190–192
– Deletionen 193
– Duplikationen 193
– Organisation 191–192
– Punktmutationen 193
Chromosomenanomalien 195
– Großwuchs 99
– Nervenzellen 47
– numerische 117–119, 195–197
– strukturelle 119–122, 196, 198
– Synapsen 47
chronisch kranke Kinder/chronische Krankheiten
– Betreuung, Clowns 363
– Epidemiologie 34–36
– Geschwistersituation 33
Citrullinämie 126
Clowns, chronisch kranke und behinderte Kinder, Betreuung 363
Cockayne-Syndrom
– Kleinwuchs 97
– Zahnanlagestörungen 169
Cocktail-Party-Syndrom 308
– Hydrozephalus 308–309
Coffin-Lowry-Syndrom 124
Coloured Progressive Matrizen (CPM) 268
Commotio cerebri 146
Compressio cerebri 146
congenital defect of glycolisation s. CDG-Syndrom
Conners Parent Rating Scale 233
Conners Rating Scales 232–233
– Verhaltensbeobachtung 232
Conners Teacher Rating Scale 233
Conners-Wells Adolescent Self-Report Scale 233
Connexin-Gen, Hörstörungen 168
constraint induced movement therapy 334, 357
Contusio cerebri 146
Coping-Strategien 32, 215
Cornelia-de-Lange-Syndrom 124
– Kleinwuchs 97
Corpomed® 337
Corpus callosum 45
– Agenesie 130–131, 156

Costello-Syndrom, Kandidaten-Gene 203
Co-Therapeuten, Eltern 27
Crouzon-Syndrom
– kraniofaziale Dysplasie/Syndrome 168, 179
– Logopädie 348
C-Skala 239
Culture Fair Intelligence Test (CFT-20) 266–267
Curschmann-Steinert-Muskeldystrophie 114
cystische Fibrose (CF) s. Mukoviszidose

D

Dandy-Walker-Syndrom
– Balkenmangel 131
– Hydrozephalus 133
Darmsanierung 371
Daueraufmerksamkeit 295
Deletionen, Chromosomen 193
DEMAT (Deutscher Mathematiktest) 291–292
Demenz 302
– Beurteilung 56
Dendriten 42–43
Denken
– HAWIVA 257–258
– rechnerisches (RD) 258
– – HAWIK(-R) 253
– Reversibilität 223
Denkprozesse (DNK) 295
Denver-Elternfragebogen, neuer (NDE) 63
Denver-Entwicklungs-Screening (DES) 246
Denver-Test 69
Depression 187
– CBCL-Fragebogen 234
Deprivation 11
– Entwicklungsstörungen 12
– Forschung 360
DES (Denver-Entwicklungs-Screening) 246
Desensibilisierung, systematische, bei Ängsten 320
Deutscher Mathematiktest (DEMAT) 291
– für die ersten bis sechsten Klassen 291–292
developmental disorder 13
developmental dysphasia 304
Developmental Test of Visual Perception (DTVP) 275–277
Diabetes mellitus der Mutter, Entwicklungsstörung, mentale 135
Diadochokinese 72
– Gesamtmitbewegung 281
Diät(en) 370–371
– allergenarme, nach J. Egger 371
– Feingold-Diät 370
– ketogene 371

– phosphatarme 370
Diagnose
– Begriffsbestimmungen 17–18
– familiensystemische 323
– Klassifikationen 18
– psychische Störungen 235
– Vermittlung, Entwicklungsstörungen 30–31
– vorgeburtliche 19–20
Diagnose- und Förderklasse, Lernbehinderte 379
Diagnosemitteilung 299–302
– aktueller Stand 300
– Behandlungsmöglichkeiten 301–302
– Beobachtungen 300
– – Bewertung und Beurteilung 300–301
– Intelligenzquotient 301
– Perspektiven 301–302
– Prozentrangnormen 300
Diagnostik-System für psychische Störungen im Kindes- und Jugendalter (DISYPS-KJ) 235
diagnostischer Rechtschreibtest 1, 2, 3, 4, 5 286–287
Dialog, kreativer, Konzept nach Milani-Comparetti 27–28
Diastematomyelie 178
Dienzephalon (Zwischenhirn) 46
Differenzierung
– funktionelle 6
– morphologische 6
DiGeorge-Syndrom 121, 200
– Herz- und Gefäßfehlbildungen 177
– Mikrodeletionen 199
Diparese, spastische, Vojta-Konzept 331
disability 13
Diskurs 343
Disruptionen 17
dissoziale Störungen/dissoziales Verhalten 187
– CBCL-Fragebogen 234
– Psychotherapie, Kontraindikation 319
Distanz, Familientherapie 323
disturbance 13
DISYPS-KJ (Diagnostik-System für psychische Störungen im Kindes- und Jugendalter) 235
DNA 191–192
– Basenpaarung 192
– Doppelhelix 192
– Marker 193
– Polymorphismen 193
DNA-Chip-Analyse 201
DNA-Polymorphismen 203
DNA-Sequenzen 192
DNA-Sonden 195
Doman-Delacato-Programm 367–368
Dopamin 45

Doppelhelix, DNA 192
Down-Syndrom (Trisomie 21) 31, 117–118, 197, 311–313
– Intelligenz 312
– Logopädie 349
– Motorik 312
– Psyche 313
– Sexualität 183
– Sozialverhalten 313
– Sprachentwicklung 313
Dranginkontinenz, idiopathische 173
Drogen, harte, Entwicklungsstörung, mentale 134
DSM-IV 18
DTVP (Developmental Test of Visual Perception) 275–277
– Subtests, Motorik-abhängige 276
– – Motorik-freie 276
Dubowitz-Syndrom, Kleinwuchs 97
Duchenne-Muskeldystrophie (DMD) 112–113, 310–311
– Adipositas 101
– Dystrophin-Gen 206
– Genotyp-Diagnostik 205
– Griffith-Skalen 311
– Psyche 310
– Sozialverhalten 310
Duplikationen, Chromosomen 193
Durchgangssyndrom, neurologisches beim Säugling 90
Dysarthrie 346
Dysgrammatismus 346
Dyskalkulie 160
Dyskinesien 66, 107
Dyslalie 346
Dyslexie 224
Dysmelien 28
– Ergotherapie 356
Dysmorphie-Syndrome, ADHS 185
Dysphasie 224
Dysplasien 17
– kleine 64
Dysplasie-Syndrom, kraniofaziales 168
Dyspraxie
– ADHS 185
– Ergotherapie 353
– Hydrozephalus 309–310
Dystonie 112
Dystrophie 98
– myotone, Logopädie 349
Dystrophin 112
Dystrophin-Gen
– Becker-Muskeldystrophie 206
– Duchenne-Muskeldystrophie 206

E
Echolalie 346
– Fragiles-X-Syndrom 120
Echtheit-Selbstkongruenz, Psychotherapie, klientzentrierte 318
Edukinästhetik 368
Edwards-Syndrom (Trisomie 18) 197

EEG (Elektroenzephalographie) 79–82
– Angelman-Syndrom 81
– Grundaktivität 79
– Herdbefunde 79
– hypersynchrone Aktivität 79
– Hypsarrhythmie 81
– Langzeitregistrierung 86
– sharp-waves-Fokus 81–82
EEG-Brain-Mapping 225
Ehlers-Danlos-Syndrom 110
EIBI (early intensive behavioral intervention), Autismus 157
Eigenanamnese 229
Eigenblut-Injektionen 371
Eigenreflexe
– monosynaptische 48
– Untersuchung, neurologische 64
Einbecker Empfehlungen 384
Einfühlungsbereitschaft, Behinderungen 388
Einkoten s. Enkopresis
Einlagen 335
Einnässen s. Enuresis
Einrichtungen, integrative 317
ektodermale Dysplasie, Zahnanlagestörungen 169
elektrische Reizungen 370
Elektromyographie (EMG) 84–85
ELFRA (Elternfragebögen für die Früherkennung von Risikokindern) 270–272
– Version 1/2 270–272
elterliche Kompetenzen, intuitive, Förderung 361
Eltern
– als Co-Therapeuten 27
– als Partner 27–28
– Vorbildfunktion 213
Elternfragebögen 232
– Entwicklungsschritte, frühkindliche 61–63
– für die Früherkennung von Risikokindern (ELFRA) 270–272
– über das Verhalten von Kindern und Jugendlichen 233
Elterngruppe, ACHSE (Allianz chronischer seltener Erkrankungen) 381
Eltern-Kind-Beziehung, bonding 53
Eltern-Lehrer-Fragebogen
– Kurzform 232–233
– – hyperkinetisches Syndrom 232
– nach Rutter zur Erfassung von emotionalen und dissozialen Störungen 235
Embryofetalzellen, Isolierung 19
EMG-Syndrom 177
Empathie/empathisches Verstehen
– Behinderungen 388
– Psychotherapie, klientzentrierte 318
Endokardkissendefekt 177
Enkopresis 174
– sexueller Missbrauch 182

Register

Entschädigungsrecht, soziales 376
Entscheidungsgeschwindigkeit 227–228
Entspannungstechniken 368–369
Entwicklung
– Anamnese 63
– biologische Grundlagen 39–55
– Definitionen 5
– Faktoren, beeinflussende 9
– frühe, Beobachtung 56
– frühkindliche, Grenzsteine 59–61
– – Variationen 59–61
– fünfjähriger Kinder, Fragebogen 71
– geistig-seelische 7
– intrauterine 40–42
– – kritische Phase 41
– kindliche, Alarmsymptome 67
– – Risikofaktoren, kindliche 10
– – – mütterliche 10
– Kleinkindalter, Grenzsteine 70
– körperliche 6–7
– kognitive, Bayley-III 243
– – nach Piaget 220–223
– Längsschnittuntersuchungen 9
– im 1. Lebensjahr 56–59
– im 2. und 3. Lebensjahr 68–69
– im 4.–6. Lebensjahr 69–70
– Meilensteine 9
– Messung 9
– im 1. Monat 56–57
– im 2. und 3. Monat 57–58
– im 4.–6. Monat 58
– im 7.–9. Monat 58
– im 10.–12. Monat 58–59
– motorische, Säugling 57
– negative, Gesellschaft 11–12
– Nervensystem 42–43
– neurologische Untersuchung 63–69
– normale 5–11
– positive, Gesundheitssystem, deutsches 11
– Querschnittuntersuchungen 9
– Risikofaktoren 9
– Risikokinder 9
– soziale Einflüsse 11–12
– Variationen 60
– vorgeburtliche, ZNS-Strukturen 43
Entwicklungsauffälligkeiten s. Entwicklungsstörungen
Entwicklungsbeurteilung/-diagnostik 55–74
– Aktivitätsgrade 56
– psychologische Geschichte 218–220
Entwicklungsdysphasie 304, 345
Entwicklungsdyspraxie 307
Entwicklungsgefährdung 13
Entwicklungsgeschwindigkeit, Normvarianten 98
Entwicklungsquotient (EQ) 220
Entwicklungsschritte, frühkindliche, Elternfragebogen 61–63
Entwicklungsstörungen 13, 31, 304

– ärztlicher Personenkreis 26
– Atemorgane 177
– Betreuungskonzepte 21–22
– Betreuungsmöglichkeiten 378–379
– Beurteilung 12–18
– Deprivation 12
– Diagnose 16–17
– – Vermittlung 30–31
– Differenzialdiagnostik 305
– Enzymdefekte 19
– Erbgänge 202
– Frühdiagnose-Zentrum Würzburg 25–26
– Frühgeborene 20, 143–144
– Geburtshilfe 385–386
– geistige/mentale 115–161
– – Einstufungsprobleme 29–30
– – Erkrankungen, assoziierte 117
– – Hormonstörungen 148–149
– – Kombination 28–29
– – self-fulfilling prophecy 29
– – genetische Klassifizierung 202
– – globale 14
– Impfungen, Gutachten 386
– Komplexleistung 26
– im 1. Lebensjahr 89–93
– motorische 103–113
– Nomenklatur 31
– – herabsetzende 31
– Pathogenese 16
– pervasive oder tiefgreifende 156–158
– phonologische, inkonsequente 348
– – konsequente 348
– – verzögerte 348
– pränatale 386
– Prognose, Vermittlung 30–31
– psychologische Befunde 302–315
– Psychotherapie, Kontraindikation 319
– Schlafstörungen 175
– Schwangerenvorsorge 387
– soziale Faktoren 12
– sozialer Zusammenhang 15–16
– Stoffwechselstörungen, genetisch bedingte 126–130
– Therapiemaßnahmen 213–216
– Tod eines Kindes 31
– Übertherapie 32
– umschriebene 14, 158–160, 304–307
– – Belind-Klassifikation 159
– vorübergehende 90
– Züricher Längsschnittstudie 15
– Zuständigkeiten, Probleme 26
Entwicklungstest(s)
– allgemeine 67, 241–251
– von sechs Monaten bis sechs Jahren (ET 6-6) 249–251
Entwicklungstheorie(n) 6
– kognitive, von Piaget 220–223
Entwicklungsverzögerung 13
Enuresis 15, 172–174

– nocturna 15, 173
– sexueller Missbrauch 182
Enzephalopathie
– epileptische, altersgebundene 153
– hypoxische, akute 139
– – globale 141
– hypoxisch-ischämische, Sarnat-Klassifikation 138
– Zerebralparese, infantile 106
Enzephalozele 130
Enzymdefekte, Entwicklungsstörungen 19
Epikanthus, Down-Syndrom 118
Epilepsie 149–156, 304
– Anfälle 151
– – fokale/multifokale 153
– – primär-generalisierte 152–153
– Auswirkungen 149
– benigne 154
– Bereitschaft 51
– chirurgische Eingriffe 155
– Diagnostik 149
– Down-Syndrom 119
– EEG 150
– Einteilung 150–151
– fokale 153
– hypersynchrone Aktivität im EEG 149
– idiopathische 151
– juvenile, myoklonische 151
– kryptogene 151
– Neurochirurgie 52
– Rett-Syndrom 125
– Schlafstörungen 175
– Sturge-Weber-Syndrom 122
– symptomatische 151
– Therapie 155–156
– Ursachen 149
Erbgang/-gänge
– autosomal dominanter/rezessiver 191
– Entwicklungsstörungen 202
– X-chromosomal dominanter/rezessiver 191
Erbgesundheitsgesetze 4
Erbkrankheiten
– ethische Überlegungen 209–211
– Gentherapie 209
– Stammzelltherapie 210
Erbsche Parese 141
Ergotherapie 351–357
– Aufgaben 352, 356
– intermodale Funktion 352
– kinder- und jugendpsychiatrische Erkrankungen 356
– Spiel 352
Erhebungsbogen/-bögen
– perinataler 34–35
– School Function Assessment 364
Ernährung
– hyperkalorische, Adipositas 99
– phosphatarme 370

– Probleme 214
Erziehung, konduktive, nach Petö 362–363
Erziehungshilfen 379–380
– Hilfeplan 381–382
– Komplexleistungen 380
ESES-Syndrom 154
Ethik-Kommissionen 36, 384
ethische Probleme 384–388
ethische Überlegungen, Erbkrankheiten 209–211
evidenz-basierte Medizin 36
evozierte Potenziale 85–86
– akustische (AEP) 85
– somatosensible (SSEP) 85
– visuelle (VEP) 85
Extremitäten, Fehlbildungen, Thalidomid 135
Extremitätenhypertonie, Vojta-Konzept 332
Extremitätenkoordination, Kindergarten-/Schulkindalter 73

F
Fabry-Syndrom 127
Fahrradergometer 327
Fahrradfahren 335
false memory syndrome 182
Faltenasymmetrie, Hüftgelenksdysplasie 176
Familie-in-Tieren von Brem-Gräser 298
– Symbolgehalt 298
Familienanamnese 229
Familienaufstellung 323
Familiendiagnostik 323
familienentlastende Dienste 380
Familienerholung 381
Familienhilfe 33
– sozialpädagogische 380
Familienpflegerin 380
Familiensituation, Behinderungen 33
Familiensportangebote 335
Familientherapie 322–324
– Distanz/Nähe 323
– Generationenhierarchie 323
– Neutralität 323
– Transparenz 323
– Verschreibung, paradoxe 324
Fanconi-Syndrom, Kleinwuchs 97
Fazialisparese 142
Fehlbildungen/Fehlbildungssyndrome 17, 31, 34
– isolierte/multiple 17
– kraniofaziale 178
– primäre/sekundäre 17
Feingold-Diät 370
Feinmotorik
– Entwicklung 68
– Fragebogen 71
– Kindergarten-/Schulkindalter 73
Feldenkrais, Moshe 368

Feldenkrais-Methode 369
Ferienstätten 380
Festhaltetherapie 364
Fettstoffwechselstörungen 129
Fettsucht s. Adipositas
FEW (Frostigs Entwicklungstest der visuellen Wahrnehmung) 238, 275–277
fidgety movements 67
Fieberkrämpfe 151–152
– Epilepsie 151
Figuren legen (FL)
– HAWIK(-R) 253
– HAWIVA-III 259
Figuren zeichnen (FA), HAWIVA 257–258
Fiktionsspiele 68
FISH (Fluoreszenz-in-situ-Hybridisierung) 196
– Mikrodeletionen 199
Fluchtreaktion 65
Flügelfell 64
fluide Intelligenz 226
– K-ABC II 263
fluide Intelligenz (Gf) 227
Fluoreszenz-in-situ-Hybridisierung s. FISH
FMR-1(Fragile-X-Mental-Retardation)-Gen 205
fM-RT 225
FMS (Functional Mobility Scales) 327
Förderdiagnostik 361
Förderung, behinderte Kinder 22
formale Operationen 223
Formdeuteverfahren 298
Fragebogen
– Anamnese 229
– Entwicklung 5-jähriger Kinder 71
– zu Stärken und Schwächen 234–235
Fragiles-X-Syndrom 119–120, 313–315
– Autismus 156
– Erbgang, geschlechtsgebundener 209
– Genotyp-Diagnostik 205
– Großwuchs 99
– Intelligenz 314
– Kaufman-Assessment-Battery for Children (K-ABC) 314
– Kontaktverhalten 315
– molekulargenetisches 206
– Sprache 315
– Sprachentwicklung, verzögerte 315
Fremdanamnese 229
Fremdeln 58
Fremdreflexe
– polysynaptische 48
– Untersuchung, neurologische 64
Frequenzauflösung, Sprachwahrnehmung 343
Frischzellentherapie 371
Frontallappenepilepsie 151
Frostig, Marianne 355–356
Frostig-Konzept 355–356

Frostigs Entwicklungstest der visuellen Wahrnehmung (FEW) 238, 275–277
Fruchtwasseruntersuchungen, klinisch-chemische 19
Frühdiagnose-Zentrum Würzburg 24
– Diagnosen, Häufigkeit 26
– Entwicklungsstörungen 25–26
Früherkennungsuntersuchungen (U1-U10 und J1) 20–21
Frühförderstellen 24
– Vorschulkinder 22
Frühförderung 316, 375
Frühgeborene 53
– Alter, korrigiertes 60
– Entwicklungsstörungen 20, 143–144
– Erkrankungen 143
– extrem unreife 142–144
– Folgeschäden 143
– Hirnblutungen 50, 141
Frühgeburt, physiologische 10
frühkindliche Reaktion 31
Frühtherapie, Konzepte 27–28
Functional Mobility Scales (FMS) 327
funktionelle Systeme 225
Funktionskreise, Lokalisation, dynamische 225
Fußfehlstellungen
– konservative Maßnahmen 335–336
– kontrakte, Schuh, orthopädischer 336

G
Galaktosämie 127
GALANT-Reaktion 65–66
Gamma-Aminobuttersäure (GABA) 45
Ganganalyse 327
Gangliogliome 147
Gangliosidose 127
gastro-ösophagealer Reflux 170–172
– Neugeborene 171
Gastrostomie, endoskopische, perkutane (PEG) 214
Gaucher-Krankheit 127
Gaumenspalte, Logopädie 348
Gauss-Normalverteilung 239
Gebärdensprache 348
Gebiss, Entwicklungsstörungen 169–170
Geburt 52–54
– sanfte 53
Geburtsgewicht, Neugeborene, reife 6
Geburtskomplikationen, neuromuskuläre 141–142
Gedächtnis 49
– allgemeines 227
– auditives 315
Gedächtnisfunktionen (GED) 295
Gedeihen 31
Gegenkonditionierung 320
Gehirn
– Module 45
– Myelinisierung 45

Gehirnerschütterung 146
Gehirnfunktionen
– CHC-Theorie 226
– Hierarchie 224
– Lateralisation 225
– Lokalisation 225
Gehirnkompression 146
Gehirnquetschung 146
Gehirnstrukturen nach Lurija 263
geistige Behinderung 15, 29, 31, 117, 302–303
– Epidemiologie 35
– Erbgang, autosomal dominanter 209
– Familienstammbaum 208
– X-chromosomal rezessiv vererbte 208
Gelegenheitsanfälle/-krämpfe 149, 151–152
Gelenkkontrakturen 178
Gemeinsamkeiten finden (GF)
– HAWIK-IV 256
– HAWIVA-III 259
Gene, Auffinden, Positionsklonierung 202–204
Generationenhierarchie, Familientherapie 323
genetisch bedingte Syndrome 123–125
genetische Beratung 207–209
Genitalhypoplasie 178
Genklon 202
Genorte, Auffinden, Positionsklonierung 207
Genotyp-Diagnostik, direkte 205
Gensequenzen 195
Gentherapie, Erbkrankheiten 209
Germinom 147
GES (Griffith-Entwicklungsskalen) 245–246
– Duchenne-Muskeldystrophie (DMD) 311
Gesamtentwicklung, intrauterine 40–42
Geschlechtschromosomen, Fehlverteilungen 197
Geschlechtsentwicklung, Störungen 101
Geschlechtsorgane, Anomalien 178
Geschwindigkeitsentwicklung 280
Gesellschaft, Entwicklungen, negative 11–12
Gesichtsmotorik, Kindergarten-/Schulkindalter 73
Gestalterfassung 224
gestalterische Verfahren 299
Gestaltschließung 224
Gestaltzerfall 224
Gesundheit, Definition 12–13
Gesundheitssystem, deutsches, Entwicklung, positive 11
Gewichtswachstum 7
Gilles-de-la-Tourette-Syndrom 187

Glasgow-Coma-Skala 295
– Schädel-Hirn-Verletzungen 146
Glaukom 167
Gleichgewichtsfunktionen, Kindergarten-/Schulkindalter 73
Gleichgewichtsstörungen
– Bobath-Konzept 328
– Ergotherapie 352–353
Glia 47
Gliazelltumoren 147
Gliedergürtelmuskeldystrophie, rezessiv erbliche 113
Glioblastom 147
Glockenthorax 64
Glukose-Transport-Protein-Defekt 130
Glutamat 45
Glutarazidurie 126
Glyzin 45
GMFCS (Gross Motor Function Classification System) 283
GMFM (Gross Motor Function Measure) 282–283
Gnadentoderlass als Euthanasieermächtigung 4
Gonosomen 190
Grad der Behinderung 376
Grammatik 343
Gregg-Syndrom, Herz- und Gefäßfehlbildungen 177
Greiffähigkeit/-reaktion 65
– Untersuchung, neurologische 64
Grenzsteine der Entwicklung 9
– Kleinkindalter 70
Grenzzoneninfarkt, Zerebralparese, infantile 106
Griffith-Entwicklungsskalen (GES) 245–246
– Duchenne-Muskeldystrophie (DMD) 311
Grobmotorik, Fragebogen 71
Gross Motor Function Classification System (GMFCS) 283, 327
Gross Motor Function Measure (GMFM) 282–283
Großhirnfunktionen, Vorstellungen 49
Großmotorik 31
– Kindergarten-/Schulkindalter 73
Großwuchs 96, 98–99
– chromosomale Störungen 99
– familiärer 98–99
Gruppenfähigkeit 362
Gruppenkonzept für myofunktionelle Störungen (GRUMS), Heidelberger 347
Gruppensport 335
Gültigkeit s. Validität
Gurrlaute 58
Gutachten
– alternative Behandlungsmethoden, Einsatz 386
– Impfungen, Entwicklungsstörungen 386

– Probleme 385–386
Gynäkomastie 101
Gyrierung 42
Gyrus praecentralis, Repräsentationszonen 47

H
Hände, Funktionsstörungen, Ergotherapie 356
Hängematte 337
Hallermann-Streiff-Syndrom
– Kleinwuchs 97
– Zahnanlagestörungen 169
Haltetonus, Bobath-Konzept 328
Haltungsstörungen, Ergotherapie 353
Hamburger Version der Lincoln-Oseretzky Motor Development Scale 277
Hamburg-Wechsler-Intelligenztest für Erwachsene s. HAWIE
Hampelmannsprung 72
Handbewegungen, repetitive 280
Handdominanz 283–285
Hand-Dominanz-Test (H-D-T) 284
Handgeschicklichkeit, Ergotherapie 353
handicap 13
handling, Bobath-Konzept 328
Handlungen, gezielte 68
Handlungsmusterstörungen, Affolter-Konzept 355
Handlungsplanung 59
Hannover-Wechsler-Intelligenztest für Kinder im Vorschulalter (HAWIVA) 252, 257–261
Haplotyp 193
Harninkontinenz bei Miktionsaufschub 173
Harnwegsinfekte, rezidivierende 214
Haushaltshilfen 380
Hautstanze 88
Hautveränderungen 179
Haverich-Dreirad® 335
HAWIE (Hamburg-Wechsler-Intelligenztest für Erwachsene) 240, 252
HAWIE-R 252
HAWIK-III 252, 254–255
– Teilleistungsbereiche 257
HAWIK-IV 252, 255–257
– Index-Werte 257
– Struktur 255
– Untertests 256
HAWIK (Hamburg-Wechsler-Intelligenztest für Kinder) 252, 253–254
HAWIK-R 240, 252, 253–254
– Lese-Rechtschreibschwäche 252
HAWIVA (Hannover-Wechsler-Intelligenztest für Kinder im Vorschulalter) 252, 257–261
Heidelberger Sprachentwicklungstest (H-S-E-T) 273–275, 345
Heilmittelkatalog 26–27
Heilpädagogik 361

– Aufgaben 360–361
– entwicklungsnormativer Ansatz 360
– nach Maria Montessori 361–362
– Möglichkeiten 363–364
– ökologischer Ansatz 360
– Schwerpunkte 360–361
Heime 317–318
Hemimegalenzephalie-Syndrom 123
Hemiparese, spastische, armbetonte 105
Hemisphärektomie 51
Hemisphärendominanz 45
Hepatomegalie 177
Herdbefunde, EEG 79
Herzfehler, angeborene 177
heuristische Funktion 299
Hiatushernie 170
Hierarchie
– Gehirnfunktionen 224
– psychische Funktionen 224
Hilfeplan, Erziehungshilfen 381–382
Hinterhauptslappenepilepsie 151
von-Hippel-Lindau-Syndrom 123
Hippokampus 46
Hippotherapie 334
Hirnblutungen
– Frühgeborene 141
– Neugeborene 141
– subependymale 137
Hirndurchblutung, lokale 50
Hirneinheiten, funktionelle 304
Hirnfehlanlagen 130–135
Hirnfunktionen 45–47
– praktische Konsequenzen 51–52
Hirnfunktionsstörungen, globale, Plastizität 51
Hirngewicht 42
Hirnhautentzündung
 s. Meningitis
Hirnrindeninfarkte 137
Hirnschäden/-schädigung
– degenerative 146
– entzündliche 146
– hypoxische 141, 145
– – ischämische 139–141
– – Zerebralparese, infantile 106
– Impfungen 146
– perinatale 136
– postnatale 144–148
– pränatale 136–138
– teratogene 134
– toxische 146–147
Hirnstamm 46
Hirntrauma, Zerebralparese, infantile 106
Hirntumoren 147–148
– Prognose 148
Hirschsprung-Krankheit, Obstipation 177
HIV-Infektion, intrauterine 135
Hochbegabung 161

Hörbehinderung 342
Hören, dichotisches 343
Hörfähigkeit, Sprachentwicklung 342
Hörreaktion 66
Hörstörungen 28, 167–169
– ADHS 185
– Connexin-Gen 168
– Früherkennung 167
– Therapie 169
Hörverarbeitung, zentrale 343
Hörversorgung, optimale 348
Hörzentrum 46
Holoprosenzephalie 130
Homöopathie 370
Homozystinurie, Großwuchs 99
Homunkulus 47
Hormonstörungen, Entwicklungsstörungen, mentale 148–149
Hornhautanomalien 166
Hospitalismusforschung 360
Hox-Gene 43
H-S-E-T s. Heidelberger Sprachentwicklungstest
Hüftgelenk, Innenrotationen 335
Hüftgelenksdysplasie/-luxation 175–176
– spastische, Knochenumstellung 338
Hüftgelenkssonographie 78
Hühnerbrust 64
Hydantoin, Mundschleimhaut, Hyperplasien (Wucherungen) 170
Hydranenzephalie 133
Hydrocephalus/Hydrozephalus 50, 308–310
– Cocktail-Party-Syndrom 308–309
– Dyspraxie 309–310
– HAWIK-III-Profil 310
– hypersekretorischer 132
– Intelligenz 309
– internus 132
– kommunizierender 132
– obstruktiver 132
Hyperexzitabilität 92
hyperkinetisches Syndrom 184
– s.a. Aufmerksamkeits-Defizit-Hyperaktivitäts-Syndrom (ADHS)
– Eltern-Lehrer-Fragebogen, Kurzform 232
– Hochbegabung 161
Hyperleuzinämie 127
Hyperplasie (Zellvermehrung) 6
– Mundschleimhaut, Hydantoin 170
hypersynchrone Aktivität im EEG 79
– Epilepsie 149
Hypertelorismus, Down-Syndrom 118
Hypertonie 112
Hypertrophie (Zellvergrößerung) 6
Hypomelanosis Ito 123
Hypothalamus 45
Hypothyreose 148–149, 177
Hypotonie 92, 112
Hypoxie 177

– Enzephalopathie, akute 139
– Hirnschäden/-schädigung 139–141, 145
– zerebrale, Frühgeborene 143
Hypsarrhythmie 153
– EEG 81

I
ICD-10 18
Ichthyosen 179
Icterus neonatorum 139
Identitätskrise, Jugendalter 72
Idiotie, mongoloide 17
Imitationslernen 321
impairment 13
Impfkommission der Deutschen Gesellschaft für Kinderheilkunde (STIKO) 213
Impfungen 213
– Entwicklungsstörungen, Gutachten 386
– Hirnschädigung 146
Index Mentale Verarbeitung, K-ABC II 263
Infantizid 3
Infektanfälligkeit 179–180
Infektionen, intrauterine 135–136
informed consent 384
Innenohrschädigungen 167–168
Integrationsstufe, Psycholinguistischer Entwicklungstest 272
Integrationstherapie, sensorische 352–354
integrative Einrichtungen 317
Intelligenz
– Abruffähigkeit 227
– allgemeines Niveau 14
– Diskrepanzannahme 305
– Down-Syndrom (Trisomie 21) 312
– fluide (Gf) 226–227
– – K-ABC II 263
– Fragiles-X-Syndrom 314
– Hydrozephalus 309
– kristalline (Gc) 226–227
– – K-ABC II 263
– Normalitätsannahme 305
– sensomotorische 221–222
Intelligenzalter 220
Intelligenzminderung 14–15, 28, 31, 302
– Epidemiologie 35
– Häufigkeit 30
– Sexualverhalten 182–184
– Sonderschul-Überweisungsverfahren 240
– Ursachenbeurteilung 36
Intelligenzquotient (IQ) 220
– Diagnosemitteilung 301
Intelligenztests 251–270
– nach Wechsler 251–260
Interaktionen 59
– Fähigkeit, Beobachtung 66

– komplementäre/symmetrische, Familientherapie 322
Interaktions-orientierte Hilfe 361
Interferenzstrom-Regulationstherapie 370
intermodale Funktion, Ergotherapie 352
intermodale Störung 160
Internate 317–318
In-vitro-Fertilisation 384
Inzidenz 34
Irisanomalien 166
Isovalerianazidurie 126
Item-Sets, BSID-II 242

J

J1 (Früherkennungsuntersuchung) 20–21
Jaktationen 183
Janz-Syndrom 151
Jugendalter 72–74
– Autoritätskrise 72
– Identitätskrise 72

K

K-ABC s. Kaufman-Assessment-Battery for Children
Kampfsportarten 335
Kandidaten-Gene 203
Kanner-Autismus 156
Karyotyp 190
Katarakt 166
Katzenschrei-Syndrom 198
Kaufman-Assessment-Battery for Children (K-ABC) 260–265
– Fragiles-X-Syndrom 314
– Lurija-Theorie 263–265
– Skalen 261
– – intellektueller Fähigkeiten 261–265
– Subtests 261–265
Kearns-Sayre-Syndrom 128
Kehllaute 342
Keimzelltumoren 147
Kernspintomographie, spinale/zerebrale 82–84
ketogene Diät 371
KiGGS (Kinder- und Jugendlichen-Gesundheits-Survey) 35
Kindähnliches 9
Kinder
– pflegebedürftige 377–378
– Rechtsstellung 374
kinderärztliche Untersuchung 24, 63–66
Kindergarten-/Schulkindalter, Untersuchung, neuropädiatrische 73
Kinderheilkunde, Prävention 20–21
Kinder- und Jugendlichen-Gesundheits-Survey (KiGGS) 35
Kinderkrankenschwestern, ambulante 381
Kinderlähmung, zerebrale 104–108

Kindernetzwerk e.V. 381
kinderneurologische Abteilungen 22
Kinderpsychologie, frühe 218
Kinderwunsch 33
Kindesmisshandlung 180–182
KINDL-Fragebogen 29
Kindling 149
Kindstod, plötzlicher 182
Kinesiologie, angewandte 368
Kinsbourne-Enzephalopathie 149
Kissen 337
KISS-Syndrom, Atlassyndrom 366
KITAP (Testbatterie zur Aufmerksamkeitsprüfung für Kinder) 296
Klassen bilden (KB), HAWIVA-III 259
Klassenkasper 185
Kleinhirn 46
Kleinkindalter 6
Kleinwuchs 96–98
– dysproportionierter 96
– endokrine Störungen 97
– familiärer, physiologischer 97
– Kraniopharyngeom 97
– Organerkrankungen, chronische 97
– primärer 96–97
– proportionierter 96
– psychosozialer 98
– sekundärer 97–98
– Wachstumshormonmangel 97
Klinefelter-Syndrom
– Chromosomenanomalien 195
– Genitalhypoplasie 178
– gonosomale Aberrationen 197
Klinodaktylie 64
Klippel-Feil-Syndrom, Kleinwuchs 96
Klitorisvergrößerung, adrenogenitales Syndrom 178
Klonus/Kloni, Epilepsie 66, 151
Klumpfuß
– Schuh, orthopädischer 336
– Unterschenkel-Gips 338
Klumpkesche Parese 141
Kniegelenk, Valgusstellungen 335
Knochenalter, Bestimmung, Röntgenuntersuchung der linken Hand 96
Knochenreifung, Alter, biologisches 7
Knuspel-L 287–288
Knuspel-Score I 288
Knuspel-Score II 288
Kodieren (KO), HAWIVA-III 259
Kodiersysteme, Verhaltensbeobachtung 231
Körperbehinderte, Sportarten 335
Körperbehinderung 15
– Ergotherapie 356
Körperbewegung, aktive 213
Körpergewicht 6
– Diagramme 6–8
Körperhaltung, Kindergarten-/Schulkindalter 73
Körperkoordinationstest für Kinder (KTK) 279–280, 327

Körperlänge 6
– Diagramme 6–8
körperliche Beschwerden, CBCL-Fragebogen 233
körperliche Misshandlung 181
Körperproportionen 7
– Veränderung 8
Körperwahrnehmung, Stimulation, Basissinne, Aktivierung 352
kognitive Entwicklung
– Bayley-III 243
– nach Piaget 220–223
kognitive Fähigkeiten 344
– Fragebogen 71
– Kindergarten-/Schulkindalter 73
kognitive Skala, BSID-II 241
Kohlschütter-Syndrom, Zahnanlagestörungen 169
Kolitis, nekrotisierende, Frühgeborene 143
Kommunikation
– paradoxe, Familientherapie 322
– unterstützte, Autismus 157
Kommunikationstechnik, Computerunterstützte 348
Kompensation, Behinderung 27
Komplexleistungen 376
– Entwicklungsstörungen 26
– Erziehungshilfen 380
Konditionierung
– instrumentelle 320
– klassische/operante 320
konduktive Erziehung nach Petö 362–363
konkrete Operationen 223
Kontaktverhalten, Fragiles-X-Syndrom 315
Kontrakturen, Ergotherapie 356
Konzept
– von F. Affolter 354–355
– der sensorischen Integrationsbehandlung (SI-Therapie) nach Jean Ayres 352–354
Koordination der Extremitäten, Kindergarten-/Schulkindalter 73
Koordinationsstörungen
– motorische 160
– zentrale, Vojta-Konzept 330
Kopfkontrolle, Untersuchung, neurologische 64
Kopfschiefhaltung 142
Kopfumfang
– Diagramme 6–8
– Perzentilenkurve 8
Korsett 337
kortikale Dysplasien 131
kortikale Magnetstimulation 86
Kostenübernahme, Subsidiaritätsprinzip 375
Krabbeln 58
– symmetrisches 57
Krabbe-Syndrom 127

Kraftmesser 327
kraniofaziale Fehlbildungssyndrome 178
– Logopädie 348
Kraniopharyngeom
– Kleinwuchs 97
– Operation, Adipositas 101
kraniosakrale Therapie 368
krankengymnastische Behandlung auf neurophysiologischer Grundlage 326
Krankenversicherung(ssystem), Struktur 374–376
Krankheit, Definition 12–13
Kreisreaktionen, primäre, sekundäre bzw. tertiäre 222
Kretinismus, endemischer/sporadischer 148
kriminelles Verhalten 321
kristalline Intelligenz (Gc) 226–227
– K-ABC II 263
Kriteriumsvalidität 238
kritische Differenz, Reliabilität 237
KTK (Körperkoordinationstest für Kinder) 279–280, 327
Kunstfehler, Bearbeitung, Schiedsstelle 385
Kunsttherapie 363
Kurzzeitgedächtnis 228
Kurzzeitinternate 380
Kwashiorkor 98

L
Laboruntersuchungen, klinisch-chemische 87
Labyrinth-Test
– HAWIK-III 254
– HAWIVA 257–258
Längenwachstum 7
Längsschnittuntersuchungen, Entwicklung 9
Lallperiode 342
Landau-Kleffner-Syndrom 151, 154, 306
– Logopädie 349
Landau-Reaktion 64–65
Langzeit-pH-Metrie 86
Langzeitspeicher, Abruf 228
Lateralisation
– Gehirnfunktionen 225
– psychische Funktionen 225
Lateralität, Ergotherapie 353
Latex-Allergie 214
Laufband 334
Lautbildung/-differenzierung 344
LDDB (London Dysmorphology Database) 198–199
Lebenshilfe für geistig Behinderte 381
Lebensqualität 32
– Behinderungen 387
lebensunwertes Leben, Vernichtung 4
Lebererkrankungen, Frühgeborene 143

Legasthenie 160
– Vererbung, monogene 207
Lehrer-Fragebogen 232
Leighsche Erkrankung 128
Leistungsentwicklung 280
Leitlinien 36–37
Lemli-Opitz-Syndrom, Herz- und Gefäßfehlbildungen 177
Lennox-Gastaut-Syndrom 129–130, 151, 153
Leptin 101
Lernbehinderung 29
– Diagnose- und Förderklasse 379
Lernen 49
– kognitives 321
Lernfähigkeit 227
Lernstörungen, umschriebene 160
Lesch-Nyhan-Syndrom 129
Leseepilepsie, primäre 151
Lesen 228
Lese-Rechtschreib-Störung 159, 304–306
– HAWIK-R 252
– umschriebene 160
Leseschwäche 160
Lesezentrum 46
Letalität 34
Leukodystrophie, metachromatische 127
Leukomalazie, periventrikuläre 137, 139–141
– Frühgeborene 143
– Zerebralparese, infantile 105
Lexikon 343
Liebesentzug 320
Liliputaner 96
limbisches System 46
Lincoln-Oseretzky-Skala (LOS KF 18) 277–285
– Hamburger Version 277
Linkshändigkeit 184
Linsentrübung 166
Lipomeningozele 109
Lippen-Kiefer-Gaumenspalten
– Logopädie 348
– Mittelohrfunktionsstörungen 168
Lippenschlusslaute 342
Lippenspalte, Logopädie 348
Liquoruntersuchungen 87–88
Lissenzephalie 131
– Mikrodeletionen 199
Littlesche Erkrankungen 104–108
LNNB-C (Lurija-Nebraska-Neuropsychological Battery for Children) 294
Logopädie 341–349
– Diagnostik 343–345
– Indikationen 348–349
– Nomenklatur 343
– Therapie 347–348
Lokalisation
– Gehirnfunktionen 225

– psychische Funktionen 225
Lokomotionsprinzip der posturalen Ontogenese 330
Lorenzos Öl 128
LOS s. Lincoln-Oseretzky-Skala
Louis-Bar-Syndrom, Ataxie 107
Lues (Syphilis), intrauterine 136, 179
Lurija-Modell, CHC-Theorie 264
Lurija-Nebraska-Neuropsychological Battery for Children (LNNB-C) 294
Lurija-Theorie, K-ABC II 263–265
lysosomale Erkrankungen 127

M
Magen-Darm-Trakt, Fehlbildungen 177
Magnetresonanztomographie (MRT), spinale/zerebrale 82–84
Magnetstimulation, kortikale 86
MAKATON-System 348
Makrokranie 132
Mangelernährung 98
Mangelgeborenes 53
Mann-Zeichen-Test von Ziler 298
manuelle Wirbelsäulentherapie nach Kozijavkin 367
Marasmus 98
Marfan-Syndrom 110
– Großwuchs 99
Marklagerinfarkte 137
Martin-Bell-Syndrom 119–120
– Genotyp-Diagnostik 205
Massen-Screening 21
Masturbation 183
Matrizen-Test (MZ)
– HAWIK-IV 256
– HAWIVA-III 259
McCarthy-Scales of Children's Abilities 243–244
Meadow-Syndrom 182
Medien 363
Medikamente
– Entwicklungsstörung, mentale 135
– Verordnungen 214
Medulloblastom 147
Megalenzephalie 133
Mehrfachbehinderung 15
– Bedeutung 28–29
– Zerebralparese, infantile 104
Mehrwortsätze 342
Melas-Syndrom 128
Mendelsche Erbregeln 190–192
Meningitis 146
– Opisthotonus 147
Meningomyelozele 108–111, 308
– HAWIK-III-Profil 310
– Hüftgelenksdysplasie 176
– lumbale 108–109
– neurologische Ausfälle 109
– sakrale 109
– Sexualität 183
Meningoradikulozele, sakrale 109

mental deficiency/retardation 117, 302–303
Mental-Developmental-Scale-Index (MDI) 242
mentale Entwicklungsstörungen s. Entwicklungsstörungen, geistige/mentale
Merosinmangel, Muskeldystrophie, kongenitale 113
MERRF (Ragged-red fibers-Syndrom mit Muskelschädigung) 128
Mesenzephalon (Mittelhirn) 46
Messfehler, Bestimmung, Reliabilitätskoeffizient 237
Methylmalonurie 126
Methylphenidat, ADHS 186
MFED s. Münchener Funktionelle Entwicklungsdiagnostik
Mikrodeletionen 199
Mikrogenie 64
Mikrognathie 64
Mikrogyrie 131
Mikrozephalie/Mikrozephalus 131–133
– Alkoholsyndrom, embryofetales 134
– Autismus 156
– primäre 131
– sekundäre 132
– Sprachentwicklungsstörungen 132
Miller-Dieker-Syndrom, Mikrodeletionen 199
Milwaukee-Korsett 337
Minderwuchs
– Alkoholsyndrom, embryofetales 134
– Mikrozephalus 131
minimale (minor) zerebrale Dysfunktion (MCD) 184
Mischkost, ausgewogene 213
Misshandlung, körperliche/seelische 181
Mitleid, Behinderungen 388
Mitochondrien 192
Mitochondriopathien 128–129
Mittelhirn (Mesenzephalon) 46
Mittelohrfunktionsstörungen 168
MLPA-Analyse (multiplex ligation dependent probe amplification) 206–207
Modelllernen 321
Module
– Gehirn 45
– Nervenzellverbände 49
Moebius-Syndrom, Fazialisparese 142
molekulargenetische Methoden 190–211
Molybdän-Cofaktor-Mangel 129
Monosomie 4p, partielle 198
Monosomie 5p, partielle 198
Monosomie 22q 121
Montessori-Heilpädagogik 361–362
– ADHS 186
Morbidität 34

Moro-Reaktion 65–66
Morpheme 343
Mortalität 34
Mosaik-Test (MT)
– HAWIK-IV 256
– HAWIK-R 253
– HAWIVA 257–258
– HAWIVA-III 258–259
MOT s. Motorik-Test
Motoneurone 47
Motopädie 333–334
Motorik 294
– Bayley-III 243
– Beurteilung 56, 326–327
– Down-Syndrom (Trisomie 21) 312
– Entwicklungsstörungen, umschriebene 307
– Tests 327
– Verhaltensweisen im 1. Lebensjahr 63, 65
Motorikquotient 220
Motorik-Tests (MOT) 277–285, 327
– für vier- bis sechsjährige Kinder (MOT 4-6) 278–279
motorische Funktionen s. Motorik
motorische Skala, BSID-II 241
motorisches Rindenfeld, primäres 46–47
motorisches System 47–48
Münchener Funktionelle Entwicklungsdiagnostik (MFED) 69, 244–245
Münchhausen-by-proxy-Syndrom 182
mütterliche Zuwendung, Entzug 11
Mukopolysaccharidosen 127
– Megalenzephalie 133
Mukotympanon 168
Mukoviszidose 208
multisensorische Förderung 363
Mundmotorik, Kindergarten-/Schulkindalter 73
Mundmotorikstörungen, orofaziale Therapie 346–347
Mundschleimhaut, Hyperplasien (Wucherungen), Hydantoin 170
Musiktherapie 363
Muskelatrophie
– frühinfantile, Typ Werdnig-Hoffmann 110, 113
– spinale 110, 113–114
Muskelbiopsien 88
Muskeldystrophie
– Duchenne 112–113
– kongenitale, Merosinmangel 113
– myotone, Curschmann-Steinert 114
Muskelhypertonie 15
Muskelhypotonie 60, 110–114
– Logopädie 349
– Ursachen 111
Muskelspastik, Zerebralparese 104
Muskeltonus, Untersuchung, neurologische 64–66
Muskelultraschall 78

Mutationsanalyse 204–207
Mutismus, elektiver 158
Mutter-Kind- und Kind-Mutter-Kuren 380
Mutter-Kind-Interaktion, Beobachtung 67
Myasthenia gravis/Myasthenie 110
– Logopädie 349
Myelinisierung, Gehirn 45
Myoklonien 66, 107, 152
Myoklonus-Epilepsie 128
myotone Dystrophie
– Genotyp-Diagnostik 205
– proximal betonte (PROMM) 114

N

Nabelbruch 177
Nabelschnurpunktion 19
N-Acetylaspartat-Dehydrogenase-Mangel 126
Nachsorge, sozialmedizinische 381
Nachtliegeschalen 337
Nackenreflex
– asymmetrisch-tonischer (ATNR) 65–66, 328
– symmetrisch-tonischer (STNR) 65–66, 328
Nähe, Familientherapie 323
Naevi 64
nerve growth factor (NGF) 50
Nervenbiopsie 88
Nervenfasern, afferente/efferente 44
Nervenleitgeschwindigkeit 84–85
Nervensystem
– Entwicklung 42–43
– peripheres 42
– Plastizität 50–51
– Prägung 50–51
– zentrales s. ZNS
Nervenzellen
– Aktionspotenzial 44
– Chromosomenanomalien 47
– Grundfunktionen 43–44
– Module 49
– Refraktärphase 44
– Repolarisation 44
– Ruhepotenzial 44
Neugeborene
– Apgar-Index 52–53, 138
– bonding 53
– Hirnblutungen 141
– Refluxkrankheit, gastro-ösophageale 171
– reife, Geburtsgewicht 6
– Reifezeichen 53
– Versorgungsstörungen, intranatale 138–139
Neugeborenenkrämpfe 152
– benigne 151
– Frühgeborene 143
Neugeborenenperiode 6
Neuroblasten 42

neurodegenerative Erkrankungen, erbliche 147
Neurofibromatose
– Typ I von Recklinghausen 121
– Typ II 122
neurokutane Syndrome 121–123
neurologische Untersuchung, Entwicklung 63–69
neurologisches Durchgangssyndrom beim Säugling 90
neuromotorisches Therapiekonzept 347
neuromuskuläre Erkrankungen
– Logopädie 349
– Wirbelsäule, Aufrichtungsoperationen 338
neuromuskuläre Reifungsstörungen, Hüftgelenke, Vojta-Konzept 332
Neuroneogenese 43
neuropädiatrische Untersuchung, Kindergarten-/Schulkindalter 73
Neuropathie, Logopädie 349
neurophysiologische Methoden 84–86
Neuropsychologie 223–228
– allgemeine 223
– klinische 223
– Tests 292–297
Neurotransmitter 44–45
Neutralität, Familientherapie 323
Nicht-Geschlechtschromosomen 190
Nikotin, Entwicklungsstörung, mentale 135
NOFT(non organic failure of thrive)-Syndrom 98
Nomenklatur
– Entwicklungsstörungen 31
– herabsetzende, Entwicklungsstörungen 31
non organic failure of thrive (= NOFT-Syndrom) 98
Noonan-Syndrom 124
– Kandidaten-Gene 203
– PTPN11-Gen 204
Nootropica 214
Noradrenalin 45
Normierung, psychologische Tests 238
Normotonie 112
Nützlichkeit, psychologische Tests 241
Nukleinsäuren, Stoffwechselstörungen 129–130
Nystagmus 167

O

Objektivität, psychologische Tests 236
Obstipation 174
– chronische 214
Ökonomie, psychologische Tests 240–241
Ösophagussphinkterfunktion, untere, Reflux, gastro-ösophagealer 170–171
Okzipitallappenepilepsie 151

Oligodiäten, allergenarme, nach J. Egger 371
Omphalozele 177
Operationen, formale/konkrete 223
Ophthalmoskopie 86–87
Opisthotonus, Meningitis 147
Optikofazialreflex 66
Optimalität
– geburtshilflich-neonatologische 10
– reduzierte 10
Ornithin-Transcarbamylase-Mangel 126
orofaziale Therapie 347
– Mundmotorikstörungen 346–347
– Stimulationsplatten 347
orthopädische Operationen 338–339
Ortolani-Phänomen, Hüftgelenksdysplasie 176
Osteogenesis imperfecta 208
Osteopathie 368
Otoskopie 86

P

Pachygyrie 131
Pädiatrie, prophylaktische oder präventive 20
Pätau-Syndrom (Trisomie 13) 198
Panenzephalitis, subakut sklerosierende (SSPE) 146
Pantothenkinase-Mangel-Erkrankung 147
Parachute-Reaktion 58, 64–65
Paraphasie 346
Paresen 104
– dyston-dyskinetische, Vojta-Konzept 331
Parietallappenepilepsie 151
Partialanfälle, komplexe (fokale) 153
Partizipation 13
Partnerschaft, Behinderungen 34
Pathogenese 13
Patientenvorgeschichte 229
Pavor nocturnus 175
PEDI 29, 357, 378
PEG (perkutane endoskopische Gastrostomie) 214
Pendred-Syndrom, Hörstörungen 168
peroxisomale Erkrankungen 127–128
perturbation 13
PET (Psycholinguistischer Entwicklungstest) 272
Petö-Erziehung, konduktive 362–363
Pfaundler-Hurler-Syndrom 127
Pfeiffer-Syndrom, kraniofaziale Dysplasie 168
Pflege, sanfte 361
pflegebedürftige Kinder/Pflegebedürftigkeit 377–378
– Beurteilung 377
– erhebliche 377
– Leistungen 378
Pflegehilfe, Ziel 377

Pflegeleistungen, Bundessozialhilfegesetz 376
Pflegestufen 377
Pflegeversicherung 375–378
Pflegeversicherungsgesetz, Umsetzung 378
Phakomatosen 121–123
Phenylketonurie 126
Phoneme 343
phonologische Bewusstheit 343, 346
Physiotherapie/physikalische Therapiemethoden 325–339, 366–367
– Aufgaben 326
– auf neurophysiologischer Grundlage nach Vaclav Vojta 330–333
– Ziele 326
Piaget-Theorie, Entwicklung, kognitive 220–223
Pierre-Robin-Sequenz/-Syndrom 168
– Logopädie 348
– Sauerstoffmangelzustände 177
Piloarrektion 73
Plastizität
– Nervensystem 50–51
– ZNS 50–52
Plegie 104
PNET (primitiv neuroektodermaler Tumor) 147
Poltern 346
– Fragiles-X-Syndrom 120
polygene Erkrankungen 208
Polygraphie 86
Polygyrie 131
Polymerase-Ketten-Reaktion (PCR) 194
Polysomnographie 86
Pompe-Krankheit 127
Pons 45
Positionsklonierung, Gene, Auffinden 202–204, 207
POSSUM (Pictures of Standard Syndromes and Undiagnosed Malformations) 198
Prader-Willi-Syndrom 121
– Adipositas 101
– Genitalhypoplasie 178
– Mikrodeletionen 199
Präferenz-Dominanz-Test (P-D-T) 283–284
Prägung
– Nervensystem 50–51
– Schielen 51
– Schlaf-Wach-Rhythmus 51
– Stress, Vermeidung 51
– ZNS 50–51
Präimplantations-Diagnostik 384
Pränataldiagnostik 386
präoperationales Stadium 222–223
Prävalenz 34
Prävention
– Behinderungen 18–19, 386–388
– Kinderheilkunde 20–21

Register   415

– primäre 20–21
– Programme 37
– sekundäre 20–21, 37
– tertiäre 20–21, 37
Pragmatik 343
Preferential Looking Test, Sehstörungen 165
Primitivreflexe, Vojta-Konzept 330
Problemkinderkurve 240
Prognose, Vermittlung, Entwicklungsstörungen 30–31
projektive Tests 297–299
Propionazidurie 126
Prosodie 343
Pseudotumor cerebri 180
Psoriasis 179
psychiatrische Erkrankungen 187
psychische Funktionen
– CHC-Theorie 226
– Hierarchie 224
– Lateralisation 225
– Lokalisation 225
psychische Störungen
– Diagnostik-System 235
– Down-Syndrom (Trisomie 21) 313
– Duchenne-Muskeldystrophie (DMD) 310
psychoanalytisches Modell, Psychotherapie 318
Psychohygiene 20
Psycholinguistischer Entwicklungstest (PET) 272–273
Psychologie, kognitive 224
psychologische Befunde, Entwicklungsstörungen 302–315
psychologische Betreuung in Institutionen 315–318
psychologische Beurteilung 217–318
psychologische Diagnose 299–302
psychologische Tests 235–299
– Normierung 238
– Nützlichkeit 241
– Objektivität 236
– Ökonomie 240–241
– Reliabilität 236
– Scheinprofil 238
– Skalenwerte 239
– Validität 238
– Vergleichbarkeit 240
psychologische Therapie 318–324
Psychomotorik 333–334, 356
psychomotorisches Screening 334
psycho-organisches Syndrom 184
Psychopathie
– autistische, Asperger 156, 158
Psychosen, Psychotherapie, Kontraindikation 319
Psychotherapie 318–320
– Indikationen 319–320
– klientzentrierte 318
– psychoanalytisches Modell 318
– Übertragung 318

– Zeichnungen 319
5p-Syndrom 198
4p-Syndrom 198
Pterygium 64
Ptose 166
PTPN11-Gen
– Noonan-Syndrom 204
– Turner-Syndrom des Mannes 204
Pubertät 6
Pubertas praecox/tarda 101
Pulsoxymetrie 86
Punktiertest für Kinder (PTK) 284–285
Punktmutationen, Chromosomen 193
Purin-Stoffwechselstörung 129

Q

Qualität 9
Querschnittuntersuchungen, Entwicklung 9

R

Rachenmandeln, vergrößerte 168–169
Ragged-red-fibres-Syndrom 128
Ras-Signalweg, Störungen 204
Rating-Skalen, Verhaltensbeobachtung 232
Rautenhirn (Rhombenzephalon) 46
Raven-Matrizentests 267–269
– Fehleranalyse 268–269
Reaktionen im 1. Lebensjahr 63, 65
Rechenstörung 160, 304–305
– Fragiles-X-Syndrom 120
rechnerisches Denken (RD), HAWIVA 257–258
rechtliche Probleme 384–388
Rechtsberatung 373–382
Rechtschreibstörung 159, 304–306
– isolierte 304–305
– umschriebene 160
Rechtschreibtest, diagnostischer 1, 2, 3, 4, 5 286–287
Rechtsstellung des Kindes 374
von-Recklinghausen-Syndrom 121
Redefluss 343
Reflexe 47–48
– im 1. Lebensjahr 63, 65
Reflexkriechen, Vojta-Konzept 331
Reflexmechanismen, angeborene, Übung 221
Reflexumdrehen, Vojta-Konzept 331
Reflux
– gastro-ösophagealer 170–172
– stiller 171
Refraktärphase, Nervenzelle 44
Regelkindergärten 316, 378
Regelschule 316
Rehabilitation 375
– behinderte Kinder 22
Reichsversicherungsordnung 374
Reifezeichen, Neugeborene 53

Reifungsstörungen 95–101
Reittherapie 334
Reizstrom-Methode 370
Rektusdiastase 64
Reliabilität
– kritische Differenz 237
– psychologische Tests 236
Reliabilitätskoeffizient, Messfehler, Bestimmung 237
Rentenversicherung 375
Repolarisation, Nervenzelle 44
Repräsentation, symbolische 222
Repräsentationsstufe, psycholinguistischer Entwicklungstest 272
Repräsentationszonen, Gyrus praecentralis 47
Resilienz 32
Ressourcen 13, 32
Retardierung 13
Retinopathia pigmentosa 166
Retrogenie 64
Retrognathie 64
Rett-Syndrom 124–125
– Epilepsie 151
– Sexualität 183
Rezeptoren 44–45
Rhombenzephalon (Rautenhirn) 46
Richtungshören 343
Risikofaktoren, Überbewertung 16
Risikokinder
– Apgar-Score 53
– Entwicklung 9
RNA 192
Röntgenuntersuchung 87
– der linken Hand, Knochenalter, Bestimmung 96
Rötelnembryofetopathie 135
– Herz- und Gefäßfehlbildungen 177
Rolando-Epilepsie 153–154
Rollator 337–338
Rollbrett 337–338
Rollenspiele 68
Rollenverhalten, soziales 321
Rollstuhl 338
– mit Elektroantrieb 338
Rorschach-Test 236
Routine-Chromosomenanalyse 196
Rubinstein-Taybi-Syndrom 124, 199–200
– Mikrodeletionen 199
Rückenlage, Traktion, Untersuchung, neurologische 64
Rückzug, sozialer, CBCL-Fragebogen 233
Ruhepotenzial, Nervenzelle 44
Rumpfasymmetrien, Vojta-Konzept 332
Rumpfhypotonie 92
– Vojta-Konzept 332
Russell-Silver-Syndrom
– Kleinwuchs 97
– Mikrozephalus 131

S

Saethre-Chotzen-Syndrom,
  Logopädie 348
Säugling
– chronisch schreiender 15, 91–92
– Durchgangssyndrom, neurologisches 90
– Entwicklung, motorische 57
– hypotoner, vorübergehend bewegungsarmer 92
– neurologisch auffälliger, Prognose 92–93
– normaler, Kriterien 10
– Sonderrolle 10–11
Säuglingsalter 6
Säuglingstod, plötzlicher (SIDS) 145
Salutogenese 215
Sanfilippo-Syndrom 127
sanfte Pflege 361
Sarnat-Klassifikation, Enzephalopathie, hypoxisch-ischämische 138
SAT (Schulangst-Test) 298
Sauerstoff-Insufflation 371
Sauerstoffmangel, Hirnschädigung 141
Saugreaktion 65
Saugschema 221
SCARMD (Severe Childhood Autosomal Recessive Muscular Dystrophy) 202
Sceno-Test von Staabs 299
Schädel-Hirn-Verletzungen 145–146
– Glasgow-Coma-Scale 146
Schädelnaht-Synostosen 179
Schädelwachstum 6
Schätz-Skalen, Verhaltensbeobachtung 232
Schallereignisse, Selektivität 343
Scheinataxie 125
Scheinprofil, psychologische Tests 238
Scheitellappenepilepsie 151
Schellong-Test, Anfälle, nicht-epileptische 155
Schiedsstelle, Kunstfehler, Bearbeitung 385
Schiefhals, Vojta-Konzept 332
Schielen 166
– Prägung 51
Schizenzephalie 131
schizoide Störungen, CBCL-Fragebogen 234
Schizophrenien, kindliche 158
Schläfenlappenepilepsie 151
Schlaf, ausreichender 213
Schlaf-EEG 80
Schlafspindeln, EEG 79
Schlafstörungen 174–175
Schlaf-Wach-Rhythmus, Prägung 51
Schlafwandeln 175
Schmerzen 180
School Function Assessment, Erhebungsbögen 364
Schreibabies 15, 91–92
– Omeprazol 92

Schreiben 228
Schreib-Lese-Schwäche 15, 31
– Ergotherapie 352
Schreien, vermehrtes im Säuglingsalter s. Schreibabies
Schreigesicht, schiefes, Fazialisparese 142
Schrift-Sprach-Perzeption (Lesen/Schreiben, LES/SCR) 294
Schütteltrauma 181
Schuh, orthopädischer
– Arthrogrypose 336
– Fußfehlstellungen, kontrakte 336
– Klumpfuß, angeborener 336
Schulalter 6
Schulangst-Test (SAT) 298
Schulbesuch, Zurückstellung 378
schulbezogene Fertigkeiten, Tests 285–292
Schulen, integrative 379
Schulfähigkeit 70
schulische Fertigkeiten
– Entwicklungsstörungen 304
– – kombinierte 307
– – umschriebene 304–306
Schulkindalter 70–72
Schulpflicht 70
– allgemeine 22
Schulreife 70
schulvorbereitende Einrichtungen 379
Schwangerenvorsorge
– Behinderungen 387
– Entwicklungsstörungen 387
Schwangerschaftsabbruch 384
Schwangerschaftsbetreuung 19–20
Schwarzfuß-Test von Corman 298
Schwer-/Schwerstpflegebedürftigkeit 377
Schwerbehindertenausweis 376
Schwerbehindertengesetz 376
Schwerstbehinderung, basale Stimulationen 363
Screening, multiples, periodisches bzw. selektives 21
SDQ-Deu (Fragebogen zu Stärken und Schwächen) 234–235
Seckel-Syndrom 124
seelische Misshandlung 181
Segawa-Syndrom 107
Sehbehinderung/-störungen 15, 28, 165–167
– Brückner-Test 165
– Preferential Looking Test 165
– zentrale 165–166
Sehzentrum 46
Seitenlage, Untersuchung, neurologische 64
Seitlagereaktion 65
Seitwärtsgehen 58
Selbständigkeit 362
Selbstbefriedigungs-Stereotypen, Schlafstörungen 175

Selbsteinschätzungs-Skalen 235
Selbstkontrollmechanismen, Verhaltenstherapie 322
Selbstverwirklichung, aktive, Freiheit 362
self-fulfilling prophecy, Entwicklungsstörungen, geistige 29
Self-Rating 235
Semantik 343
semantisch-pragmatisches Syndrom 224, 308
Senear-Usher-Syndrom, Hörstörungen 168
Senkfuß, funktioneller 335
Sensibilität, Kindergarten-/Schulkindalter 73
sensible Phasen, Prägung 362
Sensomotorik 47
– Beurteilung 56
sensomotorische Intelligenz 221–222
sensomotorisches System, Kindergarten-/Schulkindalter 73
Sensoric Integration Praxis Test (SIPT) 353
sensorisches Rindenfeld, primäres 46
Sequenz 17
Serotympanon 168
SETK (Sprachentwicklungstest für Kinder) 345
setting (Beobachtungsrahmen) 230–231
Sexualität, Behinderungen 34
Sexualverhalten, Intelligenzminderung 182–184
sexueller Missbrauch 181–182
sharp-wave-Anfälle/-Fokus 153–154
– EEG 81–82
Shprintzen-Syndrom 200
– Herz- und Gefäßfehlbildungen 177
– Mikrodeletionen 199
Sichelfuß 335
SIDS (sudden infant death syndrome) 145
Sigmatismus 346
Silbenketten/-verdoppelung 342
SIPT (Sensoric Integration Praxis Test) 353
SI-Therapie 352–354
Situation, Strukturierung, Verhaltensbeobachtung 230–231
Sitzen, Untersuchung, neurologische 64
Sitzschalen 337
Sjögren-Larsson-Syndrom 124
Skalenwerte, psychologische Tests 239
Skelettanomalien 178–179
Skoliose, Zerebralparese, spastische 339
small for date 53
Smith-Lemli-Opitz-Syndrom 129
– Cholesterinbiosynthese, Störung 198

– Genitalhypoplasie 178
– Kleinwuchs 97
Smith-Magenis-Syndrom 124
Snijders-Oomen Nonverbaler Intelligenztest (SON-R 21/2-7) 265–266
SNP (single nucleotide polymorphism) 193, 203
somatosensibel evozierte Potenziale (SSEP) 85
Sondereinrichtungen 316–317
Sonderkindergärten 24
Sonderpädagogik
– mobile Dienste 379
– Möglichkeiten 363–364
Sonderschulen 24, 379
Sonderschul-Überweisungsverfahren, Intelligenzverteilung 240
Sonderurlaub, Arbeitsplatz 381
Sonografie s. Ultraschalluntersuchung
SON-R 21/2-7 (Snijders-Oomen Nonverbaler Intelligenztest) 265–266
Sorgerecht, Entzug 380
Sotos-Syndrom, Großwuchs 99
Southernblot 194–195
Sozialanamnese 374
Sozialberatung 373–382
– Armut 382
– Aufgaben 380–382
Sozialdarwinismus 4
soziale Kompetenz, Fragebogen 71–72
soziale Probleme, CBCL-Fragebogen 234
sozial-emotionale Entwicklung, Bayley-III 243
soziales Entschädigungsrecht 376
Sozialgesetzbuch 374
Sozialhilfe 375
Sozialleistungen 375
sozialmedizinische Nachsorge 381
Sozialpädiatrie 22
sozialpädiatrische Abteilungen 22
sozialpädiatrische Zentren 22–23
– Erfahrungen 24–26
Sozialverhalten
– Down-Syndrom (Trisomie 21) 313
– Duchenne-Muskeldystrophie (DMD) 310
Sozialwohnungsberechtigung 381
Spalthand, Ergotherapie 356
Spastik, Taschenmesserphänomen 64
Spezialsprechstunde 24
Sphinkter-Detrusor-Dyssynergie 173
Spiegelneurone 43
Spiel
– Ergotherapie 352
– therapeutisches 319
Spieltherapie, nicht-direktive 319
Spina-bifida-Syndrom 108–111
Spitzfuß 336
– Achillessehnendurchtrennung 338
– Achillessehnen-Verlängerungs-Operation 336

Spleißen 192
Splenomegalie 177
Split-Brain-Patienten 226
Spontanbewegungen, abnorme, Kindergarten-/Schulkindalter 73
Spontanmotorik
– Analyse 66–67
– Beobachtung 63
Sportarten, Körperbehinderte 335
Sportbefreiungen 213
Sprachaufbau 344
Sprachauffälligkeiten, Häufigkeit 344–345
Sprachbaum 344
Sprachdominanz
– linkshemisphärische 225
– Links- und Rechtshänder 225
Sprache 59
– Bayley-III 243
– expressive (EXP) 294
– Fragiles-X-Syndrom 315
– Kindergarten-/Schulkindalter 73
Sprachentwicklung 344
– Bedeutung 342–343
– Hörfähigkeit 342
– Überprüfung 345
– Zeittafel 342
Sprachentwicklungsstörungen 160, 304, 308, 345
– Down-Syndrom (Trisomie 21) 313
– Fragiles-X-Syndrom 315
– Mikrozephalie 132
– umschriebene 305
Sprachentwicklungstests für Kinder (SETK) 270–275, 345
Sprachfähigkeit 228
Sprachhemmung 346
sprachliche Fähigkeiten, Fragebogen 71
Sprachstörungen 304
– Einteilung 345–346
– expressive 15, 160, 304–306, 345–346
– rezeptive 160, 304–306, 345–346
– zentrale, Logopädie 349
Sprachtests 345
Sprachverständnis 228, 294
– Rindenfeld 46
– Störung 346
Sprachwahrnehmung, Frequenzauflösung 343
Sprachzentrum 46
Sprechstörungen 160, 304
– Einteilung 345–346
– umschriebene 305
Sprungbereitschaft 65
SSEP (somatosensibel evozierte Potenziale) 85
Stammbaum 190
Stammeln 346
Stammzellen/Stammzelltherapie
– adulte 210
– embryonale 210
– – Import 384

– Erbkrankheiten 210
Standard Progressive Matrizen (SPM) 267–269
Standardskalen, verschiedene 239
Stanine-Skala 239
Stehbereitschaft, optische 65
Stehbrett 337
Stellreaktionen, Bobath-Konzept 328
Stiff-baby-Syndrom 114
Stillen 213
Stimulationsplatten, orofaziale Therapie 347
Stirnlappenepilepsie 151
STNR (symmetrisch-tonischer Nackenreflex) 65–66, 328
Störungen, individuelle, Familientherapie 322
Stoffwechselstörungen
– Aminosäuren, organische 126–127
– genetisch bedingte 126–130
Stottern, physiologisches 346
STR (short tandem repeat) 203
Strabismus 166
Strahlenexposition, Entwicklungsstörung, mentale 135
Streckreflex
– gekreuzter 65
– suprapubischer 65
Streckstütz 57
Strengths and Difficulties Questionaire (SDQ) 234–235
Stress, Vermeidung, Prägung 51
Stuhlverstopfung s. Obstipation
Sturge-Weber-Syndrom 122
– epilepsiechirurgische Eingriffe 155
Subsidiaritätsprinzip, Kostenübernahme 25
Subtelomer-Veränderungen 201
Succinyl-Dehydrogenase-Mangel 126
Suchreaktion 65
Sutcliffe-Sandifer-Syndrom 107, 338
– Reflux, gastro-ösophagealer 172
symbolische Repräsentation 222
Symbol-Suche (SS)
– HAWIK-III 254
– HAWIK-IV 256
– HAWIVA-III 259
symmetrisch-tonischer Nackenreflex (STNR) 65–66, 328
Synapsen 42–43
– Chromosomenanomalien 47
Syndaktylien 179
– Ergotherapie 356
Syndrom 17
– des fragilen X-Chromosoms s. Fragiles-X-Syndrom
– semantisch-pragmatisches 308
– des ungeschickten Kindes 307
Synophrys 166
Syntax 343
Syphilis, angeborene 136, 179

T

Tagespflege 382
taktile Abwehr, Ergotherapie 353
taktil-kinästhetische Funktionen (TAK)
– höhere 294
– Störungen 160
Tanztherapie 363
tapping, Bobath-Konzept 329
Taschenmesserphänomen
– Spastik 64
– Zerebralparese 104
TAT (Thematischer Apperzeptions-Test) 298
Taubheit 15, 342
Tay-Sachs-Krankheit 127
TBGB (Testbatterie für geistig behinderte Kinder) 269–270
TEACCH, Autismus 157
Teilfunktionen 303
Teilleistungsstärken 302
Teilleistungsstörungen 31, 158–160, 302–307
– Belind-Klassifikation 159
– funktionale 304
– in der Neuropsychologie Lurijas 303–307
– Prognose 161
– strukturelle 304
Temporallappenepilepsie 151
TENS (transkutane elektrische Nervenstimulation) 370
Teratome, adulte 147
Testbatterie
– für geistig behinderte Kinder (TBGB) 269–270
– für Zahlenverarbeitung und Rechnen bei Kindern (ZAREKI und ZAREKI-R) 289–291
– zur Aufmerksamkeitsprüfung für Kinder (KITAP) 296
Tests
– projektive 297–299
– psychologische 235–299
Testtheorie
– klassische 236
– probabilistische 236
– psychologische 235–241
Tethered-cord-Syndrom 109, 178
Tetraparese, spastische 104–105
Thalamus 45
Thalidomid(Contergan®)-Schädigung
– Ergotherapie 356
– Extremitätenfehlbildungen 135
Thematischer Apperzeptions-Test (TAT) 298
therapeutisches Spiel 319
Therapiekonzept nach Doman-Delacato 367–368
Therapiemethoden, alternative 365–371
Therapiepraxen 24
Tics/Tic-Störungen 107–108, 187
Tierhäuser (TH), HAWIVA 257–258

Tiertherapie 369–370
Time-out, Bestrafung, negative 321
Tod eines Kindes, Entwicklungsstörungen 31
Tomatis-Methode, Audio-Psycho-Phonologie 369
Torsionsdystonie Segawa 107
Torticollis 142
touch for health(TFH)-Programm 368
Toxoplasmose, intrauterine 136
Träumerchen 184
Traktion, Rückenlage, Untersuchung, neurologische 64
Trampolintest (TKT) 327
Transfer-RNA (tRNA) 192
Transkription 192
Transparenz, Familientherapie 323
Tremor 66, 107
Trichterbrust 64
Tripel-X-Frauen, gonosomale Aberrationen 197
Triple P (positive parenting program), ADHS 186
Trisomie 13 s. Pätau-Syndrom
Trisomie 18 s. Edwards-Syndrom
Trisomie 21 s. Down-Syndrom
T-Skala 239
tuberöse Sklerose Bourneville-Pringle 122
Tübinger Lurija-Christensen Neuropsychologische Untersuchungsreihe für Kinder (TÜKI) 292–293
Turner-Syndrom s. Ullrich-Turner-Syndrom
Tympanometrie 86
– Mittelohrfunktionsstörungen 168

U

U1-U10 (Früherkennungsuntersuchungen) 20–21
Übertherapie, Entwicklungsstörungen 32
Überträgerstoffe s. Neurotransmitter
Übertragung, Psychotherapie 318
Ulegyrie 131
Ullrich-Turner-Syndrom
– Aortenisthmusstenose 177
– Chromosomenanomalien 195
– gonosomale Aberrationen 197
– Kleinwuchs 96
– des Mannes, PTPN11-Gen 204
Ultraschalluntersuchung 76–79
– abdominelle 78–79
– embryofetale 19
– zerebrale 76–78
Umbaulunge 177
Umweltgifte 371
Unfallversicherung 375
Unterarmstütz 57
Unterberger-Tretversuch 72
Untersuchung
– kinderärztliche 24, 63–66

– neurologische 63–69
– neuropädiatrische, Kindergarten-/Schulkindalter 73
Uterus, sozialer 10
Utilitarismus, moderner 5

V

VACTERL-Syndrom, Herz- und Gefäßfehlbildungen 177
Valgusstellungen, Kniegelenk 335
Validität, psychologische Tests 238
vegetatives System, Kindergarten-/Schulkindalter 73
VEP (visuell evozierte Potenziale) 85
Verarbeitung
– auditive 228
– visuelle 227–228
Verarbeitungsgeschwindigkeit 228
– kognitive 227
Verarbeitungsmöglichkeiten, Behinderungen 31–33
Verarbeitungsstörungen
– und Wahrnehmungsstörungen, auditive (AVWS) 307–308
– zentral-auditive 160, 346
Verbalteil, HAWIVA 257–258
verbal-thematische Verfahren 298
Vererbung s. Erbgang
Vergleichbarkeit, psychologische Tests 240
Verhalten, komplexes, Verstärkertechnik 321
Verhaltensauffälligkeiten s. Verhaltensstörungen
Verhaltensbeobachtung/-analyse 230–235, 320
– Beobachter, Position 231
– BSID-II 241
– Conners-Skalen 232
– Instrumente 231–233
– Kategorien-System 231
– Kodiersysteme 231
– Schätz-Skalen 232
– Situation, Strukturierung 230–231
– systematische 230
– unsystematische 230
– Zeichen-System 231
Verhaltensstörungen 321
– Abbau 321
– Begabung, überdurchschnittliche 15
– Pathogenese 16
– Schlafstörungen 175
– sozialer Zusammenhang 15–16
Verhaltenstherapie 320–322
– Selbstkontrollmechanismen 322
Vernachlässigung 181
Verschreibung, paradoxe, Familientherapie 324
Versorgungsstörungen, intranatale, Neugeborene 138–139
Versorgungssystem, Struktur 374–376

Register

Verständnis, allgemeines
– HAWIK-IV 256
– HAWIVA 257–259
Verstärkertechnik, Verhalten, komplexes 321
Verstärkung, negative 320
Versteckspiele 68
Verwöhnungsverwahrlosung, Schlafstörungen 175
Videoaufnahme 86
Vierfüßlergang 58
Vierpunktgehhilfe 337–338
Vigilanz 295
Vigorimeter 327
Virusenzephalitis 146
Virusinfektionen, intrauterine 135
visomotorische Störungen 160
visuell evozierte Potenziale (VEP) 85
visuelle Funktionen (VIS), höhere 294
visuelle Verarbeitung 228
visuelles System, Kindergarten-/Schulkindalter 73
Vojta-Konzept 330–333
– Diparese, spastische 331
– Eltern-Kind-Beziehung 332
– Koordinationsstörungen, zentrale 330
– Paresen, dyston-dyskinetische 331
– Primitivreflexe 330
– Reflexkriechen 331
– Reflexumdrehen 331
– Zerebralparese, infantile, Schweregrade 331
vorgeburtliche Probleme, Erkennung 20
Vorschulkinder, Frühförderstellen 22
vulnerable child syndrome 361

W

Waardenburg-Syndrom, Hörstörungen 168
Wachstumsdiagramme 6
Wachstumshormonmangel, Kleinwuchs 97
Wachstumsstörungen 95–101
Wachstumsverzögerung, konstitutionelle 98
WAGR-Komplex, Mikrodeletionen 199
Wahrnehmung 49
– auditive 227
Wahrnehmungsquotient 220
Wahrnehmungsstörungen 160
– Affolter-Konzept 355
– Ergotherapie 352, 356
– und Verarbeitungsstörungen, auditive (AVWS) 307–308
– zentral-auditive 160, 346
Waldorf-Pädagogik 363
Wartegg-Zeichentest 236
Waschbewegungen, stereotype 125
Wechsler-Intelligenztests 239

WeeFIM 29, 357, 378
Werdnig-Hoffmann-Muskelatrophie 110, 113
Wernicke-Sprachzentrum 225
Wertschätzung-Wärme-Achtung, Psychotherapie, klientzentrierte 318
West-Syndrom 151, 153–154
Wiener Entwicklungstest 246–249
– Aufgabensammlung 248
– Funktionsbereiche, entwicklungsrelevante 247
– Kritik 249
– Normen/Ergebnisdarstellung 249
– Normierung 249
– Protokollbogen 248
– Reliabilität 248–249
– Subtests, Kurzbeschreibung 247
– Testdurchführung 248
– Validität 249
Williams-Beuren-Syndrom 121, 199
– Herz- und Gefäßfehlbildungen 177
– Zahnanlagestörungen 169
Wilson-Syndrom 129
Wirbelsäule, Aufrichtungsoperationen, neuromuskuläre Erkrankungen 338
Wirbelsäulentherapie, manuelle, nach Kozijawkin 367
Wissen
– allgemeines, HAWIVA 257–259
– quantitatives 228
Wochenpflege 382
Wohnen, beschütztes 381
Wohngeld 381
Wohnsituation, Verbesserung 381
Wolf-Hirschhorn-Syndrom 121, 198
Wortexplosion 342
Wortfindungsstörungen 346
Wortschatz
– aktiver, HAWIVA-III 259
– passiver, HAWIVA-III 258
Wortschatz-Test (WT)
– HAWIK-IV 256
– HAWIVA 257–258
Würzburger Leise Leseprobe (WLLP) 288–289

X

X-Bein-Stellungen 335
XYY-Männer, gonosomale Aberrationen 197

Z

Zähne
– Anlagestörungen 169
– Erosionen, Bulimia nervosa 170
– Fehlstellungen 64, 169
– Formen, abnorme 64
– Schädigungen 169
Zähneknirschen 170
Zahlennachsprechen
– HAWIK-IV 256
– HAWIK(-R) 253

Zahlen-Symbol-Test
– HAWIK-IV 256
– HAWIK(-R) 253
Zahlenverarbeitung und Rechnen bei Kindern s. ZAREK
Zappelphilipp 184
ZAREKI (Zahlenverarbeitung und Rechnen bei Kindern) 289–291
zeichnerische Verfahren 298
Zeichnungen, Psychotherapie 319
Zellmosaik 197
Zellweger-Syndrom 127
zerebrale Dysfunktion, minimale (MCD) 184
zerebraler Anfall
s. Anfälle, zerebrale
Zerebralparese 31
– ataktische 110
– athetoide 110
– dyston-dyskinetische 104–108
– dystone 106–108
– Hüftgelenksdysplasie 176
– infantile 104–108
– – Mehrfachbehinderung 104
– – Skifahren 334
– – Vojta-Konzept, Schweregrade 331
– Muskelspastik 104
– Pathogenese 105–106
– Reflux, gastro-ösophagealer 172
– Schweregrade 104
– spastische 172
– – Hüftgelenksdysplasie 176
– – Logopädie 349
– – Sexualität 183
– – Skoliose 339
– Therapie 108
Zeroidlipofuszinose 129
ZNS (zentrales Nervensystem) 42
– Entwicklung 42–43
– – vorgeburtliche 43
– Plastizität 50–52
– Prägung 50–51
Z-Skala 239
Züricher Längsschnittstudie, Entwicklungsauffälligkeiten 15
Züricher Neuromotorik-Test 280–282, 327
Zuverlässigkeit s. Reliabilität
Zwangsstörungen 187
– CBCL-Fragebogen 234
Zweiwortsätze 342
Zwillingsforschung 9, 202
Zwischenhirn (Dienzephalon) 46
Zygote 5, 40
zytogenetische Methoden 190–211
Zytomegalie-Infektion, intrauterine 135